国家卫生健康委员会"十四五"规划教材

全国高等学校器官-系统整合教材

Organ-system-based Curriculum

供临床医学及相关专业用

U0292581

血液系统与疾病

Blood System and Disorders

第 2 版

主　审　黄晓军

主　编　张　梅　胡　豫　孙连坤

副主编　陈建斌　汪思应　李玉华

编　委　(以姓氏笔画为序)

王华芳　华中科技大学同济医学院附属
　　　　协和医院

文　钦　陆军军医大学第二附属医院

方美云　大连大学附属中山医院

艾丽梅　锦州医科大学

朱焕玲　四川大学华西医院

刘开彦　北京大学人民医院

刘代红　中国人民解放军总医院

刘华胜　西安交通大学第一附属医院

孙连坤　吉林大学基础医学院

苏　静　吉林大学基础医学院

李　娟　中山大学附属第一医院

李　薇　吉林大学第一医院

李玉华　南方医科大学珠江医院

李建勇　南京医科大学第一附属医院

杨志刚　广东医科大学附属湛江中心医院

杨林花　山西医科大学第二医院

何广胜　南京医科大学第一附属医院

汪思应　安徽医科大学

宋永平　河南省肿瘤医院

张　梅　西安交通大学第一附属医院

张幸鼎　中山大学医学院

张晓燕　新疆维吾尔自治区人民医院

陈　冰　上海交通大学医学院附属瑞金医院

陈建斌　重庆医科大学附属第一医院

邵宗鸿　天津医科大学总医院

周芙玲　武汉大学中南医院

胡　豫　华中科技大学同济医学院附属
　　　　协和医院

贺鹏程　西安交通大学医学部

梁爱斌　同济大学附属同济医院

彭　军　山东大学齐鲁医院

童向民　浙江省人民医院

蔡　真　浙江大学医学院附属第一医院

学术秘书　刘华胜(兼)

人民卫生出版社

·北　京·

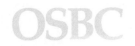

版权所有，侵权必究！

图书在版编目（CIP）数据

血液系统与疾病 / 张梅，胡豫，孙连坤主编 . —2
版 . —北京：人民卫生出版社，2021.10（2024.8 重印）
ISBN 978-7-117-32289-8

I.①血⋯　Ⅱ.①张⋯②胡⋯③孙⋯　Ⅲ.①血液病
—诊疗 —高等学校 —教材　Ⅳ.①R552

中国版本图书馆 CIP 数据核字（2021）第 211041 号

人卫智网　www.ipmph.com	医学教育、学术、考试、健康，购书智慧智能综合服务平台
人卫官网　www.pmph.com	人卫官方资讯发布平台

血液系统与疾病

Xueye Xitong yu Jibing

第 2 版

主　　编：张　梅　胡　豫　孙连坤
出版发行：人民卫生出版社（中继线 010-59780011）
地　　址：北京市朝阳区潘家园南里 19 号
邮　　编：100021
E - mail：pmph @ pmph.com
购书热线：010-59787592　010-59787584　010-65264830
印　　刷：三河市潮河印业有限公司
经　　销：新华书店
开　　本：850×1168　1/16　　印张：33
字　　数：976 千字
版　　次：2015 年 12 月第 1 版　　2021 年 10 月第 2 版
印　　次：2024 年 8 月第 2 次印刷
标准书号：ISBN 978-7-117-32289-8
定　　价：108.00 元

打击盗版举报电话：010-59787491　E-mail：WQ @ pmph.com
质量问题联系电话：010-59787234　E-mail：zhiliang @ pmph.com

OSBC 修订说明

20 世纪 50 年代,美国凯斯西储大学(Case Western Reserve University)率先开展以器官 - 系统为基础的多学科综合性课程(organ-system-based curriculum,OSBC)改革,继而遍及世界许多国家和地区,如加拿大、澳大利亚和日本等国的医学院校。1969 年,加拿大麦克马斯特大学(McMaster University)首次将以问题为导向的教学方法(problem-based learning,PBL)应用于医学课程教学实践,且取得了巨大的成功。随后的医学教育改革不断将 OSBC 与 PBL 紧密结合,出现了不同形式的整合课程与 PBL 结合的典范,如 1985 年哈佛大学建立的 "New Pathway Curriculum" 课程计划,2003 年约翰斯·霍普金斯大学医学院开始的 "Gene to Society Curriculum" 新课程体系等。

20 世纪 50 年代起,西安医学院(现西安交通大学医学部)等部分医药院校即开始 OSBC 教学实践。20 世纪 80 年代,西安医科大学(现西安交通大学医学部)和上海第二医科大学(现上海交通大学医学院)开始 PBL 教学。20 世纪 90 年代,我国整合课程教学与 PBL 教学模式得到了快速的发展,北京医科大学(现北京大学医学部)、上海医科大学(现复旦大学上海医学院)、浙江医科大学(现浙江大学医学院)、华西医科大学(现四川大学华西医学中心)、中国医科大学、哈尔滨医科大学、汕头大学医学院以及锦州医学院(现锦州医科大学)等一大批医药院校开始尝试不同模式的 OSBC 和 PBL 教学。

2015 年 10 月,全国高等学校临床医学及相关专业首轮器官 - 系统整合规划教材出版。全国 62 所院校参与编写。教材旨在适应现代医学教育改革模式,加强学生自主学习能力,服务医疗卫生改革,培养创新卓越医生。教材编写仍然遵循"三基""五性""三特定"的教材编写特点,同时坚持"淡化学科,注重整合"的原则,不仅注重学科间知识内容的整合,同时也注重了基础医学与临床医学的整合,以及临床医学与人文社会科学、预防医学的整合。首轮教材分为三类共 28 种,分别是导论与技能类 5 种,基础医学与临床医学整合教材类 21 种,PBL 案例教材类 2 种。主要适应基础与临床"双循环"器官 - 系统整合教学,同时兼顾基础与临床打通的"单循环"器官 - 系统整合教学。

2015 年 10 月,西安交通大学、人民卫生出版社、国家医学考试中心以及全国 62 所高等院校共同成立了"中国医学整合课程联盟"(下称联盟)。联盟对全国整合医学教学及首轮教材的使用情况进行了多次调研。调研结果显示,首轮教材的出版为我国器官 - 系统整合教学奠定了基础;器官 - 系统整合教学已成为我国医学教育改革的重要方向;以器官 - 系统为中心的整合教材与传统的以学科为中心的"干细胞"教材共同构建了我国临床医学专业教材体系。

经过 4 年的院校使用及多次调研论证,人民卫生出版社于 2019 年 4 月正式启动国家卫生健康委员会"十四五"规划临床医学专业第二轮器官 - 系统整合教材修订工作。第二轮教材指导思想是,贯彻《关于深化医教协同进一步推进医学教育改革与发展的意见》(国办发〔2017〕63 号)文件精神,进一步落实教育部、国家卫生健康委员会、国家中医药管理局《关于加强医教协同实施卓越医生教育培养计划 2.0 的意见》,适应以岗位胜任力为导向的医学整合课程教学改革发展需要,深入推进以学生自主学习为导向的教学方式方法改革,开展基于器官 - 系统的整合教学和基于问题导向的小组讨论式教学。

第二轮教材的主要特点是：

1．以立德树人为根本任务，落实"以本为本"和"四个回归"，即回归常识、回归本分、回归初心和回归梦想，以"新医科"建设为抓手，以学生为中心，打造我国精品 OSBC 教材，以高质量教材建设促进医学教育高质量发展。

2．坚持"纵向到底，横向到边"的整合思想。基础、临床全面彻底整合打通，学科间全面彻底融合衔接。加强基础医学与临床医学的整合，做到前后期全面打通，整而不乱、合而不重、融而创新；弥合临床医学与公共卫生的裂痕，加强疾病治疗与预防的全程整合；加强医学人文和临床医学的整合，将人文思政教育贯穿医学教育的全过程；强调医科和其他学科门类的结合，促进"医学＋X"的快速发展。

3．遵循"四个符合""四个参照""五个不断"教材编写原则。"四个符合"即符合对疾病的认识规律、符合医学教育规律、符合医学人才成长规律、符合对医学人才培养岗位胜任力的要求；"四个参照"即参照中国本科医学教育标准（临床医学专业）、执业医师资格考试大纲、全国高等学校五年制本科临床医学专业规划教材内容的深度广度以及首轮器官－系统整合规划教材；"五个不断"即课程思政不断、医学人文不断、临床贯穿不断、临床实践和技能不断、临床案例不断。

4．纸数融合，加强数字化，精炼纸质教材内容，拓展数字平台内容，增强现实（AR）技术在本轮教材中首次大范围、全面铺开，成为新型立体化医学教材的精品。

5．规范 PBL 案例教学，建设与整合课程配套的在线医学教育 PBL 案例库，为各院校实践 PBL 案例教学提供充足的教学资源，并逐年更新补充。

6．适应国内器官－系统整合教育"单循环"教学导向，同时兼顾"双循环"教学实际需要。

7．教材适用对象为临床医学及相关专业五年制、"5+3"一体化本科阶段，兼顾临床医学八年制。

第二轮教材根据以上编写指导思想与原则规划为"20+1"模式，即 20 种器官－系统整合教材，1 种在线数字化 PBL 案例库。20 种教材采用"单循环"器官－系统整合模式，实现基础与临床的一轮打通。导论和概论部分重新整合为《医学导论》（第 2 版）、《人体分子与细胞》（第 2 版）、《人体形态学》（第 2 版）和《人体功能学》（第 2 版）等 7 种。将第一轮教材各系统基础与临床两种教材整合为一，包括《心血管系统与疾病》（第 2 版）等教材 13 种，其中新增《皮肤与感官系统疾病》。1 种 PBL 综合在线案例库，即中国医学教育 PBL 案例库，案例范围全面覆盖教材相应内容。

第二轮教材有全国 94 所院校参与编写。编写过程中正值新冠肺炎疫情肆虐之际，参编专家多为临床一线工作者，更有很多专家身处援鄂抗疫一线奋战。主编、副主编、编委一手抓抗疫，一手抓教材编写，并通过线上召开审稿会和定稿会，确保了教材的质量与出版进度。百年未遇之大疫情必然推动百年未有之大变局，新冠肺炎疫情给我们带来了对医学教育深层次的反思，带来了对医学教材建设、人才队伍培养的深刻反思。这些反思和器官－系统整合教材的培养目标不谋而合，也印证了我们教材建设的前瞻性。

第二轮教材包括 20 种纸数融合教材和在线数字化中国医学教育 PBL 案例库，均为**国家卫生健康委员会"十四五"规划教材**。全套教材于 2021 年出版发行，数字内容也将同步上线。希望广大院校在使用过程中能够多提宝贵意见，反馈使用信息，以逐步修改和完善教材内容，提高教材质量，为第三轮教材的修订工作建言献策。

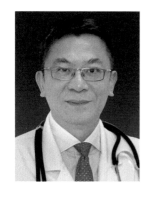

黄晓军

男，教授，现任北京大学人民医院血液科主任，北京大学血液病研究所所长。国家血液系统疾病临床医学研究中心主任，国家自然科学基金创新研究群体、科技部、教育部创新团队带头人，国家重点学科、国家临床重点专科负责人；兼任亚太血液联盟常委会主任、第四届中国医师协会血液科医师分会会长、中华骨髓库专家委员会主任委员、中国病理生理学会实验血液学专业委员会主任委员、中国医疗保健国际交流促进会血液学分会主任委员及第九届中华医学会血液学分会主任委员。

从事血液病临床工作 33 年，主持"国家重点研发计划"、"863"项目、国家杰出青年科学基金、国家自然科学基金重点项目等国家级课题；以通讯或第一作者在 *New Engl J Med*、*Lancet Oncol*、*J Clin Oncol*、*Blood*、*Leukemia*、*BBMT* 和 *BMT* 等杂志发表 SCI 论文 300 余篇，入选 2014—2019 年中国高被引学者榜单（医学）；移植领域的相关成果被美国、英国骨髓移植协会、美国国家癌症研究所等共 28 项国际指南或共识引用；作为第一完成人获国家科技进步奖二等奖 2 项、省部级一等奖 4 项，还曾获何梁何利基金科学与技术进步奖、谈家桢生命科学临床医学奖、转化医学杰出贡献奖及吴阶平医药创新奖。

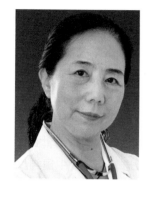

张 梅

女,西安交通大学第一附属医院血液科主任医师、二级教授、博士生导师。兼任亚太骨髓移植协会科学委员会委员、海峡两岸医药卫生交流协会血液病学专家委员会委员、中华医学会血液学分会委员、中国医师协会血液科医师分会委员、中国医疗保健国际交流促进会血液学分会常委、中国女医师协会靶向治疗专业委员会副主任委员、陕西省医学会血液学分会主任委员、陕西省抗癌协会白血病专业委员会主任委员、陕西省血液病诊疗质量控制中心主任、陕西省血友病诊疗中心暨信息管理中心主任、陕西省血液病专科联盟主席。曾在美国 MD Anderson 癌症中心、德国慕尼黑大学血液研究中心研修学习。担任《中华血液学杂志》《国际输血及血液学杂志》《临床血液学杂志》及 *Blood Cell Therapy* 等杂志编委。

从事血液病临床工作 38 年、教学工作 33 年。主要研究方向为血液肿瘤的诊断治疗和造血干细胞移植,临床经验丰富。先后承担国家级和省级科研项目 12 项,发表各类科研、教学论文 90 余篇,出版专著和统编教材 8 部,任全国高等医药"十二五"规划教材《血液与肿瘤疾病》第一主编。先后获得陕西省科技进步奖 4 项,2012 年、2016 年分别获得陕西省科技进步奖二等奖两项(均为第一完成人)。

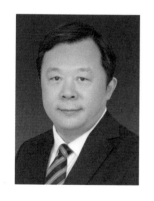

胡 豫

男,教授、博士生导师,教育部长江学者特聘教授、国家杰出青年科学基金获得者。现任华中科技大学同济医学院附属协和医院院长、第十九届全国政协委员、华中科技大学血液病学研究所所长,担任中华医学会血液学分会候任主委、血栓与止血学组组长、中华医学会内科学分会副主委、中国病理生理学会实验血液学专委会副主委、中国医师协会血液科医师分会副会长、湖北省医学会血液病分会主委等。担任本专业国际刊物 *Journal of Thrombosis and Haemostasis*、*Thrombosis Research* 副主编,《临床急诊杂志》主编、《中华血液学杂志》副主编、《临床血液学杂志》副主编。

从事血液病临床工作 35 年、教学工作 32 年,在各种疑难血液病的临床诊治方面具有丰富经验,特别是对出凝血疾病如易栓症、难治性特发性血小板减少性紫癜及恶性血液系统疾病如多发性骨髓瘤等具有较深造诣,先后承担国家及省部级课题 28 项。在 *New Engl J Med*、*Circulation*、*Lancet Haematol*、*Leukemia* 等 SCI 杂志上发表论文 159 篇,是我国弥散性血管内凝血(DIC)诊疗指南的主要制定者和执笔人。获国家发明专利授权 3 项;以第一完成人获国家科技进步奖二等奖 1 项、省部级一等奖 5 项、圣安东尼 -EBMT(欧洲血液和骨髓移植协会)成就奖。2020 年获全国创新争先奖章。多年来领导的团队因在"血栓性疾病早期诊断及治疗"方面的杰出工作获评全国"血栓防治示范基地"。

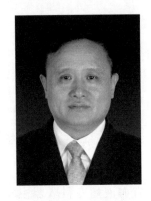

孙连坤

　　男,1961年10月生于吉林省长春市。现任吉林大学基础医学院院长、吉林大学特评特聘教授、博士生导师,兼任中国病理生理学会常务理事、中国病理生理学会肿瘤专业委员会委员、中华医学会组织修复与再生分会委员、吉林省病理生理学会理事长、吉林省生理科学副理事长、吉林省中西医结合学会副主任委员,担任原卫生部规划教材《病理生理学》副主编、《吉林大学学报(医学版)》编辑委员会副主任委员、《中华医学教育探索杂志》和《病理生理杂志》编委、《中国神经再生研究(英文版)》审稿专家。

　　从事教学工作至今35年。以线粒体病理生理学机制为切入点,探讨肿瘤化疗药物耐药、脑缺血再灌注损伤、衰老与骨骼肌功能等,为阐明药物的药理药效作用提出理论与实验依据。承担包括国家自然科学基金、吉林省科技发展计划项目等多项科研课题,累计获得科研经费资助500余万元。发表高水平学术论文160余篇,SCI收录论文83篇,其中以通讯作者或第一作者身份发表SCI收录论文64篇。获得吉林省自然科学奖、吉林省科技进步奖、吉林省高等教育省级教学成果奖、宝钢教育基金优秀教师奖等多项科研教学奖。获得国务院政府特殊津贴、吉林省高级专家、吉林省拔尖创新人才、长春市有突出贡献专家、长春市师德标兵等多项荣誉称号。

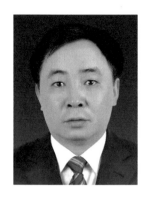

陈建斌

　　男，1965 年 8 月生于四川省威远县。主任医师、教授、博士生导师，2006 年法国巴黎第六大学血液肿瘤及造血干细胞移植中心访问学者。为重庆市学术技术带头人，现任重庆医科大学附属第一医院大内科主任、内科教研室主任，兼任中国微循环学会肿瘤专业委员会委员、重庆市医师协会血液科医师分会副会长、重庆市中西医结合学会血液病专委会副主任委员、重庆市中西医结合学会细胞治疗专委会副主任委员、重庆市医学会血液学专委会骨髓瘤学组组长等。

　　参加临床、教学及科研工作 32 年。主编国家高等医药院校规划教材 3 部，副主编国家规划教材 2 部。主要从事多发性骨髓瘤基础和临床研究。参编学术专著 5 部，发表学术论文 80 余篇。

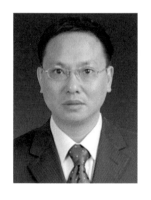

汪思应

　　男，1963 年 12 月出生于安徽舒城。现任安徽医科大学实验教学中心主任、病理生理学教授、博士生导师，省高校拔尖人才、省学术和技术带头人后备人选。兼任中国病理生理学会理事及消化专业委员会副主任委员、中国实验动物学会理事、高等学校国家级实验教学示范中心联席会基础医学组副组长。

　　从事病理生理学等教学 30 年，编写教材 10 余部，主持教学质量工程等项目 7 项，获得省级教学成果奖 3 项，省级教学名师。主要从事遗传与环境因素对肿瘤发生发展的影响及机制研究，主持国家自然科学基金课题 7 项，省部级科研项目 12 项。发表研究论文 200 余篇，其中在 *PNAS*、*Blood*、*Journal of Hepatology*、*Cancer Letters*、*Molecular Cancer* 等 SCI 期刊上发表 50 余篇。

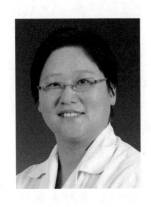

李玉华

　　女,1972年12月生于河南,教授、博士生导师,现任南方医科大学珠江医院血液内科主任,教育部新世纪优秀人才、广东省杰出青年医学人才。兼任中国研究型医院学会血液病精准诊疗专业委员会常委、广东省女医师协会血液病专委会主任委员、广东省医师协会血液科医师分会副主任委员,担任多个中外杂志审稿专家。

　　从事血液病教学和临床工作20余年,长期致力于血液病造血干细胞移植和免疫治疗的研究,主持国家、省部级等课题19项,发表论文100余篇,授权国家发明专利10项,国际专科1项。获军队科技进步奖二等奖、广东省科技进步奖三等奖各1项。

OSBC 前　言

前言微课

为了配合现代高等医学教育改革模式、完善课程体系整合和教材体系创新、培养卓越医学人才,2015 年由全国高等医药教材建设研究会、人民卫生出版社首次组织编写了全国高等学校临床医学专业"器官-系统"整合规划教材。这是我国第一套为五年制和长学制临床医学专业按"器官-系统"编写的整合课程教材。本次器官-系统整合规划教材第二轮修订是在第一轮的基础上进行优化,改器官-系统"双循环"教学为"单循环",实现基础与临床的纵向整合、学科间的横向整合,并精炼纸质内容,拓展数字平台,构建立体化的教学体系。

《血液系统与疾病》(第 2 版)是将血液系统和疾病相关内容合而为一、有机结合的一部整合教材,本着"淡化学科,注重整合"的原则,在保持教材的"三基"和"五性"基础上,将血液系统与疾病按器官-系统、基础-临床内容进行有机整合,通过内容的精心安排突出血液系统与疾病内容的连贯性和实用性,重点培养医学生的临床思维和实际操作能力。

《血液系统与疾病》(第 2 版)以血液系统与疾病领域的相关基础知识、发病机制、疾病诊断和临床治疗为主线展开。全书共分为 5 篇:血液系统疾病基础总论篇、血液系统疾病临床概论篇、红细胞疾病篇、出凝血疾病篇、血液肿瘤疾病篇。本书的特点是将血液系统和疾病的基础区段和临床区段统一整合,教材整体优化、整合衔接紧密、内容全面实用,较第 1 版增加或强化的内容有血细胞的发生部位、发育过程和调节、血液功能、淋巴造血系统病理、血细胞免疫学基础、影响血液及造血系统的药物、抗恶性肿瘤药物、常见血液系统疾病检测结果分析、血液病患者诊断原则、预后评估、治疗原则和医学人文关怀策略、抗体与细胞免疫治疗等,使之更加完善和与时俱进。

本教材的编写力求定义准确、概念清晰、布局合理、重点突出,在每章后都有本章小结和思考题内容,书后附有推荐阅读和中英文名词对照索引,方便拓展阅读和查阅。本书的另一特色在于与主干教材相配套的数字化教材,实现了纸数融合。其中有与主干教材相对应的总结课件和选择题,还兼顾了执业医师考试内容及题型,题后附参考答案和解析,还有相关视频、动画和图片等数字化内容可以加强学习。通过扫描每章二维码就可阅读和练习,能够满足高级医学人才培养和考核的需要;不仅适用于五年制、八年制及研究生临床医学专业的教学需求,还能满足血液专科医师的临床实践和执业医师考试的需求。

本教材的编委为来自全国多所院校的血液学基础与临床领域富有临床和教学经验的专家教授,在本次教材编写中花费了大量的心血和精力。本书的主编张梅教授、胡豫教授、孙连坤教授,副主编陈建斌教授、汪思应教授、李玉华教授和学术秘书刘华胜教授分别在内容及审稿方面做了大量的工作。本书主审由第九届中华医学会血液学分会主任委员、北京大学血液病研究所所长黄晓军教授担任,在此特别致谢!

由于编写时间仓促,加之编者水平有限,书中难免有不完善之处,敬请批评指正。

编　者
2021 年 8 月

OSBC 目 录

第二篇　血液系统疾病临床概论

第三篇　红细胞疾病

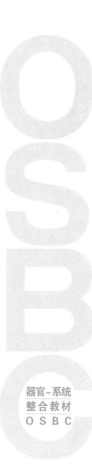

器官-系统
整合教材
O S B C

第一篇
血液系统疾病基础总论

第一章
血液系统组成、功能及调控

血液系统（hematopoietic system）是由造血器官、血液及其相关组织组成的一个相对独立的系统，其主要任务是从器官系统的角度探索血液中细胞、血浆成分的来源发生、结构代谢、生物功能、平衡调节、异常与疾病的机制，最终达到诊断与治疗血液系统及其相关疾病的目的。

第一节　血液的组成和功能

血液（blood）是在心脏和血管腔内循环流动的一种结缔组织，由血浆（plasma）和血细胞（blood cells）组成。

一、血细胞的生理特性和功能

血细胞可分为红细胞（erythrocyte，red blood cell，RBC）、白细胞（leukocyte，white blood cell，WBC）和血小板（platelet，thrombocyte）三类。

（一）红细胞

1. 红细胞的数量、成分和形态　红细胞是血液中数量最多的血细胞。一般，健康成年男性红细胞数为 $(4.0\sim5.5)\times10^{12}/L$，成年女性为 $(3.5\sim5.0)\times10^{12}/L$。血红蛋白（hemoglobin，Hb）是红细胞内最主要的蛋白质，与红细胞的功能密切相关。成年男性血红蛋白浓度约为 120~160g/L，成年女性约为110~150g/L。正常人的红细胞数量和血红蛋白浓度可因性别、年龄、生活环境和机体功能状态不同而有所差异。若血液中红细胞数量和血红蛋白浓度低于正常值，则可引起贫血（anemia）等。

正常成熟的红细胞无细胞核和细胞器，呈中间薄、周边厚的双凹圆盘形，直径约 7~8μm。成熟的红细胞无线粒体，糖酵解是其获得能量的唯一途径。红细胞从血浆摄取葡萄糖，通过糖酵解产生三磷酸腺苷（adenosine triphosphate，ATP），为细胞膜上钠泵的活动提供动力，以保持细胞内外 Na^+、K^+ 的浓度差值、细胞容积和双凹圆盘状的形态（图 1-1）。

2. 红细胞的生理特性　红细胞具有可塑变形性、悬浮稳定性和渗透脆性等生理特性，这都与红细胞的双凹圆盘形有关。

（1）可塑变形性：正常红细胞在外力作用下具有变形的能力。红细胞的这种特性称为可塑变形性（plastic deformation）。红细胞在全身血管中循环运行时，常要变形通过口径比自身尺寸小的毛细血管和血窦孔隙，在通过后又会恢复原状（图 1-2）。可塑变形性是红细胞生存所需的最重要的特性。红细胞的变形性取决于红细胞的几何形状、红细胞的黏度和红细胞膜的弹性，其中正常红细胞的双凹圆盘形的几何形状最为重要。若红细胞成为球形，则其表面积与体积之比降低，变形能力就减弱。此外，当红细胞的黏度增大或红细胞膜的弹性降低时,也会使红细胞的变形能力降低。血红蛋白发生变性或细胞内血红蛋白浓度过高时,可因红细胞内黏度增高而降低红细胞的变形性。

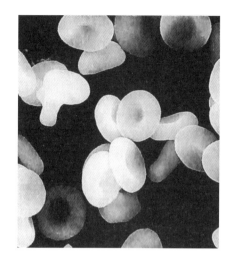

图 1-1　红细胞扫描电镜图像

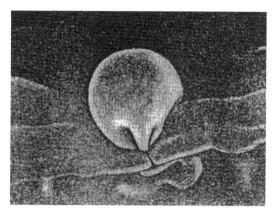

图 1-2　红细胞挤过脾窦的内皮细胞裂隙(大鼠)

衰老或有病变的红细胞其变形能力降低,难以通过直径只有 0.5~3μm 的脾窦,因此会被脾窦中的巨噬细胞吞噬清除。在骨髓中,未成熟的红细胞胞体的变形能力低,难以通过骨髓血窦裂隙,因而不易进入血液循环。

(2)悬浮稳定性:将经过抗凝处理的血液垂直静置于血沉管内时,由于红细胞的比重大于血浆,会逐渐下沉。正常红细胞沉降速率缓慢,表明红细胞能相对稳定地悬浮于血浆中,称为红细胞的悬浮稳定性(suspension stability)。通常用红细胞在初始一小时末下沉的距离表示红细胞沉降的速度,称为红细胞沉降率(erythrocyte sedimentation rate,ESR),简称血沉。正常成年男子血沉为 0~15mm/h,成年女性为 0~20mm/h。沉降越快,表示红细胞的悬浮稳定性越小。

红细胞在血浆中具有悬浮稳定性,是由于红细胞与血浆的摩擦阻碍了红细胞下沉。双凹圆盘形的红细胞具有较大的表面积与体积之比,所产生的摩擦较大,故红细胞下沉缓慢。在某些疾病中(如风湿热、活动性结核病等),由于电荷和重力的作用,多个红细胞彼此能较快地以凹面相贴形成一叠红细胞,称为红细胞叠连(rouleaux formation);叠连以后,其总表面积和总体积比值减小,摩擦力相对减小而血沉加快。叠连形成的快慢主要取决于血浆的性质,而不是红细胞本身。若将正常人的红细胞置于血沉快者的血浆中,红细胞也会较快发生叠连而沉降率加快,而将血沉快者的红细胞置于正常人的血浆中,则血沉正常。

一般血浆中纤维蛋白原、球蛋白及胆固醇的含量增高时,可加速红细胞叠连和沉降;血浆中白蛋白、卵磷脂的含量增多时则可抑制叠连发生,使沉降率减慢。故血沉测定可作为临床疾病的一种诊断手段。

(3)渗透脆性:红细胞在低渗盐溶液中发生膨胀破裂的特性称为红细胞渗透脆性(osmotic fragility),简称脆性。渗透脆性越大,细胞膜抗破裂的能力越低。红细胞在等渗的 0.9% NaCl 溶液中可保持正常大小和形态。红细胞对低渗盐溶液具有一定的抵抗力。如果红细胞在高于 0.45% NaCl 溶液中就开始溶血,表明红细胞脆性增大(抵抗力减小),在低于 0.40% 盐溶液中才开始溶血,则表明脆性减小(抵抗力增大)。

生理情况下,衰老红细胞对低渗盐溶液的抵抗力低,即脆性高;而初成熟的红细胞的抵抗力高,即脆性低。有些疾病可影响红细胞的脆性,如遗传性球形红细胞增多症患者的红细胞脆性变大,巨幼细胞贫血患者的红细胞脆性减小。故测定红细胞的渗透脆性有助于一些疾病的临床诊断。

3. 红细胞的功能　红细胞的主要功能是运输 O_2 和 CO_2。双凹圆盘形使红细胞具有较大的气体交换面积，有利于细胞内外 O_2 和 CO_2 的交换。红细胞运 O_2 的功能是靠细胞内的血红蛋白来实现的，血液中 98.5% 的 O_2 是以与血红蛋白结合成氧合血红蛋白的形式存在，极少部分溶解于血浆。一旦红细胞破裂，血红蛋白逸出到血浆中，即丧失其运输氧的功能。血液中的 CO_2 主要以碳酸氢盐和氨基甲酰血红蛋白的形式存在，分别占 CO_2 运输总量的 88% 和 7%。红细胞内含有丰富的碳酸酐酶，在它的催化下，CO_2 迅速与 H_2O 反应生成碳酸，后者再解离为 HCO_3^- 和 H^+。在红细胞的参与下，血液运输 CO_2 的能力可提高 18 倍。此外，红细胞含有多种缓冲对，对血液中的酸、碱物质有一定的缓冲作用。

4. 红细胞的生成与破坏　红细胞正常数量的维持是它不断地生成和不断地破坏分解、两者保持动态平衡的结果。

(1)红细胞的生成部位：在胚胎发育的早期，红细胞生成的主要部位为卵黄囊，以后转移到肝、脾，胚胎后期主要为骨髓造血，人出生后红骨髓是生成红细胞的唯一场所。成年时，只有椎骨、髋骨、肋骨、胸骨、颅骨和长骨近端骨骺处的骨髓才有造血能力。若骨髓造血功能受到放射线、药物等理化因素的抑制，将使血细胞和血红蛋白的生成均减少，称为再生障碍性贫血(再障)。

(2)红细胞生成所需物质：在红细胞生成的过程中，需要有足够的蛋白质、铁、叶酸和维生素 B_{12} 的供应。此外，红细胞生成还需要氨基酸、维生素 B_6、维生素 B_2、维生素 C、维生素 E 和铜、锰、钴、锌等微量元素。

1)铁：铁是合成血红蛋白的必需原料。正常成年人体内共有铁 4~5g，其中约 65% 存在于血红蛋白中，15%~30% 以铁蛋白的形式储存于网状内皮系统和肝细胞。成人每天需要 20~30mg 的铁用于红细胞生成，其中 95% 来自体内血红蛋白分解后释出的铁的再利用。但长期慢性失血如月经量过多、痔疮出血等造成体内铁贮存减少；或在一些特殊时期，如妊娠期、哺乳期和生长发育期，铁的需要量增多，以致机体缺铁时，可使血红蛋白合成减少，引起低色素小细胞性贫血，即缺铁性贫血。表现为红细胞数量减少，体积减小，血红蛋白减少。因此，对于各种慢性失血的患者以及婴幼儿、孕妇和乳母应注意及时补充铁。

2)叶酸和维生素 B_{12}：叶酸和维生素 B_{12} 是红细胞发育成熟所必需的物质，二者是合成 DNA 不可缺少的辅酶。叶酸在体内需转化成四氢叶酸后，才能参与 DNA 的合成。叶酸的转化需要维生素 B_{12} 的参与。维生素 B_{12} 缺乏时，叶酸的利用率下降，可引起叶酸的相对不足。因此，缺乏叶酸或维生素 B_{12} 时，DNA 的合成减少，幼红细胞分裂增殖减慢甚至停滞，红细胞体积增大，导致巨幼细胞贫血。食物中维生素 B_{12} 的吸收需要内因子(intrinsic factor)的参与。内因子由胃腺的壁细胞产生，吸收入体内的维生素 B_{12} 主要储存于肝脏。当胃大部分切除或胃的壁细胞损伤(如萎缩性胃炎)时，机体缺乏内因子，或体内产生抗内因子抗体，或回肠被切除后，均可因维生素 B_{12} 吸收障碍而导致巨幼细胞贫血。但在正常情况下，体内储存有 1 000~3 000μg 维生素 B_{12}，而红细胞生成每天仅需 1~3μg，故当维生素 B_{12} 吸收发生障碍时，常在 3~4 年后才出现贫血。正常人体内叶酸的储存量为 5~20mg，每天叶酸的需要量约为 200μg，当叶酸摄入不足或吸收障碍时，3~4 个月后可发生巨幼细胞贫血。

(3)红细胞生成的调节：正常人体的红细胞数量能保持相对恒定，说明红细胞的生成与破坏保持在一定的平衡状态。当机体内外环境发生某些变化时，红细胞可根据机体需要而调整数量和分布。正常成年人体内约有 $(2~3) \times 10^{13}$ 个红细胞，每 24 小时便有 0.8% 的红细胞进行更新；当机体有需要时，如失血或某些疾病使红细胞寿命缩短时，红细胞的生成率还能在正常基础上增加数倍。红细胞的生成主要受促红细胞生成素和雄激素的调节。

1)促红细胞生成素：促红细胞生成素(erythropoietin，EPO)是一种热稳定(80℃)的糖蛋白，是机体红细胞生成的主要调节物。EPO 可促进红系祖细胞向前体细胞分化，并加速这些细胞的增殖。血浆 EPO 的水平与血液血红蛋白的浓度呈负相关，严重贫血时血浆中 EPO 浓度可增高 1 000 倍左右。贫血时体内 EPO 增高可促进红细胞生成；而红细胞增高时，EPO 分泌则减少，这一负反馈调节使血中红细胞的数量能保持相对稳定。目前临床上已将重组的人 EPO 应用于促进贫血患者的红细胞生成。

在胚胎期,肝脏是合成 EPO 的主要部位。出生后,肾是产生 EPO 的主要部位。生理情况下,血浆中有一定量的 EPO,可维持正常的红细胞生成。完全缺乏 EPO 时,骨髓中几乎没有红细胞生成。而存在大量 EPO 时,只要提供足够的造血原料,红细胞的生成可比正常情况提高 10 倍。严重肾脏疾患时,可使 EPO 合成减少,红细胞生成减少,临床称肾性贫血。

组织缺氧是促进 EPO 分泌的生理性刺激因素。与一般内分泌细胞不同的是肾脏细胞内没有 EPO的储存。缺氧可迅速引起 EPO 基因表达增加,从而使 EPO 的合成和分泌增多。任何引起肾氧供不足的因素,如贫血、缺氧或肾血流减少,均可促进 EPO 的合成与分泌,使血浆 EPO 含量增加。低氧促进EPO 基因表达的机制与低氧诱导因子 -1(hypoxia-inducible factor-1,HIF-1)的作用有关。HIF-1 是一种转录因子。低氧时肾内 HIF-1 的活性增强,可与位于 EPO 基因 3′ 端的增强子结合而促进 EPO 的表达。此外,肾外组织缺 O_2 亦可促进肾分泌 EPO,这可能是由于肾外组织产生去甲肾上腺素、肾上腺素和若干种前列腺素,刺激肾产生 EPO。除肾来源外,正常人体内有 5%~10% 的 EPO 是由肾外组织(如肝)产生的,故双肾严重破坏而依赖人工肾生存的尿毒症患者,体内仍有低水平的红细胞生成。

2)性激素:雄激素主要通过作用于肾脏,促进 EPO 的合成,使骨髓造血功能增强,增加血液中红细胞数量。此外,雄激素也可直接刺激骨髓,促进红细胞生成。雌激素可降低红系祖细胞对 EPO 的反应,抑制红细胞的生成。雄激素和雌激素对红细胞生成的不同效应,可能是成年男性红细胞数高于女性的原因之一。

(4)红细胞的破坏:红细胞的平均寿命为 120 天,每天约有 0.8% 的衰老红细胞被破坏。红细胞在流经脾脏时,由于衰老红细胞的可塑变形性减弱而渗透脆性增加,难以通过微小的孔隙,容易滞留在脾、肝等处,被巨噬细胞所吞噬。脾脏是识别和清除衰老红细胞最主要的器官,脾功能亢进时,可使红细胞破坏增加,引起脾性贫血;而脾脏切除后循环血中球形红细胞(衰老红细胞)显著增多,可以作为治疗某些贫血的辅助手段。

90% 的衰老红细胞被巨噬细胞吞噬,称为红细胞的血管外破坏。巨噬细胞吞噬红细胞后,释放出铁、氨基酸和胆红素,铁和氨基酸可被重新利用,胆红素转变为胆色素随粪或尿排出体外。此外,还有10% 的衰老红细胞在血管中受机械冲击而破损,称为血管内破坏。血管内破坏所释放的血红蛋白立即与血浆中的触珠蛋白结合而被肝摄取,经处理后铁以铁黄素形式储存于肝细胞中,而脱铁血红素被转为胆红素经胆汁排出。当发生大量溶血时,血浆中血红蛋白浓度过高超出触珠蛋白的结合能力,未能与触珠蛋白结合的血红蛋白将经肾排出,出现血红蛋白尿。

(二) 白细胞

1. **白细胞的数量和分类**　白细胞(leukocyte,white blood cell)是无色有核的球形细胞,体积比红细胞大,它们从骨髓入血后一般于 24 小时内以变形运动穿过微血管壁,进入结缔组织或淋巴组织,发挥防御和免疫功能。成人白细胞正常值为 $(4.0~10.0) \times 10^9/L$,男女无明显差别,婴幼儿稍高于成人。血液中白细胞数受多种生理因素的影响,劳动、运动、进食后及女性月经期均略有增多;疾病状态下,白细胞的总数及各种白细胞的百分比皆可发生改变。

根据白细胞胞质内有无特殊颗粒,可将其分为有粒白细胞和无粒白细胞。前者常称粒细胞,根据其特殊颗粒的嗜色性,又可分为中性粒细胞、嗜酸性粒细胞和嗜碱性粒细胞三种。无粒白细胞则有单核细胞和淋巴细胞两种,二者均含细小的嗜天青颗粒。

2. **白细胞的生理特性和功能**　所有的白细胞都能伸出伪足做变形运动,凭借这种运动白细胞得以穿过血管壁,这一过程称为血细胞渗出(diapedesis)。白细胞具有趋向某些化学物质游走的特性,称为趋化性(chemotaxis)。能吸引白细胞发生定向游走的化学物质,称为趋化因子(chemokine)。体内具有趋化作用的物质包括:细菌毒素、细菌或人体细胞的降解产物,以及抗原 - 抗体复合物等。白细胞按照这些物质的浓度梯度游走到这些物质的周围,把异物包围起来并吞入胞质内,即为吞噬作用。白细胞的吞噬不仅具有选择性,并且在特异性抗体和某些补体的激活产物调理下,白细胞对外源性异物的识别和吞噬作用加强。

(1)中性粒细胞：中性粒细胞(neutrophilic granulocyte，neutrophil)是数量最多的白细胞，占白细胞总数的50%~70%。细胞直径10~12μm。核呈深染的弯曲杆状或分叶状，分叶核一般2~5叶，叶间有细丝相连，正常以2~3叶者居多。核的叶数与细胞在血流中的停留时间呈正相关。当机体受严重细菌感染时，大量新生中性粒细胞从骨髓进入血液，杆状核与2叶核的细胞增多，称核左移；若4~5叶核的细胞增多，称核右移，表明骨髓造血功能发生障碍。

中性粒细胞的胞质呈极浅的粉红色，含有许多细小颗粒，其中浅紫色的为嗜天青颗粒，浅红色的为特殊颗粒。嗜天青颗粒占颗粒总数的20%，颗粒较大，它是一种溶酶体，含有酸性磷酸酶、髓过氧化物酶等，能消化吞噬的细菌和异物。特殊颗粒约占颗粒总数的80%，颗粒较小。特殊颗粒是一种分泌颗粒，内含溶菌酶、吞噬素等。溶菌酶能溶解细菌表面的糖蛋白，吞噬素也称防御素，具有杀菌作用。

中性粒细胞的变形运动能力和吞噬活性都很强。中性粒细胞是体内游走速度最快的细胞，最快可达30μm/min，感染发生时中性粒细胞是最先到达炎症部位的效应细胞，6小时左右局部中性粒细胞的数目达高峰。中性粒细胞吞噬细菌后对细菌进行非氧杀伤；也可通过产生大量具有强细胞毒性的活性氧基团(如超氧阴离子、过氧化氢、羟自由基及单线态氧等)进行依氧杀菌，中性粒细胞的非氧杀菌能力低于依氧杀菌能力。中性粒细胞的非氧杀菌是通过释放颗粒内的溶酶体酶而实现。当中性粒细胞吞噬细菌后便释放出溶酶体酶将细菌杀死，同时其自身也随即解体，所释放出的溶酶体酶又可破坏周围的组织共同形成脓液。炎症时，由于炎症产物的作用，可使骨髓内储存的中性粒细胞大量释放到外周血液而使血液的中性粒细胞数目显著增多，从而进一步增强机体抵御感染的能力。此外，中性粒细胞还吞噬和清除衰老的红细胞以及抗原-抗体复合物等。当血液中的中性粒细胞数目减少到$1×10^9$/L时，机体的抵抗力明显降低，容易发生感染。

(2)嗜酸性粒细胞：嗜酸性粒细胞(eosinophilic granulocyte，eosinophil)占白细胞总数的0.5%~3%，直径为10~15μm，核常为2叶。胞质内充满粗大均匀、略带折光性的嗜酸性颗粒。体内的嗜酸性粒细胞主要存在于组织中，其数量是血液中的100倍。嗜酸性粒细胞在血液中一般停留6~8小时后，进入结缔组织，特别是肠道结缔组织，可存活8~12天。血液中嗜酸性粒细胞的数目有明显的昼夜周期性波动，清晨细胞数减少，午夜时细胞数增多，两者差异可大于40%，这种周期性波动可能与血液中肾上腺皮质激素含量的昼夜波动有关。当血液中糖皮质激素浓度增高时，嗜酸性粒细胞数目减少。

嗜酸性粒细胞的胞质中因含有过氧化物酶、主要碱性蛋白(major basic protein，MBP)和嗜酸性粒细胞阳离子蛋白等带大量正电荷的蛋白质而表现出嗜酸性。它可选择性地吞噬抗原-抗体复合物，但吞噬能力较弱，吞噬进程缓慢，基本上无杀菌作用。嗜酸性粒细胞的主要作用是：①限制嗜碱性粒细胞和肥大细胞在Ⅰ型超敏反应中的作用：嗜酸性粒细胞一方面通过产生前列腺素E抑制嗜碱性粒细胞合成和释放生物活性物质；另一方面又通过吞噬嗜碱性粒细胞和肥大细胞排出的颗粒，以及释放组胺酶和芳香硫酸酯酶等酶类分别灭活嗜碱性粒细胞所释放出的组胺、白三烯等生物活性物质。②参与对蠕虫的免疫反应：对于不能被细胞吞噬的大目标物，如蠕虫的幼虫，嗜酸性粒细胞释放颗粒内所含有的主要碱性蛋白、水解酶和过氧化物酶等，损伤幼虫体。但其成虫在体内和体外均能抵抗嗜酸性粒细胞的损伤作用。嗜酸性粒细胞是对抗蠕虫幼体感染的主要防御机制。当机体发生过敏反应和寄生虫感染时，常伴有嗜酸性粒细胞增多。此外，在某些情况下嗜酸性粒细胞也可导致组织损伤。嗜酸性粒细胞可释放多种促炎介质，其释放的主要碱性蛋白对支气管上皮具有毒性作用，并能诱发支气管痉挛，目前认为嗜酸性粒细胞是哮喘发生、发展中引起组织损伤的主要效应细胞。

(3)嗜碱性粒细胞：嗜碱性粒细胞(basophilic granulocyte，basophil)数量最少，占白细胞总数的0~1%，细胞直径10~12μm，核分叶或呈"S"形或不规则形。胞质内含有紫蓝色嗜碱性颗粒，大小不等，分布不均。嗜碱性粒细胞来源于骨髓中的造血祖细胞，部分祖细胞在骨髓中分化为嗜碱性粒细胞后进入血液，部分祖细胞在幼稚阶段进入血液，然后进入结缔组织，分化为肥大细胞。嗜碱性粒细胞在组织中可存活10~15天。

成熟的嗜碱性粒细胞存在于血液中,炎症时受趋化因子的诱导才迁移到组织中。嗜碱性粒细胞的胞质中存在较大的碱性染色颗粒,其内含有肝素、组胺、嗜酸性粒细胞趋化因子 A 等。当嗜碱性粒细胞活化时,不仅能释放颗粒中的介质,还可合成和释放白三烯(过敏性慢反应物质)、IL-4 等细胞因子。嗜碱性粒细胞释放的肝素具有抗凝血作用,有利于保持血管通畅,使吞噬细胞能到达抗原入侵部位而将其破坏。组胺和过敏性慢反应物质可使毛细血管壁通透性增加,引起局部充血、水肿;使支气管平滑肌收缩,从而引起荨麻疹、哮喘等 I 型超敏反应症状。此外,嗜酸性粒细胞趋化因子 A 可吸引嗜酸性粒细胞,使之聚集于局部,以限制嗜碱性粒细胞在过敏反应中的作用。近年来的研究显示嗜碱性粒细胞在机体抗寄生虫免疫应答中也有重要作用。

(4)单核细胞:单核细胞(monocyte)占白细胞总数的 3%~8%,是体积最大的白细胞,直径为 14~20μm。核呈肾形、马蹄形或不规则形,核常呈偏位,胞质丰富,内含许多细小的嗜天青颗粒,即过氧化物酶、酸性磷酸酶等溶酶体。单核细胞具有活跃的变形运动、明显的趋化性和一定的吞噬功能。

从骨髓进入血液的单核细胞仍然是尚未成熟的细胞。单核细胞在血液中停留 2~3 天后迁移到组织中,继续发育成巨噬细胞(macrophage)。后者细胞体积增大,直径可达 60~80μm,细胞内溶酶体颗粒和线粒体的数目增多,具有比中性粒细胞更强的吞噬能力,可吞噬更多、更大的细菌和颗粒。当有细菌入侵时,组织中已存在的巨噬细胞可立即发挥抗感染作用。外周血和骨髓中储存的单核细胞数目较少,需要数天到数周的时间,巨噬细胞才能成为炎症局部的主要吞噬细胞。巨噬细胞的溶酶体内含有大量的酯酶,可以消化某些细菌(如结核分枝杆菌)的脂膜。激活的单核巨噬细胞也能合成和释放多种细胞因子,如集落刺激因子(CSF)、白介素(IL-1、IL-3、IL-6 等)、肿瘤坏死因子(TNF-α)、干扰素(INF-α、INF-1β)等,参与对其他细胞生长的调控;活化的单核巨噬细胞对肿瘤和病毒感染的细胞具有强大的杀伤能力;单核巨噬细胞还可有效加工、处理并呈递抗原,在机体的特异性免疫应答的诱导和调节中起关键作用。此外,单核细胞还可在组织中发育成树突状细胞(dendritic cell,DC)。树突状细胞仅有微弱的吞噬活性,不直接参与宿主的防御功能,但其抗原呈递能力远强于巨噬细胞,为目前所知功能最强的抗原提呈细胞,是机体特异免疫应答的始动者。

(5)淋巴细胞:淋巴细胞(lymphocyte)占白细胞总数的 20%~30%,圆形或椭圆形,大小不等。血液中的淋巴细胞大部分为直径 6~8μm 的小淋巴细胞,小部分为直径 9~12μm 的中淋巴细胞。在淋巴组织中还有直径为 13~20μm 的大淋巴细胞,但不存在于血液中。

淋巴细胞是主要的免疫细胞,在机体防御疾病过程中发挥关键作用,在免疫应答反应过程中也起核心作用。淋巴细胞分成 T 淋巴细胞、B 淋巴细胞和自然杀伤细胞(natural killer cell,NK cell)三大类。T 细胞主要与细胞免疫有关,B 细胞主要与体液免疫有关,而 NK 细胞则是机体固有免疫的重要执行者。淋巴细胞的功能详见免疫学有关章节。

3. 白细胞的生成 与红细胞一样,白细胞也起源于骨髓中的造血干细胞。在细胞发育过程中经历定向祖细胞、可识别的前体细胞等阶段,然后成为具有多种细胞功能的成熟白细胞。

4. 白细胞的破坏 白细胞的寿命较难准确判断。循环血液只是将白细胞由骨髓和淋巴组织运送到机体所需部位的通路。白细胞在血液中停留的时间较短,一般来说,中性粒细胞在循环血液中停留 6~8 小时后进入组织,4~5 天后衰老死亡,或经消化道排出;若有细菌入侵,中性粒细胞在吞噬过量细菌后,因释放溶酶体酶而发生"自我溶解",与破坏的细菌和组织碎片共同形成脓液。单核细胞在血液中停留 2~3 天,然后进入组织,并发育成巨噬细胞,在组织中可存活 3 个月左右。

(三)血小板

1. 血小板的数量和形态结构 血小板(platelet)又称血栓细胞(thrombocyte),正常值为(100~300)× 10^9/L。正常人血小板计数可有 6%~10% 的变动范围,通常午后较清晨高,冬季较春季高,剧烈运动后和妊娠中晚期升高,静脉血的血小板数量较毛细血管血液中的高。

血小板是骨髓中巨核细胞脱落的胞质小块,故有完整的细胞膜,无细胞核,并非严格意义上的细胞。血小板呈双凸扁盘状,直径 2~4μm,当受到机械或化学刺激时(如黏附于玻片),则伸出突起,呈不规则形。在血涂片上,血小板呈多角形,常聚集成群。血小板中央部有血小板颗粒,称颗粒区(granulomere);周边部称透明区(hyalomere)。血小板表面吸附有血浆蛋白,其中有许多凝血因子。透明区含有微管和微丝,参与血小板形状的维持和变形。颗粒区有特殊颗粒、致密颗粒和少量溶酶体。特殊颗粒内含血小板因子Ⅳ、血小板源性生长因子、凝血酶致敏蛋白等。致密颗粒内含5-羟色胺、ADP、ATP、钙离子、肾上腺素等。

血小板膜上有多种糖蛋白(glycoprotein,GP),它们具有受体功能。GPⅠb/Ⅸ/Ⅴ是GPⅠb、GPⅨ和GPⅤ通过非共价键组成的糖蛋白复合物,可与von Willebrand因子(简称vWF)结合。属于整合素家族的GPⅡb/Ⅲa复合物(整合素 $\alpha_{IIb}\beta_3$),为血小板膜上含量最为丰富的糖蛋白,可与纤维蛋白原及vWF结合。GPⅠb/Ⅸ/Ⅴ及GPⅡb/Ⅲa与相应配体的结合在引起血小板黏附、聚集及血小板内信号途径的活化过程中具有重要作用。

2. 血小板的特性和功能

(1)黏附:血小板与非血小板表面的黏着称为血小板黏附(platelet adhesion)。血小板黏附需要血小板膜上GPⅠb/Ⅸ/Ⅴ复合物、内皮下组织成分(主要是胶原纤维)和血浆vWF的参与。GPⅠb/Ⅸ/Ⅴ复合物是血小板表面主要的黏附受体。vWF是血小板黏附于胶原纤维的桥梁。这使血小板能在血管内血流速度较快的条件下(如小动脉和狭窄的血管等)黏附于受损局部。在正常情况下,vWF因未与胶原纤维结合,所以无法与血小板膜上的GPⅠb/Ⅸ/Ⅴ结合,因此血小板不能黏附于正常内皮细胞的表面。当GPⅠb/Ⅸ/Ⅴ复合物缺乏(巨大血小板综合征)、vWF缺乏(von Willebrand病)和胶原纤维变性等情况下,血小板黏附功能将受损,因而可有出血倾向。

(2)释放:血小板受刺激后将储存在致密体、α-颗粒或溶酶体内的物质排出的现象,称为血小板释放(platelet release)或血小板分泌(platelet secretion)。从致密体释放的物质主要有ADP、ATP、5-羟色胺(5-HT)、Ca^{2+};从α-颗粒释放的物质主要有β-血小板球蛋白、血小板因子4(PF₄)、vWF、纤维蛋白原、凝血因子Ⅴ(FV)、凝血酶敏感蛋白、血小板源性生长因子(platelet-derived growth factor,PDGF)等。此外,被释放的物质除来自血小板颗粒外,也可以是临时合成并即时释放的物质,如血栓烷 A_2(thromboxane A_2,TXA_2)。能引起血小板聚集的因素多数也能引起血小板的释放反应,而血小板的黏附、聚集与释放也几乎同时发生。许多由血小板释放的物质可进一步促进血小板的活化和聚集,加速止血过程。临床上常通过测定血浆β-血小板球蛋白和PF₄的浓度间接了解血小板的活化情况。

(3)聚集:血小板与血小板之间的相互黏着称为血小板聚集(platelet aggregation)。这一过程需要纤维蛋白原、Ca^{2+}和血小板膜上GPⅡb/Ⅲa的参与。未受刺激的血小板,其膜上的GPⅡb/Ⅲa并不能与纤维蛋白原结合。当血小板黏附于血管破损处,或在致聚剂的激活下,GPⅡb/Ⅲa活化,纤维蛋白原受体暴露,此时在 Ca^{2+} 的作用下纤维蛋白原可与之结合,从而连接相邻的血小板,纤维蛋白原充当聚集的桥梁,使血小板聚集成团。GPⅡb/Ⅲa的异常(血小板无力症)或纤维蛋白原缺乏均可引起血小板聚集障碍。

在体外,在全血或富含血小板的血浆中加入致聚剂诱发血小板聚集的实验中,可见悬液的光密度降低(透光度增加),因此可根据血小板悬液的光密度变化来动态地了解血小板的聚集情况(图1-3)。血小板的聚集通常有两个时相。第一聚集时相发生迅速,但也能迅速解聚,为可逆性聚集;第二聚集时相发生缓慢,但不能解聚,为不可逆性聚集。生理性致聚剂主要有ADP、肾上腺素、5-HT、组胺、胶原、凝血酶、TXA_2等;病理性致聚剂有细菌、病毒、免疫复合物、药物等。血小板聚集反应的形式可因致聚剂的种类和浓度而有所不同。例如,低浓度ADP引起的血小板聚集只出现在第一聚集时相,并很快解聚;中等浓度ADP引起的聚集,在第一时相结束和解聚后不久,又出现不可逆的第二聚集时相,第二聚集时相的出现是由于血小板释放内源性ADP所致;高浓度ADP引起的聚集,由于第一聚集时相和第二聚集时相相继发生,只出现单一的不可逆性聚集。凝血酶所引起的血小板聚集反应与ADP相似。胶原只引起血小板单相的不可逆聚集,聚集反应与释放反应同时发生,故胶原所诱发的血小板单相聚集与内源性ADP的释放和 TXA_2 的形成有关。

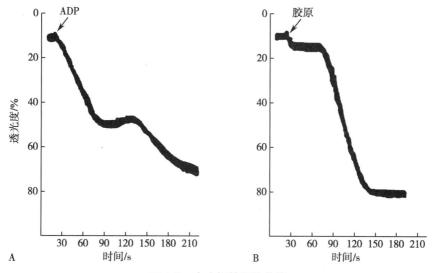

图 1-3　血小板的聚集曲线

A. 显示 ADP 引起血小板聚集时血小板悬液透光度的增加呈双相变化,表明
血小板先迅速发生聚集,然后解聚,进而发生更强的不可逆性聚集;B. 显示
胶原引起血小板聚集时血小板悬液透光度呈单相性持续增高,表明血小板
呈单一的不可逆性聚集。

血小板释放的 TXA_2 具有强烈的聚集血小板和缩血管作用。血小板内无 TXA_2 的储存,当血小板
受到刺激后被激活并会逐步产生前列腺素 G_2(PGG_2)和前列腺素 H_2(PGH_2),在血小板血栓烷合成酶
的催化下生成 TXA_2。TXA_2 可降低血小板内 cAMP 的浓度,正反馈促进血小板的聚集。阿司匹林可
抑制环氧化酶而减少 TXA_2 的生成,具有抗血小板聚集的作用。此外,血管内皮细胞中含有前列腺素
合成酶,可使 PGH_2 转化为前列腺素(prostacyclin,PGI_2)(图 1-4),可提高血小板内 cAMP 浓度,具有较
强的抑制血小板聚集和舒张血管作用。正常情况下,血管内皮产生
的 PGI_2 与血小板生成的 TXA_2 之间保持动态平衡,使血小板不致
聚集。血管内皮受损,局部 PGI_2 生成减少,将有利于血小板聚集的
发生。此外,血管内皮细胞还可释放一氧化氮(NO)提高血小板内
cGMP 浓度而抑制血小板聚集。

(4)收缩:血小板具有收缩能力。血小板中存在着类似肌肉的
收缩蛋白系统,包括肌动蛋白、肌球蛋白、微管等。血小板活化后,
胞质内 Ca^{2+} 浓度升高,通过类似于肌肉收缩的机制可引起血小板
的收缩反应。若血小板数量减少或 GP Ⅱb/Ⅲa 缺乏时,可导致血
凝块回缩不良。临床上可根据体外血块回缩的情况推测血小板的
数量或功能是否正常。

(5)吸附:血小板表面可吸附血浆中的多种凝血因子(如凝血因
子Ⅰ、Ⅴ、Ⅺ等)。如果血管内皮破损,随着血小板黏附和聚集于破损
的局部,可使局部的凝血因子浓度升高,有利于血液凝固和生理性
止血。

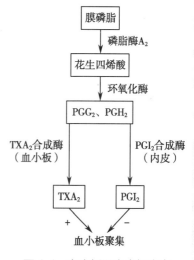

图 1-4　血小板和内皮细胞中
前列腺素的代谢
+ 表示促进;– 表示抑制。

临床研究发现当血小板数降至 $50 \times 10^9/L$ 时,患者的毛细血管脆性增高,微小的创伤或仅血压升
高即可使之破裂而出现小的瘀点。给血小板减少的动物输入新鲜血小板后,可在电镜下观察到血小
板黏附并融合到血管内皮中,从而维持血管内皮的完整性。此外,血小板还可释放血管内皮生长因子
(vascular endothelial growth factor,VEGF)和 PDGF,促进血管内皮细胞、平滑肌细胞和成纤维细胞的
增殖,也有利于受损血管的修复。循环血液中的血小板一般处于"静止"状态,当血管损伤时血小板

可被激活,进而在生理性止血过程中发挥重要作用。

3. 血小板的破坏　进入外周血液中的血小板寿命为 7~14 天,但血小板只在最初两天具有生理功能。血小板的破坏随着血小板日龄的增加而增加。衰老的血小板主要在脾、肝和肺组织中被吞噬破坏。此外,在维持血管内皮完整(血小板融入血管内皮)以及生理性止血活动中,血小板聚集后其本身将解体并释放出全部活性物质。

二、血浆的成分和功能

血浆是包含多种溶质的水溶液,其中 91%~92% 是水分,溶质包括血浆蛋白和小分子物质,如电解质、有机化合物(营养物质、代谢产物、激素等)及一些气体(O_2、CO_2 等)。血浆是机体内环境的重要组成部分,正常情况下机体通过各种调节作用使血浆中各种成分和理化性质保持相对稳定。在患病时,血浆的某些成分可偏离正常范围,故测定血浆成分有助于某些疾病的诊断。

(一) 血浆蛋白

血浆蛋白是血浆中多种蛋白的总称,约占血浆总量的 6.2%~7.9%。血浆蛋白分子量较大,不易透过毛细血管壁,所以组织液与血浆的主要差别是组织液中蛋白含量很少。用盐析法可将血浆蛋白分为白蛋白、球蛋白与纤维蛋白原三大类;用电泳法又将白蛋白区分为白蛋白和前白蛋白,将球蛋白区分为 α_1、α_2、α_3、β、γ 球蛋白等。亦有其他方法还可以将血浆蛋白做更进一步的细分。正常成年人血浆蛋白含量为 65~85g/L,其中白蛋白为 40~48g/L,球蛋白为 15~30g/L。血浆蛋白主要在肝合成,肝病时常引起血浆白蛋白 / 球蛋白的比值下降。因此,临床测定血浆蛋白含量及比例,有助于了解肝功能状态。血浆蛋白在形成血浆胶体渗透压、维持酸碱平衡、物质运输、血液凝固、抗凝、纤维蛋白溶解、机体防御和营养等方面,有着重要的作用。

1. 白蛋白　白蛋白的相对分子质量约为 69 000,是血浆中的主要蛋白质,在形成血浆胶体渗透压和运输某些小分子物质和脂溶性物质方面发挥主要作用。

2. 球蛋白　α_1 球蛋白与糖结合形成糖蛋白,α_2 球蛋白可以与维生素 B_{12}、胆红素等多种物质结合形成结合蛋白质。β 球蛋白主要与脂质形成脂蛋白,血液中的脂质约有 75% 是和 β 球蛋白结合的。γ 球蛋白具有酶的活性,还参与抗体的形成。人体大部分免疫球蛋白是 γ 球蛋白,与机体的特异性免疫密切相关。

3. 纤维蛋白原　纤维蛋白原(fibrinogen)是一种能够溶解于水的血浆蛋白质,是凝血过程、血栓形成过程中的重要物质。高纤维蛋白原是各种血栓性疾病的重要危险因素,在临床中被认为是疾病状态的标志物。

(二) 电解质

电解质约占血浆总量的 0.9%,大部分呈离子状态。血浆中的阳离子以 Na^+ 为主,还有 K^+、Ca^{2+}、Mg^{2+} 等。阴离子主要是 Cl^-,此外还有 HCO_3^-、HPO_4^{2-}、SO_4^{2-} 等。血浆中的电解质在形成血浆晶体渗透压、保持神经和肌肉的正常兴奋性、维持酸碱平衡等方面具有重要作用。由于电解质和水都很容易透过毛细血管壁与组织液中的物质进行交换,所以血浆中电解质的含量与组织液的基本相同。临床检测循环血浆中各种电解质的浓度可大致反映组织液中这些物质的浓度。

(三) 非蛋白含氮化合物

血浆中除蛋白质以外的含氮化合物总称为非蛋白含氮化合物。主要有尿素、尿酸、肌酸、肌酐、氨基酸、氨、肽、胆红素等,这些物质中所含的氮称为非蛋白氮(non-protein nitrogen,NPN)。正常成人血中 NPN 含量为 14.3~25mmol/L,其中 1/3~1/2 为尿素氮。这些化合物中绝大多数为蛋白质和核酸分解代谢的终产物,可经血液运输到肾并随尿排出体外,因此测定血中 NPN 或尿素氮含量,有助于了解体内蛋白质代谢状况和肾脏的功能。

（四）血浆的理化性质

1. 血浆的比重　正常人全血的比重为 1.050~1.060，血液中红细胞数量越多，其比重越大。血浆的比重是 1.025~1.030，其高低主要取决于血浆蛋白的含量。红细胞的比重为 1.090~1.092，与红细胞内血红蛋白的含量呈正相关。利用红细胞和血浆比重的差异，可进行血细胞比容（hematocrit，HCT）和红细胞沉降率的检测，以及红细胞与血浆的分离。

2. 血浆的黏度　液体的黏度（viscosity）来源于液体内部分子或颗粒的摩擦，即内摩擦。如果以水的黏度为 1，则全血的相对黏度为 4~5，血浆的相对黏度为 1.6~2.4（温度为 37℃时）。当温度不变时，全血的黏度主要取决于血细胞比容的高低，血浆的黏度主要取决于血浆蛋白的含量。全血的黏度还受血流切率的影响（在层流的情况下，相邻两层血液流速的差和液层厚度的比值称为血流切率）。水、血浆等液体的黏度不随切率的改变而变化，称为牛顿液体（Newtonian fluid）。全血为非牛顿液体，其黏度与切率呈反变关系。即在低切率条件下，血液的黏度较大。血液的黏度是形成血流阻力的重要因素之一。

3. 血浆渗透压　在渗透现象中，高浓度溶液所具有的吸引和保留水分子的能力称为渗透压（osmotic pressure）。通常以溶质颗粒的摩尔浓度（mol/L）作为渗透压单位，称为渗透单位（Osm）。1mol/L 葡萄糖的渗透压为 1Osm；NaCl 可以在水中解离成 Na^+ 和 Cl^- 两个颗粒，因此 1mol/L 的 NaCl 的渗透压为 2Osm。

血浆的渗透压约为 300mOsm，相当于 770kPa 或 5 790mmHg。根据形成渗透压溶质的性质可将其分成两部分，即晶体渗透压和胶体渗透压。

（1）血浆晶体渗透压：由晶体物质所形成的渗透压称为晶体渗透压。血浆中的晶体渗透压主要来自溶解于其中的晶体物质，其中 80% 来自 Na^+ 和 Cl^-。血浆中的晶体颗粒数目远大于胶体分子的数目，所以晶体渗透压对于血浆渗透压的贡献非常大，占血浆总渗透压的 99% 以上。血浆与组织液中晶体物质的浓度几乎相等，这些物质绝大部分不易透过细胞膜，所以细胞外液晶体渗透压相对稳定，这对于保持细胞内、外的水平衡，维持细胞的正常形态及其功能极为重要。

（2）血浆胶体渗透压：血浆中的蛋白质，尤其是白蛋白所形成的渗透压是形成血浆胶体渗透压的主要部分。血浆蛋白的相对分子质量较大，不能通过毛细血管壁。组织液中蛋白含量低于血浆，故血浆的胶体渗透压高于组织液的胶体渗透压。虽然血浆蛋白的相对分子质量很大，但是其数量较少，因此其形成的胶体渗透压比较低，仅 1.3mOsm，相当于 3.3kPa（25mmHg），不足血浆总渗透压的 1%。而在血浆蛋白中，白蛋白的分子量较小，分子数量远远多于球蛋白，故 75%~80% 的血浆胶体渗透压来自白蛋白。如果血浆白蛋白含量减少，即使球蛋白增加而保持血浆蛋白总量不变，血浆渗透压也将明显降低。血浆胶体渗透压在调节血管内、外水的平衡和维持正常血浆容量方面起重要作用。当血浆蛋白浓度降低时，可因血浆胶体渗透压降低而使液体滞留于血管外，引起组织水肿和血浆容量降低。血浆渗透压的维持有赖于神经 - 体液因素的调节，其中血管升压素起着重要的作用。

在临床和生理实验中所使用的各种溶液，其渗透压与血浆渗透压相等时，称为等渗溶液（iso-osmotic solution）；高于或低于血浆渗透压的溶液称为高渗或低渗溶液。浓度为 0.85% 的 NaCl 溶液为等渗溶液，红细胞悬浮于其中可保持正常形态和大小。但并非每一种物质的等渗溶液都能使悬浮于其中的红细胞保持正常形态和大小。例如，1.9% 的尿素溶液与血浆等渗，但红细胞置于其中后，立即发生溶血。这是因为尿素分子可以自由通过红细胞膜，在浓度梯度作用下尿素分子进入红细胞，导致红细胞内渗透压增高，引起水进入细胞，致使红细胞肿胀破裂。而 NaCl 却不易通过红细胞膜，因而不会发生上述现象。一般将能够使悬浮于其中的红细胞保持正常形态和大小的溶液称为等张溶液（isotonic solution）。实际上，等张溶液是由不能自由通过细胞膜的溶质所形成的等渗溶液。因此，0.85% 的 NaCl 溶液既是等渗溶液，也是等张溶液，而 1.9% 的尿素溶液是等渗溶液，但不是等张溶液。

4. 血浆 pH　正常人血浆的 pH 为 7.35~7.45。血液中的缓冲体系对维持血浆 pH 的相对稳定起着重要作用。例如,血浆和红细胞中的 $NaHCO_3/H_2CO_3$、蛋白质钠盐 / 蛋白质、Na_2HPO_4/NaH_2PO_4 及红细胞中的血红蛋白钾盐 / 血红蛋白等。这些缓冲物质可大大降低酸碱物质对血浆 pH 的影响。另外,肺和肾的正常功能活动以及细胞内外的离子交换也对维持血浆 pH 的相对稳定起着重要作用。当血浆 pH 低于 7.35 时,称为酸中毒,高于 7.45 时则为碱中毒。血浆 pH 低于 6.9 或高于 7.8 时都将危及生命。

三、输血与血液成分输注应用

(一) 血量

人体内血液的总量称为血量(blood volume)。正常成人的血量相当于体重的 7%~8%(即 70~80ml 每千克体重)。安静时,全身大部分血液在心血管系统内快速循环流动,称为循环血量;小部分血液滞留在肝、肺、腹腔静脉以及皮下静脉丛内,流动很慢,称为储存血量。在运动或大出血等情况下,储存血量可被动员释放出来,补充循环血量。正常情况下,由于神经、体液的调节作用,体内血量保持相对恒定。

一般认为,人体一次失血 500ml 以下(不超过全身总血量的 10%),机体通过生理性调节机制加以代偿,不会出现明显的临床症状。人体在失血后立即引起交感神经兴奋,从而使心脏活动加强、血管收缩和储存血量释放;失血后 1~2 小时内,组织液中的水分和电解质可进入血管,使血浆得到部分补充;血浆蛋白质可由肝脏加速合成,约在 24 小时内恢复;而红细胞则由于骨髓造血功能加强,1 个月内也基本上得到补充而恢复。体重 50~60kg 的成人在一次献血 200~300ml 后,红细胞的数量在一个月内可以完全恢复,甚至稍超过献血前的水平,因此作为医务工作者应积极宣传和参与义务献血。若一次失血 1 000ml(达全身总血量的 20%),机体代偿功能不足则会出现血压下降、脉搏加快、四肢冰冷、眩晕、口渴、恶心、乏力等症状。严重失血时(达全身总血量的 30% 以上),必须及时输血,否则可危及生命。反之,血量过多将使心血管系统的负担过重;血细胞过多,可导致血液的黏滞性过高,不利于血液正常循环。因此,血量的相对恒定是维持正常血压和全身各组织、器官正常血液供应的必要条件。

(二) 血型

血型(blood group)通常是指红细胞膜上特异性抗原的类型。自 1901 年 Landsteiner 发现第一个人类血型系统——ABO 血型系统以来,至今已发现 29 个不同的红细胞血型系统。医学上较重要的血型系统包括 ABO、Rh、MNSs、Lutheran、Kell、Lewis、Duff 和 Kidd 等,其中与临床关系最为密切的是 ABO 血型系统和 Rh 血型系统。

若将血型不相容的两个人的血液滴加在玻片上混合,其中红细胞凝集成簇,这一现象称为红细胞凝集(agglutination)。在补体的作用下,可引起凝集的红细胞破裂,发生溶血。所以当给人体输入血型不相容的血液时,在血管内凝集成簇的红细胞可以堵塞毛细血管,溶血将损害肾小管,同时常伴发过敏反应,其结果可危及生命。因此,血型鉴定是安全输血的前提。

红细胞凝集的本质是抗原 - 抗体反应。在凝集反应中,红细胞膜上的特异性抗原被称为凝集原(agglutinogen),血清中与凝集原起反应的特异性抗体则称为凝集素(agglutinin)。凝集原的特异性完全取决于镶嵌入红细胞膜上的一些特异糖蛋白,凝集素为溶解在血浆中的 γ 球蛋白。发生抗原 - 抗体反应时,由于每个抗体上具有 10 个左右与抗原结合的部位,抗体在若干个带有相应抗原的红细胞之间形成桥梁,因而使它们聚集成簇。

除了红细胞外,人类白细胞和血小板表面也存在各自特有的血型抗原系统。白细胞上最强的同种抗原是人类白细胞抗原(human leukocyte antigen,HLA)。HLA 系统是一个极为复杂的抗原系统,在体内分布广泛,是引起器官移植后免疫排斥反应的最重要的抗原。由于在无关个体间 HLA 表型完全相同的概率极低,所以 HLA 的分型成为法医学上用于鉴定个体或亲子关系的重要手段之一。人类血小板表面也有一些特异的血小板抗原系统,与输血后血小板减少症的发生有关。因此,广义的血型应该包括血液各成分的抗原在个体间出现的差异,对血型的认识也不应局限于 ABO 血型以及与输血有关的问题。血型在人类学、遗传学、法医学、临床医学等学科都有广泛的理论和实用价值。

1. ABO 血型系统

(1)ABO 血型的分型:根据红细胞膜上是否存在 A 抗原与 B 抗原而将血液分为四种血型:细胞膜上只含 A 抗原者称为 A 型;只含 B 抗原的,称为 B 型;含有 A、B 两种抗原者称为 AB 型;A、B 两种抗原都没有者称 O 型。不同血型的人的血清中含有不同的抗体,但不会含有对抗自身红细胞抗原的抗体。例如 A 型血者的血清中,只含有抗 B 抗体等。ABO 血型系统还有几种亚型,其中最为重要的亚型是 A 型中的 A_1 和 A_2 亚型。AB 型血型中也有 A_1B 和 A_2B 两种主要亚型,ABO 血型系统具体情况可见表 1-1。虽然在我国汉族人中 A_2 型和 A_2B 型者分别只占 A 型和 AB 型人群的 1% 以下,但由于 A_1 型红细胞可与 A_2 型血清中的抗 A_1 抗体发生凝集反应,而且 A_2 型和 A_2B 型红细胞比 A_1 型和 A_1B 型红细胞的抗原性弱得多,在用抗 A 抗体作血型鉴定时,容易将 A_2 型和 A_2B 型血误定为 O 型和 B 型。因此输血时仍应注意 A_2 和 A_2B 亚型的存在。

表 1-1　ABO 血型系统的抗原和抗体

血型	红细胞上的抗原	血清中的抗体
A 型		
A_1	$A+A_1$	抗 B
A_2	A	抗 B+ 抗 A_1
B 型	B	抗 A
AB 型		
A_1B	$A+A_1+B$	无
A_2B	$A+B$	抗 A_1
O 型	无 A,无 B	抗 A+ 抗 B

(2)ABO 血型系统的抗原:ABO 血型系统各种抗原的特异性取决于红细胞膜上的糖蛋白或糖脂上所含的糖链。这些糖链都是由暴露在红细胞表面的少数糖基所组成的寡糖链。A 和 B 抗原的特异性就取决于这些寡糖链的组成与连接顺序。A、B 抗原的合成都基于 H 抗原所形成的前体物质。在 A 抗原基因的控制下,细胞合成的乙酰氨基半乳糖转移酶能将乙酰半乳糖胺基连接到前体物质上形成 A 抗原;而在 B 抗原基因控制下合成的半乳糖转移酶,则能把一个半乳糖基连接到前体物质上,形成 B 抗原。O 型红细胞虽然不含 A、B 抗原,但有 H 抗原。实际上,H 抗原又是在另一个含四个糖基的前体物质的基础上形成的,即在 H 基因编码的岩藻糖基转移酶的作用下,在前体物质半乳糖末端上连接岩藻糖而形成 H 抗原。若 H 基因缺损,将缺乏岩藻糖基转移酶,则不能生成 H 抗原以及 A、B 抗原,但有前体物质,其血型为孟买型。前体物质、H 抗原、A 抗原和 B 抗原的寡糖链的结构见图 1-5。

因此,基因通过决定生成的糖基转移酶的种类而决定催化何种糖基连接在前体物质的哪个位置上,进而间接控制决定血型抗原特异性的寡糖链的组成,并决定其血型的表现型。

在 5~6 周龄的人胚胎红细胞膜上已经可检测到 A 抗原和 B 抗原。婴儿红细胞膜上 A、B 抗原的位点数仅为成年人的 1/3,到 2~4 岁时才发育完善。血型抗原在人群中的分布按地域和民族的不同而有差异。在中欧地区的人群中,40% 以上为 A 型,近 40% 为 O 型,10% 左右为 B 型,6% 左右为 AB 型;而在美洲土著民族中,约 90% 为 O 型。在我国汉族中,A 型、B 型、O 型各占 30% 左右,AB 型约占 10%。

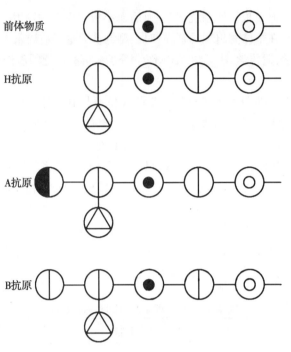

图 1-5　ABH 抗原物质化学结构示意图

◐半乳糖;●N-乙酰葡萄糖胺;◎葡萄糖;◑N-乙酰半乳糖胺;△岩藻糖。

A、B、H 抗原不仅存在于红细胞膜上,也广泛存在于淋巴细胞、血小板以及大多数上皮细胞和内皮细胞的膜上。组织细胞还能分泌可溶性 A、B、H 抗原进入唾液、泪液、尿液、胃液、胆汁、血浆和羊水等多种体液中,其中以唾液中含量最为丰富。通过测定体液或分泌物中的血型物质也可帮助确定血型。

(3) ABO 血型系统的抗体:血型抗体有天然抗体和免疫性抗体两类。ABO 血型系统存在天然抗体,出生后 2~8 个月开始产生,8~10 岁时达高峰。天然血型抗体多属分子量相对较大的 IgM,不能通过胎盘。当机体接受了自身不具有的红细胞抗原刺激后,可产生免疫性血型抗体。免疫性抗体属于分子量相对较小的 IgG,能够通过胎盘进入胎儿体内。因此,如果母体的血型与胎儿的血型不合,而母体曾因有外源性 A 抗原或 B 抗原进入体内而产生免疫性抗体时,可因母体内的免疫性血型抗体进入胎儿体内而引起胎儿红细胞的凝集和破坏,胎儿出生后出现黄疸、贫血等表现,称新生儿溶血病。由于血浆中大多存在可溶性 A 或 B 抗原物质,进入胎儿体内的免疫性血型抗体可被这些可溶性抗原中和,加之胎儿红细胞膜上的 A 或 B 抗原的数目较少,只有成人的 1/4,因此虽然人群中母婴 ABO 血型不合比较常见,但真正因 ABO 血型不合而发生新生儿溶血病者仅为少数。

(4) ABO 血型的遗传:人类 ABO 血型系统的遗传是由 9 号染色体(9q34.1~q34.2)上的 A、B 和 O 三个等位基因来控制的。在一对染色体上只可能出现上述三个基因中的两个,分别由父母双方各遗传一个给子代。由于 A 和 B 基因为显性基因,O 基因为隐性基因,故血型的基因型有六种而表现型仅有四种(表 1-2)。血型相同的人其遗传基因型不一定相同。利用血型的遗传规律,可以推知子女可能有的血型和不可能有的血型,因此也就可能从子女的血型表现型来推断亲子关系。但必须注意的是,法医学上依据血型来判断亲子关系时,只能做出否定的判断,而不能做出肯定的判断。

表 1-2　血型的基因型和表现型

基因型	表现型
OO	O
AA,AO	A
BB,BO	B
AB	AB

（5）ABO 血型的鉴定：正确鉴定血型是保证输血安全的基础。ABO 血型的鉴定是根据抗原 - 抗体反应的原理，采用红细胞凝集的试验法，通过正、反向定型可以准确鉴定出 ABO 血型。正向定型是用已知的抗 A 与抗 B 抗体来检测红细胞上有无 A 或 B 抗原；反向定型是用已知血型的红细胞检测血清中有无抗 A 或抗 B 抗体。判断方法参见表 1-3。由于新生儿体液免疫尚未发育成熟，出生时血液中没有自身产生的 ABO 血型抗体，故新生儿血型鉴定时只进行正向定型。

表 1-3　红细胞常规 ABO 定型

正向定型			反向定型			
B 型血清 （抗 A）	A 型血清 （抗 B）	O 型血清 （抗 A，抗 B）	A 型红细胞	B 型红细胞	O 型红细胞	血型
-	-	-	+	+	-	O
+	-	+	-	+	-	A
-	+	+	+	-	-	B
+	+	+	-	-	-	AB

注：ABO 系统中除 A_1、A_2 亚型之外，还有 A_x 等亚型。A_x 红细胞与 B 型血清不发生凝集（或甚弱），但可与 O 型血清发生凝集，故加用 O 型血清可发现 A_x 型，避免误定为 O 型。加用 O 型标准红细胞还可检出血清中是否含有与 ABO 系统无关的红细胞抗体。

2. Rh 血型系统

（1）Rh 血型的发现和分布：凡是红细胞上有 Rh 抗原的，称为 Rh 阳性血型；红细胞上没有 Rh 抗原的，称为 Rh 阴性血型。在我国各族人群中，汉族和其他大部分民族的人群中，Rh 阳性者约占 99%，Rh 阴性者只占 1% 左右。在有些民族的人群中，Rh 阴性者较多，如塔塔尔族约 15.8%，苗族约 12.3%，布依族和乌孜别克族约 8.7%。在这些民族居住的地区，Rh 血型的问题应受到特别重视。

（2）Rh 血型系统的抗原和抗体：Rh 血型系统是红细胞血型中最复杂的一个系统。Rh 抗原只存在于红细胞膜上，出生时已发育成熟。已发现的 Rh 抗原有 40 多种，其中与临床关系密切的是 D、E、C、c、e 五种，其中 D 抗原的抗原性最强。因此，临床上通常将红细胞上含有 D 抗原者称为 Rh 阳性，而红细胞上缺乏 D 抗原者称为 Rh 阴性。控制 Rh 血型抗原的等位基因位于 1 号染色体，其氨基酸序列决定了抗原的特异性。

（3）Rh 血型的特点及其临床意义：Rh 血型系统与 ABO 血型系统相比有两个显著特点：其一，人血清中不存在抗 Rh 的天然抗体，只有当 Rh 阴性的人接受 Rh 阳性的血液后，通过体液性免疫才产生抗 Rh 的抗体，一般在输血后 2~4 个月血清中抗 Rh 抗体水平达高峰。因此，Rh 阴性的受血者第一次接受 Rh 阳性的血液后，一般不会产生抗原 - 抗体反应，但却产生了抗 Rh 抗原的抗体；当第二次再输 Rh 阳性血液时，就会发生抗原 - 抗体反应，输入的 Rh 阳性红细胞即被凝集而溶血。其二，Rh 系统的抗体主要是不完全抗体 IgG，分子较小，能透过胎盘。因此，当一个 Rh 阴性的母亲怀有 Rh 阳性的胎儿时，阳性胎儿的少量红细胞或 D 抗原可进入母体，通过免疫反应而产生抗体，主要是抗 D 抗体。这种抗体可以透过胎盘进入胎儿的血液，使胎儿的红细胞发生凝集和溶血，造成新生儿溶血性贫血，严重时会导致胎儿死亡。由于一般只有在妊娠末期或分娩时才有足量的胎儿红细胞进入母体，而母体血液中的抗体的浓度是缓慢增加的，故 Rh 阴性的母体怀第一胎 Rh 阳性的胎儿时，很少出现新生儿溶血的情况；但在第二次妊娠时，母体内的抗 Rh 抗体可进入胎儿体内而引起新生儿溶血。若在 Rh 阴性母亲生育第一胎后，及时输注特异性抗 D 免疫球蛋白，中和进入母体的 D 抗原，以避免 Rh 阴性母亲致敏，可预防第二次妊娠时新生儿溶血的发生。

（三）输血的原则

输血已成为治疗某些疾病、抢救伤员生命和保证一些手术得以顺利进行的重要手段。但若输血不当或发生差错，会引发休克、弥散性血管内凝血和急性肾衰竭，甚至引起死亡。为了保证输血的安全和提高输血的效果，必须遵守输血的原则，注意输血的安全、有效和节约。

1. 同型输血 在准备输血时,首先必须鉴定血型,保证供血者与受血者的 ABO 血型相合。对于生育年龄的女性和需要反复输血的患者,还必须使供血者与受血者的 Rh 血型相合,特别要注意 Rh 阴性受血者产生抗 Rh 抗体的情况。要纠正把 O 型血的人称为"万能供血者"的提法。因为 O 型血的红细胞上虽然没有 A 抗原和 B 抗原,不会被受血者的血浆所凝集,但 O 型血的血浆中存在抗 A 和抗 B 抗体,这些抗体能与其他血型受血者的红细胞发生凝集反应。当输入的血量较大时,供血者血浆中的抗体未被受血者的血浆充分稀释,则受血者的红细胞会被广泛凝集。同样,也不能把 AB 血型的人作为"万能受血者"接受任何其他 ABO 血型供血者的血液。万不得已需要异型输血时(如 O 型血输给其他血型者),只能少量(小于 400ml)缓慢输入,以确保供血者血浆内的抗体能在受血者的血液中被有效地稀释。此外,在输血过程中应密切观察受血者的情况,如发生输血反应,必须立即停止输注。

2. 必须进行交叉配血试验 即使在 ABO 系统血型相同的人之间进行输血,仍必须分别将供血者的红细胞与受血者的血清以及受血者的红细胞与供血者的血清进行混合,观察有无凝集反应,这一检验称为交叉配血试验(cross-match test)。交叉配血试验主要是检测受血者的血浆中有没有使供血者的红细胞发生凝集的抗体,因此把供血者的红细胞与受血者的血清之间的配合试验称为交叉配血的主侧;再将受血者的红细胞与供血者的血清做配合试验,称为交叉配血的次侧。进行交叉配血试验,既可检验血型鉴定是否有误,又能发现供血者和受血者的红细胞或血清中是否还存在其他不相容的血型抗原或血型抗体。根据交叉配血试验结果判断:如果两侧均无凝集反应,即为输血相合,可以进行输血;如果主侧凝集,则为配血不合,绝对不能输血;如果主侧不发生凝集反应,而次侧发生凝集反应称为配血基本相合,一般情况下也不能输血,只在特殊紧急情况下考虑进行少量、缓慢输血。

(四)血液成分输注

随着医学和科学技术的进步、由于血液成分分离机的广泛应用以及分离技术和成分血质量的不断提高,输血疗法已从原来的输全血发展为成分输血。成分输血(blood component therapy)是将人血中各种不同成分,如红细胞、粒细胞、血小板和血浆,分别制备成高纯度或高浓度制品,再输注给患者。不同的患者对输血有不同的需求,严重贫血患者主要是红细胞量不足,血量不一定减少,宜输注浓缩红细胞悬液;大面积烧伤患者主要是由于创面渗出使血浆大量丢失,宜输入血浆或血浆代用品;对于各种出血性疾病,可根据疾病的情况输入浓缩的血小板悬液或含凝血因子的新鲜血浆,以促进止血或凝血过程。因此,倡导成分输血可增强治疗的针对性,提高疗效,减少不良反应,并且能节约血源。

由于异体输血存在艾滋病、乙型肝炎、疟疾等血液传染性疾病传播的潜在危险,异体输血也可因移植物的抗宿主反应导致受血者的免疫功能下降,因此采用自体输血不仅可避免异体输血的不良反应及并发症,还可扩大血源。自体输血(autologous blood transfusion)是采用患者自身血液成分,以满足本人手术或紧急情况下需要的一种输血疗法。采用自体输血时可于手术前若干日内定期反复采血储存以备手术之需;也可临手术前自体采血,并在使用血浆代用品维持患者正常血容量的条件下开展手术,然后在需要时输还给患者。此外,还可在手术过程中无菌收集出血,经适当处理后回输给患者。自体输血是一种值得推广的安全输血方式。

第二节 造血组织和造血器官

一、造血组织和器官

造血组织主要负责血液中血细胞的生成。根据人体发育的不同阶段,分别由卵黄囊、胚胎肝、淋巴结、骨髓等组成,其中最主要的造血组织就是骨髓。维持骨髓的造血功能依赖于多种因素的正常调控。一般来说,很少有骨髓结构异常造成血液系统疾病的发生。但是,多种与血液遗传有关的基因突变或者与血细胞增殖分化有关的调控分子改变,均可以导致血液系统疾病如多发性骨髓瘤、骨髓增生异常综合征等发生。

机体造血过程分为出生前胚胎和胎儿期造血及出生后不同发育阶段的造血,各发育阶段的主要造血器官不同。

(一)胚胎和胎儿期造血

胚胎早期由外胚层和内胚层组成,随着胚胎的发育,外胚层进一步分化为外胚层和中胚层,造血细胞均发生于中胚层。根据胚胎发育过程造血中心的转移,可将造血过程分为三个阶段,即卵黄囊造血期、胎肝造血期和骨髓造血期。

1. 卵黄囊造血期 约在胚胎发育第3周开始,在卵黄囊壁上的中胚层细胞聚集形成许多细胞团,称为血岛,是人类最初的造血中心。卵黄囊血岛周边部分的细胞分化为原始血管细胞,血岛中央的细胞分化成原始血细胞,即最早的造血干细胞(hematopoietic stem cell,HSC),最初生成的初级(巨幼型)幼红细胞,称为第一代幼红细胞。血岛内不产生粒细胞和巨核细胞。在胚胎第9周,卵黄囊造血停止,由胎肝造血所取代,进入胎肝造血期。

2. 胎肝造血期 始于胚胎第9周,随着胚胎的发育,逐渐扩大造血容量,至第4~5个月达高峰。从胎儿第5个月以后,胎肝造血逐渐减少,至出生时停止。胎肝造血以红细胞为主,主要产生有核红细胞,此为第二代幼红细胞。早期胎肝很少生成粒细胞和巨核细胞,胎儿第4个月以后胎肝才有粒细胞和少量巨核细胞生成,胎肝不产生淋巴细胞。

胸腺是最早的中枢淋巴器官。胸腺中的HSC来自胎肝。这些迁移到胸腺的HSC在胸腺内经胸腺素的诱导分化为前T淋巴细胞。

脾脏造血发生在胎儿第3个月,首先以红细胞生成为主,后续生成巨核细胞和粒细胞;第5个月后生成淋巴细胞和单核细胞,红细胞和粒细胞生成迅速减少;出生后成为终身生成淋巴细胞的器官。脾脏中的造血细胞也来源于胎肝迁移来的HSC。

淋巴结形成于胎儿第3个月末,短暂参与红细胞生成。胎儿第4个月后,淋巴结成为终身生成淋巴细胞和浆细胞的器官。

3. 骨髓造血期 胎儿第3个月时,在股骨等长管状骨骨髓中已开始造血。胎儿第5个月以后随着肝脾造血逐渐减少,骨髓成为胎儿的造血中心,因此第5个月后称为骨髓造血期。胎儿第8个月时,骨髓造血高度发达,成为红细胞、粒细胞和巨核细胞的主要生产器官,同时也生成淋巴细胞和单核细胞。骨髓是人类终身造血场所,有很大的造血空间和很强的应激能力。但是胎儿期骨髓容量有限,部分依赖髓外造血。

胚胎和胎儿期三个造血阶段不是截然分开,而是互相交替、此消彼长,各类血细胞形成的顺序分别是:红细胞、粒细胞、巨核细胞、淋巴细胞和单核细胞。

(二)出生后造血器官

1. 骨髓造血 出生后在正常情况下,骨髓是唯一产生红细胞、粒细胞和血小板的场所,也产生淋巴细胞和单核细胞。骨髓根据细胞类型、组织结构及功能等分为红骨髓和黄骨髓。

红骨髓具有活跃的造血功能。从出生至4岁,全身骨髓腔内均为红骨髓。5岁后随着年龄的增长,红骨髓逐渐脂肪化,由远心端向近心端发展。至18岁时,红骨髓仅存在于扁平骨、短骨、长管状骨的近心端。而且这种脂肪化随年龄增长而缓慢发展。

脂肪化的骨髓称为黄骨髓,主要由脂肪细胞组成。健康成人黄骨髓约占骨髓总量的50%。黄骨髓仍然保持造血的潜能,当机体需要时,又可重新转变为红骨髓参与造血。因此,正常情况下,骨髓造血的代偿能力较强。

2. 淋巴器官造血 在骨髓内,HSC分化出淋巴干细胞,进一步分化成T、B淋巴祖细胞。B淋巴祖细胞在骨髓内发育,T 淋巴祖细胞随血流迁移至胸腺、脾和淋巴结内发育成熟。

3. **髓外造血**　生理情况下,出生 2 个月后,婴儿的肝、脾、淋巴结等已不再制造红细胞、粒细胞和血小板。但在某些病理情况下,如骨髓纤维化等骨髓增殖性肿瘤及某些恶性贫血时,这些组织又可重新恢复其造血功能,称为髓外造血。髓外造血也可发生在胸腺、肾上腺、腹腔的脂肪、胃肠道等部位。也有研究证实肺脏也储存了大量造血祖细胞和干细胞,可恢复受损骨髓的造血功能。

二、血细胞的发生和演变

血细胞发生是造血干细胞在一定的微环境和某些因素的调节下,先增殖分化为各类血细胞的祖细胞,然后祖细胞定向增殖、分化为各种成熟血细胞的过程。造血祖细胞在不同的集落刺激因子(colony stimulating factor,CSF)作用下,分别分化为形态可辨认的各种血细胞。

(一) 造血干细胞

造血干细胞(hematopoietic stem cell,HSC)是生成各种血细胞与免疫细胞的起始细胞,又称多能干细胞。在胚胎第 9~10 天,中胚层开始出现 HSC,形成造血位点,以后逐步发育成卵黄囊中的血岛。HSC 主要分布于胎肝。脐带血、胎肝血是胎儿期外周血的一部分,也含有 HSC。出生后,造血干细胞主要存在于红骨髓,约占骨髓有核细胞的 0.5%。

造血干细胞的生物学特性:①很强的增殖潜能:在一定条件下造血干细胞能大量增殖;但在一般生理条件下,多数细胞(约 75%)处于 G_0 期静止状态。②多向分化能力:在一些因素的作用下能分化形成各系造血祖细胞,并由此进一步分化为各系血细胞。③自我复制或自我更新:正常情况下造血干细胞不对称性有丝分裂产生两个子细胞,一个分化为早期祖细胞,另一个子细胞保持干细胞的全部特性,这种分裂方式可使造血干细胞可终生保持恒定的数量。

造血干细胞学说是血细胞发生学领域的重大成就。最初是用小鼠脾集落生成实验证实的。实验中将小鼠骨髓细胞悬液输给受致死量射线照射的同系小鼠,使后者重新获得造血能力而免于死亡。重建造血的原因是脾内出现许多小结节状造血灶,称为脾集落(spleen colony)。如将脾集落细胞分离后再输给另外的致死量射线照射的同系小鼠,仍能发生多个脾集落,并重建造血。脾集落生成数与输入的骨髓细胞数或脾集落细胞数成正比关系,表明骨髓中有一类能重建造血的原始血细胞。每个脾集落为一个克隆(clone),称为脾集落形成单位(colony forming unit-spleen,CFU-S),它代表一个造血干细胞。近年还发现,造血干细胞中存在不同分化等级的细胞群体,如髓性造血干细胞可分化为红细胞系、粒细胞 - 巨噬细胞系、巨核细胞系造血祖细胞;淋巴造血干细胞可分化为各种淋巴细胞。

造血干细胞可进行体外培养,造血干细胞移植是治疗多种血液系统疾病的有效方法。造血干细胞移植是指对患者进行放疗、化疗及免疫抑制预处理,清除异常造血与免疫系统后,将供者或自身HSC 经深静脉输入患者体内,使之重建正常造血和免疫系统。体外获取足量的 HSC 是保证移植成功的先决条件。HSC 的体外扩增目前主要通过细胞因子支持和基质细胞支持下 HSC(CD34⁺)培养两种方法。

(二) 造血祖细胞

造血祖细胞(hematopoietic progenitor cell)是由造血干细胞增殖分化而来的分化方向确定的干细胞,故也称定向干细胞。造血祖细胞可进而再分别分化为形态可辨认的各种幼稚血细胞。造血祖细胞的增殖能力有限,它们依靠造血干细胞的增殖来补充。造血祖细胞可用体外培养的细胞集落法测定。在不同的集落刺激因子(colony stimulating factor,CSF)作用下,可分别出现不同的血细胞集落。目前已确认的造血祖细胞有:①红细胞系造血祖细胞,必须在红细胞生成素(erythropoietin,EPO,由肾等产生)作用下才能形成红细胞集落,又称红细胞集落形成单位(CFU-E)。②中性粒细胞 - 巨噬细胞系造血祖细胞,需在粒细胞生成素(granulopoietin,由巨噬细胞产生)作用下形成该种细胞的集落,又称粒细胞-巨噬细胞系集落形成单位(CFU-GM)。③巨核细胞系造血祖细胞,需在血小板生成素(thrombopoietin)作用下形成巨核细胞集落,又称巨核细胞系集落形成单位(CFU-M)。

(三) 各类血细胞的发生和分化

各种血细胞的分化发育过程大致可分为三个阶段:原始阶段、幼稚阶段(又分早、中、晚三期)和成熟阶段(图1-6)。其形态演变也有一定规律:①胞体由大变小,但巨核细胞则由小变大。②胞核由大变小,红细胞的核最终消失,粒细胞核由圆形逐渐变成杆状,最终形成分叶核,但巨核细胞的核由小变大呈分叶状。核染色体由细疏变粗密(即常染色质由多变少),核着色由浅变深,核仁由明显渐至消失。③胞质由少变多,嗜碱性逐渐变弱,但单核细胞和淋巴细胞仍保持嗜碱性;胞质内的特殊物质从无到有并逐渐增多,如粒细胞的特殊颗粒、巨核细胞的血小板颗粒、红细胞的血红蛋白,均从无到有,逐渐增多。④细胞分裂能力从有到无,但淋巴细胞仍保持很强的潜在分裂能力。

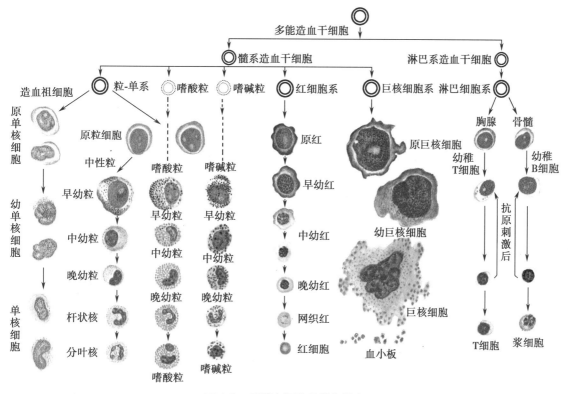

图1-6 骨髓血细胞的发生发育

1. 红细胞 人体每小时要制造5亿个新红细胞。红细胞主要在人体骨髓生成(特别是红骨髓),红细胞发生历经原红细胞、早幼红细胞、中幼红细胞、晚幼红细胞,晚幼红细胞脱去胞核成为网织红细胞,最终发育为成熟红细胞。从原红细胞发育至晚幼红细胞需3~4天。巨噬细胞可吞噬晚幼红细胞脱出的胞核和其他代谢产物,并为红细胞的发育提供铁等营养物质。

红系祖细胞向红系前体细胞的增殖分化,是红细胞生成的关键环节。红系祖细胞可分为早期红系祖细胞和晚期红系祖细胞两个亚群。早期红系祖细胞在体外培养时能形成大集落,称为红系爆式集落形成单位(BFU-E)。晚期红系祖细胞在体外培养时只能形成较小的集落,称为红系集落形成单位(CFU-E)。

促红细胞生成素(EPO)是机体内红细胞生成的主要调节物。在胚胎期,肝脏是合成EPO的主要部位;出生后,肾脏毛细血管上皮是产生EPO的主要部位。EPO通过血液循环,作用于早期红细胞,促其分化成熟。

血浆 EPO 的水平与血液中血红蛋白的浓度呈负相关。贫血时体内 EPO 分泌增多,促进红细胞生成;而当体内红细胞增多时,EPO 的分泌则减少。这一负反馈调节使血液中红细胞的数量保持相对稳定。

需要注意的是,在给予 EPO 治疗的同时必须注意体内铁的含量。如果机体缺铁,单纯注射 EPO 不能增加红细胞的生成。

2. **白细胞**　白细胞不是一个均一的细胞群,根据其形态、功能和来源部位可以分为三大类:粒细胞、单核细胞和淋巴细胞。白细胞起源于骨髓中的 HSC。各类白细胞在发育过程中都经历定向祖细胞、前体细胞,而后成为具有不同功能的成熟白细胞。

粒细胞发育历经原粒细胞、早幼粒细胞、中幼粒细胞、晚幼粒细胞、杆状核和分叶核粒细胞。从原粒细胞增殖分化为晚幼粒细胞需 4~6 天。骨髓内的杆状核粒细胞和分叶核粒细胞的贮存量很大,在骨髓停留 4~5 天后释放入血。若骨髓加速释放,外周血中的粒细胞可骤然增多。

单核细胞的发育经过原单核细胞和幼单核细胞而后成为成熟单核细胞。幼单核细胞增殖力很强。单核细胞在骨髓中的贮存量不及粒细胞多,当机体出现炎症或免疫功能活跃时,幼单核细胞加速分裂增殖,以提供足量的单核细胞。

粒细胞的生成受集落刺激因子(colony stimulating factor,CSF)的调节。CSF 包括粒细胞 - 巨噬细胞集落刺激因子(granulocyte-macrophage colony stimulating factor,GM-CSF)、粒细胞集落刺激因子(granulocyte colony stimulating factor,G-CSF)、巨噬细胞集落刺激因子(macrophage colony stimulating factor,M-CSF)等。GM-CSF 由活化的淋巴细胞产生,能刺激中性粒细胞、单核细胞和嗜酸性粒细胞的生成。G-CSF 由巨噬细胞、内皮细胞和间质细胞释放,主要促进粒系祖细胞和其前体细胞增殖、分化,增强成熟粒细胞的功能活性;还能动员骨髓中的干细胞与祖细胞进入血液。GM-CSF 和 M-CSF 能诱导单核细胞的生成。G-CSF 和 GM-CSF 已在临床广泛应用。

淋巴细胞的生成过程与其他白细胞有所不同(见后)。

3. **血小板**　血小板由成熟巨核细胞的胞质脱落而成。骨髓中巨核细胞的发育经历原巨核细胞、幼巨核细胞、成熟巨核细胞(产板巨核细胞)。成熟巨核细胞膜表面形成许多凹陷,伸入胞质之中,相邻的凹陷细胞膜在凹陷深部相互融合,使巨核细胞部分胞质与母体分开。最后这些被细胞膜包围的与巨核细胞胞质分离开的成分脱离巨核细胞,经过骨髓造血组织中的血窦进入血液循环成为血小板。每个巨核细胞可生成约 2 000 个血小板。新生成的血小板先通过脾脏,约有 1/3 在此贮存。贮存的血小板可与进入循环血中的血小板自由交换,以维持循环血中血小板数量的相对稳定。一般认为血小板的生成受血液中血小板生成素(TPO)调节,但其详细过程和机制尚不清楚。血小板寿命 7~14 天,每天约更新总量的 1/10,衰老的血小板大多在脾脏中被清除。

三、淋巴器官和淋巴细胞的发生、发育和成熟

淋巴器官(lymphoid organ)是以淋巴组织为主的器官,在体内实现免疫功能。根据发生和功能的不同,可分为中枢淋巴器官(central lymphoid organ)和周围淋巴器官(peripheral lymphoid organ)两类。主要由淋巴组织构成,包括胸腺和淋巴结。

中枢淋巴器官在胚胎时期出现较早,如胸腺和骨髓。T 淋巴细胞由胸腺产生,B 淋巴细胞由骨髓产生,两者均通过血液循环至外周淋巴器官,促进外周淋巴器官的发育。

周围淋巴器官在胚胎时期出现较晚,主要包括淋巴结、脾、扁桃体,以及消化道及呼吸道黏膜内的淋巴组织。周围淋巴器官可以接受和容纳由中枢淋巴器官迁来的淋巴细胞。在抗原刺激下,淋巴细胞增殖分化,产生参与免疫应答的效应 T 淋巴细胞或浆细胞。所以,周围淋巴器官是免疫活性细胞定居和增殖的场所,也是免疫应答的重要部位。外周淋巴器官广泛分布于全身各重要部位,形成第二道免疫防线。

（一）胸腺

胸腺（thymus）是 T 淋巴细胞分化、发育、成熟的场所。胸腺起源于第Ⅲ及第Ⅳ对咽囊内胚层，位于胸骨后、心脏上方。人胸腺的大小和结构随年龄的增长有明显改变。胸腺发生于人胚胎第 9 周，在胎儿第 20 周发育成熟，是发生最早的免疫器官。胸腺在胚胎期至两岁内发育最快（重量约为 15~20g）；两岁至青春期仍继续增大（重量约为 30~40g），但速度减慢；青春期以后胸腺随年龄的增长退变萎缩（重量约 10g），表现为胸腺细胞减少，脂肪组织增多。老年期胸腺萎缩，胸腺微环境改变，脂肪组织增多；T 淋巴细胞发育、成熟减弱，功能衰退，导致机体免疫力下降，容易发生感染和肿瘤（图 1-7）。

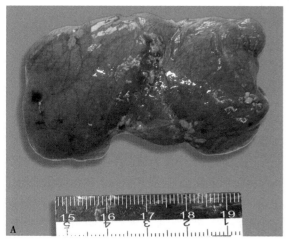
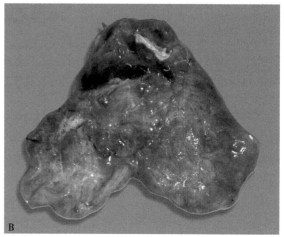

图 1-7　胸腺大体结构

A. 婴幼儿胸腺：体积较大，色灰红，质柔软，易受周围器官的影响而变形；B. 成人胸腺：位于胸骨柄后方，胸腔上纵隔前部，呈锥体形，上方窄小称为尖，下方宽阔称为底；可分为不对称的左右两叶，两叶间借结缔组织紧密相接。

1. 胸腺组织结构　胸腺分左右两叶，表面覆盖一层结缔组织被膜，被膜伸入胸腺实质将实质分隔成若干胸腺小叶，其直径为 1~2mm。胸腺小叶的外层淋巴细胞密集，染色较深，称为皮质；内层染色较浅，称为髓质。由于小叶间隔不完整，相邻小叶的髓质相互通连。皮髓质交界处含有大量血管（图 1-8，图 1-9）。

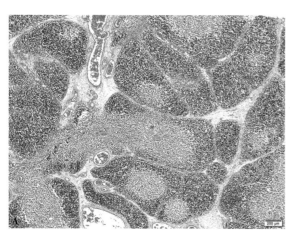
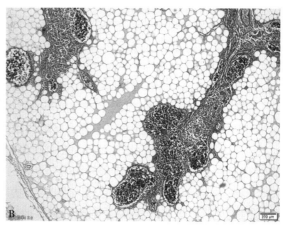

图 1-8　胸腺组织结构

A. 婴幼儿胸腺：皮质内胸腺细胞密集，着色较深；髓质内含较多上皮细胞，着色较浅；

B. 成人胸腺：胸腺实质大部分被脂肪组织代替，仅存少量皮质和髓质。

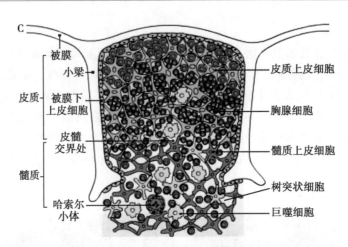

图 1-9 胸腺组织结构示意图

胸腺皮质内含有大量未成熟胸腺细胞,少量胸腺上皮细胞、巨噬细胞和树突状细胞;髓质内
含有大量胸腺上皮细胞,一些疏散分布较成熟的胸腺细胞和巨噬细胞;髓质内可见哈索尔小体。

(1)皮质:胸腺皮质分为浅皮质区(outer cortex)和深皮质区(inter cortex)。皮质内 85%~90% 的细胞为未成熟 T 淋巴细胞(即胸腺细胞)。但皮质没有生发中心,这一点与淋巴结不同。胸腺上皮细胞有两种:①分布在被膜下及小叶间隔表面的为单层扁平上皮细胞,故也称为被膜下上皮细胞,将胸腺内的微环境与外界相隔;②其余的上皮细胞均为星形,称为星形上皮细胞,通常称为上皮性网状细胞;相邻星形上皮细胞的突起以桥粒相连、孔隙间充满淋巴细胞及巨噬细胞。在胸腺内,还有一种特殊细胞,具有上皮细胞的特征,称为胸腺抚育细胞(thymic nursing cell),可产生促进胸腺细胞分化发育的激素和细胞因子。其直径为 30~50μm,为大的圆形或卵圆形细胞,胞质内含有数个胸腺细胞,这种细胞一般难以和被膜下上皮细胞区别。深皮质区主要为体积较小的皮质胸腺细胞。

(2)髓质:髓质含有大量的胸腺上皮细胞,少量胸腺细胞、单核巨噬细胞和 DC,故染色较浅。髓质常见椭圆形或不规则形的哈索尔小体(Hassall's corpuscle),又称胸腺小体(thymic corpuscle)。哈索尔小体直径 20~50μm,由退变聚集的数层扁平的上皮细胞呈同心圆状包绕排列而成,是胸腺结构的重要特征。胸腺小体的功能尚不清楚。在胸腺炎症或肿瘤时,该小体消失。

2. **胸腺微环境** 胸腺实质主要由胸腺细胞和胸腺基质细胞(thymic stromal cell,TSC)组成。前者绝大多数为处于不同分化阶段的未成熟 T 淋巴细胞。后者则以胸腺上皮细胞为主,还包括巨噬细胞、树突状细胞及成纤维细胞等。TSC 构成了决定 T 淋巴细胞分化增殖和选择性发育的胸腺微环境。

细胞外基质(extracellular matrix,ECM)也是胸腺微环境的重要组成部分,包括多种胶原、网状纤维蛋白、葡萄糖胺聚糖等。它们可促进上皮细胞与胸腺细胞接触,并促进胸腺细胞在胸腺内移行和成熟。

3. **胸腺的功能**

(1)T 淋巴细胞分化、成熟的场所:胸腺是 T 淋巴细胞发育的主要场所。胸腺毛细血管周围包围着一层较为完整的网状纤维组织,在皮层与血液循环之间形成屏障,防止血液循环中的抗原进入胸腺皮层,因而 T 淋巴细胞能在皮层中得到屏障的保护,在无外界干扰的条件下成熟。骨髓中的 HSC 经血液进入胸腺后,在皮质内增殖分化为 T 淋巴细胞,但其中绝大部分(约 95%)凋亡,被巨噬细胞吞噬;成活的 T 淋巴细胞穿入位于皮质与髓质交界处的毛细血管后微静脉,经血流迁移到外周淋巴器官的特定区域。成年以后胸腺萎缩,已进入淋巴结定居的 T 淋巴细胞能自行繁殖。

(2)免疫调节作用:胸腺基质细胞分泌多种胸腺激素及胸腺肽类分子,可诱导 T 淋巴细胞分化发育,调节机体的免疫平衡,增强成熟 T 淋巴细胞对抗原或其他刺激的反应等。

(3)自身耐受的建立与维持:细胞在胸腺微环境发育过程中,自身反应性 T 淋巴细胞通过抗原受体,即 T 细胞受体(T cell receptor,TCR)与胸腺基质细胞表达的自身抗原肽 -MHC 复合物呈高亲和力结合引发阴性选择,导致自身反应性 T 淋巴细胞克隆被清除形成自身耐受。

（二）脾脏

脾脏（spleen）是胚胎时期的造血器官，自骨髓开始造血后，演变为人体最大的外周淋巴器官，占全身淋巴组织总量的25%，含有大量的淋巴细胞和巨噬细胞，是机体细胞免疫和体液免疫的中心（图1-10）。

1. **脾脏组织结构** 脾脏自间叶细胞发育而来，在胚胎发育的第5周开始，胚胎胃背系膜上有增厚的间充质，是脾内结缔组织的原基。自胎儿第5个月始，脾脏造血功能逐渐被骨髓代替，而变成一个淋巴器官。脾脏保存了少量HSC，在一定条件下可恢复造血。脾的表面有结缔组织被膜，实质比较柔脆，分为白髓和红髓（图1-11，图1-12）。

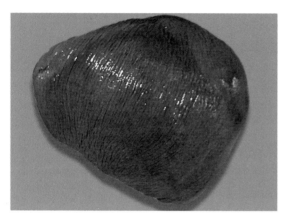

图 1-10　脾脏大体结构

脾位于左季肋部，第9~11肋深面，其长轴大致与左第10肋平行。脾实质柔软较脆，血管极为丰富，颜色暗红，可分为膈、脏两面，膈面隆凸、较平滑，与膈相贴；脏面凹陷，近中央处有一纵沟称为脾门，是脾血管、神经出入的途径。

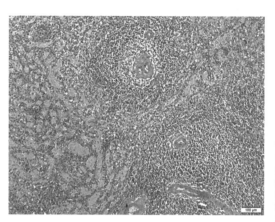

图 1-11　脾脏组织结构

新鲜脾切面可见大部分组织深红色，为红髓；其间有散在分布的灰白色区域，称白髓。

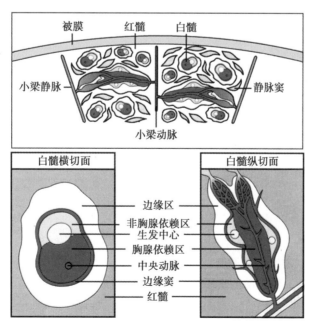

图 1-12　脾组织结构示意图

白髓由动脉周围淋巴鞘（PALS）、淋巴小结和边缘区构成。PALS沿中央动脉排列，由T细胞组成；PALS的一侧有淋巴小结，内含大量B细胞、少量巨噬细胞和滤泡树突状细胞，受抗原刺激后中央出现生发中心，称为次级淋巴小结。边缘区内含T细胞、B细胞和较多巨噬细胞，是血液内淋巴细胞进入白髓的通道。

（1）白髓：白髓（white pulp）是淋巴细胞聚集之处，沿中央动脉呈鞘状分布，中央动脉周围有厚层弥散淋巴组织，称为动脉周围淋巴鞘（periarterial lymphatic sheath，PALS），富含 T 淋巴细胞，相当于淋巴结的副皮质区，此区还有散在的树突状细胞和巨噬细胞。在 PALS 的旁侧有淋巴小结，又称脾小结（splenic nodule），为 B 淋巴细胞区，也含有少量的滤泡树突状细胞和巨噬细胞。该区域的 B 淋巴细胞未受抗原刺激时为初级淋巴滤泡，受抗原刺激后中央出现生发中心，为次级淋巴滤泡。脾中 T 淋巴细胞占总淋巴细胞数的 35%~50%，B 淋巴细胞占 50%~65%。

（2）红髓：红髓（red pulp）位于白髓周围，可分为脾索和血窦。脾索为网状结缔组织形成的条索状分支结构，是 B 淋巴细胞增殖、分化之处，常含有较多浆细胞。脾索之间为脾血窦，血窦壁存在窦内与相邻组织间物质交换及血细胞穿越的特殊结构。脾索和脾血窦壁上的巨噬细胞能吞噬和清除衰老的血细胞、抗原 - 抗体复合物或其他异物，并有抗原呈递作用。

红髓与白髓之间的区域称为边缘区（marginal zone），内含 T 淋巴细胞、B 淋巴细胞和较多巨噬细胞，中央动脉分支由此进入，是淋巴细胞再循环入脾之处。中央动脉的侧支末端在此处膨大形成边缘窦（marginal sinus）。与淋巴结不同，脾脏没有输入淋巴管，只有一条平时关闭的输出淋巴管与中央动脉并行，发生免疫应答时淋巴细胞由此进入再循环池。

2. 脾脏的功能   脾脏主要有储血、滤血、免疫、造血四大功能。

（1）储血功能：脾是人体的"血库"。正常情况下，当人体静息时，它贮存血液，当处于运动、失血、缺氧等应激状态时，它又将血液排送到血循环中，以增加血容量。

（2）滤血功能：脾是血液循环中重要的滤过器，脾索中的网状结构及巨噬细胞形成的过滤系统可以清除颗粒和细胞。正常情况下，衰老的粒细胞、血小板和红细胞都可被脾清除。脾功能亢进时可导致红细胞、血小板、粒细胞减少。血液中出现病菌、抗原、异物、原虫时，脾脏中的巨噬细胞、淋巴细胞也会将其清除，从而发挥过滤作用，使血液得到净化。

（3）免疫功能：脾是高效的免疫器官，在机体的防御、免疫应答中具有重要作用。脾是 T 淋巴细胞和 B 淋巴细胞定居的场所，也是机体对血源性抗原发生免疫应答的场所。脾脏对 T 淋巴细胞亚群构成的调节是肿瘤免疫的一个重要环节。脾脏切除后，外周血 T 细胞亚群发生改变，辅助性 T 淋巴细胞（T helper cell，Th）的数量减少，抑制性 T 淋巴细胞（suppressor T cell，Ts）数量相对增高，导致机体对肿瘤的免疫作用减弱。

（4）造血功能：脾在胎儿第 3~5 个月为重要造血器官，成人脾内仍含有少量 HSC，因此成人脾脏在严重贫血或某些病理状态下可以恢复造血。

此外，脾脏中巨噬细胞吞噬衰老退变的红细胞后，可使铁再循环利用。脾脏还可控制血浆容量和白蛋白合成。多数慢性进行性脾肿大的患者，血浆容量和白蛋白总量超过正常人，脾脏肿大程度和血浆容量增多的量有关。脾切除后 6 个月，血浆和白蛋白的量降到稳定水平或正常水平。脾对血浆容量和白蛋白合成的反馈作用机制尚未清楚。

（三）淋巴结

淋巴结（lymph node）为结构完整的外周淋巴器官，由淋巴细胞集合而成，位于淋巴管行程中，是产生免疫应答的重要器官之一。淋巴结结构受不同抗原刺激后发生变化，能反映机体免疫功能状态。

1. 淋巴结组织结构   淋巴结呈豆形，一侧隆凸，连接数条输入淋巴管，外侧凹陷，称为"门"，有输出淋巴管和神经血管出入。淋巴结的实质分为皮质区和髓质区。基质被膜下为皮质区，淋巴结的中心及门部为髓质区。从输入淋巴管流来的淋巴液先进入皮窦再流向髓窦，最后经输出淋巴管离开淋巴结（图 1-13）。

（1）皮质：位于被膜下方，由浅层皮质、副皮质区及皮质淋巴窦构成。浅层皮质为皮质的 B 淋巴细胞区，由薄层的弥散淋巴组织及淋巴小结组成。它们经过数次分裂和膜抗体结构突变，形成许多中等大小的 B 淋巴细胞。这些 B 淋巴细胞受滤泡树突状细胞表面抗原的选择作用，只有其膜抗体与滤泡树突状细胞表面抗原有高度亲和性的 B 淋巴细胞才能继续保留进行分裂和分化，其余的则被明区内的巨噬细胞吞噬清除。继续分裂分化的 B 淋巴细胞在明区近帽处形成两类小淋巴细胞：①浆细胞前身，它们随即迁移到髓质，或在其他淋巴器官、淋巴组织或慢性炎症灶处转变为浆细胞；②记忆 B 淋巴细胞，它们也可迁出淋巴结，并参与淋巴细胞再循环。帽部主要为初始 B 淋巴细胞，其功能意义未明。

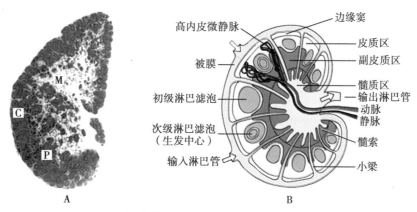

图 1-13 淋巴结组织结构示意图

A. 淋巴结切面：淋巴结可分为三个区域，C：浅皮质区（B 细胞区）；P：副皮质区（T 细胞区）；M：髓质区，由髓索和髓窦组成。

B. 淋巴结结构示意图：淋巴结表面由被膜覆盖，浅皮质区可见主要由 B 细胞组成的初级淋巴滤泡，受抗原刺激后可形成生发中心（次级淋巴滤泡）；副皮质区可见高内皮微静脉，淋巴细胞由此从血液循环进入淋巴结，也是 T 细胞的主要定居部位。

深层皮质位于皮质的深层，为较大片的弥散淋巴组织，又称副皮质区，主要由 T 淋巴细胞聚集而成。深层皮质单位可分为中央区和周围区。中央区含大量 T 淋巴细胞，细胞免疫应答时，此区细胞的分裂象增多，并迅速扩大。周围区为包围中央区的一层较稀疏的弥散淋巴组织，含 T 淋巴细胞及 B 淋巴细胞，还有许多高内皮的毛细血管后微静脉，它是血液内淋巴细胞进入淋巴组织的重要通道。血液流经此段时，约有 10% 的淋巴细胞穿越内皮细胞进入深层皮质单位周围区，再迁移到其他部位。在周围区与髓质邻接处，含有一些小盲淋巴窦，它们是髓窦的起始部，也是副皮质区淋巴窦的重要通道。

（2）髓质：髓质位于淋巴结中央，门部结缔组织与深层皮质之间，由髓索及髓窦组成。当抗原引起淋巴结体液免疫后，髓索内浆细胞数量大量增加。髓窦与髓索相间排列，窦内含网状细胞、网状纤维、巨噬细胞，髓窦有滤过淋巴液的功能。

2. 淋巴结的功能 淋巴结的主要功能是滤过淋巴液，产生淋巴细胞和浆细胞，参与机体的免疫反应。淋巴结肿大或疼痛常表示其属区范围内的器官有炎症或其他病变。因此，按淋巴结分布规律检查淋巴结的情况，对诊断和了解某些疾病的发展具有重要意义。

（1）滤过淋巴液，产生淋巴细胞和浆细胞：当局部感染时，细菌、病毒或癌细胞等可沿淋巴管侵入淋巴结，引起局部淋巴结肿大。当淋巴液缓慢地流经淋巴窦时，巨噬细胞可清除其中的异物。通常情况下，淋巴结对细菌的清除率可达 99%，但对病毒及癌细胞的清除率较低。清除率常与抗原的性质、毒力、数量以及机体的免疫状态等密切相关。

（2）免疫应答：淋巴结是成熟 T 淋巴细胞和 B 淋巴细胞的主要定居场所，其中 T 淋巴细胞约占淋巴细胞总数的 75%，B 淋巴细胞占 25%。抗原进入淋巴结后，具有相应受体的淋巴细胞转化为效应 T 淋巴细胞、浆细胞。效应 T 淋巴细胞和浆细胞分泌的抗体随输出淋巴管经胸导管进入血液，分布至全身，发挥免疫应答效应。发生体液免疫应答时，淋巴小结增多增大，髓索内浆细胞增多。发生细胞免疫应答时，副皮质区明显扩大，效应 T 淋巴细胞输出增多。淋巴结内细胞免疫应答和体液免疫应答常同时发生，以哪一种为主视抗原性质而定。

（3）参与淋巴细胞再循环：来自血液循环的淋巴细胞穿过淋巴结深皮质区的毛细血管后微静脉进入淋巴结实质，通过输出淋巴管汇入胸导管，最终经左锁骨下静脉返回血液循环。

第三节　造血调控因子及应用

一、骨髓造血微环境

造血微环境（hematopoietic microenvironment，HM）是支持和调节造血细胞生长发育的内环境，是造血细胞赖以生存、增殖与分化的场所。造血细胞定居在适宜的造血微环境后，在各种调控因素的作用下，完成造血细胞增殖、分化、成熟和凋亡等过程。造血微环境是除造血细胞以外的所有参与造血调控的间质成分，包括骨髓的神经成分、微血管系统、骨髓基质细胞（成纤维细胞、巨噬细胞、内皮细胞、脂肪细胞等）及细胞外基质（extracellular matrix，ECM）。

（一）造血微环境的组成

造血微环境主要有神经、微血管、基质细胞及其分泌的细胞因子和 ECM。

1. 骨髓的神经　来自脊神经，骨髓的全部动脉都有神经束伴行，神经束的分支缠绕动脉壁呈网状分布，神经纤维终止于动脉的平滑肌。也有很细的无鞘神经纤维在造血细胞之间终止或分布在骨髓表面或骨内膜。骨髓的静脉系统也有神经，但比动脉少些。骨髓神经调节对造血的作用是调节血管的舒缩功能、影响血流速度和压力、调节血细胞的释放等。

2. 骨髓的血管系统　骨髓有丰富的血管系统，骨的营养动脉经滋养孔进入骨质，进一步分为放射状动脉，穿过骨内膜分成毛细血管进入骨髓，形成放射状窦状腔隙，称为血窦。血窦是骨髓内重要的组织结构，造血就发生在血窦之间的区域，称为窦间区。骨髓内成熟的血细胞要进入外周血循环必须穿过血窦壁，所以血窦壁参与组成了骨髓 - 血屏障。

血窦壁由内皮细胞、基底膜和外膜网状细胞组成。内皮细胞呈连续性分布，是骨髓 - 血屏障的主要组成部分，有活跃的内吞作用，可控制化学物质进入骨髓和释放成熟血细胞进入外周血。血窦壁内皮细胞组成的转运血细胞的通道常为 2~3μm，且为一暂时孔隙，细胞通过后即重新关闭。因此，穿越血窦壁的细胞必须具有变形性。在正常情况下，红细胞系只有网状红细胞和成熟红细胞才能穿越血窦壁进入血循环。巨核细胞只有胞质穿过血窦壁，向血窦内释放血小板。

3. 骨髓基质细胞　骨髓基质细胞主要包括成纤维细胞、内皮细胞、脂肪细胞、巨噬细胞、骨细胞、基质干细胞等。基质细胞能分泌许多细胞因子及 ECM，如 GM-CSF、细胞黏附分子（cell adhesion molecules，CAM）、干细胞因子（stem cell factor，SCF）等，这些细胞因子调节血细胞的生成和发育。基质细胞表面也有许多细胞因子受体，能接受外源信息，影响其细胞因子的分泌。

4. 细胞外基质　ECM 是由基质细胞合成分泌的造血微环境的重要组成部分。主要有三类大分子物质：胶原、糖蛋白和蛋白多糖。它不仅是骨髓造血微环境的支架结构，而且是传递和接收信息的物质基础，造血细胞对 ECM 的特异性识别是血细胞增殖分化的第一步。胶原是 ECM 中含量最高的成分，主要是 Ⅰ、Ⅱ、Ⅳ、Ⅵ型胶原，还有少量 Ⅴ 型胶原。糖蛋白包括纤连蛋白（fibronectin，FN）、层粘连蛋白（laminin，LN）。蛋白多糖主要有硫酸软骨素、硫酸肝素、透明质酸等。

ECM 成分不但多，且彼此之间有着密切的联系，这些不同成分间还可互相连接，如 FN 具有连接硫酸肝素和胶原的部分，LN 可以连接Ⅳ型胶原和肝素，从而使 ECM 得以担负复杂的生理功能。

（二）造血微环境的功能

1. 骨髓基质细胞对正常造血的调节　骨髓腔中的基质细胞及其 ECM 所构成的造血微环境，不仅是造血细胞的物理支撑，而且是造血细胞生长发育的调节的场所。

2. 支持造血细胞的增殖和分化 骨髓基质中的细胞因子是造血微环境的重要调节分子。骨髓基质细胞分泌多种 CSF,如 G-CSF、M-CSF、SCF 等,促进造血细胞的生成;同时骨髓基质细胞也分泌抑制因子,如转化生长因子 -β(transforming growth factor-β,TGF-β)、巨噬细胞炎症蛋白 1α(macrophage inflammatory protein-1α,MIP-1α)、白血病抑制因子(leukemia inhibitory factor,LIF)等,共同参与对造血细胞的调节。

3. 细胞外基质的造血调控作用 ECM 在造血调控中有重要作用。ECM 中的黏附分子是造血干 / 祖细胞和骨髓基质细胞之间重要的桥梁,是细胞之间信息传递的分子基础。

二、造血调控因子及应用

造血干 / 祖细胞的增殖、分化受多种因素影响,如调控基因、微环境中的细胞因子、细胞因子受体、ECM、细胞黏附分子及各种细胞信号转导途径等。不同方面的信息共同作用,发挥对造血细胞的调控作用。

(一) 基因的调控作用

造血干 / 祖细胞增殖分化的每个环节都受基因的调节控制。各种细胞因子以及它们相应的受体都是基因表达的产物。基因调控主要是原癌基因和抑癌基因的表达产物及信号转导通路,共同参与调控造血细胞的增殖和分化。

1. 原癌基因 如 *BCL-2* 基因、*ras* 相关基因、*C-KIT* 基因、*c-erb* 基因等。原癌基因编码的产物可为细胞因子、细胞因子受体、细胞内蛋白激酶、细胞内信号传递分子等。它们可以促进 HSC 的增殖及分化。

2. 抑癌基因 如 *P53* 基因、*WT1* 基因、*Rb* 基因、*PRB* 基因等。抑癌基因编码的蛋白质产物可以是正常细胞增殖的负调节因子,可以抑制细胞增殖、诱导终末分化、调节生长因子及负性生长因子的信号转导、诱导细胞凋亡等。

(二) 转录因子的调控作用

转录因子(transcriptional factor,TF)是不同因素如造血生长因子(hematopoietic growth factor,HGF)、ECM 等促使造血细胞分化的最后的共同通路。其不同表达模式的特异性组合,通过诱导造血因子及其受体的表达,导致造血细胞定向分化为不同系列的细胞。

造血 TF 种类繁多,常见的有 GATA 家族、EST 家族(如 PU-1)、HOX 家族、REL 家族等。同时造血转录因子的作用也错综复杂,同一转录因子可对不同阶段或多系造血细胞起作用,即使同一家族作用也很复杂,可见其作用特点,一方面是联合、协同甚至有级联作用;另一方面虽然转录因子种类多,但各有其细胞系表达的特异性。

(三) 细胞因子的调控作用

造血干 / 祖细胞的增殖、分化是依赖多种细胞因子进行调节的。到目前为止,已发现多种细胞因子参与造血的调控,它们可作用于血细胞生成的各个阶段。细胞因子是由基因编码的细胞外信号分子,主要功能是在细胞之间传递信息以调节细胞增殖及分化。

造血细胞因子的分类:①按其来源可分为近程因子和远程因子,近程因子和远程因子可共同发挥作用;②按其作用方式分为激素多肽、旁分泌多肽和自分泌多肽三类,其作用的靶细胞分别在远距离、近距离和自身;③按其作用特性,又归纳为 HGF 和造血抑制因子(hemopoietic inhibitory factor,HIF)。

造血细胞因子一般都具有以下的结构和功能特性:①为低分子质量糖蛋白;②大多是在近距离发挥局部作用,主要作用方式为旁分泌和自分泌;③作用具有高效性;④通过与靶细胞表面的高亲和力受体特异性结合发挥生物学效应;⑤作用有相对的细胞系专一性和阶段性,但并不严格;⑥单一细胞因子可具有多种生物学活性,不同的细胞因子也具有相同或相似的生物学活性;⑦细胞因子间具有相互协同的作用,形成反馈系统和调控网络,相互协调、相互制约,保证造血的稳定。

1. **造血生长因子**   造血生长因子(HGF)是促进造血的细胞因子,种类繁多,根据 HGF 的生物学活性,可将其分为 CSF 和造血辅助因子两大类。到目前为止,已发现的 CSF 主要有 M-CSF(CSF-1)、G-CSF、GM-CSF、IL-3、EPO 等;造血辅助因子主要有 SCF、TPO、LIF、IL-1、IL-2、IL-4、IL-5 等。

(1)粒细胞 - 巨噬细胞集落刺激因子(GM-CSF):GM-CSF 是作用于早期造血阶段的 HGF,其主要作用是对粒细胞 - 巨噬细胞群存活、分化、增殖和功能的调节。GM-CSF 刺激早期具有多向潜能的造血祖细胞增殖和分化,还可影响整个细胞的生命过程并激活成熟粒细胞、巨噬细胞和嗜酸性粒细胞,增强它们的效应。在人体内,GM-CSF 可以迅速增加白细胞的数量(主要为中性粒细胞、嗜酸性粒细胞和单核细胞)。

(2)白细胞介素 -3(IL-3):IL-3 是作用于较早期造血阶段并具有广谱效应的 HCF 之一,又称为多集落刺激因子(multi-colony stimulating factor,multi-CSF)。它可以促进骨髓多能干细胞和各系祖细胞的增殖分化,可同其他多种 HGF 协同作用,还可促进成熟嗜酸性粒细胞和单核细胞的吞噬功能。

(3)粒细胞集落刺激因子(G-CSF):G-CSF 在体外培养条件下可以刺激骨髓细胞形成粒细胞集落,并可诱导某些粒系白血病细胞的分化。G-CSF 在体外和体内均可促进中性粒细胞的产生和成熟。G-CSF 不仅刺激粒系造血祖细胞,也作用于成熟的中性粒细胞。能够促进中性粒细胞生存期延长并使其激活而参与抗体依赖性杀伤效应。

(4)巨噬细胞集落刺激因子(M-GSF):又称 CSF-1,能调节单核巨噬细胞前体的增殖分化,其对单核巨噬细胞系的作用具有选择性,对成熟不能分化的巨噬细胞不起作用。在宿主抗感染时可以诱导其他巨噬细胞因子的产生,如 IL-1、TNF 等。此外,CSF-1 和其他影响巨噬细胞增殖分化的因子有协同作用。在一些作用于早期髓系祖细胞的造血因子如 IL-1、IL-3、IL-6 和 GM-CSF 等共同存在时,CSF-1 也能刺激多能干细胞形成巨噬细胞集落。

(5)促红细胞生成素(EPO):EPO 是一种糖蛋白,基因定位于 7 号染色体。在不同发育阶段的红系祖细胞上 EPO 受体的数量并不相同,EPO 主要作用于红系祖细胞阶段,可促进晚期红系祖细胞(CFU-E)的有丝分裂和增殖,诱导红系祖细胞向原红细胞分化。EPO 使血红蛋白合成增加,还可以加速红细胞各阶段的分化及网织红细胞的骨髓释放。EPO 对早期红系祖细胞也有促生长促分化的作用。EPO 在体内的半衰期为 4~12 小时。EPO 主要通过与细胞膜受体结合后内化而灭活。仅 10% 的 EPO 从尿液中排出。

(6)干细胞因子(SCF):又称肥大细胞生长因子(mast cell growth factor,MGF)。SCF 单独作用时不表现集落刺激活性,但同 IL-1、IL-3、IL-6、IL-7、G-CSF、GM-CSF 及 EPO 等合用时能够增加集落的数量和大小,可以协同 IL-6 或 G-CSF 刺激多能造血干细胞增殖,在 EPO 存在时能够促进幼红细胞分裂以及混合集落形成。SCF 的协同刺激作用较 IL-3 强。SCF 与 IL-3 可产生协同作用。

(7)促血小板生成素(TPO):TPO 是一种激素型调节因子,其分泌受外周血小板数量的影响,与血小板数量呈负相关。TPO 除调控血小板和巨核细胞生成外,还对干细胞的体内外造血起重要调控作用。单独 TPO 可以促进巨核细胞集落的形成,而对粒系和红系集落无明显影响。当 TPO 与 EPO 同时存在时,却能使红系集落数量增加,体积增大。放疗、化疗或干细胞移植后的造血恢复期内,使用 TPO 可加速造血恢复,不仅促进巨核细胞和血小板的恢复,而且加速红系和粒系的重建。

(8)白细胞介素 -1(IL-1):IL-1 又称协同因子,单独作用时,不能刺激造血集落的生成。与 M-CSF 协同可刺激原始造血祖细胞集落和巨噬细胞集落的生成。IL-1 的这种作用是直接的。

(9)白细胞介素 -4(IL-4):IL-4 又称 B 淋巴细胞刺激因子 -1(B-cell stimulating factor-1,BSF-1),是促进成熟 B 淋巴细胞增殖活化的一种细胞因子,也是肥大细胞和 T 淋巴细胞的生长因子。它可协同 EPO、G-CSF、M-CSF 对红系和粒 - 单系集落生成的刺激作用,还可抑制 IL-3 对早期造血祖细胞的作用。

(10)白细胞介素 -6(IL-6):它能诱导经激活的 B 淋巴细胞分泌抗体,故又称 B 细胞分化因子(B-cell differentiating factor,BCDF)或 B 细胞刺激因子 2(BSF-2)。IL-6 除对 B 淋巴细胞具有刺激作用外,其对 T 淋巴细胞也有刺激增殖和诱导分化作用,同时 IL-6 对造血干 / 祖细胞具有重要的调节作用。同 IL-3 类似,IL-6 是原始造血细胞增殖因子,与 IL-3 联合使用时可缩短原始造血干细胞分裂形成集落的时间。IL-6 是髓系和巨核系定向造血祖细胞的有效刺激物,体内应用 IL-6 可使外周血中有核细胞和血小板数量升高。

2. 造血抑制因子 造血抑制因子(HIF)也称为造血负调节因子。HIF 大多为一些自然存在的低分子肽类或糖蛋白,它们以内分泌、自分泌和旁分泌的形式,通过不同途径特异或非特异地作用于造血干/祖细胞而起作用。其可能作用机制包括:①通过阻断反向抑制或其他途径降低 HGF 受体的作用;②干扰信号转导途径,改变转录因子 mRNA 的产生和稳定性;③间接抑制 HGF 的合成。目前已发现多种 HIF,包括 INF、TGF-β、TNF-α、LIF、趋化因子(chemokine,CK)等。

(1)转化生长因子 -β(TGF-β):TGF-β 是主要的 HIF,可抑制细胞周期,是早期造血细胞的生理性负调节因子。TGF-β 对造血系统的作用是双向的,它不仅能抑制多能造血干细胞的增殖,还可刺激粒 - 巨噬细胞集落的增殖。这种双向作用还表现在对多种生长因子受体表达的影响,这种双向作用主要取决于细胞的分化状态和其他因子存在情况。

(2)肿瘤坏死因子 -α(TNF-α):TNF-α 主要由单核巨噬细胞产生,作为自分泌因子可正反馈上调 TNF-α 的产生,同时 TNF-α 还可诱导其他细胞产生 IL-1 和 GM-CSF 等细胞因子,调节其他造血细胞的生成。作为协同或辅助因子与其他细胞因子一起参与白血病细胞的增殖分化调控。在不同的 CSF 存在下,TNF-α 对造血干/祖细胞的作用不同。

(3)白血病抑制因子(LIF):LIF 具有双向作用,但对造血主要是负调节。LIF 能抑制胚胎干细胞和 HSC 的分化,但能诱导单核细胞的分化,可与 IL-3 协同作用,增强对巨核系前体细胞的增殖刺激作用。

(4)干扰素(INF):干扰素包括 α、β、γ 三类。一般将成纤维细胞产生的称为 α- 干扰素,白细胞产生的称为 β- 干扰素,免疫细胞产生的称为 γ- 干扰素。干扰素是一类糖蛋白,除阻止病毒感染外还有多种功能,其重要功能之一是抑制细胞生长或诱导凋亡,对造血前体细胞的增殖有抑制作用。干扰素还能诱导其他造血因子的表达或释放。

(5)趋化因子(CK):CK 是指能使白细胞向炎症部位定向迁移的细胞因子,对调节白细胞的功能和运动方向起重要作用,主要与炎症、感染和免疫相关,也涉及造血功能的调控。参与造血调控的 CK 主要有血小板因子 4、IL-8、MIP-1α。血小板因子 4 可抑制巨核细胞的增殖,MIP-1α 在体内、体外均可抑制造血细胞集落形成。

本章小结

1. 血液是一种结缔组织,由血浆和血细胞组成。血浆主要由大量水分、少量蛋白质和低分子物质(包括多种电解质、激素和代谢产物等)组成,其主要功能是运载血细胞,运送营养物质和废物。血浆的理化特性,如 pH、渗透压、离子浓度等在一定范围内保持相对稳定。血细胞可分为三类:红细胞、白细胞、血小板。其中白细胞又分为中性粒细胞、嗜酸性粒细胞、嗜碱性粒细胞、单核细胞和淋巴细胞,各类白细胞在机体的防御反应中发挥不同的作用。红细胞的主要生理功能是运输氧气和二氧化碳。血小板通过黏附于内皮表面、聚集、释放内部的化学物质、收缩和吸附凝血因子于局部等功能参与机体的生理性止血过程。

2. ABO 血型的鉴定在临床输血中极为重要。为确保输血安全,血型相同且交叉配血试验无禁忌者才可相互输血。另外,还要注意少数人群中有 Rh 阴性血型的存在。

3. 造血器官是能够生成并支持造血细胞分化发育、成熟的组织器官,包括骨髓、肝脏、胸腺、脾脏和淋巴结。其中最主要的造血组织就是骨髓。骨髓血细胞发生发育是造血干细胞在一定的微环境和某些因素的调节下,先增殖分化为各类血细胞的祖细胞,然后祖细胞定向增殖、分化为各种成熟血细胞的过程。

4. 造血干细胞是一种多能干细胞,是各种血细胞和免疫细胞的起始细胞。胚胎造血期造血干细胞主要分布在胎肝,脐带血、胎盘血也含有造血干细胞。出生后造血干细胞主要存在于骨髓,外周血仅含少量。造血干细胞有两个重要特点:①高度的自我更新和自我复制能力;②可分化成所有类型的血细胞。

5. 淋巴器官可分为中枢淋巴器官和外周淋巴器官。中枢淋巴器官包括骨髓和胸腺,骨髓是 B 淋巴细胞发生、分化、发育、成熟的场所。胸腺是 T 淋巴细胞分化、发育、成熟的场所。胸腺微环境对 T 淋巴细胞的分化、增殖和选择性发育起着决定作用。外周淋巴器官和组织主要包括淋巴结、脾、扁桃体以及消化道、呼吸道黏膜内的淋巴组织等,是成熟 T 淋巴细胞、B 淋巴细胞等免疫细胞定居的场所,也是产生免疫应答的部位。淋巴结和脾具有滤过作用,可以清除病原体和其他有害异物。

思考题

1. 血液系统的基本组成及其功能。
2. 根据人类红细胞表面抗原和血清中抗体的分布阐述同型输血的必要性。
3. 血细胞发生、发育的过程和部位。
4. 造血干细胞、造血微环境、造血调节因子在造血调控中的作用。
5. 胸腺、脾和淋巴结的结构和功能。

(汪思应)

第二章
血液凝固与止血

第一节　生理性止血

正常机体的血液在循环系统中流动依赖于机体凝血与抗凝血机制的平衡调节。一旦出血时,机体凝血系统激活和血栓形成是防止过度血液流失的主要机制之一。因此,只有通过凝血与抗凝血(包括纤溶)功能之间的平衡,才能达到止血和保证血液循环畅通的双重目的。小血管损伤后血液从血管中流出,在正常情况下,小血管破损后引起的出血数分钟即可自行停止,称为生理性止血(hemostasis)。临床上使用出血时间测定器法,人为刺破皮肤毛细血管后,测定从血液自然流出到自然停止的间隔时间称为出血时间(bleeding time,BT),正常参考值为 3~8min,其长短反映生理性止血功能的状态。

一、生理性止血过程

生理性止血过程包括三部分功能活动,即血管收缩、血小板血栓形成和血液凝固三个过程,这三个过程贯续发生,互相重叠。同时,血浆也出现生理的抗凝活动与纤维蛋白溶解活性,以防止血凝块不断增大及凝血过程蔓延到这一局部以外。机体的止血机制包括:①血管壁和血小板的作用;②凝血因子和抗凝因子的作用;③纤维蛋白溶解(纤溶)因子和抗纤溶因子的作用等。生理性止血主要由血小板和某些血浆成分共同完成。

(一) 血管在生理性止血过程的作用

完整的血管特别是内皮层在维持血液流动性、止血、防止血栓形成及调节炎症过程等方面起关键作用。内皮层可产生多种调节血液流动性的因子,在受到血流剪切应力、血液可溶性因子及来自循环中、血管壁及组织中的各类细胞发出的信号的影响下,除了调节血管通透性和弹性外,还可通过其抗血栓、促纤溶及抗炎作用来调节血流状态,起到维持血管腔内血液循环畅通的作用。蛋白组学研究发现,内皮细胞可按血管损伤后的时间顺序表达不同的血栓调节分子,早期血栓调节因子出现在凝血酶形成前,而晚期血栓调节因子出现在凝血酶形成后。

生理性止血首先表现为受损血管局部和附近的小血管收缩,若破损较小即可使血管封闭。损伤刺激引起的局部缩血管反应持续时间很短,更为重要的是血管内膜损伤后暴露内膜下组织,可激活血小板和血浆中的凝血系统,同时由于血管收缩使血流减缓有利于激活的血小板黏附聚集形成止血栓。

(二) 血小板止血栓形成

正常成年人血液中的血小板数量为 $(100\sim300)\times10^9/L$,可有 6%~10% 的变动范围,成年人每天约产生 1×10^{11} 个血小板并可在需求增加时增高 10~20 倍,且在外源性促血小板生成素模拟药物的刺激下还可再增高 5~10 倍。血小板的产生依赖于造血干细胞和祖细胞向巨核系定向细胞的增殖和分化、成熟成为大的多倍体巨核细胞以及最终裂解为血小板。

当血管内皮受损时,血小板黏附到受损的血管壁上,发生聚集,促进凝血酶的产生,进而形成血小板血栓,并通过凝血酶将纤维蛋白原转换成纤维蛋白来加强血栓,发挥止血作用。黏附的血小板进一步激活血小板内信号途径导致血小板的活化。活化的血小板既可以在表面表达 P- 选择素,介导血小板与白细胞的相互作用,也可表达 CD40 配体,激活促炎细胞,并释放趋化因子和可溶性 CD40 配体,启动炎症反应。血小板活化后将储存在致密体、α- 颗粒或溶酶体内的物质排出的现象,称为血小板释放(platelet release)。许多由血小板释放的物质可进一步促进血小板活化、聚集,加速止血过程,最终形成血小板止血栓堵塞伤口,达到初步的止血,也称一期止血(first hemostasis)。临床上可通过测定血浆 β- 血小板球蛋白、PF_4 的含量来了解血小板活化的情况。

(三) 血液凝固

血管受损也可启动凝血系统,在局部迅速发生血液凝固,使血浆中可溶性的纤维蛋白原转变为不溶性的纤维蛋白,并交织成网,以加固止血栓,称为二期止血(secondary hemostasis)。最后,局部纤维组织增生,并长入血凝块,达到永久性止血。

生理性止血过程如图 2-1。

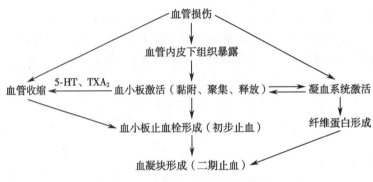

图 2-1　生理性止血过程示意图

生理性止血的三个过程均密切相关,互相促进,使生理性止血及时快速进行。①血管收缩使血流减慢,血小板黏附才易于实现;血小板激活后释放的 5-HT、TXA_2 又可促进血管收缩。②活化的血小板可为血液凝固过程中凝血因子的激活提供磷脂表面;血小板表面结合多种凝血因子,还可释放纤维蛋白原等凝血因子,从而大大加速凝血过程。③血液凝固过程中产生的凝血酶可加强血小板活化;血凝块中血小板收缩,可引起血块回缩,挤出血清,使血凝块更为坚实并牢固堵塞伤口。综上,血小板与生理性止血过程的三个环节均有密切关系,血小板在生理性止血过程中居于极为重要的地位,当血小板减少或功能降低时,出血时间就会延长。

二、血液凝固

血液凝固(blood coagulation)简称血凝,是指血液由可流动的液态转变为不能流动的凝胶状态的过程。血凝的实质是血浆中可溶性的纤维蛋白原变成不溶性的纤维蛋白的过程。从出血到出现凝血的间隔时间,称为凝血时间(clotting time,CT),正常为 2~8min。试管法检测凝血时间是将静脉血放入玻璃试管中,计算自采血开始到血液凝固所需要的时间,主要反映自 FXII 被异物表面(玻璃)激活至纤维蛋白形成所需的时间,正常人为 4~12min。血液凝固后 1~2h,因血凝块中血小板的激活,使血凝块回缩,并释出淡黄色的血清。血清与血浆的成分基本相同,血清只是缺少部分凝血因子如 FI(纤维蛋白原)、FII(凝血酶原)、FV、FVIII 等,但增添了少量在血液凝固过程中由血管内皮细胞和血小板释放的化学物质。

凝血级联由复杂的反应网络系统组成,这些反应大部分发生在膜表面,从而使凝血限制在损伤部位。血液凝固的实质就是血浆中可溶性纤维蛋白原转变成不可溶性的纤维蛋白的过程。纤维蛋白交织成网,将血细胞和血液的其他成分网罗在内,从而形成血凝块,即稳定的止血栓。此外还有反馈回路可限制及定位血栓的形成并调节血栓的溶解。

（一）凝血因子

血浆与组织中直接参与凝血的物质,统称为凝血因子(blood coagulation factor)。目前已知的凝血因子主要有 14 种,其中已按国际命名法用罗马数字编号的有 12 种,即凝血因子 I ~ V 及凝血因子 VII ~ XIII(简称 F I ~FV 及 FVII~FXIII)。此外,还有前激肽释放酶(prekallikrein)、高分子激肽原以及来自血小板的磷脂等直接参与凝血过程。除 FIV 与磷脂外,其余已知的凝血因子都是蛋白质,而且 FII、FIX、FXI、FXII 以及前激肽释放酶都是蛋白酶。FII、FVII、FIX、FXI、FXII 在血液中为无活性的酶原,需通过水解激活后的"活性型"来发挥作用,习惯上在因子代号的右下角加一"a"来表示。如凝血酶原被激活为凝血酶,即由 FII 变成 FIIa。FVII 以活性型存在于血液中,但必须有 FIII 同时存在才能发挥作用,而正常情况下 FIII 只存在于血管外,所以通常 FVII 在血流中也不起作用(表 2-1)。

凝血因子可分为以下几类:①维生素 K 依赖的凝血因子(凝血酶原、FVII、FIX、FX、蛋白 C);②凝血酶原辅因子(FV、FVIII);③可溶性辅因子(蛋白 S、vWF);④ FXI 和接触系统(FXII、激肽释放酶原、高分子量激肽原);⑤细胞相关的辅因子(FIII、凝血酶调节蛋白、内皮蛋白 C 受体);⑥纤维蛋白网格(纤维蛋白 / 纤维蛋白原、FXIII、凝血酶激活的纤溶抑制物);⑦凝血抑制物(抗凝血酶、组织因子途径抑制物、蛋白 Z/ 蛋白 Z 依赖性蛋白酶抑制剂)。

表 2-1　主要凝血因子及其特性

编号	同义名	合成部位	主要激活物	主要抑制物	主要功能
I	纤维蛋白原	肝细胞			形成纤维蛋白,参与血小板聚集
II	凝血酶原	肝细胞(需维生素 K)	凝血酶原酶复合物	抗凝血酶	凝血酶促进纤维蛋白原转变为纤维蛋白;激活 FV、FVIII、FXI、FXIII 和血小板,正反馈促进凝血;与内皮细胞上的凝血酶调节蛋白结合而激活蛋白 C 和凝血酶激活的纤溶抑制物(TAFI)
III	组织因子	内皮细胞和其他细胞			作为 FVIIa 的辅因子,是生理性凝血反应过程的启动物
IV	钙离子(Ca^{2+})	—			辅因子
V	前加速素 / 易变因子	内皮细胞和血小板	凝血酶和 FXa,以凝血酶为主	活化的蛋白 C	作为辅因子加速 FXa 对凝血酶原的激活
VII	前转变素 / 稳定因子	肝细胞(需维生素 K)	FXa,FIXa,FVIIa	TFPI,抗凝血酶	与 TF 形成 VIIa-TF 复合物,激活 FX 和 FIX
VIII	抗血友病因子	肝细胞	凝血酶,FXa	不稳定,自发失活;活化的蛋白 C	作为辅因子,加速 FIXa 对 FX 的激活
IX	血浆凝血活酶	肝细胞(需维生素 K)	FXIa,VIIa-TF 复合物	抗凝血酶	FIXa 与 VIIIa 形成内源性途径 FX 酶复合物激活 FX
X	Stuart-Prower 因子	肝细胞(需维生素 K)	VIIa-TF 复合物,FIXa 复合物	抗凝血酶,TFPI	与 FVa 结合形成凝血酶原酶复合物激活凝血酶原;FXa 还可激活 FVII、FVIII 和 FV
XI	血浆凝血活酶前质	肝细胞	FXIIa,凝血酶	α_1- 抗胰蛋白酶,抗凝血酶	激活 FIX

续表

编号	同义名	合成部位	主要激活物	主要抑制物	主要功能
XII	接触因子或 Hageman 因子	肝细胞	胶原,带负电荷的异物表面	抗凝血酶	激活 FXI,纤溶酶原及前激肽释放酶
XIII	纤维蛋白稳定因子	肝细胞和血小板	凝血酶		使纤维蛋白单体相互交联聚合形成纤维蛋白网
—	高分子量激肽原	肝细胞			辅因子,促进 FXIIa 对 FXI 和对 PK 的激活,促进 PK 对 FXII 的激活
—	前激肽释放酶 (prekallikarein,PK)	肝细胞	FXIIa	抗凝血酶	激活 FXII

(二) 凝血的基本过程

血液凝固是由凝血因子按一定顺序相继激活而生成凝血酶,最终使纤维蛋白原(fibrinogen)变为纤维蛋白(fibrin)的过程。凝血过程可简化为三个主要过程:①凝血酶原酶复合物的形成,FX激活为FXa;②凝血酶的激活;③纤维蛋白的生成,FI(纤维蛋白原)转变为FIa(纤维蛋白)。

1. **凝血酶原酶复合物的形成**   FX的激活可通过外源性和内源性两种途径,外源性途径依赖于组织因子,内源性途径则是通过FXII启动,两种凝血途径均可活化FX,FXa可与FVa结合,使凝血酶原转化为凝血酶。两条途径中的某些凝血因子可以互相激活,因此并不各自完全独立,甚至内、外源途径不能完全独立执行止血功能。FXII在促发内源性凝血酶生成中发挥关键作用,但FXII缺陷症患者无出血倾向表现,这与内源性途径中其他凝血因子如FVIII和FIX缺陷症患者具有严重出血倾向是不一致的。

内源性凝血途径(intrinsic pathway)是指参与凝血的因子全部来自血液,通常因血液与带负电荷的表面异物(如玻璃、高岭土、硫酸酯、胶原等)接触而启动的凝血过程。当血液与带负电荷的异物表面接触时,首先是 FXII 结合到异物表面,并被激活为FXIIa。FXIIa 再激活FXIa,从而启动内源性凝血途径。此外,FXIIa 还可通过前激肽释放酶激活而以正反馈方式促进FXIIa 的形成。从FXII结合于异物表面到FXIa 的形成过程称为表面激活。高分子量激肽原作为辅因子可加速表面激活过程。

表面激活所生产的 FXIa 在 Ca^{2+} 存在的情况下,可激活FIX生成FIXa。FIXa 在 Ca^{2+} 的作用下与FVIIIa 在活化的血小板提供的磷脂膜表面结合形成复合物(FX 酶复合物,tenase complex),可进一步激活FX 为FXa。在此过程中,FVIIIa 作为辅因子,可使FIXa 对FX 的激活速度提高 20 万倍。正常情况下,血浆中FVIII与vWF 以非共价形式结合形成复合物,该复合物可避免FVIII被活化的蛋白 C 降解,提高其稳定性。vWF 缺陷时血浆FVIII水平降低。FVIII活化成为FVIIIa 后就从 vWF 上释放出来。

外源性凝血途径(extrinsic pathway)是指由于来自血液之外的组织因子(tissue factor,TF)暴露于血液而启动的凝血过程,又称为组织因子途径。组织因子是一种跨膜糖蛋白,存在于大多数的组织细胞。生理情况下,直接与循环血液接触的血细胞和内皮细胞不表达组织因子,但约有 0.5%的 FVII 处于活化状态(FVIIa)。当血管损伤时,暴露出组织因子,后者与 FVIIa 结合形成 FVIIa-TF 复合物。FVIIa-TF 复合物可催化两个重要的反应:①激活 FX 生成 FXa。在此过程中,组织因子既是FVII 和FVIIa 的受体,使FVIIa-TF 复合物定位于损伤部位;组织因子又是辅因子,可使FVIIa 催化FX 激活的效力增加 1 000 倍。生成的FXa 又能反过来激活FVII,进而可使更多FX 激活,形成外源性凝血途径的正反馈效应。②激活FIX 生成FIXa。FIXa 除能与FVIIIa 结合而激活FX 外,也能正反馈激活FVII。因此,通过FVIIa-TF 复合物的形成,使内源性凝血途径和外源性凝血途径相互联系,相互促进,共同完成凝血过程。此外,在组织因子的辅助下,FVIIa 也能自身激活FVII 为FVIIa。需要注意的是,在病理状态下,细菌内毒素、补体 C5a、免疫复合物、肿瘤坏死因子等均可刺激血管内皮细胞和单核细胞表达组织因子,从而启动凝血过程,引起弥散性血管内凝血(disseminated intravascular coagulation,DIC)。

由内源性和外源性凝血途径所生产的 FXa,在 Ca^{2+} 存在的情况下可与 FVa 在磷脂膜表面形成 FXa-FVa-Ca^{2+}-磷脂复合物,即凝血酶原酶复合物(prothrombinase complex),进而激活凝血酶原。

2. 凝血酶原的激活和纤维蛋白原的生成　凝血酶原在凝血酶原酶复合物的作用下激活成为凝血酶。凝血酶原酶复合物中的 FVa 为辅因子,可使 FXa 激活凝血酶原的速度提高 10 000 倍。凝血酶具有多种功能:①使纤维蛋白原(四聚体)从 N 端脱下四段小肽,即两个 A 肽和两个 B 肽,转变为纤维蛋白单体。②激活 FXIII,生成 FXIIIa。在 Ca^{2+} 作用下,FXIIIa 使纤维蛋白单体互相聚合,形成不溶于水的交联纤维蛋白多聚体凝块。③激活 FV、FVIII 和 FXI,形成凝血过程中的正反馈机制。④使血小板活化,为 FX 酶复合物和凝血酶原酶复合物的形成提供有效的磷脂表面,也可加速凝血。在未激活的血小板,带负电荷的磷脂(如磷脂酰丝氨酸等)存在于膜的内表面。当血小板活化后,带负电荷的磷脂翻转到外表面,促进 FX 酶复合物和凝血酶原酶复合物的形成。上述凝血过程可概括为图 2-2。

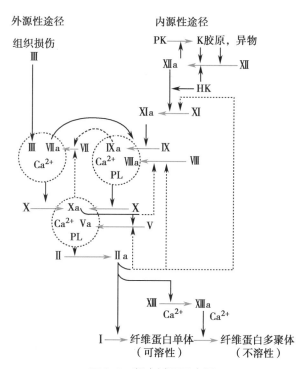

图 2-2　凝血过程示意图

PL:磷脂;PK:前激肽释放酶;K:激肽释放酶;HK:高分子激肽原;
罗马数字表示相应的凝血因子。

(三) 体内生理性凝血机制

在体内,当组织和器官损伤时,暴露出的组织因子和胶原虽可分别启动外源性和内源性凝血系统,但临床观察发现,先天性缺乏 FXII 和前激肽释放酶或高分子量激肽原的患者几乎没有出血症状,这表明这些凝血因子并不是机体生理性止血机制所必需的,即这些因子所参与的表面接触激活过程在体内生理性凝血的启动中不起重要作用。目前认为,外源性凝血途径在生理性凝血反应的启动中起关键作用,组织因子是生理性凝血反应过程的启动物。组织因子有助于生理性凝血过程局限于受损血管的部位。

凝血反应具有自我放大与制约两方面的特性,表现为凝血过程中形成的少量凝血酶能反馈激活

FⅤ、FⅦ、FⅧ、FⅩ、FⅪ和凝血酶原等，从而加速凝血的进程，这有利于局部止血栓的迅速形成。同时，大量凝血酶的形成又能继而加速FⅧa和FⅤa的灭活及纤溶活性的加强，故亦有利于防止过度凝血及止血栓蔓延的作用。

（四）体内抗凝系统

1. **蛋白C系统**　蛋白C（protein C，PC）系统是由PC、蛋白S（protein S，PS）、凝血酶调节蛋白（thrombomodulin，TM，又称血栓调节蛋白）和内皮细胞蛋白C受体（endothelial protein C receptor，EPCR）组成。PC和PS是肝脏合成的维生素K依赖性血浆蛋白。凝血发生后，PC及凝血酶可在Ca^{2+}参与下分别与血管内皮细胞表面的TM及EPCR结合，一方面，与TM结合的凝血酶活性降低，从而可减少纤维蛋白的生成；另一方面，凝血酶-TM复合物可以大量激活PC，活化的蛋白C（activated protein C，APC）以血浆中游离型PS为辅因子，促使FⅤa或FⅧa从膜磷脂上脱落并被降解灭活。APC亦能阻碍FⅩa与血小板膜上FⅤa的结合，从而大大降低FⅩa的凝血活性。APC还能刺激血管内皮细胞释放组织型纤溶酶原激活物（tissue-type plasminogen activator，t-PA），并灭活纤溶酶原激活物抑制物-1（plasminogen activator inhibitor-1，PAI-1），从而增强局部纤维蛋白溶解活性。因此，PC系统主要发挥防止正常血管内皮部位凝血反应的发生及血凝块形成的作用。此外，PC系统的活性亦受APC天然抑制物蛋白C抑制物（protein C inhibitor，PCI）的调控。

2. **血浆抗凝因子**

（1）组织因子途径抑制物（tissue factor pathway inhibitor，TFPI）：TFPI主要由内皮细胞合成。血管内90%的TFPI与内皮细胞表面非共价结合，5%~10%在血小板内，其余存在于血浆中。血浆中的TFPI以与脂蛋白结合的方式随血液循环。TFPI广泛存在于肺、肝、肾和胎盘等组织，巨核细胞和某些恶性肿瘤细胞也能合成TFPI。在Ca^{2+}参与下，TFPI能结合并灭活FⅩa。TFPI、Ca^{2+}和FⅩa结合后，又能与TF-Ⅶa结合，进而抑制FⅦa的活性。

（2）丝氨酸蛋白酶抑制物和肝素：血浆中含有多种丝氨酸蛋白酶抑制物（serine protease inhibitors，serpins），主要有抗凝血酶、肝素辅因子Ⅱ、C_1抑制物、α_1抗胰蛋白酶、α_2-抗纤溶酶和α_2-巨球蛋白等。Serpins缺陷通常无止、凝血功能紊乱的临床表现，但是抗凝血酶（antithrombin，AT）和肝素辅因子Ⅱ（heparin cofactor Ⅱ，HCⅡ）的缺乏可导致血栓性疾病的发生，意味着AT和HCⅡ在抗凝方面的作用显著。

1）抗凝血酶：AT是体内最重要的serpins类抗凝因子，AT能够以1:1方式结合凝血酶并中和其活性。此外，AT也能抑制FⅩa、FⅨa、FⅪa、FⅫa及激肽释放酶的活性。AT单独作用较弱，但与肝素结合后其抗凝作用可增强2 000倍以上。

2）肝素辅因子Ⅱ：HCⅡ是体内仅次于AT的serpins家族成员，主要作用是通过与凝血酶形成1:1复合物而使凝血酶失去蛋白酶活性。在适量的肝素或硫酸皮肤素（dermatan sulfate，DS）参与下，这种反应可以加快1 000倍。由于HCⅡ与肝素的亲和力较AT低，因此其肝素需要量为AT的5~10倍。HCⅡ对FⅩa的活性几乎没有影响。

3）血浆肝素和肝素样物：肝素是一种黏多糖硫酸酯，属于氨基葡聚糖（GAGs）。天然肝素或未分级肝素（unfractionatedheparin，UFH）呈高度特异性。正常情况下，血浆中检测不到肝素；DS和硫酸乙酰肝素（heparan sulfate，HS）等内源性肝素样物则大多结合于内皮细胞表面。肝素本身作用很弱，其强大的抗凝作用主要是通过肝素依赖性抗凝蛋白（如AT和HCⅡ）来实现。此外，肝素还具有抑制血小板功能和抑制单核细胞、血管内皮细胞表达TF等作用。

4）蛋白Z和蛋白Z依赖的蛋白酶抑制物：蛋白Z（protein Z，PZ）是维生素K依赖的血浆蛋白，分子量为62kDa。蛋白Z依赖的蛋白酶抑制物（PZ-dependent protease inhibitor，ZPI）是serpins家族成员，分子量为72kDa。PZ主要作为ZPI的辅因子发挥抑制FⅩa活性的作用，在Ca^{2+}和血小板因子3（platelet factor3，PF_3）存在时，PZ可使ZPI抑制Ⅹa的活性提高1 000倍。ZPI还具有抑制FⅪa的作用，但此作用不依赖于PZ、Ca^{2+}和PF_3。

5）α₁- 抗胰蛋白酶：α₁- 抗胰蛋白酶（α₁-antitrypsin，α₁-AT）由肝脏合成，具有中和血浆中 FXIa 和 FXa 活性的作用，但 α₁-AT 对凝血酶无明显抑制作用。

6）C1- 酯酶抑制物：C1- 酯酶抑制物（C1-esterase inhibitor）是肝脏合成的单链糖蛋白，其能抑制 FXIa、XIIa、激肽释放酶和纤溶酶的活性。

7）α₂- 巨球蛋白：α₂- 巨球蛋白（α₂-macroglobulin，α₂-MG）不是 serpins 成员，因此起作用不局限于对丝氨酸蛋白酶活性的影响。α₂-MG 通过远离丝氨酸活性中心的半胱氨酸和谷氨酸残基，与凝血因子的赖氨酸残基相互作用，并经空间结构上的阻隔作用抑制凝血因子的活性，这种结合并不封闭丝氨酸蛋白酶活性中心。因此，与 α₂-MG 结合的凝血因子可保留其酯解和氨基水解的酶活性。研究显示，在对激肽释放酶、凝血酶和 FXa 活性抑制作用中，α₂-MG 分别约占 50%、20% 和 10%。

8）蛋白酶连接素 I：蛋白酶连接素 I（protease nexin I）也称为 SERPINE2，是 serpins 成员，由内皮细胞分泌，在循环中含量较低，主要作为细胞表面抑制物在局部发挥作用。蛋白酶连接素 I 能与凝血酶形成连接素 - 凝血酶复合物，并经连接素受体（nexin receptor）介导细胞内吞，最终在溶酶体内降解凝血酶而发挥抗凝作用。此外，蛋白酶连接素 I 也能通过相似方式灭活 FXa、胰蛋白酶、尿激酶型纤溶酶原激活物（urokinase-type plasminogen activator，u-PA）和纤溶酶。

凝血途径在复杂的调控机制下将凝血反应局限于细胞表面，而血浆抑制物的作用体现在凝血过程每一环节，包括：①在蛋白 S 的帮助下 TFPI 可抑制 FVIIa/TF/FXa 复合物和 FXa 的活性；②凝血酶调节蛋白和 APC 可灭活凝血酶、FVa 和 FVIIIa，而 APC 需要蛋白 S 作为辅因子；③ AT 抑制凝血酶和其他凝血蛋白酶；④ ZPI 抑制磷脂表面 FXa。

3. 非特异性细胞抗凝作用　细胞抗凝系统主要包括单核巨噬细胞系统及肝细胞。TF、免疫复合物、内毒素等促凝物质，或者活化凝血因子、纤溶酶等与相应抑制物形成复合物时，可被单核巨噬细胞清除。肝细胞则能摄取并灭活已活化的凝血因子。

（五）基础凝血和抗凝的概念

只有在 TF 负载细胞上或在该细胞附近形成足够多的凝血酶激活血小板和辅因子时，凝血过程才会继续。然而，微血栓不会沿着完整的血管系统持续延伸。每时每刻可能都存在低水平的凝血因子活化。在正常个体中，纤维蛋白肽被持续地以低水平的方式从纤维蛋白原上切除。同时也发现，正常个体血液中，有低水平的 FVIIa 及 FIX 和 FX 的活化肽，这被称为基础凝血。每天日常活动造成血管的微小损伤以及由于凝血因子渗透至血管外，都会导致基础凝血的发生。基础凝血必须通过抗凝和纤溶系统的基础活性，使其与之达到平衡。正常人体内存在低水平的蛋白 C 活化肽和组织纤溶酶活化剂可证明这一点。

（六）凝血反应的调控

凝血系统时刻维持活性状态，既生成极低水平的凝血酶，又处于凝血酶爆发性生成一触即发的临界点状态。凝血因子 FV、FVIII、FXI 和 FVII 正反馈激活机制赋予凝血过程独特的阈值性质，使得血液凝固呈现对相应刺激的非线性反应。凝血过程是对不同强度刺激产生全或无反应的阈值系统；而拮抗反应体系决定了局部或全身性的凝血酶的生成最终是上调还是下调。细胞及体液抗凝机制与血浆凝血抑制物协同作用，以防出现异常的大量凝血酶生成。

凝血反应调控对于正常止血是必不可少的。作为应对血管损伤的机体防御体系的重要组成部分，凝血因子与血管内皮细胞和血细胞，尤其是血小板，协同作用以生成保护性纤维蛋白 - 血小板凝块即止血栓。当保护性止血栓扩展超越使机体受益的限度，或血栓不适当地发生在血管病变部位，或血栓栓子栓塞在血管床的其他部位，病理性血栓形成即已发生。对正常止血而言，促凝因素和抗凝因素必须与血管成分及细胞表面发生相互作用，包括血管壁和血小板。此外纤溶系统的作用必须与凝血反应整合以确保血栓适时形成和消散。

（七）纤维蛋白溶解机制

纤维蛋白溶解（fibrinolysis，简称纤溶）分为两个阶段，首先是纤溶酶原的激活，接着是纤维蛋白的降解。纤溶系统由纤溶酶原(plasminogen,PLg)、纤溶酶(plasmin,PLn)、纤溶酶原激活物(plasminogenactivator,PA)和纤溶抑制物组成,相关受体也参与了纤溶过程。纤溶既是机体抗凝的组成部分,也是损伤修复过程中血栓溶解、血管内皮细胞再生及血管再通的关键机制之一。病理条件下,如果纤溶过度,也易引发出血性疾病。而对有关纤维蛋白溶解分子机制的认识不断加深,大大促进了纤溶疗法和抗纤溶疗法的进展。

1. **纤溶系统的激活**　纤溶系统激活分为外激活途径和内激活途径。外激活途径是由 t-PA 和 / 或 u-PA 激活 PLg 生成 PLn 的过程。其中,由正常血管内皮细胞产生 t-PA 所产生的促纤溶活性作用是防止血栓形成的主要因素。内激活途径指在凝血系统激活后,凝血酶使 FXI、FXII和激肽释放酶(kallikrein,KK)系统活化,进而由凝血酶、FXIa、FXIIa 和 KK 直接激活 PLg 生成 PLn 的途径。

实验证明,少量纤维蛋白(Fbn)能刺激血管内皮细胞释放 t-PA。因此,凝血激活后既能通过内激活途径,也能通过外激活途径激活纤溶系统。当组织严重损伤,大量 t-PA 释放入血液循环时,可引起纤溶功能亢进和出血倾向,在临床上称为原发性纤溶(primary fibrinolysis)。由各种原因引起凝血活化,并经内激活途径(或同时经外激活途径)引起纤溶亢进的过程,称为继发性纤溶(secondaryfibrinolysis)。

2. **纤维蛋白的降解**　PLn 是一种广泛特异性的丝氨酸蛋白酶,能水解 Fbn、纤维蛋白原(Fbg)、各种凝血因子以及其他血浆蛋白。Fbn 和 Fbg 被 PLn 水解后可生成各种大小不同的多肽片段,称为纤维蛋白降解产物(fibrin degradation product,FDP)或纤维蛋白原降解产物(fibrinogen degradation product,FgDP),其中某些成分有抗凝、抗血小板聚集及增高血管通透性的作用。

3. **纤溶过程的调节**　与体内凝血过程受到精细调控相似,纤溶系统的激活、PLn 的生成以及纤维蛋白的降解同样受多方面因素的影响和调节,借此既保证局部止血块的适时溶解,又防止全身性纤溶的发生。

（八）内皮细胞的作用

一旦纤维蛋白 / 血小板凝块在损伤部位形成,凝血过程必然被终止以避免临近血管正常区域发生血栓栓塞。若凝血机制未得以控制,即便是适度的促凝刺激也可导致整个血管分支产生凝块。

内皮细胞的主要作用是限制损伤部位的凝血反应,阻止血栓扩展至完整的内皮细胞。内皮细胞有 2 个主要的抗凝 - 抗血栓机制。首先,内皮细胞是凝血酶主要的产生细胞之一,凝血酶生成激活 PC、PS、TM 以及 EPCR 系统,不仅在血管损伤处,凝血酶都可以产生 APC,从而灭活辅因子 FV a 及 FVIII a,可防止血管中过多凝血酶的生成。其次,蛋白酶抑制物 AT 及 TFPI 可与内皮细胞表面的硫酸肝素结合,从而灭活完整内皮细胞附近的蛋白酶。内皮细胞经糖基磷脂酰肌醇(glycosylphosphatidylinositol,GPI)锚定的 TFPI-β 在控制血管内凝血酶生成的过程中也起到作用。内皮细胞也可通过释放前列环素(PGI$_2$)和一氧化氮(NO)抑制血小板的活化,通过膜外 ADP 酶(CD39)降解 ADP。

第二节　凝血、纤溶系统临床检测与应用

生理状态下,血液在血管内流动,既不会溢出血管外引起出血,也不会在血管内凝固形成血栓,依赖于机体内存在的完善的止凝血与抗凝血机制的动态平衡。凝血、纤溶系统实验检查主要针对病理过程中的血管壁(血管内皮细胞为主)、血小板数量及质量、凝血和抗凝系统及纤溶的变化进行检测,对出凝血疾病的诊治有至关重要的意义。

一、血管壁检测

血管壁尤其是血管内皮细胞能合成或分泌多种促凝物质（如 vWF、内皮素等）和抗凝物质（如凝血酶调节蛋白等），它们参与初期止血过程。

（一）筛检试验

1. **出血时间**　将皮肤刺破后，让血液自然流出到血液自然停止所需要的时间称为出血时间（bleeding time，BT）。BT 的长短反映血小板的数量、功能以及血管壁的通透性、脆性变化；也反映血小板生成的血栓烷 A_2（TXA_2）与血管壁生成的前列环素（PGI_2）的平衡关系；某些血液因子（vWF 和纤维蛋白原等）缺乏也会导致出血时间延长。

WHO 推荐模板法或出血时间测定器法（template bleeding time，TBT）测定。参考值为 (6.9 ± 2.1) min，超过 9min 为异常。

BT 延长的临床意义：①血小板明显减少，如原发性和继发性血小板减少性紫癜；②血小板功能异常，如血小板无力症和巨血小板综合征等；③严重缺乏血浆某些凝血因子，如血管性血友病、弥散性血管内凝血等；④血管异常，如遗传性出血性毛细血管扩张症；⑤药物影响，如服用抗血小板药物（阿司匹林等）、抗凝药（肝素等）和溶栓药（基因重组型纤溶酶原激活剂阿替普酶，即 rt-PA 等）。

本试验敏感度和特异性均差，又受诸多因素干扰，故临床价值有限。

2. **束臂试验**　又称毛细血管脆性试验（capillary fragility test，CFT）或毛细血管抗力试验（capillary resistance test，CRT）。通过给手臂局部加压（标准压力）使静脉血流受阻，致毛细血管负荷，检查一定范围内皮肤出现瘀点数目来估计血管壁的通透性和脆性。后者与其结构和功能、血小板的数量和质量以及 vWF 等因素有关。

指标为在直径 5cm 的圆圈中 8min 时间内新生成的瘀点数目，正常参考值在成年男性低于 5 个，儿童和成年女性低于 10 个。

新的瘀点超过正常范围为阳性，临床意义有：①血管壁的结构和 / 或功能缺陷；②血小板数量和功能异常；③血管性血友病（von Willebrand disease，vWD）；④其他如高血压、糖尿病、败血症、维生素 C 缺乏等。

本试验结果受诸多因素干扰，故临床价值有限。

（二）诊断试验

1. **血管性血友病因子抗原测定**　可采用 Laurell 免疫火箭法和酶联免疫吸附试验（ELISA）法测定受检血浆中 vWF 抗原（vWF:Ag）的浓度。vWF:Ag 采用 Laurell 免疫火箭法为 (94.1 ± 32.5)%；ELISA 法为 70%~150%。vWF:Ag 是血管内皮细胞的促凝指标之一，由血管内皮细胞合成和分泌，参与血小板的黏附和聚集反应，起促凝作用。vWF:Ag 减低见于 vWD，是诊断 vWD 及其分型的指标之一。vWF:Ag 增高见于血栓性疾病，如急性冠脉综合征、心肌梗死、脑血管病变、糖尿病、妊娠高血压综合征等。

2. **血管性血友病因子活性测定**　血管性血友病因子活性（von Willebrand factor activity，vWF:A）在 O 型正常人为 38%~125.2%；在其他血型正常人为 49.2%~169.7%。vWF:A 检测的临床意义是结合 vWF:Ag（血管性血友病因子抗原）、FⅧ:C（因子Ⅷ促凝活性）检测，用于 vWD 的分型诊断。

3. **6- 酮 - 前列腺素 $F_{1\alpha}$ 测定**　6- 酮 - 前列腺素 $F_{1\alpha}$（6-keto-PGF$_{1\alpha}$）是血管内皮细胞的抗凝指标之一，由血管内皮细胞合成和分泌，具有抗血小板聚集、扩张血管、抗凝血作用。酶联法检测参考值为 (22.9 ± 6.3) mg/L。6-keto-PGF$_{1\alpha}$ 减低见于血栓性疾病，如急性心肌梗死、心绞痛、脑血管病变、糖尿病、动脉粥样硬化、周围血管血栓形成及血栓性血小板减少性紫癜等。

4. **血浆凝血酶调节蛋白抗原测定**　血浆凝血酶调节蛋白抗原（TM:Ag）是血管内皮细胞的抗凝指标之一，表达于血管内皮细胞表面，与循环血液中的凝血酶形成 1:1 的 TM- 凝血酶复合物。该复合物激活 PC 为 APC,APC 有灭活 FⅧa、FⅤa 和激活纤溶活性的作用。放射免疫法(RIA)检测血浆 TM:Ag 参考值为 20~35μg/L。TM:Ag 增高反映血管内皮细胞的抗凝作用增强,见于血栓性疾病如糖尿病、心肌梗死、脑血栓、深静脉血栓形成、肺栓塞、DIC、血栓性血小板较少性紫癜、系统性红斑狼疮等。

二、血小板检测

血小板以其数量(血小板计数、血小板平均容积和血小板分布宽度)和功能(黏附、聚集、释放、促凝和血块收缩等)参与初期止血过程。

(一)筛检试验

1. 血小板计数　血小板计数(platelet count,PLT 或 PC)参考值为 $(100~300) \times 10^9/L$。PC 低于 $100 \times 10^9/L$ 称为血小板减少,可见于:①血小板生成障碍,如再生障碍性贫血、辐射性损伤、急性白血病、巨幼细胞贫血、骨髓纤维化晚期等;②血小板破坏或消耗增多,如原发性血小板减少性紫癜、系统性红斑狼疮(SLE)、恶性淋巴瘤、上呼吸道感染、风疹、新生儿血小板减少症、DIC 等;③血小板分布异常,如脾肿大、血液被稀释等。PC 高于 $300 \times 10^9/L$ 称为血小板增多,可见于:①骨髓增殖性肿瘤导致的原发性血小板增多;②急性感染、急性溶血等引起的反应性血小板增多,但程度较轻,一般不超过 $450 \times 10^9/L$。

2. 血块收缩试验　血块收缩试验(clot retraction test,CRT)是在富含血小板的血浆中加入 Ca^{2+} 和凝血酶,使血浆凝固形成凝块。血小板收缩蛋白使血小板伸出伪足,伪足前端连接到纤维蛋白束上。当伪足向心性收缩,使纤维蛋白网眼缩小,检测析出血清的容积可反映血小板血块收缩能力。凝块法:血块收缩率(%)=[血清(ml)/全血(ml)×(100%–HCT%)],参考值为 65.8%±11.0%。血块收缩时间(小时)参考值为 2 小时开始收缩,18~24 小时完全收缩。临床意义:减低(<40%)见于特发性血小板减少性紫癜、血小板增多症、血小板无力症、红细胞增多症、低(无)纤维蛋白原血症、多发性骨髓瘤、原发性巨球蛋白血症等。增高见于先天性和获得性因子ⅩⅢ缺陷症等。

(二)诊断试验

1. 血小板抗原单克隆抗体固定试验　血小板抗原单克隆抗体固定试验(monoclonal antibody immobilization of platelet antigens,MAIPA)正常情况下 ELISA 法检测为阴性。MAIPA 检测的临床意义为:①自身免疫病,机体可产生血小板自身抗体,这些抗体可导致血小板破坏增加或生成障碍,使循环血小板显著减少;②可作为血小板减少患者免疫学诊断及鉴别诊断的依据。

2. 血小板聚集试验　血小板聚集试验(platelet aggregation test,PAgT)是反映血小板聚集的有用指标,反映血小板膜糖蛋白(GPⅡb/Ⅲa)通过纤维蛋白原(Fbg)与另一血小板膜 GPⅡb/Ⅲa 结合的聚集能力。参考值由各自实验室建立,其增高反映血小板聚集能力增强,见于血栓前状态和血栓性疾病,如心肌梗死、心绞痛、糖尿病、脑血管病变、妊娠高血压综合征、静脉血栓形成、肺梗死、服用口服避孕药、晚期妊娠、高脂血症、抗原 - 抗体反应等。PAgT 减低反映血小板聚集功能减低,见于血小板无力症、贮藏池病、尿毒症、肝硬化、骨髓增殖性肿瘤、原发性血小板减少性紫癜、急性白血病、服用抗血小板药、低(无)纤维蛋白原血症等。

3. 血小板 P- 选择素测定　P- 选择素(P-selectin)或称血小板 α- 颗粒膜蛋白 -140(granular membrane protein-140,GMP-140),是血小板在体内被激活后,进入血浆内或融合到血小板膜表面上,检测其血浆含量可反映血小板活化程度。利用抗 -P 选择素的单抗定量测定受检血浆中血小板 P- 选择素的含量可反映体内血小板的激活程度。酶标法测定血小板膜表面 P- 选择素含量参考值为 (780 ± 490) 分子数 / 血小板;血浆中 P- 选择素参考值为 $(1.61 \pm 0.72) \times 10^{10}$ 分子数 /ml。ELISA 法检测血浆中 P- 选择素参考值为 9.4~20.8ng/ml。血小板表面和血浆中 P- 选择素增高,为诊断或观察急性心肌梗死、心绞痛、糖尿病伴血管病变、脑血管病变、深静脉血栓形成、系统性红斑狼疮、原发性血小板增多症、肾病综合征等提供了较为特异的指标。

4. 血小板促凝活性测定 血小板促凝活性（platelet procoagulant activity，PPA）是指血小板膜上的磷脂酰丝氨酸，其为 FXa、FVa、Ca^{2+} 结合形成凝血酶原酶提供催化表面，后者使凝血酶原转变为凝血酶。流式细胞术检测血小板表面上的磷脂酰丝氨酸，正常人的阳性率为 30%。PPA 减低见于血小板 3 因子缺陷症、血小板无力症、巨血小板综合征、肝硬化、尿毒症、骨髓增生异常综合征（MDS）、异常蛋白血症、DIC、服用抗血小板药物、系统性红斑狼疮、急性白血病等。PPA 增高见于血栓病和血栓前状态，胶原和凝血酶刺激后膜联蛋白 V（Annexin V）阳性率可高达 89%。

5. 血浆血栓烷 B_2 测定 血浆血栓烷 B_2（thromboxane B_2，TXB_2）是花生四烯酸代谢产生的较 TXA_2 更稳定的产物之一，有促血管收缩和促血小板聚集的作用，酶标法测定正常参考值为 (76.3 ± 48.1)ng/L。TXB_2 增高见于血栓前状态和血栓性疾病，减低见于环氧化酶或 TXA_2 合成酶缺乏症，服用抑制环氧化酶或 TXA_2 合成酶的药物，如阿司匹林等。

三、凝血因子检测

凝血因子是构成凝血机制的基础，参与二期止血过程，测定凝血因子促凝活性（F:C）和凝血因子抗原含量（F:Ag）可用于出血性疾病的诊断。目前临床上更多应用的是测定 F:C 水平。

（一）筛检试验

1. 活化的部分凝血活酶时间测定 在受检血浆中加入接触因子激活剂、部分磷脂和 Ca^{2+} 后，观察血浆凝固所需要的时间，称为活化的部分凝血活酶时间（activated partial thromboplastin time，APTT）。APTT 是内源性凝血系统较为灵敏和最为常用的筛选试验。APTT 延长见于 $FXII$、FXI、FIX、$FVIII$、FX、FV、FII、PK（激肽释放酶原）、HMWK（高分子量激肽原）和纤维蛋白原缺乏，此外，APTT 是监测普通肝素和诊断狼疮抗凝物质的常用试验。APTT 缩短见于血栓性疾病和血栓前状态，但灵敏度和特异度差。

2. 凝血时间 凝血时间（clotting time，CT）反映由 $FXII$ 被负电荷表面（试管壁）激活到纤维蛋白形成，即反映内源性凝血系统的凝血过程。CT 正常参考值，试管法为 4~12min，硅管法为 15~32min，塑料管法为 10~19min。CT 延长见于：① $FVIII$、FIX、FXI 明显减少，即依次为血友病 A、血友病 B 和 FXI 缺乏症；②凝血酶原、FX、FV 等重度减少，如严重的肝损伤等；③纤维蛋白原严重减少，如纤维蛋白原减少症、DIC 等；④应用肝素、口服抗凝药物时；⑤纤溶亢进使纤维蛋白原降解增加时；⑥循环抗凝物质增加，如肝素等物质增多。CT 缩短见于高凝状态，但敏感度差。

3. 血浆凝血酶原时间测定 在被检血浆中加入 Ca^{2+} 和 TF 或组织凝血活酶，观测血浆的凝固时间，称为血浆凝血酶原时间（prothrombin time，PT），是外源性凝血系统较为灵敏和最为常见的筛选试验。PT 延长见于先天性 FI（纤维蛋白原）、FII（凝血酶原）、FV、$FVII$、FX 缺乏；获得性凝血因子缺乏，如严重肝病、维生素 K 缺乏、纤溶亢进、DIC、使用抗凝药物等。PT 缩短见于血液高凝状态，如 DIC 早期、心肌梗死、脑血栓形成、深静脉血栓形成、多发性骨髓瘤等，但敏感性和特异性差。

（二）诊断试验

1. 血浆 $FVIII$、FIX、FXI、$FXII$ 促凝活性测定 血浆 $FVIII$、FIX、FXI、$FXII$ 促凝活性增高见于血栓前状态和血栓性疾病。$FVIII$:C 减低见于血友病 A、血管性血友病、血中存在 $FVIII$ 抗体、DIC 等；FIX:C 减低见于血友病 B、肝病、维生素 K 缺乏症、DIC、口服抗凝药等；FXI:C 减低见于 FXI 缺乏症、肝病、DIC 等；$FXII$:C 减低见于先天性 $FXII$ 缺乏症、肝病、DIC 和某些血栓性疾病等。

2. 血浆 FII、FV、$FVII$、FX 促凝活性测定 血浆 FII、FV、$FVII$、FX 促凝活性增高见于血栓前状态和血栓性疾病，尤其是静脉系统血栓；减低分别见于先天性 FII、FV、$FVII$、FX 缺乏症，获得性见于肝病、DIC、口服抗凝药、维生素 K 缺乏症、新生儿出血症等。

3. 血浆纤维蛋白原测定 WHO 推荐用 Clauss 法（凝血酶比浊法）测定血浆纤维蛋白原，参考值为 2~4g/L。血浆纤维蛋白原增高见于糖尿病、急性心肌梗死、风湿病、急性肾小球肾炎、肾病综合征、大面积灼伤、多发性骨髓瘤、休克、大手术后、妊娠高血压综合征、急性感染、恶性肿瘤等以及血栓前状态、部分老年人等。血浆纤维蛋白原减低见于 DIC、原发性纤溶症、重症肝炎和肝硬化、低(无)纤维蛋白原血症。

4. 血浆 F ⅩⅢ定性试验　受检血浆中加入 Ca^{2+} 使纤维蛋白原变为纤维蛋白凝块,凝块放入 5mol/L 尿素溶液中,如果受检血浆缺乏 F ⅩⅢ则形成的纤维蛋白凝块易溶于尿素溶液中。若纤维蛋白凝块 24h 内完全溶解,表示 F ⅩⅢ缺乏。见于先天性 F ⅩⅢ缺乏症和获得性 F ⅩⅢ减低,如肝病、系统性红斑狼疮、DIC、原发性纤溶症、恶性淋巴瘤、恶性贫血、溶血性贫血及抗 F ⅩⅢ抗体增多等。

5. 可溶性纤维蛋白单体复合物测定　在凝血酶作用下,纤维蛋白原先后失去纤维蛋白肽 A (fibrin peptide A,FPA)和纤维蛋白肽 B(FPB),剩余的纤维蛋白单体(FM)可自行聚合成复合物,可溶解于尿素溶液,即为可溶性纤维蛋白单体复合体(soluble fibrin monomer complex,sFMC)。放射免疫法测定 sFMC 参考值为(50.5 ± 26.1)mg/L;ELISA 法测定参考值为(48.5 ± 15.6)mg/L。sFMC 是凝血酶生成敏感和特异的分子标志物,增高见于 DIC、急性白血病、肝硬化失代偿期、恶性肿瘤、严重感染、严重创伤、外科大手术、产科意外等。减低无临床意义。

四、抗凝系统检测

抗凝系统检测包括临床上常用的病理性抗凝物质检测和生理性抗凝因子检测两部分,后者也是凝血系统的调节因子。

(一)病理性抗凝物质的筛检试验

1. 血浆凝血酶时间　凝血酶时间(thrombin time,TT)是测定在受检血浆中加入标准化凝血酶溶液到开始出现纤维蛋白丝所需的时间,参考值为 16~18s。TT 延长见于低(无)纤维蛋白原血症和异常纤维蛋白原血症、血中纤维蛋白(原)降解产物(FDPs)增高及血中有肝素或类肝素物质存在(如肝素治疗中、SLE 和肝脏疾病等)。TT 缩短无临床意义。

2. 甲苯胺蓝纠正试验或血浆游离肝素时间　甲苯胺蓝呈碱性,有中和肝素的作用。在 TT 延长的受检血浆中加入少量甲苯胺蓝,再测定 TT。若延长的 TT 恢复至正常或明显缩短,则表示受检血浆中有类肝素物质存在或肝素增多;若不缩短,则表示受检血浆中存在其他抗凝血酶类物质或缺乏纤维蛋白原。血中类肝素物质增多见于严重肝病、DIC、肝移植后等。

3. APTT 交叉试验　本试验是用于鉴别凝血因子缺乏或有抗凝物质存在。延长的 APTT 若能被 1/2 量的正常新鲜血浆所纠正,表示受检血浆中可能缺乏凝血因子;若不能纠正则表示受检血浆中可能存在抗凝物质。

(二)病理性抗凝物质的诊断试验

1. 狼疮抗凝物质测定　狼疮抗凝物(lupus anticoagulant,LA)可使依赖磷脂的凝固时间(如 APTT)延长。LA 阳性见于有狼疮抗凝物质存在的患者,如 SLE、自发性流产、某些血栓性疾病及抗磷脂抗体综合征等。

2. 抗心磷脂抗体测定　抗心磷脂抗体(anticardiolipin antibody,ACA)是抗磷脂抗体(antiphospholipidantibody,APA)中的一种主要抗体,它的靶抗原主要是血浆中的磷脂结合蛋白,如 β-糖蛋白 I 和凝血酶原等。从而导致 APA 与内皮细胞、血小板膜磷脂结合,引起血管壁受损和血小板活化等,促进血栓形成。ACA 测定阳性可见于原发性抗磷脂抗体综合征如动/静脉血栓、自发性流产、免疫性溶血等;继发性抗磷脂抗体综合征如 SLE、类风湿关节炎、脑血管意外、免疫性血小板减少和特发性血小板减少性紫癜等。

(三)生理性抗凝因子检测

1. 血浆抗凝血酶活性测定　发色底物法检测血浆抗凝血酶活性(AT:A),参考值为 108.5% ± 5.3%。

AT:A 增高见于血友病、白血病和再生障碍性贫血等急性出血期;也见于口服抗凝药物治疗过程中。AT:A 降低见于先天性和获得性 AT 缺陷症,后者见于血栓前状态、血栓性疾病、DIC 和肝脏疾病等。

2. 血浆蛋白 C 活性测定 利用从蛇毒液中提取的 PC 特异性激活物 protac,激活 PC 后与特异性发色底物作用。参考值为 100.24% ± 13.18%。血浆蛋白 C 活性(PC:A)减低见于遗传性或先天性 PC 缺陷症、DIC、肝病、手术后、口服抗凝剂、呼吸窘迫综合征等。

3. 血浆游离蛋白 S 抗原和总蛋白 S 抗原测定 总蛋白 S(total protein S,TPS)抗原包括游离蛋白 S(free protein S,FPS)抗原和与补体 C4 结合的 PS(C4bp-PS)。免疫火箭电泳法检测,FPS 参考值为 100.9% ± 29.1%,TPS 参考值为 96.6% ± 9.8%。FPS 减低见于先天性和获得性 PS 缺陷症,后者见于肝病、口服抗凝剂和 DIC 等。

4. 血浆凝血酶 - 抗凝血酶复合物测定 酶标法测定血浆中的凝血酶 - 抗凝血酶复合物(thrombin-antithrombincomplex,TAT)参考值为(1.45 ± 0.4)μg/L,反映凝血酶活性,增高见于急性心肌梗死、不稳定型心绞痛、DIC、深静脉血栓形成、脑梗死、急性白血病等。

五、纤溶活性检测

纤维蛋白溶酶(纤溶酶)可将已形成的血凝块加以溶解,产生纤维蛋白(原)的降解产物,从而反映纤溶活性。纤溶活性增强可致出血,纤溶活性减低可致血栓。

(一) 筛检试验

1. 血浆 D- 二聚体测定 血浆 D- 二聚体 EILSA 法检测参考值为 0~0.256mg/L。D- 二聚体测定正常是排除深静脉血栓(DVT)和肺血栓栓塞(PE)的重要试验,测定值增高也是诊断 DIC 和观察溶血栓治疗的有用指标。凡有血块形成的出血,本试验检测值均可增高,故其特异性低,敏感度高;但是陈旧性血块存在时,本试验又可呈阴性。

2. 血浆纤维蛋白(原)降解产物测定 血浆纤维蛋白(原)降解产物(FDPs)参考值 <5mg/L。FDPs 增高见于原发性纤溶和继发性纤溶,后者如 DIC、恶性肿瘤、急性早幼粒细胞白血病、肺血栓栓塞、深静脉血栓形成、肾脏疾病、肝脏疾病、器官移植的排斥反应、溶血栓治疗等。

3. 优球蛋白溶解时间(euglobulin lysis time,ELT) 血浆优球蛋白组分中含有纤维蛋白原(Fbg)、纤溶酶原(PLg)和组织型纤溶酶原激活物(t-PA)等,但不含纤溶酶抑制物。优球蛋白溶解时间参考值:加钙法测定为(129.8 ± 41.1)min,加酶法测定为(157.0 ± 59.1)min,一般认为 <70min 或 >120min 为异常。该试验敏感性低,特异性高。优球蛋白溶解时间 <70min,表明纤溶活性增强,见于原发性和继发性纤溶亢进,后者常见于手术、应激状态、创伤、休克、变态反应、前置胎盘、胎盘早期剥离、羊水栓塞、恶性肿瘤广泛转移、急性白血病、晚期肝硬化、DIC 和应用溶血栓药物(如基因重组型纤溶酶原激活剂阿替普酶、尿激酶等)。优球蛋白溶解时间 >120min,表明纤溶活性减低,见于血栓前状态、血栓性疾病和应用抗纤溶药等。

(二) 诊断试验

1. 血浆组织型纤溶酶原激活剂测定 发色底物法测定 t-PA 参考值为 0.3~0.6 活化单位 /ml。t-PA 增高表明纤溶活性亢进,见于原发性纤溶和继发性纤溶(如 DIC)等。t-PA 减低表明纤溶活性减弱,见于血栓前状态和血栓性疾病,如动脉血栓形成、深静脉血栓形成、高脂血症、口服避孕药、缺血性脑卒中和糖尿病等。

2. 血浆纤溶酶原活性测定 发色底物法测定血浆纤溶酶原活性(PLg:A)参考值为 75%~140%。PLg:A 增高表示纤溶活性减低,见于血栓前状态和血栓性疾病。PLg:A 减低表示纤溶活性增高,见于原发性纤溶、继发性纤溶和先天性 PLg 缺乏症。

3. 血浆纤溶酶原激活物抑制物 -1 活性测定 发色底物法测定血浆纤溶酶原激活物抑制物 -1 活性(PAI-1:A)参考值为 0.1~1.0 抑制单位 /ml。PAI-1:A 增高表示纤溶活性减低,见于血栓前状态和血栓性疾病。PAI-1:A 减低表示纤溶活性增高,见于原发性和继发性纤溶。

4. **血浆鱼精蛋白副凝固试验(plasma protamine paracoagulation test,3P 试验)**   受检血浆加入硫酸鱼精蛋白溶液,如果血浆中存在可溶性纤维蛋白单体(sFM)与纤维蛋白降解产物(FDP)复合物,则鱼精蛋白使其解离析出纤维蛋白单体,纤维蛋白单体自行聚合成肉眼可见的纤维状物,此则为阳性反应结果。本试验特异性强,敏感性低。3P 试验阳性见于 DIC 的早、中期,但恶性肿瘤、上消化道出血、外科大手术后、败血症、肾小球肾炎、人工流产、分娩等也可出现假阳性。

5. **血浆纤溶酶 - 抗纤溶酶复合物测定**   血浆纤溶酶 - 抗纤溶酶复合物测定是反映纤溶酶活性较好的试验,ELISA 法检测参考值为 0~150ng/ml。增高见于血栓前状态和血栓性疾病,如 DIC、急性心肌梗死、脑血栓形成、肺梗死、深静脉血栓形成、肾病综合征等。

六、筛检试验的选择与应用

(一) 一期止血缺陷筛检试验的选择与应用

一期止血缺陷是指血管壁和血小板缺陷所致出血病。选用血小板计数(PLT)和出血时间(BT)作为筛检试验,根据筛检试验的结果,大致有以下四种情况。

1. **BT 和 PLT 都正常**   除正常人外,多数是由单纯血管壁通透性和 / 或脆性增加所致的血管性紫癜所致。临床上常见于过敏性紫癜、单纯性紫癜和其他血管性紫癜等。

2. **BT 延长,PLT 减少**   多数是由血小板数量减少所致的血小板减少症。临床上多见于原发性或继发性血小板减少性紫癜。

3. **BT 延长,PLT 增多**   多数是由血小板数量增多所致的血小板增多症。临床上多见于原发性和反应性血小板增多症。

4. **BT 延长,PLT 正常**   多数是由血小板功能异常或某些凝血因子严重缺乏所致的出血病,如血小板无力症、贮藏池病以及低(无)纤维蛋白原血症、血管性血友病等。

(二) 二期止血缺陷筛检试验的选择与应用

二期止血缺陷是指凝血因子缺陷或病理性抗凝物质存在所致的出血病。选用 APTT 和 PT 作为筛检试验,大致有以下四种情况。

1. **APTT 和 PT 都正常**   除正常人外,仅见于遗传性和获得性 F XIII 缺陷症。

2. **APTT 延长,PT 正常**   多数是由内源性凝血途径缺陷所引起的出血病,如遗传性和获得性 FⅧ、FⅨ和 FⅫ缺陷症等。

3. **APTT 正常,PT 延长**   多数是由外源性凝血途径缺陷所引起的出血病,如遗传性和获得性 FⅦ缺陷症等。

4. **APTT 和 PT 都延长**   多数是由共同凝血途径缺陷所引起的出血病,如遗传性和获得性 FⅩ、FⅤ、凝血酶原和纤维蛋白原缺陷症。此外,临床应用肝素治疗时,APTT 也相应延长;应用口服抗凝剂治疗时,PT 也相应延长;同时应用肝素、华法林以及纤溶综合征、抗磷脂抗体时,APTT 和 PT 可同时延长。

(三) 纤溶亢进筛检试验的选择与应用

纤溶亢进性出血指纤维蛋白(原)和某些凝血因子被纤溶酶降解所引起的出血。可选用 FDPs 和 D- 二聚体(D-D)作为筛检试验,大致有以下四种情况。

1. **FDPs 和 D-D 均正常**   表示纤溶活性正常,临床的出血症状可能与纤溶症无关,若 ELT 结果正常更予以支持。

2. **FDPs 升高,D-D 正常**   理论上只见于纤维蛋白原被降解,而纤维蛋白未被降解,即原发性纤溶。实际上这种情况多属于 FDPs 假阳性,见于肝病、手术出血、重型 DIC、纤溶早期、剧烈运动后、类风湿关节炎、抗 Rh(D)抗体存在等。

3. FDPs 正常,D-D 升高 理论上只见于纤维蛋白被降解,而纤维蛋白原未被降解,即继发性纤溶。实际上这种情况多属于 FDPs 假阴性,见于 DIC、静脉血栓、动脉血栓和溶血栓治疗等。

4. FDPs 和 D-D 都升高 表示纤维蛋白原和纤维蛋白同时被降解,见于继发性纤溶,如 DIC 和溶血栓治疗后。这种情况临床最为多见,若 ELT 结果异常更予以支持。

本章小结

1. 机体维持正常血液循环或生理性止血过程中,凝血系统、抗凝与纤维蛋白溶解系统、血管以及血细胞(尤其是血小板)构成了凝血与抗凝血平衡的四个基本环节。

2. 生理情况下,凝血与抗凝血平衡是复杂而精细的调控过程,表现为:①凝血和抗凝相关因子的产生、释放、血管内外交换及代谢清除处于动态平衡,从而维持其血浆浓度的稳定;②多数凝血因子和部分抗凝因子以非活化形式存在于血浆中,需经一定的活化过程才能发挥其生物学功能;③凝血、抗凝血与纤维蛋白溶解系统相互影响和调控,并且都受各自特异或非特异性抑制物的负性调节,从而确保其生物学活性的精确性。病理状态下,上述环节及其相互调控失衡,则可导致异常的高凝状态或低凝状态,造成血栓形成或引起止、凝血功能障碍。

3. 一期止血缺陷是指血管壁和血小板缺陷所致出血病,选用血小板计数(PLT)和出血时间(BT)作为筛检试验;二期止血缺陷是指凝血因子缺陷或病理性抗凝物质存在所致的出血病,选用 APTT 和 PT 作为筛检试验;纤溶活性异常是指纤维蛋白(原)和某些凝血因子被纤溶酶降解引起的出血,可选用 FDPs 和 D-D 作为筛检试验。

4. 出凝血异常的确诊试验主要有血管壁损伤的检测、血小板活化的检测、凝血因子异常的检测、病理性抗凝物质的检测、纤溶活性异常的检测、出血形成的检测等。

思考题

1. 正常机体的血液在循环系统中流动依赖的机体凝血与抗凝血的平衡调节机制包括哪些?

2. 凝血、纤溶系统实验检查主要包括哪些内容? 如何进行筛检? 对出凝血疾病的诊治有何意义?

(孙连坤 苏 静)

第三章
血细胞免疫学基础

血液系统作为多种免疫细胞的载体,是许多免疫事件的重要发生场所。血液学和免疫学这两个学科存在广泛而紧密的联系。近年来随着血液病学、免疫学、遗传学和分子生物学等基础学科的蓬勃发展,逐渐奠定了血细胞免疫学的基础。多项研究表明,血液疾病的发病机制与免疫因素密不可分,同时血液系统的功能紊乱也可能导致免疫性疾病的发生。抗原和抗体、体液免疫和细胞免疫、免疫调节和免疫抑制、自身免疫病和免疫缺陷病以及免疫检查点等概念的深入研究和单克隆抗体制备等生物技术的进步,促进了器官移植和免疫疗法的蓬勃发展,提高了临床诊疗水平。血细胞免疫学正逐渐成为一个具有完善理论体系的新兴学科。

第一节　血细胞表面抗原与淋巴细胞亚群

由于 20 世纪 80 年代初血细胞抗原研究兴起时,主要研究淋巴细胞及髓样细胞等白细胞的表面分子,"白细胞分化抗原"由此得名。实际上白细胞分化抗原除了分布在白细胞表面外,还广泛分布在红细胞、血小板、血管内皮细胞、成纤维细胞、上皮细胞、神经内分泌细胞等表面。广义的"血细胞表面抗原"与"人白细胞分化抗原"概念大致相同,可定义为造血干细胞分化为不同谱系、各个细胞谱系分化不同阶段以及成熟细胞活化过程中,细胞表面表达或丢失的标记分子。狭义的血细胞表面抗原可定义为分布在红细胞、白细胞及血小板表面的抗原。

一、白细胞分化抗原

在 1982 年巴黎举办的第一届人类白细胞分化抗原国际工作与讨论会上,国际专门命名机构将不同实验室单克隆抗体所识别的同一种分化抗原归纳为同一个分化群(cluster of differentiation,CD),也可称为分化簇、白细胞簇分化抗原。第一届人类白细胞分化抗原协作组会议(HLDA)时只有 T 细胞一个分组,随着研究规模的扩大和深入,各界分组不断增加,到 2010 年第九届 HLDA 时已经细化分成了 14 个组,CD 编号也命名至 CD363(表 3-1)。

白血病分化抗原在造血细胞的分化途径、白血病克隆细胞的免疫学特征、白血病的免疫分型诊断、预后判断及其治疗等领域均发挥重要的作用。

1. 在血液系统疾病的诊断方面　由于红细胞膜 CD55 和 CD59 的表达下降导致血管内溶血,这是阵发性睡眠性血红蛋白尿(PNH)发病的病理基础,因此检测红细胞膜上 CD55 和 CD59 的表达水平有助于 PNH 的诊断;不同来源的白血病细胞表达的系列抗原不同,通过检测抗原可以确定其属于髓系还是淋系以及亚型,有助于白血病的诊断和分型。造血干细胞 / 祖细胞表达 CD34;髓系白血病细胞通常表达 MPO、CD13、CD14、CD15、CD64、CD65、CD33、CD117；急性早幼粒细胞白血病细胞通常表达 CD13、CD33 和 CD117，也可表达 CD9，但不表达 HLA-DR 和 CD34；B 系淋巴细胞白血病细胞通常表达 CD10、CD19、CD20、CD24、CyCD22、CyCD79a、CyIgM；T 系淋巴细胞白血病细胞通常表达 CD2、CD3、CD5、CD8、CD7、CyIgM、TCRαβ、TCRγδ。此外，CD103 作为毛细胞白血病的标志性表面抗原，可用于其鉴别诊断；黏附因子 CD56、CD58 对急性白血病的预后具有一定的指导作用；CD107 表达水平可反映血小板的活化能力，对血栓形成起到一定的预测作用。

表 3-1　血细胞表面抗原组成

CD 分子	表达的细胞 / 组织	功能
CD2	大多数 T 细胞、胸腺细胞、NK 细胞	免疫球蛋白超家族，结合 LFA-3（CD58）的黏附分子，对少量 T 细胞的协同刺激功能
CD3	T 细胞	免疫球蛋白超家族，TCR-CD3 复合体的一部分，稳定 TCR 结构，参与抗原识别的信号转导
CD4	主要分布于成熟 Th 细胞、巨噬细胞、DC 细胞等表面，是 HIV 受体，与 APC 表面 MHC Ⅱ 分子非多态区结合	免疫球蛋白超家族，稳定 TCR 与抗原肽 -MHC 的相互作用（与 MHC Ⅱ 类分子结合）；是 HIV 壳膜蛋白 gp120 的受体；参与 T 细胞活化和增殖信号转导
CD5	T 细胞系、新生的 B 细胞	跨膜糖蛋白
CD7	T 细胞	免疫球蛋白超家族
CD8	主要分布于成熟 Tc 细胞表面，与 APC 表面 MHCI 分子非多态区结合	免疫球蛋白超家族，稳定 TCR 与抗原肽 -MHC 的相互作用（与 MHC Ⅰ 类分子结合）；参与 T 细胞活化和增殖信号转导
CD20	除浆细胞外的发育分化各阶段的 B 细胞	调节钙离子跨膜流动
CD25	激活的 T、B 细胞和 Treg 细胞、胸腺细胞	跨膜糖蛋白，与 CD22 和 CD132 结合组成高亲和力 IL-2 受体
CD28	激活的 T、B 细胞	跨膜糖蛋白，T 细胞上协同刺激信号的受体，与 APCs 上的 CD80 或 CD86 结合，是 T 细胞活化过程中最重要的辅助分子，无 CD28 时，TCR 为失活状态
CD34	造血干 / 祖细胞	跨膜糖蛋白，介导细胞间黏附，参与造血干细胞的运输、定植和淋巴细胞归巢
CD40	B 细胞、胸腺上皮细胞、活化的单核巨噬细胞、树突状细胞、造血祖细胞、上皮细胞、内皮细胞	跨膜糖蛋白，调节非受体型酪氨酸蛋白激酶活性，活化 PI3K、磷脂酶 Cg2，活化 Rel/NF-κB 转录因子
CD54（ICAM-1）	激活的 T、B 细胞，单核细胞和内皮细胞	免疫球蛋白超家族，与 LFA-1、CR3、纤维蛋白原结合，在炎症反应和获得性免疫反应中起信号传递和黏附作用
CD152（CTLA-4）	激活的 T 细胞、Treg 细胞	免疫球蛋白超家族，CD80 或 CD86 的高亲和力受体，负向调节 T 细胞活化，促进 Treg 细胞产生，参与外周耐受和淋巴细胞归巢
CD154（CD40L）	激活的 T 细胞（CD4⁺）、肥大细胞、NK 细胞、粒细胞、单核细胞、激活的血小板	TNF 糖蛋白超家族，与 APCs 表面的 CD40 结合，提供主要共刺激信号给 B 细胞，对同型转换、DC 鉴定很重要

2. 在血液肿瘤的治疗方面　CD19 分子作为各类 B 细胞的共有标志物,在 B 细胞恶性肿瘤中常表达升高,其抗体可以诱导白血病细胞的程序性死亡,故可作为治疗急性白血病和淋巴瘤的一种新型治疗手段,以 CD19 为靶点的细胞免疫疗法也成为了研究热点;CD33、CD123 抗体是治疗急性髓系白血病(AML)的特异性抗体,全球已经开展了一系列临床试验;CD20 分子在大部分 B 细胞淋巴瘤细胞表面表达,其抗体已应用于临床治疗非霍奇金淋巴瘤;另外,CD38 分子高度表达于多发性骨髓瘤中,因此抗 CD38 的 IgG1 单克隆抗体的上市为复发难治性多发性骨髓瘤患者提供了新希望。

二、淋巴细胞亚群

淋巴细胞是体积最小的白细胞,由淋巴器官产生,是机体发挥免疫功能的重要细胞,可分为 B 淋巴细胞、T 淋巴细胞和固有淋巴细胞。本节就这三类淋巴细胞亚群做详细说明(图 3-1)。

(一) B 淋巴细胞亚群分类

B 细胞在骨髓中发育成熟,成熟后的 B 细胞主要定居在外周淋巴器官的淋巴滤泡内,约占外周淋巴细胞总数的 20%。B 细胞既可提呈抗原,又能产生抗体,是体液免疫的关键成员,在免疫调节中发挥重要作用。根据不同的分类方法,B 细胞可分为不同的亚群,不同亚群发挥不同的生理功能。

1. 根据所处的分化阶段分类　可分为初始 B 细胞、记忆 B 细胞和效应 B 细胞(浆细胞)。初始 B 细胞可经抗原刺激后活化,分化成记忆 B 细胞或效应 B 细胞。效应 B 细胞分泌抗体介导体液免疫反应,记忆 B 细胞则具有较长的生存周期,可经相同的抗原刺激后产生更迅速、高效、特异的体液免疫。

2. 根据反应特异性分类　可分为 B1 和 B2 两个亚群,前者占 B 细胞总数的 5%~10%。B1 细胞主

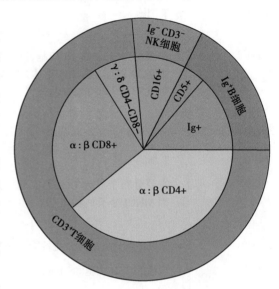

图 3-1　淋巴细胞亚群组成

要定居于腹膜腔、胸膜腔和肠道黏膜固有层中,属于固有免疫细胞,其细胞表面均表达 CD5,在免疫应答早期发挥作用,构成机体免疫的第一道防线,但是 B1 细胞也能产生针对自身抗原的抗体,这与自身免疫病的发生相关;B2 细胞定位于外周淋巴器官的滤泡区,是适应性免疫细胞,可在抗原刺激和 T 辅助细胞的作用下分泌抗体参与体液免疫应答,具有免疫特异性和记忆性。近来有研究发现体内还存在一类调节性 B 细胞(regulatory B cell,Breg),通过分泌 IL-10 调节 Th1/Th2 平衡直接抑制炎症级联反应,分泌 TGF-β1 诱导效应 T 细胞凋亡,直接或作为二级 APC 抑制活化的 CD4$^+$T 细胞。此外,Breg 细胞还分泌 IgG 和 IgA 中和有害可溶性因子,通过抑制性 IgG 受体(FcγR II B)抑制 DC/ 巨噬细胞的活化以及增强清除含有潜在自身抗原的凋亡细胞。

3. 根据 B 细胞抗原受体(BCR)类型分类　可分为表达 IgM、IgG、IgA、IgD、IgE 的亚群。其中未成熟 B 细胞或初始 B 细胞为 mIgM 阳性细胞,已活化或者发生类别转化的 B 细胞可表达 IgA、IgG 和 IgE。

(二) T 淋巴细胞亚群分类

T 细胞在胸腺中发育成熟,再经血循环进入外周淋巴器官,定居于胸腺依赖区。T 细胞具有高度的异质性,根据不同的分类方法可以分为若干亚群,不同亚群之间相互调节,共同发挥其免疫学功能。

1. 根据所处的分化阶段分类　可分为初始 T 细胞、记忆 T 细胞和效应 T 细胞。初始 T 细胞是未经抗原刺激的成熟 T 细胞,其主要功能是识别抗原,经树突状细胞(DC)递呈的 pMHC 刺激活化后可

分化为记忆 T(Tm)细胞和效应 T 细胞(Teff)。记忆 T 细胞也可由效应 T 细胞分化而来,存活期长,再次接受同种抗原刺激后可迅速活化并分化为效应 T 细胞,行使适应性细胞免疫功能。

2. 根据细胞膜受体(TCR)类型分类 可分为 αβT 细胞和 γδT 细胞。其中 αβT 细胞占 T 细胞总数 95% 以上,即通常所称的 T 细胞,识别由 MHC 分子提呈的蛋白质抗原,具有 MHC 限制性,是介导细胞免疫及免疫调节的主要细胞。γδT 细胞大多分布于皮肤黏膜,在外周血中只占 CD3$^+$T 细胞的 0.5%~1%,多为 CD4$^-$CD8$^-$,少数表达 CD8,无 MHC 限制性,可识别 CD1 提呈的抗原如热激蛋白、细菌裂解产物中的磷酸抗原和某些病毒的糖蛋白等,具有抗感染和抗肿瘤的作用。

3. 根据 CD 分子亚群分类 可分为 CD4$^+$ 和 CD8$^+$T 细胞。CD4$^+$T 细胞约占 60%~65%,可识别由 13~17 个氨基酸残基组成的抗原肽,有 MHC Ⅱ 类限制性,活化后分化为辅助性 T 细胞(Th);CD8$^+$T 细胞约占 30%~35%,识别由 8~10 个氨基酸残基组成的抗原肽,有 MHC Ⅰ 类限制性,活化后分化为细胞毒性 T 细胞(CTL),特异性杀伤靶细胞。

4. 根据免疫效应分类 可分为辅助性 T 细胞(Th)、细胞毒性 T 细胞(CTL)和调节性 T 细胞(Treg)。Th 均表达 CD4,其可以通过分泌细胞因子发挥免疫辅助作用;CTL 即通常所知的 CD8$^+$T 细胞,可特异性识别内源性抗原肽 -MHC Ⅰ 类分子复合物,发挥细胞杀伤作用;通常所说的 Treg 即为 CD4$^+$CD25$^+$FoxP$^+$T 细胞,主要通过直接接触抑制靶细胞活化和分泌 TGF-β 等细胞因子负向调控免疫应答。

5. 根据转录因子表达和效应分类 可将 CD4$^+$Th 细胞分为 Th1、Th2、Th9、Th17、Th22 及 Tfh 细胞等。Th1 细胞分泌 IFN-γ、TNF-α 等增强细胞介导的抗感染免疫;Th2 细胞分泌 IL-4、IL-5、IL-6、IL-10、IL-13 等辅助活化 B 细胞;Th9 细胞分泌 IL-9,在自身免疫病、抗寄生虫感染和过敏性疾病中具有重要作用;Th17 细胞分泌 IL-17、IL-21、IL-22、IL-26、TNF-α 等,参与炎症发生和固有免疫;Th22 细胞分泌 IL-22、IL-13 及 TNF-α,参与炎性皮肤病的病理过程;而 Tfh 细胞即滤泡辅助性 T 细胞,分泌 IL-21 辅助 B 细胞应答。

（三）固有淋巴细胞（ILC）亚群分类

固有淋巴细胞(innate lymphoid cells,ILCs)是一群来源于共同淋巴前体(common lymphoid progenitor,CLP)的特殊淋巴细胞,缺乏重排的抗原特异性受体。ILC 主要通过分泌细胞因子,与间质细胞以及其他免疫细胞相互作用发挥效应作用,参与组织构建、修复和再生,维持组织稳态,参与固有免疫应答,抗致病菌、寄生虫感染。

ILC 家族主要分为 ILC1、ILC2、ILC3 三类,还包括 NK 细胞和淋巴组织诱导细胞(LTi)。ILC1 亚群,发育和分化依赖于 IL-7、IL-15 和转录因子 T-bet,主要表达 IFN-γ 等 Th1 类细胞因子,可诱导巨噬细胞活化,杀伤胞内病原菌或调节肠道炎症反应。ILC2 亚群,发育和分化依赖于 IL-7 和转录因子 Gata3,通过分泌 CCL11 等趋化因子和 IL-13 等 Th2 类细胞因子,招募并活化肥大细胞和嗜酸性粒细胞,抗胞外寄生虫感染或参与过敏性炎症反应。ILC3 亚群,发育和分化依赖于 IL-7 转录因子 RORγt,可分泌 IL-17、IL-22 等细胞因子抗胞外病菌感染或调节肠道炎症反应。自然杀伤细胞(NK 细胞)约占循环淋巴细胞的 15%,其表达 CD16 和 CD56,不表达 CD3 和 TCR,依赖转录因子 E4BP4。NK 细胞可以通过抗体依赖细胞介导的细胞毒作用(ADCC)起到细胞毒作用,也可以通过分泌 IFN-γ、CCL3、CCL4、GM-CSF 等发挥抗感染和促巨噬细胞活化等免疫调节作用。

三、淋巴细胞亚群测定及其临床应用

（一）B 淋巴细胞亚群测定及其临床应用

B 细胞表面最重要的分子是 BCR 复合物,其由识别和结合抗原的膜表面免疫球蛋白(mIg)和传递抗原刺激信号的 Igα/Igβ(CD79a/CD79b)异二聚体组成;因此,可通过检测 mIg 和 CD79a/CD79b 确定其属于 B 细胞来源。一些共刺激分子如 CD40 与其配体 CD154 可表达于活化 B 细胞表面,CD80

和 CD86 在静息 B 细胞不表达或低表达,而在活化 B 细胞中高表达;一些有共刺激作用的黏附因子如 CD5(ICAM-1)、CD11a/CD18(LFA-1)也可表达于 B 细胞表面。此外,还有一些表达于 B 细胞的特异性分子如 CD19、CD20、CD22、CD32。

对 B 淋巴细胞亚群的测定可以明确一些血液肿瘤或一些自身免疫病的分型,从而指导治疗。其中 CD19 和 CD20 已经作为治疗 B 细胞白血病和 B 淋巴细胞来源淋巴瘤的靶点。

（二）T 淋巴细胞亚群测定及其临床应用

T 细胞表面有很多重要的膜分子,其中最重要的是 TCR-CD3 复合物;成熟的 T 细胞表面主要表达 CD4 或 CD8,此外,T 细胞表面还表达正性共刺激分子 CD28、CD2 和 ICAM,以及负性共刺激分子 CTLA-4(CD152)和 PD-1。部分活化的 T 细胞表面表达 CD40L,可特异性结合 B 细胞表面的 CD40,所产生的信号是 B 细胞免疫应答和淋巴结生发中心形成的重要条件。

T 淋巴细胞亚群绝对计数的变化对自身免疫病、变态反应性疾病和恶性肿瘤的治疗和预后具有指导意义。在血液病中,T 淋巴细胞亚群计数的改变与再生障碍性贫血、急性白血病、淋巴瘤以及血小板减少性紫癜的预后相关。

第二节　细胞免疫与体液免疫

根据主导免疫应答过程的细胞种类,可将免疫应答分为细胞免疫和体液免疫两大类型,前者由 T 细胞介导,后者由 B 细胞介导(图 3-2)。

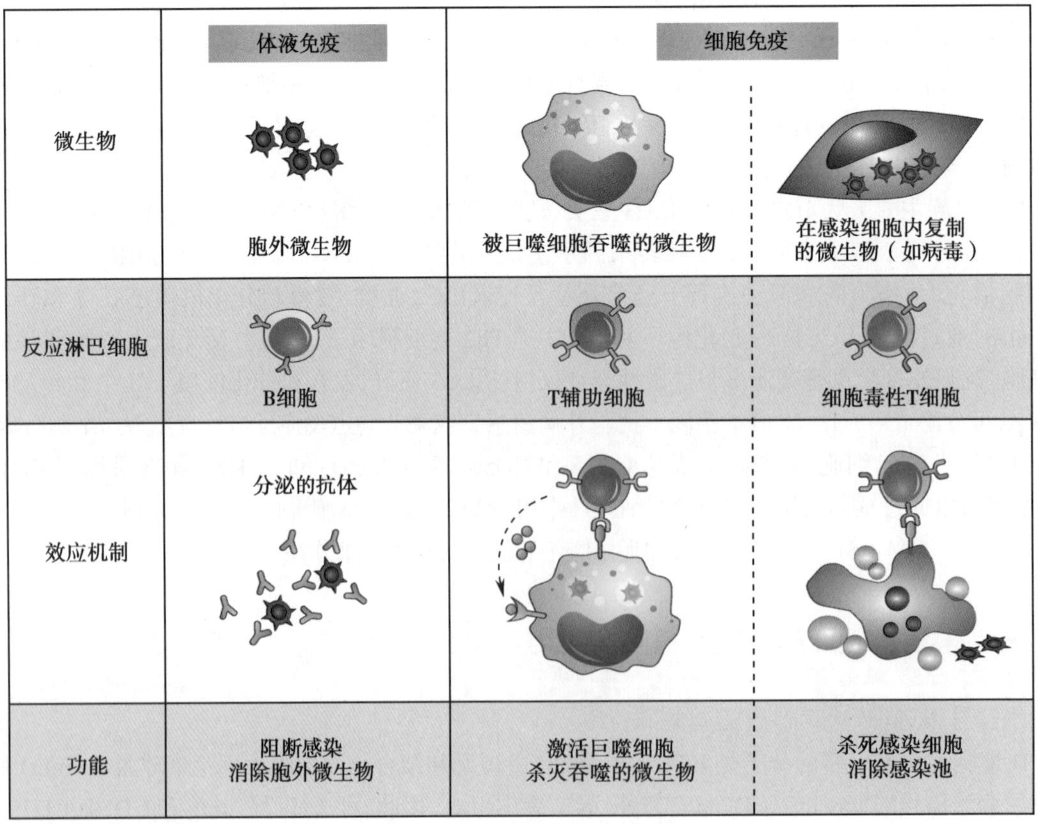

	体液免疫	细胞免疫	
微生物	胞外微生物	被巨噬细胞吞噬的微生物	在感染细胞内复制的微生物（如病毒）
反应淋巴细胞	B细胞	T辅助细胞	细胞毒性T细胞
效应机制	分泌的抗体		
功能	阻断感染消除胞外微生物	激活巨噬细胞杀灭吞噬的微生物	杀死感染细胞消除感染池

图 3-2　细胞免疫与体液免疫

一、适应性细胞免疫应答

骨髓中的造血干细胞在骨髓中分化成为淋巴样祖细胞,后者部分在骨髓内继续分化成熟为 B 细胞和固有淋巴细胞,部分经血液循环进入胸腺,在胸腺中发育成熟为 T 细胞,再经血液循环进入外周淋巴器官,定居于外周淋巴器官的胸腺依赖区并在体内再循环。在抗原刺激下,初始 T 细胞可通过其表面的 TCR 与抗原提呈细胞(APC)表面的抗原肽 -MHC 分子复合物(pMHC)特异性结合,在共刺激信号和细胞因子的共同作用下活化、增殖并分化成效应 T 细胞,完成对抗原的清除和对免疫应答的调节,T 细胞介导的免疫应答称为适应性细胞免疫应答。

（一）T 细胞活化与扩增

T 细胞的完全活化和增殖依赖于抗原信号和共刺激信号的双信号激活以及细胞因子的作用。

1. T 细胞活化的第一信号（抗原识别信号）是 T 细胞活化的第一步。APC 将 pMHC 提呈给 T 细胞,TCR 特异性识别结合在 MHC 分子槽中的抗原肽,启动抗原识别信号,导致 CD3 与共受体(CD4 或 CD8)的胞质段相互作用,激活与胞质段尾部相连的蛋白酪氨酸激酶,使 CD3 胞质区免疫受体酪氨酸激活基序(ITAM)中的酪氨酸磷酸化,启动激酶活化的信号转导分子级联反应,最终通过激活转录因子引起多种膜分子和细胞活化相关分子基因的转录,使得 T 细胞初步活化。同时与 T 细胞接触的 APC 也被活化,并上调共刺激分子(例如 CD28、CTLA-4 和 CD80、CD86,4-1BB 和 4-1BBL,ICOS 和 ICOSL,CD40 和 CD40L,PD-1 和 PD-L1 等)活化相关分子的表达。

2. 共刺激分子的相互作用产生 T 细胞活化所需的第二信号（共刺激信号）,导致 T 细胞的完全活化。活化的 T 细胞可以诱导性表达一系列细胞因子(IL-1、IL-2、IL-4、IL-6、IL-10、IL-12、IL-15 和 IFN-γ 等)和细胞因子受体,其中 IL-1 和 IL-2 对 T 细胞的增殖至关重要,同时也可诱导 APC 表达多种细胞因子,进一步为 T 细胞的增殖和分化奠定基础。共刺激信号的缺乏会使得 T 细胞不能被第一信号有效激活反而失能。

（二）细胞免疫应答的效应

不同的 T 细胞亚群发挥免疫应答的效应也不同,本节就 CD4$^+$ 和 CD8$^+$T 细胞的免疫效应进行概述。

1. CD4$^+$T 细胞大致分为 Th、Treg 以及滤泡辅助性 T 细胞(Tfh)三类

（1）Th 的免疫效应可细分为 Th1、Th2 以及 Th17 等细胞的效应:Th1 细胞分泌 IL-2、INF-γ、TNF-α 等细胞因子,其免疫效应包括直接接触诱导 CTL 的分化、募集和活化单核巨噬细胞和淋巴细胞、诱导细胞免疫效应以及诱导 B 细胞同种型转换至分泌 IgG,参与Ⅳ型超敏反应和肠道炎症反应等;Th2 细胞分泌 IL-4、IL-5、IL-13 等细胞因子,其免疫效应包括参与 B 细胞的活化并协助和促进 B 细胞同种型转换至分泌 IgE,参与超敏反应的发生和抗寄生虫感染;Th17 细胞主要分泌 IL-17 等细胞因子,通过释放细胞因子诱导中性粒细胞为主的炎症反应,在固有免疫中发挥重要作用,也参与炎症性肠病、多发性硬化症、类风湿关节炎等自身免疫病的发生,在 TGF-β 等细胞因子的联动下,促进 B 细胞同种型转换至分泌 IgA。

（2）Treg 细胞在免疫应答中发挥负性调控作用:其分泌的 IL-35、IL-10 和 TGF-β 等分子具有免疫抑制作用;其高表达的高亲和力 IL-2 受体可竞争性结合活化 T 细胞生存所需的 IL-2,从而抑制 T 细胞增殖并促进凋亡;其表达的 CTLA-4 和 IL-35 可阻碍 DC 成熟并削弱 DC 的抗原提呈能力。Treg 细胞通过多种机制发挥负性免疫调控作用,维持免疫应答的适度性,防止自身免疫病的发生,也参与肿瘤的免疫逃逸。

（3）Tfh 细胞在调节浆细胞和 B 细胞的功能中发挥重要作用:Tfh 细胞可分泌 IL-4、IL-21、IFN-γ 等细胞因子,在浆细胞的生成和生发中心的发育过程中发挥重要作用;也可调节 B 细胞的功能,辅助体液免疫,其功能异常时可诱发抗体介导的自身免疫病。

CD4⁺T 细胞免疫应答效应如图 3-3。

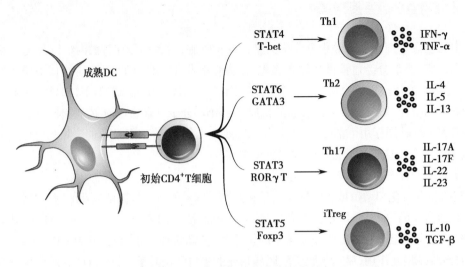

图 3-3　CD4⁺T 细胞免疫应答效应

2. **CD8⁺T 细胞以 CTL 为主详细说明**　CTL 对胞内感染病毒或寄生菌的细胞和肿瘤细胞具有高效特异的杀伤作用,这种细胞毒作用主要通过两种途径。其一,穿孔素 / 颗粒酶途径,CTL 胞质内贮存有穿孔素和颗粒酶,分泌后,多个穿孔素嵌入靶细胞的细胞膜并聚合成孔道,令颗粒酶等细胞毒蛋白快速进入靶细胞,激活凋亡相关的酶系统从而诱发凋亡;其二,死亡受体途径,CTL 可分泌可溶性 FasL 或表达膜型 FasL,并产生 TNF-α 等效应分子,这些分子可与靶细胞表面的 Fas 或 TNF 受体结合,激活靶细胞胞内半胱天冬蛋白酶参与的信号途径,诱发靶细胞的凋亡(图 3-4)。

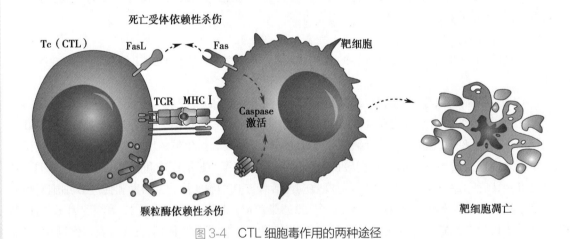

图 3-4　CTL 细胞毒作用的两种途径

二、体液免疫应答

病原体及其抗原成分进入机体后可诱导抗原特异性 B 细胞活化、增殖并最终分化为浆细胞,产生特异性抗体进入体液,通过抗体的中和作用、调理作用以及对补体的活化作用而阻止机体内病原体的吸附、感染,该过程称为体液免疫。

（一）体液免疫应答的细胞生物学基础

体液免疫根据抗原的不同可分为胸腺依赖性抗原(TD-Ag)的体液免疫和非胸腺依赖性抗原(TI-Ag)的体液免疫。体液免疫应答的第一步是 B 细胞对抗原的识别,TD-Ag 依赖 Th 细胞的辅助,

TI-Ag 则不需要。

1. TD-Ag 体液免疫　在 TD-Ag 体液免疫中,BCR 与抗原特异性结合并对抗原加工,形成 pMHC Ⅱ 类分子复合物,即 B 细胞活化的第一信号,经 CD79a/CD79b 转入胞内,在该过程中,补体 C3b 也可与抗原结合,发挥调理作用,使抗原更容易被 BCR 识别;其次 B 细胞表面的 CD19/CD21/CD81 组成的 BCR 共受体复合物可放大抗原对 B 细胞的活化信号;最后 B 细胞与 Th 细胞产生的共刺激信号(即 B 细胞活化的第二信号,最重要的是 CD40/CD40L)完成对 B 细胞的完全活化,多种细胞因子(B 细胞活化的第三信号)的相互作用促进 B 细胞的增殖和分化。与 T 细胞类似,第二信号的缺失会使得 B 细胞进入失能耐受状态。

2. TI-Ag 体液免疫　在 TI-Ag 体液免疫中,TI 抗原可分为 TI-1 和 TI-2 两类抗原,二者激活 B 细胞的方式不同。TI-1 抗原又常称作 B 细胞丝裂原,不仅结合 BCR,还结合 B 细胞的丝裂原受体,刺激 B 细胞增殖分化并产生低亲和力 IgM。TI-2 抗原多为细菌胞壁和荚膜多糖,其应答细胞主要为 B1 细胞。TI-2 抗原的多个重复表位可引起 B1 细胞 mIg 的广泛交联,进而激活 B1 细胞,该过程受抗原表位密度的影响。

(二)体液免疫应答的负反馈调节

抗体与抗原形成的免疫复合物(IC)能够通过激活补体系统进一步形成抗原 - 抗体 - 补体复合物,两种复合物可与滤泡树突状细胞(FDC)表面的 Fc 受体和补体受体相互作用,持续提供抗原供 B 细胞识别,诱发免疫应答。

由特异性抗原刺激产生的抗体可对体液免疫应答产生抑制作用,称为抗体负反馈调节作用。其机制包括:①抗体与抗原结合,促进吞噬细胞对抗原的吞噬,使抗原在体内迅速被清除,从而降低抗原对免疫活性细胞或免疫记忆细胞的刺激作用,削弱抗体产生;②特异性 IgG 抗体可以与 BCR 竞争性结合抗原,产生阻断作用,抑制抗原对 B 细胞的刺激与活化;③受体交联效应:IC 可以通过其抗原成分与 BCR 结合,抗体的 Fc 段与同一 B 细胞表面的 $Fc\gamma RⅡb$(CD32)结合,产生抑制信号,终止 B 细胞增殖分化和产生抗体。

(三)抗原 - 抗体结合

抗原与抗体发生特异性结合的反应称为抗原 - 抗体反应。

抗体重链和轻链的可变区可与抗原决定簇特异性结合,其结合具有可逆性、特异性、比例性和阶段性。抗原抗体分子之间存在着结构互补性和亲和性,这是由抗原与抗体分子的一级结构所决定的。

抗原抗体的反应可分为两个阶段。第一阶段为抗原与抗体发生特异性结合的阶段,此阶段反应快,仅需几秒钟,发生可见反应遵循一定的量比关系。第二阶段为可见反应阶段,抗原 - 抗体复合物在环境因素的影响下,进一步交联和聚集,表现为凝集、沉淀、溶解等肉眼可见的反应。此阶段反应速度慢,往往需要数分钟至数小时。抗原抗体结合形成复合物后,在一定条件下又可解离恢复为抗原和抗体,解离后的抗原抗体仍保持原来的理化特征和生物学活性。

(四)体液免疫应答的效应

1. TD-Ag 的体液免疫应答　在对 TD-Ag 的应答过程中,B 细胞活化需要多个信号,即 BCR- 特异性抗原传递的第一信号、协同刺激分子提供的第二信号、细胞因子提供的第三信号。B 细胞在抗原刺激第一信号和 Th 与 B 细胞表面共刺激分子产生的第二信号的刺激下完成活化,然后经过多种细胞因子、T 和 B 细胞相互作用完成 B 细胞的增殖和终末分化,分化成浆细胞或记忆 B 细胞。浆细胞不再表达 BCR 和 MHC Ⅱ 类分子,不识别抗原,而分泌大量特异性抗体。记忆 B 细胞不产生免疫球蛋白,但在再次接触同种抗原时可迅速活化并表达丰富的抗原特异性 Ig。

2. TI-Ag 的体液免疫应答　TI-1 抗原不足以诱导 Ig 类别转换、抗体亲和力成熟和记忆 B 细胞形成,但可激活成熟和不成熟的 B 细胞,诱导其产生低亲和力 IgM。高浓度 TI-1 抗原经 BCR 和丝裂原受体与 B 细胞结合后可诱导多克隆 B 细胞增殖和分化,而低浓度 TI-1 抗原则激活抗原特异性 B 细胞。机体对 TI-1 抗原刺激的应答较早,在抗某些胞外病原体感染中具有重要作用。TI-2 抗原仅能激活成熟 B1 细胞,在该过程中其抗原表位的密度起到决定性作用,过低不足以激活 B1 细胞,过高则导致 B1 细胞失能。B 细胞对 TI-2 抗原产生的抗体可发挥调理作用,促进巨噬细胞对病原体的吞噬,且有助于巨噬细胞将抗原提呈给 T 细胞。

第三节　免疫调控和自身抗体

一、免疫调节

免疫调节(immune regulation)是指免疫应答中免疫分子间、免疫细胞间、免疫系统与机体其他系统间相互作用,构成一个相互协调与制约的调节网络,使机体免疫应答处于合适的强度与质量水平,从而维持机体的内环境稳定。

免疫调节是通过机体识别和排除抗原性异物,达到维持自身生理动态平衡与相对稳定的生理功能。免疫应答作为一种生理功能,无论是对自身成分的耐受,还是对"非己"抗原的排斥都是在免疫调节机制的控制下进行的。免疫调节贯穿整个免疫应答过程,由多种免疫分子(抗原、抗体、补体、细胞因子以及膜表面分子等)、多种免疫细胞(T 细胞、B 细胞、NK 细胞、DC 和巨噬细胞等)和机体多个系统(神经、内分泌和免疫系统等)共同参与(图 3-5)。

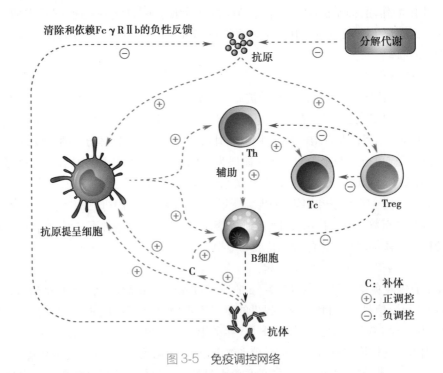

图 3-5　免疫调控网络

在免疫系统内部,免疫调节主要由一些具有免疫抑制功能的免疫分子和免疫细胞来实现。如果免疫调节功能失调或异常,对"非己"抗原不能产生有效的免疫应答,就会丧失有效的免疫保护作用,机体将会受到有害损伤;相反,如果对自身成分产生强烈的免疫攻击,就会发生自身免疫病。

免疫调节可分为三类:免疫分子、免疫细胞以及其他形式的免疫调节作用。

(1)免疫分子的免疫调节作用:抗原、抗体、补体、细胞因子以及膜表面分子均具有免疫调节作用。

第二节提到的体液免疫的负反馈调节,其实就是抗原-抗体免疫复合物的免疫调节;还包括炎症因子分泌的反馈调节、补体对免疫应答的调节以及免疫细胞表面活化性受体和抑制性受体的免疫调节。

(2)免疫细胞的免疫调节作用:包括 Treg 的负性免疫调节作用,Th1、Th2 和 Th17 的免疫调节作用,M2 型巨噬细胞的免疫调节作用;此外 CD8$^+$CD28$^-$T 细胞、Qa-1 限制性 CD8$^+$Treg、γδT、NK、NKT、Breg、DC 细胞也具有免疫调节作用。

(3)免疫细胞与神经、内分泌系统间双向调节:免疫细胞间的信息沟通和功能调节分子主要是细胞因子和抗体。细胞因子在神经内分泌与免疫系统的双相关系中起重要的调节作用。细胞因子、肽类激素和神经递质及其受体作为神经、内分泌系统和免疫系统共用的化学语言或信息分子,这些信息分子或配体与系统内或系统外的受体相结合,从而使得系统内或系统间得以呈网络状地联系和相互调节。

(4)其他形式的免疫调节作用:包括活化诱导的细胞死亡对效应细胞的调节、免疫应答的遗传控制。

二、免疫抑制

免疫抑制是指机体对免疫应答的抑制作用,是由于外来物对机体的体液免疫和/或细胞免疫功能产生抑制,造成机体对各种感染因子(细菌、病毒、寄生虫等)的抵抗力降低和对肿瘤免疫监视功能的降低。

例如长期吸入氟烷、乙烯、乙炔等,可引起外周血白细胞明显减少,并能抑制脾脏抗体形成细胞和淋巴细胞转化等;长期吸烟者,其分泌型 IgA 水平受到抑制。

不少化学物质具有淋巴细胞毒性,可通过对环核苷酸的作用影响淋巴细胞的激活、增殖和分化,导致免疫抑制。镉、锌、铅等可影响巨噬细胞的吞噬功能;有机颗粒物吸入后可触发非特异性补体活化,导致肺部炎症;镍可抑制自然杀伤细胞活性,从而导致肺癌发生率增加。

目前多用免疫增强剂改善或治疗免疫功能低下有关的疾病,如卡介苗、胸腺素、转移因子、白细胞介素或茯苓、黄芪等中药。

三、自身抗体

当免疫调控系统出现异常时可能产生自身抗体。自身抗体是指针对自身组织、器官、细胞及细胞成分的抗体。

人体的生长、发育和生存有完整的自身免疫耐受机制的维持,正常的免疫反应有保护性防御作用,即对自身组织、成分不发生反应,正常人体血液中可以有低滴度的自身抗体。一旦自身耐受的完整性遭到破坏,机体发生自身免疫反应,则产生自身抗体。如果自身抗体的滴度超过某一水平,就可能对身体产生损伤,诱发自身免疫病。

目前主要采用免疫荧光法、对流免疫电泳法、免疫双扩散法、免疫印迹法及酶联免疫吸附法等技术检测。随着对自身抗体的深入研究,发现自身抗体不仅是自身免疫病的标志,也存在于正常生理状态的机体内,称为生理性自身抗体,在维持内环境稳定和免疫调节中发挥作用。

病理性自身抗体中最重要的是抗核抗体,另外还包括抗心磷脂抗体、抗中性粒细胞胞质抗体、抗线粒体抗体、抗红细胞抗体、抗血小板抗体、抗内皮细胞抗体、抗神经元核抗体、类风湿因子、抗甲状腺球蛋白抗体、抗胰岛素受体抗体等。

1. 红细胞自身抗体　红细胞自身抗体是指机体免疫调节功能发生异常时(如某些药物附着于红细胞表面改变了细胞抗原性,刺激机体产生免疫应答),产生的抗红细胞自身抗体,该抗体致使红细胞发生破坏从而引发溶血,发生自身免疫性贫血。

根据致病抗体的最佳活性温度分为温抗体和冷抗体两类。温抗体多为 IgG,其次为 C3,少数为 IgA 和 IgM,37℃最为活跃,不凝集红细胞,为不完全抗体。温抗体吸附于红细胞表面,若实验室检查项目提示直接抗人球蛋白试验(DAT)阳性,则主要为 IgG 抗体和 C3 抗体。冷抗体多为冷凝集素(IgM),是完全抗体,在 28~31℃即可与红细胞反应,0~5℃表现为最大反应活性,实验室检查提示冷凝集素试验阳性,则多为 IgM 抗体;还有一类冷抗体,又称 D-L 抗体(Donath Landsteiner antibody),为 IgG 型双相溶血素,20℃以下时吸附于红细胞表面并固定补体,当温度升高达 37℃时,补体依次激活,破坏红细胞,导致“阵发性寒冷性血红蛋白尿”,实验室检查提示冷热溶血试验(D-L 试验)阳性。

温抗体所致溶血机制是,温抗体 IgG 致敏的红细胞主要由巨噬细胞上的 Fc 受体识别、结合,进一步被吞噬;当致敏红细胞被吞噬时发生膜损伤,部分细胞膜丢失,红细胞变为球形,变形能力降低,渗透性增加,最终在肝脾中被破坏;此外,抗体依赖的细胞毒作用(ADCC)也可引起红细胞破坏;红细胞上还吸附有补体 C3,而肝脏 Kupffer 细胞上有 C3b 的受体,因此当红细胞上存在 IgG 和 C3 时,脾将摄取吸附有 IgG 的红细胞,肝将扣押带有 C3 的红细胞,故此型溶血最重,单纯吸附 IgG 者次之,单纯 C3 型溶血最轻。冷抗体所致溶血机制是指多数情况下 IgM 活化补体停留在 C3b 阶段,通过肝脏时被其中 Kupffer 细胞上的 C3b 受体识别并清除,发生的溶血仍属于血管外溶血;通常红细胞上有高浓度的 C3b 时才能使红细胞被破坏,而许多 C3b 被降解为 C3d 而失活,因此冷凝集素综合征患者的溶血通常不严重,只有 IgM 抗体滴度很高时才可能出现严重的溶血。

有研究发现,红细胞自身抗体不仅是自身免疫性溶血性贫血的标志,也是其他自身免疫病(系统性红斑狼疮、自身免疫性肝炎等)相关自身抗体对自身红细胞的非器官特异性反应的标志。

2. **血小板抗体**　在某些自身免疫病、同种免疫反应或服用某些药物后,机体可产生血小板自身抗体,导致血小板的生成障碍和破坏增加,引起循环血小板减少,如自身免疫性血小板减少性紫癜。血小板自身抗体可分为血小板免疫相关抗体(PAIg,包括 PAIgA、PAIgG、PAIgM 和特异性糖蛋白自身抗体)、抗同种血小板抗体和药物相关自身抗体等,实验室检查提示抗糖蛋白自身抗体阳性。

血小板自身抗体检测对诊断自身免疫性血小板减少症非常必要,对诊断特发性血小板减少性紫癜也具有很高的特异性,血小板自身抗体水平的检测也有助于血小板减少症的临床治疗指导用药。

3. **自身免疫病相关抗体**　抗核抗体在多数自身免疫病中呈阳性,因此抗核抗体检测是临床自身免疫病诊断和鉴别的重要筛查试验;类风湿因子(RF)在类风湿关节炎患者中的阳性率较高,在 50% 系统性红斑狼疮(SLE)患者中也可检出,此外还与硬皮病、干燥综合征等其他结缔组织疾病相关。

第四节　单克隆抗体和免疫检查点疗法

一、单克隆抗体技术

杂交瘤技术(hybridoma technique)即淋巴细胞杂交瘤技术,又称单克隆抗体技术。

1. **历史发展**　1975 年,Kohler 和 Milstein 将可产生特异性抗体的 B 细胞与无抗原特异性但永生化的骨髓瘤细胞融合,建立了可产生单克隆抗体的 B 淋巴细胞杂交瘤细胞和单克隆抗体技术。通过该技术融合形成的杂交细胞系即杂交瘤(hybridoma),它们既有骨髓瘤细胞大量扩增和永生的特性,又具有免疫 B 细胞合成和分泌特异性抗体的能力。

2. **基本原理**　杂交瘤技术的基本原理是通过融合两种细胞而同时保持两者的主要特征。这两种细胞分别是经抗原免疫的小鼠脾细胞和小鼠骨髓瘤细胞。被特异性抗原免疫的小鼠脾细胞(B 淋巴细胞)的主要特征是它的抗体分泌功能,但不能在体外连续培养,小鼠骨髓瘤细胞则可在培养条件下无限分裂、增殖,即具有所谓永生性。在选择培养基的作用下,只有 B 细胞与骨髓瘤细胞融合的杂交细胞才能具有持续培养的能力,形成同时具备抗体分泌功能和保持细胞永生性两种特征的细胞克隆。

3. 抗体制备　由单一 B 细胞克隆产生的高度均一、仅针对某一特定抗原表位的特异性抗体,称为单克隆抗体(monoclonal antibody,mAb)。

单克隆抗体优点:纯度高,灵敏度高,特异性强,交叉反应少,单克隆抗体实验之间的结果重现性非常高。缺点:对技术有一定的要求,耗时长,而且通过抗原的化学处理很容易丢失表位。

单克隆抗体的制备:通过抗原免疫小鼠,刺激机体产生抗原特异性 B 细胞。取该免疫小鼠脾细胞(含有 B 细胞)与 HGPRT(次黄嘌呤 - 鸟嘌呤磷酸核糖转移酶)缺陷型小鼠骨髓瘤细胞在聚乙二醇(polyethylene glycol,PEG)作用下进行细胞融合。由于哺乳动物细胞的 DNA 合成分为从头(de novo)合成和补救(salvage)合成两条途径,加入 HAT(次黄嘌呤、氨基蝶呤和胸腺嘧啶核苷酸)选择培养基后,未融合的骨髓瘤细胞死亡,未融合的 B 细胞因不能在体外长期培养也发生死亡,只有融合后形成的杂交瘤细胞可在 HAT 选择培养基中存活和增殖,其既有骨髓瘤细胞大量扩增和永生的特性,又具有免疫 B 细胞合成和分泌特异性抗体的能力。由于每个杂交瘤细胞由一个 B 细胞与一个骨髓瘤细胞融合而成,而每个 B 细胞克隆仅识别一种抗原表位,故经筛选和克隆后的杂交瘤细胞仅能合成及分泌一种均一的抗体,即单克隆抗体。

二、单克隆抗体在血液病诊治中的应用

单克隆抗体的问世,为血液病,尤其是恶性血液肿瘤的诊断、分类、鉴别诊断、判断预后以及制定治疗方案,开辟了新的道路。

1. 单克隆抗体在血液病诊断的应用　单克隆抗体检测可分为间接免疫荧光法和碱性磷酸酶 - 抗碱性磷酸酶(APAAP)技术。可用于淋巴细胞亚群的分析,恶性血液肿瘤如白血病和淋巴瘤的诊断、分型及判断预后。例如,$CD3^+/CD4^+$ 的比值升高可见于自身免疫性溶血性贫血,$CD4^+/CD8^+$ 比值降低可见于再生障碍性贫血和恶性肿瘤。

2. 单克隆抗体在血液肿瘤治疗的应用　根据单抗是否连接其他物质分为未结合型、抗癌药物结合型、同位素结合型和双特异性抗体四大类。未结合型单抗可分为鼠源、人源化和人鼠嵌合型三类,鼠源型单抗具有高免疫原性,不适合再次使用,而人源化型和人鼠嵌合型单抗的免疫原性则大大降低,可多次使用;抗癌药物结合型单抗将单抗和抗癌药物连接起来,可实现靶向杀灭癌细胞,减少不良反应;同位素结合型单抗则连接放射性核素和单抗,可将放射能量靶向导入癌细胞发挥抗肿瘤作用;而双特异性抗体同时含有两种特异性抗原结合位点,可衔接靶细胞与功能细胞或分子。

3. 目前临床上常用的单克隆抗体(部分处于临床试验阶段)

(1)CD20 单抗:CD20 抗原广泛表达于 B 细胞系,多用于治疗 B 细胞来源的淋巴瘤,经典代表药物为利妥昔单抗(Rituximab);CD20 单抗联合放射性同位素 ^{90}Y 对 B 细胞型非霍奇金淋巴瘤有效;CD20 单抗联合放射性同位素 ^{131}I 对急性淋巴细胞白血病有效。

(2)CD33 单抗:CD33 大多数表达于急性髓系白血病细胞表面,美国 FDA 已经批准 CD33 单抗用于 CD33 阳性的复发急性髓系白血病患者,代表药物为 Gemtuzumab ozogamicin。

(3)CD52 单抗:CD52 表达于 B 细胞、T 细胞、单核细胞和粒细胞表面,已证明 CD52 单抗对慢性淋巴细胞白血病有效,代表药物为 Alemtuzumab,但是部分研究目前仍处于临床试验阶段。

(4)CD19/CD3 双特异性单抗:CD19 可表达于 90% 的原始 B 淋巴细胞表面,已有临床试验证明其与 CD3 组成双特异性抗体对费城染色体阴性的复发难治的前体 B 细胞急性淋巴细胞白血病和惰性 B 细胞淋巴瘤有效,代表药物为 Blinatumomab。

(5)CD22 单抗:CD22 是表达于 B 细胞表面的黏附因子,已有临床试验提示其对前体 B 细胞性急

性淋巴细胞白血病有效,代表药物为 Inotuzumab ozogamicin。

(6) CD25 单抗:CD25 表达于 B 细胞表面,已有临床试验证明其对毛细胞白血病有效,代表药物为 LMB-2。

(7) CD7 单抗:CD7 表达于 99% 的 T 系原始淋巴细胞表面,已有临床试验表明 CD7 单抗对 T 细胞来源的非霍奇金淋巴瘤有效,代表药物为 Anti-CD7-ricin。

(8) CD79b 单抗:CD79b 高度特异性地表达于 B 细胞非霍奇金淋巴瘤细胞的表面,是开发新疗法的一个极有前景的靶点。已有临床试验证明 CD79b 单抗耦合抗有丝分裂剂 MMAE(单甲基阿司他丁 E)治疗弥漫大 B 细胞淋巴瘤有效,代表药为 Polatuzumab vedotin。

(9) PD-1 单抗:PD-1 广泛表达于 T 细胞,血液肿瘤患者体内 T 细胞 PD-1 结合 PD-L1,使 T 细胞功能受抑,肿瘤细胞杀伤活性降低。PD-1 单抗作为免疫检查点抑制剂,结合 PD-1,可解除对 T 细胞的抑制而用于治疗霍奇金淋巴瘤。代表药物为 Nivolumab。

(10) CD38 单抗:CD38 主要表达于多发性骨髓瘤细胞表面,CD38 单抗与肿瘤细胞表达的 CD38 结合,通过补体依赖的细胞毒作用、抗体依赖细胞介导的细胞毒作用和抗体依赖性细胞吞噬作用,以及 Fcγ 受体等多种免疫相关机制诱导肿瘤细胞凋亡。已有临床研究证实 CD38 单抗治疗多发性骨髓瘤有效,代表药物为 Daratumumab。

(11) CD30 单抗:CD30 表达于大多数经典霍奇金淋巴瘤细胞表面和几种非霍奇金淋巴瘤中,少见于健康细胞。CD30 单抗(本妥昔单抗)适用于治疗复发 / 难治型霍奇金淋巴瘤、系统性间变性大细胞淋巴瘤及既往接受全身治疗的皮肤 T 细胞淋巴瘤患者,尤其适用于治疗罹患原发性皮肤间变性大细胞淋巴瘤和表达 CD30 的蕈样肉芽肿的成人患者。

(12) BiTE 双抗:是将抗 CD3 单链抗体与不同抗肿瘤细胞表面抗原的单链抗体通过肽段连接获得的抗体,可同时结合 CD30 阳性 T 细胞及肿瘤细胞并诱导 T 细胞对肿瘤细胞进行靶向杀伤。BiTE 是小分子,可以渗透到大分子抗体难以到达的部位并与抗原结合,但亲和力较低,体内半衰期较短。

三、免疫检查点疗法

前面所提 PD-1 单抗是免疫检查点抑制剂之一,事实上,单克隆抗体技术广泛应用于免疫检查点疗法中。

1. 免疫检查点(immune checkpoint) 免疫检查点是免疫系统抑制或刺激系统功能的关键调节器,包括抑制性检查点和刺激性检查点,前者促进机体免疫反应,后者防止过激免疫反应。抑制性免疫检查点常被肿瘤利用于免疫逃逸。

免疫检查点主要通过双信号途径调控肿瘤微环境中最重要的免疫细胞——T 细胞的免疫应答从而发挥作用。双信号途径可概括为 T 细胞活化的第一信号和第二信号(第一信号:TCR 与 pMHC 分子复合物结合;第二信号:APC 表达的共信号分子与 T 细胞表达的受体之间的相互作用诱导的抗原非依赖性共刺激)。

这些免疫检查点分子目前分为两大类:一类是免疫球蛋白(immunoglobulin,Ig)超家族,另一类是肿瘤坏死因子(tumor necrosis factor,TNF)配体 / 受体。随着研究的深入,新的免疫检查点靶点不断涌现,其中,CD40、CD27、4-1BB、OX40 及 VISTA 等在实体瘤治疗中具有良好前景。负向免疫检查点(negative checkpoint regulators,NCRs)也逐渐受到重视,更多新兴免疫检查点分子正在临床试验阶段。

目前所说的免疫检查点通常指抑制性检查点,是一系列调控免疫系统的抑制性信号通路。在正常的生理状态下,免疫检查点对于维持免疫耐受以及调节免疫应答、防止自身组织损伤具有重要的意义。但是在肿瘤进程中,免疫检查点分子的活化和高表达能够抑制免疫细胞的功能,介导肿瘤免疫逃逸。T 细胞是抗肿瘤免疫应答的核心,但是肿瘤通过诱导多种抑制性共刺激分子调控 T 细胞耗竭,包括免疫检查点分子,如程序性死亡受体 -1(programmed cell death protein-1,PD-1)、细胞毒 T 淋巴细胞

相关抗原 -4（cytotoxic T lymphocyte-associated antigen-4，CTLA-4）、淋巴细胞激活基因 -3（lymphocyte activation gene-3，LAG-3）、T 淋巴细胞免疫球蛋白黏蛋白 -3（T cell immunoglobulin domain and mucin domain-3，TIM-3）和 T 细胞免疫球蛋白与 ITIM 结构域蛋白（T cell immunoglobulin and ITIM domain，TIGIT）等。所以利用相应的抗体或者重组配体 / 受体可以阻断和调控免疫检查点受体 - 配体的相互作用，逆转 T 细胞的免疫耗竭状态而发挥抗肿瘤效应。

2. **免疫检查点疗法**（immune checkpoint therapy） 是一类通过调节 T 细胞活性来提高抗肿瘤免疫反应的治疗方法。免疫检查点阻断剂（ICB）通过阻断异常活化的免疫抑制通路，重新激活 T 细胞免疫效能，恢复并增强全身抗肿瘤免疫反应，从而控制和清除肿瘤。

免疫检查点疗法的靶位点主要有 3 个：PD-1、CTLA-4 和 PD-L1，这种疗法在众多实体肿瘤和血液肿瘤中已取得肯定的疗效，例如，程序性细胞死亡受体 PD-1 阻断剂 Nivolumab 在治疗复发 / 难治经典型霍奇金淋巴瘤中取得显著成效；细胞毒性 T 淋巴细胞相关蛋白 CTLA-4 的人源化 IgG1 单克隆抗体药物 Ipilimumab 已被 FDA 批准用于晚期黑色素瘤的治疗；而其他免疫检查点如 TIM-3、LAG-3、IDO、VISTA、TIGIT、B7/H3、BTLA 等的抑制剂目前正在进行临床试验。

此外，有研究表明，免疫检查点抑制剂联用有助于解决肿瘤细胞特异性抗原缺乏、T 细胞耗竭等原因引起的耐药问题，提高治疗应答率。

第五节 血液免疫病理

一、变态反应

变态反应又称超敏反应，是指机体受到某些抗原刺激时，出现生理功能紊乱或组织细胞损伤的异常适应性免疫应答。根据变态反应发生的机制和临床特点将其分为 Ⅰ、Ⅱ、Ⅲ、Ⅳ四型。Ⅰ、Ⅱ、Ⅲ 型变态反应由抗体介导，Ⅳ型变态反应由 T 细胞介导。

1. **Ⅰ型超敏反应** 变应原（如磺胺、花粉、蛋奶、尘螨等）诱导机体产生亲细胞抗体 IgE，IgE 的 Fc 段与肥大细胞、嗜碱性粒细胞等表面高亲和力受体结合，使机体致敏。当再次接触同种变应原时，致敏细胞释放组胺、细胞因子和脂类介质等生物活性介质，引起局部或全身反应；其特点是由特异性 IgE 介导，发生快，消退亦快；常引起生理功能紊乱，较少引起组织损伤；常有遗传倾向和个体差异。临床常见疾病可分为全身过敏性疾病和局部过敏性疾病。全身过敏性疾病包括药物引起的过敏性休克和血清过敏性休克；局部过敏性疾病包括过敏性哮喘、过敏性胃肠炎、荨麻疹等。

2. **Ⅱ型超敏反应** 由抗细胞表面和细胞外基质抗原的特异性 IgG 或 IgM 类抗体与相应抗原（如 ABO 血型抗原、链球菌细胞壁成分与心脏瓣膜间的共同抗原、结合在自身组织细胞表面的药物抗原等）结合后，在补体、吞噬细胞、中性粒细胞和 NK 细胞参与下，引起的以细胞溶解或组织损伤为主的病理性免疫反应，发作较快。临床常见疾病有输血反应、新生儿溶血症、自身免疫性溶血性贫血、甲状腺功能亢进、药物过敏性血细胞减少症、肺出血 - 肾炎综合征等。

3. **Ⅲ型超敏反应** 由抗原和抗体结合形成中等大小的可溶性免疫复合物，沉积于局部或全身多处毛细血管基底膜后激活补体，并在中性粒细胞、血小板、嗜碱性粒细胞等效应细胞参与下，引起的以充血水肿、局部坏死和中性粒细胞浸润为主要特征的炎症反应和组织损伤。临床常见疾病包括局部免疫复合物病和全身免疫复合物病。局部免疫复合物病包括 Arthus 反应和类 Arthus 反应，全身免疫复合物病有血清病、链球菌感染性肾小球肾炎、类风湿关节炎等。

4. Ⅳ型超敏反应　是抗原刺激产生的特异性 Th1 细胞介导的以单个核细胞浸润和组织损伤为主要特征的炎症性免疫应答,常在接触相同抗原后 24~72 小时出现,故又称迟发型超敏反应。引起Ⅳ型超敏反应的抗原主要包括病毒、胞内寄生菌、寄生虫和化学物质等,经 APC 提呈给特异性 T 细胞使之活化为效应 T 细胞。临床常见疾病包括接触性皮炎、肺结核、炎症性肠病、类风湿关节炎、银屑病等。

事实上,同一抗原在不同条件下可引起不同类型超敏反应,如青霉素结合于血细胞表面可引起Ⅱ型超敏反应,而青霉素油膏局部应用可引起Ⅳ型超敏反应。另一方面,某些过敏性疾病的病理过程可包含多种类型超敏反应,如链球菌感染后肾小球肾炎与Ⅱ型和Ⅲ型超敏反应相关。部分过敏性疾病可以通过免疫病理检测进行诊断(图 3-6)。

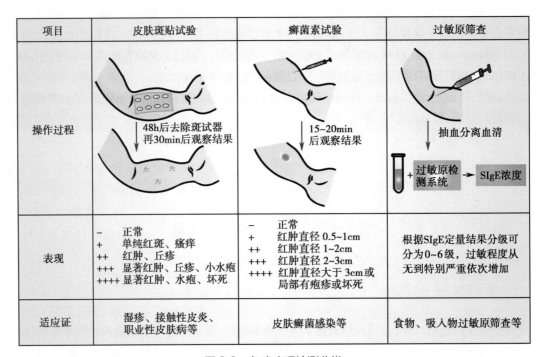

项目	皮肤斑贴试验	癣菌素试验	过敏原筛查
操作过程	48h后去除斑试器 再30min后观察结果	15~20min 后观察结果	抽血分离血清 过敏原检测系统 → SIgE浓度
表现	－　正常 ＋　单纯红斑、瘙痒 ＋＋　红肿、丘疹 ＋＋＋　显著红肿、丘疹、小水疱 ＋＋＋＋　显著红肿、水疱、坏死	－　正常 ＋　红肿直径 0.5~1cm ＋＋　红肿直径 1~2cm ＋＋＋　红肿直径 2~3cm ＋＋＋＋　红肿直径大于 3cm 或局部有疱疹或坏死	根据SIgE定量结果分级可分为0~6级,过敏程度从无到特别严重依次增加
适应证	湿疹、接触性皮炎、职业性皮肤病等	皮肤癣菌感染等	食物、吸入物过敏原筛查等

图 3-6　免疫病理检测分类

二、自身免疫病

自身免疫病(autoimmune disease,AID)是在某些遗传因素和环境因素等内因和外因诱发下自身免疫耐受状态被打破或自身免疫性细胞调节异常,免疫系统对自身抗原产生持续迁延的免疫应答,造成了自身细胞破坏、组织损伤或功能异常而导致的临床病症。

正常机体的免疫系统具有区别“自己”和“非己”的能力,对非己抗原能够发生免疫应答,对自身抗原则处于无应答或微弱应答状态,称为免疫耐受(immunological tolerance)。

在免疫耐受状态下,一定量的自身反应性 T 细胞(autoreactive T lymphocytes)和自身抗体(autoantibody)普遍存在于所有个体的外周免疫系统中,有利于协助清除衰老变性的自身成分,对维持免疫自稳(immunological homeostasis)具有重要的生理学意义,称为自身免疫(autoimmunity)。

诱发自身免疫病的原因很多,大致可概括为:①自身抗原的改变,包括免疫隔离部位抗原的释放、各种理化因素导致的自身抗原的改变、抗原的分子模拟以及抗原的表位扩展。②免疫系统的异常,包括自身反应性淋巴细胞的清除异常、免疫监视的打破、淋巴细胞的多克隆激活、活化诱导的细胞死亡障碍、Treg 功能异常以及 MHCⅡ类分子表达异常。③遗传易感性改变,包括 HLA 基因与自身免疫病的相关性和非 HLA 基因与自身免疫病的相关性。④隐蔽抗原的释放,隐蔽抗原是指体内某些与免疫系统在解剖位置上隔绝的抗原成分,如眼球、脑、心肌等内容物常被视为隐蔽抗原,在正常情况下,隐蔽抗原不进入血液循环和淋巴液。例如,眼外伤时,释放的隐蔽抗原可刺激机体产生特异性 CTL,可对健侧眼的细胞发生攻击,引起自身免疫性交感性眼炎。⑤其他因素,包括性别和年龄因素。

血液系统相关的自身免疫病包括自身免疫性溶血性贫血、自身免疫性血小板减少症、Evans 综合征、胃壁细胞内因子自身抗体引起的恶性贫血,以及自身类风湿因子抗体引起的冷球蛋白血症等。

三、免疫缺陷病

免疫缺陷病(immunodeficiency disease,IDD)是因遗传因素或其他原因造成免疫系统先天发育障碍或后天损伤所致的综合征。患者因免疫细胞发育、分化、增生、调节和代谢异常,出现一系列临床表现:对病原体(细菌、病毒、真菌)甚至条件性病原微生物高度易感;对自身免疫病及超敏反应性疾病易感;某些肿瘤特别是淋巴细胞恶性肿瘤的发生率增高。

免疫缺陷病按病因不同分为原发性免疫缺陷病(primary immunodeficiency disease,PIDD)和获得性免疫缺陷病(acquired immunodeficiency disease,AIDD)两大类。

1. 原发性免疫缺陷病　由免疫系统遗传缺陷或先天发育不全所致,多于幼年起病,可分为以下几类。

(1)T、B 细胞联合免疫缺陷病。

(2)以抗体缺陷为主的免疫缺陷病。

(3)吞噬细胞数量和 / 或功能先天性免疫缺陷病。

(4)补体缺陷病,如阵发性睡眠性血红蛋白尿。

(5)已经定义明确的免疫缺陷病,其中伴湿疹和血小板减少的免疫缺陷病(Wiskott-Aldrich syndrome,WAS 综合征)属于此类。

(6)免疫失调性免疫缺陷病。

(7)固有免疫缺陷病。

(8)自身炎性反应性免疫缺陷病。

2. 获得性免疫缺陷病　由感染、肿瘤以及理化因素等引起的暂时或永久性免疫功能受损。比较典型的是由人类免疫缺陷病毒(HIV)感染破坏 CD4$^+$T 细胞和单核巨噬细胞引起的细胞免疫严重缺陷以及恶性血液肿瘤如白血病、淋巴瘤和骨髓瘤导致的淋巴细胞增殖障碍伴低丙种球蛋白血症。

第六节　人类白细胞抗原与 HLA 配型及应用

一、人类白细胞抗原

(一) 人类 MHC

引起移植排斥反应的抗原称为移植抗原,由于移植抗原决定组织器官移植后的组织相容性,又称为组织相容性抗原。主要的组织相容性抗原就是 MHC(major histocompatibility complex)分子,是一组与免疫应答密切相关的、决定移植组织是否相容的、紧密连锁的基因群的表达产物。

MHC 基因分为两种类型:一是经典的 I 类基因和经典的 II 类基因,它们的产物具有抗原提呈功能,显示极为丰富的多态性,直接参与 T 细胞的激活和分化,参与调控适应性免疫应答;二是免疫功能相关基因,包括传统的Ⅲ类基因,以及新近确认的多种基因,它们或参与调控固有免疫应答,或参与抗原加工,不显示或仅显示有限的多态性。MHC基因具有多态性、单体型和连锁不平衡的遗传特点。

经典的MHCⅠ类和Ⅱ类分子通过抗原提呈肽而激活T淋巴细胞,参与适应性免疫应答,这决定了MHC的主要生物学功能。

1. 决定了T细胞识别抗原的MHC限制性。

2. 参与了T细胞在胸腺中的选择和分化。

3. 决定了某些疾病易感性的个体差异。

4. 参与构成种群免疫反应的异质性。

5. 参与抑制排斥反应。

(二) HLA系统及分型

人的 *MHC* 又称为人类白细胞抗原(human leukocyte antigen,HLA)基因复合体,其编码产物称为HLA分子或HLA抗原,其表达的抗原系统称为HLA系统。

1999年10月出版的 *Nature* 杂志刊登了 *HLA* 基因组全部序列, *HLA* 基因复合体位于人第6号染色体短臂6p21.31内,全长3.6Mb,共有224个基因座,其中128个为有功能基因座,可表达蛋白分子。 *HLA* 基因复合体包括 *HLA* Ⅰ类、Ⅱ类和Ⅲ类基因区。

HLA Ⅰ类基因区由经典Ⅰ类基因座(*HLAIa*)即A、B、C和非经典Ⅰ类基因座(*HLAIb*)即E、F、G等组成;Ⅱ类基因区由经典的DR、DP、DQ和参与抗原加工提呈的 *DM* 、 *TAP* 、 *LMP* 等基因座组成。 *HLA* Ⅲ类基因是指处于Ⅰ类和Ⅱ类基因间的等位基因,能产生许多生物学功能不同的分子,包括补体基因 *C2* 、 *Bf* 、 *C4A* 、 *C4B* ;在 *HLA* Ⅲ类基因区靠Ⅱ类基因一侧,新近检出多个免疫功能相关基因,包括肿瘤坏死因子基因家族(*TNF* 、 *LTA* 和 *LTB*)、 *MIC* 基因家族和热休克蛋白基因家族(HSP70)等,这些基因多数和炎症反应有关。此外还包含非经典Ⅰ类基因,包含在各种组织中表达,且在羊膜和滋养层细胞表面高表达的HLA-E,分布在母胎界面绒毛外滋养层细胞的HLA-G。

二、HLA配型的临床应用

HLA 等位基因的多态性决定了器官移植的成败,MHCⅠ类分子在所有有核细胞表达,其表达下降或缺如提示细胞可能发生恶变;此外, *HLA* 等位基因是决定人体对疾病易感程度的重要基因, *HLA* 基因分型在法医学上已经被用来做亲子鉴定以及对死亡者"验明正身"。

(一) 器官移植、检测排斥反应

器官移植的成败取决于供、受者之间的组织相容性。一般术前应进行一系列检测,尽可能选择最佳供体。

一般的器官移植常发生受者免疫系统对供者移植物产生的排斥反应,称为宿主抗移植物反应(HVGR);移植器官与供者血管连通后数分钟至24h发生的排斥反应称为超急性排斥反应,其中输血、肾移植最为常见;移植后数天至两周内发生的排斥反应为急性反应,此类反应在器官移植中最为常见,给予适当免疫抑制剂处理后,大多可缓解;移植后数月或数年内发生的排斥反应称为慢性排斥反应,此类排斥反应是影响移植器官长期存活的主要障碍,对免疫疗法不敏感。

移植物中的免疫细胞对受者组织器官产生的排斥反应称为移植物抗宿主反应(GVHR),常见于免疫组织或器官的移植,造血干细胞移植(骨髓移植)即为此类。

1. 移植预处理　在移植前,为避免移植排斥反应,移植物和受者需要做一些预处理。

(1)移植物预处理:实质脏器移植时,尽可能清除移植物中过路白细胞,有助于减轻或防止急性排斥反应。同种骨髓移植中,为预防移植物抗宿主病(GVHD),可预先清除骨髓移植物中的T细胞。

(2)受者预处理:实质脏器移植中,供、受者间ABO血型物质不符可能导致强的移植排斥反应。某些情况下,为逾越ABO血型屏障而进行实质脏器移植,有必要对受者进行预处理。其方法为:术前给受者输注供者特异性血小板;借助血浆置换术去除受者体内天然抗 A 或抗 B 的抗体;受者脾切除;免疫抑制疗法等。对预存抗体阳性的受者,移植前可进行血浆置换,除去受者血液内预存的特异性抗体,以防止发生超急性排斥反应。

2. **移植前检查**　器官移植成败主要取决于供、受者之间的组织相容性,术前必须进行一系列检查。

(1)红细胞血型抗原的检查:人红细胞血型抗原属重要的同种异型抗原,故供者 ABO、Rh 血型抗原须与受者相同,或至少符合输血原则。

(2)受者血清中预存抗体的检测:取供者淋巴细胞和受者血清进行交叉细胞毒试验,可检出受者血清中是否含有针对供者淋巴细胞的预存细胞毒抗体,以防止超急性排斥反应发生。

(3)*HLA* 基因分型:*HLA* 基因型别匹配程度是决定供、受者间组织相容性的关键因素。不同 *HLA* 基因座位产物对移植排斥的影响各异。一般而言,*HLA-DR* 对移植排斥最为重要,其次为 *HLA-B* 和 *HLA-A*,故临床上常规检测 *DR*、*A*、*B* 基因座位上的 6 个基因,目前主要采用 PCR 相关技术(PCR-SNP)和直接测序(SBT 测序法)。不同器官移植对 *HLA* 分型的要求严格程度不同,骨髓、干细胞移植及肾移植对 *HLA* 的相配度要求高。由于肝脏是免疫耐受器官,HLA 的表达水平低,HLA 配型对患者的预后影响不大,故一般不需要配型。

(4)*HLA* 交叉配型:目前的 *HLA* 分型技术尚难以检出某些同种抗原的差异,故有必要进行交叉配型,这在骨髓移植中尤为重要。交叉配型的方法为:将供者和受者淋巴细胞互为反应细胞,即做两组单向混合淋巴细胞培养,两组中任何一组反应过强,均提示供者选择不当。

3. **移植后排斥反应的监测**　移植后的免疫检测极为重要,早期发现和诊断排斥反应,对及时采取防治措施具有重要指导意义。

(1)体液免疫的检测:相关的免疫指标主要有血型抗体、HLA 抗体、供者组织细胞抗体以及血管内皮细胞抗体等,抗体的存在预示着排斥反应的可能。

(2)细胞免疫的检测:细胞免疫相关的检测包括参与细胞免疫的有关细胞数量、功能和细胞因子水平的检测。细胞免疫水平的动态检测,对急性排斥的早期发现以及与病毒感染的鉴别诊断,具有重要价值。

(3)补体水平检测:补体的含量及活性与急性排斥反应的发生密切相关。出现补体含量的下降预示急性排斥反应的发生。

(二)造血干细胞移植

造血干细胞移植(HSCT)是利用造血干细胞能重建造血及免疫功能的特点,将供者来源的造血干细胞置于受者体内的用以治疗疾病的方法,造血干细胞移植不仅可以治疗血液系统疾病,还广泛用于治疗许多免疫系统疾病及非恶性血液病。

1. **HSCT 适应证**

(1)血液系统恶性疾病:包括急性髓细胞性白血病、急性淋巴细胞白血病、慢性白血病、恶性淋巴瘤、骨髓瘤、骨髓增生异常综合征。

(2)非恶性血液病:包括再生障碍性贫血、阵发性睡眠性血红蛋白尿(PNH)、血红蛋白病(地中海贫血、镰状细胞贫血等)、范科尼贫血、联合免疫缺陷综合征、脂质贮积病、巨噬细胞疾病。

2. **HSCT 禁忌证**

(1)脏器功能障碍。

(2)感染。

(3)精神疾患。

3. **HSCT 前评估**

(1)脏器功能评估:心脏收缩舒张功能的评估;移植前肺的弥散功能和肺通气功能检测;肝功能检测;肌酐清除率的评估。

（2）是否存在未经控制的活动性感染，特别要注意肺部、肛周等部位。

（3）此外，还应评估患者的精神、心理状况及一般体力情况。

HSCT 前预处理：目的是为正常的 HSC 的植入提供空间，清除体内的肿瘤细胞或病变细胞，抑制免疫细胞，控制和减轻 GVHR 和 HVGR，促进供体造血细胞在受体内存活，达到免疫耐受的目的；对于肿瘤性疾病，预处理是清除肿瘤细胞的唯一途径，通常采用清髓性预处理；对异基因 HSCT 时，预处理方案既要考虑清除肿瘤细胞，又要考虑免疫抑制作用。

患者在预处理和造血细胞输注后一般都会出现全血细胞减少，尤其是粒细胞缺乏和血小板减少，减少的程度和持续时间与预处理强度、造血细胞来源、输注的单核细胞数和 CD34$^+$ 细胞数量有关；粒细胞缺乏出现后可给予人免疫球蛋白、粒细胞集落刺激因子等治疗，必要时给予输红细胞和血小板等对症支持治疗，帮助患者安全渡过围移植期。

异基因造血干细胞移植后，患者的造血细胞被供体来源的造血细胞取代，而体内的其他组织细胞仍为受者型，称为供体型造血嵌合状态。供体来源血细胞的比例，称为供体型嵌合率。一般供体型血细胞 >95%，可认为是完全嵌合；供体型血细胞在 5%~95%，为供受者混合嵌合状态；而 <5% 提示供体造血细胞被排斥。移植成功后还需要注意监测移植后不良反应及排斥反应的发生。

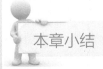

本章小结

1. 人类白细胞分化抗原是造血干细胞分化过程中细胞表面表达或丢失的标记分子，广泛参与免疫应答和调控过程。

2. 淋巴细胞是机体发挥免疫功能的重要细胞，可分为 B 淋巴细胞、T 淋巴细胞和固有淋巴细胞，前二者分别介导体液免疫与细胞免疫。

3. 免疫调节是机体通过识别和排除抗原性异物，达到维持自身生理动态平衡与相对稳定的生理功能，而免疫抑制则会造成机体对各种感染因子抵抗力降低和对肿瘤免疫监视功能的降低。当自身免疫耐受的完整性遭到破坏时可能诱发自身免疫病。

4. 利用杂交瘤技术制备单克隆抗体已经在血液病诊治中得到广泛应用。近年来，免疫检查点的研究使得新型免疫疗法得到发展，针对该通路的抗癌疗法靶位点主要有 3 个：PD-1、CTLA-4 和 PD-L1。

5. 主要组织相容性复合体（MHC）与免疫应答密切相关，决定移植组织是否相容。人的 MHC 又称为人类白细胞抗原（HLA），HLA 配型在器官和造血干细胞移植中具有重要作用。

思考题

1. 简述适应性免疫和体液免疫的作用机制。

2. 患者，女性，16 岁，咳嗽气喘、呼吸困难，诉出现症状前曾路过飘有柳絮的路段，请问患者最可能是哪一种类型超敏反应？

（周芙玲）

第四章
血液系统疾病的实验室检查及应用

第一节　血液检查及应用

一、血细胞计数检查

近年来由于血液学分析仪器的广泛应用,血液常规检测的项目增多,其中血液定量检查包括血红蛋白测定、红细胞计数、红细胞平均值测定;白细胞计数及分类计数;血小板计数、血小板平均值测定。

（一）红细胞的检测和血红蛋白测定

参考值:健康人群血红蛋白和红细胞数参考值见表4-1。

表 4-1　健康人群血红蛋白和红细胞数参考值

人群	参考值	
	血红蛋白（g/L）	红细胞数（$\times 10^{12}$/L）
成年男性	120~160	4.0~5.5
成年女性	110~150	3.5~5.0
新生儿	170~200	6.0~7.0

临床意义:

1. **红细胞及血红蛋白增多**　指单位容积血液中红细胞数及血红蛋白量高于参考值上限。多次检查成年男性红细胞 >6.0×10^{12}/L,血红蛋白 >170g/L;成年女性红细胞 >5.5×10^{12}/L,血红蛋白 >160g/L 时即认为增多。可再分为相对性增多和绝对性增多两类:

（1）相对性增多:是因血浆容量减少,使红细胞容量相对性增加。见于严重呕吐、腹泻、大量出汗、大面积烧伤、慢性肾上腺皮质功能减退、尿崩症、甲状腺功能亢进危象、糖尿病酮症酸中毒。

（2）绝对性增多:临床上称为红细胞增多症（polycythemia,erythrocytosis）,按发病原因可分为继发性和原发性两类,后者称为真性红细胞增多症。

1）继发性红细胞增多症:是血中红细胞生成素增多所致。

A.红细胞生成素代偿性增加:因血氧饱和度降低所引起。红细胞增多的程度与缺氧程度成正比。生理性红细胞生成素代偿性增加见于胎儿、新生儿及高原地区居民。病理性增加则见于严重的慢性心肺疾患如阻塞性肺气肿、肺源性心脏病、发绀型先天性心脏病,以及携氧能力低的异常血红蛋白病等。

B.红细胞生成素非代偿性增加:红细胞生成素增加与某些肿瘤或肾脏疾患有关,如肾癌、肝细胞癌、卵巢癌、肾胚胎瘤、子宫肌瘤以及肾盂积水、多囊肾等。

2）真性红细胞增多症（polycythemia vera,PV）:PV 是促红细胞生成素受体 JAKV617F 或者 exon12 基因突变导致促红细胞生成素受体持续激活所致。PV 是血液系统慢性肿瘤性疾病,目前认为是多能造血干细胞受累所致。其特点为红细胞持续性显著增多,可高达$(7\sim10)\times10^{12}/L$,血红蛋白达180~240g/L,全身总血容量也增加,白细胞和血小板也不同程度增多。本病属慢性和良性增多,部分患者可转变为白血病等。

2. 红细胞及血红蛋白减少

(1)生理性减少:婴幼儿及 15 岁以前的儿童,红细胞及血红蛋白一般比正常成人低 10%~20%;部分老年人、妊娠中晚期均可见红细胞数及血红蛋白减少。

(2)病理性减少:见于营养性贫血、再生障碍性贫血、溶血性贫血、血液系统恶性疾病、大量失血后、慢性感染、尿毒症、肝脏疾病、免疫性疾病等。

(二)白细胞的检测

1. 白细胞计数

参考值:成人:$(4\sim10)\times10^9/L$;新生儿:$(15\sim20)\times10^9/L$;6 个月 ~2 岁:$(11\sim12)\times10^9/L$。

临床意义:白细胞总数高于正常值(成人为 $10\times10^9/L$)称为白细胞增多,低于正常值(成人为 $4\times10^9/L$)称为白细胞减少。白细胞总数的增多或减少主要受中性粒细胞数量的影响,淋巴细胞等数量上的改变也会引起白细胞总数的变化。

(1)白细胞增多

1)生理性增多:见于新生儿、剧烈运动、妊娠与分娩、极度恐惧与疼痛。

2)病理性增高:见于细菌性感染、严重的组织损伤或大量血细胞破坏、急性大出血、急性中毒、手术后、传染性单核细胞增多症、某些类型的白血病等。

(2)白细胞减少

1)假性白细胞减少:粒细胞分布异常,循环池内的粒细胞迁移至边缘池,粒细胞计数减少,运动后粒细胞从边缘池进入循环池,计数恢复正常。

2)病理性减少:见于病毒性感染、伤寒、副伤寒、疟疾、再生障碍性贫血、放疗、化疗、非白血性白血病、电离辐射、系统性红斑狼疮、各种原因所致的脾脏肿大等。部分患者周期性中性粒细胞减少症病程迁延多年,血中中性粒细胞周期性减少,常间隔 21 天(15~45 天)发作 1 次,每次持续约 1 周,发作时全身不适,头痛、发热,伴有咽部或其他部位感染。

2. 白细胞分类计数   外周血涂片,经 Wright 染色后观察其形态,白细胞可分为下列 5 种类型,即中性粒细胞、嗜酸性粒细胞、嗜碱性粒细胞、淋巴细胞和单核细胞,各种类型白细胞的特点及其变化的临床意义叙述如下:

(1)中性粒细胞(neutrophil,N):在外周血中可分中性杆状核粒细胞(neutrophilic stab granulocyte,Nst)和中性分叶核粒细胞(neutrophilic segmented granulocyte,Nsg)两类。

参考值:5 种白细胞正常百分数和绝对值见表 4-2。

表 4-2   5 种白细胞正常百分数和绝对值

细胞类型	百分数(%)	绝对值($\times10^9/L$)
中性粒细胞(N)		
中性杆状核粒细胞(Nst)	0~5	0.04~0.05
中性分叶核粒细胞(Nsg)	50~70	2~7
嗜酸性粒细胞(E)	0.5~5	0.05~0.5
嗜碱性粒细胞(B)	0~1	0~0.1
淋巴细胞(L)	20~40	0.8~4
单核细胞(M)	3~8	0.12~0.8

临床意义：

1）中性粒细胞增多（neutrophilia）：中性粒细胞增多常伴随白细胞总数的增多。在生理情况下，外周血白细胞及中性粒细胞一天内存在着变化，下午较早晨为高。妊娠后期及分娩时、剧烈运动或劳动后、饱餐或淋浴后、高温或严寒等均可使其暂时性升高。病理性增多见于：

A. 急性感染：特别是化脓性球菌（如金黄色葡萄球菌、溶血性链球菌、肺炎链球菌等）感染为最常见的原因。应注意，在某些极重度感染时，白细胞总数不但不高，反而减低。

B. 严重的组织损伤及大量血细胞破坏：严重外伤、较大手术后、大面积烧伤、急性心肌梗死及严重的血管内溶血后 12~36 小时，白细胞总数及中性粒细胞可增多。

C. 急性大出血：在急性大出血后 1~2 小时内，周围血中的血红蛋白的含量及红细胞数尚未下降，而白细胞数及中性粒细胞却明显增多，特别是内出血时，白细胞可高达 20×10^9/L。

D. 急性中毒：代谢紊乱所致的代谢性中毒，如糖尿病酮症酸中毒、尿毒症和妊娠中毒症；急性化学药物中毒，如急性铅、汞中毒及安眠药中毒等；生物性中毒，如昆虫毒、蛇毒、毒蕈中毒等，白细胞及中性粒细胞均可增多。

E. 白血病、骨髓增殖性肿瘤及恶性肿瘤：大多数白血病患者外周血中白细胞数量呈不同程度的增多，可达 $(30~100) \times 10^9$/L 甚至更多。急性或慢性粒细胞白血病时，还出现中性粒细胞增多，并伴外周血中细胞质量改变。真性红细胞增多症、原发性血小板增多症和骨髓纤维化等骨髓增殖性肿瘤均可有中性粒细胞增多。各类恶性肿瘤，特别是消化道恶性肿瘤，如肝癌、胃癌可引起白细胞及中性粒细胞增多。

F. 某些激素的应用：糖皮质激素对血液和造血系统有影响。可以刺激骨髓的造血功能，刺激骨髓中的中性粒细胞释放入血而使中性粒细胞数增多。肾上腺皮质激素可以促进边缘池的粒细胞释放到循环池中，也可以引起中性粒细胞升高。

2）中性粒细胞减少（neutropenia）：白细胞总数低于 4×10^9/L 称白细胞减少（leukopenia）。当中性粒细胞绝对值低于 1.5×10^9/L，称为粒细胞减少症，低于 0.5×10^9/L 时称为粒细胞缺乏症。引起中性粒细胞减少的原因有：

A. 感染：特别是革兰氏阴性杆菌感染，如伤寒、副伤寒杆菌感染时，白细胞及中性粒细胞均减少。某些病毒感染性疾病，如流行性感冒（流感）、病毒性肝炎、水痘、风疹、巨细胞病毒感染时，白细胞亦常减低。某些原虫感染，如疟疾、黑热病时白细胞亦可减少。

B. 血液系统疾病：再生障碍性贫血、非白血性白血病、恶性组织细胞病、巨幼细胞贫血、严重缺铁性贫血、阵发性睡眠性血红蛋白尿以及骨髓转移癌等，白细胞减少同时常伴血小板及红细胞减少。

C. 物理、化学因素损伤：X 线、γ 射线、放射性核素等物理因素，化学物质如氯霉素、磺胺类药、抗肿瘤药、糖尿病及抗甲状腺药物等均可引起白细胞及中性粒细胞减少。

D. 单核 - 吞噬细胞系统功能亢进：各种原因引起的脾脏肿大及其功能亢进，如门脉性肝硬化、淋巴瘤、Gaucher 病（戈谢病）、Niemann-Pick 病（尼曼 - 匹克病）常见白细胞及中性粒细胞减少。

E. 自身免疫病：如系统性红斑狼疮、干燥综合征、类风湿关节炎等，产生自身抗体导致白细胞及中性粒细胞减少。

3）中性粒细胞的核象变化：病理情况下，中性粒细胞核象可发生变化，出现核左移或核右移现象（图 4-1）。

A. 核左移：周围血中出现不分叶核粒细胞（包括杆状核粒细胞、晚幼粒细胞、中幼粒细胞、早幼粒细胞等）的百分率增高（超过 5%）时，称为核左移。常见于感染，特别是急性化脓性感染、急性失血、急性中毒及急性溶血反应等。白血病和类白血病反应可出现极度核左移现象。

B. 核右移：周围血中若中性粒细胞核出现 5 叶或更多分叶，其百分率超过 3% 者，称为核右移，主要见于巨幼细胞贫血及造血功能减退，也可见于应用抗代谢药物，如阿糖胞苷或 6- 巯基嘌呤等。在炎症的恢复期可出现一过性核右移。如在疾病进展期突然出现核右移的变化，则表示预后不良。

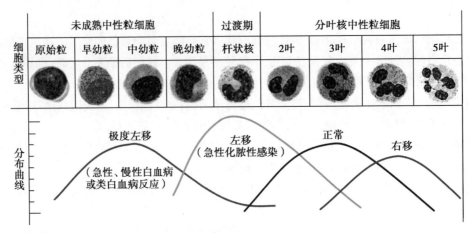

图 4-1　中性粒细胞的核象变化

（2）嗜酸性粒细胞（eosinophil，E）

参考值：百分比为 0.5%~5%；绝对值为 (0.005~0.5) × 10⁹/L。

临床意义：

1）嗜酸性粒细胞增多（eosinophilia）

A. 过敏性疾病：支气管哮喘、药物过敏、荨麻疹、食物过敏、血管神经性水肿、血清病等外周血嗜酸性粒细胞增多可达 10% 以上。

B. 寄生虫病：血吸虫病、蛔虫病、钩虫病等血中嗜酸性粒细胞增多，常达 10% 或更多。某些寄生虫感染患者嗜酸性粒细胞明显增多，导致白细胞总数高达 (20~50) × 10⁹/L，90% 以上为嗜酸性粒细胞，为嗜酸性粒细胞型类白血病反应。

C. 皮肤病：如湿疹、剥脱性皮炎、天疱疮、银屑病等可见外周血嗜酸性粒细胞轻中度增高。

D. 血液病：如慢性粒细胞白血病、嗜酸性粒细胞白血病、淋巴瘤、多发性骨髓瘤、嗜酸性粒细胞肉芽肿等，外周血嗜酸性粒细胞可有不同程度增高，有的可伴幼稚嗜酸性粒细胞增多。

E. 某些恶性肿瘤：某些上皮肿瘤如肺癌等可引起嗜酸性粒细胞增高。

F. 某些传染病：急性传染病时，嗜酸性粒细胞大多减少，但猩红热时可引起嗜酸性粒细胞增多。

G. 其他：风湿性疾病、脑腺垂体功能减低症、肾上腺皮质功能减低症、过敏性间质性肾炎等也常伴有嗜酸性粒细胞增多。

2）嗜酸性粒细胞减少（eosinopenia）：常见于伤寒、副伤寒初期，大手术、烧伤等应激状态，或长期应用肾上腺皮质激素后，其临床意义甚小。

（3）嗜碱性粒细胞（basophil，B）

参考值：百分比为 0~1%；绝对值为 (0~0.1) × 10⁹/L。

临床意义：

1）嗜碱性粒细胞增多（basophilia）

A. 过敏性疾病：过敏性结肠炎、药物、食物、吸入物超敏反应、红斑狼疮及类风湿关节炎等嗜碱性粒细胞增多。

B. 血液病：慢性粒细胞白血病、嗜碱性粒细胞白血病以及骨髓纤维化等均可见嗜碱性粒细胞增多。

C. 恶性肿瘤：特别是转移癌时嗜碱性粒细胞增多，其机制不清楚。

D. 其他：如糖尿病，传染病如水痘、流感、天花、结核等，均可见嗜碱性粒细胞增多。

2）嗜碱性粒细胞减少：无临床意义。

（4）淋巴细胞（lymphocyte，L）：淋巴细胞可分为大淋巴细胞与小淋巴细胞，前者直径在 10~15μm，占 10%；后者直径为 6~10μm，占 90%。

参考值：百分比为 20%~40%；绝对值为 $(0.8~4) \times 10^9/L$。

临床意义：

1）淋巴细胞增多（lymphocytosis）：儿童期淋巴细胞较高，婴儿出生时淋巴细胞约占 35%，粒细胞占 65%。4~5 天后淋巴细胞可达 50%，与粒细胞比例大致相等。4~6 岁时，淋巴细胞比例逐渐减低，粒细胞比例增加，逐渐达正常成人水平。此为儿童期的淋巴细胞生理性增多。病理性淋巴细胞增多见于：

A. 感染性疾病：主要为病毒感染，如麻疹、风疹、水痘、流行性腮腺炎、传染性单核细胞增多症、传染性淋巴细胞增多症、病毒性肝炎、流行性出血热以及柯萨奇（Coxsackie）病毒、腺病毒、巨细胞病毒等感染，也可见于百日咳杆菌、结核分枝杆菌、布鲁氏菌、梅毒螺旋体、弓形虫等的感染。

B. 心血管系统疾病：心肌梗死、急性心力衰竭等。

C. 肿瘤性疾病：急性和慢性淋巴细胞白血病、淋巴瘤、乳腺癌、胸腺瘤等。

D. 急性传染病的恢复期。

E. 移植排斥反应：如移植物抗宿主反应（GVHR）或移植物抗宿主病（GVHD）。

再生障碍性贫血、粒细胞减少症和粒细胞缺乏症时中性粒细胞减少，故淋巴细胞比例相对增高，但淋巴细胞的绝对值并不增高。

2）淋巴细胞减少（lymphocytopenia）：主要见于传染病急性期、肝炎、流感、活动性结核病、烧伤、锌缺乏、乙醇中毒，应用肾上腺皮质激素、烷化剂、抗淋巴细胞球蛋白等的治疗以及放射线损伤、免疫缺陷疾病、丙种球蛋白缺乏症等。

（5）单核细胞（monocyte）

参考值：百分比为 3%~8%；绝对值为 $(0.12~0.8) \times 10^9/L$。

临床意义：

1）单核细胞增多（monocytosis）：婴幼儿及儿童单核细胞可增多，属生理性增多。病理性增多见于：

A. 某些感染：如感染性心内膜炎、疟疾、黑热病、急性感染的恢复期、活动性肺结核等，单核细胞明显增多。

B. 某些血液病：如单核细胞白血病、粒细胞缺乏症恢复期、多发性骨髓瘤、恶性组织细胞病、淋巴瘤、骨髓增生异常综合征等也可见单核细胞增多。

2）单核细胞减少（monocytopenia）：无临床意义。

（三）血小板的检测

1. 血小板计数

参考值：$(100~300) \times 10^9/L$。

临床意义：

（1）血小板减少：血小板低于 $100 \times 10^9/L$ 称为血小板减少。可见于：

1）血小板生成障碍：见于再生障碍性贫血、巨幼细胞贫血、急性白血病、骨髓纤维化晚期、多发性骨髓瘤、骨髓增生异常综合征（MDS）、放射性损伤等。

2）血小板破坏或消耗增多：见于原发性血小板减少性紫癜（ITP）、系统性红斑狼疮（SLE）、恶性淋巴瘤、上呼吸道感染、风疹、新生儿血小板减少症、输血后血小板减少症、弥散性血管内凝血（DIC）、血栓性血小板减少性紫癜（TTP）、先天性血小板减少症。

3）血小板分布异常：如脾肿大（肝硬化、Banti 综合征）、血液被稀释（输入大量库存血或大量血浆）等。

（2）血小板增多：血小板超过 $400 \times 10^9/L$ 为血小板增多。

1）原发性增多：见于骨髓增殖性肿瘤，如真性红细胞增多症和原发性血小板增多症、骨髓纤维化早期及慢性粒细胞白血病等。

2)反应性增多：见于急性感染、急性溶血、缺铁性贫血、急性失血、某些炎症、某些癌症患者,这种增多大多在 $500 \times 10^9/L$ 左右。另外,剧烈运动、分娩亦可出现血小板增多。

2. 血小板平均容积和血小板分布宽度测定

参考值：MPV 为 7~11fl,PDW 为 15%~17%。

临床意义：

(1)血小板平均容积(mean platelet volume,MPV)代表单个血小板的平均容积。

1)增加见于：①血小板破坏增加而骨髓代偿功能良好者；②造血功能抑制解除后,MPV 增加是造血功能恢复的首要表现。

2)减低见于：①骨髓造血功能不良,血小板生成减少；②有半数白血病患者 MPV 减低；③ MPV 随血小板数而持续下降,是骨髓造血功能衰竭的指标之一。

(2)血小板分布宽度(platelet distribution width,PDW)反映血小板容积大小的分散度,用所测单个血小板容积大小的变异系数(CV%)表示。PDW 减小表明血小板的均一性高。PDW 增高表明血小板大小悬殊,见于急性髓系白血病、巨幼细胞贫血、慢性粒细胞白血病、脾切除、巨大血小板综合征、血栓性疾病等。

(四)网织红细胞的检测

网织红细胞(reticulocyte)是晚幼红细胞脱核后的细胞。由于胞质内还残存核糖体等嗜碱性物质,煌焦油蓝或新亚甲蓝染色时呈现浅蓝或深蓝色的网织状细胞而得名。网织红细胞较成熟红细胞稍大,直径为 8~9.5μm,是 Wright 染色血涂片中的嗜多色性红细胞。

1. 网织红细胞测定

参考值：百分比为 0.5%~1.5%；绝对值为 $(24~84) \times 10^9/L$。

临床意义：

(1)网织红细胞增多：表示骨髓红细胞系增生旺盛,常见于溶血性贫血、急性失血、缺铁性贫血、巨幼细胞贫血及某些贫血患者治疗后,如补充铁或维生素 B_{12} 及叶酸后。

(2)网织红细胞减少：表示骨髓造血功能减低,常见于再生障碍性贫血。在骨髓病性贫血(如急性白血病等)时,骨髓中异常细胞大量浸润,使红细胞增生受到抑制,网织红细胞也减少。

2. 网织红细胞生成指数　由于网织红细胞百分数可受贫血程度(血细胞比容)及网织红细胞在外周血中变成成熟红细胞的时间长短等影响,Finch 提出贫血时用计算网织红细胞生成指数(reticulocyte production index,RPI)来纠正这些影响。RPI 代表网织红细胞的生成相当于正常人的多少倍。其计算方法为：

$$RPI=(患者网织红细胞百分比 / 患者网织红细胞成熟时间) \times$$
$$(患者血细胞比容 / 正常人血细胞比容)$$

注：患者网织红细胞成熟时间(天)通常定为 2 天,正常人血细胞比容男性成人为 45%,女性成人为 40%。

参考值：正常人 RPI 为 1。

临床意义：正常值 =1,升高不够或减少表明骨髓增生低下或红细胞系成熟障碍。

(1)贫血时,若红细胞增生正常：RPI 升高 3~7 倍。

(2)贫血时,若红细胞增生不足：RPI 上升与贫血程度不一致,只升高 <2 倍。

(3)若 RPI 降低,则可能骨髓造血能力低下或原料严重缺乏。若同时骨髓中增生活跃,含有许多有核红细胞,则可能有无效红细胞生成。

(五)红细胞沉降率测定

红细胞沉降率(erythrocyte sedimentation rate,ESR)是指红细胞在一定条件下沉降的速率,通常以红细胞在第一小时末下沉的距离来表示,简称血沉。它受多种因素影响：①血浆中各种蛋白的比例改变,如血浆中纤维蛋白原或球蛋白增加或清蛋白减少；②红细胞数量和形状：红细胞减少时血沉加快,球形红细胞增多时血沉减慢。

参考值：男性 0~15mm/1h 末；女性 0~20mm/1h 末。

临床意义：

1. 血沉增快

(1)生理性增快：12 岁以下的儿童、60 岁以上的高龄者、女性月经期、妊娠 3 个月以上血沉可加快，其增快可能与生理性贫血或纤维蛋白原含量增加有关。

(2)病理性增快

1)各种炎症性疾病：急性细菌性炎症时，炎症发生后 2~3 天即可见血沉增快。风湿热、结核病时，因纤维蛋白原及免疫球蛋白增加，血沉明显加快。

2)组织损伤及坏死：如急性心肌梗死时血沉增快，而心绞痛时则无改变。

3)恶性肿瘤：增长迅速的恶性肿瘤血沉增快，可能与肿瘤细胞分泌糖蛋白(属球蛋白)、肿瘤组织坏死、继发性感染或贫血等因素有关。

4)各种原因导致血浆球蛋白相对或绝对增高时，血沉均可增快，如慢性肾炎、肝硬化、多发性骨髓瘤、巨球蛋白血症、淋巴瘤、系统性红斑狼疮、亚急性感染性心内膜炎、黑热病等。

5)其他：部分贫血患者，血沉可轻度增快。动脉粥样硬化、糖尿病、肾病综合征、黏液水肿等患者，血中胆固醇高，血沉亦见增快。

2. 血沉减慢　一般临床意义较小，严重贫血、球形红细胞增多症和纤维蛋白原重度缺乏者，血沉可减慢。

(六) 血细胞比容测定和红细胞有关参数的应用

1. 血细胞比容测定　血细胞比容(hematocrit，HCT)又称血细胞压积(packed cell volume，PCV)，是指血细胞在血液中所占容积的比值。用抗凝血在一定条件下离心沉淀即可测得。

参考值：

温氏法：男：0.40~0.50，平均 0.45；女：0.37~0.48，平均 0.40。

临床意义：血细胞比容可反映红细胞的增多或减少，但受血浆容量改变的影响，同时也受红细胞体积大小的影响。

(1)血细胞比容增高：各种原因所致的血液浓缩，血细胞比容常达 0.50 以上。临床上测定脱水患者的血细胞比容，作为计算补液量的参考。各种原因所致的红细胞绝对值增多时，血细胞比容均增加，如真性红细胞增多症，可高达 0.60 以上，甚至达 0.80。

(2)血细胞比容减低：见于各种贫血。由于贫血类型不同，红细胞体积也有不同，血细胞比容的减少与红细胞数减少并不一定成正比。因此必须将红细胞数、血红蛋白量和血细胞比容三者结合起来，计算红细胞各项平均值才更有参考意义。

2. 红细胞平均值的计算　将同一份血液标本同时测得的红细胞数、血红蛋白量和血细胞比容 3 项数据，按以下公式可以计算出红细胞的 3 种平均值：

(1)平均红细胞体积(mean corpuscular volume，MCV)：系指每个红细胞的平均体积，以飞升(fl)为单位(1fl=10^{-15}L)。

参考值：手工法：82~92fl；血细胞分析仪法：80~100fl。

(2)平均红细胞血红蛋白含量(mean corpuscular hemoglobin，MCH)：系指每个红细胞内所含血红蛋白的平均值，以皮克(pg)为单位(1pg=10^{-12}g)。

参考值：手工法：27~31pg；血细胞分析仪法：27~34pg。

(3)平均红细胞血红蛋白浓度(mean corpuscular hemoglobin concentration，MCHC)：系指每升血液中平均所含血红蛋白克数，以 g/L 表示。

参考值：320~360g/L。

临床意义：根据上述 3 项红细胞平均值可进行贫血的形态学分类，见表 4-3。

表 4-3　贫血的形态学分类

贫血的形态学分类	MCV (fl)*	MCH (pg)*	MCHC (g/L)	病因
正常细胞性贫血	80~100	27~34	320~360	再生障碍性贫血、急性失血性贫血、多数溶血性贫血、骨髓病性贫血如白血病等
大细胞性贫血	>100	>34	320~360	巨幼细胞贫血及恶性贫血
小细胞低色素性贫血	<80	<27	<320	缺铁性贫血、珠蛋白生成障碍性贫血、铁粒幼细胞贫血
单纯小细胞性贫血	<80	<27	320~360	慢性感染、炎症、肝病、尿毒症、恶性肿瘤、风湿性疾病等所致的贫血

*为血细胞分析仪法测定。

二、血细胞形态检查

目前,血液常规检测的项目中,血细胞形态学检查主要包括红细胞形态、白细胞形态学(白细胞五分类的形态学)及血小板形态。

(一) 外周血红细胞的形态

1. **成熟红细胞**　正常成熟红细胞呈双凹圆盘形,在血涂片中见到为圆形,大小较一致,直径 6~9μm,平均 7.5μm。红细胞的厚度边缘部约 2μm,中央约 1μm,染色后四周呈浅橘红色,而中央呈淡染区(又称中央苍白区),大小约相当于细胞直径的 1/3~2/5。病理情况下外周血中常见的红细胞形态异常有以下几种(图 4-2)。

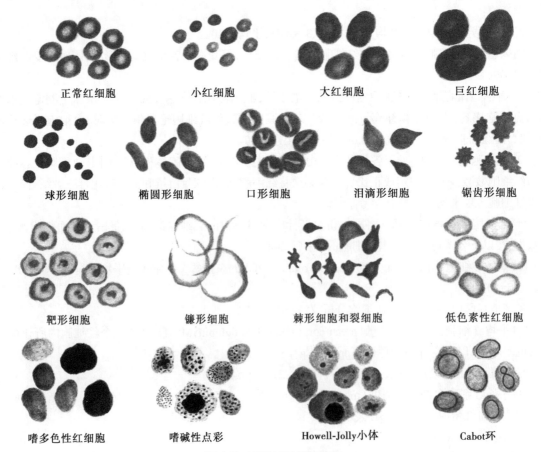

正常红细胞	小红细胞	大红细胞	巨红细胞
球形细胞	椭圆形细胞	口形细胞	泪滴形细胞	锯齿形细胞
靶形细胞	镰形细胞	棘形细胞和裂细胞	低色素性红细胞
嗜多色性红细胞	嗜碱性点彩	Howell-Jolly小体	Cabot环

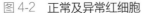

图 4-2　正常及异常红细胞

（1）大小异常

1）小红细胞（microcyte）：红细胞直径小于 6μm。见于低色素性贫血，如缺铁性贫血。红细胞体积可变小，中央淡染区扩大，红细胞呈小细胞低色素性。球形细胞的直径也小于 6μm，但其厚度增加，血红蛋白充盈好，细胞着色深，中央淡染区消失。

2）大红细胞（macrocyte）：直径大于 10μm。见于溶血性贫血、急性失血性贫血，也可见于巨幼细胞贫血。

3）巨幼细胞（megalocyte）：直径大于 15μm。常见于叶酸和 / 或维生素 B_{12} 缺乏所致的巨幼细胞贫血。巨幼细胞常呈椭圆形，内含血红蛋白量高，中央淡染区常消失。

4）红细胞大小不均（anisocytosis）：红细胞大小悬殊，直径可相差 1.6 倍以上。这种现象见于病理造血，反映骨髓中红细胞系增生明显旺盛。在增生性贫血如缺铁性贫血、溶血性贫血、失血性贫血等达中度以上时，均可见某种程度的红细胞大小不均，而在巨幼细胞贫血时尤为明显。

（2）形态异常：较常见的有以下几种。

1）球形细胞（spherocyte）：直径小于 6μm，厚度增加大于 2.9μm。细胞体积小，圆球形，着色深，中央淡染区消失。主要见于遗传性球形红细胞增多症，也可见于自身免疫性溶血性贫血。涂片中此种细胞约占 20% 以上时才有诊断参考价值。

2）椭圆形细胞（elliptocyte oval cell）：红细胞的横径 / 长径 <0.78，呈卵圆形或两端钝圆的长柱状。正常人血涂片中约有 1% 的椭圆形细胞。遗传性椭圆形细胞增多症患者有严重贫血时可达 15% 以上，一般高于 25%~50% 才有诊断价值。巨幼细胞贫血时可见到巨椭圆形红细胞。

3）口形红细胞（stomatocyte）：红细胞中央淡染区呈扁平裂缝状，宛如微张口的嘴形或鱼口状。正常人涂片中偶见，如多达 10% 以上，常见于遗传性口形红细胞增多症。少量可见于弥散性血管内凝血（DIC）及酒精中毒时。

4）靶形红细胞（target cell）：此种细胞的中央淡染区扩大，中心部位又有部分色素存留而深染，状似射击靶标。有的中心深染区像从红细胞边缘延伸出的半岛状或柄状。珠蛋白生成障碍性贫血、异常血红蛋白病，靶形细胞常占 20% 以上。少量也可见于缺铁性贫血、其他溶血性贫血以及黄疸或脾切除后的病例。

5）镰状细胞（sickle cell）：形如镰刀状，见于镰状细胞贫血（HbS 病）。

6）泪滴形细胞（dacryocyte，teardrop cell）：细胞呈泪滴状或手镜状，见于骨髓纤维化，也可见于珠蛋白生成障碍性贫血、溶血性贫血等。

7）棘细胞（acanthocyte，burr cell）及刺细胞（spur cell）：棘细胞外周呈钝锯齿状突起，刺细胞外周呈不规则、不匀称的棘刺状突起。见于棘形细胞增多症（先天性无 β 脂蛋白血症），也可见于脾切除后、酒精中毒性肝病、尿毒症等。

8）裂细胞（schistocyte）：又称红细胞形态不整、红细胞异形症，指红细胞发生各种明显的形态学异常改变。红细胞可呈梨形、泪滴形、新月形、长圆形、哑铃形、逗点形、三角形、盔形以及球形、靶形等。见于红细胞因机械或物理因素所致的破坏，为微血管病性溶血的表现如弥散性血管内凝血、血栓性血小板减少性紫癜、溶血性尿毒综合征、恶性高血压以及心血管创伤性溶血性贫血等。也可见于严重烧伤患者。

9）红细胞缗线状形成（rouleaux formation）：涂片中红细胞呈串状叠连似缗线状。常见于多发性骨髓瘤、原发性巨球蛋白血症等。

（3）染色反应异常：有以下几种：

1）低色素性（hypochromic）：红细胞染色过浅，中央苍白区扩大，提示血红蛋白含量明显减少。常见于缺铁性贫血、珠蛋白生成障碍性贫血、铁粒幼细胞贫血，也可见于某些血红蛋白病。

2）高色素性（hyperchromic）：红细胞着色深，淡染区消失，其平均血红蛋白含量增高。常见于巨幼细胞贫血，球形细胞也呈高色素性。

3）嗜多色性（多染色性，polychromatic）：红细胞呈淡灰蓝色或紫灰色，是一种刚脱核的红细胞，体积较正常红细胞稍大，称嗜多色性红细胞或多染色性红细胞。正常人外周血中约占1%。其增多反映骨髓造血功能活跃，红细胞系增生旺盛。见于增生性贫血，尤以溶血性贫血时为最多见。

（4）结构的异常：红细胞中出现异常结构：

1）嗜碱性点彩（basophilic stippling）：红细胞内含有嗜碱性点状物质，是核糖体凝集而成的。有时与嗜多色性并存，也可发现于有核红细胞胞质内。大量增多并呈粗颗粒状点彩，多见于铅中毒，也可见于骨髓增生旺盛的其他贫血如巨幼细胞贫血等。

2）染色质小体（Howell-Jolly body）：红细胞内含有圆形紫红色小体，直径约0.5~1μm，1个或数个，是核的残余物质，亦可出现于晚幼红细胞中。此小体多见于溶血性贫血、巨幼细胞贫血、红白血病及其他增生性贫血。

3）卡波环（Cabot ring）：成熟红细胞内出现一条很细的淡紫红色线状体，呈环形或"8"字形，曾认为是核膜的残余物。目前认为可能是纺锤体的残余物或是胞质中脂蛋白变性所致。提示严重溶血、溶血性贫血、巨幼细胞贫血、铅中毒及白血病等。

4）有核红细胞（nucleated erythrocyte）：正常成人有核红细胞均存在于骨髓之中，外周血涂片中除在新生儿可见到有核红细胞外，成人如出现有核红细胞，均属病理现象。主要见于：①各种溶血性贫血；②红白血病；③髓外造血，如骨髓纤维化；④其他，如骨髓转移癌、严重缺氧等。

2. 网织红细胞　网织红细胞（reticulocyte）是晚幼红细胞脱核后胞质残留核糖核酸（RNA）的阶段，经过24~48h后RNA完全消失，成熟为红细胞。网织红细胞较成熟红细胞稍大，直径为8~9.5μm，是Wright染色血涂片中的嗜多色性红细胞。根据活体染色后胞质中网织状蓝绿色沉淀物质的多少，可将网织红细胞分为丝球型、网型、破网型、点粒型四类。

（二）外周血白细胞的形态学

1. 中性粒细胞　正常中性粒细胞呈圆形，直径为10~13μm。胞质丰富，在瑞氏染色下呈无色或极浅的粉红色，含较多细小均匀的淡粉红色中性颗粒。胞核为深紫红色，染色质紧密呈块状，核形弯曲呈杆状者称杆状核，有时核弯曲盘旋而呈C形、S形、V形或不规则形，而核呈分叶状称分叶核，通常为2~5叶，叶与叶之间经细丝相连，一般以2~3叶居多，病理情况下分叶可达10叶。病理情况下外周血中的中性粒细胞形态异常有以下几种：

（1）中性粒细胞的中毒性改变：在严重传染性疾病（如猩红热）、各种化脓性感染、败血症、恶性肿瘤、中毒及大面积烧伤等病理性情况下，中性粒细胞可发生下列中毒性和退行性变化。下列改变可单独出现，亦可同时出现：①细胞大小不均：表现为细胞体增大，细胞大小悬殊。见于病程较长的化脓性炎症或慢性感染时。可能是骨髓幼稚中性粒细胞受内毒素等影响发生不规则分裂增殖所致。②中毒颗粒：中性粒细胞胞质中出现粗大颗粒，大小不等，分布不均，染色呈深紫红色或紫黑色，称为中毒颗粒。中性粒细胞碱性磷酸酶（NAP）活性显著增高。③空泡形成：中性粒细胞胞质或胞核中可见单个或多个大小不等的空泡，可能是细胞质发生脂肪变性所致。④杜勒小体（Dohle bodies）：是中性粒细胞胞质中毒性变化而保留的局部嗜碱性区域。圆形或梨形，呈云雾状，天蓝色或蓝黑色，直径1~2μm。杜勒小体亦可在单核细胞胞质中出现。⑤核变性：是中性粒细胞胞核出现固缩、溶解及碎裂的现象。

（2）巨多分叶核中性粒细胞：细胞胞体较大，直径达16~25μm，核分叶过多，常超过5叶以上，甚至10叶以上，核染色质疏松。多见于巨幼细胞贫血或应用抗代谢药物治疗后。

（3）棒状小体（Auer bodies）：为白细胞胞质中出现的红色细杆状物质，一个或数个，长约1~6μm，故称为棒状小体，又称为Auer小体。Auer小体一旦出现在细胞中，就可拟诊为急性白血病。Auer小体在鉴别急性白血病类型时有重要价值。急性淋巴细胞白血病无此种小体，而在急性粒细胞白血病和急性单核细胞白血病时则可见到，尤其是急性早幼粒细胞白血病，胞质内可见到柴捆状Auer小体（图4-3）。

(4)其他:系与遗传有关的异常形态变化。① Pelger-Huet 畸形:也称家族性粒细胞异常,表现为成熟中性粒细胞核先天性分叶异常,核畸形,如肾形、哑铃形、夹鼻眼镜形、花生形等,常为常染色体显性遗传性疾病,也可发生于某些感染、白血病和骨髓增生异常综合征等。② Chediak-Higashi 畸形:是常染色体隐性遗传性疾病,骨髓和血涂片的各期粒细胞中含有数个至数十个直径为 2~5μm 的包涵体,呈淡紫红色或蓝紫色颗粒,在淋巴细胞和单核细胞胞质内也可以见到。临床上患者易感染,常伴白化病。③ Alder-Reilly 畸形:其特点是在中性粒细胞内含有巨大深

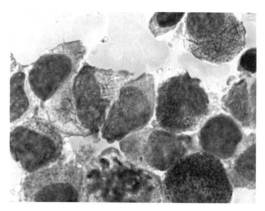

图 4-3 柴捆状 Auer 小体

染嗜天青颗粒,在淋巴细胞和单核细胞也可以见到此种包涵体。患者常伴有脂肪软骨营养不良或遗传性黏多糖代谢障碍。④ May-Hegglin 畸形:患者粒细胞终身含有淡蓝色包涵体,形态与杜勒小体相似,但常较大而圆;除中性粒细胞外,其他粒细胞(嗜酸、嗜碱性粒细胞),甚至巨核细胞中也能见到。

2. 嗜酸性粒细胞 正常的嗜酸性粒细胞呈圆形,直径为 13~15μm。胞质内充满粗大、整齐、均匀、紧密排列的砖红色或鲜红色嗜酸性颗粒,折光性强。胞核多为两叶,呈眼镜状,深紫色。嗜酸性粒细胞容易破碎,颗粒可分散于细胞周围。

异常形态的嗜酸性粒细胞:颗粒粗大,分布不均,有些颗粒嗜碱性强,胞质呈空泡,核分叶过多或不分叶,在慢性嗜酸性粒细胞白血病或者某些急性髓细胞性白血病(AML-M4Eo)可以见到。

3. 嗜碱性粒细胞 正常嗜碱性粒细胞胞体呈圆形,直径 10~12μm。胞质紫红色,内有少量粗大但大小不均、排列不规则的黑蓝色嗜碱性颗粒,常覆盖于核面上。胞核一般为 2~3 叶,因被颗粒遮盖,核着色较浅,而使分叶有模糊不清感。

4. 淋巴细胞 正常淋巴细胞可分为大淋巴细胞与小淋巴细胞,前者直径在 10~15μm,占 10%;后者直径为 6~10μm,占 90%。胞体呈圆形或椭圆形。大淋巴细胞的胞质丰富,呈蔚蓝色,内含少量紫红色嗜天青颗粒;小淋巴细胞胞质很少,甚至完全不见,呈深蓝色。胞核均呈圆形或椭圆形,偶见凹陷,深紫色,染色质聚集成块状。

外周血中有时可见到形态变异的不典型淋巴细胞,称为异型淋巴细胞(abnormal lymphocyte)。Downey 根据细胞形态学特点将其分为 3 型:

(1)Ⅰ型(泡沫型):胞体较淋巴细胞稍大,呈圆形或椭圆形,部分为不规则形。核偏位,呈圆形、肾形或不规则形,核染色质呈粗网状或小块状、无核仁。胞质丰富,呈深蓝色,含有大小不等的空泡,使胞质呈泡沫状,无颗粒或有少数颗粒。通常以此型最为多见。

(2)Ⅱ型(不规则型):胞体较Ⅰ型大,细胞外形常不规则,似单核细胞,故也称为单核细胞型。胞质丰富,呈淡蓝色或淡蓝灰色,可有少量嗜天青颗粒,一般无空泡。核形与Ⅰ型相似,但核染色质较Ⅰ型细致,亦呈网状,核仁不明显。

(3)Ⅲ型(幼稚型):胞体大,直径 15~18μm,呈圆形或椭圆形,胞质量多,蓝色或深蓝色,一般无颗粒,有时有少许小空泡。核圆形或椭圆形,核染色质呈纤细网状,可见 1~2 个核仁。

异型淋巴细胞在正常人外周血中偶可见到,但不超过 2%。异型淋巴增多可见于:①感染性疾病:引起淋巴细胞增多的病毒性疾病均可出现异型淋巴细胞,尤其是传染性单核细胞增多症、流行性出血热等疾病,可高达 10% 以上(图 4-4)。疾病恢复后,异型淋巴细胞仍可在外周血中持续数周或数月才逐渐消失。②也可见于某些细菌性感染、螺旋体病、立克次体病或原虫感染(如疟疾)等疾病。③药物过敏、输血、血液透析或体外循环术后,可能与细胞肥大病毒感染有关。④其他疾病如免疫性疾病、粒细胞缺乏症、放射治疗等也可出现异型淋巴细胞。

5. 单核细胞　正常单核细胞胞体大,直径为14~20μm,呈圆形或不规则形。胞质较多,染淡蓝色或灰蓝色,内含较多的细小、灰尘样的紫红色颗粒。细胞核大,核形不规则,呈肾形、马蹄形等,常折叠扭曲,淡紫红色,染色质细致、疏松如网状。

成熟单核细胞形态异常较多,空泡增多较为常见,可见单核细胞吞噬血细胞,如血小板、红细胞。

（三）外周血血小板的形态

正常血小板胞体为圆形、椭圆形或不规则形,直径为 2~3μm。胞质淡蓝色或淡红色,中央含细小的嗜天青颗粒。中型血小板约占 44.3%~49%,小型

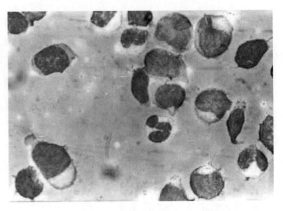

图 4-4　外周血出现大量异型淋巴细胞

血小板占 33%~47%,大型血小板占 8%~16%,巨型血小板占 0.7%~2%。血小板形态变化的意义如下。

1. 大小的变化　大小异常包括巨大血小板、血小板大小不一、超巨大血小板。血小板明显的大小不均,巨大的血小板直径可以大至 20~50μm 以上,主要见于原发性血小板减少性紫癜（ITP）、粒细胞白血病及某些反应性骨髓增生旺盛的疾病。

2. 形态的变化　形态异常包括灰色血小板、空泡血小板、巨核细胞胞质碎片、畸形血小板。异常血小板的比值超过 10% 时才考虑有临床意义。正常幼稚型增多见于急性失血后,病理性幼稚型增多见于特发性和反应性血小板疾病。当骨髓巨核细胞增生旺盛时,尤其是 ITP 出现血小板减少危象和粒细胞白血病时,可以见到大量蓝色的、巨大的血小板。

三、常见血液病的血液学特点

（一）贫血性疾病

1. 缺铁性贫血（iron deficiency anemia,IDA）　是指由于各种原因导致机体用来制造血红蛋白的贮存铁减少甚至耗尽时所发生的小细胞低色素性贫血。缺铁性贫血是贫血中最常见的类型,多发生于幼儿、妊娠及哺乳期女性、慢性失血及胃肠道吸收功能障碍者。

（1）血红蛋白、红细胞均减少,以血红蛋白减少更为明显。血常规表现为平均红细胞体积（MCV）小、平均血红蛋白浓度（MCHC）下降、平均血红蛋白含量（MCH）降低、红细胞体积分布宽度（RDW）增大。

（2）轻度贫血时红细胞形态无明显异常,中度以上贫血时红细胞体积减小,中心淡染区扩大,严重时红细胞可呈环状,并有嗜多色性红细胞及点彩红细胞增多。

（3）网织红细胞轻度增多或正常,在铁剂治疗 4~5 天后,网织红细胞开始上升,在 7~12 天达到高峰,之后逐渐下降,这个网织红细胞治疗反应是铁剂治疗的有效指征。

（4）白细胞计数及分类一般正常,血小板计数一般正常。

2. 巨幼细胞贫血（megaloblastic anemia,MA）　系由于某些原因引起叶酸、维生素 B_{12} 缺乏,或机体对叶酸、维生素 B_{12} 需求过盛或吸收障碍,最终导致脱氧核糖核酸（DNA）合成障碍的特殊类型的增生性大细胞性贫血。常发生于偏食、营养不足、妊娠妇女、婴幼儿、慢性胃肠疾患等。

（1）血红蛋白、红细胞减少,以红细胞减少更为明显。呈大细胞性贫血,MCV 和 MCH 增大。血涂片可见红细胞大小不等,以中央淡染区不明显的大红细胞多见,嗜多色性和嗜碱点彩红细胞及Howell-Jolly 小体易见。

（2）网织红细胞计数常正常或者轻度升高,有效治疗后,具有和缺铁性贫血一样的网织红细胞反应。

（3）中性粒细胞数和血小板数常减低。中性粒细胞巨幼变并有分叶过多现象,可见到 5% 以上的

中性粒细胞有 5 个以上的核分叶。这种分叶过多现象可出现在骨髓尚未出现巨幼红细胞之前,因此有早期诊断的意义。此外,还可见到大的血小板。

3. **再生障碍性贫血(aplastic anemia,AA)** 为一组因物理、化学、生物及某些不明的原因使骨髓中多能造血干细胞或造血微环境受损、机体免疫缺陷与紊乱而导致骨髓造血组织减少,引起造血功能衰竭而发生的一类正细胞正色素性贫血。

(1)贫血呈正常细胞、正常色素型,伴有轻度红细胞大小不一,但无明显畸形或多染性现象。

(2)网织红细胞显著减少,尤以急性再生障碍性贫血更为明显;少数慢性再生障碍性贫血患者,其网织红细胞可轻度升高,但绝对值减少。

(3)中性粒细胞和血小板均会减少,以急性型减少显著,中性粒细胞绝对值常小于 0.5×10^9/L。血小板形态可以表现出体积小,突起小而少,胞质颗粒减少。

4. **溶血性贫血(hemolytic anemia,HA)** 指由于某些原因使体内红细胞寿命缩短、破坏增加并超过骨髓代偿能力所引起的一组贫血。尽管溶血性贫血的病因十分复杂,但其血液学改变有共同之处。

(1)红细胞、血红蛋白减少,呈正细胞正色素性贫血,MCV 可见增高。成熟红细胞大小不均,易见大红细胞,嗜多色性红细胞增多,并可见 Howell-Jolly 小体、Cabot 环、嗜碱点彩及出现幼红细胞。

(2)网织红细胞明显增多,常 >10%。当糖皮质激素等治疗有效时,网织红细胞会下降。

(3)白细胞计数常增高,可见核左移现象。血小板正常或可呈反应性增高。

(二)骨髓增生异常综合征(myelodysplastic syndrome,MDS)

是一组起源于造血髓系定向干细胞或多能干细胞的异质性克隆性疾患,主要特征是无效造血和高危演变为急性髓系白血病,表现为造血细胞在质和量上出现不同程度的异常变化。

1. 外周血可以表现为一系、两系或者三系血细胞减少。

2. 红细胞的 MCV 和 RDW 增大。

3. 中性粒细胞颗粒常减少,且可见假性 Pelger-Huet 核畸形。某些 MDS 血象中出现原始细胞。

4. 可见血小板大小不等、巨大血小板、血小板颗粒过少等形态异常。

(三)慢性白血病

1. **慢性粒细胞白血病(chronic myelocytic leukemia,CML)** 是一种获得性造血干细胞恶性克隆性增生疾病。病程进展慢,临床以脾肿大、粒细胞显著增多、外周血及骨髓中出现大量中幼、晚幼粒细胞为特征。

(1)红细胞可能正常,少数甚至增多。随病情进展呈现轻度贫血,属正常细胞正常色素型,可出现红细胞形态大小不一,偶见异形红细胞。血片分类中发现少量中幼及晚幼红细胞。网织红细胞计数正常或轻度增多。

(2)白细胞明显升高,一般在 30×10^9/L 以上,个别超过 100×10^9/L,分类多为中性中幼粒细胞、晚幼粒细胞、杆状核细胞和分叶核细胞等,原始和早幼粒细胞很少。嗜酸及嗜碱性粒细胞绝对值均可增多。淋巴细胞百分比降低但绝对值也多增高。

(3)血小板计数早期正常或中度增高,疾病进展过程中可逐渐增加达 $1\,000 \times 10^9$/L,而晚期血小板则减少。

2. **慢性淋巴细胞白血病(chronic lymphocytic leukemia,CLL)** 是起源于淋巴组织的克隆性疾病,其特点为成熟形态的淋巴细胞在体内积聚使血液和骨髓中淋巴细胞增多,淋巴结、肝、脾肿大,最后累及淋巴系统以外的其他组织。

(1)白细胞总数升高,以(30~100)× 10^9/L 占多数,以成熟小淋巴细胞为主,常占 60%~90%,有时可见少数幼稚淋巴细胞和个别原始淋巴细胞。

(2)红细胞和血小板数早期正常,后期减低。少部分患者合并自身免疫性溶血性贫血,则网织红细胞增多,可以出现有核红细胞。

(3)血片中涂抹细胞和篮状细胞明显增多。

(四) 急性白血病(AL)

急性白血病是造血干细胞的恶性克隆性疾病,发病时骨髓中异常的原始细胞及幼稚细胞大量增殖并抑制正常造血,广泛浸润肝、脾、淋巴结等脏器。

1. **红细胞与血红蛋白** 多数患者常有中至重度减少,多属正细胞正色素性贫血,血涂片可见有核红细胞。

2. **白细胞计数与分类** 白细胞计数常增高,也可正常或减低。白细胞分类可见某一系或几系原始或幼稚白血病细胞,其百分率高低不一。中性粒细胞常减少,且可见假性 Pelger-Huet 核畸形、颗粒减少等形态异常。

3. **血小板** 白血病早期,血小板数量可正常或轻度减少。在 AL 后期血小板减少,也有部分 AL 血小板升高。可见血小板大小不等、巨大血小板等形态异常。

(童向民)

第二节 骨髓检查及应用

一、骨髓形态学检查

(一) 骨髓穿刺和骨髓检查指征

1. 骨髓穿刺的适应证与禁忌证

(1)适应证

1)外周血细胞成分及形态异常,如一系、两系或三系细胞的增多和减少;外周血中出现原始、幼稚细胞或者其他异常细胞。

2)不明原因发热,肝、脾、淋巴结肿大。

3)骨痛、骨质破坏、肾功能异常、黄疸、紫癜、血沉明显增加等。

4)血液系统疾病定期复查、化疗后的疗效观察。

5)其他:骨髓活检、骨髓细胞表面抗原(cluster of differentiation,CD)测定、造血干/祖细胞培养、染色体核型分析、骨髓移植、微量残留白血病测定、微生物培养(如伤寒、副伤寒、败血症)及寄生虫学检查(如疟疾、黑热病)等。

(2)禁忌证

1)有出血倾向或凝血时间明显延长者一般不宜做,如为了明确疾病诊断需要做,在完成穿刺后必须局部压迫止血 5~10min。而严重血友病患者禁忌,如果需要穿刺,则足量新鲜血浆或者相应的凝血因子输注后才进行。

2)晚期妊娠的孕妇做骨髓穿刺术应慎重。

2. 骨髓穿刺术方法

(1)穿刺部位的选择:常用的骨髓穿刺部位为髂骨上棘(包括髂前上棘、髂后上棘),其他穿刺部位包括胸骨、胫骨(适用于新生儿、婴儿及个别幼儿)等。

(2)骨髓穿刺步骤

1)用碘伏或 75% 乙醇常规消毒穿刺部位及周围皮肤。

2)打开已消毒的骨髓穿刺包,戴上无菌手套,对准穿刺部位铺上包内的孔巾。

3)用 2% 的利多卡因溶液进行局部麻醉。先在皮肤上打个皮丘,然后与皮肤垂直进针,边进针边注射麻醉药,直至麻醉到骨膜,其中充分麻醉骨膜最重要。

4)从穿刺包中取出骨髓穿刺针,套上针芯,准备穿刺。

5)穿刺针进入髓腔后,取出针芯,接干燥注射器的针筒,迅速抽吸骨髓液 0.2ml 左右,抽吸完毕后取下针筒并迅速插回针芯,并将针筒内的骨髓液注射在玻片上。

6)取玻片上骨髓小粒丰富的骨髓液部分做骨髓涂片:骨髓液抽出后,刮取含骨髓小粒的骨髓液制备涂片,动作要迅速,避免骨髓液凝固,影响涂片中细胞形态的观察,因此推片最好由助手完成。

7)拔出穿刺针,局部消毒后,敷以无菌纱布,用胶布固定。

(二)骨髓制片形态学检查和临床应用

1. 骨髓细胞学检查的方法和内容

(1)肉眼观察:选择血膜颜色、厚薄、骨髓小粒等适宜者进行镜下观察。

(2)低倍镜下检查

1)在进行骨髓细胞学检查之前先评价骨髓的取材、涂片、染色是否良好,选择最好的染片进行检查。

A.取材:取材良好的骨髓涂片可见骨髓小粒,镜下可见骨髓特有的细胞(各系幼稚细胞及巨核细胞),涂片尾部多有骨髓渣滓或油滴。如骨髓凝固使涂片中出现凝块或骨髓液混进外周血,则为取材不良,分类计数不能反映骨髓实际情况,结果常不可靠。

B.涂片:涂片适当的骨髓片呈舌形,分布于玻璃片的 1/2 或者 2/3,显微镜下见细胞分散排列、不重叠。

C.染色评价:染色满意的骨髓涂片,镜下见细胞核、质颜色分明,颗粒清楚,整个涂片没有沉渣。染色太深或太浅,细胞结构均不易辨认。如图 4-5。

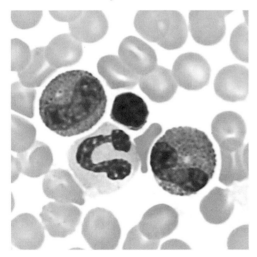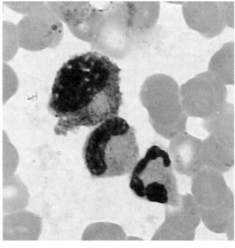

图 4-5 染色正常的骨髓涂片(左)和染色偏深(右)的骨髓涂片

2)估计骨髓有核细胞增生程度:在低倍镜下(10×)观察,根据骨髓中成熟红细胞与所有有核细胞的大致比例,将骨髓有核细胞增生程度分为五级,正常为增生活跃,见表 4-4。估计增生程度要观察多个合适视野(片子的体尾交界处),并取其平均值。介于两者之间,增生程度判断为高级别的增生程度,因为骨髓穿刺抽吸的骨髓液,只有稀释的可能,而无浓缩的可能性。但在临床上这种增生程度的判断在很大程度上靠阅片者的经验来估计。

3)粒红比值:将粒细胞系从原始到成熟阶段的总和与红细胞系从原始到晚幼红细胞总和相比,称为粒红比值。参考值:成人为(2~4):1。粒红比值增高见于化脓性感染、类白血病反应、粒细胞性白血病、红细胞生成受抑制等。降低见于粒细胞生成受抑制(如粒细胞缺乏症)或红细胞系统增生(如急性溶血或失血、缺铁性贫血等)。

表 4-4 骨髓有核细胞增生程度分级

增生程度	成熟红细胞：有核细胞数	有核细胞数 / 高倍镜视野	常见病例
增生极度活跃	1：1	>100	急、慢性白血病
增生明显活跃	10：1	50~100	急、慢性白血病，增生性贫血
增生活跃	20：1	20~50	正常骨髓象、增生性贫血
增生减低	50：1	5~10	再生障碍性贫血
增生极度减低	200：1	<5	再生障碍性贫血

4）巨核细胞计数：在低倍镜下计数全片巨核细胞数目，然后在油镜下（100×）确定其发育阶段，巨核细胞多分布在涂片的边缘和尾端。巨核细胞参考值：7~35 个。分类：原巨核细胞 0；幼巨核细胞 0~5%；颗粒型巨核细胞 10%~27%；产板型巨核细胞 44%~60%；裸核型巨核细胞 8%~30%。幼稚型巨核细胞比例增加见于免疫性血小板减少症的急性型。颗粒型巨核细胞比例增加见于免疫性血小板减少症的慢性型。

5）特殊细胞与其他：注意观察有无体积较大的特殊细胞，如转移瘤细胞、戈谢细胞、尼曼 - 匹克细胞等，同时注意观察有无寄生虫，如疟原虫。

（3）油浸镜检查：选择满意的片膜段，观察 200~500 个细胞，按细胞的种类、发育阶段分别计算，并计算它们各自的百分率；仔细观察各系统的增生程度及各阶段细胞数量和质量的变化。

（4）骨髓象的分析与报告：骨髓象的分析与报告包括骨髓有核细胞增生程度、粒细胞与有核红细胞比例、粒细胞系统改变、红细胞系统改变、淋巴细胞系统改变、单核细胞系统改变和其他血细胞改变。

2. **血细胞发育过程中形态演变的一般规律** 血细胞从原始到成熟的发育过程中（图 4-6），有一定的规律，这些规律对于辨认血细胞是十分必要的。

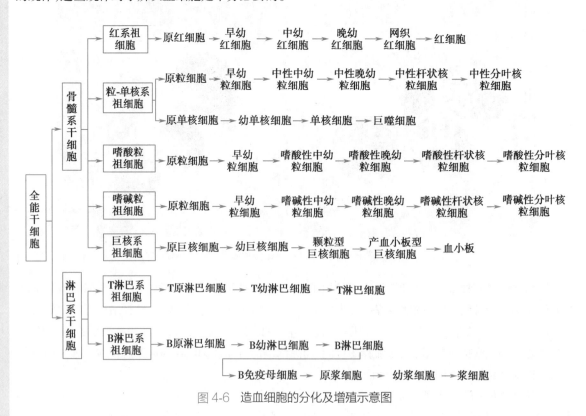

图 4-6 造血细胞的分化及增殖示意图

（1）细胞体积：随着血细胞的发育成熟，胞体逐渐由大变小。但巨核细胞体积通常由小变大，早幼粒细胞较原粒细胞稍大。胞体大小变化的同时常发生形态变化，如巨核细胞、单核细胞、浆细胞，从圆形或椭圆形变为不规则形。

（2）细胞质

1）量：由少逐渐增多，但淋巴细胞变化不大。

2）染色：由淡蓝变浅染，甚至淡红，红细胞最终变为橘红色。

3）颗粒：从无颗粒（原始细胞）到嗜天青颗粒（早幼粒细胞），再到特异性颗粒（中性、嗜酸性和嗜碱性成熟粒细胞），但红细胞胞质内一般无颗粒。

（3）细胞核

1）大小：由大变小，由规则变为不规则，甚至分叶，但巨核细胞核由小变大，红细胞系核变小，核型规则而最终消失。

2）染色质：由细致疏松逐渐变为粗糙、致密或凝集成块，着色由浅变深。

3）核仁：由有到无，经清晰、模糊不清至消失。

4）核膜：由不明显变为明显。

（4）细胞核/细胞质比例由大变小，即由核大质少到核小质多。巨核细胞则相反。

3. **血细胞的形态学特征**　在光学显微镜下经 Wright 或 Giemsa 染色的血细胞形态学特征如下（图 4-7）。

（1）红细胞系

1）原红细胞（normoblast）：细胞圆形或椭圆形，直径 15~22μm，细胞边缘有时可见基底宽的半球或瘤状突起。胞核圆形，居中或稍偏位，约占细胞直径的 4/5。核染色呈细沙状或细颗粒状，较原粒细胞着色深而粗密。核仁 1~5 个，呈暗蓝色，界线不甚清晰，常很快消失。胞质量少，不透明，有时核周围着色浅形成淡染区，胞质内不含颗粒。此类细胞正常骨髓中少见，当骨髓造血活动旺盛时增加。

2）早幼红细胞（basophilic normoblast）：圆形或椭圆形，直径 11~20μm。胞核圆形，占细胞的 2/3 以上，居中或稍偏位。染色质开始凝集成小块状，核仁消失。胞质量稍多，呈不透明深蓝色，有时胞质着色较原红细胞更深，仍可见瘤状突起及核周淡染区，不含颗粒。此类细胞在缺铁性贫血或恶性贫血治疗后即溶血性贫血的骨髓中多见。

3）中幼红细胞（polychromatic normoblast）：细胞呈圆形，直径 8~18μm。胞核圆形，约占细胞的 1/2。染色质凝集成团状或粗索状，似车轮状排列，其间有明显的淡染区域。胞质量较多，因内含血红蛋白逐渐增多，可呈着色不均匀的不同程度的嗜多色性。血红蛋白含量较少的早期，着色偏蓝，随着血红蛋白含量逐渐增多，着色偏红。

4）晚幼红细胞（orthochromatic normoblast）：圆形，直径 7~13μm。胞核圆形，居中，占细胞的 1/2 以下。核染色质凝集成大块状或固缩成团，呈紫褐色或紫黑色。胞质量多，呈均匀的淡红色或极淡的灰紫色。

5）红细胞：正常红细胞呈两面微凹的圆盘状，其边缘厚而中心薄，故中心染色稍浅，平均直径 7.6μm，平均厚度为 2.0μm，彼此间大小相差无几。在病理情况下，红细胞的形态结构变异很大，常见如下：多染性红细胞、网织红细胞、点彩红细胞、铁粒幼红细胞和铁粒红细胞、含 Heinz 小体（包涵体）红细胞、含 Howell-Jolly 小体红细胞、含 Cabot 环红细胞、中心染色过浅红细胞、靶形红细胞、大小不均红细胞、球形红细胞、椭圆形红细胞、异形红细胞、链状红细胞、缗钱状红细胞、泪滴状红细胞、口形红细胞、裂片红细胞、新月形红细胞等。

（2）粒细胞系

1）原粒细胞（myeloblast）：是粒细胞系中最早的细胞，呈圆形或椭圆形，直径 11~18μm。胞核较大，占细胞的 2/3 以上，圆形或椭圆形，居中或略偏位。核染色质呈淡紫红色细颗粒状，排列均匀平坦如薄纱。核仁 2~5 个，清楚易见，呈淡蓝色或无色。胞质量少，呈透明天蓝色，绕于核周，不含颗粒或有少量颗粒。

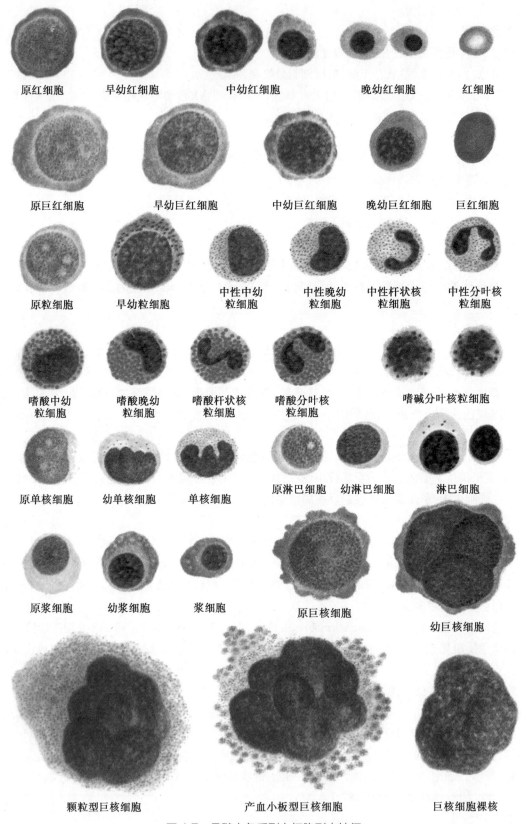

图 4-7　骨髓中各系列血细胞形态特征

2)早幼粒细胞(promyelocyte):圆形或椭圆形,胞体较原粒细胞大,直径 12~22μm。胞核大,圆形或椭圆形,居中或偏位。染色质开始聚集呈粗网粒状,分布不均,核仁可见或消失。胞质量较多,呈淡蓝色或蓝色,核周的一侧可出现淡染区。胞质内含有大小、形态和数目不一、分布不均的紫红色非特异性嗜天青颗粒。

3）中幼粒细胞（myelocyte）

A. 中性中幼粒细胞（neutrophilic myelocyte）：圆形,直径 10~18μm。胞核内侧缘开始变扁平,或稍呈凹陷,占细胞的 1/2~2/3。染色质凝集成粗索状或小块状,核仁消失。胞质量多,淡红色,内含细小、分布均匀、淡紫红色的特异性中性颗粒。

B. 嗜酸性中幼粒细胞（eosinphilic myelocyte）：胞体直径 15~20μm。胞核与中性粒细胞相似。胞质内充满粗大、均匀、排列紧密、有折光感的橘红色特异性嗜酸性颗粒。

C. 嗜碱性中幼粒细胞（basophilic myelocyte）：胞体直径 10~15μm。胞核与上述细胞相似,但轮廓不清,染色质结构模糊。胞质内含数量不多、大小不一但较粗大、分布散乱的紫黑色特异性嗜碱性颗粒,颗粒也可覆盖在细胞核上。

4）晚幼粒细胞（metamyelocyte）：细胞呈圆形或椭圆形,直径 10~16μm（嗜碱性晚幼粒细胞胞体稍小）。胞核明显凹陷呈肾形,但其凹陷程度一般不超过假设核直径的一半。核染色质粗糙呈粗块状,排列紧密。胞质量多,呈淡红色。内含不同的特异性颗粒,可分为中性、嗜酸性和嗜碱性颗粒,特异性颗粒的形态、染色及分布等特点同中幼粒细胞。

5）杆状核粒细胞（stab granulocyte,band granulocyte）：细胞呈圆形,直径 10~15μm。胞核狭长,弯曲呈带状,两端钝圆。核染色质粗糙呈块状,染深紫红色。胞质中含特异性颗粒,也可分为中性、嗜酸性、嗜碱性杆状核粒细胞,颗粒特点同中幼粒细胞。

6）分叶核粒细胞（segmented granulocyte）

A. 中性分叶核粒细胞：细胞呈圆形,直径 10~15μm。胞核分叶状,常分为 2~5 叶,以分 3 叶者多见,叶与叶之间有细丝相连或完全断开,核染色质浓集或呈小块状,染深紫红色。胞质丰富,呈淡红色,布满细小紫红色的中性颗粒。

B. 嗜酸性分叶核粒细胞：胞体直径 11~16μm。胞核多分为近似对称的两叶。胞质中充满密集粗大、大小均匀的橘红色嗜酸性颗粒。

C. 嗜碱性分叶核粒细胞：胞体直径 10~12μm。胞核分叶不明显,或呈堆集状。胞质中有稀疏的大小不一、呈紫黑色的嗜碱性颗粒,颗粒常掩盖在核上,致使核的轮廓和结构模糊不清。

（3）淋巴细胞系

1）原淋巴细胞（lymphoblast）：细胞呈圆形或椭圆形,直径 10~18μm。胞核大,圆形或椭圆形,稍偏位。核染色质细致,呈颗粒状,但较原粒细胞稍粗,着色较深,染色质在核膜内层及核仁周围有浓集现象,使核膜浓厚而清晰。核仁多为 1~2 个,小而清楚,呈淡蓝色或无色。胞质量少,呈透明天蓝色,不含颗粒。

2）幼淋巴细胞（prolymphocyte）：圆形或椭圆形,直径 10~16μm。胞核圆形或椭圆形,有时可有浅的切迹。核染色质较致密粗糙,核仁模糊或消失。胞质量较少,淡蓝色,一般无颗粒,或可有数颗深紫红色嗜天青颗粒。

3）淋巴细胞（lymphocyte）

A. 大淋巴细胞：呈圆形,直径 13~18μm。胞核圆形或椭圆形,偏于一侧或着边。染色质常致密呈块状,排列均匀,深染呈深紫红色。胞质丰富,呈透明天蓝色,可有少量大而稀疏的嗜天青颗粒。

B. 小淋巴细胞：圆形或椭圆形,直径 6~10μm。胞核圆形或椭圆形,或有切迹,核着边,染色质粗糙紧密呈大块状,染深紫红色。胞质量极少,仅在核的一侧见到少量淡蓝色胞质,有时几乎不见而似裸核,一般无颗粒。

（4）浆细胞系

1）原浆细胞（plasmablast）：圆形或椭圆形,直径 15~20μm。胞核圆形,占细胞的 2/3 以上,常偏位。核染色质呈粗颗粒网状,紫红色,核仁 2~5 个。胞质量多,呈灰蓝色,不透明,核的一侧可有半圆形淡染区,不含颗粒。患浆细胞白血病、多发性骨髓瘤等疾病时,此种细胞增多。

2)幼浆细胞(plasmablast):细胞多呈椭圆形,直径12~16μm。胞核圆形,占细胞的1/2,偏位。核染色质开始聚集,染深紫红色,可呈车轮状排列,核仁基本消失。胞质量多,呈不透明灰蓝色,近核处有淡染区,有时可见空泡或少数嗜天青颗粒。

3)浆细胞(plasmacyte):细胞呈圆形或卵圆形,直径8~20μm。胞核圆形,偏位。核染色质凝聚成块,深染,排列呈车轮状。胞质丰富,呈不透明深蓝色或蓝紫色,核的一侧常有明显的淡染区。常可见小空泡,偶见少数嗜天青颗粒。

(5)单核细胞系统

1)原单核细胞(monoblast):圆形或椭圆形,直径15~25μm。胞核较大,圆形或椭圆形。核染色质纤细疏松呈网状,染淡紫红色。核仁1~3个,大而清楚。胞质丰富,呈浅灰蓝色,半透明如毛玻璃样,边缘常不整齐,有时可有伪足状突起,不含颗粒。

2)幼单核细胞(promonocyte):圆形或不规则形,直径15~25μm。胞核圆形或不规则形。染色质较原单核细胞稍粗,可有凹陷、切迹、扭曲或折叠,但仍呈疏松丝网状,染淡紫红色。核仁模糊或消失。胞质量多,呈灰蓝色,边缘可有伪足突出,浆内可见许多细小、分布均匀的淡紫红色嗜天青颗粒。

3)单核细胞(monocyte):圆形或不规则形,直径12~20μm,边缘常见伪足突出。胞核形状不规则,常呈肾形、马蹄形、笔架形、"S"形等,并有明显扭曲折叠。染色质疏松细致,呈淡紫红色丝网状。胞质丰富,呈淡灰蓝色或淡粉红色,可见多数细小、分布均匀、细尘样淡紫色颗粒。

4)吞噬细胞(macrophage):单核细胞溢出血管壁进入组织后转变成吞噬细胞(原称组织细胞、巨噬细胞)。胞体大小变异甚大,直径15~50μm,有时可至80μm。细胞外形呈圆形、椭圆形或不规则形。胞核呈圆形、椭圆形、肾形或不规则形,偏位。核染色质较粗、深染,或疏松、淡染,呈网状结构。可见核仁或无核仁。胞质丰富,呈不透明灰蓝色或蓝色,不含颗粒或有少量嗜天青颗粒,常见小空泡。

(6)巨核细胞系统

1)原巨核细胞(megakaryoblast,原始型巨核细胞):细胞呈圆形或椭圆形,胞体较大,直径15~30μm。胞核大,占细胞的极大部分,呈圆形或椭圆形。染色质呈深紫红色,粗粒状,排列紧密。可见淡蓝色核仁2~3个,核仁大小不一,不清晰。胞质量较少,呈不透明深蓝色,边缘常有不规则突起。

2)幼巨核细胞(promegakaryocyte,幼稚型巨核细胞):细胞呈圆形或不规则形,胞体明显增大,直径30~50μm。胞核开始有分叶,核形不规则并有重叠。染色质凝集呈粗颗粒状或小块状,排列紧密。核仁模糊或消失。胞质量增多,呈蓝色或灰蓝色,近核处可出现淡蓝色或淡红色淡染区,可有少量嗜天青颗粒。

3)颗粒型巨核细胞(granular megakaryocyte,过渡型巨核细胞):胞体明显增大,直径50~70μm,甚至达100μm,外形不规则。胞核明显增大,高度分叶,形态不规则,分叶常层叠呈堆集状。染色质粗糙,排列致密呈团块状,染深紫红色。胞质极丰富,呈淡紫红色,其内充满大量细小紫红色颗粒,有时可见边缘处颗粒聚集成簇,但周围无血小板形成。

4)产血小板型巨核细胞(platelet producing megakaryocyte,成熟型巨核细胞):胞质内颗粒明显聚集成簇,有血小板形成,胞质周缘部分已裂解为血小板脱落,使细胞边缘不完整,其内侧和外侧常有成簇的血小板出现。其余的细胞特征均与颗粒型巨核细胞相同。

5)巨核细胞裸核(naked nucleus):产血小板巨核细胞的胞质裂解成血小板完全脱落后,仅剩细胞核时,称为裸核。

(7)其他细胞:骨髓中还可以见到网状细胞、内皮细胞、纤维细胞、组织嗜碱细胞、成骨细胞、破骨细胞及一些退化细胞如退化的淋巴细胞、Ferrata细胞、退化破坏的嗜酸性粒细胞等。

4. 骨髓血细胞的细胞化学染色   细胞化学染色是以细胞形态学为基础,根据化学反应原理,将骨髓涂片按一定程序染色,然后在显微镜下观察细胞化学成分及其变化的一项检查方法。各种类型血细胞中的化学成分、含量及其分布不尽相同,在病理情况下,也可发生改变。因此,细胞化学染色有助于了解各种血细胞的化学组成及病理生理改变,可用作血细胞类型的鉴别,以及某些血液病的诊断和鉴别诊断、疗效观察、发病机制探讨等有一定价值。

细胞化学染色的方法较多,主要介绍常用的酶类、脂类、糖原、铁等细胞化学染色。

(1)过氧化物酶染色

1)原理:血细胞中的过氧化物酶(peroxidase,POX)能分解试剂的底物 H_2O_2,释出新生态氧,使无色苯胺氧化为蓝色联苯胺,后者与亚硝基铁氰化钠结合形成蓝黑色的颗粒,沉着于细胞质中。

2)结果:胞质中无蓝黑色颗粒者为阴性反应,出现细小颗粒、分布稀疏者为弱阳性反应,颗粒粗大而密集者为强阳性反应。

3)临床意义:主要用于急性白血病类型的鉴别。急性粒细胞白血病时,白血病细胞多呈强阳性反应;急性单核细胞白血病时呈弱阳性或阴性反应;急性淋巴细胞白血病则呈阴性反应。POX 染色对急性粒细胞白血病与急性淋巴细胞白血病的鉴别最有价值。

(2)苏丹黑 B 染色

1)原理:苏丹黑 B(Sudan black B,SB)是一种脂溶性染料,可溶于细胞质内的脂类物质,使胞质中的脂类物质呈棕黑色或深黑色颗粒。

2)结果:与 POX 染色大致相同。粒细胞系自早幼粒细胞至成熟中性粒细胞,阳性反应随细胞的成熟逐渐增强。单核细胞系大多呈弱阳性反应。淋巴细胞呈阴性反应。

3)临床意义:同 POX 染色反应。

(3)中性粒细胞碱性磷酸酶染色

1)原理:中性粒细胞碱性磷酸酶(neutrophil alkaline phosphatase,NAP)的显示方法有偶氮偶联法和钙钴法两种。前者的染色原理是血细胞内碱性磷酸酶在 pH 为 9.4~9.6 的条件下,将基质液中的 α 磷酸萘酚钠水解,产生 α 萘酚与重氮盐偶联形成灰黑色沉淀,定位于细胞质内酶活性所在之处。钙钴法染色是碱性磷酸酶在碱性条件下将基质液中的 β- 甘油磷酸钠水解,产生磷酸钠。磷酸钠依次与硝酸钙、硝酸钴、硫化铵发生反应,形成不溶性棕黑色的硫化钴,定位于酶活性之处。

2)结果:碱性磷酸酶主要存在于成熟阶段的中性粒细胞(分叶核及杆状核),其他血细胞均呈阴性反应。阳性反应为胞质中出现灰色到棕黑色颗粒,反应强度分为 5 级,即"–""1+""2+""3+""4+",反应结果以阳性反应细胞百分率和积分值来表示。血涂片染色后,在油浸镜下,观察 100 个成熟中性粒细胞,阳性反应细胞所占百分率即为阳性率;对所有阳性反应细胞逐个按反应强度分级,将各级所占的百分率乘以级数,然后相加,即为积分值。

3)参考值:成人 NAP 阳性率为 10%~40%;积分值为 40~80(分)。由于各实验室条件不同,参考值也有差异。

4)临床意义:NAP 活性可因年龄、性别、应激状态、月经周期、妊娠及分娩等因素有一定的生理性变化。在病理情况下,NAP 活性的变化常有助于某些疾病的诊断和鉴别诊断。

A. 感染性疾病:急性化脓性感染时 NAP 活性明显增高,病毒性感染时其活性在正常范围或略减低。

B. 慢性粒细胞白血病的 NAP 活性明显减低,积分值常为 0。类白血病反应的 NAP 活性极度增高,故可作为与慢性粒细胞白血病鉴别的一个重要指标。但是慢性粒细胞白血病的加速期或者急变期可以升高,合并感染时也可以升高。

C. 急性粒细胞白血病时 NAP 积分值减低;急性淋巴细胞白血病的 NAP 积分值多增高;急性单核细胞白血病时一般正常或减低。

D. 再生障碍性贫血时 NAP 活性增高;阵发性睡眠性血红蛋白尿时活性减低,因此也可作为两者鉴别的参考。

E. 其他血液病:恶性淋巴瘤、慢性淋巴细胞白血病、骨髓增殖性肿瘤,如真性红细胞增多症、原发性血小板增多症、骨髓纤维化等 NAP 活性中度增高,恶性组织细胞病时 NAP 活性降低。

F. 腺垂体或肾上腺皮质功能亢进,应用肾上腺皮质激素、促肾上腺皮质激素(ACTH)、雌激素等NAP 积分值可增高。

(4)酸性磷酸酶染色

1)原理:酸性磷酸酶(acid phosphatase,ACP)染色法有硫化铅法和偶氮偶联法。硫化铅法原理为血细胞内的酸性磷酸酶等在酸性条件下(pH 5.0)将基质液中的β甘油磷酸钠水解,产生磷酸钠,然后与硝酸铅反应,生成磷酸铅沉淀,再与硫化铵反应形成棕黑色硫化铅沉淀,定位于细胞质内。

2)结果:胞质内出现棕黑色颗粒者为阳性反应。

3)临床意义

A. 协助诊断多毛细胞白血病(hairy cell leukemia,HCL):多毛细胞白血病时多毛细胞 ACP 呈阳性或强阳性反应,且活性不被 L-酒石酸所抑制,有助于对本病的诊断。

B. 协助鉴别 T 淋巴细胞与 B 淋巴细胞:T 淋巴细胞呈阳性反应,B 淋巴细胞呈阴性反应,有助于急性淋巴细胞白血病的免疫学分型。

C. 协助鉴别戈谢(Gaucher)病与尼曼-匹克(Niemann-Pick)病:Gaucher 细胞 ACP 呈阳性,而Niemann-Pick 细胞为阴性反应。

D. 单核细胞、组织细胞、网状细胞、巨核细胞 ACP 染色均呈阴性反应。

(5)氯化醋酸 AS-D 萘酚酯酶染色

1)原理:血细胞内氯化醋酸 AS-D 萘酚酯酶(naphthol AS-D chloroacetate esterase,AS-D NCE)又称特异性酯酶(specific esterase,SE)、粒细胞酯酶。此酶能将基质液中的氯化醋酸酯 AS-D 萘酚水解,产生萘酚 AS-D,进而与重氮盐 GBC(坚牢紫酱)偶联,形成不溶性红色沉淀,定位于细胞质内。

2)结果:胞质中出现红色沉淀者为阳性反应。此酶主要存在于粒系细胞中,原粒细胞为阴性反应或弱阳性反应,所以不能作为排除试验。自早幼粒细胞至成熟中性粒细胞均呈阳性反应,酶活性不随细胞的成熟而增强,嗜碱性粒细胞和肥大细胞呈阳性,而嗜酸性粒细胞、淋巴细胞、单核细胞、浆细胞、幼红细胞一般均呈阴性反应,个别单核细胞可呈弱阳性反应。

3)临床意义:急性粒细胞白血病时原粒细胞和早幼粒细胞酶活性明显增强,AS-D NCE 染色呈强阳性反应;急性单核细胞白血病及急性淋巴细胞白血病时呈阴性反应;急性粒-单核细胞白血病时,部分白血病细胞(粒系)呈阳性反应,而有些白血病细胞(单核系)呈阴性反应。

(6)α-醋酸萘酚酯酶染色

1)原理:α-醋酸萘酚酯酶(alpha-naphthol acetate esterase,α-NAE)又称非特异性酯酶(non-specific esterase,NSE),能将基质液中的 α-醋酸萘酚水解,产生 α-萘酚,再与重氮染料偶联,形成不溶性的有色沉淀,定位于胞质内。

2)结果:胞质中出现有色沉淀者为阳性反应。因所用的重氮盐不同,阳性反应的沉淀可分为灰黑色或棕黑色。此酶主要存在于单核细胞中,故有人称之为单核细胞型酯酶,但非特异性,需结合氟化钠抑制试验。原单核细胞为阴性反应或弱阳性反应,幼单核细胞和单核细胞呈阳性反应。粒系细胞一般为阴性或弱阳性反应。淋巴细胞多为阴性反应,少数弱阳性。

3)临床意义:急性单核细胞白血病细胞呈强阳性反应,但单核细胞中的酶活性可被氟化钠(NaF)抑制,故在进行染色时,常同时做氟化钠抑制试验。急性粒细胞白血病时,呈阴性反应或弱阳性反应,但阳性反应不被氟化钠抑制。因此,本染色法主要用于急性单核细胞白血病与急性粒细胞白血病的鉴别。

(7)糖原染色

1)原理:糖原染色,又称过碘酸-Schiff 反应(periodic acid-Schiff reaction,PAS 反应)。过碘酸能将血细胞内的糖原氧化,生成醛基。醛基与 Schiff 液中的无色品红结合,形成紫红色化合物,定位于胞质内。

2)结果:胞质中出现红色者为阳性反应。阳性反应物可呈颗粒状、小块状或弥漫均匀红色。PAS

反应的阳性程度通常以强阳性、阳性、弱阳性和阴性来表示，也可用阳性百分率（观察同一类型细胞的阳性细胞率）和积分值来表示。

正常血细胞的 PAS 染色反应：粒系细胞中原粒细胞为阴性反应，自早幼粒细胞至中性分叶核粒细胞均呈阳性反应，呈细颗粒，均匀红色，并随细胞的成熟，阳性反应程度逐渐增强；原单核细胞阴性，幼稚和成熟单核细胞呈颗粒或者块状阳性反应；淋巴细胞大多呈阴性反应，少数可呈弱阳性反应；幼红细胞和红细胞均呈阴性反应；巨核细胞和血小板均呈阳性反应，巨核细胞的阳性反应程度随细胞的发育成熟而增强，成熟巨核细胞多呈强阳性反应。

3）临床意义

A. 红血病或红白血病、骨髓增生异常综合征（myelodysplastic syndrome，MDS）时幼红细胞呈强阳性反应，积分值明显增高，有助于与其他红细胞系疾病的鉴别。严重缺铁性贫血、重型地中海贫血及巨幼细胞贫血，部分病例的个别幼红细胞可呈阳性反应。

B. 急性粒细胞白血病原粒细胞呈阴性反应或弱阳性反应，阳性反应物质呈细颗粒状或均匀淡红色；急性淋巴细胞白血病原淋和幼淋细胞常呈阳性反应，阳性反应物呈粗颗粒状或块状；急性单核细胞白血病原单核细胞大多为阳性反应，呈弥漫均匀红色或细颗粒状，有时在胞质边缘处颗粒较粗大。因此，PAS 反应对三种急性白血病类型的鉴别有一定参考价值。

C. 其他：巨核细胞 PAS 染色呈阳性反应，有助于识别不典型巨核细胞，如急性巨核细胞白血病（M_7）和 MDS 中的小巨核细胞；Gaucher 细胞 PAS 染色呈强阳性反应，有助于与 Niemann-Pick 细胞鉴别；协助诊断某些肿瘤侵犯骨髓，如骨髓转移性腺癌呈阳性。

几种常见类型急性白血病的细胞化学染色结果见表 4-5。

表 4-5　几种常见类型急性白血病的细胞化学染色结果

染色	急性淋巴细胞白血病	急性粒细胞白血病	急性单核细胞白血病	红白血病
POX	−	+~+++	−~+	视合并的白细胞类型而定
SB	−	++~+++	−~+	同上
AS–D NCE	−	++~+++	−~+	同上
α-NAE	−	−~++	++~+++	同上
α-NAE+NaF		不被 NaF 抑制	能被 NaF 抑制	同上
NAP	增加	减少	正常或增加	同上
PAS	+，粗颗粒状或块状	− 或 +，弥漫性淡红色	− 或 +，弥漫性淡红色或细颗粒状	+++

（8）铁染色

1）原理：人体内的铁有一定量以铁蛋白和含铁血黄素的形式贮存在骨髓中的单核 - 吞噬细胞胞质内，幼红细胞的线粒体中也含有含铁血黄素。这些铁在酸化的低铁氰化钾溶液中反应，生成蓝色的铁氰化铁沉淀（普鲁士蓝），定位于含铁的部位。故此染色法又称为普鲁士蓝反应。

2）结果

A. 细胞外铁：观察骨髓小粒中贮存在单核 - 吞噬细胞系统内的铁（在幼红细胞之外的铁）。阳性反应为骨髓小粒上见到的呈浅蓝绿色均匀的无形物质，或呈蓝色或深蓝色的小珠状、粗颗粒状或蓝黑色的小块物质，按阳性反应的强度分为以下 5 级：

"−"：骨髓小粒无蓝色显现（提示骨髓贮存铁缺乏）。

"+"：有少量铁颗粒，或偶见少量铁小珠。

"++"：有较多的铁颗粒和铁小珠。

"+++"：有很多铁颗粒、小珠和少数蓝黑色小块。

"++++"：有极多的铁颗粒和小珠，并有很多密集成堆的小块。

B. 细胞内铁：为幼红细胞内的铁。正常幼红细胞(主要是晚幼红细胞)的细胞核周围可见到1~5个呈蓝色的细小铁颗粒。含有铁颗粒的幼红细胞称为铁粒幼细胞。在油浸镜下，连续计数100个幼红细胞，记录铁粒阳性的幼红细胞数，即为铁粒幼细胞所占的百分率。需同时注意细胞内的铁粒数目、大小、染色深浅和排列。如含粗大深染的铁粒在10个以上，并环绕细胞核排列超过核周径2/3以上者，称为环状铁粒幼细胞。

3)参考值：①细胞外铁：+~++，大多为++。②细胞内铁：20%~90%，平均值为65%。由于各实验室的实验条件不同，此参考值也有差异。

4)临床意义

A. 缺铁性贫血时，早期骨髓中贮存铁就已耗尽，细胞外铁呈"-"。铁粒幼细胞百分率减低，常<15%，甚至为"0"。经铁剂治疗后，数天内铁小粒出现在幼红细胞中，但细胞外铁需待血红蛋白正常后一段时间才会出现。因此，铁染色是目前诊断缺铁性贫血及指导铁剂治疗的一项可靠和实用的检验方法。

B. 非缺铁性贫血如珠蛋白生成障碍性贫血、铁粒幼细胞贫血、溶血性贫血、巨幼细胞贫血、再生障碍性贫血及骨髓病性贫血等，细胞外铁多增加，常为+++~++++。

C. 铁粒幼细胞贫血时，因血红素(heme)合成障碍，铁利用不良，不能合成血红蛋白，铁粒幼细胞增多，并可见到环状铁粒幼细胞，占幼红细胞的15%以上。骨髓增生异常综合征(MDS)中，难治性贫血伴环状铁粒幼细胞增多(RAS)者，环状铁粒幼细胞>15%。

5. 骨髓检查的临床应用　骨髓细胞形态学检查用于观察骨髓涂片中细胞的形态、数量等方面的变化，以了解骨髓造血功能状况。在临床应用广泛，对血液病及其他一些疾病的诊断、鉴别、疗效观察和预后判断具有重要意义。

(1)诊断造血系统疾病：这类疾病多数具有特征性细胞形态学改变，骨髓检查对这些疾病有决定性诊断意义，如各种类型白血病、骨髓增生异常综合征、恶性组织细胞病、多发性骨髓瘤、再生障碍性贫血、巨幼细胞贫血、戈谢病(Gaucher disease)、尼曼-匹克病(Niemann-Pick disease)、海蓝组织细胞增生症等。这些疾病也常通过复查骨髓象来评价疗效或判断预后。

(2)辅助诊断某些疾病：如各种恶性肿瘤的骨髓转移、淋巴瘤的骨髓浸润、骨髓增殖性肿瘤、缺铁性贫血、溶血性贫血、脾功能亢进和原发性血小板减少性紫癜。

(3)提高某些疾病的诊断率：利用骨髓液检查疟原虫、黑热病原虫，以及细菌培养、染色体培养、干细胞培养，皆可提高阳性率。

二、骨髓病理学检查

(一) 骨髓活检(bone marrow biopsy，BMB)的适应证及禁忌证

1. 适应证

(1)多次骨髓穿刺抽吸骨髓液失败。

(2)全面衡量骨髓造血组织增生程度及其各组织的比例。

(3)急性白血病的诊断和疗效判断，骨髓移植前、后动态观察。

(4)怀疑再生障碍性贫血、骨髓纤维化、骨髓增生异常综合征、低增生性白血病、毛细胞性白血病、原因不明髓样化生、真性红细胞增多症、原发性血小板增多症、淋巴瘤累及骨髓、多发性骨髓瘤、淀粉样变性、肉芽肿病、骨髓转移癌等。

(5)骨病本身和某些骨髓疾患，例如囊状纤维性骨炎、骨纤维发育异常症、变应性骨炎(Paget病)、骨软化症、骨质疏松症和骨髓腔真菌感染等的诊断，骨髓活检也能提供有意义的资料。

(6)了解骨髓铁储存、骨小梁变化、血管栓塞、骨髓坏死等骨组织的病变。

2. 禁忌证　与骨髓穿刺的禁忌证相似。除血友病外，即使在血小板减少和其他许多出血性疾患时，进行此项操作也比较安全，只要注意活检局部的压迫止血和患者术后的卧床休息，一般不致发生局部血肿等并发症。

（二）骨髓活检的取材

1. 术前准备　消毒的骨髓活检包，术前先准备一小玻璃瓶，内装组织固定液 3~4ml；写好姓名、床位，贴于小玻瓶上；准备洁净载玻片 8~12 片；填好骨髓活组织检查申请单。

2. 穿刺部位　常选择髂后上棘和髂前上棘，但一般习惯于髂后上棘。

3. 操作　骨髓活检术与骨髓穿刺术基本相似，基本步骤：常规消毒后，用 2% 利多卡因局部麻醉，将骨髓活检针与骨面垂直进针，当针进入骨皮质固定后，拔出连手柄的针芯，套入接柱，再将针芯套回，将针按一定方向旋转退针，然后包扎伤口。套入接柱，1cm 长的圆柱形骨髓组织留在活检针内，将骨髓组织用针芯推出，并立刻放入装有固定液的小瓶中进行固定，和骨髓活检申请单一起送至病理科。

（三）骨髓活组织切片检查

1. 组织切片的制备及染色　通常采用塑料包埋技术，半薄切片能明显改善细胞结构的清晰程度，提高某些酶活性的保存效果，并可在同一活检块的切片上同步进行常规染色、组织化学染色和免疫组化染色联检，其基本步骤为固定、脱水、塑料包埋、切片与制片、染色。

2. 常规染色切片的观察内容　骨髓有核细胞增生程度、骨髓中增生细胞的主要成分、骨髓组织结构有无异常、细胞形态有无异常、间质及其他变化、骨膜、骨皮质和骨小梁。

（四）正常骨髓的组织形态学

正常骨髓切片内包括造血组织、骨质及间质等三大类组织形态结构。

1. 造血组织　在骨髓切片的细胞组分中，网状 - 巨噬细胞以及形成网眼的网状纤维支架，外加脂肪组织共同构成骨髓间质，造血细胞散布于网眼及血管外间隙内。幼红细胞岛或簇定位于小梁间区内静脉窦窦壁四周，内层的幼红细胞较外层的更为幼稚。粒系细胞主要位于远离静脉窦的造血条索状组织深部。原粒与早幼粒等前体细胞常单个地（少数可两个）分布于小梁旁区或间区的血管四周，于此处构成了粒系细胞的生发区。倘若切片发现了三个以上的原粒与早幼粒细胞聚集成簇，位于小梁间区和旁区，即称为"幼稚前体细胞异常定位"（ALIP），三至五个为小簇，多于五个为大簇，它是 MDS 的骨髓组织病理学特征。

由于巨核细胞是正常骨髓切片中最大的细胞，直径在 12~150μm，且伴特异的多叶核，故易于识别，一般聚集于静脉窦窦壁外。淋巴细胞和单核细胞常定位于间质小动脉四周，不同发育阶段的淋巴细胞在切片内也有群集成簇或小结的倾向。

2. 骨质　切片内的骨质有皮质骨和网状骨质两种构形。成熟骨小梁是一种复层结构，层板间有蓝色或棕色接合线，边缘有休止线。骨小梁的骨质由骨细胞、胶原纤维和骨间质等组分构成。骨小梁四周的成骨细胞常排列成行。在切片内，某些成骨细胞处于静止状态；反之，另一些则活跃呈骰子状，与纤维丝及血管邻接。破骨细胞常定位于骨小梁表面。

3. 间质　BMB 切片内的脂肪细胞、血管系统、神经纤维、结缔组织、间充质、网状纤维支架以及网状 - 巨噬细胞实体等共同构成造血组织周围的间质（stroma）。它不仅起着骨髓造血细胞支架的作用，且在造血的调控、造血诱导微环境以及血细胞从主质穿透进入外周血液（即骨髓 - 血液屏障）的控制中均发挥重要作用。

（五）骨髓组织形态测量与分类计数技术

1. 切片内单位面积计算法　与骨髓涂片不同，活检切片内常需进行单位面积（1mm² 或 10mm²）巨核细胞数、肥大细胞数和间接分裂细胞数的测定。这时，可在显微镜的高倍物镜（400×），于目镜镜管中部环隔上安装入 10×10 规格的网形目镜测微器（刻线面朝下），就可算出每平方毫米面积的网形测微器视野数。

2. 网形测微器计点法　于目镜环隔上装入 10×10 规格的网形测微器，切片以目测法分为小梁旁区(骨小梁旁 50μm 以内的区域)和小梁间区,于 400 倍放大下,于小梁旁区和间区的不同部位,随机选择 16 个视野,观察与记录每个视野内 100 个点所击中的目标,交接点击中造血或脂肪组织(或骨小梁)即记录为 1 点,如击中造血组织或脂肪组织边界,记为 1/2 点,共观察 1 600 个点,按公式算出造血组织、脂肪组织和骨小梁的容量百分率。

3. 骨髓增生程度判定标准　骨髓切片内的细胞成分有两大类:一是造血细胞成分,称红髓,是由红系、粒系和巨核系细胞外加淋巴细胞、浆细胞、单核细胞、肥大细胞和网状 - 巨噬细胞所组成的混合体;二是脂肪组织即黄髓。活检组织切片与骨髓涂片不同,抽吸骨髓涂片常因混有一定量的血液而致增生度偏低。例如在 "干抽" 病例,一种可能是伴有骨髓纤维化,另一种可能是真正增生减低(如再生障碍性贫血);而骨髓涂片不能很好地反映造血程度。在某些增生极度活跃的骨髓,如急、慢性白血病,其白血病细胞紧密塞实,不易被抽出,骨髓涂片易误认为增生减低,而骨髓活检判定增生程度就有明显优越性。

按切片内造血组织与脂肪组织所占体积的大致比例,可将骨髓增生程度进行以下分级:

增生极度活跃(Ⅴ级):造血组织 ≥ 80vol%;

增生明显活跃(Ⅳ级):60vol% ≤ 造血组织 <80vol%;

增生活跃(Ⅲ级):40vol% ≤ 造血组织 <60vol%;

增生低下(Ⅱ级):20vol% ≤ 造血组织 <40vol%;

增生极度低下(Ⅰ级):造血组织 <20vol%。

(六) 骨髓活检报告

对任何一例已作骨髓活检的患者,仍不可忽视外周血与骨髓涂片的检查,只有三者密切配合,必要时还需结合涂片、印片或切片内酶和标记物的检测,外加其他临床资料进行综合分析,才能得出更为正确的诊断结论。

对每份骨髓切片常规进行下列几种染色:

1. HGF 三色染色和 / 或 MGG 染色(2~3μm 厚)。

2. Gomori 网硬蛋白纤维染色(5μm 厚)。

3. 贫血患者常规进行铁染色(5μm 厚)。

三、常见血液病的骨髓检查特点

(一) 常见血液病的骨髓形态学特点

1. 缺铁性贫血(iron deficiency anemia,IDA)　是因机体铁的需要量增加和 / 或铁吸收减少,导致体内贮存铁缺乏,又得不到有效的补充,使合成血红蛋白的铁不足所引起的贫血。铁缺乏可以分为贮存铁耗竭、缺铁性红细胞生成和缺铁性贫血三个阶段。缺铁性红细胞生成和缺铁性贫血可出现形态学改变。

骨髓形态学特点(图 4-8):

(1)IDA 为增生性贫血,增生活跃或明显活跃,以红系增生为主,粒红比值减低。

(2)红系细胞中以中、晚幼红细胞为主。

(3)幼红细胞体积小,胞质量少,胞质着色偏蓝(呈偏碱),边缘不整,呈裙边状或者锯齿状。胞核小而致密,深染,表现为 "核老浆幼" 的特点。

(4)成熟红细胞大小不等,以小细胞为主,中心淡染区扩大,甚至呈环形。粒系和巨核细胞变化不大,基本正常。

(5)骨髓铁染色:细胞外铁阴性,细胞内铁明显减少或者缺如,即幼红细胞胞质内不见蓝色铁颗粒,或

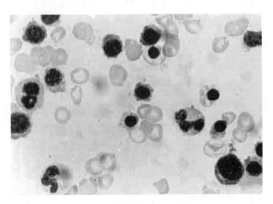

图 4-8　缺铁性贫血骨髓象

者颗粒少而着色淡。

2. **慢性病贫血**（anemia of chronic disease，ACD）　常继发于慢性感染、炎症或者肿瘤性疾病，近年来较多见。

骨髓形态学特点：

（1）大部分为增生性贫血，增生活跃或明显活跃，粒红比值多正常。

（2）因慢性感染引起的贫血，骨髓中红系可降低，伴有中性粒细胞轻度增多，可见较多中毒性颗粒。

（3）成熟红细胞大都表现为小细胞正色素性，少部分患者呈低色素性改变。

（4）骨髓铁染色细胞外铁显著增多，细胞内铁减少，幼红细胞胞质内仅含少量蓝绿色颗粒。

3. **巨幼细胞贫血**（megaloblastic anemia，MA）　是各种原因引起的维生素 B_{12} 和 / 或叶酸缺乏，使细胞 DNA 合成障碍，导致细胞核发育障碍所致的骨髓三系细胞核浆发育不平衡及无效造血性贫血，也称脱氧核苷酸合成障碍性贫血。

骨髓形态学特点（图 4-9）：

（1）增生活跃或明显活跃。

（2）红系明显增生，粒红比值减低甚至倒置，原始幼红细胞和早幼红细胞比例增加。红系可见明显的巨幼变，呈现体积巨大，核染色质呈疏松的颗粒状，胞核发育落后于胞质，呈"核幼浆老"改变。此类红系巨幼变可以在有效治疗的 24~96 小时内消失。

（3）中性中幼粒以下阶段巨幼变明显，以巨晚幼粒和巨杆状核细胞多见，分叶核有分叶过多的表现，呈核右移表现。

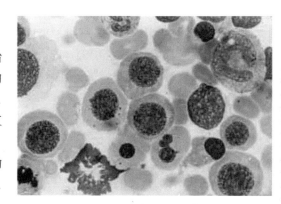

图 4-9　巨幼细胞贫血骨髓象

（4）易见巨核细胞核分叶过多，产血小板减少。

（5）成熟红细胞大小不均，可见大椭圆形红细胞和巨红细胞，红细胞胞质内可见 Howell-Jolly 小体、嗜碱点彩。

（6）细胞化学染色：骨髓铁染色：细胞外铁与细胞内铁均增高。糖原染色：幼红细胞阴性。

4. **再生障碍性贫血**（aplastic anemia，AA）　是由于造血干细胞数量或质量的异常，导致骨髓造血功能减低、外周血全血细胞减少的疾病。

骨髓形态学特点（图 4-10）：

（1）多部位穿刺显示增生减低或者明显减低。

（2）造血细胞（粒系、红系和巨核系细胞）减少，特别是巨核细胞减少显著。粒系以成熟粒细胞为主；红系以中、晚幼红细胞为主（慢性再障可以表现为红系增生活跃，但是晚幼红细胞脱核迟缓，浓缩成"碳核"样）；非造血细胞（包括淋巴细胞、浆细胞、肥大细胞和单核细胞等）比例增高。

（3）骨髓小粒为空网状结构，造血细胞少，大多为非造血细胞，如脂肪细胞、成纤维细胞、浆细胞等。

（4）成熟红细胞为正色素性，中性粒细胞减少且成熟阶段偏多，淋巴细胞比例相对增多。

（5）骨髓铁染色：细胞外铁增多，NAP 染色阳性率和积分值增高。

5. **自身免疫性溶血性贫血**（autoimmune hemolytic anemia，AIHA）　是由于免疫调节功能紊乱所产生的活化补体结合于红细胞表面，致使红细胞破坏加速而引起的溶血性贫血。根据自身抗体作用于红细胞膜所需要的最适温度分为温抗体型和冷抗体型，以温抗体型多见。

骨髓形态学特点（图 4-11）：

（1）增生明显活跃。

（2）红系明显增生，粒红比值减低甚至倒置，以中、晚幼红细胞为主，幼红细胞胞质内可见 Howell-Jolly 小体、嗜碱点彩和 Cabot 环，易见核分裂象。

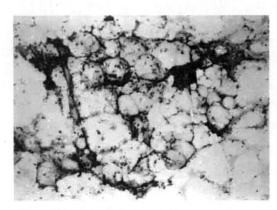

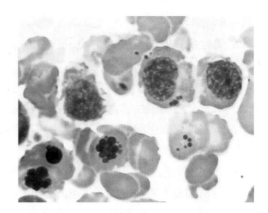

图 4-10　再生障碍性贫血骨髓小粒空网状结构　　　　图 4-11　溶血性贫血骨髓象

(3)成熟红细胞可见大红细胞、嗜多色性红细胞、小球形红细胞,易见退化细胞。

(4)骨髓铁染色:细胞外铁阳性;糖原染色:幼红细胞阴性。

6. 骨髓增生异常综合征(MDS)　是一组克隆性造血干细胞疾病,表现为一种或多种血细胞减少伴病态造血、无效造血和凋亡增强,从而导致血细胞减少。MDS 有很多亚型,不同的亚型,形态学表现不尽相同。

骨髓形态学特点:

(1)增生活跃或者明显活跃(少数也可以增生减低)。

(2)红系明显增生,粒红比值减低甚至倒置,原红和早幼红细胞增多,红系可见病态造血:中、晚幼红细胞可见体积增大,核染色质疏松,呈巨幼样变,可见核碎裂、核畸形、核出芽、核内桥连、核分叶等。

(3)原始细胞可增多,粒系可见病态造血:中性粒细胞胞体小或者异常增大,核分叶不良(假性 Pelger-Huet 畸形)或分叶过多,胞质内颗粒过少甚至缺乏。

(4)巨核细胞病态造血:核分叶减少的微小巨核细胞或者淋巴样小巨核细胞,一个或者多个分离的圆形核,或分叶过多的巨核细胞,可见颗粒减少的巨血小板或者大而畸形的血小板。

(5)骨髓铁染色:细胞外铁强阳性,细胞内铁增多,MDS-RAS 患者环形铁粒幼细胞 >15%。糖原染色:幼红细胞阳性。

7. 慢性粒细胞白血病　也称为慢性髓细胞性白血病(chronic myelocytic leukemia,CML):是起源于多能造血干细胞的恶性增殖性疾病,以外周血白细胞异常升高、脾脏肿大为表现,伴有费城染色体和 *BCR-ABL* 融合基因阳性。

骨髓形态学特点:

(1)增生极度活跃或者明显活跃。

(2)粒系细胞极度增生,粒红比值显著升高。增生的粒系中,以中性中幼粒及以下阶段为主,原粒细胞及早幼粒细胞轻度增多,原粒细胞通常 <5%。嗜酸性粒细胞及嗜碱性粒细胞增多,尤其嗜碱性粒细胞易见,具有特征性。部分中幼粒细胞有核浆发育不平衡现象,细胞核染色质疏松。

(3)多见巨核细胞增多,以成熟巨核细胞为主,体积较正常巨核细胞小,胞核圆形或者分叶等,易见大或者巨大血小板。

(4)红系增生相对受抑制。

(5)骨髓铁染色:细胞外铁阳性,细胞内铁由于幼红细胞过少往往很难观察;NAP 明显下降甚至为零。

8. 急性白血病(acute leukemia,AL)　是一种克隆性起源,多能造血干细胞或早期的祖细胞(髓系或淋系)突变而引起的造血系统恶性肿瘤,由于白细胞某一系列(也可以是两系列或者以上)的细胞异常肿瘤性增殖,并且在体内各器官、组织有广泛浸润,外周血白细胞有质和量的异常,红细胞和血小板减少,从而导致贫血、出血和感染、浸润等征象的一种疾病。由于 AL 有多种亚型,其骨髓象表现不尽相同。

骨髓形态学特点(图 4-12):

(1)增生明显活跃或者极度活跃(少数也可以增生减低)。

(2)某一系列的原始和早期幼稚细胞增生明显,占 20% 以上(急性淋巴细胞白血病以原始和幼稚淋巴细胞增生为主,急性髓细胞性白血病以原粒细胞、原单核细胞、幼单核细胞、异常早幼粒细胞、原巨核细胞等增生为主)。

(3)其他系列增生相对受到抑制,急性红白血病时,红系可以增生明显活跃,伴原始和早幼红细胞增多,并易见病态造血,巨核细胞明显减少或消失(巨核细胞白血病时例外),血小板常减少或有形态异常。

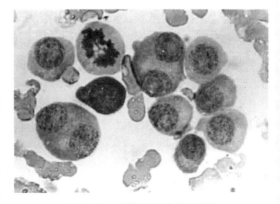

图 4-12　急性白血病骨髓象

(4)急性髓细胞性白血病胞质内可以见到棒状小体,称为 Auer 小体,急性早幼粒细胞白血病胞质内可出现柴捆状 Auer 小体。急性髓细胞性白血病骨髓早期原始和幼稚白血病细胞增多,残留少量成熟阶段细胞,而缺乏中间过渡阶段的细胞,呈"裂孔"现象,表明白血病细胞有成熟障碍。

(5)细胞化学染色:细胞化学染色是鉴别 AL 最常用的方法,过氧化物酶(POX)可将 AL 分为急性淋巴细胞白血病(ALL)(阳性率 <3%)和急性髓细胞性白血病(AML)(阳性率 >3%),再结合特异性酯酶(SE)、非特异性酯酶(NSE)、糖原染色(PAS)和酸性磷酸酶(ACP)染色等进行亚型的鉴别,具体参见表 4-5。

9. 免疫性血小板减少症(immune thrombocytopenia,ITP)　是一种免疫性综合病征,是常见的出血性疾病。特点是血循环中存在抗血小板抗体,使血小板破坏过多,引起紫癜;而骨髓中巨核细胞正常或增多,幼稚化。

骨髓形态学特点:

(1)骨髓增生活跃或者明显活跃。

(2)巨核细胞数量:急性型巨核细胞数正常或增多,多为幼稚型,细胞边缘光滑,无突起、胞质少、颗粒大。慢性型,巨核细胞一般明显增多,颗粒型巨核细胞增多,但胞质中颗粒较少,嗜碱性较强。

(3)粒系、红系、单核系和淋巴系均正常。

(4)血小板体积增大,颗粒减少。

10. 多发性骨髓瘤(multiple myeloma,MM)　是一种恶性浆细胞病,其肿瘤细胞起源于骨髓中的浆细胞,而浆细胞是 B 淋巴细胞发育到最终功能阶段的细胞。

骨髓形态学特点(图 4-13):

(1)骨髓增生活跃或者明显活跃。

(2)骨髓瘤细胞占 15% 以上,骨髓瘤细胞形态呈多样性。分化良好者与正常成熟浆细胞形态相似,分化不良者呈典型骨髓瘤细胞形态,而多数瘤细胞形态似幼浆细胞或浆母细胞形态。同一患者的骨髓中可出现形态不一的骨髓瘤细胞。瘤细胞所占比例较小时,粒细胞和红细胞系比例可大致正常,巨核细胞数也可在正常范围;当瘤细胞数量较多,所占比例较大时,粒细胞系、红细胞系及巨核细胞均可明显减少。

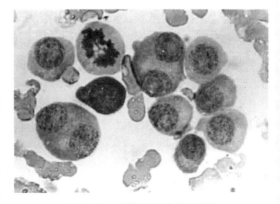

图 4-13　多发性骨髓瘤骨髓象

（3）在部分患者，特别在病程早期，骨髓瘤细胞可呈灶性分布，单个部位骨髓穿刺不一定检出骨髓瘤细胞，此时应作多部位骨髓穿刺或骨髓活检，方可发现瘤细胞。瘤细胞易位于涂片尾部，应注意检查涂片尾部。

（二）常见血液病的骨髓活检病理表现

1. 贫血的骨髓病理表现

（1）再生障碍性贫血

1）造血主质减少而致增生重度减退，主要组分由脂肪细胞所构成，常伴不同程度的脂肪细胞液性坏死现象。

2）红系生成组织和窦状隙均减少，典型病例可见残存的孤立性幼红细胞岛（簇），即所谓"热点"（hot spot），常局限于静脉窦附近。

3）实质内可见散在性、灶性粒系细胞增生现象。

4）间质水肿，间质内可见坏死细胞、毛细血管和窦状隙坏死与破裂以及各种炎性细胞浸润，包括淋巴细胞、浆细胞、肥大细胞和巨噬细胞。巨噬细胞内含铁血黄素负荷增多。

5）骨小梁容量减少，即所谓骨质减少（osteopenia），可能与骨滋养血管的萎缩有关。

6）单位面积内巨核细胞数量显著减少。

7）肥大细胞数明显增多。

8）Gomori 染色阴性。

（2）纯红细胞再生障碍

1）切片内正常造血区与脂肪区交织存在，脂肪细胞仅轻至中度增加。

2）典型的幼红细胞岛消失，可检出孤立性单个、偶尔两三个幼红细胞散布于实质内，但粒系细胞、浆细胞和肥大细胞生成基本正常。

3）巨核细胞形态与数量无明显改变。

4）可见局限性淋巴细胞浸润，或检出淋巴细胞集簇。

5）铁染色示基质细胞内含铁血黄素沉积，Gomori 染色正常。

（3）缺铁性贫血

1）增生明显活跃，主质中以不同发育阶段的红系细胞增生为主。

2）幼红细胞岛是髓内红系生成的解剖学单位，一个或两个巨噬细胞定位于岛的中央，周围绕以不同成熟阶段的幼红细胞，通常位于静脉窦附近，它是实质内一种较为脆弱的结构，骨髓抽吸操作时，由于负压的作用而易于解体。缺铁时，切片内幼红细胞岛丰富。

3）粒系和巨核系细胞的计数和定位均无明显异常。

4）骨髓切片铁染色相比于骨髓涂片更能反映体内实际铁贮存情况。

5）Gomori 染色正常。

2. MDS 的骨髓病理表现

（1）呈增生明显或极度活跃，活检可除外骨髓呈局灶性增生的再生障碍性贫血，约 15%MDS 病例属增生减退型。

（2）切片内除可检出红系病态造血外，多数尚可检出巨核系病态造血现象。如果涂片内仅一种细胞系显示病态，而活检切片有两种细胞系检出发育异常的形态特征时，应以病理活检为准。

（3）高危组 MDS 易出现幼稚前体细胞异常定位（ALIP）（即 3~5 个以上原始与早幼粒细胞聚集成簇位于小梁间区和小梁旁区），对诊断和预后判断有较大作用。

（4）切片内可见红系前体细胞成熟障碍，易检出处于同一发育阶段的幼红细胞簇（同期红细胞造血岛），且可定位于小梁旁区。

（5）巨核细胞病态在切片上较涂片更易查出，因涂片巨核细胞数量少（与网状纤维增多等因素有关），而切片巨核细胞较丰富。MDS 的骨髓组织学特征之一是切片内检出不典型微巨核细胞。

(6)多数 MDS 患者切片内 Gomori 染色示网硬蛋白纤维有不同程度的增多,少数显著增多,并常因此致"干抽",但 Masson 三色染色阴性,提示为网硬蛋白型的纤维组织增生。

3. 急性白血病的骨髓病理表现

(1)正确判定增生程度:部分 AL 病例因白血病细胞极度致密塞实,或者合并显著的骨髓纤维化,这些均能导致"干抽"或"骨髓稀释"。而 AL 的活检切片就能正确判断增生程度,进而为正确治疗提供依据。

1)增生活跃型:髓内结构破坏,脂肪细胞几近消失,髓腔被白血病性原始细胞完全浸润破坏,白血病性细胞呈单形性增生,弥漫成片分布。另一些增生活跃型病例间质也可呈非单形性浸润,白血病性原、幼细胞排列较松散,切片内非白血病性的残存造血细胞 >10%,使主质内白血病细胞和残余正常造血细胞混合相间出现。

2)增生减退型:主要见于老年患者,约占 AL 病例数的 5%。白血病性原始细胞簇常散在性斑片状分布于脂肪空泡间,倘若刚抽出此斑状区的白血病细胞灶,会诊断为 AL;反之,由于技术因素而抽出非病变的间质区,就能误判为 MDS。

(2)间质改变

1)部分 AL 病例可显示不同程度的纤维增生现象,凡骨髓网状纤维增多的 AL 患者,其对化疗的反应及预后较差。治疗缓解后,网状纤维部分或全部消退,白血病再发时复又出现。

2)部分 AL 病例骨小梁体积减小、溶解破坏,可能与白血病细胞诱生的骨质吸收因子有关,同时间质内静脉窦扩张、破裂崩解。

(3)切片在疗效评定中的作用

1)正常骨髓切片内的原始与早幼粒细胞常单个,至多两个,散在分布于小梁间区。某些 AML 病例尽管一步法双标本取材的涂片上已达完全缓解(CR)标准,但切片仍可检出原始与早幼粒细胞集簇,相当于 MDS 时所见的 ALIP。此种病例易于短期内复发,实际未达真正的 CR,应继续予以巩固化疗,直至此种异常定位消失为止。

2)在维持与加强化疗期间,应定期作骨髓一步法双标本取材。倘若涂片细胞分类未达复发标准,但切片内出现了异常原始细胞簇,提示已进入早期再发,应及时作再诱导处理。

4. 骨髓增殖性肿瘤的骨髓病理表现

(1)真性红细胞增多症

1)切片显示全骨髓增生明显或极度活跃(有核细胞占 60%~100%),以红系细胞增生为主,粒红比值(M/E)约为 1 或更低,脂肪细胞相应减少。

2)增生细胞系具有正常的局部解剖学定位:当细胞极度增多时,巨核细胞也可从正常的小梁间区移至骨内膜邻近异位分布。且呈显著多形性,胞核形态也非常多变。

3)骨髓血管增多:尤其静脉窦明显,铁贮存耗竭,Gomori 染色呈不同程度阳性反应。

(2)原发性血小板增多症

1)切片示有核细胞增生异常活跃,脂肪细胞显著减少甚或消失。

2)红系与粒系前体细胞减少,巨核细胞增多,其胞质内可见细胞碎片和结晶状包涵体。

3)巨核细胞增多,多形性变明显,胞体大小不一,形成集簇。核叶与核形态多变,既可单叶或双叶,也可见多叶或卷曲形核。

4)由于巨核细胞增生过度,导致对成纤维细胞生成的刺激作用,可见不同程度纤维增生,但一般无显著骨髓纤维化现象。

(3)原因不明性髓样化生(agnogenic myeloid metaplasia,AMM):是一种病因不明,进行性结缔组织取代正常骨髓造血组织,同时出现骨髓外髓样化生的骨髓增殖性肿瘤。骨髓纤维化意味髓内网硬蛋白纤维增多;骨髓硬化症是指骨髓间质内可见网硬蛋白纤维外,还伴胶原纤维存在;而骨-骨髓硬化(OMS)指的是除网硬蛋白和胶原蛋白纤维增生外,还伴新骨形成。以上三者实属同一骨髓增生病的不同阶段,均需依赖骨髓活检才能作出诊断,三者无论在临床上还是组织学上均难以截然分开,往往相互重叠。

1) 骨髓纤维化期:①骨髓增生活跃,脂肪细胞减少或消失。②在纤维组织增生区内红系与粒系细胞正常或减少,巨核细胞明显增多,巨大巨核细胞等多形性或坏死性变常见,往往聚集成簇,分布在硬化的静脉窦窦壁附近。③成纤维细胞和网状纤维网格增多,并将骨髓实质分割成间隙,间隙内可见大量血小板沉积。骨硬化现象不明显。④间质内淋巴细胞、浆细胞和肥大细胞浸润很明显,易检出胶状变性区。

2) 骨髓硬化症期:①骨髓增生减退,脂肪细胞减少,切片内可见广泛纤维化和骨硬化,骨硬化性骨小梁约占骨髓容量的40%,髓腔缩小,新骨形成。②主质内可见粒系与红系细胞小灶形成,主质和静脉窦内发育异常的巨核细胞成簇出现。③主质内淋巴细胞、浆细胞和肥大细胞浸润更显著。④Gomori染色示网硬蛋白纤维非常致密,胶原纤维增生也很明显。

5. **恶性淋巴瘤的骨髓病理表现**　骨髓切片对查出非霍奇金淋巴瘤(non-Hodgkin lymphoma,NHL)骨髓侵犯较涂片显著为优,NHL活检阳性是淋巴瘤分期的重要依据。骨髓阳性活检率在16%~75%。对于淋巴结活检已确诊为霍奇金淋巴瘤(Hodgkin lymphoma,HL)的患者中,多数病例骨髓活检阴性,仅显示某种非特异性骨髓反应。

6. **多发性骨髓瘤(multiple myeloma,MM)的骨髓病理表现**　按骨髓切片内浆细胞胞体大小、核结构、核形态、核仁有无及胞质特点的不同,将本病分为低度恶性的浆细胞型(主要为成熟浆细胞)以及高度恶性的浆母细胞型(主要为原、幼浆细胞)两大类。

(1) 浆细胞型多发性骨髓瘤:本型切片内以典型浆细胞增生为主,不同病例间胞体大小相差悬殊,又可分为三种亚型:

1) Ⅰ型:属低度恶性,以成熟型浆细胞增生为主,形态类似正常浆细胞,核偏心、车轮状,可见核晕与嗜碱性胞质,少数有核仁。

2) Ⅱ型(又分为小圆核与小凹核两组):属中间型病例,核呈小圆形或小凹形(后者即为裂隙细胞),胞体较小,胞质少,故称微小型浆细胞,形似浆细胞样淋巴细胞。

3) Ⅲ型(多形性细胞型):也属中间型病例,病变由Ⅰ型与Ⅱ型细胞的多形性混合细胞群体所组成。

(2) 浆母细胞型多发性骨髓瘤:也即浆母细胞肉瘤,切片内以浆母细胞浸润为主。胞体大而具多形性,核圆居中,易见多核,核仁明显;胞质量多,嗜碱性,偶见核周晕,间接分裂型多。病变区可见一定量散性分布的成熟浆细胞、淋巴细胞、免疫母细胞和肥大细胞等。

7. **骨髓转移癌的骨髓病理表现**

(1) 间质改变:转移病变四周血管丰富,结缔组织增生与纤维变性明显,有时非常广泛,以致骨髓间隙完全被致密的纤维变性组织所替代,瘤细胞簇被"包埋"于变性的纤维间质内,易导致"干抽",以乳腺癌骨髓转移较常见。当瘤细胞浸润广泛,并向静脉窦扩展时,间质即明显水肿,窦状隙破裂出血。

(2) 转移癌细胞的形态:转移癌通常呈致密片状、小巢形或瘤细胞束等形态。瘤细胞较正常造血细胞为大,核大而染色质量多,核仁明显,形态与原发病变的赘生性细胞类似。

(3) 转移癌区的骨小梁:所有伴骨髓转移的骨髓切片中,正常骨小梁结构遭到破坏,与破骨细胞受到刺激而增生有关。骨质变薄,有时癌细胞入侵某些骨小梁腔隙内,当髓腔完全被癌细胞占据时,可直接分布于骨内膜的表面。

8. **骨髓活检与骨髓穿刺的关系**　骨髓穿刺可能因穿刺技术和抽吸力量过大而致混血,影响正确的判断。而骨髓活检则是取一条骨髓组织,可以比较全面地了解骨髓特点。骨髓穿刺涂片和骨髓活检反映骨髓增生程度的差异具有显著性,骨髓活检比骨髓涂片能更准确地反映骨髓增生程度,以及发现骨髓浸润;而骨髓穿刺涂片由于没有进行脱蜡固定包埋等,能很好地反映细胞形态,二者联合检查可以提高诊断的准确性。骨髓穿刺和骨髓活检各具优缺点,互为补充,在血液系统疾病的诊断中常联合应用。

(童向民)

第三节　免疫学检查及应用

正常血细胞从多能干细胞分化、发育、成熟为功能细胞的过程中,细胞膜、细胞质或细胞核抗原表达的改变与血细胞的分化发育阶段密切相关。这些抗原统称为抗原分化簇(cluster of differentiation,CD),以不同的数字表示不同的抗原,如CD34是干细胞标志性抗原,CD3为所有T细胞的共同抗原,CD19是B淋巴细胞特异性抗原等。因此,不同CD抗原的表达与否可作为鉴别和分类血细胞的基础,临床常用流式细胞术和免疫组化分析细胞CD抗原表达状况。

流式细胞仪(flow cytometer)是一种集激光技术、电子技术、光电技术、流体技术、计算机技术以及细胞荧光化学技术、单克隆抗体技术为一体的高科技仪器。概括来说,流式细胞术(flow cytometry,FCM)就是对于处在快速直线流动状态中的细胞或生物颗粒进行多参数的、快速的定量分析和分选的技术。流式细胞术原理是将待测细胞制备成单个细胞悬液,经特异性荧光抗体标记后,在激光的照射下产生散射光和荧光,被光电倍增管(PMT)、硅光电倍增管(SiPM)、雪崩光电二极管(APD)、硅光电二极管等光电转换装置转换为电子信号,从而转换成计算机可以理解的数据,被计算机收集、存储和分析,就这样,细胞的一系列重要理化特性被快速、大量地测定出来。在一定范围内,散射光包括与被测细胞大小有关的前向角散射(forward scatter,FSC)及反映细胞内精细结构和颗粒物质信息的侧向角散射(side scatter,SSC)。对荧光信号的检测和定量分析就能定性或者定量了解所研究细胞的重要参数。目前临床常规采用4~10色荧光抗体标记,加上FSC和SSC两个参数,常规流式细胞分析同时可以检测6~12个细胞参数,对发现少量异常细胞,如白血病残留检测十分重要。随着医学研究发展,新一代质谱流式细胞仪可以同时检测几十种细胞标记,大大提高了细胞分析鉴定等能力。图4-14是三色荧光标记流式结果判定示意图。

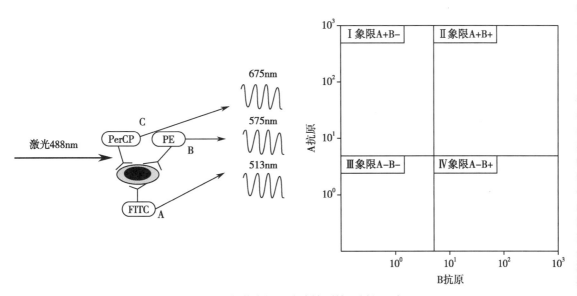

图4-14　三色荧光标记流式检测结果判断示意图

左图是三色荧光标记检测同一细胞上A、B、C三种抗原。右图显示结果判断示意。Ⅰ象限A+B− 表示A抗原表达阳性,B抗原表达阴性;Ⅱ象限A+B+ 表示A和B抗原表达均阳性;Ⅲ象限A−B− 表示A和B抗原表达均阴性;Ⅳ象限A−B+ 表示A抗原表达阴性,B抗原表达阳性。

　　除了流式细胞免疫分析外,免疫学检查还包括病理活检组织免疫组化染色检查,后者是临床病理诊断必不可少的手段,是淋巴瘤诊断和分型的基石。

　　图 4-15 为 CD45/SSC 细胞分布散点图。采用 CD45 标记原理是 CD45 是造血系统细胞的共同抗原,CD45 表达强度从高到低依次为:淋巴细胞 > 单核细胞 > 各阶段粒细胞 > 原始细胞 > 有核红细胞(通常阴性);SSC 以细胞内颗粒多少拉开细胞分布,粒细胞内颗粒最多,SSC 最大,其次为单核细胞,淋巴细胞 SSC 低。以 CD45/SSC 组合可以很好地将骨髓内不同细胞区别开来,再进一步结合标记的系列抗体从而达到鉴定细胞种类的目的。

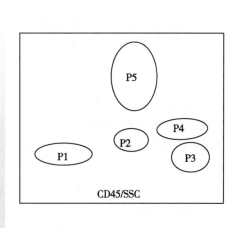
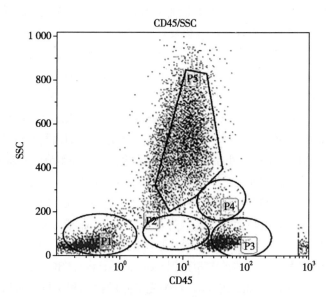

图 4-15　正常骨髓各细胞群流式细胞分析 CD45/SSC 分布图
左图为模式图,右侧为实测图(横坐标 CD45,纵坐标 SSC)。
P1:红细胞群;P2:早期造血细胞群;P3:淋巴细胞群;P4:单核细胞群;P5:粒细胞群。

一、细胞计数和分析

(一) 白细胞免疫表型分析

1. 淋巴细胞免疫分析　淋巴细胞是人体重要的免疫细胞,约占白细胞的 20%~40%,包括 T 淋巴细胞、B 淋巴细胞和 NK 细胞,绝对值(0.8~4.0)× 10^9/L。从形态上无法区分 T、B、NK 淋巴细胞,需借助免疫表型分析。各淋巴细胞亚群参考值见表 4-6。

表 4-6　成人外周血淋巴细胞亚群参考值

淋巴细胞亚群	参考值范围(%)	绝对计数(× 10^9/L)	比值
CD3$^+$T 淋巴细胞	61~85	0.77~2.041	
CD4$^+$T 淋巴细胞	28~58	0.414~1.123	
CD8$^+$T 淋巴细胞	19~48	0.238~0.874	
CD4/CD8			0.9~2.1
CD19$^+$B 淋巴细胞	11.74 ± 3.37		
NK 细胞	13.8 ± 5.9		

　　正常 T 细胞在外周血呈异质性群体,在 T 细胞静止期和活动期,其细胞膜表面分子表达种类和数量均有不同。这些分子为抗原性不同的糖蛋白,它们与 T 细胞对抗原的识别、细胞的活化、信息的传

递、细胞的增殖和分化以及 T 细胞的功能相关。由于这些分子在 T 细胞表面相当稳定,故可视为 T 细胞标志,用以鉴定不同功能的 T 细胞,在临床相关疾病的诊断和治疗上也具有重要应用价值。

T 细胞以表面抗原不同分为 CD4⁺CD8⁻ 和 CD4⁻CD8⁺ 亚群;按 T 细胞表面受体不同分为 CD3⁺TCRαβ 细胞和 CD3⁺TCRγδ 细胞,后者比例低但高度可变;按功能分为辅助性 T 细胞(Th)、抑制性 T 细胞(Ts)、细胞毒性 T 细胞(Tc 或 CTL)、和调节性 T 细胞(Treg);按对抗原应答不同,分为初始 T 细胞、效应 T 细胞、效应记忆 T 细胞和中央记忆 T 细胞。图 4-16 为 T 淋巴细胞亚群分化发育示意图。

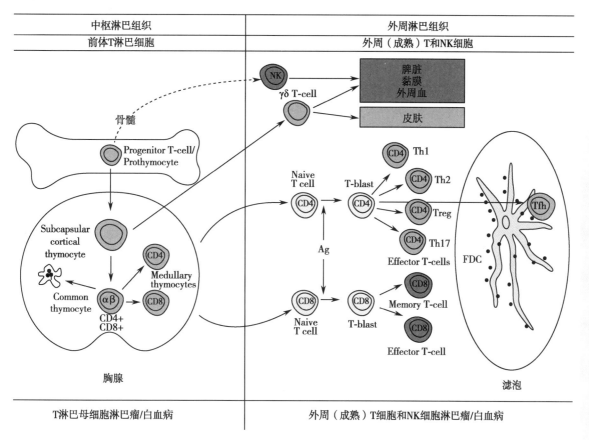

图 4-16　T 淋巴细胞分化发育示意图

B 淋巴细胞也是一个异质性群体,根据细胞表型、功能和细胞来源可分为多个亚群。B 淋巴细胞有三个主要功能,产生抗体、递呈抗原及分泌细胞因子参与免疫调节。B 淋巴细胞表面也有众多的膜分子,部分为 B 淋巴细胞特有,常用的 CD19、CD20、CD22 是鉴定 B 细胞的重要标记。根据 B 淋巴细胞分化抗原谱表达状况采用免疫表型分析,可以鉴定出 B 淋巴细胞的不同分化发育阶段,在 B 淋巴细胞白血病和淋巴瘤诊断中具有重要价值。B 淋巴细胞分化发育见图 4-17。

NK 细胞是人体非特异性免疫(innate immune)的重要组成细胞,主要分布在外周血和脾脏,淋巴结和其他组织中也有少量存在,不表达特异抗原识别受体。胞质内含有大量嗜天青颗粒,可直接杀伤肿瘤细胞和被病毒感染的靶细胞,同时 NK 细胞也有一定的免疫调节作用。常用 CD56 和 CD16 鉴定 NK 细胞。

采用流式细胞仪分析淋巴细胞亚群快速、简便、准确,已经在临床常规开展。采用 5 色荧光标记流式细胞仪可以清晰鉴定出 T 细胞、B 细胞和 NK 细胞亚群。如需要进一步分别行 T、B 细胞亚群分析,可选用 CD45RA-FITC/CD45RO-PE/CD3-PerCP/HLA-DR-APC 检测活化的抑制 / 细胞毒性 T 淋巴细胞亚群,kappa-FITC/lambda-PE/CD19-PerCP/CD20-APC 鉴定 B 细胞克隆性,kappa-FITC/CD5-PE/CD19-PerCP/CD10-APC 等鉴定 B 淋巴细胞亚群。

中枢淋巴组织	外周淋巴组织		
前体B细胞	外周（成熟）B细胞		
骨髓	滤泡间区	滤泡区	滤泡旁区

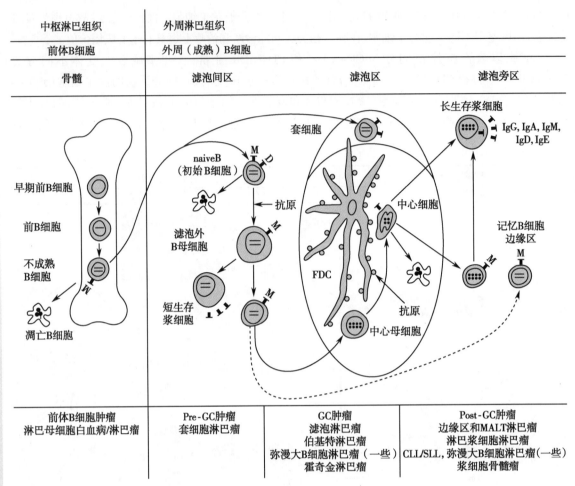

图 4-17　B 淋巴细胞分化发育示意图

GC：生发中心。

前体B细胞肿瘤 淋巴母细胞白血病/淋巴瘤	Pre-GC肿瘤 套细胞淋巴瘤	GC肿瘤 滤泡淋巴瘤 伯基特淋巴瘤 弥漫大B细胞淋巴瘤（一些） 霍奇金淋巴瘤	Post-GC肿瘤 边缘区和MALT淋巴瘤 淋巴浆细胞淋巴瘤 CLL/SLL,弥漫大B细胞淋巴瘤(一些) 浆细胞骨髓瘤

临床上各种疾病状态均可导致淋巴细胞亚群数量和质量异常,如病毒感染、免疫抑制、自身免疫病、肿瘤性疾病等。病毒感染,如 EBV 感染时 CD4$^-$/CD8$^+$ 细胞增殖导致 CD4/CD8 比例倒置,伴有 CD7 降低,偶尔 CD5 可能下降,临床过程自限。艾滋病患者 CD4/CD8 比例明显下降,CD4 绝对计数变化可作为疾病状态及治疗是否有效的指标。非肿瘤性淋巴细胞改变主要累及 T 细胞,最常见 CD4/CD8 比值改变和淋巴细胞激活,这种情况见于免疫抑制状态(包括化疗后或肿瘤本身免疫抑制)。出现 CD1a 阳性 T 细胞为胸腺来源未成熟细胞,提示 T 细胞肿瘤可能。

B 淋巴细胞增高多见于血液肿瘤性疾病,如急性 B 淋巴细胞白血病、慢性淋巴细胞白血病等。B淋巴细胞降低导致免疫球蛋白产生下降,易出现感染,如先天性无丙球蛋白血症,或后天化疗或免疫抑制剂治疗后。

在正常外周血,NK 细胞约占外周血淋巴细胞的 15%,以 CD56 低表达(CD56low)NK 细胞为主。组织器官中以 CD56 高表达(CD56high)NK 细胞为主。两亚群 NK 细胞在形态、功能、表型上均有不同,CD5、CD62L、CD16、KIR 等抗原表达不同。CD56high 亚群均匀一致表达 CD94 和 CD62L,但缺乏 CD5、CD57、CD158a 和 CD158e,CD16 表达缺失或降低。此类 NK 细胞产生大量细胞因子,但无细胞毒作用,光镜下胞质无颗粒。相反,CD56lowNK 细胞胞质含颗粒,表达 CD16,缺乏 CD62L,大部分表达 CD57,CD94 表达呈异质性,部分表达 CD5 和 KIR。NK 细胞增加可见于免疫状态改变,包括自身免疫病、化疗等。此外,也可见于 NK 细胞增殖性疾病。目前 NK 细胞克隆性鉴定较为困难,如果为女性,可采用 X- 连锁基因多态性分析判断克隆性。

2. 粒细胞和单核细胞免疫表型分析　成熟中性粒细胞占外周血白细胞的 50%~70%,单核细胞约占 3%~8%,中性粒细胞和单核细胞在形态学上容易辨认,一般不需要借助免疫表型分析。当外周血出现不成熟细胞或出现发育异常时,借助免疫表型分析可以判断不成熟细胞所属细胞系列和分化发育阶段。粒细胞和单核细胞抗原分化分别见图 4-18 和图 4-19。

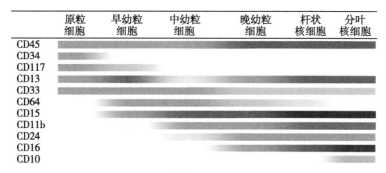

图 4-18 粒细胞抗原分化图

从图 4-18 看出,粒细胞系统从原粒到成熟分叶核中性粒细胞均表达 CD45,但随细胞成熟,CD45表达逐渐增强。CD34 为原始细胞标志,仅在原粒阶段表达。CD117 也为早期阶段标志,原粒和早幼粒细胞表达。CD13 和 CD33 在粒细胞各个阶段均有表达,但强度有变化。CD16 为较成熟阶段抗原标记。假如一群细胞表达 CD34、CD117 和 CD33 等抗原,则判断为原粒细胞。

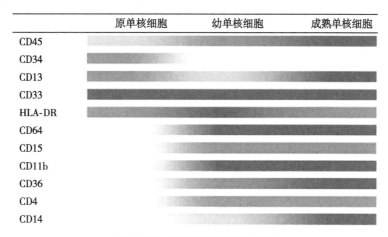

图 4-19 单核细胞抗原分化图

单核细胞分原始、幼稚和成熟单核细胞三个阶段。同样 CD34 为原始阶段标志,CD33 从原始至成熟单核细胞均强表达,而单核细胞相对常见标志 CD64、CD14、CD4、CD11b、CD36 表达相对较晚,在原单核细胞以后阶段。从图可以得知,假如一群细胞表达 CD64、弱表达 CD14、CD4、CD33、HLA-DR,判断可能为幼单核细胞阶段。异常细胞经常出现抗原表达不同步现象,前阶段抗原和后阶段抗原同时出现。特别注意原单核细胞阶段有时无 CD64/CD14/CD11b 等单核细胞相关标记表达,需结合形态、细胞化学染色综合分析。

通常参照正常粒细胞、单核细胞免疫表型判断被检测细胞是否存在抗原分化异常。粒细胞抗原分化存在一定规律,在病态造血情况下,抗原表达规律改变,可以作为诊断骨髓增生异常综合征的辅助手段,如粒细胞 CD13/CD16 抗原表达谱异常。同样,可采用 CD14/CD64/CD16 等抗原表达情况,初步鉴别是反应性单核细胞增多症还是慢性粒 - 单核细胞白血病。

(二)血小板免疫表型分析

血小板数量异常和功能障碍均可导致出血现象。血小板表面存在多种糖蛋白,在血栓止血过程中发挥重要作用。血小板糖蛋白 GP Ⅰ b/ Ⅸ/ Ⅴ 复合物(CD42b/CD42a/CD42d)介导血小板黏附十分重要,也对维持血小板形态结构起重要作用。血小板 GP Ⅰ b/ Ⅸ/ Ⅴ 复合物缺乏可导致巨大血小板综合征,临床出现皮肤黏膜出血症状。血小板糖蛋白 GP Ⅱ b/Ⅲ a(CD41/CD61)复合物介导血小板聚集。当 GP Ⅱ b/Ⅲ a 复合物缺乏时,导致血小板无力症。对于以上血小板功能障碍性疾病,除了血小板聚集试验外,流式细胞分析血小板表面 CD41、CD42、CD61 表达情况,对诊断具有重要价值。检测可发现血小板表面糖蛋白表达缺失或减少(流式细胞检测血小板表面抗原表达)。

(三) 红细胞免疫表型分析

成熟红细胞表型抗原最重要的是血型抗原系统,此外,还有很多重要细胞表面蛋白,后者丢失或改变可引起临床相应疾病。阵发性睡眠性血红蛋白尿(paroxysmal nocturnal hemoglobinuria,PNH)是一种获得性干细胞基因突变的克隆性疾病,PNH 患者染色体 Xp22.1 上的 *PIG-A* 基因突变,导致红细胞膜磷脂酰肌醇(glycosylphosphatidylinositol,GPI)锚合成障碍,造成锚连蛋白(又称锚蛋白)缺失,使细胞抵抗补体攻击的能力减弱,从而导致细胞容易遭受破坏,发生溶血。图 4-20 为 PNH 细胞锚和锚连蛋白示意图。

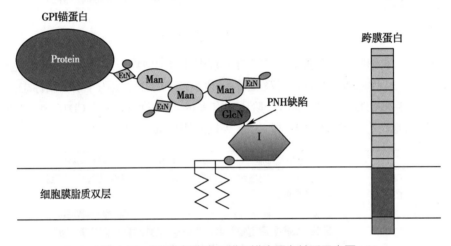

图 4-20　PNH 细胞表面锚和锚连蛋白关系示意图

目前已知 20 多种锚连蛋白表达在红细胞、白细胞上,其中 CD55 和 CD59 最为重要。CD55 称为衰变加速因子(DAF),是细胞膜上的 C3 转化酶衰变加速因子,通过调节 C3 和 C5 补体蛋白转化酶调控早期补体级联反应。CD59 又被称为反应性膜攻击复合物抑制剂(MIRL),可以阻止补体 C9 掺入 C5b678 复合物中,而阻止膜攻击单位形成,达到抑制补体终末攻击反应的作用。CD55 和 CD59 在细胞膜上完全或者部分缺失,使得补体系统活化后不能有效被抑制,引发红细胞被补体损伤,血管内溶血,释放游离血红蛋白,血栓形成和脏器功能损伤。PNH 患者血细胞表面缺乏锚及锚连蛋白,采用流式细胞免疫分析可敏感地检出 PNH 克隆,已经成为 PNH 诊断的常规方法。

流式细胞术检测 FLAER、CD55、CD59 :FLAER(fluorescent aerolysin)即荧光标记的嗜水气单胞菌溶素,是灭活的细菌蛋白质(aerolysin),能和白细胞上所有的 GPI 锚特异性结合,聚集插入细胞膜脂质双层,在膜上形成空洞致溶破。PNH 患者细胞缺乏 GPI 锚而抵抗毒素保持细胞完好。FLAER 实验可以精确地把 PNH 细胞(GPI⁻)和正常细胞(GPI⁺)区分开来。流式细胞术检测 CD59⁻ 红细胞,根据缺失 CD59 的程度区分出对补体敏感程度不同的红细胞群:Ⅰ 型,正常;Ⅱ 型,部分缺失;Ⅲ 型,完全缺失。流式细胞术诊断 PNH 既敏感又特异,通过对粒细胞和单核细胞分析能准确确定 PNH 克隆大小,且不受溶血和输血影响,是诊断 PNH 的金标准。

采用 FCM 方法,利用 CD59 表达状况不同将细胞分为三型:Ⅰ 型,CD59 表达正常;Ⅱ 型,CD59 表达部分缺失;Ⅲ 型,CD59 表达完全缺失。

二、白血病免疫表型分析

白血病是造血系统的恶性肿瘤,在形态上变化虽相当大,但仍能表达正常血细胞所具有的抗原,因而仍可依据其抗原表达谱对白血病进行免疫分型。由于白血病细胞具有肿瘤细胞的特征,其抗原表达又不完全同于正常血细胞,常可出现某些抗原缺乏、过度表达、系列交叉表达某一系列或阶段不应有的抗原,这又增加了白血病免疫分型的复杂性。作为白血病 MICM 分型之一的免疫分型(immunophenotype,I)已成为诊断血液恶性肿瘤不可缺少的重要标准之一。流式细胞术(FCM)白血病免疫分型是利用荧光素标记的单克隆抗体(McAb)作分子探针,多参数分析白血病细胞的细胞膜和细胞质或细胞核的免疫表型,由此了解被测白血病细胞所属细胞系列及其分化程度。用设门(gating)方法,即用 CD45 与侧向角散射图可将骨髓细胞清晰地分出淋巴细胞、单核细胞、粒细胞、原始 / 幼稚细胞和红细胞群。其理论依据是 CD45 是所有白细胞的抗原,其表达量在淋巴细胞最高,单核细胞、成熟粒细胞、原始 / 幼稚细胞依次减低。红细胞不表达 CD45。SSC 反映细胞的颗粒性,成熟粒细胞 SSC 最高,其次依次为单核细胞、原始 / 幼稚细胞、淋巴细胞、红细胞。若同时加上数个不同荧光标记的单抗,则很容易识别非正常细胞群所表达的抗原。这样可以排除正常细胞的干扰。在原始 / 幼稚细胞比例低的情况下或检测残存白血病时尤为必要。

骨髓血细胞是形态学分型的基础,靠形态学约 75% 的白血病能分出亚型。白血病免疫分型是对形态学分型的重要补充和进一步深化,国际白血病 MICM 分型协作组认为免疫分型对每一例急性白血病都是必不可少的,对下列情况意义更大。

1. 用形态学、细胞化学染色不能肯定细胞来源的白血病。

2. 形态学为急性淋巴细胞白血病(ALL)或急性未分化白血病(AUL)但缺乏特异性淋巴细胞系列抗原标记。

3. 混合性白血病。

4. 部分髓系白血病。

5. 慢性淋巴细胞白血病。

6. 微小残留白血病。

目前,免疫分型对粒细胞和单核细胞白血病的鉴别尚有一定困难。

(一)免疫分型常用的免疫标志及其意义

1. **白血病系列分化抗原**　T 淋巴细胞白血病:CD3、CD5、CD7、CD4、CD8。B 淋巴细胞白血病:CD10、CD19、CD20、CD22、cμ(胞质 μ 链)、sμ(膜 μ 链)。NK 细胞白血病:CD16、CD56、CD57。髓系白血病:CD13、CD14、CD33、MPO(髓过氧化物酶)。红白血病:GlyA(血型糖蛋白 A)。巨核细胞白血病:CD41、CD42、CD61。

2. **白血病系列非特异性抗原**　CD34、HLA-DR 为早期细胞抗原,无系列特异性,可与 CD38 联合运用于免疫分型。一般而言,干 / 祖细胞 CD34$^+$HLA-DR$^+$CD38$^-$,原始细胞 CD34$^+$HLA-DR$^+$CD38$^+$,而幼稚细胞(如早幼粒细胞)CD34$^-$HLA-DR$^-$CD38$^+$。TdT 为原始淋巴细胞标记。CD45 是白细胞共同抗原。

(二)白血病免疫分型

1. **白血病细胞系列确定**　据 2016 版 WHO 淋巴造血组织肿瘤分类标准,白血病细胞系列确定需满足以下标准,见表 4-7。

表 4-7　白血病系列确定标准

系列	确立系列标准
髓系	MPO 阳性或单核细胞分化(至少 2 个阳性:NSE*,CD11c,CD14,CD64,溶菌酶)
T 系	cCD3 阳性或 sCD3 阳性
B 系	CD19 强阳性另加至少 1 个阳性(CD79a,cCD22,CD10)
	CD19 弱阳性另加至少 2 个阳性(CD79a,cCD22,CD10)

注:* 非特异性酯酶。

　　由于白血病细胞系列特异性标志表达阳性率通常较低，如 T-ALL 无 CD3 表达，髓系白血病无 MPO 表达，此种情况下白血病系列确定可采用欧洲白血病免疫分型积分系统（EGIL）判断，累积分 ≥2 分可确定系列，见表 23-3。

　　2. 急性淋巴细胞白血病（ALL）免疫分型　　ALL 依据细胞来源不同，进一步分为前体 B 和前体 T 淋巴细胞白血病。ALL 免疫分型与形态学无直接对应关系，仅成熟 B 细胞型 ALL 通常为 L3 型。免疫表型与遗传学及分子学异常也无确切对应性，存在细胞遗传学或分子生物学异常时诊断应归类于"伴有重现性基因异常的急性白血病"中。免疫分型对疾病预后判断有一定的帮助，但遗传学及分子学异常在白血病预后判断中占举足轻重的地位。图 4-21 和图 4-22 为正常 B 淋巴细胞和 T 淋巴细胞抗原分化图。掌握理解正常抗原分化，才能更好判断白血病细胞来源阶段和细胞的病理生理过程。

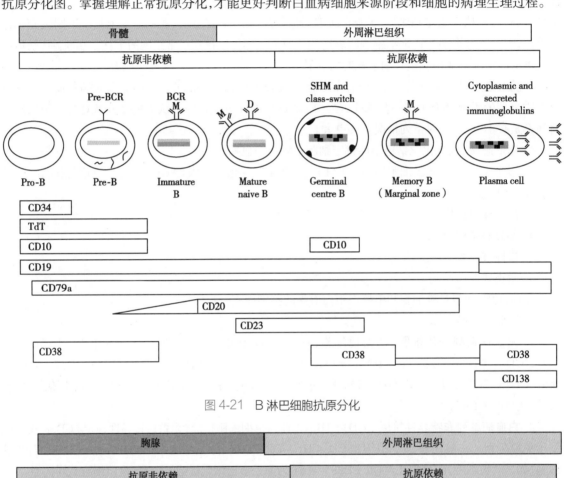

图 4-21　B 淋巴细胞抗原分化

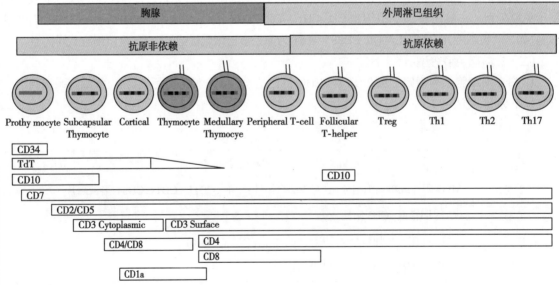

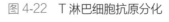

图 4-22　T 淋巴细胞抗原分化

B-ALL 在满足 B 淋巴细胞系列条件后,依据 CD10、μ 重链表达状况进一步可分四个亚型,即早期前 B 细胞型(early pre B-ALL)、普通 B 细胞型(common B-ALL)、前 B 细胞型(pre B-ALL)及成熟 B 细胞型(mature B-ALL),见表 4-8。其中成熟 B 细胞型 ALL 预后最差。根据表 4-8,假如原始细胞表达 CD19、CD10 及原早阶段标志,则普通型 B 细胞急性淋巴细胞白血病免疫表型成立。

表 4-8 B-ALL 免疫分型

亚型	CD19	TdT	CD10	cμ(胞质 μ 链)	sμ(胞膜 μ 链)	形态
早期前 B 细胞型	+	+	−	−	−	L1/2
普通 B 细胞型	+	+	+	−	−	L1/2
前 B 细胞型	+	+	±	+	−	L1/2
成熟 B 细胞型	+	−	±	±	+	L3

T-ALL 在满足 T 淋巴细胞系列条件后,依据抗原表达谱不同而分为早期前 T 细胞型(early pre T-ALL)、前 T 细胞型(pre T-ALL)、皮质 T 细胞型、髓质 T 细胞型四种,但 T-ALL 分亚型意义远不及 B-ALL 重要,和预后的关系也不明确。2016 年 WHO 更新的白血病分类中增加了早期 T 前体细胞性急性淋巴细胞白血病(early T precursor acute lymphocytic leukemia,ETP-ALL),ETP-ALL 可能是早期前 T 细胞型和前 T 细胞型中的一部分,其预后差,需要特别关注。T-ALL 分型见表 4-9。假如原始细胞表达 cCD3、CD2、CD7 等 T 细胞标志,则 T-ALL 诊断明确。

表 4-9 T-ALL 免疫分型

亚型	cCD3	sCD3	CD7	CD2	CD1a	CD34	CD4 与 CD8
早期前 T 细胞型	+	−	+	−	−	+	双阴
前 T 细胞型	+	−	+	+	−	+	双阴
皮质 T 细胞型	+	−	+	+	+	−	双阳
髓质 T 细胞型	+	+	+	+	−	−	单阳

3. **急性髓细胞性白血病(AML)免疫分型** 通常来说,AML 的免疫表型要比 ALL 复杂得多,区分单核细胞和粒细胞有一定困难。AML 系列确定需满足髓系细胞条件,即 MPO 阳性或有单核细胞分化(至少 2 个阳性:非特异性酯酶、CD11c、CD14、CD64、溶菌酶),符合 EGIL 积分 ≥2 分也认为属于髓系。图 4-23 为髓系抗原表达图。

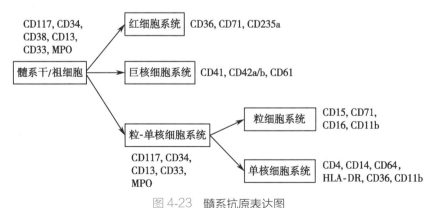

图 4-23 髓系抗原表达图

AML 亚型免疫表型各有特点,如微分化型(M_0)流式图无后阶段细胞;急性早幼粒细胞白血病(APL)通常无 CD34 及 HLA-DR 表达,SSC 值高。急性髓系白血病部分分化型在 CD45/SSC 散点图上显示除了原始细胞外,有一定比例的后阶段粒细胞。

4. **系列不明急性白血病(acute leukemia of ambiguous lineage)** 包括急性未分化白血病(acute

undifferentiated leukemia,AUL)和急性双表型和双系列白血病(mixphenotypic acute leukemia,MPAL)。AUL 免疫表型通常仅有干/祖细胞标志 CD34、HLA-DR、CD38,无或少有系列标志出现,可有 TdT 和 CD7 表达。诊断 MPAL 必须满足表 4-7 和表 23-3 两个系列确定标准或每个系列都达到 EGIL 的积分标准方能诊断,否则仅能称为错译表达,如符合 AML 标准,同时有 CD19、CD7 表达者称为 AML 伴 CD19/CD7 错译表达。AUL 和 MPAL 中相关遗传学异常多见,后者是诊断的关键所在。

常见急性白血病免疫分型判断流程见图 4-24。

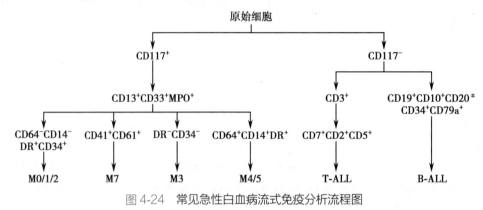

图 4-24   常见急性白血病流式免疫分析流程图

三、成熟淋巴细胞增殖性肿瘤细胞免疫表型分析

淋巴母细胞淋巴瘤(lymphoblastic lymphoma,LBL)和急性淋巴细胞白血病为相同的疾病实体,其余淋巴瘤均划分在成熟淋巴细胞增殖性肿瘤中(见图 4-16 和图 4-17)。淋巴瘤主要分两大类,即非霍奇金淋巴瘤(non-Hodgkin lymphoma,NHL)和霍奇金淋巴瘤(Hodgkin lymphoma,HL)。NHL 这组疾病的表型与成熟淋巴细胞相似,而缺乏不成熟细胞的抗原表达,无 TdT 和 CD34 表达,CD45 强表达。该组疾病进一步可分为 B、T、NK 细胞性肿瘤。淋巴瘤诊断主要靠组织病理活检及免疫组化。由于流式细胞免疫分析只是单个细胞的表型分析,缺乏组织结构等信息,故流式免疫分析只是重要的辅助诊断手段,尤其是在病理组织细胞混杂情况下,能起到举足轻重的作用。

1. **成熟淋巴细胞增殖性疾病流式免疫分析大致流程** 此图主要包括惰性淋巴细胞增殖性疾病,见图 4-25。

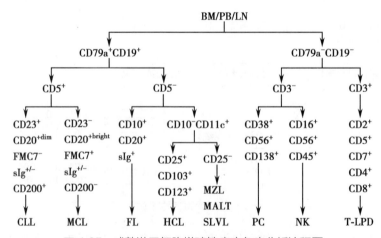

图 4-25   成熟淋巴细胞增殖性疾病免疫分析流程图

CLL:慢性淋巴细胞白血病;MCL:套细胞淋巴瘤;FL:滤泡性淋巴瘤;HCL:毛细胞白血病;MZL:边缘带淋巴瘤;SLVL:脾边缘带淋巴瘤伴有绒毛细胞;MALT:黏膜相关淋巴瘤;PC:浆细胞瘤;NK:NK 细胞淋巴瘤;T-LPD:T 细胞淋巴增殖性疾病;BM:骨髓;PB:外周血;LN:淋巴结。

2. 成熟 B 淋巴细胞肿瘤（mature B-cell lymphoid neoplasm）　成熟 B 淋巴细胞肿瘤免疫表型分析是必不可少的诊断步骤之一。FCM 可以明确属于哪种淋巴增殖性疾病（LPD）、确定抗体作用靶点（CD20）、提供一些预后因素（ZAP-70、CD38）及微小残留病灶（MRD）检测。异常成熟 B 淋巴细胞可通过轻链限制性和抗原错译表达确定。

（1）轻链限制性：B 淋巴细胞肿瘤通常具有轻链限制性，但轻链限制性也可见于一些少见反应性情况，如儿童扁桃体标本、多中心 Castleman 病。另外，滤泡区轻链限制性并不提示为肿瘤。所以，轻链限制性需要结合临床、形态，有时需要结合基因检测结果。一般而言，细胞成分纯一的轻链限制性较混杂细胞容易鉴定。

（2）跨系表达：LPD 中，CD13、CD33 跨系表达最常见于淋巴浆细胞淋巴瘤（LPL）。CD5 跨系表达最常见于 CLL 及套细胞淋巴瘤（MCL）。

（3）淋巴瘤分期：淋巴瘤分期经常需要检查骨髓（BM）是否受累。发现小群异常 B 细胞，尤其是与病理表型相同，则有明显临床意义。

表达 CD5 的 B-LPD 常见两种，慢性淋巴细胞白血病 / 小淋巴细胞淋巴瘤（CLL/SLL）和套细胞淋巴瘤（MCL）。两者均为 CD19+/CD5+CD20+，但 CLL 显示 CD5 及 CD20 均弱（光亮度弱），且表达 CD23，而无 FMC7 表达；相反，MCL 的 CD5 及 CD20 强，表达 FMC7，而无 CD23 表达。

表达 CD10 的 B-LPD 常见为弥漫大 B 细胞淋巴瘤及滤泡性淋巴瘤，而无 CD5 及 CD10 表达的 B-LPD 以边缘带细胞淋巴瘤为代表。

3. 成熟 T 细胞和 NK 细胞肿瘤疾病　T/NK 淋巴细胞肿瘤的诊断和分类较 B 淋巴细胞肿瘤难，FCM 诊断一般只能作为诊断工作的一部分。通过检测抗原表达改变而确定为异常 T/NK 细胞，如细胞抗原错译表达、缺失或强度改变等。FCM 检测 TCR V-β 家族对 T 细胞克隆性判定很有帮助，但其阳性率有限，约为 60%~70%。

FCM 分析可区分肿瘤是 T 或 NK 细胞，此点 FCM 优于免疫组织化学（IHC）。确定肿瘤细胞表达 CD4 或 CD8 时，FCM 较 IHC 敏感。由于通常有反应性 T 细胞成分混杂，IHC 有时难于确定染色阳性的细胞是否为肿瘤细胞。而 FCM 依赖于设门等技术可以较容易地将肿瘤性和反应性 T 细胞区分开来，确定是否有 T 细胞受体（TCR）表达及是 αβ 还是 γδ 受体。T/NK 细胞免疫分析流程见图 4-25。此类疾病中常见的有大颗粒淋巴细胞增生症，后者可伴发纯红细胞再生障碍性。

（朱焕玲）

第四节　细胞遗传学检查及应用

染色体是细胞内由 DNA、组蛋白纤维螺旋化后形成的一种结构，是遗传物质——基因的载体。因而染色体的改变往往与基因结构、功能密切相关，从而改变细胞的形态、生理生化特征，导致疾病的发生。恶性肿瘤中常见染色体异常，如易位、缺失、倒位和扩增等。克隆鉴定特异染色体异常所累及的基因，阐明其致病的分子机制及与临床的关系，不仅成为肿瘤分子病理学中最引人注目的研究方向之一，而且为白血病和实体瘤的诊断、分型及预后判断提供了重要依据。

血液肿瘤是造血细胞的恶性克隆性疾病，常伴有获得性的细胞遗传学异常。无论是急性髓细胞性白血病（AML）还是急性淋巴细胞白血病（ALL），都有约 50%~60% 的病例伴有重现性染色体数量或结构改变。因此，细胞遗传学检测对于血液病患者的诊断、分型、危险度分层、预后判断和随访具有重要意义，近年来逐步成为白血病诊断的必需工具之一。常用的细胞遗传学检测方法包括常规染色体显带及荧光原位杂交(FISH)技术,且已成为血液病诊断的核心技术。

一、染色体显带技术

(一)染色体核型分析

1. **染色体显带**　1970年后陆续问世的各种显带技术对染色体的识别作出了重大贡献。1971年巴黎会议确定的四种显带技术是:喹丫因荧光法(Q带)、Giemsa法(G带)、逆相Giemsa法(R带)和着丝粒区异染色质法(C带)。前3种为全染色体显带,应用较广,其中Q显带因为荧光很快褪色,标本不易保存,很少使用。C显带为着丝粒显带,用途有限。目前,临床血液学实验室常采用G显带或R显带进行染色体分析。G带显示的主要为染色体DNA中A-T富含区域;R带显示的带型与G带正好相反。出现稳定的染色体显带技术后,尤其是G带与R带的广为推行之后,很多的染色体异常被检测出来。

(1)GTG显带(G带):G带为空气干燥的染色体制片,以热的盐溶液或胰酶等蛋白水解酶处理,再以Giemsa染色后染色体纵轴上所显示的带型。G带的优点是带纹细致,解像力较强;缺点为多数染色体末端呈浅带,不利于该区异常的识别。此外,G带对标本中分裂象的数量质量要求较高,且显带影响因素较多,故条件不易控制,欠稳定。

(2)RHG显带(R带):R带带型与G带正好相反,可作为G带的互补带,有助于确定位于G带阴性区的染色体重排断裂点。此外,由于R带往往在染色体末端显示深带,有利于测定染色体长度及其末端区域的结构改变,对揭示涉及染色体末端的缺失和易位特别有价值。与G带相比,R带虽解像力较弱,但此法简便,重复性好,带型清晰,易于识别,标本可成批显带,对分裂象量少质差的肿瘤细胞其显带成功率高于G带。但缺点在于带纹不如G带精细,难以识别像inv(16)这样微小的染色体结构异常。

(3)显带染色体的命名:显带染色体上的明暗条纹称作带(band)。染色体上明显而恒定的形态特征,如着丝粒和某些特别显著的带,称作界标(landmark),两个界标之间的区域称为染色体区(region)。区的划分是以着丝粒开始向短臂或长臂的臂端延伸,依次编为1区、2区、3区等。如果一个带需要再分,就称为亚带(subband),亚带的描述就是在带的后面加一小数点,再写出指定的亚带数。如果亚带又被再划分,则其命名只在亚带后加数字,不再加标点。

2. **核型分析与结果描述**　正常人体细胞的染色体组成为二倍体(diploid),即$2n=46$,包括22对常染色体和两条性染色体。每条染色体通过着丝粒分为长臂(q)和短臂(p)。在有些染色体的臂(长、短臂皆可)上可见有收缩凹陷处,称为次级缢痕(secondary constriction)。有些染色体的一端还可以看见有球形小体以细丝相连,称为随体(satellite),多见于近端着丝粒型染色体。此外,每条染色体的短臂和长臂末端存在一种叫端粒(telomere)的结构,它有保持染色体完整性的功能。

如前所述,根据染色体相对长度、着丝粒位置、长短臂比例、随体和次缢痕的有无等参数将人类46条染色体分为7组(A~G)。然后根据各条染色体的长、短臂通过不同的显带方法显现出各不相同的带型,以此区分出23对不同的染色体。

将人体细胞中期染色体经显微摄取后,根据带型按分组编号排列成一套染色体图像,称为核型分析(karyotyping)。这一套染色体图像就称为核型(karyotype)(图4-26,图4-27)。

核型分析一般情况需分析20~30个中期分裂象,分析细胞不足此数而又未能发现异常者不能下正常核型的结论;相反,已发现异常克隆者则不一定强求此数。核型分析中的克隆性一般指来自同一个恶性转化细胞的一个细胞群体,通常用来描述有着相同或相近染色体异常的一群细胞。它的标准为:如为结构异常或染色体数目增加异常,则至少要有2个或2个以上的中期分裂象具有相同的异常方可称为一个克隆;如为染色体数目减少异常,则至少要有3个或3个以上的细胞具有相同的异常才可称为一个克隆。只有在肿瘤细胞中找到呈克隆性增殖的异常核型才被称为肿瘤的细胞遗传学改变。

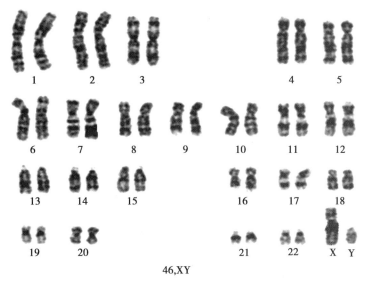

46,XY

图 4-26　正常男性骨髓细胞染色体核型图（G 带）

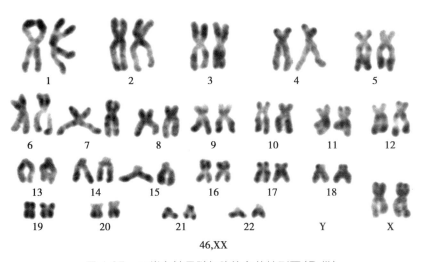

46,XX

图 4-27　正常女性骨髓细胞染色体核型图（R 带）

核型分析结果必须遵循《人类细胞遗传学国际命名体制（ISCN）2020》进行描述，染色体核型描述中常用的缩写符号见表 4-10。

表 4-10　核型描述中常用的符号和缩写

符号或缩写	全称	符号或缩写	全称
+/-	在染色体编号和性染色体前代表整条染色体增加或丢失	p+/p-（q+/q-）	染色体短臂或长臂部分增加或缺失
:	断裂	::	断裂后重接
X/Y	性染色体	ter	末端
c	体质性异常	cp	混合性核型
add	不明来源的额外物质	ins	插入
del	缺失	inv	倒位
dup	重复	t	易位
dic	双着丝粒染色体	r	环状染色体

续表

符号或缩写	全称	符号或缩写	全称
der	衍生染色体	i	等臂染色体
dmin	双微体	mar	标记染色体
rob	罗伯逊易位	hsr	均匀染色体
idem	同前的	inc	不完整核型

（二）染色体异常

染色体异常主要分为两大类,即染色体数目异常和结构异常。

1. 染色体数目异常 　染色体数目异常的原因是由于减数分裂或有丝分裂时,染色体不分离(non-disjunction)。有整倍体、非整倍体、嵌合体三种。

（1）整倍体:如果所有的同源染色体在生殖细胞成熟分裂时全部归于一个细胞,那么这个生殖细胞的染色体数目仍然是二倍体。这种生殖细胞和正常生殖细胞结合就会形成三倍体(triploid)。如果两个这种生殖细胞结合就会形成四倍体(tetraploid)。这些统称为多倍体(polyploid),均属整倍体(euploid)。

（2）非整倍体:如果生殖细胞在成熟分裂时仅仅有个别染色体发生不分离,结果造成受精卵中染色体的数目不是染色单体的倍数,则称为非整倍体。因个别染色体增加而染色体总数超过二倍体者,称为超二倍体(hyperdiploid)(图 4-28);少于二倍体者,称为亚二倍体(hypodiploid)(图 4-29)。如果染色体数目仍然是二倍体,但不是 23 对,而是个别染色体增加合并个别染色体缺失,则称为假二倍体(pseudodiploid)。

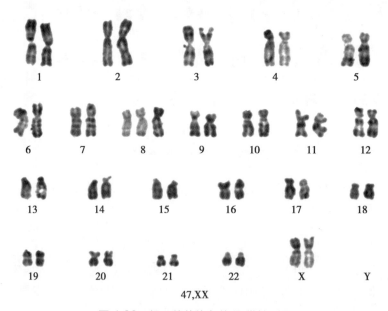

47,XX

图 4-28 　超二倍体染色体 R 带核型图

（3）嵌合体:如果染色体不分离现象发生在受精卵卵裂过程及胚胎发育早期的细胞分裂过程中,则此胚胎的部分细胞发生染色体数目异常,产生一个个体具有几个不同核型的细胞系,称为嵌合体。嵌合体的临床表型一般比较轻。

2. 染色体结构异常 　染色体结构异常多发生于成熟分裂时,染色体发生了断裂,在重组时又发生了错误,导致染色体结构发生畸变。常见的染色体结构异常有缺失、重复、倒位、易位等。

（1）缺失(deletion):指染色体臂的部分丢失,包括末端缺失和中间缺失。缺失一般用 del 表示(图 4-30)。

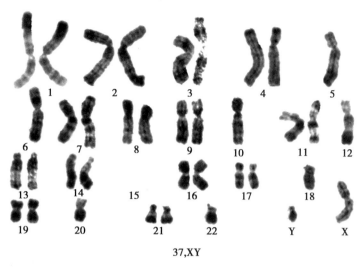

图 4-29　亚二倍体染色体 R 带核型图

（2）重复（duplication）：指同源染色体中一条断裂后,其断片连接到另一条同源染色体的相对应部位;或由同源染色体间的不等交换,使一条同源染色体上部分基因发生重复,而另一条同源染色体则相应缺失;也有可能是出于某些尚不明确的因素,使染色体上某些部位发生自我复制。重复一般用 dup 表示（图 4-31）。

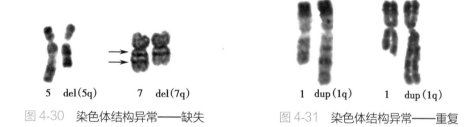

图 4-30　染色体结构异常——缺失　　　　图 4-31　染色体结构异常——重复

（3）倒位（inversion）：指染色体中的某一片段断裂下来,颠倒 180° 后重新连接,造成原来基因顺序的颠倒。倒位用 inv 表示（图 4-32）。按部位不同,倒位又分为臂内倒位和臂间倒位两种。臂内倒位（paracentric inversion）的倒位部分不包含着丝粒,限于臂内,染色体形态不发生改变,不易察觉,但染色体显带技术可予以分辨。臂间倒位（pericentric inversion）的倒位部分包括着丝粒,倒位后染色体形态发生较大改变。

（4）易位（translocation）：指染色体的节段位置发生改变,即一条染色体断裂后其片段接到同一条染色体的另一处或接到另一条染色体上去。易位用 t(A;B) 的形式表示,A、B 分别表示发生易位的两条不同染色体（图 4-33）。易位也分为相互易位（reciprocal translocation）和非相互易位（nonreciprocal translocation）两种。相互易位指发生易位的两条染色体都发生断裂,断片相互交换。而非相互易位指仅一条染色体发生断裂,断片插入到另一条染色体中或接在另一条染色体的末端。凡是易位后,主要的遗传物质没有丢失,个体表型正常的称为平衡易位（balanced translocation）。而易位后,丢失了部分的遗传物质,造成个体表型异常的称为不平衡易位（unbalanced translocation）。

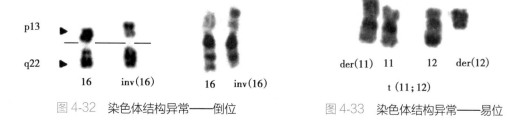

图 4-32　染色体结构异常——倒位　　　　图 4-33　染色体结构异常——易位

另外,还有比较少见的由于染色体分裂时横向分裂产生的等臂染色体(isochromosome),即依其长臂或短臂为模板,复制出另一条长臂或短臂而形成两臂等长的新染色体,用 i 表示(图 4-34);由于染色体远端断裂后粘成环形结构形成的环形染色体(ring chromosome),用 r 表示;等等。

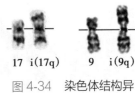

17　i(17q)　　9　i(9q)

图 4-34　染色体结构异常——等臂染色体

二、荧光原位杂交技术

(一) 定义及原理

荧光原位杂交(fluorescence *in situ* hybridization,FISH)技术是 20 世纪 80 年代在细胞遗传学、分子生物学和免疫学相结合的基础上发展起来的一种新技术,它利用已知核酸序列为探针,以荧光素直接标记或先以非放射性物质如生物素或地高辛标记后再与靶 DNA 进行杂交,再通过免疫细胞化学过程连接上荧光素标记物,最后在荧光显微镜下观察杂交信号。根据 DNA 双链互补的原理,应用已知序列的 DNA 探针与染色体特异部位进行原位杂交,可以识别整条染色体、染色体的 1 个臂、1 条带甚至一个基因,从而大大提高了染色体识别的准确性和敏感性。

(二) FISH 探针类型及应用

根据研究目标和目的的不同,可以选用不同类型的探针。

最常用的是染色体专一序列探针。由于包含特定结构基因序列,此类探针可以检测相应基因的结构异常(包括缺失、倒位、易位、扩增等)和拷贝数目异常,尤其对识别基因缺失和染色体易位所致的基因重排特别有价值。根据染色体易位产生的断裂点及其两侧序列,设计标记相应探针,发展出了单融合信号探针、双融合信号探针、断裂点分离信号探针等不同探针组合。

全染色体涂抹探针来自流式细胞仪分选出来的整条染色体文库,用于鉴别 Marker 染色体的来源、某些结构异常染色体上不明物质的来源;以及鉴定染色体易位,尤其是隐匿型易位如 t(12;21)(p13;q22)等。

染色体重复序列探针(着丝粒探针)是针对染色体着丝粒的 α- 卫星 DNA 设计的探针,主要用于检测染色体的数目异常如三倍体、单倍体和其他非整倍体异常。

(三) FISH 结果判断及描述

FISH 技术是核型分析的有力补充,其结果也必须遵循 ISCN(2020)进行规范化描述。在描述染色体显带分析结果的同时,用“ish”表示中期分裂象的 FISH 分析结果,同时必须注明探针所在的染色体区带位置;用“nucish”表示间期核细胞的 FISH 分析结果,信号数目用“×”表示。染色体物质的扩增和缺失分别用“+”和“−”表示,融合信号用“con”表示。例如,对一例伴 t(9;22)(q34;q11)染色体易位形成 *BCR-ABL1* 融合基因的 FISH 结果的描述如下:中期分裂象 FISH 结果为 46,XY,t(9;22)(q34;q11)[20].ish t(9;22)(ABL1+,BCR+;ABL1+,BCR+)[20];间期核细胞 FISH 结果为 nucish(ABL1×3),(BCR×3),(ABL1 con BCR×2)[400](图 4-35)。对骨髓移植后的性染色体嵌合性检测结果描述规则为:受体克隆描述在前,以“//”间隔,供体克隆描述在后。

(四) 在 FISH 基础上发展出的几种分子细胞遗传学新技术

1. **多重 FISH**(multiplex-FISH,M-FISH)　普通 FISH 的限制之一是其不能同时鉴别多个靶序列,多重 FISH 的引进使得同时检测多个靶序列成为可能。理论上,应用 n 种荧光分子的组合数目是 (2^n-1)。应用 5 种荧光素(FITC、Cy3、Cy3.5、Cy5、Cy7)同时标记,可以赋予 22 个常染色体和 2 个性染色体以 24 种不同的颜色。由于这 5 种荧光素的最大吸收和发射波长各不相同,基于激发和发射对应比例的滤片组合的选择,可 90% 地将每一个荧光染料与其最接近的波长区分开来;计算机软件的应用可将借助计算机采集到的不同染色体的灰度值赋予不同色差的假彩色,可以分析每个探针的光谱信号,从而可以以不同的颜色同时识别 24 条染色体(22 条常染色体和 X,Y 性染色体)。

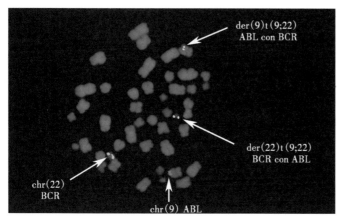
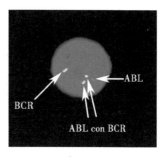

图 4-35 伴 t(9;22)(q34;q11)染色体易位的骨髓细胞 FISH 结果图
左为中期分裂象,右为间期核细胞

M-FISH 可以检测临床标本或肿瘤样本中简单或复杂的染色体异常(图 4-36),一些病例中,M-FISH 可以解决常规细胞遗传学分析不能精确识别的染色体异常。具体地说,M-FISH 可识别染色体数目异常及一部分结构重排,如整条染色体的获得或丢失、简单或复杂的易位。较大的缺失也易于检出。应用比例长度分析及染色体条带转换图也可识别染色体易位断裂点,当然结合比例长度分析及常规显带或特异单拷贝探针杂交来识别重排的断裂位置和组成可进一步提高精确度。在肿瘤遗传学中,M-FISH 能更好地用于识别不明来源的染色体物质(如 Marker 染色体等)和隐匿性的染色体异常。

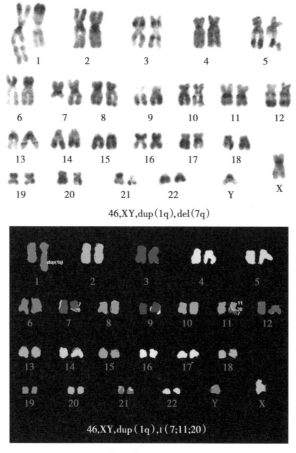

图 4-36 MDS 病例中骨髓细胞染色体复杂异常的 R 带核型与 M-FISH 结果比对

当然,M-FISH 也有其局限性,在进行核型分析时,涂染探针不能检测染色体臂内或臂间倒位、涉及同一染色体臂的插入及临床相关的一些微缺失综合征中出现的小的重复或缺失等。M-FISH 可粗略识别染色体异常，结合常规的 FISH 及细胞遗传学分析则可以进行精确鉴定。

2. **比较基因组杂交**(comparative genomic hybridization，CGH)   CGH 的基本原理与 FISH 技术相似。将肿瘤基因组 DNA 与正常对照 DNA 分别以红、绿两种荧光标记体系进行标记，按 1∶1 等量混合，再与正常人中期染色体标本进行竞争性原位杂交。然后根据染色体上两种探针不同荧光信号的强度差异定量分析肿瘤基因组中 DNA 的增加或缺失区域。由于采用抑制性原位杂交，杂交中加入的 Cot-I DNA 抑制了标记 DNA 与着丝粒和异染色质区的杂交，所以这些区域不包括在分析范围内。杂交后的荧光信号可用数字式图像分析系统进行分析(图 4-37)。

CGH 提供了全基因组范围筛查肿瘤细胞基因组不平衡的有力手段，通过一次杂交即可检测肿瘤标本整个基因组 DNA 拷贝数的增减。而且，随着近年来微阵列 -CGH(array-CGH)的发展，该项技术的 DNA 分辨率已经达到 1Mb。CGH 的局限性在于不能检出染色体结构重排，如倒位和平衡易位。另外，由于受其灵敏度和分辨率的限制，一般建议做 CGH 检测的标本中肿瘤细胞的比例大于 50% 为宜。

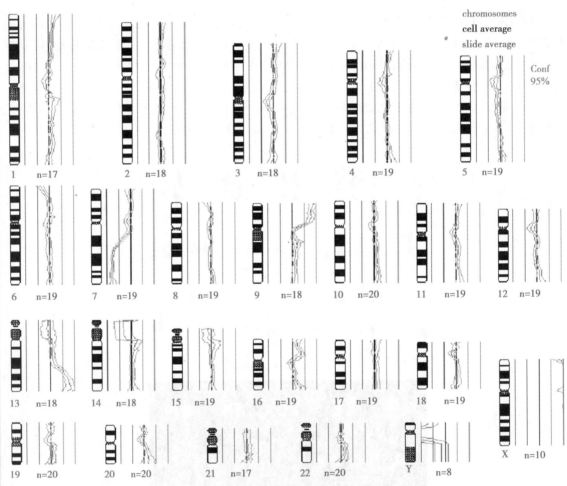

图 4-37   CGH 方法分析染色体部分扩增与缺失

三、细胞遗传学检查在血液病中的应用

恶性血液系统疾病发病机制的研究已从细胞生物学延伸到分子生物学水平，发现基因组异常在发病中起关键作用，这些异常包括染色体易位和基因突变等。例如，在急性白血病中约 50% 以上的患者可出现特征性的非随机染色体易位。染色体易位可形成具有肿瘤特性的融合基因，也可使一些在细胞生长 / 凋亡调控过程中起重要作用的基因表达失控，从而干扰细胞增殖、分化、成熟与凋亡的正常

调节途径,从而引发白血病。

随着免疫学、细胞遗传学和分子生物学技术的发展,人们逐步揭示了特定的异常免疫表型、重现性染色体核型异常、特异融合基因或基因突变/表达异常能更好地反映恶性血液系统疾病的发病机制相关临床表现与治疗反应。在此基础上,2001年国际血液学界推出了造血系统恶性肿瘤WHO诊断分型方案,即MICM(Morphology,Immunology,Cytogenetics,Molecular biology)标准。该标准在传统形态学和细胞化学基础上,结合细胞免疫学、细胞遗传学和分子生物学标志对伴有重现性分子遗传学异常的血液系统恶性疾病如白血病进行独立的亚型区分,建立了现代恶性血液病的分子分型诊断体系。细胞遗传学和分子生物学检测技术成为对恶性血液系统疾病进行精确分子分型、预后评价的重要工具。以下介绍不同恶性血液病中具有重要诊断分型价值的特征性细胞遗传学异常。

（一）急性髓细胞性白血病（acute myeloid leukemia,AML）

1. **伴有 t(8 ;21)(q22 ;q22),*RUNX1-RUNX1T1* 的 AML** 占 AML 的 5%~12%,大约 90% 属于 FAB 分型中急性粒细胞白血病部分分化型（M_{2b} 型）,也见于急性粒 - 单核细胞白血病（M_4 型）。

该染色体断裂点位于 8q22 和 21q22,交互易位后造成 8 号染色体长臂缩短,而 21 号染色体长臂增长（图 4-38）。患者的分裂象中发现 t(8 ;21) 易位的同时,可存在部分正常的核型,也就是嵌合体。此外,t(8 ;21) 常伴有额外的附加染色体异常,其中以性染色体丢失（男性 -Y,女性 -X）最为常见。

t(8 ;21)(q22 ;q22) 累及位于 21q22 上的 *RUNX1* 基因和位于 8q22 的 *RUNX1T1* 基因,形成 *RUNX1-RUNX1T1* 融合基因,干扰了髓系分化重要靶基因的转录和造血调控信号通路,导致白血病的发生。临床上该亚型患者化疗诱导完全缓解率高,但复发率也高,总体预后良好。但伴有 *C-KIT* 基因突变的 t(8 ;21)AML 预后稍差。

核型分析、FISH 与 RT-PCR 能明确诊断;FISH、RQ-PCR 可运用于疗效监测随访。

2. **伴有 t(15 ;17)(q24 ;q21),*PML-RARα* 的 AML** 见于大约 85% 的急性早幼粒细胞白血病（acute promyelocytic leukemia,APL）。

该染色体断裂点位于 15q24 和 17q21,交互易位后造成 17 号染色体长臂缩短,而 15 号染色体长臂增长（图 4-39）。与 t(8 ;21) 易位一样,患者核型是异常核型与正常核型同时存在的嵌合体。伴有 t(15 ;17) 的 APL 应用特异全反式维 A 酸(all-*trans* retinoic acid,ATRA)和三氧化二砷（As_2O_3）治疗,长期生存率可达到 90% 以上,是预后良好的标志。在核型分析中发现,经过体外 24~48 小时培养的 APL 细胞,t(15 ;17) 易位的检出率明显高于直接法的检出率。

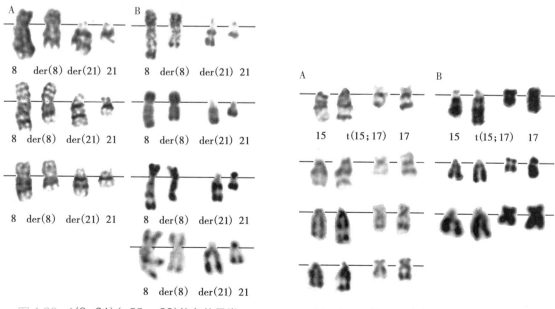

图 4-38　t(8 ;21)(q22 ;q22)染色体异常
A. G 带;B. R 带。

图 4-39　t(15 ;17)(q24 ;q21)染色体异常
A. G 带;B. R 带。

t(15；17)(q24；q12)累及位于15q24上的 *PML* 基因和位于17q12的 *RARα* 基因,形成 *PML-RARα* 融合基因,产生的 PML-RARα 融合蛋白阻止造血细胞分化、抑制造血细胞凋亡,是导致 APL 发生的重要分子基础。

除经典的 t(15；17)易位外,在 APL 病例中还发现多种变异型易位如:t(11；17)(q23；q12),t(5；17)(q35；q12),t(11；17)(q13；q12)以及 dup(17)(q21.3；q23),分别形成 *ZBTB16-RARα*,*NPM1-RARα*,*NUMA1-RARα* 和 *STAT5B-RARα* 融合基因。其中,具有 *ZBTB16-RARα* 或 *STAT5B-RARα* 融合基因患者对 ATRA 治疗不敏感。

核型分析、FISH 和 RT-PCR 能明确诊断;FISH、RQ-PCR 可运用于疗效监测随访。

3. 伴有 inv(16)(p13q22)/t(16；16)(p13；q22),*CBFβ-MYH11* 的 AML 占 AML 的 5%~8%,多见于伴有嗜酸性粒细胞增高的急性粒 - 单核细胞白血病(M4Eo 型)。

细胞遗传学上这类 AML 有两种类型:inv(16)(p13q22)和 t(16；16)(p13；q22),以前者居多。但两者分子生物学的异常是一致的,都累及位于16p13上的 *MYH11* 基因和位于16q22的 *CBFβ* 基因,形成 *CBFβ-MYH11* 融合基因。其产生的融合蛋白可能通过干扰核心结合因子(core binding factor,CBF)的转录激活作用而导致白血病发病。临床上该亚型患者化疗诱导完全缓解率高,预后较好。

inv(16)(p13q22)/t(16；16)(p13；q22)属于微小染色体异常,核型分析(尤其是 R 带)很难鉴别出来。应用断裂点分离信号探针进行 FISH 检测和 RT-PCR 技术是敏感可靠的检测方法(图 4-40)。

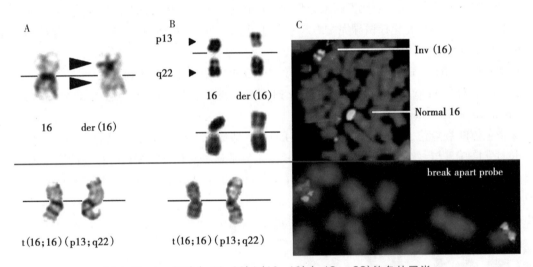

图 4-40　inv(16)(p13q22)/t(16；16)(p13；q22)染色体异常
A. G 带;B. R 带;C. FISH 结果。

因为机制研究已经证实,上述几种特异性的染色体易位及融合基因为该亚型白血病的发病关键分子机制,所以一经检出,则无论骨髓原始细胞百分比是否 >20%,均应诊断为 AML。这也体现了目前细胞遗传学和分子生物学技术在白血病诊断中的重要地位。

4. 伴有 11q23(*KMT2A*)染色体异常的 AML 约有 5%~6% 的 AML 病例存在着 11q23 区段的异常,尤其以儿童多见。伴有 11q23(*KMT2A*)异常的 AML 多为急性粒 - 单核细胞白血病(M₄型)或急性单核细胞白血病(M₅型)。大多数婴儿 ALL 和继发性白血病(85%)可发现 11q23 易位,后者常与拓扑异构酶抑制剂的长期使用有关。11q23 累及的基因为 *KMT2A* 基因。目前已经报道发现 *KMT2A* 基因受累的易位、插入、重复等染色体结构异常 121 种,克隆到 *KMT2A* 基因的伙伴基因 70 多个。AML 中常见的 11q23 相关染色体易位为:t(9；11)(p21.3；q23.3),t(6；11)(q27；q23.3),t(11；17)(q23；q12—21),t(11；19)(q23；q13.3)和 t(11；19)(q23.3；p13.1)(图 4-41~图 4-44),分别形成 *MLLT3-KMT2A*、*MLLT4-KMT2A*、*MLLT10-KMT2A*、*KMT2A-MLLT1* 和 *KMT2A-ELL* 等融合基因。临床上,*KMT2A* 相关 AML 往往有高白细胞计数、髓外受累等表现。除了伴 t(9；11)(p21.3；q23.3)的 AML 预后中等之外,其余伴 11q23(*KMT2A*)异常的 AML 均预后较差。

11q23 相关染色体易位有不少也是微小染色体异常,核型分析(尤其是 R 带)很难鉴别出来。应用断裂点分离信号探针进行 FISH 检测和多重 PCR 是检测 11q23(*KMT2A*)相关易位及融合基因的有效方法。

5. 伴 t(6;9)(p23;q34.1),*DEK-NUP214* 的 AML 2016 年修订的 WHO 髓系肿瘤与急性白血病诊断指南中将伴 t(6;9)(p23;q34.1)(*DEK-NUP214*)的 AML 作为一个单独亚型。该类 AML 常伴嗜碱性粒细胞增多和多系异常增生。t(6;9)(p23;q34.1)发生于 0.7%~1.8% 的 AML 中,常有贫血、血小板减少甚至全血细胞减少。镜下形态常为 AML 部分分化型(M₂)和急性粒-单核细胞白血病(M₄)。位于 6p23 的 *DEK* 基因与位于 9q34 的 *NUP214* 基因形成融合基因,导致核孔蛋白融合蛋白结合可溶性的转运因子,作为异常的转录因子改变细胞核转运。大部分的 t(6;9)(p23;q34.1)作为单独的核型异常,也有部分伴有复杂核型。该核型的 AML 在儿童和成人中普遍预后不良。

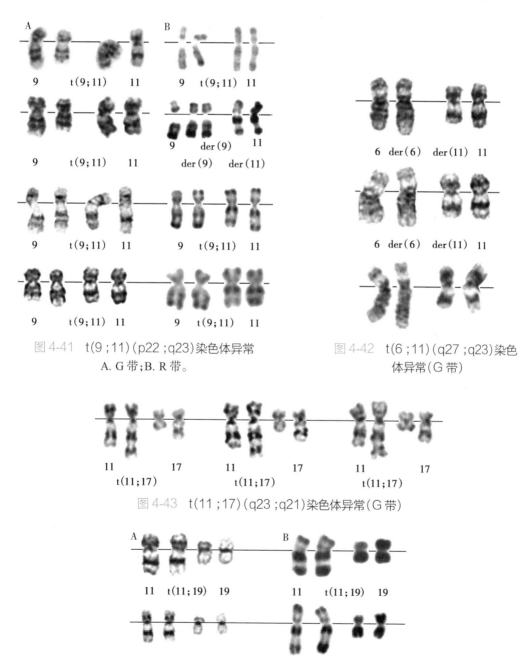

图 4-41 t(9;11)(p22;q23)染色体异常
A. G 带;B. R 带。

图 4-42 t(6;11)(q27;q23)染色体异常(G 带)

图 4-43 t(11;17)(q23;q21)染色体异常(G 带)

图 4-44 t(11;19)(q23;p13)染色体异常
A. G 带;B. R 带。

6. **伴 inv(3)(q21.3q26.2)/t(3;3)(q21.3;q26.2)(GATA2,MECOM)的 AML**　inv(3)(q21.3q26.2)或 t(3;3)(q21.3;q26.2)的共同机制是导致 GATA2 的远端增强子易位,激活 MECOM 基因表达。无论是否伴有可见的染色体结构异常,MECOM 基因高表达的患者往往有侵袭性病程,预后不良。2016 年修订的 WHO 诊断指南建议将伴有此类染色体异常的 AML 作为伴有重现性染色体异常的单独亚型之一。

7. **伴有 t(9;22)(q34;q11),BCR-ABL1 的 AML**　在 2016 年修订的 WHO 诊断指南中,建议把伴有 t(9;22)(q34;q11)/BCR-ABL1 的 AML 作为伴有重现性染色体异常的单独亚型之一。这种亚型虽然并不常见,只发生在 <1% 的 AML 中,但需通过临床病史与 CML 急变而来的 AML 加以区别。

8. **伴有 t(1;22)(p13.3;q13.1),RBM15-MKL 的 AML**　2016 年修订的 WHO 诊断指南中将伴 t(1;22)(p13.3;q13.1)(RBM15-MKL)的 AML 列为单独的亚型。该类患者发生率 <1%,3 岁以内儿童多见,大部分患者有多器官肿大,以肝脾肿大为多,以及贫血和血小板减少、中等程度血细胞数增加。RBM15 基因编码 RNA 识别模体和 SPOC 结构域,MKL 基因编码 DNA 结合模体,参与染色质编排(chromatin organization)。伴有该核型的 AML 病例预后不良。

9. **AML 伴骨髓异常增生相关改变的细胞遗传学异常**　除了上述初发 AML 中与诊断分型相关的各种重现性染色体异常,还有些常见的细胞遗传学改变与骨髓增生异常综合征相关 AML 有密切关联,可作为诊断参考。

具体如下:

(1) 复杂核型(3 种或 3 种以上独立的克隆性染色体异常)。

(2) 不平衡结构异常如 -7/del(7q)、del(5q)/t(5q)、i(17q)/t(17p)、-13/del(13q)、del(11q)、del(12p)/t(12p)、idic(X)(q13)。

(3) 染色体易位如 t(11;16)(q23.3;p13.3)、t(3;21)(q26.2;q22.1)、t(1;3)(p36.3;q21.2)、t(2;11)(p21;q23.3)、t(5;12)(q32;p13.2)、t(5;7)(q32;q11.2)、t(5;17)(q32;p13.2)、t(5;10)(q32;q21.2)、t(3;5)(q25.3;q35.1)。

10. **AML 中有预后意义的其他核型**　单体核型,指不少于 2 条克隆性染色体单体或 1 条克隆性染色体单体加 1 个额外的克隆性染色体结构异常。单体核型提示预后不良,其发生率随年龄增加而增加,30 岁以下患者中发生率约 4%,60 岁以上患者发生率约 20%。

复杂核型指不少于 3 个独立的克隆性细胞遗传学异常,除外已作为独立亚型的重现性染色体异常如 t(8;21)(q22;q22)、t(15;17)(q24;q21)、inv(16)(p13q22)/t(16;16)(p13;q22)等。

在 AML 病例中,-5 或 del(5q)、-7、-17/abn(17p)、复杂核型、单体核型均作为不良预后的提示。

(二) 慢性髓细胞性白血病(chronic myeloid leukemia,CML)

1960 年 Nowell 和 Hungerford 从 CML 患者中发现一个特小的 G 组染色体,这个新发现的标志染色体称为费城染色体(Philadelphia chromosome,Ph chromosome),以首先发现该染色体的城市命名。Rowly 在 1973 年运用染色体显带技术(Q 带和 G 带)清楚地证明了费城染色体不是由 22 号染色体简单的缺失造成,而是由 22 号与 9 号染色体间发生的 t(9;22)(q34;q11)易位造成的。由于 22 号染色体易位至 9 号染色体的部分较多,而 9 号染色体易位至 22 号染色体的部分较少,所以可在核型中看到长臂增长的异常 9 号染色体,而长臂缩短的异常 22 号染色体即费城染色体(图 4-45)。

研究结果发现 90% 左右的 CML 中存在费城染色体,所以,费城染色体和 CML 之间的特异关系被肯定了。继而,人们又发现,当 CML 疾病进展时,75%~80% 的患者又发展出其他异常,这些继发性出现的异常往往发生在血液和临床症状出现之前的几个月中,因此可作为有价值的临床预后指标。这些染色体的变化以 8 号三体(+8),17 号长臂等臂染色体 i(17q)和双费城染色体为最多。

t(9;22)(q34;q11)易位导致位于 9q34 上的 ABL1 基因和位于 22q11 的 BCR 基因,形成 BCR-ABL1 融合基因。该融合基因的断裂点集中在 BCR 基因的断裂点主要丛集区 major-bcr(M-bcr)区域,转录本主要有 2 种类型,即 b2-a2 或 b3-a2,二者相差 75bp,与是否含有 BCR 基因的第 14 号外显子有关;编码的蛋白为210kDa。

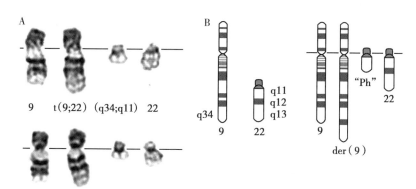

图4-45 t(9;22)(q34;q11)染色体异常
A. G带;B. 染色体模式图。

BCR-ABL1 融合基因目前已经证实是CML的关键发病分子机制,它导致了异常升高的酪氨酸激酶活性,影响信号转导通路,引起白血病发病。基于基因结构的靶向治疗策略首先在CML中取得了成功,应用信号转导抑制剂伊马替尼(Imatinib,又称格列卫/Gleevec),阻断ABL1酪氨酸激酶的信号通路,能够达到消灭费城染色体克隆细胞、融合基因拷贝数下降甚至转阴的治疗效果,显著延缓甚至终止CML患者从慢性期进展到加速期,乃至急变为急性白血病的病程。最近研究提示,酪氨酸激酶抑制剂合并砷剂的应用可以降解CML中致病蛋白BCR-ABL1,从而有望成为根治CML的新治疗策略。

目前对于CML的诊断,核型分析和RT/RQ-PCR是必需的诊断技术。RQ-PCR还可以在治疗过程中监测融合基因拷贝数,成为疗效追踪的重要技术手段。FISH技术则可以帮助检测出一些隐匿的复杂易位,是核型分析与PCR技术的有力补充。

(三)骨髓增生异常综合征(myelodysplastic syndrome, MDS)

约有40%~70%的原发性MDS和95%的继发性MDS有克隆性染色体异常。不同的MDS亚型及MDS疾病进展的不同阶段,染色体异常的分布与发生率也都不同。MDS中最常见的染色体异常包括:+8、del(5q)/-5、del(7q)/-7、del(20q)、-Y等(图4-46~图4-48)。这些染色体异常都是髓系恶性血液病中常见的异常,不能作为鉴定MDS的特异性诊断依据,但在MDS中是重要的预后分层体系组成部分。在MDS的国际预后评分系统IPSS和WPSS中,细胞遗传学异常分为低危、中危、高危3组,分别赋予不同的评估分值,参与提示预后。其中,低危组包括正常核型、-Y、del(5q)、del(20q);高危组包括7号染色体异常、3条以上复杂染色体异常;其余归入中危组。

研究发现,在MDS从MDS伴单系病态改变(MDS with single lineage dysplasia,MDS-SLD)逐步进展到MDS伴原始细胞增多(MDS with excess blasts,MDS-EB)时,染色体异常的发生率从25%左右提高到>60%,染色体结构异常也逐步增多并趋向复杂化。如单系病态改变(MDS-SLD)阶段的核型异常主要表现为dup(1)(q21q41)、+8和-20/20q-[del(20)(q11)]。MDS-EB阶段中,-5/5q-、+8、-20/20q-[del(20)(q11)]成为最主要的异常,同时出现了染色体易位、标记染色体(marker chromosome)。除此之外,在MDS-EB中几乎所有的染色体全都出现受累,染色体缺失现象也非常普遍。提示在MDS-EB阶段,全基因组的不稳定性非常明显,可能是疾病进程中的重要环节。当MDS中出现简单或复杂的染色体易位,尤其是AML中常见的易位如t(7;11)(p15;p15)、t(8;21)(q22;q22)、t(9;22)(q34;q22)等,强烈提示向急性白血病转化的疾病进展。

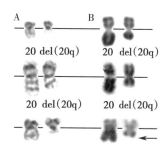

图4-46 del(20q)染色体异常
A. G带;B. R带。

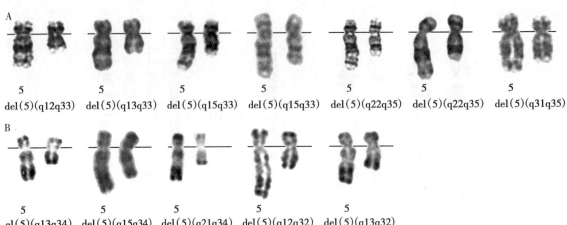

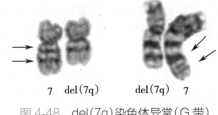

图 4-47　del(5q)染色体异常
A. G 带；B. R 带。

5q- 综合征是一种特殊的 MDS 亚型，多初发于女性，伴巨核细胞分叶核减少、难治性大细胞性贫血、血小板计数可以升高等临床表现，预后一般良好。细胞遗传学检查只发现单一的 del(5q) 异常。在受累的 5 号染色体上，q31—q33 之间的染色体存在着缺失，但缺失的片段大小和断裂点的位置个体差异比较大。值得注意的是，一旦出现了 del(5q) 之外的其他染色体异常，则不能再归于 5q- 综合征，而必须另行分类。

图 4-48　del(7q)染色体异常（G 带）

MDS 病例不少骨髓增生不佳，受取材限制，核型分析质量很难保证。针对有明确预后指示价值的分子遗传学异常如 del(5q)、del(7q)、del(20q)、+8 等，FISH 技术是更为适用的检测手段。

（四）骨髓增殖性肿瘤（myeloproliferative neoplasm，MPN）

染色体检测或 FISH 检测同样有助于 MPN 进行危险分层，在整合细胞遗传学与临床指标的 MPN 的国际预后评分系统 DIPSS-PLUS 中，预后不良核型包括：复杂核型，单个或 2 个异常包括 8 号染色体三体、del(7q)/-7、i(17q)、del(5q)/-5、12p、inv(3)、11q23 重排。

（五）伴嗜酸性粒细胞增多和 *PDGFRA*、*PDGFRB*、*FGFR1* 重排或 *PCM1-JAK2* 的髓系/淋系肿瘤

此类疾病常常伴有 *PDGFRA*(4q12)、*PDGFRB*(5q32)、*FGFR1*(8p11.2) 基因受累；此外 t(8;9)(p22;p24.1) 易位产生的 *PCM1-JAK2* 融合基因、染色体 4q12 内的微小缺失导致的 *FIP1L1-PDGFRA* 融合基因也有一定的发生率。FISH 是鉴定此类异常的重要诊断技术，相关融合基因也可结合 PCR 技术进行确诊。

（六）急性淋巴细胞白血病（acute lymphoblastic leukemia，ALL）

染色体数目异常的发生率在 ALL 中明显高于 AML。51~65 条染色体的超二倍体见于 25%~30% 的儿童 B-ALL 以及少于 3% 的青年人 B-ALL，预后良好。30~39 条染色体的近单倍体和 60~78 条染色体的近三倍体预后不良。

ALL 中的染色体结构异常往往和白血病细胞免疫亚型密切相关。

1. B 淋巴细胞白血病（B-ALL）

（1）t(9;22)(q34;q11)（费城染色体）/*BCR-ABL1*：t(9;22)(q34;q11) 约见于 2%~5% 的儿童 B-ALL 和 25%~35% 的成人 B-ALL，中国儿童 B-ALL 中该易位发生率明显高于西方国家，约占 14.6%。该易位产生一个比正常 22 号染色体短小的衍生型 22 号染色体，又叫费城染色体（图 4-49）。t(9;22)(q34;q11) 累及位于 9q34 上的 *ABL1* 基因和位于 22q11 的 *BCR* 基因，形成 *BCR-ABL* 融合基

因。伴有 t(9 ;22)(q34 ;q11)染色体易位的 B-ALL 患者一度存在化疗效果差、完全缓解(CR)率低、复发率高、综合预后差的情况,但是随着酪氨酸激酶抑制剂(TKI)治疗的推广,预后显著改善。

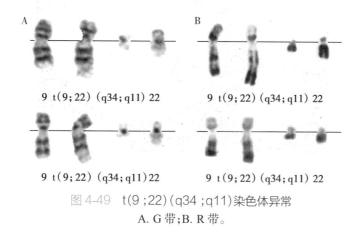

图 4-49 t(9 ;22)(q34 ;q11)染色体异常
A. G 带;B. R 带。

ALL 和 CML 中的费城染色体在染色体核型上是无法区别的,但 CML 患者每个细胞都有费城染色体,而 ALL 患者仅部分细胞有费城染色体,是异常核型与正常核型同时存在的嵌合体。两者在分子病理学基础上也是有差异的,虽然同样累及 BCR、ABL1 基因,但在 22q11 的 BCR 的断裂点位置不同。ALL 中 BCR 断裂点位于第一个内含子 3' 端被称为断裂点次要丛集区 minor-bcr(m-bcr)的区域,所形成的 BCR-ABL1 融合转录本为 e1-a2,转录产物为 7kb,编码的蛋白为 190kDa,和 CML 中的翻译产物不同。

(2)t(1 ;19)(q23 ;p13)/TCF3-PBX1:t(1 ;19)(q23 ;p13)约见于 5%~6% 的儿童 B-ALL 和成人 B-ALL。该易位有两种形式:一种为 1 号染色体和 19 号染色体之间形成平衡易位,产生 1 条长臂缩短的衍生 1 号染色体和 1 条短臂增长的衍生 19 号染色体;另一种为不平衡易位,包含 2 条正常 1 号染色体和一个含有额外 1 号染色体物质的短臂增长的衍生 19 号染色体。不平衡易位形式更为常见(图 4-50)。

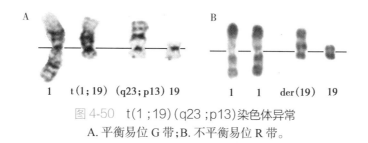

图 4-50 t(1 ;19)(q23 ;p13)染色体异常
A. 平衡易位 G 带;B. 不平衡易位 R 带。

t(1 ;19)(q23 ;p13)累及位于 1q23 上的 PBX1 基因和位于 19p13 的 TCR3 基因,形成 TCF3-PBX1 融合基因。伴有 t(1 ;19)(q23 ;p13)染色体易位的 B-ALL 患者常伴有白细胞计数高、高血清乳酸脱氢酶及中枢神经系统症状,应用高强度化疗方案治疗可取得良好预后,但该融合基因可作为中枢神经系统白血病复发的独立危险因素。

(3)t(12 ;21)(p13 ;q22)/ETV6-RUNX1:t(12 ;21)(p13 ;q22)约见于 15%~25% 的儿童 B-ALL。中国儿童 B-ALL 中该易位发生率明显低于西方国家,约为 15%。该易位是儿童 B-ALL 中最常见的分子异常,临床表现为发病年龄小、白细胞计数低;CR 率高、复发率低,是儿童 B-ALL 中预后最好的一种分子亚型。

t(12 ;21)(p13 ;q22)累及位于 12p13 上的 ETV6 基因和位于 21q22 的 RUNX1 基因,形成 ETV6-RUNX1 融合基因。该易位受累区段都在染色体末端,十分微小,很难为常规染色体显带分析技术所鉴别,需运用 FISH 或 RT-PCR 技术才能明确诊断(图 4-51)。

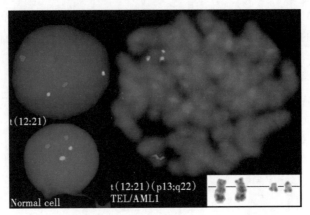

图 4-51　t(12；21)(p13；q22)FISH 结果
右下图为染色体 R 带结果。

（4）t(4；11)(q21；q23)/*KMT2A-AFF1*：t(4；11)(q21；q23)染色体易位是 *KMT2A* 基因在 ALL 中最重要的受累方式,占 B-ALL 的 5%~10%,除了在 1 岁以内的婴儿 ALL 中高发之外,发病率随年龄逐渐增长(图 4-52)。

t(4；11)(q21；q23)累及位于 4q21 上的 *AFF1* 基因和位于 11q23 的 *KMT2A* 基因,形成 *KMT2A-AFF1* 融合基因。伴有 t(4；11)(q21；q23)染色体易位的 B-ALL 临床常伴有高白细胞计数、髓外及中枢神经系统受累等表现,预后差;和费城染色体一样属于 B-ALL 预后高危因素。

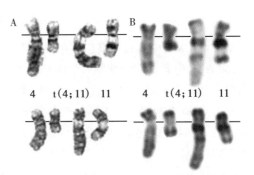

图 4-52　t(4；11)(q21；q23)染色体异常
A. G 带；B. R 带。

（5）iAMP(21)：iAMP 是近年来发现的重要 B-ALL 细胞遗传学异常,2016 年修订版 WHO 诊断指南建议将其列为独立亚型。iAMP(21)见于约 2% 的儿童 B-ALL,以大龄儿童和青少年为主,临床表现为低白细胞计数、早期复发率高,预后很差,高强度治疗可以改善预后。

iAMP(21)的细胞遗传学异常表现非常多样化,FISH 检测发现 iAMP(21)病例的衍生异常 21 号染色体内有大量的 *RUNX1* 基因拷贝扩增(图 4-53)。运用 array-CGH 技术发现不同 iAMP(21)病例的 21 号染色体长臂有着不同长度的自身染色体物质扩增,但共同覆盖的扩增区域为 21q22,即 *RUNX1* 基因所定位之处,这和 FISH 结果也相吻合。临床上通过 FISH 探针检测到有至少 3 个额外的 *RUNX1* 拷贝即可诊断。

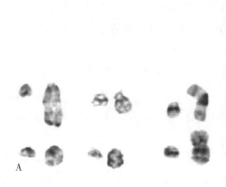
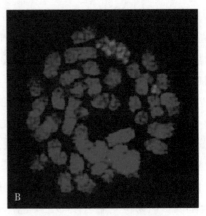

图 4-53　iAMP(21)染色体异常(A)和 RUNX1 探针 FISH 结果(B)

（6）B-ALL 伴 t(5；14)(q31.1；q32.1)：该类型少见，仅出现在 <1% 的 ALL 病例中，预后与其他类别的 ALL 不同，但由于病例较少，还有待研究者进行进一步研究。2016 年 WHO 将该染色体易位的 B-ALL 作为独立的亚类区分。

（7）其他染色体结构异常：除了上述染色体易位，B-ALL 中常见的染色体异常还包括 del(6q)、del(9p)、del(12p)、del(14q)、del(17p)、复杂核型(5 种以上独立的克隆性染色体异常)，以及累及位于 14q32 的免疫球蛋白重链(IGH)基因的染色体易位或其他结构性异常。

2. T 淋巴细胞白血病(T-ALL)　T-ALL 中的染色体易位类型繁多，其断裂点多涉及 T 细胞受体基因位点如：TCRα/δ(14q11)、TCRβ(7q35) 和 TCRγ(7p15)，与之发生易位的伙伴基因包括 *TLX1*(10q24)、*TLX3*(5q35)、*TAL1*(1p32)、*LMO1*(11p15)、*LMO2*(11p13)、*MYC*(8q24) 等多种癌基因。TCR 受体基因相关染色体易位的发病机制多为癌基因易位至 TCR 基因附近后受其影响而调控失常，导致癌基因异常高表达。TCR 相关染色体易位约占 T-ALL 的 40%~50%，除了累及 *TLX1* 基因的 t(10；14)(q24；q11) 之外，预后都比较差。TCR 相关染色体易位一般都比较隐匿，较难通过核型分析予以鉴别，包含 TCR 位点的分离探针 FISH 检测是比较合适的检测手段。

t(10；14)(q24；q11) 和 t(7；10)(q34；q24) 易位产生的融合基因分别为 *TCRδ-TLX1* 和 *TLX1-TCRβ*，都引起 *TLX1* 基因高表达，提示预后良好。t(5；14)(q35；q32) 和 t(5；14)(q35；q11) 都累及 *TLX3* 基因，引起高表达，提示预后不良。这两个基因的表达异常可以通过 RT-PCR 方式予以检测。

T-ALL 中比较重要的细胞遗传学异常还包括：1p32 缺失；t(10；14)·(p13；q21) 易位和 9q34 扩增。1p32 缺失可以形成 *SIL-TAL1* 融合基因，见于约 12%~20% 的 T-ALL，是 *TAL1* 基因的另一种受累方式。t(10；14)(p13；q21) 易位产生 *PICALM-MILT10* 融合基因，见于约 2%~10% 的 T-ALL。9q34 扩增产生的融合基因 *NUP214-ABL* 最早被报道见于约 5%~6% 的 T-ALL，近年来发现在 B-ALL 中也有一定的受累，是高危因素之一。综合运用核型分析、FISH 和 PCR 技术手段能大大提高 T-ALL 分子遗传学异常的检出率。

（七）慢性淋巴细胞白血病(chronic lymphocyte leukemia，CLL)

CLL 中有预后指示意义的分子遗传学异常有以下几种。13q14.3(D13S25) 和 / 或 13q14(*RB1* 基因)缺失：占 CLL 的 55% 左右，预后较好。11q22.3(*ATM* 基因)缺失：占 18% 左右，患者年龄小，病程进展快。12p11.1—q11.1 三体(即 12 号染色体三体)：占 16% 左右，常见于晚期 CLL，可能是白血病的继发因素。17p13.1(*TP53* 基因)缺失：占 7% 左右，疾病进展快，肿瘤细胞负荷高，生存期短，对初始治疗耐药发生率高。6q21 缺失：占 6% 左右。检测这些分子遗传学异常最好的方法是 FISH 技术。

（八）多发性骨髓瘤(multiple myeloma，MM)

染色体核型分析和 FISH 是美国国家综合癌症网络(National Comprehensive Cancer Network，NCCN)多发性骨髓瘤指南推荐的必要检查与重要预后参考因素。MM 中比较常见的细胞遗传学异常有以下几种。13 号染色体长臂缺失[包括 13q14(*RB1* 基因)缺失、13q14.3(D13S319)缺失]；1q21 获得 / 扩增；17p13.1(*TP53* 基因) 缺失；14q32(*IGH* 基因) 重组[包括 t(11；14)(q13；q32)、t(4；14)(p16；q32)、t(14；16)(q32；q23)等]；低二倍体等。其中 t(4；14)、13 号染色体长臂缺失、17p13.1 缺失预后不良；1q21 获得 / 扩增与复发及疾病进展密切相关；而 t(11；14)(q13；q32)提示预后良好。

（九）非霍奇金淋巴瘤(non-Hodgkin lymphoma，NHL)

在对恶性淋巴瘤相关的分子机制的认识上，细胞遗传学分析作出了重要贡献。多种染色体易位与淋巴瘤的特殊亚型密切相关，而这些易位往往决定着某些基因表达的改变，后者可能直接涉及淋巴瘤和其他类型癌症的发生发展。

1. B 细胞性淋巴瘤

（1）*C-MYC* 基因与 Burkitt 淋巴瘤：大约 80% 的 Burkitt 淋巴瘤伴有 t(8；14)(q24；q32)染色体易位，

使位于 8q24 的 bHLH/leucine 锌指转录基因 *C-MYC* 与位于 14q32 的 *IGH* 基因发生融合,产生 *IGH-MYC*融合基因。除 t(8;14)染色体易位外,变异型染色体易位有 t(2;8)(p12;q24)和 t(8;22)(q24;q11),分别产生 *IGK-MYC* 和 *IGL-MYC* 融合基因(图 4-54)。这些变异型染色体易位与经典的 t(8;14)染色体易位不同的是,*C-MYC* 基因仍留在 8 号染色体上,而免疫球蛋白轻链基因(*IGLκ*、*IGLλ*)易位到 *MYC* 基因的远端。在 Burkitt 淋巴瘤中,上述这三种易位相对发生频率分别是:t(8;14)为 75%~85%,t(8;22)为10%~15%,t(2;8)为 5%~10%。发生易位后,*C-MYC* 基因编码区读框不变,但表达增高。此外,还发现*C-MYC* 基因位点伴随易位而出现点突变,从而改变 *C-MYC* 基因的转录或基因功能。

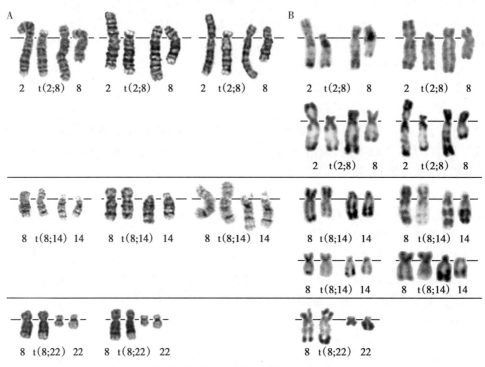

图 4-54 Burkitt 淋巴瘤染色体异常
A. G 带;B. R 带。

除 t(8;14)及其变异型染色体易位之外,1q 的改变是 Burkitt 淋巴瘤最常见的二次突变,1q 复制、7 号染色体三体、6q 缺失与不良的临床预后有关。此外,明确与 Burkitt 淋巴瘤发病机制相关的二次遗传学事件还包括肿瘤抑制基因 *TP53* 和 *P16*(30%~40%)的失活、*BCL-6* 基因的 5′ 非编码区的突变(30%~50%),BCL-6 蛋白表达下调及染色体 8、12 和 18 三体等。使用 FISH 检测 *BCL-2*、*BCL-6* 重排也是重要的诊断策略。

(2)*BCL-6* 基因与弥漫性大 B 细胞淋巴瘤(diffuse large B-cell lymphoma,DLBCL):大细胞淋巴瘤占 NHL 发病率的 30%~40%。在 B 细胞系的弥漫性大细胞淋巴瘤中,35% 累及 3 号染色体易位,包括t(3;14)(q27;q32)易位、t(2;3)(p11;q27)易位和 t(3;22)(q27;q11)易位(图 4-55)。导致 3 号染色体 3q27 的 *BCL-6* 基因、14 号染色体 14q32 的 *IGH* 基因或 2 号染色体 2p12、22 号染色体 22q11 部位的 *IGL* 的 κ、λ 链基因发生重排。*BCL-6* 基因的断裂点均发生在第一个外显子的非编码区内或其附近,基因编码区阅读框不受影响,从而引起 *BCL-6* 基因的异常表达。在此类恶性疾病中,至少 30% 有*BCL-6* 的表达,且绝大多数发生于成年人。

细胞遗传学研究还揭示了不少在 DLBCL 中频繁出现的染色体异常及其与预后的相关性。如1p32—p36 和 q21-q23 的断裂、6q21—25 和 17p 的缺失、复杂核型与不良预后密切相关。CGH 分析发现在 10%~20% 的 DLBCL 病例中存在着高水平扩增,并进一步鉴定出多个扩增的基因靶点,如 *BCL-2*、*REL*、*CCND1*、*CCND2*、*JAK2*、*FGF4* 和 *MDM2*。运用 M-FISH 技术也识别了不少新的易位和染色体断裂点如 der(14)t(3 ;14)(q21 ;q32)、t(1 ;13)(p32 ;q14)、t(1 ;7)(q21 ;q22) 和 der(6)t(6 ;8)(q11 ;q11);
3p21 和 7q11 受累分别与男性 / 女性性别密切相关;2q31、3q27、7q22 与高危疾病和不良预后有关;等等。

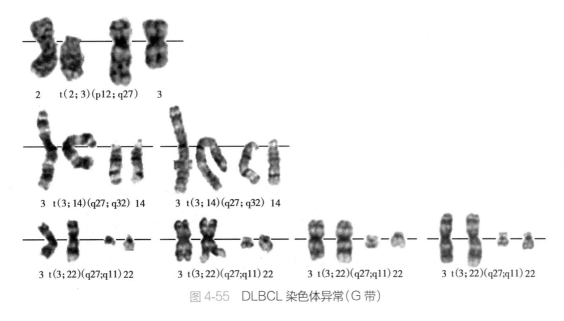

图 4-55　DLBCL 染色体异常(G 带)

(3)*BCL-2* 基因与滤泡性淋巴瘤(follicular lymphoma,FL):滤泡中心细胞淋巴瘤(FL)是一种常见的 B 系淋巴瘤,几乎只发生在成年人中,占成人 B 细胞 NHL 的 45%。在 70%~90% 的滤泡中心细胞淋巴瘤(FL)和 20% 的弥漫性大 B 细胞淋巴瘤(DLBCL)中都能发现 t(14 ;18)(q32 ;q21)染色体易位(图 4-56)。

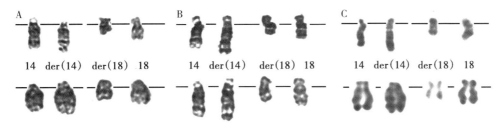

图 4-56　FL 中 t(14 ;18)(q32 ;q21)染色体异常
A~B. G 带;C. R 带。

t(14 ;18)(q32 ;q21)易位是人类淋巴系统恶性肿瘤中最常见的染色体易位,通过对其易位断裂点的分子生物学分析,发现位于染色体 18q32 的 *BCL-2* 基因易位到 14q32 的 *IGH* 上而发生了过表达。BCL-2 蛋白的表达并不仅限于 t(14 ;18)(q32 ;q21)易位,*BCL-2* 基因表达调控失常及开放阅读框基因突变亦可导致基因表达增高。

FL 中最常见的二次突变是:+7(24%),+X(15%),+12(17%),6q13—q26 的缺失(16%),+18 或者 18 扩增(10% 和 8%),17q 插入(7%)。在细胞遗传学水平,可能存在 t(14 ;18)(q32 ;q21)阴性 FL 的两种亚型,没有易位的一组显示 *BCL-2* 过量表达,另外一组显示有易位但是 *BCL-2* 阴性。后者存在一种不同的染色体二次突变形式,包括 *BCL-6* 基因重排和更复杂的核型,但可能与好的预后相关。CGH 和 M-FISH 分析揭示了更高频的突变,主要影响到 1p36,3q27—q29,12q,17q,+18/18q+ 和 +21。del(1q36)的 FL 通常预后良好。之前报道的与 FL 转化相关的分子生物学异常包括 *TP53* 基因突变,*C-MYC* 基因和 *REL* 基因激活,*BCL-2* 基因重排及 *BCL-2* 基因的体细胞突变,染色体 9p21 缺失累及 *P15*(INK4b)和 *P16*(INK4a)。

（4）*CCND1* 基因与套细胞淋巴瘤（mantle cell lymphoma，MCL）：MCL 中，95% 以上的病例存在 t（11；14）（q13；q32）染色体易位（图 4-57）。t（11；14）（q13；q32）染色体易位是最早被用分子手段检测出来的染色体易位之一，14 号染色体上的断裂点发生在位于 14q32 的 *IGH* 基因，11q13 受累的为 *BCL-1* 基因。易位累及 *BCL-1* 断裂点远端的 110kb 的编码细胞周期蛋白 cyclin D1（CCND1）蛋白的基因。

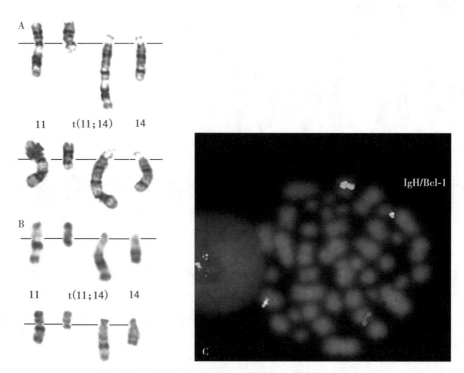

图 4-57　MCL 中 t（11；14）（q13；q32）染色体异常
A. G 带；B. R 带；C. FISH 结果。

在 t（11；14）（q13；q32）染色体易位中，*CCND1* 的编码区读框仍保持完整不变，但由于被重排到 *IGH* 基因的增强子附近而导致表达增高，接受生长因子诱导的有丝分裂信号，促进细胞由 G$_1$ 期进入 S 期。在 MCL 中，即使在无 t（11；14）（q13；q32）易位的 MCL 中，免疫组化监测仍发现 CCND1 蛋白的表达，提示该基因的失调控是 MCL 发病的重要机制之一。由于 *CCND1* 基因几乎存在于所有的 MCL 中，而仅在极少数慢性淋巴细胞白血病 / 小淋巴细胞淋巴瘤或多发性骨髓瘤中表达，所以是诊断该病的特异性分子标志物。运用 FISH 技术和 t（11；14）（q13；q32）特异性探针进行分子诊断已经成为 MCL 临床诊断的重要手段。

（5）t（11；18）（q21；q21）染色体易位与黏膜相关淋巴组织（MALT）淋巴瘤：50% 的低度恶性 MALT 淋巴瘤存在 t（11；18）（q21；q21），在胃肠道和肺中常见，但也有报道偶尔在其他部位发生（图 4-58）。对 t（11；18）（q21；q21）克隆后发现，这种易位累及 11q21 上的凋亡抑制基因 *BIRC3* 和 18q21 上的 *MALT1* 基因，后者位于 *BCL-2* 基因着丝粒侧 200kb 处。这种易位的致病机制与 VDJ 结合酶活性有关，导致 *BIRC3-MALT1* 融合转录本的产生。

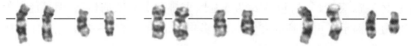

11　der（11）　der（18）18　　11　der（11）　der（18）18　　11　der（11）　der（18）18

图 4-58　MALT 中 t（11；18）（q21；q21）染色体异常（G 带）

除了进行染色体核型分析之外，胃 MALT 淋巴瘤的诊断建议结合 t(1；14)、t(3；14)、t(11；14)、t(11；18)相关 FISH 检测；而非胃的 MALT 淋巴瘤诊断建议结合 t(3；14)、t(11；14)、t(11；18)、t(14；18)相关 FISH 检测。伴有 t(11；18)的 MALT 淋巴瘤对抗生素（幽门螺杆菌清除治疗）反应较差。

（6）*PAX5* 基因与淋巴浆细胞淋巴瘤（lymphoplasmacytic lymphoma，LPL）：约 50% 的此类病例伴有 t(9；14)(p13；q32)染色体易位（图 4-59）。该易位导致原位于 9p13 的 *PAX5* 基因与 14 号染色体上的 *IGH* 位点融合，导致 *PAX5* 过度表达使 *TP53* 下调，并可能改变其他靶基因的转录活性，促进淋巴瘤的形成。

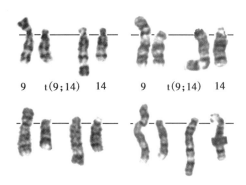

图 4-59　淋巴浆细胞样淋巴瘤中 t(9；14)(p13；q32)染色体异常（G 带）

　　除了进行染色体核型分析之外，结边缘区淋巴瘤的诊断建议结合 t(11；18)、t(1；14)、del(13q)、del(7q)、t(14；18)相关 FISH 检测；脾边缘区淋巴瘤的诊断建议结合 t(11；18)、t(11；14)、del(7q)、t(14；18)相关 FISH 检测；幼稚淋巴 B 细胞淋巴瘤的诊断建议结合 *MYC*、t(9；22)、t(8；14)相关 FISH 检测。

（7）*IRF4* 重排与大 B 细胞淋巴瘤（large B-cell lymphoma，LBCL）：大 B 细胞淋巴瘤（LBCL）伴 *IRF4* 重排是一类从儿童型滤泡性淋巴瘤和其他弥漫大 B 细胞淋巴瘤中区别出的亚型，为局限性疾病，通常侵犯颈淋巴结和咽淋巴环，预后良好。此类亚型以强表达 IRF4/MUM1 为特征，通常伴有 *IRF4* 重排，有时存在 *BCL-6* 重排，但是缺少 *BCL-2* 重排。FISH 检测 *IRF4* 和 *IGH* 的重排对疾病诊断有参考价值。

（8）高侵袭 B 细胞淋巴瘤（high-grade B-cell lymphoma，HGBL）：WHO 淋巴肿瘤分类中，侵袭性强的成熟 B 细胞淋巴瘤包括两类，一类伴有 *MYC*(8q24) 和 *BCL-2*(18q21) 和 / 或 *BCL-6*(3q27) 重排，即为双重 / 三重打击淋巴瘤，另一类即 HGBL 非特指型，处于 DLBCL 和 BL 二者分类之间或出现幼稚细胞但是没有上述遗传学特征。FISH 技术是鉴别 *MYC*、*BCL-2*、*BCL-6* 的重要检测手段。

2. T 细胞性淋巴瘤

（1）*NPM1-ALK* 融合基因与间变性大细胞淋巴瘤（anaplastic large-cell lymphoma，ALCL）：ALCL 在儿童与青少年的非霍奇金淋巴瘤中占了四分之一。在这种亚型中，存在着 t(2；5)(p23；q35)染色体易位（图 4-60）。位于染色体 5q35 的广泛表达的 *NPM1* 基因的氨基端顺序易位至位于染色体 2p23 的 *ALK* 基因（一种酪氨酸激酶基因）的催化结构域。在 t(2；5)(p23；q35)染色体易位中，有证据显示，*NPM1* 的融合部分作为激活的启动子，启动 *ALK* 基因的转录，引导 ALK 激酶结构域的表达，使淋巴细胞中的 ALK 酪氨酸激酶活性异常增高，而二聚体化信号刺激了这种激活作用，导致淋巴瘤的形成与发生。

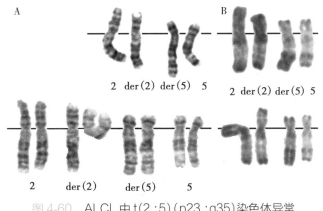

图 4-60　ALCL 中 t(2；5)(p23；q35)染色体异常
A. G 带；B. R 带。

目前所知,靠组织学检查、免疫分型或临床特征都不能对此类患者提供有力的诊断帮助。又因为淋巴瘤活检的细胞遗传学分析具有一定困难,故而 PCR、间期分裂象 FISH 检测等分子生物学及细胞遗传学方法成为早期识别这种肿瘤的必需手段。研究提示:ALK 阳性的 ALCL 预后良好,ALK 抑制剂可以作为有效治疗手段。ALK 阴性病例中,伴有 DUSP22 易位的 ALCL 预后良好;伴有 TP63(3q28)重排(TBL1XR1/TP63 融合基因)则提示为侵袭性病程。

(2)T 细胞幼稚淋巴细胞白血病(T-cell prolymphocytic leukemia,T-PLL):大部分 T-PLL 都有 14 号染色体倒位或易位,断裂点通常在 q11 和 q32,即 inv(14)(q11q32)和 t(14;14)(q11;q32),导致基因与 TCR-αβ 调节元件并置,活化癌基因 TCL1A 或 MTCP1-B1。该易位可以将 T-PLL 与其他白血病如 Sezary 综合征或成人 T 细胞白血病鉴别,通过 FISH 和染色体核型分析均可检测。T-PLL 中常存在 8 号染色体三体,也有助于诊断。有报道称复杂核型(至少 5 种核型异常)是该疾病的不良预后因素。

(3)自然杀伤细胞(natural killer cell,NK cell)/T 细胞淋巴瘤:最常见的细胞遗传学改变涉及 6q21—23 的缺失和 7 三体。等臂染色体的组成会导致 1q、6p、6q、7q 的整条臂的复制,还有 11q23 的重排。FISH 显示 6q 的缺失局限于克隆性 CD56$^+$CD3$^-$T 细胞中。对 NK 细胞病例进行杂合性丢失(loss of heterozygosity,LOH)分析,发现染色体 6q 和 13q 的丢失多见,染色体 11q 和 17p 丢失也很常见。复发时,在所有的鼻型 NK 细胞淋巴瘤中可发现 13q 的 LOH,而 17p13 的丢失在侵袭性 NK 细胞淋巴瘤中比另外两型更多见。

(4)成人 T 细胞白血病/淋巴瘤(adult T-cell leukemia/lymphoma,ATLL):与 ATLL 相关的染色体改变呈高度多样化和复杂性,表现为多种结构重排。最常见的断裂位点在 14q32(28%)、14q11(14%)和 6q(23%),6q 结构异常与插入缺失有关。大多数的核型最终都接近二倍体,最常见的有 3 号染色体三体(21%)、7 号染色体三体(10%)、X 染色体单体(35%)和 Y 染色体缺失(17%)。涉及 X 染色体单体、3 号染色体三体、6q21 和 10p 缺失。11q23 重排的改变与侵袭性行为有关。

(陈　冰)

第五节　分子生物学检查及应用

一、血液病诊断常用分子生物学技术

近半个世纪以来,随着对血液病发病机制研究的不断深入,一系列重要的重现性染色体核型异常、融合基因或基因突变等与诊断分型及临床预后密切相关的分子遗传学标志被发现,分子生物学技术在血液病基因诊断、分子分型、指导治疗、微小残留病灶检测和预后判断等方面发挥着日益重要的作用。

目前用于检测基因水平分子异常标志的血液分子生物学检验技术主要包括聚合酶链反应(polymerase chain reaction,PCR)技术、基因芯片(gene chip)技术、DNA 测序技术等。

(一)聚合酶链反应(PCR)技术

聚合酶链反应(PCR)技术是 1985 年由美国科学家 Mullis 建立的一种体外 DNA 扩增技术。高温条件下双链 DNA 结构中的氢键会断裂,使双链结构变为单链。以 DNA 的半保留复制机制为基础,在含有 DNA 模板、引物、dNTPs、适当缓冲液的体系中,利用具有热稳定性的 DNA 聚合酶催化,以变性、退火、延伸为一个周期循环,扩增目标核酸片段。

PCR 技术具有特异、敏感、简便、快速、高效、重复性好、自动化强等优点;能在一个试管内将单个分子的 DNA 或 RNA 于几小时内扩增几百万倍。主要用在特异目的基因的检测与克隆、基因突变鉴定、DNA 和 mRNA 的微量分析等方面。根据 PCR 扩增的基本原理,许多以 PCR 为基础的衍生技术和应用被开发出来,如逆转录 PCR(reverse transcription PCR,RT-PCR)、巢式 PCR(nested PCR)、实时定量 PCR(real-time quantitative PCR,RT-qPCR)、多重 PCR(multiplex PCR)、微滴式数字 PCR(droplet digital PCR,ddPCR)等。目前 PCR 技术已经成为疾病研究和诊断中最强有力和应用最广泛的分子生物学方法之一。

RT-PCR 的模板是 mRNA,首先使用逆转录酶将 mRNA 逆转录为 cDNA,再进行进一步扩增,适用于融合基因检测。由于 PCR 扩增的扩增效率与模板数量相关联,qPCR 以此为依据对 mRNA 和 DNA 进行定量分析,将管家基因的 mRNA 表达量作为内参,通过检测与双链 DNA 结合的染料或在扩增中被破坏的荧光标记的探针来定量分析目标基因和管家基因的 mRNA 和 DNA,扩增曲线的斜率可用来测定样本中 mRNA 或 DNA 的量,从而实现对目标基因片段表达量及拷贝数精准定量的目的。

近期发展迅速的 ddPCR 技术是以 qPCR 为基础,利用油包水乳化微滴、集成微流体通路等技术均匀分割独立 PCR 反应体系,实现单分子扩增。根据检测反应完成后有荧光信号的反应单元数,计算目的序列的拷贝数,以达到核酸检测的绝对定量。由于 ddPCR 不需要内参,不受扩增效率影响,独立 PCR 反应体系有效降低了背景干扰,可提取低丰度的目的基因信号,从而实现微量信号的定量检测。ddPCR 准确率高,灵敏度强,可重复性好,对进行分析微小拷贝数的变异、验证低频突变等工作具有强大优势。

(二) 基因芯片技术

基因芯片的实验设计简单地说就是在一块有多聚赖氨酸包被的硅片上或其他固相支持物(如玻璃片、硅片、聚丙烯膜、硝酸纤维素膜、尼龙膜等)上将生物分子探针(Oligo 或 cDNA)以大规模阵列的形式排布,形成可与带有标记的目的分子(如荧光染料 Cy3、Cy5 标记的 cDNA)相互作用、交联反应的固相表面,在激光的顺序激发下标记荧光根据实际反应情况分别呈现不同的荧光发射谱征,电压耦合元件相机或激光共聚焦显微镜根据其波长及波幅特征收集信号,做出比较和检测,从而迅速得出所要的信息。

基因表达谱芯片技术可实现在 mRNA 水平上同时平行研究成百上千乃至上万条基因的表达关系,可用于分析同一血液病骨髓样本中多个基因或多条信号通路相关基因的表达水平,鉴别与发病机制相关的基因异常表达特征。高通量、微型化和自动化是基因芯片技术的主要特点与优势。

(三) DNA 测序技术

1. Sanger 测序技术　一代测序技术主要有 Sanger 等(1977)发明的双脱氧链末端终止法和 Maxam 与 Gilbert(1977)发明的化学降解法。在基因组测序发展过程中,前者由于更适合于序列分析的自动化而逐渐占据优势地位。人类基因组图谱就是以 Sanger 测序法为基础完成的。Sanger 测序法的原理是 ddNTP 在 DNA 合成中不能形成磷酸二酯键,因此在 DNA 合成的体系中加入 ddNTP 可以用来中断 DNA 合成反应,在 4 个反应体系中分别加入一定比例的 ddATP、ddTTP、ddCTP、ddGTP,这些 ddNTP 均带有放射性同位素标记。反应结束后经过凝胶电泳和放射自显影即可确定目的片段的 DNA 序列。Sanger 测序通过加入荧光标记 ddTNP、改进的热稳定性 DNA 聚合酶、毛细管电泳等措施不断改进,使测序过程日臻完善。第一代测序的测序读长达 400~900bp,准确性高,但因为通量低、敏感度低、耗时耗力,限制了其大规模应用,现在主要应用在小规模的测序工作和部分验证二代测序结果的工作中。

2. 二代测序技术　二代测序技术(next-generation sequencing,NGS)又称高通量测序,是基于 PCR 和基因芯片发展的测序技术。二代测序主要以 Illumina 公司的 Solexa、Hiseq、Novaseq 技术,Roche 公司的 454 技术、ABI 公司的 Solid 技术为代表,其中 Illumina 公司的二代测序平台应用最为广泛。基本原理为采用边合成边测序的策略,首先通过将待测 DNA 样本用声波打断成长度约一百至数百 bp 的小片段,在片段两端添加接头,构建 DNA 文库。其次将文库附着在流动池表面的通道上,通过桥式扩增得到一定量的 DNA 片段。然后在测序的反应体系中添加含有荧光标记和 3′-OH 保护基团的 4 种 dNTP,这些 dNTP 使得每次反应后序列只能添加 1 个 dNTP,再洗脱酶和未结合的 dNTP,加入激发荧光所需的缓冲液后,用激光激发荧光信号,光学设备完成荧光信号的记录。最后,使用化学试剂除去 dTNP 的 3′-OH 保护基团,进行下一轮测序反应。该方法中每次只添加 1 个 dNTP 的特点能准确测量同聚物的长度,而其主要的测序错误来源于 PCR 扩增中的碱基错配。

与一代 Sanger 测序技术相比,NGS 技术体现出高通量、高灵敏度、高效率、低成本等明显优势。基于 NGS 的全基因组测序(whole genome sequencing,WGS)、全外显子组测序(whole exome sequencing,WES)技术以 DNA 为模板,可检测几乎所有类型的基因组 DNA 改变,包括单核苷酸位点变异、插入和缺失、拷贝数改变等。而转录组测序(RNA sequencing,RNA-seq)则是先将 RNA 逆转录为 cDNA 后进行 NGS 测序,能准确灵敏地鉴定各种融合基因和基因表达谱。对于常见热点突变或融合基因,在 NGS 技术基础上设计的特异位点靶向深度测序不仅能快速检测基因突变谱,还能根据等位基因突变比例(variant allele frequency,VAF)分析肿瘤克隆异质性,在血液疾病的诊断分型、预后判定、指导治疗、微小残留病灶检测、分析克隆演变中发挥重要作用。

随着科技不断发展,也出现了三代测序技术,包括单分子测序、长基因组测序等,为进一步研究血液病发病机制、精准分型及个体化靶向治疗提供更先进的研究手段。

二、分子生物学检查在血液病中的应用

(一) 基因检查的应用

与血液病尤其是恶性血液病发病机制密切相关的基因异常包括融合基因、基因突变和基因表达失调,一方面可以作为诊断分型、预后评估的重要分子标志,另一方面也可作为靶向治疗药物的研发目标,在个体化精准治疗策略中发挥重要作用。

1. **融合基因**　融合基因一般由染色体易位产生,主要分为两大类。一类打破受累基因的正常阅读框架,所产生的融合基因编码新的嵌合融合蛋白,影响细胞正常生理功能。例如 AML 中的 t(15;17)(q24;q21)易位产生的 *PML-RARα* 融合基因、t(8;21)(q22;q22.1)易位产生的 *RUNX1-RUNX1T1* 融合基因、inv(16)(p13.1q22) 或 t(16;16)(p13.1;q22) 产生的 *CBFB-MYH11* 融合基因;ALL 中的 t(1;19)(q23;p13)易位产生的 *TCF3-PBX1* 融合基因、t(12;21)(p13;q22)易位产生的 *ETV6-RUNX1* 融合基因、t(4;11)(q21;q23)易位产生的 *KMT2A-AFF1* 融合基因等。

另一类融合基因并不破坏原有基因的阅读框架,染色体易位或大片段基因组内缺失导致一个基因插入另一个基因的表达调控序列,导致后者表达失调。如 T-ALL 中常见的 TCR 位点相关易位导致 *LMO1*、*LMO2*、*LYL* 等基因异常表达;Burkitt 淋巴瘤中 t(8;14)(q24;q32)、t(2;8)(p12;q24) 和 t(8;22)(q24;q11)易位分别产生的 *IGH-MYC*、*IGK-MYC* 和 *IGL-MYC* 融合基因,均导致 *MYC* 基因的高表达,成为重要的发病机制。RT-PCR 与 qPCR 是鉴定融合基因的常用技术。

2. **基因突变**　PCR 和 RT-PCR 技术结合测序是突变检测的常用技术。近十几年来,基因突变在白血病发病机制中的作用被越来越多地揭示出来,从而成为新型诊断分子标志物和治疗靶标。例如,我国血液学家发现在 t(8;21)AML 患者中 *C-KIT* 基因的突变率为 48.1%,并证实 *C-KIT* 突变是在 t(8;21)染色体易位基础上的继发事件,提示 t(8;21)白血病是一种肿瘤多步骤发病的模型。在此基础上成功建立了 *C-KIT* 突变和 *RUNX1-RUNXT1* 共表达的致死性 AML 小鼠模型,丰富了"二次打击"的白血病发病理论。另外,在 CML 急变机制研究中,发现分别有 10.6% 和 12.9% 的 CML 急变患者存在 *GATA-2* 基因和 *RUNX1* 基因突变。临床资料显示,携带 *GATA-2* 和 *RUNX1* 突变的急变患者,前者表现为急性粒 - 单核细胞白血病型急变,后者则为急性粒细胞白血病型急变。这些研究成果丰富了肿瘤的发病学说,为全面揭示白血病发病机制、发展基于分子机制的疾病预防、诊断、治疗策略奠定重要理论和实践意义。

此外,部分白血病的基因改变不是白血病必然的致病因素,但与白血病的预后密切相关。如 *NPM1* 基因突变检出于 45%~64% 的核型正常 AML,突变患者生存期延长;*CEBPA* 基因双位点突变检出于 10%~18% 的核型正常 AML,突变患者完全缓解率高、生存期延长;*FLT3-ITD* 基因突变检出于 28%~34% 的核型正常 AML,提示预后不良;*IDH1/IDH2* 基因突变分别检出于 10%~16% 与 10%~19% 的核型正常 AML,提示预后不良;*DNMT3A* 基因突变检出于 21.4% 的 AML-M$_5$ 和 13.6% 的 AML-M$_4$ 病例,患者具有预后较差、年龄偏大并且骨髓以幼稚和成熟单核细胞为主的临床特点;*NOTCH1/FBXW7* 突变检出于 60% 的 T-ALL 病例,提示预后不良;等等。在 2008 年和 2016 年修订的 WHO 诊断分型标准中,部分基因突变已经作为独立的亚型分型标志,如伴 *NPM1* 突变的 AML,伴 *CEBPA* 双位点突变的 AML、伴 *RUNX1* 突变的 AML 等。

除此之外,部分基因突变之间的伴随与互斥现象也已经被人们注意到。如 *NPM1* 基因突变经常与 *DNMT3A*、*FLT3*、*IDH* 突变伴存,但其良好预后提示现象只存在于无 *FLT3-ITD* 基因突变的 AML 病例中,否则不然;另一方面,*NPM1/FLT3-ITD/DNMT3A* 三种基因突变同时共存的病例预后极差。此外,*IDH1/IDH2* 基因突变与 *TET2* 基因突变之间显现出互斥模式,两种突变不会同时存在。这些发现提示了基因突变在白血病发病机制中的重要性和复杂性。相对单基因突变而言,繁复的基因突变谱在白血病诊断和个体化治疗中的作用和意义还有待进一步深入探究。

剪切相关的缺失转录本作为一种特殊的突变类型,也是重要的分子遗传学异常标志,如 *IKZF1* 基因的缺失转录本鉴定。*IKZF1* 基因的缺失突变是近年来在 B-ALL 中发现的重要突变。*IKZF1* 基因是锌指转录家族中一员,在淋巴细胞发育分化中起重要作用。目前已经发现若干种由于外显子剪切异常而形成的截短型 *IKZF1* 转录本,其中最重要的是 Ik6 缺失(即缺失 4~7 号外显子,失去 DNA-binding 功能)转录本。Ik6 缺失的发生率在成人中高于儿童(30% vs 15%),在伴费城染色体的 B-ALL 中占 43.64%。Ik6 缺失突变和高复发率密切相关,是预后不良标志。拷贝数变异(copy number variation,CNV)芯片是检测 *IKZF1* 基因组缺失突变的最可靠手段,临床检测一般也可以运用 RT-PCR 技术检测 Ik6 等缺失转录本。

3. 基因表达失调　基因表达异常也是恶性血液病的重要发病机制,RT-PCR 和 qPCR 是基因表达检测的常用技术。在 AML 中,inv(3)(q21.3q26.2)或 t(3;3)(q21.3;q26.2)易位导致 *MECOM* 基因高表达,病程侵袭性强,预后不良,此类病例也被列为 WHO 诊断分型中的 AML 重现性遗传学异常亚型之一。在 T-ALL 中,累及 TCR 位点或其他基因的各种染色体易位形式众多,但多可导致一批重要的转录因子(如 *LMO1*、*LMO2*、*TAL1*、*LYL*、*HOXA*、*TLX1*、*TLX3* 等)高表达,是白血病发生的关键机制。近年来,在 B-ALL 中也发现了重要的基因表达异常,如 *CRLF2* 基因高表达。

CRLF2 基因是一种细胞因子受体,过表达可以激活 JAK-STAT 信号转导通路,参与白血病发病机制。*CRLF2* 高表达见于 5%~16% 的 B-ALL,但在伴唐氏综合征的 B-ALL 中发生率高达 54%。*CRLF2* 过表达的分子机制主要有两种:其一为 *CRLF2* 基因所定位的性染色体(X/Y)末端发生 PAR1 区域基因组缺失,导致 *CRLF2* 基因与其上游的 *P2RY8* 基因发生融合产生 *P2RY8-CRLF2* 融合基因;其二为 *CRLF2* 基因易位到位于 14q32 的免疫球蛋白重链(IGH)基因下游,受其影响发生过表达。前者可通过 PCR 检测基因组缺失或 RT-PCR 检测 *P2RY8-CRLF2* 融合基因转录本,后者可通过 FISH 技术进行检测。40% 的 *CRLF2* 过表达病例同时有 *JAK1* 或 *JAK2* 基因突变存在。

（二）二代测序的应用

二代测序技术的广泛应用,首先在 AML 的突变检测中实现了里程碑式的突破。通过全基因组、全外显子测序,发现 95% 以上的 AML 病例都至少携带一个以上的驱动基因突变,并鉴定出了二十余种在 AML 中突变频率较高的基因,包括 *NPM1*、*CEBPA*、*FLT3*、*C-KIT*、*DNMT3A*、*IDH1*、*IDH2*、*ASXL1*、*RUNX1*、*TP53*、*NRAS*、*U2AF1*、*EZH2*、*SMC1A*、*SMC3* 等;从功能上划分,可分为转录因子、融合基因、*NPM1*、肿瘤抑制基因、DNA 甲基化相关基因、信号转导通路、染色质修饰基因、黏附因子、转录剪切复合体相关基因等 9 大方面,揭示了 AML 发病机制的复杂性和分子标志之间的交叉相关性。一系列国际大样本临床相关性研究结果显示,这些高频突变驱动基因作为分子遗传学标志,在 AML 精确诊断分型、预后危险度评估,乃至治疗策略选择中具有重要的指示作用。*NPM1*、*FLT3-ITD*、*CEBPA*、*RUNX1*、*TP53*、*ASXL1* 等基因突变已分别纳入 WHO 诊断分型标准和国际重要诊疗预后评估体系[如:美国国家综合癌症网络(National Comprehensive Cancer Network,NCCN)、欧洲白血病联盟 (European Leukemia Network,ELN)、中国血液病专家共识]。

在 ALL 中,基于 NGS 测序的基因组、转录组整合研究发现了大量新融合基因与突变,而且以表达谱特征为基础鉴别出了若干种新的分子亚型。

在 B-ALL 中,最早以表达谱特征鉴别出来的新分子亚型是 *BCR-ABL1* 样(Ph-like)B-ALL。这类病例没有 t(9;22)(q34;q11)/*BCR-ABL1* 融合基因,但表达谱特征与有费城染色体 /*BCR-ABL1* 融合基因的 B-ALL 病例极为类似。*BCR-ABL1* 样 B-ALL 的发生率随年龄上升,在儿童 ALL 中占 10%,成年 ALL 中占超过 20%,预后不良,部分病例对 TKI 治疗有效。结合 WES 与 RNAseq 测序结果,发现此类病例主要伴有细胞因子受体和酪氨酸激酶信号通路相关基因的突变与融合基因,其中包括 *CRLF2* 突变或易位(约 50%)、*ABL*- 类酪氨酸激酶基因易位(12%)、*JAK2* 易位(7%)、红细胞生成素(*EPOR*)基因易位(3%~10%),JAK-STAT 信号通路相关突变(11%)、RAS 信号通路相关突变(如 *NRAS*、*KRAS*、*PTPN11*、*NF1* 等)(6%),以及其他调节激酶位点突变(*FLT3*、*NTRK3*、*BLNK*、*TYK2*、*PTK2B*)。*IKZF1* 缺失突变体 Ik6 在此类病例中也很常见,预后不良。*ABL* 类易位已经发现 30 多种,受累基因包括 *ABL1*、*ABL2*、*CSF1R*、*PDGFRB*、*TNRK3*、*TYK2*、*CSF1R*、*JAK2* 等,对 TKI 治疗有效。*JAK2* 相关易位已有超过 14 种伙伴基因被报道,*JAK2* 融合基因或 *EPOR* 基因相关易位的病例对 JAK2 抑制剂高度敏感。

MEF2D 和 *ZNF384* 相关融合基因分别是另外两组具有独立表达谱特征的 B-ALL 分子亚型,发生率相似,约占儿童 B-ALL 的 3%,成人 B-ALL 的 6%~7%。

MEF2D 的融合伙伴基因包括 *BCL9*、*HNRNPUL1*、*SS18*、*FOXJ2*、*CSF1R*、*DAZAP1* 等,其中 *MEF2D-BCL9* 最常见。所有的融合基因都保留了 *MEF2D* 的 MADS-box 结构域,从而调控 DNA 结合,导致 *MEF2D* 转录增强,可以启动或转化白血病的发生发展,预后不良,对组蛋白去乙酰化酶抑制剂治疗敏感。

ZNF384 的融合伙伴基因常常包括转录调节因子或表观遗传学修饰基因,如 *EP300*、*CREBBP*、*TAF15*、*SYNRG*、*EWSR1*、*TCF3*、*ARID1B* 等,位于 *ZNF384* 的 5′ 上游,融合基因保留了 *ZNF384* 的整个编码区。此类患者常常伴有髓系转录因子如 *GATA3*、*CEBPA*、*CEBPB* 等高表达,免疫表型常表现为有髓系抗原的 B-ALL 或 B/ 髓系混合表型,中等预后。

伴有 *DUX4* 相关 *ERG* 表达失调的 B-ALL 约占 B-ALL 的 7%,预后良好。NGS 测序分析揭示了其致病机制。正常 B 细胞中 *DUX4* 不表达,与 *IGH* 发生易位后,B 细胞中表达截短的 DUX4 异构体,异常插入 *ERG* 基因的外显子中,导致 *ERG* 基因表达失调或缺失,抑制正常的 ERG 转录,从而呈现独特的表达谱特征。

在 T-ALL 中,WES 测序发现,除了 *NOTCH1* 通路相关的突变(包括 *NOTCH1*、*FBXW7*、*NOTCH3* 等)发生于 70% 的 T-ALL 之外,JAK-STAT、PI3K-AKT、RAS 激酶信号通路和表观遗传因子突变也很重要,发生率达到 20%~50%。如前文所述,T-ALL 中的多种染色体易位和融合基因都导致重要转录因子的表达失调,这是 T-ALL 最为重要的发病机制。RNAseq 分析有助于鉴别以特定转录因子高表达为特征的表达谱亚型,如 *LMO2/LYL1*、*HOXA*、*TLX3*、*TLX1*、*NKX2-1*、*LMO1/LMO2*、*TAL1*、*TAL2* 等,每种表达谱亚型都有特征性的伴随突变模式。综合突变、融合基因与基因表达失调等多种分子标志的分子分型诊断模式是发展趋势,也是 NGS 技术发展带来的机遇与挑战。

(陈 冰)

第六节　残留病灶检测及应用

微小残留病灶(minimal residual disease,MRD)是经过治疗达到完全缓解后体内残存的微量白血病细胞。通过对MRD水平的检测评估,可以进一步精确地对急性白血病的预后进行分层,指导治疗方案的调整。目前已证实MRD与白血病复发密切相关,统计学研究显示,患者治疗后的MRD水平是最有意义的独立预后因子。治疗结束时无MRD或有低水平MRD患者预后好,MRD阴性患者的复发率仅2%~10%。相反,具有高水平MRD的患者复发率高达70%~100%。

染色体核型分析、荧光原位杂交技术(FISH)、聚合酶链反应技术(PCR)、二代测序技术(NGS)和多参数流式细胞术(MFC)都可以作为检测白血病MRD的常规技术手段。

一、免疫学检查的应用

微小残留病灶(minimal residual disease,MRD)是指恶性血液病经过治疗达血液学完全缓解后体内仍残存微量的肿瘤细胞,通过形态学等传统方法无法检测到的状态。MRD检测已经成为恶性血液病临床疗效判断及预后分层的重要依据。大量临床研究证实了MRD的预后价值,不同治疗阶段、不同亚型、不同危险度分层急性白血病的MRD与复发、无事件生存(EFS)、总生存(OS)相关。根据患者初诊时即存在的白血病细胞标记物,包括遗传学、分子学及免疫学异常的特征(这些特征是正常细胞所没有的),作为日后MRD监测的重要标记。目前常规使用的MRD检测方法包括PCR分子学检测、多参数流式免疫表型检测(MFC),近年二代测序(NGS)发展及数字PCR,使MRD检测更加完善。MFC和PCR方法检测MRD比较见表4-11。

表4-11　MFC和PCR方法检测MRD比较

特征	MFC	PCR
敏感性	10^{-4}	$10^{-6}\sim10^{-4}$
特异性	低于PCR	较高
适应范围	几乎全部患者	约40%的患者存在分子学异常
检测技术	对检验人员技术及经验有一定要求,判断包含一些主观因素	检测过程更易标准化
检测靶点	LAIP,抗原漂移可影响检测	疾病过程中靶点稳定

表4-12为一例Ph⁺ALL患者经过化疗联合酪氨酸激酶抑制剂治疗后达完全血液学缓解(CHR),采用MFC和PCR联合检测系列白血病MRD状态,结果显示该患者持续分子学MRD阳性,需要进一步行造血干细胞移植。

表4-12　一例Ph⁺ALL患者MRD系列检测结果

时间/月	骨髓形态学	MFC(MRD+)	PCR BCR-ABL定量
0	ALL	普通型B细胞急性淋巴细胞白血病	50.99%
1	CHR	1.5%	7.42%
2	CHR	0	0.21%
3	CHR	0	0.07%
6	CHR	0	0.02%

白血病相关免疫表型(leukemia associated immunophenotype,LAIP)是指正常骨髓和外周血不表达或者表达比例较低的免疫表型,是 FCM 检测 MRD 的重要标志。目前尚无特异性白血病细胞表达而正常细胞不表达的抗原,多参数 FCM 利用抗原在正常细胞和白血病细胞上表达的差异鉴定是否存在 MRD。通常 LAIP 包括:

1. **表达跨系或交叉系列抗体**　白血病细胞经常表达一个系列以上的抗原标记,如 AML 细胞表达 CD7、CD2、CD19 等淋巴细胞标记。ALL 表达髓系 CD13、CD33 标记。

2. **跨期或不同期的抗原同时表达**　正常细胞抗原分化成熟是按先后顺序性逐步出现的,而白血病细胞可出现错乱现象,比如干细胞标记 CD34 和晚期髓系细胞标记 CD15 同时表达。

3. **抗原表达量异常**　正常细胞分化发育过程中抗原表达量也是具有一定规律的,白血病细胞可出现抗原表达过强、过弱或者丢失现象。如急性白血病 CD45 表达明显减弱,CD10 在 B-ALL 表达增强。

4. **散射光异常**　白血病细胞可出现 FSC、SSC 异常。

多参数流式细胞 MRD 检测抗体组合因患者间抗原表达不同而存在一定差异,但均应该包含重要的骨架抗体。

MRD 检测时点与频率检测时点不同对于预后指导意义不同,第一阶段诱导治疗后 MRD 监测用于指导早期危险度分层和下一步巩固治疗策略的选择,第二阶段巩固治疗后 MRD 监测,用于指导维持治疗的强度以及出现 MRD 水平复发时的挽救治疗策略。AML 在诱导治疗后、巩固治疗后、移植前后的任何时点 MRD 阳性预示复发的风险增大。ALL 化疗后早期(3 个月内)MRD 阴性提示预后良好,早期 MRD ≥ 10^{-2} 水平提示预后不良。在化疗后期(巩固治疗后、再诱导后及维持治疗前)任何水平的 MRD 阳性提示预后不良。儿童 ALL 的 MRD 监测在最初 3 个月对于分层的指导意义更大。

二、染色体分析与荧光原位杂交(FISH)的应用

1. **染色体核型分析的应用**　对于血液恶性疾病骨髓细胞中检测出染色体核型异常的病例,对特异染色体异常克隆的比例和染色体克隆性异常改变的追踪可以作为 MRD 监测的参考指标。例如,90% 以上慢性期 CML 病例的骨髓染色体检查显示 100% 的分裂象伴有 t(9 ;22)(q34 ;q11)染色体易位(即费城染色体)。当 CML 疾病进展时,75%~80% 的患者又发展出其他异常,这些继发性出现的异常往往发生在血液和临床症状出现之前的几个月中,因此可作为有价值的临床预后指标。这些染色体的变化以 8 号三体(+8)、17 号长臂等臂染色体 i(17q)和双费城染色体为最多。近年来,基于基因结构的靶向治疗药物格列卫通过阻断 ABL 酪氨酸激酶的信号通路,在 CML 中取得了突破性的治疗效果。接受格列卫治疗的 CML 患者,除了能达到血液学缓解之外,还能消灭骨髓中的费城染色体克隆细胞。随着治疗时间的推移,CML 患者骨髓细胞中含费城染色体的分裂象比例逐步下降,直至消失,称为完全细胞遗传学缓解(complete cytogenetic remission,CCyR)。CML 患者达到骨髓细胞遗传学缓解所需要的时间是评估格列卫疗效的重要参考依据。一般认为,6 个月内达到 CCyR 疗效较好;如果9 个月仍未达到 CCyR,则要考虑更换二代酪氨酸激酶抑制剂继续治疗。

在急性白血病中,如果诱导化疗结束后,初发时存在的特征性染色体异常克隆[如 t(15 ;17)(q24 ;q21)、t(8 ;21)(q22 ;q22)、t(4 ;11)(q21 ;q23)易位等]消失,是治疗有效的有力依据;但在后续巩固、维持治疗如果重现初发时的染色体异常则明确提示复发。此外,在原有克隆性染色体异常基础上增加新的异常,是提示疾病进展的标志;原有克隆性染色体异常消失,但出现另外的重现性染色体异常,则提示体内出现新的白血病克隆,存在发生第二种白血病的可能。

染色体核型分析技术虽然是白血病 MRD 监测随访和提示疾病进展的重要参考手段,但是存在着分辨率、敏感度(灵敏度只能达到 10^{-2}~10^{-1})以及分裂象获取情况等诸多限制,必须与其他 MRD 检测

技术综合应用。

2. **FISH 的应用** FISH 技术的敏感性明显高于染色体核型分析,灵敏度可以达到 $10^{-3}\sim10^{-2}$,即可检出 1‰ 的白血病细胞,这使其成为监测 MRD 的有效手段之一。FISH 技术除了可分析中期细胞外,还能对间期和终末细胞(如淋巴细胞)进行检测,具有快速、灵敏、可靠和简便等优点。这一优势在白血病的检测和 MRD 随访中尤为重要,因为它弥补了部分白血病患者骨髓细胞培养后难以获得高质量中期染色体的缺陷。此外,结合骨髓形态学分析,FISH 技术还可以鉴定白血病细胞在治疗过程中的转归。例如,APL 细胞经诱导分化和凋亡治疗后分化为中晚幼粒细胞及成熟粒细胞,PML-RARα 双色基因序列探针 FISH 与细胞形态学相结合可证实带有 *PML-RARa* 融合基因的部分分化粒细胞来自早幼粒白血病细胞而不是残余的正常造血细胞(图 4-61)。

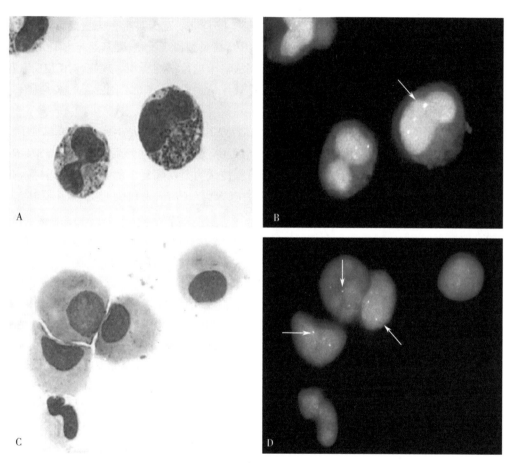

图 4-61 APL 细胞经三氧化二砷(As_2O_3)治疗后诱导分化为中晚幼粒细胞

A. APL 细胞经 As_2O_3 治疗前瑞氏染色;B. APL 细胞经 As_2O_3 治疗前瑞氏染色 + 双标记 FISH(PML+RARα);C. APL 细胞经 As_2O_3 治疗三周后瑞氏染色;D. APL 细胞经 As_2O_3 治疗三周后瑞氏染色 + 双标记 FISH(PML+RARα)。

三、分子生物学检测的应用

1. **聚合酶链反应(PCR)技术的应用** PCR 技术是目前检测 MRD 敏感度较高的方法,灵敏度可以达到 10^{-5}。对于有分子遗传学异常标志的患者可以用 PCR 的方法进行定性及定量检测,Ig/TCR 重排常用 PCR 技术检测 MRD,而染色体易位产生的融合基因常用 RT-PCR 或 qPCR 进行 MRD 检测。与巢式 PCR 相比,qPCR 的优点在于对白血病细胞的高度特异性和灵敏性,样品污染风险减小、RNA 质量的测评更优,有纵向监测 MRD 动力学的潜能。现在,国际上建立了 qPCR 检测融合基因的通用步骤与结果判读准则,使得实验室间的结果更具有可比性,实现在全世界范围的广泛应用。qPCR 检测融合基因的方法由欧洲抗癌计划建立的通用步骤为准则,使得实验室间的结果更具有可比性,在全世界内广泛应用。

目前,运用 qPCR 技术进行白血病融合基因 MRD 监测,从而判断药物敏感性并指导预后治疗最成功的应用是在 CML 中。在应用靶向治疗药物酪氨酸激酶抑制剂格列卫是治疗 CML 患者的过程中,持续监测 CML 患者初发时及疗程中的 BCR-ABL1 融合基因拷贝数可精确反映治疗效果。运用 qPCR 进行检测,治疗后 BCR-ABL1 拷贝数比初发时下降 3 个对数单位(log)时判定为达到主要分子生物学缓解(major molecular remission,MMoR),下降 5 个 log 为达到完全分子生物学缓解(complete molecular remission,CMoR)。格列卫治疗 3 个月内获得 MMoR 的 CML 患者几乎 100% 无病存活 7~8 年;治疗 18 个月仍未获得 MMoR 者无病生存率显著下降。在此基础上,将能否在格列卫治疗 6 个月内获得 MMoR 或在 12 个月内 BCR-ABL1 拷贝数下降 4.5 个 log 定为是否考虑更换第 2 代酪氨酸激酶抑制剂的判断指标。后期监测中如果发现 BCR-ABL1 拷贝数出现反跳,尤其是与内参 ABL1 基因的比值高于 10^{-3},则认为已经出现分子生物学复发,提示临床进行早期干预。现在,对 CML 患者 BCR-ABL1 拷贝数的定量 PCR 监测已经成为国际化的疗效评估手段,并建立了国际化的实验室室间参比系数,使 CML 国际化诊疗规范的制定成为可能。

在 AML 中,常见融合基因包括 PML-RARα、RUNX1-RUNXT1、CBFB-MYH11 和 NPM1 突变的 qPCR 对 MRD 监测有着较明确的临床意义。在 APL 中,已将巩固治疗后骨髓中的 PML-RARα 融合基因分子缓解作为治愈目标,而 PML-RARα 复阳也被认为是疾病复发的独立预测指标。在 CBF-AML 中,诱导治疗后 CBF 融合基因转录本(RUNX1-RUNXT1、CBFB-MYH11)拷贝数下降达到 3 个对数单位(log)的病例预后良好,否则需考虑移植治疗。

NPM1 突变见于 40%~50% 的正常核型 AML 病例,以 qPCR 监测治疗后的突变 NPM1 表达水平,持续高水平表达提示高复发风险与不良预后,在多项研究中体现独立预后参考价值。

RT-PCR 和 qPCR 检测的敏感度受限于目标基因和内参即白血病细胞中表达的标准管家基因(如 ABL1)的相对表达量,不同的分子标志表达量不同,相应的 MRD 检测敏感性也不同。如 KMT2A-MLLT3 由于表达量较低,MRD 检测敏感度约 10^{-3},而 NPM1 突变的检测敏感度可以达到 10^{-7}~10^{-6}。除了检测敏感性,多病程时间节点的 MRD 监测中反映出的分子标志表达量动态变化也是早期预测复发和疾病进展的重要参考依据。因此,如欧洲白血病联盟(European Leukemia Network,ELN)所推荐,AML 病例中的分子 MRD 检测时间点应至少包括初发诊断、2 次诱导 / 巩固治疗后、每 3 个月直至治疗结束后的第 24 个月为止。更密切的 MRD 监测应该视 AML 各亚型的复发风险而定。

在 ALL 中,Ig/TCR 重排的 MRD 检测最为常用,适用于 90% 的儿童和成人 ALL。PCR 扩增的克隆性产物需要进一步进行异源双链或基因扫描分析,克隆性 PCR 片段进行 Sanger 或 NGS 测序并获得等位基因特异寡核苷酸(allele-specific oligonucleotide,ASO)引物,用来进行 MRD 监测。这项技术同样适用于多发性骨髓瘤的患者。此外,超过 40% 的 ALL 患者伴有重现性染色体易位,其产生的融合转录本也可以作为 MRD 监测的分子标志,例如 BCR-ABL1、ETV6-RUNX1、TCF3-PBX1 等。

PCR 方法灵敏度高,能达到 10^{-5} 检测水平(部分巢式 PCR 灵敏度可以达到 10^{-6}),但该方法针对特异分子标志进行设计检测,能用该方法检测 MRD 的患者多为初发时具有明确融合基因或突变的患者,覆盖面相对受限。近年来在 qPCR 基础上发展起来的微滴式数字 PCR(droplet digital PCR,ddPCR)在监测 MRD 方面具有巨大潜力。由于 ddPCR 是在乳化微滴中的独立 PCR 反应体系中进行单分子扩增,根据单分子荧光信号检测结果计算目的基因拷贝数,实现核酸检测的定量,灵敏度高、准确性好。但 ddPCR 实验步骤精细、检测成本不菲,尚不宜推广为常规 MRD 检测手段。

2. 二代测序技术(NGS)的应用　随着 NGS 技术的发展与广泛应用,一方面基于其高通量性,可以实现高效全面地检测 AML 患者的驱动基因突变全貌;另一方面,由于 NGS 技术能较为精确地检测等位基因突变比例(VAF),在深度测序的情况下,使基于驱动基因突变肿瘤负荷估算的 MRD 监测及疾病复发或克隆进展追踪成为可能。如前所述,*NPM1* 基因突变具有一定的预后指示作用,应用荧光定量 PCR 技术追踪监测发现,化疗诱导缓解后 *NPM1* 基因突变持续存在与复发有密切的相关性,而其突变拷贝数的逐步下降提示良好预后,因此 *NPM1* 基因突变检测成为 AML 中分子 MRD 监测的一个重要标志。Patel 等报道发现 *NPM1* 基因突变 VAF 的高低与总生存期以及无事件生存期明显相关,区分差异预后的 VAF 阈值为 0.44,这项工作实现了应用较精准的 VAF 值作为肿瘤负荷参考依据进行分子 MRD 追踪。此外,多项研究都证明了基于 NGS 技术的分子 MRD 监测应用价值。在 2018 年的 *NEJM* 文献报道中,M.Jongen-Lavrencic 等应用二代深度测序策略,对 482 例 AML 病例的初发及缓解两个时间点的骨髓及外周血样本进行 54 个 AML 相关基因突变检测,分析不同驱动基因突变在治疗进程中的动态变化,以探索基于 NGS 技术的分子 MRD 监测应用价值。他们的研究结果显示,在初发时 89.2% 的病例伴有至少一种驱动基因突变,在诱导缓解之后,仍有 51.4% 的病例中基因突变持续存在。其中,*DNMT3A*、*TET2* 和 *ASXL1*(DTA 基因)这三个明确与年龄相关非特异克隆性造血相关的基因突变的持续存在现象最为多见而且与预后无统计学相关性。与 RAS 信号通路相关的基因突变(*NRAS*、*PTPN11*、*KIT*、*KRAS* 等)最容易被清除。缓解后持续存在的基因突变 VAF 范围为 0.02~0.47,可见血液学缓解后残存的肿瘤细胞群体大小差异明显。生存分析结果显示:除去 *DTA* 基因,综合分析其他驱动基因,无论 VAF 多小,只要在缓解期存在可检测到的突变(即分子 MRD 阳性)即有明确的不良预后指示价值。上述研究证明了基于 NGS 检测水平的基因突变 MRD 监测应用可行性。

此外,近期还有研究合并 NGS 和 MFC 两种方法进行白血病异基因造血干细胞移植(HSCT)后的 MRD 监测,NGS 的 MRD 检测策略为应用覆盖 28 个基因的 DNA panel 进行 NGS 深度测序,突变基因 VAF>5% 定义为 NGS-MRD 阳性。结果显示,NGS 和 MFC 的 MRD 监测结果一致率为 71%,二者均为阳性的患者有相对更高的复发风险,从而证明 NGS 技术可作为新的 MRD 监测手段,与 MFC 等传统 MRD 监测技术相结合能更精准提供临床预后参考信息。

可应用于血液恶性疾病 MRD 检测的多种技术,都有其适用范围和检测优势,表 4-13 比较了各种常见 MRD 检测技术的检测灵敏度,在实际应用中可作为参考。

表 4-13　常见 MRD 检测技术的检测灵敏度比较

检测方法	检测灵敏度
染色体核型分析	$10^{-2} \sim 10^{-1}$
FISH	$10^{-3} \sim 10^{-2}$
RT-qPCR	$10^{-6} \sim 10^{-5}$
ddPCR	$10^{-5} \sim 10^{-4}$
NGS	10^{-2}
MFC	$10^{-5} \sim 10^{-4}$

(朱焕玲)

本章小结

1. 外周血中红细胞、血红蛋白、白细胞、血小板的正常范围及数量异常的临床意义。网织红细胞的计数及其临床意义,血细胞的一些相关参数,如血沉、血细胞容积等,以及各自的临床意义。外周血中红细胞(包括网织红细胞)、白细胞、血小板的正常形态特征与异常形态特征及其临床意义。常见血液病的血液学特点。

2. 骨髓穿刺和骨髓活检的适应证和禁忌证。骨髓有核细胞增生程度分级及其临床意义。血细胞发育过程中形态演变的规律:细胞体积、细胞质、细胞核的变化规律。骨髓血细胞的常见细胞化学染色方法,不同染色结果常见的疾病。骨髓检查的临床应用。常见血液病的骨髓形态学特征。

3. 免疫表型分析是血液病 MICM 分型中重要组成部分。肿瘤细胞抗原分化一定程度遵照正常细胞分化发育规律,但也有别于正常细胞。造血细胞的共同抗原为 CD45,以 CD45/SSC 可以将骨髓各类细胞分群。常用 T 淋巴细胞抗原包括 CD3、cCD3、CD7、CD2、CD5、CD4、CD8。常用 B 淋巴细胞抗原包括 CD19、CD20、CD22、CD10、CD79a;常用髓系抗原包括 CD13、CD33、CD14、CD64、CD117、cMPO。常用原幼细胞抗原包括 CD34、CD38、HLA-DR。依据抗原表达谱不同,结合细胞形态,急性白血病划分为急性 B 淋巴细胞白血病、急性 T 淋巴细胞白血病、急性髓系白血病,进一步可细化更多亚型。

4. 恶性血液系统疾病中常见的细胞遗传学标志及意义,荧光原位杂交技术应用范围。常见分子生物学检测技术原理。分子生物学检测在血液病诊断分型中的应用。

5. 微小残留病灶(MRD)检测在临床中具有重要作用;常用方法包括多参数流式细胞免疫分析(MFC)、PCR 等。MFC 适用范围广,但敏感性较 PCR 低。MFC 检测 MRD 基于 LAIP。

6. 白血病中 MRD 检测的意义;常用 MRD 检测技术的敏感性差异、优缺点和综合应用。

思考题

1. 外周血红细胞、血红蛋白、白细胞、血小板的正常计数范围分别是多少? 其数量异常的临床意义分别是什么?

2. 根据外周血红细胞形态,贫血分为哪几类? 不同贫血的常见疾病有哪些?

3. 外周血的血细胞异常形态各有何特征? 其临床意义是什么?

4. 骨髓穿刺和骨髓活检的适应证是什么?

5. 细胞化学染色如何鉴别白血病类型?

6. 常见血液病的骨髓表现是什么?

7. 淋巴细胞亚群包括哪些类型? 主要免疫标志是什么?

8. CD45/SSC 流式细胞分析图上淋巴细胞、单核细胞、粒细胞、原始细胞、红细胞是怎样分布的?

9. 流式细胞分析怎样区分幼稚细胞和成熟细胞?

10. 常用白血病系列确定抗原有哪些?

11. 荧光原位杂交技术原理及探针选用依据。

12. 急性白血病中常见的细胞遗传学标志及意义。

13. 不同分子生物学检测技术适用范围。

14. 二代测序技术在血液病分子诊断中的优势。

15. 检测白血病残留的意义是什么?

16. 流式细胞分析怎样鉴别正常细胞和白血病残留细胞?

17. 流式免疫表型分析检测残留和 PCR 方法检测残留各有什么优缺点?

18. 常用 MRD 检测技术的灵敏度差异。

19. 常见白血病分子标志及其适用 MRD 检测技术的选择。

第五章
血液系统疾病常用药物

血液中各功能组分与造血组织共同构造出平衡稳定的血液循环系统,贯穿全身器官组织,是机体极其重要的一部分。血液学主要对血液和造血组织进行研究。由于血液系统疾病病因复杂,常表现出全身性症状,缺乏特异性,造成血液系统疾病研究与治疗的困难。血液病的发生常伴随血液相关组分的异常变化,依据不同的疾病类型,结合全身支持开展病因治疗为总原则。

治疗原则主要包括血液成分及造血原料的补充、去除血液中异常成分、调节止血血栓平衡、对肿瘤性和遗传性疾病进行综合治疗等。在此,主要对血液病常用药进行阐述。同时,由于长期放疗、化疗和/或造血干细胞移植治疗会导致机体免疫功能缺陷、粒细胞缺乏等,血液病患者也易患有其他基础病,也极易发生合并感染而致死,所以本章也对常用的抗感染药物进行介绍。

第一节 影响血液及造血系统的药物

机体生理状态下,血液中的凝血系统、抗凝血系统和纤溶系统都处于一个动态平衡的状态,从而维持血液循环的正常运行。一旦此平衡被打破,就会出现血栓或出血性疾病。此外,血液中各组分和循环中的有效血容量也是维持机体正常生理功能的重要因素,各类血细胞数量或功能的异常改变亦可导致血液系统功能障碍,如贫血、粒细胞减少、再生障碍性贫血等。本节内容将从抗凝血药、促凝血药、抗贫血药及促白细胞生成药物四个方面进行介绍。

一、调节血液凝固性药物

（一）抗凝药物

抗凝药物就是具有抵抗血液凝固功能的药物,临床上常用于预防和治疗各种血栓性疾病。血栓形成是指在一定条件下,血液在心脏或血管内形成栓子,造成血管部分或完全堵塞、相应部位血供障碍的病理过程。根据抗凝药物的作用机制不同可分为以下类别：①凝血因子抑制类,如肝素、低分子量肝素、阿加曲班、华法林、香豆素等药物；②抗血小板类,如阿司匹林、氯吡格雷、双嘧达莫、血小板膜糖蛋白 Ⅱ b/Ⅲ a 受体阻断药等药物；③纤维蛋白溶解类,如链激酶、尿激酶、阿替普酶等药物。

1. 肝素 肝素（heparin）是一种黏多糖硫酸酯,天然肝素存在于哺乳动物的许多脏器中。肝素的抗凝作用主要依赖于抗凝血酶Ⅲ（antithrombin Ⅲ）的存在。肝素在体内外均有较强抗凝作用,静脉注射后抗凝作用立即发生,可使多种凝血因子灭活。肝素作为极性较高的大分子物质,不易通过生物膜,口服不被吸收,肌内注射易引起局部出血和刺激症状,临床常静脉注射给药。临床常应用于血栓栓塞性疾病,主要用于防治血栓的形成和扩大,如深静脉血栓、肺栓塞和周围动脉血栓栓塞或因脓毒血症、胎盘早期剥离、恶性肿瘤溶解等所引起的弥散性血管内凝血；也可用于防治心肌梗死、脑梗死、心血管手术及外周静脉术后血栓形成。出血是肝素的主要不良反应，表现为各种黏膜出血、关节腔积血和伤口出血等。

2. 华法林　华法林（warfarin）是维生素 K 拮抗药，基本结构是 4- 羟基香豆素，是香豆素类抗凝药的一种。华法林可以抑制维生素 K 在肝内由环氧化物向氢醌型的转化，从而阻止维生素 K 的反复利用，使凝血因子停留在无凝血活性的前体阶段，从而影响凝血过程。临床常用于防治血栓栓塞性疾病，如心房纤颤和心脏瓣膜病所致血栓栓塞。接受心脏瓣膜修复手术的患者需长期服用华法林预防血栓形成；髋关节手术患者使用华法林可有效降低静脉血栓形成的发病率。其不良反应多为应用过量而导致的自发性出血，最严重者发生颅内出血。

3. 阿司匹林　阿司匹林（aspirin）又称乙酰水杨酸。低剂量阿司匹林即可抑制血小板聚集，作用可持续 5~7 天。对胶原、二磷酸腺苷、抗原 - 抗体复合物以及某些病毒和细菌引起的血小板聚集都有明显的抑制作用，可防止血栓形成。阿司匹林能部分拮抗纤维蛋白原溶解导致的血小板激活，还可抑制组织型纤溶酶原激活剂的释放。阿司匹林是临床应用最广泛的抗血小板药。小剂量用于冠状动脉硬化性疾病、心肌梗死、脑梗死、深静脉血栓和肺梗死等疾病；作为溶栓疗法的辅助抗栓治疗，能减少缺血性心脏病发作和复发的危险。阿司匹林常见不良反应为出血并发症和胃肠道刺激症状等。

4. 双嘧达莫　双嘧达莫（dipyridamole）又称潘生丁（persantin）。对胶原、二磷酸腺苷、肾上腺素及低浓度凝血酶诱导的血小板聚集有抑制作用，体内外均可抗血栓，还可延长已缩短的血小板生存时间。其作用机制包括抑制磷酸二酯酶的活性，减少环磷酸腺苷降解，增加血小板内环磷酸腺苷含量；增加血管内皮细胞前列环素的生成和活性；轻度抑制血小板的环氧化酶，使血栓素 A_2 合成减少。双嘧达莫口服吸收缓慢，个体差异大。临床主要用于防治血栓栓塞性疾病、人工心脏瓣膜置换术后、缺血性心脏病、脑卒中和短暂性脑缺血发作，防止血小板血栓形成；还可阻抑动脉粥样硬化早期的病变过程。其不良反应有胃肠道刺激以及由于血管扩张而引起的血压下降、头痛、眩晕、潮红、晕厥等。

（二）促凝药物

用于治疗出血性疾病的药物即为促凝血药（coagulants）。将常用的促凝血药按作用机制分类可分为四类：①收缩血管类，如卡巴克洛、曲可芦丁、垂体后叶激素、维生素 C 及糖皮质激素等药物；②促血小板类，如酚磺乙胺、血小板生成素及白介素 -11 等药物；③作用于凝血因子类，如维生素 K、重组活化凝血因子Ⅶ、巴曲酶及抗血友病球蛋白等药物；④抗纤溶类，如氨基己酸、氨甲苯酸、氨甲环酸等药物。常用的促凝血类药物列举如下。

1. 卡巴克洛　卡巴克洛（carbazochrome）可直接作用于血管，增强毛细血管对损伤的抵抗力，可抑制前列腺素 E_1 的合成和释放，从而降低毛细血管通透性。一般用于毛细血管通透性增加所致的出血，对凝血障碍的出血无效；此外该药能稳定血管及其周围组织中的酸性黏多糖，使血块不易从管壁脱落，从而缩短止血时间；卡巴克洛可作为凝血功能障碍性出血的辅助止血药。该药毒性低，但大量应用会产生恶心呕吐、头晕耳鸣等不良反应，需及时停药。

2. 酚磺乙胺　酚磺乙胺（etamsylate）是一种人工合成的促凝血药，能降低毛细血管的通透性，增强血小板的功能及黏合力，促进血小板释放凝血活性物质，缩短凝血时间而达到止血效果。该药止血迅速，可用于外科手术出血过多等而引起的出血，如泌尿道出血、胃肠道出血、鼻出血、脑出血、皮肤出血等；还可用于预防和治疗血小板减少性紫癜。此药毒性低，但是会有恶心、头痛、皮疹、流感样综合征及偶发暂时性低血压、血栓形成和过敏性休克等不良反应。

3. 维生素 K　维生素 K（vitamin K）是具有叶绿醌生物活性的一类物质，广泛存在于自然界，有 K_1、K_2、K_3、K_4 四种形式。维生素 K 的四种形式分别参与肝脏合成凝血因子Ⅱ、Ⅶ、Ⅸ、Ⅹ等的活化过程，帮助血液凝固正常进行。缺乏维生素 K 时，肝脏仅能合成无凝血活性的凝血因子，导致凝血障碍和凝血酶原时间延长而发生出血。主要用于梗阻性黄疸、胆瘘、慢性腹泻、早产儿、新生儿出血等疾病及香豆素类、水杨酸类药物或其他原因而致凝血酶原过低所引起的出血。对先天性或严重肝病所致的低凝血酶原血症无效。维生素 K_1 毒性低，维生素 K_4 会引起胃肠道反应，如恶心、呕吐等；过量的维生素 K_3 可致新生儿、早产儿溶血性贫血、高胆红素血症及黄疸等。

4. 氨甲苯酸　氨甲苯酸（aminomethylbenzoic acid，PAMBA）又称对羧基苄胺，结构与赖氨酸类似，能竞争性抑制纤溶酶原激活因子，使纤溶酶原不能转变为纤溶酶，从而抑制纤维蛋白的溶解，产生止血作用。临床主要用于纤维蛋白溶解症所致的出血，如肺、肝、胰、甲状腺及肾上腺等含有较大量纤溶酶原激活因子的脏器因手术所致的出血及产后出血、上消化道出血等；但对癌症出血、创伤出血及非纤维蛋白溶解引起的出血无止血效果。氨甲苯酸不良反应少，但应用过量可致血栓从而诱发心肌梗死。

二、影响血液组成成分药物

（一）抗贫血药物

贫血是指循环血液中血红蛋白量或红细胞数低于正常值的一种病理现象。根据病因及发病机制可分为缺铁性贫血、巨幼细胞贫血和再生障碍性贫血，分别由铁缺乏、叶酸或维生素 B_{12} 缺乏、骨髓造血功能低下所致。

抗贫血常用药物列举如下。

1. 铁剂　铁（iron）是人体必需的微量元素，是构成血红蛋白、肌红蛋白、组织酶系如过氧化酶、细胞色素 C 等所必需的物质。所以，当机体的铁摄入量不足或胃肠道吸收障碍时，或慢性失血而造成机体铁缺乏时，可影响血红蛋白的合成而引起贫血，应及时补充铁剂。

临床常用的铁剂为：口服铁剂有硫酸亚铁（ferrous sulfate）、柠檬酸铁铵（ferric ammonium citrate）、富马酸亚铁（ferrous fumarate），注射铁剂有山梨醇铁（iron sorbitex）和右旋糖酐铁（iron dextran）。在临床上，铁剂常用于治疗慢性失血性贫血如月经过多、痔疮出血和子宫肌瘤等，对营养不良、妊娠、儿童生长发育所引起的缺铁性贫血疗效显著。铁制剂常见的不良反应为恶心、呕吐、便秘、黑便等胃肠道刺激表现。

2. 叶酸　叶酸（folic acid），又称蝶酰谷氨酸，在动、植物食品中广泛分布。人体自身不能合成叶酸，因此只能直接从食物中摄取叶酸。作用机制为叶酸进入体内后，在二氢叶酸还原酶的作用下，转化为四氢叶酸，参与机体多种物质的合成，一旦叶酸缺乏、DNA 合成受阻，骨髓幼红细胞内 DNA 合成减少，细胞分裂速度减慢。叶酸在临床上应用于各种巨幼细胞贫血。叶酸用于治疗各种巨幼细胞贫血。对于营养不良或婴儿期、妊娠期对叶酸的需要量增加所致的营养性巨幼细胞贫血，治疗时以叶酸为主，辅以维生素 B_{12}，效果良好。其不良反应较少，罕见过敏反应，长期用药可出现畏食、恶心、腹胀等胃肠道症状。

3. 维生素 B_{12}　维生素 B_{12}（vitamin B_{12}），又称钴胺素，是一类含钴的水溶性 B 族维生素，广泛存在于动物内脏、牛奶、蛋黄中，人体需从外界摄取。维生素 B_{12} 是细胞分裂和维持神经组织髓鞘完整性所必需的。体内维生素 B_{12} 主要参与两种代谢过程，一是作为甲基转移酶的辅酶，当其缺乏时叶酸代谢循环受阻，会出现叶酸缺乏症；二是作为甲基丙二酰辅酶 A 变位酶的辅酶，当其缺乏时会导致异常脂肪酸的合成并进入中枢神经系统，引起神经损伤。临床主要用于治疗恶性贫血，需注射使用，辅以叶酸；亦与叶酸合用治疗各种巨幼细胞贫血。该药本身无毒，但有可能引起过敏反应，甚至过敏性休克，不宜滥用，不可静脉给药。

4. 促红细胞生成素　促红细胞生成素（erythropoietin，EPO）又称红细胞生成素，简称促红素，是由肾皮质近曲小管管周细胞分泌的一种刺激骨髓造血的糖蛋白类激素。现临床应用的 EPO 多为 DNA 重组技术合成的药物，称作重组人红细胞生成素（recombinant human erythropoietin，r-huEPO），静脉或皮下注射使用。促红素与红系干细胞表面上的促红素受体结合，导致细胞内磷酸化及 Ca^+ 浓度增加，促进红系干细胞增生、分化和成熟，并促使网织红细胞从骨髓中释放入血。贫血、缺氧时肾脏合成和分泌促红素迅速增加至百倍以上,以促使红细胞生成,当机体出现肾脏疾病、骨髓损伤或铁供应不足时均可干扰这一生理过程。

促红素是治疗多种原因引起的贫血疾病的重要药物之一,最佳适应证为慢性肾衰竭和晚期肾病所致的贫血;同时对骨髓造血功能低下、肿瘤化疗、艾滋病药物治疗及结缔组织病(类风湿关节炎和系统性红斑狼疮)所致的贫血也有很好疗效。促红素不良反应较少,主要不良反应为与红细胞快速增加、血黏滞度增高有关的高血压、血凝增强等。

5. 生血宁片　生血宁片是以蚕砂提取物为主要成分的薄膜衣片,1999 年被国家药品监督管理局批准成为用于临床治疗贫血的 II 类中药。该药在临床上主要用于治疗因铁摄入不足、铁需求量增加、铁吸收不良、慢性失血、手术后失血、慢性肾脏病、肿瘤等引起的缺铁性贫血,并且具有刺激骨髓造血的功能。其疗效较明确且无明显的胃肠道不良反应,少数患者用药后可见上腹不适、恶心,个别患者大便次数增多。

(二) 促白细胞生成药物

目前针对恶性肿瘤的治疗中,化疗仍是重要的治疗手段,但会造成不同程度的骨髓抑制,最先出现白细胞数量的减少。临床上主要采用促白细胞增生药物来提高患者体内的白细胞数量。促白细胞增生药物,又称为升白细胞药物,即可暂时提升体内白细胞数量、缓解白细胞减少症的药物。此类药物包括利可君、小檗胺、维生素 B_4、鲨肝醇、茜草双酯等。常用的升白细胞药物列举如下。

1. 非格司亭　非格司亭(filgrastim),又称重组人粒细胞集落刺激因子(recombinant human granulocyte colony stimulating factor,rhG-CSF),是粒细胞集落刺激因子(granulocyte colony stimulating factor,G-CSF)基因重组产物。G-CSF 是由血管内皮细胞、单核细胞、成纤维细胞合成的糖蛋白,属于 II 类造血刺激因子,有细胞特异性。非格司亭主要通过受体机制促进中性粒细胞成熟、促进骨髓释放成熟粒细胞、增强中性粒细胞趋化及吞噬功能。临床常用于肿瘤放化疗引起的中性粒细胞缺乏症;自体骨髓移植时,促使中性粒细胞数量增加;伴有骨髓发育不良综合征、再生障碍性贫血而引起的粒细胞缺乏症。此药大剂量长期使用,会产生轻、中度骨痛。

2. 莫拉司亭和沙格司亭　莫拉司亭(molgramostim)和沙格司亭(sargramostim)是由基因重组技术获得的人粒细胞 - 巨噬细胞集落刺激因子(GM-CSF)药物,属于 I 类造血刺激因子。其作用机制为刺激造血前体细胞增殖、分化;刺激中性粒细胞、单核细胞和 T 淋巴细胞的生长,诱导形成粒细胞集落形成单位、巨噬细胞集落形成单位及粒细胞 - 巨噬细胞集落形成单位;促进巨噬细胞和单核细胞对肿瘤细胞的裂解作用。这类药物可用于癌症化疗和骨髓抑制疗法所致的白细胞减少症,也可用于预防白细胞减少时可能存在的感染并发症。常见不良反应有发热、皮疹、骨痛等。

3. 小檗胺　小檗胺(berbamine)是来自小檗胺属植物中的生物碱,常用于治疗恶性肿瘤,具有提升白细胞和血小板数量、抗炎、降血压、抗心律失常等作用,目前在临床上属于常用的升白细胞药物。该药物可以提高造血干细胞的数量,从而刺激骨髓细胞增殖。肿瘤患者在化疗时,加服小檗胺药物,可以明显减少化疗过程中的毒副作用,有效缓解病痛,并能延缓白细胞减少的时间。该药为天然提取物,不良反应较小、毒性低,服用方便,可用于防治放化疗患者白细胞减少症。

4. 利可君　利可君(leucogen)是常用的噻唑羧酸类升白细胞药物,为半胱氨酸的衍生物,能分解为半胱氨酸和醛,具有促进骨髓内粒细胞生长和成熟的作用,可促进白细胞增生。利可君可用于预防和治疗肿瘤放化疗引起的白细胞、血小板减少症。该药物总体来说安全、毒性小,一般遵医嘱不会出现不良反应。

5. 维生素 B_4　维生素 B_4(adenine),又称腺嘌呤、6- 氨基嘌呤,是构成 DNA 和 RNA 分子的四种核碱基的一种,在体内主要以腺嘌呤核苷酸的形式存在,参与体内 DNA 和 RNA 的合成,是维持生物体代谢功能的必要成分,除此之外还在代谢途径中参与形成多种重要的中间物质,如 ATP、NADP 等。维生素 B_4 可以在白细胞缺乏时促进白细胞的增生,使白细胞数目增多,临床常用于预防各种原因引起的白细胞减少,可用于肿瘤放射治疗及化学治疗、苯中毒和抗肿瘤等引起的白细胞减少症,还可用于急性粒细胞减少症。维生素 B₄ 要注意在医生指导下使用。

6. **鲨肝醇**　鲨肝醇(batilol)是从鲨鱼鱼肝油中分离得到的成分,在动物黄骨髓中也有存在,是动物体内的固有物质,在骨髓造血组织中含量较多。当由于放射治疗、肿瘤化疗引起巨核细胞和粒细胞数降低时,可使用此药物,并可以延长生存期,所以此药物有防止白细胞减少、促进白细胞增生及抗放射线的作用;除此之外,还可对抗由于苯中毒和细胞毒性药物引起的造血系统抑制。临床上常用于治疗多种原因(包括原因不明)引起的白细胞减少,如放射性、抗肿瘤药物等所致的白细胞减少,也可用于小儿粒细胞缺乏症。其临床疗效与剂量相关,过大或过小均会影响效果,所以在使用时要注意寻找最佳剂量。其不良反应轻微,偶见口干、肠鸣音亢进等,剂量过大可引起腹泻。

7. **地榆升白片**　地榆升白片是一种中药制剂,主要由地榆组成,具有解毒敛疮、凉血止血等功效,也具有抗菌、抗过敏、抗肿瘤、增强造血系统功能、保护血液细胞等作用。地榆升白片是临床用于治疗白细胞减少症的常用药物,特别是用于治疗癌症化疗后引起的白细胞减少症,可迅速大幅度提高白细胞、中性粒细胞、血小板数量,其升白细胞速度较快。临床用药发现单用地榆升白片治疗不如与其他升白药联用效果好,常用的联合药物有维生素 B₄ 片、利可君片等。

第二节　抗血液肿瘤药物

目前对于血液肿瘤的治疗主要有化学治疗、放射治疗和外科手术,应用抗肿瘤药在肿瘤的综合治疗中占有极为重要的地位。虽然化疗药物在目前的肿瘤化学治疗中仍占主导地位,但以分子靶向药物为代表的新型抗肿瘤药物正逐渐发展,取得了突破性进展。分子靶向药物的作用机制和不良反应与传统化疗药物有所不同,所以与常规放化疗配合使用会产生更好的疗效。目前肿瘤治疗已由传统的化疗、放疗和外科手术"三足鼎立"发展成为化疗、放疗、外科手术和分子靶向治疗"四足鼎立"的局面,人们正在实现"肿瘤是可控制的慢性病"这一理念。

一、化疗药物

化学治疗,简称化疗,是用化学药物杀伤肿瘤细胞、抑制肿瘤细胞生长的一种治疗恶性肿瘤的方法,可以单独应用,亦可与其他肿瘤治疗手段如手术、放射治疗、生物靶向治疗和中医中药治疗等联合或序贯应用。化疗的历史较短,几十年间化疗药物的研发与应用得到飞速发展,同时,随着止吐剂的发展和粒细胞集落刺激因子的广泛应用,化疗所致的恶心、呕吐和中性粒细胞减少等毒副反应得到有效控制,患者的耐受性和依从性明显提高。尽管其历史不长,但其成就显著,目前已经发现百余种具有不同作用机制的化疗药物。它们的合理应用可使急性淋巴细胞白血病、霍奇金淋巴瘤等十几种肿瘤达到良好的治疗效果。

化疗药物的分类:①可根据抗癌药物作用机制与细胞增殖周期关系分为两种:一是细胞周期非特异性药物,如烷化剂、DNA 嵌入剂等。作用靶点是 DNA 分子本身,直接破坏 DNA 结构和功能影响其复制,能杀死包括 G₀ 期细胞在内的各时相的肿瘤细胞。作用强,起效快,毒性大,具有剂量依赖性。大剂量间歇给药是最佳给药方式。二是细胞周期特异性药物,如生物碱类、抗代谢类等。此类仅对处于细胞增殖周期的肿瘤细胞具有杀伤作用,一般对 S 期、M 期细胞最敏感,对 G₀ 期细胞不敏感。作用较弱而慢,且受细胞周期的细胞数目限制,达到一定剂量后增加剂量不再相应增加疗效,具有时间依赖性。小剂量持续给药为最佳给药方式。②根据化疗药物的化学结构、来源及作用机制可分为六类:

抗代谢药物、生物碱类药物、DNA 嵌入剂、鬼臼毒素类、烷化剂、促分化剂。常用化疗药物作用的主要环节和机制如图 5-1 所示。

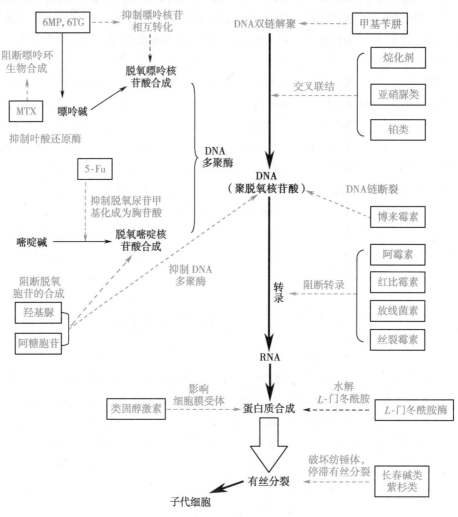

图 5-1　化疗药物作用的主要环节和机制

接下来,将对第二种分类方式所包含的六类药物进行详细介绍。

(一) 抗代谢药物

能够干扰细胞核酸代谢、抑制 DNA 生物合成的药物称为抗代谢药物。它们的化学结构与嘌呤、嘧啶、叶酸等核酸代谢物和辅酶等必需物质相似,可通过抑制合成嘌呤或嘧啶核苷酸的相关酶、嵌入 DNA 或 RNA 阻断细胞复制、竞争性抑制 DNA 的合成相关酶三类机制,特异性干扰核酸代谢,阻止细胞的分裂和繁殖,最终导致肿瘤细胞死亡,属于细胞周期特异性药物。根据药物所抑制的目标酶或所干扰的生化步骤可将药物分为四类:①叶酸拮抗剂:甲氨蝶呤、培美曲塞、洛拉曲塞、雷替曲塞;②嘧啶拮抗剂:氟尿嘧啶、呋喃尿嘧啶、卡培他滨、阿糖胞苷、吉西他滨、安西他滨和氟达拉滨等;③嘌呤拮抗剂:巯嘌呤、硫鸟嘌呤、硫唑嘌呤;④核苷酸还原酶抑制剂:羟基脲、肌苷二醛等。主要的不良反应有骨髓抑制和消化道反应。常见的抗代谢药物列举如下。

1. 甲氨蝶呤　甲氨蝶呤(methotrexate,MTX)的化学结构与叶酸相似,对二氢叶酸还原酶具有强大而持久的不可逆抑制作用,它与该酶的结合力比叶酸强一百多倍,呈竞争性抑制作用,致使 DNA 合成发生障碍;甲氨蝶呤也可干扰蛋白质的合成。临床上用于治疗儿童急性白血病和绒毛膜上皮癌;鞘内注射可用于中枢神经系统白血病的预防和缓解症状。甲氨蝶呤的不良反应包括白细胞、血小板减少等骨髓抑制,口腔炎、胃炎、腹泻等消化道反应,长期大量用药可致肝、肾损害等。

2. 阿糖胞苷　阿糖胞苷(cytarabine)在体内经脱氧胞苷激酶催化成二 / 三磷酸胞苷,进而抑制 DNA 多聚酶的活性并可掺入 DNA 而阻断 DNA 合成,主要作用于细胞周期的 S 期,使细胞死亡。阿糖胞苷与常用抗肿瘤药无交叉耐药性,临床上可用于治疗成人急性粒细胞白血病或单核细胞白血病。阿糖胞苷的不良反应为引起严重的骨髓抑制和胃肠道反应。静脉注射可致静脉炎,对肝功能也有一定影响。

3. 巯嘌呤　巯嘌呤(mercaptopurine,6-MP)是腺嘌呤的衍生物,在体内可阻止肌苷酸转变为腺苷酸及鸟苷酸来干扰嘌呤代谢,从而阻碍核酸合成,对 S 期细胞作用最为显著,对 G_1 期有延缓作用;还可抑制肌苷酸脱氢酶活性,阻止肌苷酸氧化为黄嘌呤核苷酸,从而抑制 DNA 和 RNA 的合成。肿瘤细胞对巯嘌呤会产生耐药性,因耐药细胞中巯嘌呤不易转变为硫代肌苷酸或产生后迅速降解,导致巯嘌呤起效较慢,临床上主要用于急性淋巴细胞白血病的维持治疗,大剂量用药对绒毛膜上皮癌亦有较好疗效。常见不良反应为骨髓抑制和消化道黏膜损害,少数会出现黄疸和肝功能损害。

4. 羟基脲　羟基脲(hydroxyurea,HU)能抑制核苷酸还原酶,阻止胞苷酸转变为脱氧胞苷酸,从而抑制 DNA 的合成。对 S 期细胞有选择性杀伤作用,可使肿瘤细胞集中于 G_1 期,故可用作同步化药物,帮助增加放化疗的敏感性。羟基脲对治疗慢性粒细胞白血病有显著疗效,对黑色素瘤有暂时缓解作用。主要不良反应为骨髓抑制,并伴有轻度消化道反应;肾功能不良者慎用;可致畸胎,孕妇忌用。

（二）生物碱类药物

生物碱是一类从植物中提取的碱性含氮的有机化合物,又名植物碱。是天然药物中抗肿瘤活性最强的一类,具有高效能、低毒副、抗瘤谱广等特点。临床常用的生物碱主要有长春碱类、喜树碱类、紫杉醇碱类、三尖杉酯碱类等。其作用机制可分为三种:干扰微管蛋白聚合功能从而影响纺锤体的形成;通过抑制拓扑异构酶 I 的活性而抑制有丝分裂;影响核糖体的功能从而阻止蛋白质合成。根据作用机制将生物碱类药物分为:①微管蛋白活性抑制药,如长春碱类、紫杉醇碱等;②拓扑异构酶抑制药,如喜树碱类等;③核糖体功能抑制药,如三尖杉生物碱类等。不良反应主要为骨髓抑制和胃肠道反应,也会有神经毒性和血液毒性等毒副作用。常见的生物碱类药物列举如下。

1. 长春碱类　长春碱(vinblastine)及长春新碱(vincristine)是从夹竹桃科植物长春花提取的生物碱;长春地辛(vindesine)和长春瑞滨(vinorelbine)均为长春碱的半合成衍生物。长春碱类药物可以与微管蛋白结合,抑制微管聚合,妨碍纺锤体形成,致细胞有丝分裂停于中期;属细胞周期特异性药物,主要作用于 M 期细胞。长春碱对有丝分裂的抑制作用较长春新碱强。此外还可干扰蛋白质合成和 RNA 多聚酶功能,对 G_1 期细胞也有作用。长春碱主要用于治疗急性白血病、恶性淋巴瘤及绒毛膜上皮癌;长春新碱则是对儿童急性淋巴细胞白血病疗效较好,且起效快,常与泼尼松联合使用作为诱导缓解药;长春地辛主要用于治疗肺癌、恶性淋巴瘤、乳腺癌、食管癌、黑色素瘤和白血病等;长春瑞滨主要用于治疗肺癌、乳腺癌、卵巢癌和淋巴瘤等。长春碱类主要是对神经肌肉毒性较大,也会引起骨髓抑制、消化道反应、脱发以及注射局部刺激等;同时长春新碱还具有较大的外周神经系统毒性。

2. 紫杉醇类　紫杉醇(paclitaxel)是从短叶紫杉或红豆杉的树皮中所提取的一种酯类生物碱。多西他赛(docetaxel)是人工半合成药物,其基本结构与紫杉醇相似,但来源较广,水溶性较高。可促进微管迅速聚合,抑制微管解聚,从而使纺锤体失去正常功能,使细胞终止于分裂中期。紫杉醇类药物因其独特的作用机制且对耐药细胞也有效,成为近年来受到广泛重视的抗恶性肿瘤药。紫杉醇类药物对卵巢癌和乳腺癌有独特的疗效,对淋巴瘤、脑瘤、食管癌、黑色素瘤也有一定疗效。此类药物不良反应主要包括骨髓抑制、神经毒性、心脏毒性和过敏反应;多西他赛的不良反应相对较少。

3. 喜树碱类　喜树碱(camptothecin,CPT)是从喜树中提取的一种五环类生物碱。羟喜树碱(hydroxy-camptothecine,HCPT)为喜树碱衍生物。拓扑替康(topotecan,TPT)和伊立替康(irinotecan,CPT-11)为新型人工合成的喜树碱衍生物。真核细胞 DNA 的拓扑结构由两类关键酶即 DNA 拓扑异构酶 I(TOPO- I)和 DNA 拓扑异构酶 II(TOPO- II)调节,这两类酶在 DNA 的复制、转录、修复以及在形成正确染色体结构、染色体分离浓缩中发挥重要作用。而喜树碱类能特异性抑制 TOPO- I 活性,从而干扰 DNA 结构和功能。属细胞周期非特异性药物,对处于 S 期的细胞作用强于 G₁ 和 G₂ 期。喜树碱类有较宽的抗肿瘤谱,对胃癌、绒毛膜上皮癌、恶性葡萄胎、急性及慢性粒细胞白血病等均有一定疗效;同时,对膀胱癌、大肠癌及肝癌等也有一定疗效。喜树碱类药物的不良反应较大,主要有血液毒性、泌尿道刺激、消化道反应、骨髓抑制及脱发等。羟喜树碱毒性反应比之稍小。

4. 三尖杉酯碱类   三尖杉酯碱(harringtonine)和高三尖杉酯碱(homoharringtonine)是从三尖杉属植物的枝、叶和树皮中提取的生物碱。三尖杉生物碱类可抑制蛋白合成的起始阶段,并使核糖体分解,释放出新生肽链,但对 mRNA 或 tRNA 与核糖体的结合无抑制作用。属细胞周期非特异性药物,对 S 期细胞作用明显。对急性粒细胞白血病疗效较好,也可用于急性单核细胞白血病及慢性粒细胞白血病、恶性淋巴瘤等的治疗。此类药物的不良反应包括骨髓抑制、消化道反应、脱发等,偶有心脏毒性。

(三) DNA 嵌入剂

DNA 嵌入剂可嵌入 DNA 碱基对之间,干扰转录过程,阻止 mRNA 合成,其抗瘤谱广。可分为两类:①蒽环类抗癌抗生素:柔红霉素、伊达比星、阿霉素、表柔比星、吡柔比星、阿柔比星、氨柔比星、米托蒽醌和比生群等;②放线菌素 D、丝裂霉素和伊莎匹隆等。常见的不良反应有骨髓抑制、脱发和胃肠道反应。以下列举常用的 DNA 嵌入剂。

1. 多柔比星   多柔比星(adriamycin,ADM,阿霉素)为蒽环类抗生素,能嵌入 DNA 碱基对之间,使 DNA 断裂,阻碍 DNA 及 RNA 的合成。属细胞周期非特异性药物,S 期细胞对其最为敏感。多柔比星抗瘤谱广,抗癌活性高,主要用于对常用抗肿瘤药产生耐药的急性淋巴细胞白血病或粒细胞白血病、恶性淋巴肉瘤、乳腺癌、卵巢癌、膀胱癌等。多柔比星会引起严重的心脏毒性,可能与其产生的代谢产物配糖基有关,而右丙亚胺(dexrazoxane)作为化学保护剂可预防心脏毒性的发生。此外,多柔比星还有骨髓抑制、消化道反应、皮肤色素沉着及脱发等不良反应。

2. 柔红霉素   柔红霉素(daunomycin)为蒽环类抗生素,抗恶性肿瘤作用和机制与多柔比星相同,选择性地作用于嘌呤核苷,抑制拓扑异构酶Ⅱ的活性,进而影响肿瘤细胞的 DNA 转录和复制。主要用于对常用抗肿瘤药耐药的急性淋巴细胞白血病或粒细胞白血病,但缓解期短,故需与其他药物合并应用。不良反应为心脏毒性、骨髓抑制、胃肠道反应等。

3. 放线菌素 D   放线菌素 D(actinomycin D)为多肽类抗生素,抗瘤谱较窄。可嵌入到 DNA 双螺旋中相邻的鸟嘌呤和胞嘧啶(G-C)碱基之间,与 DNA 结合从而阻碍 RNA 多聚酶对 DNA 的转录,阻止 mRNA 的合成。属细胞周期非特异性药物,主要作用于 G₁ 期,也可阻止 G₁ 期向 S 期的转变。放线菌素 D 对绒毛膜上皮癌、霍奇金淋巴瘤和恶性淋巴瘤、肾母细胞瘤、骨骼肌肉瘤及神经母细胞瘤疗效较好。放线菌素 D 不宜与维生素 K 类药物联用;但与放疗联合应用,可提高肿瘤对放射线的敏感性。其不良反应有恶心、呕吐、口腔炎等消化道反应;骨髓抑制会由血小板减少进展为全血细胞减少;少数还发生脱发、皮炎和畸胎等。

(四) 鬼臼毒素类

鬼臼毒素(podophyllotoxin)是从植物西藏鬼臼中分离出来的木脂素类化合物,能与微管蛋白相结合,抑制微管聚合,从而抑制纺锤体的形成。但由于鬼臼毒素本身具有毒性、水溶性差,从而限制了其在临床上的使用,之后便研发多种合成或半合成鬼臼毒素衍生物,如依托泊苷(etoposide)和替尼泊苷(teniposide),具有较强的抗肿瘤活性,目前已经成为临床上常用的抗肿瘤药物。依托泊苷和替尼泊苷作用机制与鬼臼毒素不同,主要抑制 DNA 拓扑异构酶Ⅱ的活性,从而干扰 DNA 结构和功能,属于细胞周期非特异性药物,主要作用于 S 期和 G₂ 期细胞。两种衍生物在临床用于治疗肺癌及睾丸肿瘤有良好效果,也用于恶性淋巴瘤的治疗。二者的不良反应有骨髓抑制及消化道反应等。

(五) 烷化剂

烷化剂是问世最早、家族最大的一类细胞毒性药物,其抗瘤谱广、抗肿瘤活性强、半衰期短、毒性较大。其作用机制可分为三类:第一类是烷化剂所含烷基能与细胞的 DNA、RNA 或蛋白质中的亲核基团发生烷化作用,可形成交叉联结或引起脱嘌呤而使 DNA 链断裂,造成 DNA 结构和功能的损害,最终肿瘤细胞死亡;第二类是烷化剂将两个碱基交联在一起,使 DNA 无法分离进而不能完成合成和转录;第三类是烷化剂可以诱导核苷酸配对错误,一旦错误不被纠正,形成的永久突变会干扰 DNA 的复制和转录。由此可知,虽然作用机制不同,但最终都是阻碍 DNA 的功能,致使肿瘤细胞死亡。烷化剂属于细胞周期非特异性药物。与其他抗肿瘤药相比,产生耐药性较弱,常见的不良反应有骨髓抑制和胃肠道反应。烷化剂可以分为五类:①氮芥及衍生物,如氮芥、环磷酰胺、异环磷酰胺、美法仑、达卡巴嗪和氮甲等;②已烯亚胺类,如塞替派等;③亚硝脲类,如卡莫司汀、洛莫司汀、尼莫司汀、司莫司汀、福莫司汀、雌莫司汀和泼尼莫司汀等;④磺酸酯类,如白消安等;⑤环氧化物类,如二溴卫矛醇等。

目前临床常用的烷化剂有以下几种。

1. 氮芥 氮芥(chlormethine,HN2)是最早用于恶性肿瘤治疗的药物,为双氯乙胺烷化剂的代表,属双功能基团烷化剂。目前主要用于霍奇金淋巴瘤、非霍奇金淋巴瘤等。由于氮芥具有高效、速效的特点,尤其适用于纵隔压迫症状明显的恶性淋巴瘤患者。常见的不良反应为恶心、呕吐、骨髓抑制、脱发、耳鸣、听力丧失、眩晕、黄疸、月经失调及男性不育等。

2. 环磷酰胺 环磷酰胺(cyclophosphamide,CTX)的抗瘤谱广,为目前广泛应用的烷化剂,属细胞周期非特异性药物。其在体外无活性,进入体内后经肝微粒体细胞色素 P450 氧化,裂环生成中间产物醛磷酰胺,在肿瘤细胞内分解出磷酰胺氮芥而发挥作用。对恶性淋巴瘤疗效显著,对多发性骨髓瘤、急性淋巴细胞白血病、肺癌、卵巢癌、神经母细胞瘤等均有一定疗效。常见的不良反应有骨髓抑制、恶心、呕吐、脱发等。大剂量环磷酰胺可引起出血性膀胱炎,联合应用美司钠可预防发生。

3. 塞替派 塞替派(triethylenethiophosphoramide,TSPA)是乙烯亚胺类烷化剂的代表,抗瘤谱较广,作用机制类似氮芥,主要用于治疗乳腺癌、卵巢癌、肝癌、黑色素瘤和膀胱癌等。可与全身放疗一同或单独用于自身或异体儿童或成年人严重血液病所需要的造血干细胞移植前的准备。塞替派可作静脉注射、肌肉注射及动脉内注射和腔内给药,主要不良反应为骨髓抑制,可引起白细胞和血小板减少。

4. 卡莫司汀 卡莫司汀(carmustine)为亚硝脲类烷化剂。作用机制为烷化 DNA、RNA 和蛋白质,主要作用靶点为 DNA 碱基。卡莫司汀具有高度脂溶性,并能透过血 - 脑屏障。是原发或颅内转移脑瘤的首选药,对恶性淋巴瘤、骨髓瘤等有一定疗效。主要不良反应有骨髓抑制、胃肠道反应及肺部毒性等。

5. 白消安 白消安(busulfan)属甲烷磺酸酯类,在体内解离后起烷化作用。小剂量即可明显抑制粒细胞生成,对慢性粒细胞白血病疗效显著,对急性白血病无效。口服吸收良好,组织分布迅速,绝大部分代谢成甲烷磺酸由尿液排出。主要不良反应为消化道反应和骨髓抑制。

(六)促分化剂

促分化剂又称细胞分化诱导剂,这类药物一般不杀伤肿瘤细胞,而是诱导肿瘤细胞分化为正常或接近正常的细胞,使肿瘤细胞出现类似正常细胞的表型,或恢复正常细胞的某些功能。促细胞分化剂的种类很多,其中研究最广泛且在临床取得较好疗效的主要有维 A 酸和亚砷酸。

1. 维 A 酸 维 A 酸(retinoic acid,维甲酸)包括全反式维 A 酸(ATRA)、13- 顺式维 A 酸(13-CRA)和9- 顺式维 A 酸(9-CRA)。全反式维 A 酸可调节和降解在急性早幼粒细胞白血病(acute promyelocytic leukemia,APL)中起关键作用的早幼粒细胞白血病 - 维 A 酸受体 α(PML-RARα)融合蛋白,进而重启髓系细胞的分化基因调控网络,诱导白血病细胞分化成熟,继而凋亡。全反式维 A 酸与亚砷酸或化疗药物联合用药可获得更好疗效。

2. 亚砷酸 亚砷酸(arsenious acid)通过降解 PML-RARα 融合蛋白中的 PML 结构域、下调 *BCL-2* 基因表达等选择性诱导白血病细胞发生凋亡。亚砷酸主要用于治疗急性早幼粒细胞白血病(M3 型),目前该药已被国际公认为治疗 M3 型白血病的一线用药。亚砷酸一般不引起出血和骨髓抑制等毒副反应,且通过缓慢长期注射给药,可长时间维持亚砷酸的血浆促凋亡浓度而不引起重要脏器的毒性反应,极大提高了亚砷酸的临床用药安全。因亚砷酸的良好疗效,急性早幼粒细胞白血病成为第一种基本可以被治愈的急性髓细胞性白血病。

化疗药物在研发和长期临床使用中,除了通用名外,出现了多个别名、商品名和化学名并存的局面,给初学者带来极大的不便。兹将临床常用的化疗药物(包括血液肿瘤及其他肿瘤常用药物)的名称列于表 5-1。

表 5-1　常用化疗药物名称一览表

通用名	别名	化学名	英文名	英文缩写
氮芥	双氯乙基甲胺、盐酸氮芥	双(2-氯乙基)甲胺;N,N-二(2-氯乙基)甲胺	Mechlorethamine hydrochloride、Chloromethine hydrochloride、Nitrogen mustard hydrochloride	HN2、HM
环磷酰胺	环磷氮芥	P-[N,N-双(β-氯乙基)]-1-氧-3-氮-2-磷杂环己烷-P-氧化物	Cyclophosphamide、Endoxan、Cytoxan、Neosar、Procytox、Sendoxan	CTX、CYT、CAP
异环磷酰胺	宜佛斯酰胺、异磷酰胺	3-(2-氯乙基)-2-[(2-氯乙基)氨基]四氢-2H-1,3,2-噁磷-2-氧化物	Iphosfamide、Isophosphamide、Mitoxana	IFO、ISP
美法仑	左旋苯丙氨酸氮芥、米尔法兰、左旋溶肉瘤素	4-[双(2-氯乙基)氨基]-L-苯丙氨酸	Melphalan、Lsarcolysin、Alkeran	MEL、L-PAM
氮甲	N-甲酰溶肉瘤素、甲酰溶肉瘤素	N-甲酰基-对-[双(2-氯乙基)氨基]-苯丙氨酸	Fomylsarcolysin、Formylmerphalan	NF、N-甲
甘磷酰芥	磷酰胺氮芥双甘氨酸乙酯、双甘氨酸乙酯磷酰胺氮芥	N,N-双(β-氯乙基)-N'-N"-二-(乙氧甲基)-磷三酰胺	Clyfostin、Glyciphosphaminde	M-25
硝卡芥	邻丙氨酸硝苄芥、消瘤芥	2-[双(β-氯乙基)胺甲基]-5-硝基苯丙氨酸	Nitrocaphane	AT-1258
苯丁酸氮芥	苯丁酰氮芥、瘤可宁、氯氨布西	4-对-[双(2-氯乙基)胺基]苯丁酸	Chlorambucil、Chloraminophene、Amboclorin、Linfolyin	CB-1348、CLB
卡莫司汀	卡氮芥、氯乙亚硝胺	1,3-双(2-氯乙基)-亚硝基脲;1,3-双(α-氯乙基)-1-亚硝基脲	Carmustine	BCNU
洛莫司汀	环己亚硝脲、罗氮芥	N-(2-氯乙基)-N'-环己基-N-亚硝基脲	Lomustine	CCNU
司莫司汀	西氮芥、甲环亚硝脲	E-1-(2-氯乙基)-3-(4-甲基环己基)-1-亚硝脲	Semustine	Me-CCNU
尼莫司汀	盐酸尼氮芥、里莫斯定、嘧啶亚硝脲	1-(4-氨基-2-甲基-5-嘧啶)甲基-3-(2-氯乙基)-3-亚硝脲	Nimustine、Nidran	ACNU
福莫司汀	武活龙、福泰氮芥	1-[3-(2-氯乙基)3-亚硝基脲]-乙基磷酸二乙酯	Fotemustine	FTM
雌莫司汀	雌氮芥、雌二醇氮芥	—	Estramusting、Estramustine、Estracyt、Eatramustine Phosphate、Eatramustine Phosphate Sodium	—

续表

通用名	别名	化学名	英文名	英文缩写
泼尼莫司汀	泼尼氮芥、松龙苯芥	—	Prednimustin	PM
替莫唑胺	—	3,4-二氢-3-甲基-4-氧代咪唑并［5,1-d］-1,2,3,5-四嗪-8-甲酰胺	Temozlomide	TMZ
塞替派	硫替哌、三胺硫磷、三亚乙基硫代磷酰胺	1,1′,1″-硫次膦基三氮丙啶	Thiotepa、Thiophosphoramide、Triethylene TESPAMIN	TPSA
白消安	—	1,4-双甲基磺氧基丁烷	Busulfan、Myleran、Mysulban、Busulphan	BSF、BUS
二溴卫矛醇	二溴脱氧己六醇	2,3-二溴-1,4-丁烯二醇	Mitolactol、Dibromoduleitol、D-galactito	DBD
去水卫矛醇	二去水卫矛醇、卫康醇	1,2,5,6-二脱水半乳糖醇	Dianhydrodulcitol	DAG
抗代谢药物				
甲氨蝶呤	氨甲蝶啶、氨甲蝶呤、氢甲叶酸	N-［4-［［(2,4-二氨基-6-蝶啶)甲基］甲氨基］苯甲酰]-L-谷氨酸	Methotrexate	MTX
巯嘌呤	6-巯基嘌呤、巯基嘌呤、巯嘌呤钠	6-巯基单酯	Mercaptopurine	6-MP
巯鸟嘌呤	6-巯鸟嘌呤	2-氨基-6-巯基嘌呤	Thioguanine	6-TG
氟尿嘧啶	5-氟尿嘧啶、2,4-二羟基-5-氟嘧啶	5-氟-2,4(1H,3H)-嘧啶二酮	Fluorouracil	5-FU
替加氟	呋氟啶、呋氟啶钠、呋氟嘧啶、呋氟尿嘧啶	四氢呋喃氟尿嘧啶	Tegafur	FT-207
替加氟-尿嘧啶	呋喃氟尿嘧啶-尿嘧啶、复方喃氟啶、复方替加氟	—	Uracil & Florafur Tables	UFT
替吉奥	—	—	Tegafur、Gimeracil、Oteracil-Porassium Capsules	S-1、TS-1
卡莫氟	氟脲己胺	1-己氨基甲酰-5-氟尿嘧啶	Carmofur、Mifurol	HCFU
阿糖胞苷	阿糖胞嘧啶、胞嘧啶阿拉伯糖苷、盐酸阿糖胞苷	1-β-D-阿拉伯呋喃糖基-4-氨基-2(1H)-嘧啶酮	Cytarabine、Cytosinearabinoside	Ara-C
氟脲苷	5-氟尿嘧啶脱氧核糖酸钠、5-氟去氧尿苷、氟脱氧尿苷	5-氟尿嘧啶-2′-脱氧核苷	Floxuridine	FUDR
去氧氟尿苷	5′-去氧氟尿苷、多西氟尿啶、脱氧氟尿苷	5′-脱氧-5-氟尿嘧啶核苷	Doxifluridine	5′-DFUR

续表

通用名	别名	化学名	英文名	英文缩写
培美曲塞	培美曲塞二钠	N-［4［2-(2- 氨基 -4,7- 二氢 -4- 氧代 -1H- 吡咯［2,3-d］嘧啶 -5- 基) 乙基］苯甲酰]-L- 谷氨酸二钠	Pemerexed	MTA
洛拉曲塞	—	—	Nolatrexed、Thymitaq	—
雷替曲塞	兰替特噻	2- 氨基 -6- 甲基 -5-(4- 吡啶硫基)-4(1H)- 喹唑啉酮二盐酸盐	Raltitrexed、Tomudex	—
卡培他滨	希罗达	5- 脱氧 -5- 氟 -N-［(戊氧基)羰基]- 胞嘧啶核苷	Capeciabine、Xeloda	—
吉西他滨	盐酸吉西他滨、双氟脱氧胞苷、吉西他滨碱	4- 氨基 -1-(3,3- 二氟 -4- 羟基 -5- 羟甲基四氢呋喃 -2- 基)-1H- 嘧啶 -2- 酮盐酸盐	Gemeitabine、Gemzan	GEM
安西他滨	环胞苷、环胞啶、盐酸环胞甙	—	Ancitabine、Cycloeytidine	Cyclo-C
氟达拉滨	氟达那甙、磷酸氟达拉滨、氟达拉宾碱	9-β-D- 呋喃阿糖基 -2- 氟 -9H- 嘌呤 -6- 胺	Fludarabine、Fludara	—
羟基脲	氨基酰羟基胺、氨甲酰羟基脲、羟基尿素	氨甲酰羟基胺	Hydroxyurea、Hydrea、Hydroxycarbamid、Litalir、Idrossicarbamide	HU
六甲嘧胺	六甲三聚氰胺、六甲基嘧胺	2,4,6- 三(二甲氨基)均三嗪	Hexamethylmelamine	HMM
抗肿瘤抗生素药物				
放线菌素 D	放线菌素 C1、更生霉素、更新霉素	—	Actinomycin D Dactinomyein、Cosmogen	ACD、Act D
丝裂霉素	丝裂霉素 C、自力霉素	—	Mitomycin C	MMC
博来霉素	硫酸博来霉素、争光霉素	—	Bleomycin Bleocin、Blenoxane	BLM
平阳霉素	盐酸博来霉素 A5、盐酸平阳霉素、争光霉素 A5	N'-［3-［(4- 氨基丁基)氨基］丙胺基］博来霉素	Bleomycin A5 Pingyagmycin、Bleomycatin	PYM
培洛霉素	派来霉素、匹来霉素、培普利欧霉素	—	Peplomycin	PLM
光辉霉素	光神霉素、普卡霉素	—	Mithramycin、Mitracin、Plicamycin、Mitocin	MTM

续表

通用名	别名	化学名	英文名	英文缩写
柔红霉素	红比霉素、柔毛霉素、正定霉素	—	Daunorubicin、CarloErba、Cerubidin	DNR
伊达比星	去甲氧柔红霉素、伊达比星	(1S,3S)-3- 乙酰 -1,2,3,4,6,11- 六 氢 -3,15,12- 三羟基 -6,11- 二氧代 -L- 丁炔基 -3- 氨基 -2,3,6- 三脱氧基 -α-L- 来苏糖吡喃己糖苷	Idarubicin	IDA
多柔比星	阿得里亚霉素、多索柔比星、亚德里亚霉素	10-((3- 氨基 -2,3,6- 三去氧 -α-L- 来苏 - 己吡喃基) 氧)-7,8,9,10- 四氢 -6,8,11- 三羟基 -8- 羟乙酰基 -1- 甲氧基 -5,12- 萘二酮	Doxorubicin Adriamycin、AdriblastinCaelyx、Doxil	ADM
盐酸表柔比星	盐酸表阿霉素、表阿霉素、表柔比星	8S,10S-10-［(3′氨基 -2′3′6′- 三脱氧 -α-L- 阿拉伯吡喃糖基) O-］-6,8,11- 三羟基 -8- 羟乙酰基 -1- 甲氧基 -7,8,9,10- 四氢并四苯 -5,12- 二酮盐酸盐	Epirubicin Hydrochloride	EP1、EPB、E-ADM
吡柔比星	吡喃阿霉素、盐酸吡喃阿霉素、阿克拉霉素 B	—	Pirarubicin、Perarubicin	TH P 、THP-ADM
阿柔比星	阿拉霉素、盐酸阿克拉霉素 A、盐酸阿柔比星	—	Aclarubicin、Aclacinomycin	ACR
氨柔比星		—	Amrubicin、Calsed	—
比生群	盐酸比生群	9,10- 蒽二醛双［(4,5- 二氢 -1H- 咪唑 -2- 基) 腙］	Bisantrene、Zantrene	—
伊沙匹隆	—	—	Ixabepilone、IXEMPRA	—
链脲霉素	链脲佐菌素、链脲霉素	2- 脱 氧 -2-［［(甲 基亚硝基氨基) 基]- 氨基]-D- 吡喃葡萄糖	Streptozotocin	STZ、STT
米托蒽醌	二羟蒽二酮、二羟基蒽醌、二盐酸米托蒽醌	1,4- 二 羟 基 -5,8- 双［［2-［(2- 羟乙基) 氨基］乙基］氨基]-9,10- 蒽醌	Mitoxantrone、Dihydroxyanthraquinone、Novantrone	MIT、MX、NVT
植物类药物				
长春新碱	硫酸长春醛碱、硫酸醛基长春碱	22- 氧代长春碱	Vincristine、Oncovin	VCR
长春地辛	硫酸长春地辛、硫酸长春碱酰胺	16- 甲酰氨基 -17- 去乙酰基 -16- 去(甲氧碳酰)长春碱	Vindesine、Eldisine	VDS

通用名	别名	化学名	英文名	英文缩写
长春瑞滨	去甲长春花碱、异长春花碱	3',4'-二去氢-4'去氧-8'-去甲长春花碱二酒石酸盐	Vinorelbine、Navelbine	NVB
依托泊苷	表鬼臼毒吡喃葡萄糖苷、磷酸依托泊苷	4-去甲基-表鬼臼霉素-β-D-乙叉吡喃葡萄糖苷	Eloposide、Laster、Vepesid	VP-16
替尼泊苷	表鬼臼毒噻吩糖苷、鬼臼甲叉苷	4'-去甲基表鬼臼毒素-β-D-噻吩亚甲基吡喃葡萄糖苷	Teniposide、Vemon	VM-26
羟喜树碱	羟基喜树碱、喜素	(S)-4,9-二羟基-4-乙基-1H-吡喃[3',4',6,7]氮茚[1,2]喹啉-3-14-(4H,12H)-二酮	Hydroxycamptothecine	HCPT
伊立替康	盐酸伊立替康	(S)-4,11-二乙基-3,4,12,14-四氢-4-羟基-3,14-二氧代-1H-吡喃并[3',4':6,7]氮茚并[1,2-B]喹啉-9-基1,4'-联哌啶-1'-羧酸酯	Irinotecan、Camptosar	CPT-11
拓扑替康	托泊替康、盐酸拓扑替康	(S)-10-[(二甲氨基)甲基]-4-乙基-4,9-二羟基-1H-吡喃并[3',4':6,7]中氮茚并[1,2-B]喹啉-3,14(4H,12H)二酮	Topotecan	TPT
紫杉醇	泰素、紫素	5β,20-环氧-1,2-α,4,7β,10β,13α-六羟基紫杉烷-11-烯-9-酮-4,10-二乙酸酯-2-苯甲酸酯-13[(2'R,3'S)-N-苯甲酰-3-苯基异丝氨酸酯]	Paclitaxel、Taxol、Anzatax	PTX
紫杉醇脂质体	力朴素	—	Paclitaxel Liposome	—
多西他赛	多西紫杉、多烯紫杉醇	{2aR-[2aα,4β,4aβ,6β,9a(αR*,βS*),11α,12α,12aα,12bα]}-β-{[(1,1-二甲基乙氧基)羰基]氨基}-α-羟基苯丙酸[12b-乙酰氧-12-苯甲酰氧-2a,3,4,4a,5,6,9,10,11,12,12a,12b-十二氢-4,6,11-三羟基-4a,8,13,13-四甲基-5-氧代-7,11-亚甲基-1H-环癸五烯并[3,4]苯并[1,2-b]氧杂丁环-9-基]酯	Docetaxel	TXT、DTX

续表

通用名	别名	化学名	英文名	英文缩写
激素及内分泌药物				
泼尼松	强的松、去氢可的松	17α,21-二羟基-1,4-孕甾二烯-3,11,20-三酮	Prednisone、Deltacortone、Meticorten	PDN
泼尼松龙	醋酸泼尼松龙、醋酸强的松龙、醋酸氢化泼尼松龙	11β,17α,21-三羟基孕甾-1,4-二烯-3,20-二酮	Prednisolone、Sterolone、Ulacort、Dicortol	PDNL
甲基泼尼松龙	醋酸甲基强的松龙、甲基泼尼松、甲基强的松龙	—	Methylprednisolone、Methylprednisolone Sodium Succinate	MePDNL
地塞米松	醋酸地塞米松、醋酸氟美松、氟甲强的松龙	9α-氟-11β,17α,21-三羟基-16α-甲基-1,4-孕甾二烯-3,20-二酮-21-醋酸脂	Dexamethasone、Dexasone、Decadron、Hexadrol、Auxiron	DXMS
氢化可的松	可的索、氢化皮质索、氢考的松	11β,17α,21-三羟基孕甾-4-烯-3,20-二酮	Hydrocortisone、Alacort、Signef、H-Cort、Cleiton、Hycort	—
丙酸睾酮	丙睾、丙酸睾丸素、丙酸睾酮、塞酮丙醋酯	17β-羟基-4-雄烯-3-17-丙酸酯	Testosterone Propionate、Agovirin、Androlon、Andronate	—
己烯雌酚	丙酸乙烯雌酚、雌性素、二乙蒇酚	(E)-4,4′-(1,2-二乙基-1,2-亚乙烯基)双苯酚	Diethylstilbestrol、CyrenA、Stilbestrol、Stilboestrol、Stilbol、Diethylstilbestrolum	—
溴醋己烷雌酚	溴乙酰己烯雌酚	3,4-双(对溴乙酰氧基苯基)乙烷	HexoestrolDibromoacetate、Bromoacetoxylhenylhexan	HL-286
氟他胺	氟甲酰亚安、氟他米特、氟硝丁酰胺	2-甲基-N-[4-硝基-3-(三氟甲基)苯基]丙酰胺	Flutamide、FlutanFugerel、Euflex	—
甲羟孕酮	醋羟孕酮、醋酸甲孕酮	6α-甲基-17α-羟基孕甾-4-烯-3,20-二酮	Medroxyprogesterone、Medroxyprogesterone ace-tate、Provera、Farlutal	MPA
甲地孕酮	醋酸去氢甲孕酮、去氢甲孕酮	—	Megestrol、Megace、Voldan、Volplan、Validan、Ovarid	MA
他莫昔芬	枸橼酸三苯氧胺、柠檬酸三苯氧胺	(Z)-2-[4-(1,2-二苯基-1-丁烯)苯氧基]-N,N-二甲基乙胺	Tamoxifen、Tam、Nolvadex、Ledertam	TAM
托瑞米芬	枸橼酸托瑞米芬、氯三苯氧胺	(Z)-2-[4-(4-氯-1,2-二苯基-1-丁烯基)苯氧基]-N,N-甲基乙胺	Toremifene	TOR
屈洛昔芬	屈洛昔酚	E-1-[4′-(2-二甲胺乙氧基)苯基]-1-(3′-苯酚基)-2-苯基-1-丁基	Droloxifene	DRL
雷洛昔芬	雷洛昔芬	[6-羟基-2-(4-羟苯基)苯并[b]噻酚-3-基]-[4-[2-(1-哌啶基)乙氧基]-苯基]-甲酮	Raloxifene、Raloxifenum、Keoxifene	—

续表

通用名	别名	化学名	英文名	英文缩写
氟维司群	呋维司曲	7α-［9(4,4,5,5,5-五氟戊基亚硫酰)壬烷基]-1,3,5(10)-三烯-3,17-β雌二醇	Fulvestrant	—
氨鲁米特	氨苯哌酮、氨苯乙哌酮、安格鲁米特	3-乙基-3-(4-氨基苯基)-2,6-哌啶二酮	Aminoglutethimide、Aminoblastin、Cytadren、Elipten、Orimenten	AG
福美坦	福美司坦	4-羟基雄烯二酮	Formestane、Lentaron	FMT
依西美坦	—	1,4-二烯-3,17-二酮-6-甲基雄烷	Exemestane、Aromasin	—
阿那曲唑	阿纳托唑	甲基-5-(1H-1,2,4-三唑-1-基甲基)-1,3-苯二乙腈	Anastrozole、Arimidex	—
来曲唑	—	1-［双(4-氰基苯基)甲基]-1,2,4-三氮唑;4,4'-(1 H-1,2,4-三唑-1-基亚甲基)-双苯腈	Letrozole、Femara	—
戈舍瑞林	醋酸戈舍瑞林、醋酸性瑞林	3-［焦谷氨酰组氨酰色氨酰丝氨酰醋氨酰(3-O-叔丁基)-D丝氨酰亮氨酰精氨酰脯氨酰]肼基甲酰胺	Goserelin、Coladex	—
亮丙瑞林	醋酸亮氨、醋酸亮丙瑞林	5-氧代-脯氨酰-组氨酰-色氨酰-丝氨酰-酪氨酰-D-亮氨酰-亮氨酰-精氨酸-N-乙基-脯氨酰胺醋酸盐	Leuprorelin、Enanton	—
曲普瑞林	垂普托雷林、醋酸曲普瑞林	5-氧代-L-脯氨酰-L-组氨酰-L-色氨酰-L-丝氨酰-L-酪氨酰-D-色氨酰-L-亮氨能-L-精氨酰-L-脯氨酰-L-甘氨酰胺醋酸盐	Triptorelin、Decapeptyl	—
奥曲肽	—	D-苯丙氨酰-L-半胱氨酰-L-苯丙氨酰-D-色氨酰-L-赖氨酰-L-苏氨酰-L-半胱氨酰-L-苏氨酰环(2→7)二硫化物乙酸盐	Octreotide、Sandostatin	—
杂药类				
门冬酰胺酶	L-门冬酰胺酶、左旋门冬酰胺酶	—	(L)-Asparaginase、Elsoar、Colaspase、CrasnitinElspar、Erwinase、LasparKidrolase、Aase、LeucigenLeunase	ASP

续表

通用名	别名	化学名	英文名	英文缩写
丙卡巴肼	甲基苄肼、甲苄肼	N- 异丙基 -α-(2- 甲基肼基)对 - 甲苯甲酰胺	Procarbazine、Natulan、Procarbazinum	PCZ、PCN
达卡巴嗪	达卡比嗪、氨烯咪胺、三嗪咪唑	5-(3,3- 二甲基 -1- 三氮烯基)-4- 酰胺基咪唑枸橼酸盐	Dacarbazine	DTIC、DIC
顺铂	顺氯氨铂、顺式铂、顺式二氨二氯铂	顺式 - 二氯二氨合铂(Ⅱ)	Cisplatin、PlatinolNeoplatin	DDP、CDDP
卡铂	碳铂、卡波铂、顺二氨环丁铂	顺式 -1,1- 环丁烷二羧酸二氨铂	Carboplatin、Paraplatin	CBP
奥沙利铂	奥铂、奥乐铂、草酸铂	草酸合(反式 -(−)-1,2- 环己二胺)铂(Ⅱ)	Oxaliplatin、Eloxatin	OXA、L-OHP
奈达铂	奈达铂、顺糖氨铂	顺式 - 乙醇酸 - 二氨合铂	Nedaplatin、Naidabo	NDP
米托坦	2,4'- 滴滴滴、曼托坦	1-(2- 氯苯基)-1-(4- 氯苯基)-2,2- 二氯乙烷	Mitotan、Lysodren	O,P'-DDD
三氧化二砷	砒霜、亚砷酸酐、亚砷酸酐	三氧化二砷	Arsenious Acid	—
维 A 酸	维甲酸、维生素 A 酸、全反式维 A 酸	3,7- 二甲基 -9-(2,6,6- 三甲基环己烯)-2,4,6,8- 全反式壬四烯酸	(All-trans)Retinoic Acid	RA、ATRA

二、分子靶向治疗药物

肿瘤分子靶向治疗(molecular targeted cancer therapy)是以肿瘤细胞过度表达的某些标志性分子为靶点,选择针对性的阻断剂,有效干预受该标志性分子调控,并与肿瘤恶性生物学行为密切相关的信号转导通路,最终通过抑制肿瘤细胞增殖、诱导其分化或凋亡、干扰细胞周期,或抑制肿瘤细胞浸润和转移等环节,而发挥治疗肿瘤的作用。较之传统的放化疗法,增强了抗癌治疗的特异性和选择性,且对正常细胞影响小。自 1997 年批准全球第一个分子靶向药物利妥昔单抗治疗淋巴瘤,至今二十多年,全球已有数十种肿瘤分子靶向治疗药物获批上市,不仅使患者生存期延长、生活质量改善,而且使人们对肿瘤的认识和治疗理念发生革命性转变。常用的分子靶向治疗药物可见表 5-2。

(一) 小分子化合物类

目前针对实体瘤和血液瘤已研发近三十种肿瘤靶向小分子化合物,例如伊马替尼、阿昔替尼、索拉非尼、尼洛替尼、达拉非尼等,常用于血液系统肿瘤的小分子化合物如下。

1. 伊马替尼、达沙替尼和尼洛替尼　伊马替尼(imatinib)、达沙替尼(dasatinib)和尼洛替尼(nilotinib)为蛋白酪氨酸激酶 BCR-ABL 的抑制药。慢性粒细胞白血病(CML)患者存在 *BCR-ABL* 融合基因,其蛋白产物为持续激活的 BCR-ABL 酪氨酸激酶,引起细胞异常增殖。该类药物与 ABL 酪氨酸激酶 ATP 位点结合,抑制激酶活性,阻止 *BCR-ABL* 阳性细胞的增殖并诱导其凋亡。常见不良反应为消化道症状、液体潴留、肌肉骨骼疼痛及头痛乏力等;较为严重的不良反应主要为血液系统毒性和肝损伤。

表 5-2　常用分子靶向治疗药物列表

类别	通用名 / 别名	化学名	英文名	简称	作用靶点
小分子化合物类药物	伊马替尼	4-［(4-甲基哌嗪-1-基)甲基］-N-［4-甲基-3-［(4-吡啶-3-基嘧啶-2-基)氨基］苯基］苯甲酰胺	Imatinib	IMA-3	酪氨酸激酶
	达沙替尼	N-(2-氯-6-甲基苯基)-2-［[6-［4-(2-羟乙基)哌嗪-1-基］-2-甲基嘧啶-4-基］氨基]-1,3-噻唑-5-甲酰胺	Dasatinib	—	酪氨酸激酶
	尼洛替尼	4-甲基-3-((4-(3-吡啶基)-2-嘧啶基)氨基)-N-(5-(4-甲基-1H-咪唑-1-基)-3-(三氟甲基)苯基)苯甲酰胺	Nilotinib	AMN-107	BCR-ABL 激酶
	吉非替尼	N-(3-氯-4-氟苯基)-7-甲氧基-6-(3-吗啉-4-丙氧基)喹唑啉-4-胺	Gefitinib	—	表皮生长因子受体酪氨酸激酶
	厄洛替尼	N-(3-乙炔苯基)-［6,7-二(2-甲氧基乙氧基)]喹唑啉-4-胺	Erlotinib Tarceva	R1415	EGFR 酪氨酸激酶
	埃克替尼	4-［(3-乙炔基苯基)氨基］-6,7-苯并-12-冠-4-喹唑啉	Icotinib	—	表皮生长因子受体激酶
	奥希替尼	N-(2-{［2-(二甲基氨基)乙基］(甲基)氨基}-4-甲氧基-5-{［4-(1-甲基-1H-吲哚-3-基)嘧啶-2-嘧啶基］氨基}苯基)丙烯酰胺	Osimertinib	AZD-9291	表皮生长因子受体酪氨酸激酶
	坦罗莫司	—	Temsirolimus	CCI-799	mTOR
	依维莫司	—	Everolimus	—	mTOR
	硼替佐米	—	Bortezomib	BTZ	可逆性蛋白酶体
	索拉非尼	4-{4-［3-(4-氯-3-三氟甲基苯基)酰脲］苯氧基}吡啶-2-甲酰胺	Sorafenib Nexavar	—	酪氨酸激酶
	舒尼替尼	N-(2-(二乙基氨基)乙基)-5-((Z)-(5-氟-1,2-二氢-2-氧代-3H-吲哚-3-亚基)甲基)-2,4-二甲基-1H-吡咯-3-甲酰胺	Sunitinib Sutent	—	酪氨酸激酶受体
	克唑替尼	3-［(1R)-1-(2,6-二氯-3-氟苯基)乙氧基]-5-［1-(4-哌啶)-1H-吡唑-4-基］-2-吡啶胺	Crizotinib	—	Met/ALK/ROS 的 ATP 竞争性的多靶点蛋白激酶

续表

类别	通用名/别名	化学名	英文名	简称	作用靶点
小分子化合物类药物	阿昔替尼	N-甲基-2-[3-((E)-2-吡啶-2-基-乙烯基)-1H-吲哚-6-基磺酰]-苯甲酰胺	Axitinib	—	多靶点酪氨酸激酶
	帕唑帕尼	5-[[4-[(2,3-二甲基-2H-吲唑-6-基)(甲基)氨基]嘧啶-2-基]氨基]-2-甲基苯磺酰胺	Pazopanib Votrient	—	VEGFR-1/2/3、PDGFR和C-KIT激酶
	凡德他尼	4-(4-溴-2-氟苯胺基)-6-甲氧基-7-[(1-甲基哌啶-4-基)甲氧基]喹唑啉	Vanderanib	—	EGFR、VEGFR和RET酪氨酸激酶及丝氨酸/苏氨酸激酶
	拉帕替尼	N-[3-氯-4-[(3-氟苯基)甲氧基]苯基]-6-[5-[(2-甲磺酰乙基氨基)甲基]-2-呋喃基]喹唑啉-4-胺	Lapatinib	GW572016	表皮生长因子受体(EGFR:ErbB-1,ErbB-2)酪氨酸激酶
	来那度胺	3-(7-氨基-3-氧代-1H-异吲哚-2-基)哌啶-2,6-二酮	Lenalidomide	—	TNF-α和COX-2
	卡非佐米	—	Carfilzomib	—	蛋白酶体
	伊沙佐米	—	Ixazomib	—	蛋白酶体
	ONX 0912	—	Oprozomib	OZ	20S蛋白酶体
	NPI-0052	(1S,2R,5R)-2-(2-氯乙基)-5-[(S)-[(1S)-环己-2-烯-1-基]-羟甲基]-1-甲基-7-氧杂-4-氮杂双环[3.2.0]庚烷-3,6-二酮	Marizomib	MRZ	蛋白酶体
	沙利度胺	N-(2,6-二氧代-3-哌啶基)-邻苯二甲酰亚胺	Thalidomide Distaval	—	CRBN
	泊马度胺	3-氨基-N-(2,6-二氧-3-哌啶基)苯邻二甲酰亚胺	Pomalidomide	—	TNF-α
	帕比司他	(E)-N-羟基-3-[4-[[2-(2-甲基-1H-吲哚-3-基)乙胺基]甲基]苯基]丙-2-烯酰胺	Panobinostat	—	组蛋白去乙酰化酶
	米尔法兰	4-[双(2-氯乙基)氨基]-L-苯丙氨酸	Melphalan Lsarcolysin Alkeran	MEL、L-PAM	DNA的合成
	苯达莫司汀	—	Bendamustine	—	DNA的合成
	泼尼松	17α,21-二羟基-1,4-孕甾二烯-3,11,20-三酮	Prednisone Deltacortone Meticorten	PDN	—

续表

类别	通用名/别名	化学名	英文名	简称	作用靶点
单克隆抗体类药物	利妥昔单抗	—	Rituximab	—	CD20
	阿仑珠单抗	—	Alemtuzumab	—	CD52
	替伊莫单抗	—	Ibritumomab	—	CD20
	托西莫单抗	—	Tositumomab	—	CD20
	曲妥珠单抗	—	Trastuzumab Herceptin	—	表皮生长因子受体-2（HER-2）
	西妥昔单抗	—	Cetuximab Erbitux	—	EGF受体
	尼妥珠单抗	—	Nimotuzumab	h-R3	表皮生长因子受体（EGFR）
	帕尼单抗	—	Vectibix	—	表皮生长因子受体（EGFR）
	贝伐珠单抗	—	Bevacizumab Avastin	—	血管内皮生长因子（VEGF）
	达雷妥尤单抗	—	Daratumumab	—	CD38
	埃罗妥珠单抗	—	Elotuzumab	—	信号淋巴细胞激活分子家族成员7（Slamf7）
免疫治疗药物	伊匹单抗	—	Ipilimumab	—	人源细胞毒性T淋巴细胞相关抗原-4（CTLA-4）
	尼伏单抗	—	Nivolumab	—	程序性死亡受体-1（PD-1）
	派姆单抗	—	Pembrolizumab	—	程序性死亡受体-1（PD-1）
	阿替珠单抗	—	Atezolizumab	—	程序性死亡受体-1（PD-1）
	度伐单抗	—	Durvalumab	—	程序性死亡受体-1（PD-1）
	重组人白介素-2	—	Recombinant Human Interleukin-2	rhIL-2	IL-2受体
其他药物	重组人内皮血管抑制素	—	Endostatin Endostar	—	血管生成
	维A酸	3,7-二甲基-9-(2,6,6-三甲基环己烯)-2,4,6,8-全反式壬四烯酸	(All-trans) Retinoic Acid	RA、ATRA	酪氨酸羟化酶、多巴氧化酶及二羟基吲哚氧化酶
	亚砷酸	三氧化二砷	Arsenious Acid	—	

2. **贝利司他** 贝利司他（belinostat）是一种组蛋白去乙酰化酶（HDAC）抑制剂。HDACs 可催化从组蛋白和某些非组蛋白的赖氨酸残基去除乙酰基。此药可用于治疗复发性或耐药性外周 T 细胞淋巴瘤。最常见的不良反应是恶心、疲劳、发热、贫血、呕吐。

3. **依鲁替尼** 依鲁替尼（ibrutinib）是一种小分子 BTK 抑制剂，能够与 BTK 活性中心的半胱氨酸残基共价结合，从而抑制其活性。BTK 是 B 细胞抗原受体信号肽不可或缺的参与者，在 BCR 信号通路、细胞因子受体信号通路中传递信号，介导 B 细胞的迁移、趋化、黏附。此药适用于慢性淋巴细胞白血病、套细胞淋巴瘤。常见的不良反应为腹泻、上呼吸道感染、乏力、咳嗽、关节痛、药疹、发热或轻微水肿等。

4. **艾代拉里斯** 艾代拉里斯（idelalisib）是一种首创的高度选择性、口服有效的磷脂酰肌醇三激酶 δ（PI3K-δ）抑制剂，PI3K-δ 信号对于 B 淋巴细胞的活化、增殖、生存、迁移至关重要，该信号在多种 B 细胞恶性肿瘤中过度活动。临床上适用于复发慢性淋巴细胞白血病患者，复发滤泡 B 细胞非霍奇金淋巴瘤接受至少两次既往全身治疗患者，以及复发性小淋巴细胞淋巴瘤曾至少接受两次既往全身治疗患者。常见的不良反应包括腹泻、发热、疲乏、恶心、咳嗽、肺炎、腹痛、寒战和皮疹等。

5. **来那度胺** 来那度胺（lenalidomide）属于免疫调节类药物，具有抗肿瘤、免疫调节和抗血管生成等多重作用，2006 年美国 FDA 正式批准其与地塞米松联合运用于治疗复发难治性多发性骨髓瘤，属于第二代免疫调节剂。来那度胺可通过多种途径发挥抗肿瘤活性，它能通过抑制血管内皮生长因子（vascular endothelial growth factor，VEGF）从而抑制肿瘤细胞的血管生成；也能直接抑制肿瘤细胞的增生，诱导异常细胞的分解；除此之外还可以通过改变细胞因子的分泌，调节 T 细胞的激活和增强 NK 细胞的细胞毒副作用等免疫系统各个环节进行免疫调节。临床上来那度胺常合用地塞米松治疗已经接受过至少一种疗法的多发性骨髓瘤患者，还常用于具有 5q 缺失（细胞遗传学异常）的骨髓增生异常综合征所致的输血依赖性再生障碍性贫血患者的治疗。最常见的不良反应为血小板减少症和中性粒细胞减少症，其他不良反应还包括贫血、肾功能不全、腹泻、头痛、腰背疼痛、皮疹、食欲缺乏、疲劳、血栓并发症等。

来那度胺作为二线治疗药物，目前的各项研究还在如火如荼地进行，例如欧洲肿瘤内科学会指南中推荐来那度胺 + 低剂量地塞米松（Rd）方案，并支持 Rd 方案作为不适合移植的新诊断多发性骨髓瘤患者的标准一线治疗方案；2020 年，美国 FDA 首次批准了来那度胺在淋巴瘤治疗中采用来那度胺 + 利妥昔单抗的 R^2 无化疗（chemo-free）联合治疗方案。

6. **硼替佐米** 硼替佐米（bortezomib）是一种二肽硼酸盐，属可逆性蛋白酶体抑制剂（protease inhibitors，PIs），可选择性地与蛋白酶活性位点的苏氨酸结合，抑制蛋白酶体 26S 亚单位的糜蛋白酶和胰蛋白酶活性。26S 蛋白酶体是一种大的蛋白质复合体，可降解泛蛋白。泛蛋白酶体通道在调控特异蛋白在细胞内浓度中起到重要作用，以维持细胞内环境的稳定。蛋白水解会影响细胞内多级信号串联，这种对正常细胞内环境的破坏会导致细胞死亡。硼替佐米临床用于多发性骨髓瘤和套细胞淋巴瘤的治疗。其主要不良反应为乏力、腹泻、恶心、呕吐、发热、血小板减少等。

7. **伊沙佐米** 伊沙佐米（ixazomib）是新一代可逆性蛋白酶体抑制剂，于 2015 年获得美国 FDA 批准上市，成为首个可口服的蛋白酶体抑制剂。伊沙佐米是一种具有高选择性的蛋白酶体抑制剂，可优先结合和抑制胰凝乳蛋白酶样 20S 蛋白酶体的 β_5 亚单位的活性，并诱导泛素化蛋白的积累。有体外研究表明，伊沙佐米对硼替佐米耐药的肿瘤细胞仍有杀伤作用。临床常与来那度胺和地塞米松联用治疗既往曾接受至少一次治疗的多发性骨髓瘤患者。使用此药物最常见不良反应是腹泻、便秘、血小板减少、外周神经病变、恶心、外周水肿、呕吐、背痛等。

硼替佐米作为第一代蛋白酶体抑制剂早于 2012 年就被美国 FDA 批准用于治疗复发难治的多发性骨髓瘤，之后又批准了第二代蛋白酶体抑制剂卡菲佐米；伊沙佐米为新一代可逆的蛋白酶体抑制剂，于 2015 年获得美国 FDA 批准上市，并且伊沙佐米突破了硼替佐米及卡菲佐米需皮下或静脉使用的限制，成为首个可口服的蛋白酶体抑制剂，且临床应用表明其周围神经病变等不良反应也较少。由于其上市时间较短,所以目前针对伊沙佐米的基础及临床研究较多,临床中硼替佐米仍为一线治疗药物。来那度胺是可以抑制血管生成的免疫抑制剂,目前是为临床二线用药。不论疗效显著的新药或是百用不变的旧药,重要的都是合理用药,重要的是根据病情选用最佳的药物联用方式,临床常使用三药或四药联合(蛋白酶体抑制剂 + 免疫抑制剂 + 地塞米松等方式)的方式以期给患者最好的疗效。

(二) 单克隆抗体类

目前针对实体瘤和血液瘤已研发数十种单克隆抗体,例如利妥昔单抗、曲妥珠单抗、托西莫单抗、帕尼单抗、贝伐单抗等,常用于血液系统肿瘤的单抗如下。

1. **利妥昔单抗**　利妥昔单抗是采用基因工程技术合成的针对 B 细胞分化抗原 CD20 的人鼠嵌合型单克隆抗体,其靶向 B 细胞表面的跨膜蛋白 CD20,通过补体依赖的细胞毒作用(complement-dependent cytotoxicity,CDC) 和抗体依赖细胞介导的细胞毒作用(antibody dependent cell-mediated cytotoxicity,ADCC)介导 B 淋巴细胞清除。CD20 抗原位于前 B 淋巴细胞和成熟 B 淋巴细胞的表面,但在造血干细胞、正常血细胞或其他正常组织中不存在。利妥昔单抗可与 CD20 特异性结合导致 B 细胞溶解,从而抑制 B 细胞增殖,诱导成熟 B 细胞凋亡。2000 年利妥昔单抗在中国上市,临床用于治疗非霍奇金淋巴瘤、慢性淋巴细胞白血病等血液系统恶性肿瘤,其主要有发热、畏寒和寒战等与输液相关的不良反应。中国国家药品监督管理局又于 2019 年 2 月批准第一个生物类似药——汉利康®(HLX01)上市,汉利康为利妥昔单抗的生物类似药。除此之外,目前国内尚有 7 家药企的利妥昔单抗生物类似药在研。

2. **替伊莫单抗**　替伊莫单抗(ibritumomab)为携带放射性同位素 ^{90}Y(钇)的鼠源性抗 CD20 单克隆抗体。该药可以结合单克隆抗体的靶向性和放射性同位素的放射性一同发挥治疗作用,通过单克隆抗体对肿瘤细胞的靶向作用将同位素 ^{90}Y 富集在肿瘤部位,通过放射源周围 5mm 范围内的 β 射线杀灭肿瘤细胞。临床常用于复发或难治性 B 细胞非霍奇金淋巴瘤的治疗。主要不良反应有血细胞减少、疲乏、恶心、腹痛、咳嗽、腹泻等。

3. **托西莫单抗**　托西莫单抗(tositumomab)是 ^{131}I 标记的抗 CD20 鼠单克隆抗体,通过抗体将放射性同位素 ^{131}I 靶向肿瘤细胞,通过 ^{131}I 的放射性杀伤癌细胞。用于非霍奇金淋巴瘤的治疗。主要不良反应有血细胞减少、感染、出血、发热、出汗、呼吸短促和呼吸困难等。

对于 CD20 表达阳性的 B 细胞淋巴瘤,可采用 CD20 单抗进行治疗,可明显提高 B 细胞淋巴瘤的完全缓解率及无病生存时间。针对不同病理类型的淋巴瘤还有一些新型抗体(新型 CD20 单抗、抗 CD79b-MMAE 偶联剂、抗 CD30-MMAE 偶联剂等)、小分子靶向药(BTK 抑制剂、PI3K 抑制剂、蛋白酶体抑制剂、BCL-2 抑制剂、组蛋白去乙酰化酶抑制剂等)、免疫调节剂、免疫检查点抑制剂等新的治疗方法,嵌合抗原受体 T 细胞(CAR-T)免疫疗法对于复发性难治性 B 细胞淋巴瘤也可取得较好疗效。但目前较多新药在国内尚未上市,还停留在临床试验阶段。

4. **阿仑珠单抗**　阿仑珠单抗(alemtuzumab)是一种靶向 CD52 抗原的人源化、非结合型抗体,与带 CD52 的靶细胞结合后,通过宿主效应子的补体依赖性细胞溶解、抗体依赖性细胞毒性和细胞凋亡等机制导致细胞死亡。临床用于治疗慢性淋巴细胞白血病。其主要不良反应有寒战、发热、恶心、呕吐、感染、失眠等。

5. **CD138 单抗**　CD138(syndecan-1)是跨膜硫酸乙酸肝素蛋白聚糖家族的成员,介导细胞 - 细胞和细胞 - 基质之间的黏附作用。有研究表明,CD138 分子在高于 95% 的多发性骨髓瘤细胞表面高度表达,但在其他造血细胞中不表达,所以 CD138 可作为多发性骨髓瘤诊断治疗的主要标志物。BT062(indatuximab ravtansine,INDA)是 CD138 单克隆抗体与细胞毒性药物 DM4 偶联的复合物,可特异性结合并释放细胞毒性药物而起到杀伤多发性骨髓瘤细胞的作用。I 期临床试验表明,BT062 可以降低复发和耐药型多发性骨髓瘤患者的 M 蛋白水平,并且不良反应可耐受,目前该项研究仍在进行中。

6. **达雷妥尤单抗**　达雷妥尤单抗(daratumumab)是一种人源化的抗 CD38 IgG1 单克隆抗体,可与肿瘤细胞膜表面表达的 CD38 分子结合。此外,靶向 CD38 的单克隆抗体还有 Isatuximab(简称

Isa)和 MOR202，三种单抗分别结合 CD38 不同抗原表位。CD38 单抗的作用机制主要是抗体依赖细胞介导的细胞毒作用（antibody-dependent cell-mediated cytotoxicity，ADCC）、补体依赖的细胞毒效应（complement dependent cytotoxicity，CDC）、抗体依赖的细胞吞噬作用（antibody dependent cellular phagocytosis，ADCP）以及直接抑制 CD38 的酶活性。达雷妥尤单抗早在 2017 年已于美国获批上市，2019 年 12 月此药于我国获批上市，临床可用于单药治疗复发和难治性多发性骨髓瘤成年患者，包括既往接受过一种蛋白酶体抑制剂和一种免疫调节剂且最后一次治疗时出现疾病进展的患者。常见的血液学不良反应为淋巴细胞减少及血小板减少，非血液学不良反应是肺部感染。目前此药物临床使用时间还较短、临床应用还较少，所以相应的治疗效果及预后数据还有待进一步统计研究分析。

　　Isatuximab 是抗 CD38 酶活性作用最强的 CD38 单克隆抗体，可以通过多种生物学机制发挥抗肿瘤作用，如 ADCC 和 CDC 等，是目前全球获批的第 2 款靶向于 CD38 的 IgG1 单克隆抗体，具有更高的抗肿瘤活性；2020 年 3 月，美国 FDA 批准 Isa 联合泊马度胺和地塞米松（isatuximab-pomalidomide-dexamethasone，Isa-Pom-Dex）用于治疗既往至少接受过 2 种药物（包括来那度胺和 1 种蛋白酶体抑制剂）治疗的多发性骨髓瘤成人患者。MOR202 是通过 ADCC 和 ADCP 发挥抗肿瘤效应，未发生诱导 CDC 的作用，目前评估 MOR202 单抗的抗肿瘤活性及与来那度胺联合用药的 I/II 期临床试验还在开展中。

　　7. PD-1 单抗　程序性死亡受体 1（programmed cell death-1，PD-1）是 CD28 超家族成员，主要在 T 细胞、B 细胞以及树突状细胞表面表达，是重要的免疫抑制分子，可以和肿瘤细胞表面的程序性死亡受体 - 配体 1（programmed cell death-ligand 1，PD-L1）结合后抑制肿瘤免疫。研究证实 PD-1/PD-L1 信号在多发性骨髓瘤中表达异常，且多发性骨髓瘤细胞膜表面存在 PD-1 的配体 PD-L1。因此，PD-1 可作为多发性骨髓瘤治疗的靶抗原，所以针对 PD-1 的单抗研究正在开展中。Pembrolizumab（PEM）是人源化的 IgG4PD-1 单克隆抗体，可以直接阻断 PD-1/PD-L1 的效应，发挥抗肿瘤效应。已有的 I 期临床试验探讨了 PEM 联合来那度胺或泊马度胺及地塞米松治疗复发难治性骨髓瘤患者的疗效，后续试验还在进行中。目前的不良反应包括粒细胞减少、贫血、血栓以及肺炎等。

　　血液系统肿瘤已成为威胁公众健康和公共卫生的严峻挑战之一，近几年来，我国在血液肿瘤领域的各项科学研究快速发展，在新药研发、旧药新用、病理机制、生物标志物、免疫疗法等方向的研究均取得了一定的突破，为临床应用提供多种选择，从而推动血液系统肿瘤逐渐由过去的致死性疾病向慢性病转变。

　　酪氨酸激酶抑制剂（tyrosine kinase inhibitor，TKI）是靶向治疗药物中研究最多的一类，在伊马替尼之后，达沙替尼（dasatinib）、尼洛替尼（nilotinib）、博苏替尼（bosutinib）以及帕纳替尼（ponatinib）相继上市，用来治疗慢性髓细胞性白血病以及急性淋巴瘤白血病。1997 年利妥昔单抗被批准用于治疗非霍奇金淋巴瘤，带动随后几年间一大波治疗血液瘤的单抗药物被批准上市，例如靶向 CD52 的治疗慢性髓性淋巴瘤的阿仑单抗，靶向 CD30 治疗霍奇金淋巴瘤及系统性间变性大细胞淋巴瘤的本妥昔单抗（brentuximab）。

　　研究者发现 B 细胞受体途径（B-cell receptor pathway）在慢性淋巴瘤细胞白血病中是异常的，后来又发现这一现象又与肿瘤细胞的生存和增殖过程有重要关系，目前已上市两种药物可用来抑制此途径，如依鲁替尼（ibrutinib）可抑制 BCR 途径中的布鲁顿酪氨酸激酶，此药物已经被批准用来治疗套细胞淋巴瘤、慢性淋巴细胞白血病等，艾代拉里斯（idelalisib）可抑制磷脂酰肌醇 -3- 激酶（phosphatidylinositol 3-kinase，PI3K）蛋白，被批准用于治疗部分非霍奇金淋巴瘤及复发的小淋巴细胞淋巴瘤。

　　随着研究的深入，近年来研究者们发现了多种新的肿瘤细胞表面抗原，这些抗原为单克隆药物的开发提供了新的靶点，例如博纳吐单抗（blinatumomab）是一种具有突破性进展的免疫治疗药物，它是一种 CD19/CD3 双特异性抗体，被称为双特异性 T 细胞抗体，既能选择性地靶向患者过度增殖的 B 淋巴母细胞表面的 CD19 蛋白，又可以特异性地结合 T 细胞表面的 CD3 蛋白激活 T 细胞，通过活化的

T 细胞来识别和杀灭过度增殖的 B 淋巴细胞。此外,还有两种具有突破性进展的用于治疗慢性淋巴细胞白血病的是阿妥珠单抗(obinutuzumab)和奥法木单抗(ofatumumab),前者是首个被批准的具有 FDA 突破性疗法的药物,后者是首个被批准用于治疗多发性骨髓瘤的单抗药物,对于经常发生抗药性的多发性骨髓瘤患者具有较好的治疗效果。

在过去的 10 年间,有多种类型的治疗药物逐渐上市,得益于对不同类型的血液瘤分子生物学机制的研究进展,所以未来的药物选择及用药方式也将会随着研究的广泛及深入而展现更好的疗效。例如早期被批准的蛋白酶体抑制剂都是通过注射服药的,而 2015 年批准的用于治疗多发性骨髓瘤的伊沙替尼可以口服,这又为三联药物的治疗提供方便,为口服型联合用药的发展打开一扇大门。

从血液系统肿瘤整体 5 年生存率来看,我国距离国外先进水平仍存在较大差距,因此,在推进血液系统肿瘤慢病化管理的进程中,不仅要加大创新研究力度,着力改善以往某些难治疾病的治疗效果,也要关注患者在长期生存过程中显露的新问题,重视个体性、精准化的解决方案,帮助患者提升生活质量。

第三节　血液系统疾病常用抗感染药物

感染是临床医学各科都面对的一个重要问题,感染的发生发展取决于病原菌、宿主的免疫状态及抗感染药三者之间的动态变化。血液病患者由于疾病本身的原因而处于免疫功能低下或抑制状态,而大剂量的化疗、放疗及皮质激素的应用又加剧了白细胞减少或粒细胞缺乏、免疫功能减退等现象,所以血液病患者极易受到感染,尤其是院内感染。同时,疾病治疗所造成的机体皮肤和黏膜屏障的创伤性破坏,各种损伤性穿刺术及介入治疗造成的开放性伤口又极大地提高了血液病患者的感染风险。

一、血液系统疾病感染特点

1. **临床表现不典型,诊断及定位困难**　由于血液病患者的感染多发生在白细胞减少或粒细胞缺乏状态,加之吞噬功能障碍,致使感染部位渗出减少,炎性细胞浸润不突出,因此炎症反应常不充分,感染的症状和体征往往缺乏或不明显,因而感染的部位常常难以确定,如感染部位红肿反应不重,常无脓液出现;发生肺炎时炎性渗出少,不易出现典型的症状和体征,X 线检查也可为阴性。发热是血液病感染的早期临床表现,一般认为对体温升至 38℃以上的粒细胞减少的患者,在停止输液输血后2.5 小时仍不退热时,应考虑感染的可能,需做详细的体格检查、必要的理化检查和寻找细菌学证据。

2. **感染易扩散,病情严重**　由于细菌的繁殖及其毒素作用,局部可出现严重的出血和坏死;或者由于炎性反应较轻使炎症不易局限,局部感染常扩散为全身感染,导致败血症或感染中毒性休克等严重感染形式,病死率高。

3. **多种感染,不易确定致病菌**　多种微生物及条件致病菌同时存在,难以确定何者为主要致病菌,再由于条件致病菌通常在使用抗生素过程中发生,此时造成的二重感染的致病菌常对所用抗生素不敏感或产生耐药,因而治疗的难度大。

4. **易感染部位**　常见的感染部位为口腔、肺部、肛周及皮肤,其次为胃肠道、泌尿道及鼻咽部;长期放置静脉插管也易感染。部分患者的感染部位不易查明。致病菌常为白念珠菌、铜绿假单胞菌、大肠杆菌、葡萄球菌等。

二、血液系统疾病常见感染源及微生物

1. **细菌** 革兰氏阴性杆菌是最常见的致病菌,包括克雷伯杆菌、大肠埃希菌、假单胞菌属、黏质沙雷氏菌和变形杆菌。其中克雷伯杆菌是最常见的院内感染病原体。铜绿假单胞菌尤其多见于粒细胞缺乏及免疫抑制患者。这些细菌会引起多种感染性疾病,常表现为肺炎、尿路感染、软组织感染、败血症、原发性菌血症、脑膜炎及关节炎等,感染发生时常伴有寒战、高热等症状,常累及两个或两个以上的器官,表现为多重性。表皮葡萄球菌、金黄色葡萄球菌、难治梭状芽孢杆菌、粪肠球菌是常见的革兰氏阳性院内感染病原体。表皮葡萄球菌是置管部位感染最常见的病原菌。金黄色葡萄球菌能引起粒细胞缺乏及免疫抑制患者皮肤脓肿、蜂窝织炎、脓毒血症、肺炎、肺脓肿及其他脏器脓肿。

2. **真菌** 这类感染中最常见的致病菌是念珠菌和曲霉菌。真菌感染常常发生在持续性中性粒细胞减少、淋巴瘤或慢性淋巴细胞白血病患者中。念珠菌属是引起真菌感染最主要的病原菌,可引起黏膜损伤,导致鹅口疮、喉支气管炎、阴道炎等,并可侵入深层重要器官,肝、脾、肾和肺是最常累及的深层器官。曲霉菌和毛霉菌也可能引起侵袭性疾病。这些病原菌往往会定植在器官表面,引起鼻窦和支气管肺炎。长期应用糖皮质激素的白血病和淋巴瘤患者,其细胞免疫功能受损,容易受到隐球菌、曲霉菌、球孢子菌、组织胞浆菌和念珠菌的感染。

3. **病毒** 病毒感染在细胞免疫功能受损的患者中多发生,常见的致病病毒有单纯疱疹病毒(herpes simplex virus,HSV)、水痘-带状疱疹病毒(varicella-zoster virus,VZV)、巨细胞病毒(cytomegalovirus,CMV)、呼吸道合胞病毒(respiratory syncy-tial virus,RSV)、流感病毒、副流感病毒及腺病毒等。皮肤病变和黏膜炎通常由单纯疱疹病毒所致;带状疱疹病毒引起的感染较为严重,并有播散倾向。

4. **原虫** 常见的为耶氏肺孢子虫和弓形虫。耶氏肺孢子虫是一种普遍存在的内源性寄生虫,会导致中性粒细胞减少和细胞免疫缺陷的患者发生肺炎,特别是糖皮质激素治疗减量或停药后经常出现此类感染。弓形虫可以引起淋巴瘤或慢性淋巴细胞白血病患者发生脑脓肿,尤其常见于糖皮质激素治疗的病例。

5. **分枝杆菌感染** 在全世界范围内,血液系统恶性肿瘤患者存在较高的结核分枝杆菌感染率。一线抗结核治疗药物包括利福平、异烟肼、吡嗪酰胺和乙胺丁醇,推荐联合治疗。多药耐药结核感染的治疗比较困难,而且预后不良。

三、血液系统疾病常用抗感染药物特点

1. **常用抗感染药物的种类** 对于血液系统疾病所发生的感染,常需要使用到抗感染药物。抗感染药物是指用于治疗病原微生物所致感染性疾病的药物,此类药物选择性地作用于病原微生物,抑制或杀灭病原体而对人体细胞几乎没有损害。主要包括抗菌药物(antibacterial drugs)、抗真菌药物(antifungal drugs)和抗病毒药物(antiviral drugs)。抗菌药物是指对细菌有抑制或杀灭作用的药物,包括抗生素和人工合成抗菌药物,如喹诺酮类等;抗真菌药物是指具有抑制或杀死真菌,进而影响其生长或繁殖作用的药物,如两性霉素 B 等;抗病毒药物是指治疗病毒所致感染的药物,如干扰素等。

2. **常用抗感染药物的抗微生物谱** 抗感染药物的抗微生物谱是指一种或一类抗感染药物所能抑制(或杀灭)微生物的类、属、种范围,可分为广谱抗感染药物和窄谱抗感染药物两类。广谱抗感染药物指对多种病原微生物有效的药物,如广谱青霉素、广谱头孢菌素、两性霉素 B、干扰素等;窄谱抗感染药物指仅对一种或局限于某属病原微生物有作用的药物,如抗结核分枝杆菌的异烟肼、抗疱疹病毒的阿昔洛韦等。在临床应用中,抗感染药物的抗性谱是临床用药的选择基础。

3. **常用抗感染药物的药敏及耐药性** 药敏指的是药物对病原体的敏感性,敏感性高即药物对病

原体感染有较好的治疗效果。耐药性（drug resistance）指病原微生物对抗生素等药物所产生的耐受和抵抗能力，也即药物敏感性降低甚至消失的现象。耐药性的产生使正常剂量的药物不再发挥应有的治疗效果，甚至使药物完全无效，导致疾病的治疗困难，并容易使疾病蔓延。当长期使用抗感染药物时，占多数的敏感株不断被杀灭，而耐药株会大量繁殖代替敏感株，从而使微生物对该种药物的耐药率不断升高。目前大多认为抗感染药物的不合理使用是产生耐药性的主要原因。

耐药性根据其发生原因可分为天然耐药性（natural resistance）和获得性耐药（acquired resistance）。天然耐药性又称固有耐药（intrinsic resistance），是由微生物染色体基因所决定的，可代代相传，不会发生改变，如大肠埃希菌对万古霉素天然耐药。获得性耐药是由于敏感的微生物发生基因突变或获得外源性耐药基因所产生的，此方式可改变微生物自身的代谢途径，使其避免被药物抑制或杀灭，如金黄色葡萄球菌获得 *mecA* 基因，产生对 β- 内酰胺类抗菌药物的耐药性。

不同种类药物的耐药机制也不同：抗菌药物的耐药机制有四种：①产生灭活酶，一是水解酶，二是钝化酶又称合成酶；②抗菌药物的渗透屏障发生改变，使抗菌药物不易进入菌体或快速从菌体内排出；③细菌体内靶位结构发生改变，使药物不易与之结合；④细菌代谢状态的改变、营养缺陷及外界环境的改变等都会引起耐药性的增加。抗真菌药物的耐药机制主要为药物作用靶位的改变导致药物与靶点的结合能力降低。作用靶位可分为细胞膜、核酸合成、细胞壁等，如真菌细胞膜中的麦角甾醇结构发生改变，导致细胞膜的流动性改变，从而降低了药物对细胞膜的亲和力。抗病毒药物的耐药机制主要为药物作用靶位及相关通路分子的改变，如阿昔洛韦耐药性的产生与胸腺嘧啶核苷激酶（TK）的基因突变密切相关，而 TK 是此药物发挥作用的第一步反应位点。

如今细菌对多种抗菌药物的耐药性即多重耐药现象也越来越严重，已成为全球关注的热点问题；而超级细菌则泛指临床上出现的对多种抗菌药物均耐药的细菌，如耐甲氧西林金黄色葡萄球菌（MRSA）等。对超级细菌的治疗已经成为全球科学家研究的新挑战。

为防止和减少耐药性的产生，需注意以下两个方面：一是坚持合理用药，二是不断改进和研制新的药物。由于耐药性的产生往往与用药剂量不当、长期盲目使用药物等做法有密切关系，所以合理用药是防止和减少耐药性产生的重要一环。

4. 常用抗感染药物的血液毒性　感染性疾病仍为目前临床最常见的疾病，抗感染药物和其他药物一样虽然对疾病有治疗作用，但也会引起毒副反应。抗感染药物所致的过敏反应，肝、肾毒性，胃肠道反应等是众所周知的，但对血液系统的毒性也是较为常见的。

抗感染药物所导致的血液系统毒性可表现为溶血性贫血、白细胞减少或粒细胞缺乏、血小板减少和凝血异常、药物相关性再生障碍性贫血等。

为避免抗感染药的血液毒性作用，临床医师应严格掌握药物适应证，注意给药途径、剂量、输注速度、单次用药剂量、总剂量等，同时在用药过程中注意监测患者血象、凝血功能，一旦发生血液系统损害应立即停药并予相应治疗，最大程度地降低药物毒性。

5. 常用抗感染药物的联合用药　许多血液系统疾病患者存在感染的风险，包括严重遗传性或获得性的中性粒细胞减少症和再生障碍性贫血、中性粒细胞功能缺陷以及接受导致强烈骨髓抑制化疗的患者。由于细胞毒性化疗药物抑制了正常造血系统功能，在化疗期间常常出现全血细胞减少现象。化疗后中性粒细胞减少期间，大多数患者都会发生感染。所以对于血液病患者，应准确监测，及时治疗。

对于血液病患者，当判断为感染性疾病后，可根据血液专科的特点、感染部位和病房的细菌学监测资料来推测可能的致病微生物，并采取经验用药的方式尽早开始治疗，同时积极寻找病灶及病原体。一般来说首先考虑细菌感染，其次是真菌，然后是病毒，最后考虑其他特殊感染，如结核、肺孢子菌、支原体、衣原体等。在确诊病原体的过程中，可采取经验治疗；当检测结果出来后，应根据确诊病原体对用药方案进行合理调整。

血液病患者发生细菌感染的概率较大，并且产生耐药性的细菌菌株也较多，所以对于抗菌药物的使用更应该注意联合用药原则。

抗菌药物联合用药的适应证有以下几种：①不明病原体的严重细菌性感染，为扩大抗菌范围可选联合用药，待细菌诊断明确后即调整用药；②单一抗菌药物尚不能控制的感染，如腹腔穿孔所致的腹膜感染；③结核病慢性骨髓炎需长期用药治疗；④两性霉素 B 在治疗隐球菌脑炎时可合用氟胞嘧啶，减少两性霉素 B 的毒性反应；⑤大剂量青霉素治疗细菌性脑膜炎时可加入磺胺等，联合用药的目的是利用药物的协同作用而减少用药剂量和提高疗效，从而降低药物的毒性和不良反应。

根据抗菌药物联合应用的可能效果，一般将抗菌药物作用性质分为四类：Ⅰ为繁殖期杀菌药，可影响细菌细胞壁的合成或核酸代谢，如 β- 内酰胺类抗生素；Ⅱ为静止期杀菌药，可作用于细菌蛋白质的合成，进而阻止异常蛋白质释放，使细菌细胞膜通透性增加致使细菌死亡，如氨基糖苷类抗生素；Ⅲ为快速抑菌药，能抑制细菌蛋白质的合成，如四环素、大环内酯类；Ⅳ为慢速抑菌药，可干扰敏感菌的叶酸代谢而抑制生长繁殖，如磺胺类药物等。当采取联合用药应用上述的两类抗菌药时，会产生四种效果：Ⅰ+Ⅱ为协同、Ⅰ+Ⅲ为拮抗、Ⅲ+Ⅳ为相加、Ⅰ+Ⅳ为无关。为达到联合用药的目的，需根据抗菌药物的作用性质进行合理联用。

综上，在应用各类抗感染药物治疗致病微生物所引起的感染时，应了解生物机体、抗感染药物及致病微生物之间的相互联系(图 5-2)，在此基础上对患者给予合理用药，起到良好的治疗效果的同时避免耐药性的产生。

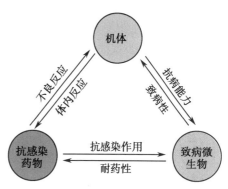

图 5-2 机体 - 抗感染药物 - 致病微生物之间的相互联系

四、血液系统疾病常用抗感染药物

(一) 抗菌药物

抗菌药物是指对细菌有抑制或杀灭作用的药物，包括抗生素和人工合成抗菌药物如喹诺酮类等。抗生素是由各种微生物包括细菌、真菌、放线菌属所产生的具有抗病原体或其他活性的一类次级代谢产物，是能杀灭或抑制其他微生物生长的化学物质。临床常用的抗菌药物列举如下。

1. β- 内酰胺类抗生素 β- 内酰胺类抗生素(β-lactam antibiotics)是一类含有 β- 内酰胺环的抗生素，包括青霉素类、头孢菌素类、碳青霉烯类和 β- 内酰胺酶抑制剂及其复方制剂等。该类抗生素抗菌活性强、范围广、毒性低、疗效高、适应性广，且品种多。β- 内酰胺类抗生素的作用机制为作用于细菌胞质膜上的青霉素结合蛋白(penicillin-binding proteins, PBPs)，抑制细菌细胞壁的合成，使菌体失去渗透屏障而膨胀、裂解，同时借助细菌的自溶酶溶解作用而发挥抗菌作用。因 β- 内酰胺类抗生素对已合成的细胞壁无作用，故只对处于繁殖期的细菌作用较强。哺乳动物的细胞由于没有细胞壁，所以 β- 内酰胺类抗生素对人体毒性很小。

(1)青霉素类抗生素

1)阿莫西林：阿莫西林(amoxicillin)为广谱青霉素类，耐酸、可口服，抗菌谱和抗菌活性与氨苄西林相似。阿莫西林穿透细胞壁的能力强，口服后药物分子中的内酰胺基立即水解生成肽键，迅速和菌体内的转肽酶结合使之失活，切断了菌体依靠转肽酶合成糖肽用来建造细胞壁的唯一途径，使细菌细胞迅速成为球形体而破裂溶解，菌体最终因细胞壁损失、水分不断渗透而胀裂死亡。此药主要用于敏感菌所致的呼吸道、尿路、胆道感染以及伤寒治疗。本药可与氟氯西林组成复方制剂，抗菌效果更好。不良反应以恶心、呕吐、腹泻等消化道反应和皮疹为主，对青霉素 G 过敏者禁用。

2)哌拉西林：哌拉西林(piperacillin)是抗铜绿假单胞菌广谱青霉素类药物。哌拉西林对革兰氏阴性杆菌，特别对是铜绿假单胞菌有很强的抗菌作用。其作用机制为通过抑制细菌细胞壁合成发挥杀菌作用。此药不耐酶，对产青霉素酶的金黄色葡萄球菌无效。主要用于治疗铜绿假单胞菌、大肠埃希菌、变形杆菌、流感杆菌、伤寒沙门菌等所致的呼吸道、泌尿道、胆道感染和败血症。采用肌内注射和静脉给药的方式，该药不良反应为出现皮疹、皮肤瘙痒等反应。

(2) 头孢菌素类抗生素：头孢菌素类与青霉素类有相似的理化特性、生物活性、作用机制和临床应用，具有抗菌谱广、杀菌力强、对 β- 内酰胺酶较稳定以及过敏反应少等特点。细菌对头孢菌素会产生耐药性。头孢菌素类药物毒性较低，不良反应较少，常见有过敏反应，与青霉素类有交叉过敏现象。头孢菌素类药物发展较快，目前已研发五代头孢菌素，在临床应用中需要根据患者具体情况及院内情况等选择用药，一般而言选择三代及以上代数的头孢菌素药物。

1) 头孢他啶：头孢他啶 (ceftazidime) 为半合成的第三代头孢菌素，抗菌机制为影响细菌细胞壁的合成，导致细菌溶菌死亡。临床适用于敏感革兰氏阴性杆菌所致的败血症、下呼吸道感染、腹腔和胆道感染、复杂性尿路感染和严重皮肤软组织感染等；对于由多种耐药革兰氏阴性杆菌引起的免疫缺陷者感染、医院内感染以及革兰氏阴性杆菌或铜绿假单胞菌所致中枢神经系统感染尤为适用。可静脉注射或静脉滴注。不良反应较少，偶见皮疹、恶心、腹泻、腹痛等；对青霉素类抗生素过敏的患者慎用。

2) 头孢吡肟：头孢吡肟 (cefepime) 为第四代头孢菌素，其抗菌谱较第三代广。抗菌机制为影响细菌细胞壁的合成和代谢。此药物对多种革兰氏阳性和阴性菌均有较强的抗菌活性，可静脉注射。不良反应少而轻，偶见皮疹、恶心、腹泻等；对其他头孢菌素类药过敏者禁用。

(3) 碳青霉烯类抗生素：碳青霉烯类 (carbopenems) 抗生素的化学结构与青霉素类似，包括亚胺培南、美罗培南、帕尼培南及多利培南等药物。

1) 亚胺培南：亚胺培南 (imipenem) 又称亚胺硫霉素，是对硫霉素进行化学结构改造后得到的抗菌谱广、抗菌活性强、耐酶且稳定的一种药物。该药对 PBPs 亲和力强，但不宜口服，在体内易被脱氢肽酶水解失活，临床所用为此药与西司他汀 (cilastatin) 等量配比的复方注射剂。临床主要用于革兰氏阳性和革兰氏阴性需氧菌及厌氧菌所致的各种严重感染。常见不良反应为恶心、呕吐、腹泻、药疹和静脉炎等。

2) 美罗培南：美罗培南 (meropenem) 对肾脱氢肽酶稳定，因此不需要联合脱氢肽酶抑制药使用。

(4) β- 内酰胺酶抑制药及其复方制剂：β- 内酰胺酶抑制药 (β-lactamase inhibitors) 主要针对细菌产生的 β- 内酰胺酶而发挥作用，目前临床常用的有 3 种，即克拉维酸 (clavulanic acid)、舒巴坦 (sulbactam)、他唑巴坦 (tazobactam)。此类药物与有相似药代动力学特征的抗生素联合使用时，有利于更好地发挥协同作用。

绝大部分 β- 内酰胺类抗生素制剂都是单独应用，但易产生耐药性，导致其抗菌效果下降，还会出现不良反应；为加强 β- 内酰胺酶抗生素的疗效，临床上普遍使用复方制剂，如哌拉西林和他唑巴坦、氨苄西林和舒巴坦、阿莫西林和克拉维酸、头孢噻肟与舒巴坦、亚胺培南与西司他汀等。

2. 万古霉素类抗生素　万古霉素类抗生素属于糖肽类抗生素，包括万古霉素 (vancomycin)、去甲万古霉素 (norvancomycin) 和替考拉宁 (teicoplanin) 等。作用机制为与肽聚糖结合，阻断细胞壁合成而杀灭细菌，临床可对革兰氏阳性菌产生强大杀菌作用，尤其是耐甲氧西林金黄色葡萄球菌 (MRSA) 和耐甲氧西林表皮葡萄球菌 (MRSE)，目前临床中常用替考拉宁。可采用静脉给药。不良反应有耳鸣、听力减退等耳毒性、肾毒性，偶尔发生过敏反应。

3. 氨基糖苷类抗生素　氨基糖苷类 (aminoglycosides) 属于有机碱，有高效的抗菌作用，对需氧革兰氏阴性杆菌有抑菌作用。此类药物包括链霉素、卡那霉素、新霉素、庆大霉素、阿米卡星等。其抗菌机制为干扰蛋白质的起始、延长和终止而抑制细菌蛋白质合成，此外还可破坏细菌胞质膜的完整性。在临床中常选择庆大霉素进行治疗。

庆大霉素 (gentamicin) 抗菌谱广，是治疗各种革兰氏阴性杆菌感染的主要抗菌药，尤其对沙雷菌属作用更强，为氨基糖苷类药物的首选药。临床主要用于敏感需氧革兰氏阴性杆菌所致的全身感染，如脑膜炎、呼吸道、泌尿道、皮肤软组织、胃肠道、骨关节感染等；还可用于术前预防和术后感染。其口服吸收很少，肌内注射吸收迅速而完全。不良反应为耳毒性、肾毒性，偶可发生过敏反应。

4. 喹诺酮类抗菌药

（1）左氧氟沙星：左氧氟沙星（levofloxacin tablets）是喹诺酮类抗菌药物的一种，抗菌谱广，抗菌作用强。其作用机制是通过抑制细菌 DNA 解旋酶的活性，阻止细菌 DNA 的合成和复制而导致细菌死亡。临床上对大多肠杆菌科细菌和流感嗜血杆菌、嗜肺军团菌、淋病奈瑟菌等革兰氏阴性菌有较强的抗菌活性；对金黄色葡萄球菌、肺炎链球菌等革兰氏阳性菌和肺炎支原体、肺炎衣原体等也有抗菌作用；但对厌氧菌和肠球菌的作用较差。其口服生物利用度接近 100%。其不良反应较少且轻微。

（2）环丙沙星：环丙沙星（ciprofloxacin）属于喹诺酮类药物，其抗菌谱广、抗菌作用强、口服吸收良好。其作用机制为抑制 DNA 的合成和复制而导致细菌死亡。该药对铜绿假单胞菌、流感嗜血杆菌、大肠埃希菌等革兰氏阴性菌的抗菌活性高于多数氟喹诺酮类药物；主要用于对其他抗菌药产生耐药的革兰氏阴性杆菌所致的呼吸道、泌尿生殖道、消化道、骨关节和皮肤软组织感染。不良反应常为恶心、呕吐等胃肠道反应，具有中枢神经系统毒性、光毒性等。

此外，由于血液病患者常有一个或多个危险因素存在，其免疫功能低下，在疾病的任何时期均易出现细菌感染，特别是随着中性粒细胞缺乏时间的延长，细菌感染可能性明显增加。血液病患者细菌感染的临床表现与免疫功能正常的人群的不同之处为：①临床表现常不典型，不易形成局部病灶；②早期确诊困难，病情较凶险且进展迅速，死亡率较高；③混合感染多，可为多种细菌混合感染，也可出现细菌、真菌、病毒等混合感染，且极易扩散；④多为院内感染，耐药率高，常规抗菌治疗效果差。

对于免疫功能严重低下的血液病患者，若体温超过 38℃持续两小时以上，且可除去其他原因时，则应先考虑细菌感染的可能性，须立即进行经验性治疗；初始经验治疗的策略是降阶梯或升阶梯治疗时，需要根据患者的临床特点决定，即患者的免疫功能状态、感染的严重程度和进展情况。如果患者免疫功能严重低下、感染的病情危重、进展迅速，选择降阶梯治疗就比较适宜；相反的情况可以考虑升阶梯治疗。治疗药物的选用应综合考虑患者免疫功能低下的时间（主要是中性粒细胞缺乏的时间）、感染部位及各院病原菌流行情况。应根据所推测的可能致病菌选用抗生素，降阶梯方案尽量选用广谱高效的杀菌剂，应尽可能覆盖所有可能的病原菌（至少要覆盖前 3~4 位常见病原菌，特别是铜绿假单胞菌）；降阶梯方案常用的抗生素组合有 4 种：①氨基糖苷类 +β- 内酰胺类抗生素；②两种 β- 内酰胺类抗生素；③单用广谱抗生素，如亚胺培南；④万古霉素 + 氨基糖苷类 +β- 内酰胺类抗生素。升阶梯方案一般在原来预防用药基础上升级，选用半合成青霉素或头孢菌素类，严重可选用碳青霉烯类，联合或不联合氨基糖苷类。在获知病原体检测结果后，根据病原体种类、患者自身情况及院内情况来调整用药。

一般认为接受强化疗或骨髓移植者的重度粒细胞缺乏阶段、粒细胞缺乏期持续较长时间者可以谨慎使用 β- 内酰胺类或新一代氟喹诺酮类抗生素预防感染；然而大多数血液病患者预防性使用抗生素是没有必要的，而且预防感染往往存在使用不恰当的问题，既会助长耐药株的出现及发生二重感染，又造成浪费。

抗生素及人工合成抗菌药物的发明与应用是 20 世纪医药领域最伟大的成就之一。抗菌药物的应用有效地缓解或治愈了各种严重的细菌感染，显著降低了各种严重细菌感染性疾病的死亡率，进而掀起了抗菌药物研发和广泛应用的新潮。20 世纪中叶，已上市的抗生素原料药已达 500 余种，其中临床常用品种亦高达百余种。20 世纪 70 年代后期，研究人员发现一些原本有效的抗菌药物达不到原有效果，即致病细菌对药物产生了耐药。20 世纪 80 年代末，又一次发现许多患者感染的结核分枝杆菌出现了多重耐药性。事实证明，临床所用的有效的抗菌药物都有可能出现耐菌株，而且不少致病菌还会出现多重耐药性，致病菌耐药性的发生和蔓延已构成对人类健康的严重威胁。20 世纪后，因抗菌药物的广泛使用还引发了许多严重的药物不良反应，在应用广谱抗生素及人工合成抗菌药物的治疗过程中，还可能导致人体菌群失调，甚至引发二重感染，一些耐药菌群在体内的迅速繁殖，成为引起许多重病患者死亡的直接原因。

耐药菌感染已成为全球面临的严峻挑战，近年来针对耐药菌的新药研发取得了较大的进展，例如特拉万星、头孢洛林以及非达霉素等新型药物。目前也有正处于研发中的抗菌药物,例如 β- 内酰胺类药物的一种,BAL30072 可促使药物通过细菌表面的铁载体受体进入到菌体中,继而对多种 β- 内酰胺酶起到抗菌活性;Avibactam 是 β- 内酰胺酶抑制剂的一种,可有效广谱抑制 A 类和 C 类 β- 内酰胺酶,同时在与头孢他啶联合应用时,可对多种多重耐药肠杆菌科细菌起到抗菌作用。总的来看,新药的研发是基于细菌结构的变化、旧药的加工等方面。

造成抗菌药物耐药性迅速发展、严重药物不良反应频繁发生的根本原因是抗菌药物的滥用。所以在应用中一定要遵循“最小有效剂量、最短必需疗程”的原则。杜绝抗生素及合成抗菌药物的滥用。

（二）抗真菌药物

抗真菌药物(antifungal agents)是指具有抑制或杀死真菌,进而影响其生长或繁殖的药物。临床上真菌感染一般可见表浅部真菌感染和深部真菌感染,前者常由各种癣菌引起,主要侵犯皮肤、毛发、指 / 趾甲、口腔或阴道黏膜等,发病率高;后者多由白念珠菌和新型隐球菌引起,主要侵犯内脏器官和深部组织,病情严重,死亡率也高。当发生真菌感染时,要及时根据患者情况和医院菌群选择合适的抗真菌药物。临床常用的抗真菌药物如下。

1. **两性霉素 B**　两性霉素 B(amphotericin B)属于多烯类抗生素的一种,已成为治疗各种严重真菌感染的首选药之一,但因毒性较大,限制了其广泛应用。两性霉素 B 的新剂型如脂质体剂型、脂质体复合物、胶样分散剂型等均可降低其毒性,提高疗效。两性霉素 B 几乎对所有真菌均有抗菌活性,为广谱抗真菌药。对新型隐球菌、白念珠菌、芽生菌等有较强的抑菌作用,高浓度时有杀菌作用。两性霉素 B 可选择性地与真菌细胞膜中的麦角固醇结合,从而改变膜通透性,引起真菌细胞内小分子物质和电解质外渗,致使真菌停止生长或死亡。哺乳动物的红细胞、肾小管上皮细胞的胞质膜含有固醇,故可致溶血、肾损害等毒性反应。但由于本品与真菌细胞膜上麦角固醇的亲和力大于对哺乳动物细胞膜中固醇的亲和力,故对哺乳动物细胞的毒性相对较低。

静脉滴注用于治疗深部真菌感染;真菌性脑膜炎时,除静脉滴注外,还需鞘内注射。口服仅用于肠道真菌感染。局部应用治疗皮肤、指甲及黏膜等表浅部真菌感染。两性霉素 B 的不良反应较多,常见寒战、发热、头痛、呕吐、厌食、贫血、低血压、低血钾、低血镁、血栓性静脉炎、肝功能损害、肾功能损害等。

2. **伏立康唑**　伏立康唑(voriconazole)为广谱抗真菌药,对多种条件性真菌和地方流行性真菌均有抗菌活性,对多种耐氟康唑、两性霉素 B 的真菌深部感染有较好的治疗作用。伏立康唑口服后生物利用度达 90%,亦可静脉给药,因其血浆蛋白结合率较高,能分布到各组织和体液内。不良反应主要为胃肠道反应,较易耐受。

3. **伊曲康唑**　伊曲康唑(itraconazole)抗真菌谱广。可有效治疗深部、皮下及浅表真菌感染,已成为治疗罕见真菌如组织胞浆菌感染和芽生菌感染的首选药物。口服吸收良好,不良反应发生率低,主要不良反应为胃肠道反应、头痛、头晕、低血钾、高血压、水肿和皮肤瘙痒等。肝毒性明显低于酮康唑。

4. **卡泊芬净**　卡泊芬净(caspofungin)为棘白菌素类抗真菌药物,是葡聚糖合成酶抑制剂,能有效抑制 β-1,3-D- 葡聚糖的合成,从而干扰真菌细胞壁的合成。此药有广谱抗真菌活性,对白念珠菌、热带念珠菌等有良好的抗菌活性,对大部分丝状真菌和双相真菌(又称双态性真菌)也有抗菌活性。临床上主要用于治疗念珠菌败血症、食管念珠菌病;难治性或不能耐受其他治疗如两性霉素 B、两性霉素 B 脂质体制剂和由念珠菌感染引起的腹腔脓肿、腹膜炎和腹腔感染等的治疗。不良反应有皮疹、颜面肿胀、瘙痒等,还可见过敏反应。

以上四种药物中,伏立康唑、伊曲康唑和卡泊芬净均属于唑抗真菌药,此外还包括酮康唑、氟康唑等药物。唑类药物可干扰真菌细胞中麦角固醇的生物合成,使真菌细胞膜缺损,增加膜通透性,进而抑制真菌生长或使真菌死亡。此三种药物对人体细胞色素 P450 的亲和力较低,而对真菌细胞色素 P450 具有较高亲和力,因此毒性较小,且抗菌活性更高,是目前临床中常用药物。

此外,由于真菌侵袭性感染无特异性的临床表现且病原体检出需要一定时间,然而延误治疗又会致使患者病情加重,因此经验治疗尤为重要。患者在免疫缺陷、长期应用激素或免疫抑制剂治疗后出现不明原因发热,广谱药物治疗 96h 无效者,或者起初有效但 3~7d 后再次出现发热情况下,可进行抗真菌的经验治疗,同时需积极寻找病因。近年来,对于血液恶性肿瘤及造血干细胞移植患者,曲霉菌和非白念珠菌感染的情况明显增多,白念珠菌感染发生率降低,氟康唑已不适合作为首选用药。所以经验治疗一般选择伊曲康唑、两性霉素 B、伏立康唑及卡泊芬净等抗菌谱较广的抗真菌药物。在引起患者发生感染的病原菌检测结果确定后,可根据病原菌种属、药物抗菌谱、价值/效能及患者具体情况调整用药,给予患者最合适的救治方法。

近 30 年来,由于免疫受损或缺陷患者的不断增多(如肿瘤放化疗、骨髓移植、免疫抑制剂使用、艾滋病流行等)、侵入性置管患者的增多(如深静脉营养、机械呼吸等)、胃肠道菌群失调患者的增多(如使用广谱抗生素、胃肠道复杂手术等),侵袭性真菌感染的发病率呈现一直上升趋势。目前临床上抗侵袭性真菌感染常用药物包括三唑类、多烯类、棘白菌素类等,然而上述药物并不能满足临床出现的复杂情况的需要,所以侵袭性真菌感染的死亡率依旧居高不下。相较于传统抗真菌药物,近几年出现的或依旧处于临床研发阶段的抗真菌感染新药具有相对独特的优势,如作用于细胞壁的新型葡聚糖合成酶抑制 CD101 剂和 SCY-078、几丁质合成酶抑制剂尼可霉素 Z、GPI 锚定蛋白抑制剂 APX001;作用于细胞膜的 CYP51 抑制剂 VT-1161 和 VT-1129、破坏细胞膜通透性药物 CAmB;影响细胞代谢的嘧啶合成抑制剂 F901318,以及生物制剂包括细胞表面凝集素样序列 3 蛋白疫苗(NDV-3)和抗真菌感染抗体 Mycograb 等抗真菌药物,这些药物经过严格的临床试验批准上市后将会对临床治疗侵袭性真菌感染具有重大意义。

(三) 抗病毒药物

病毒感染在细胞免疫功能受损的血液病患者中多发,常见的致病病毒有巨细胞病毒(CMV)、单纯疱疹病毒(HSV)、呼吸道合胞病毒(RSV)、水痘-带状疱疹病毒(VSV)、流感病毒、副流感病毒及腺病毒等。

病毒是由贮存遗传物质的核酸和蛋白质外壳组成的胞内寄生微生物。病毒感染过程可分为:吸附、侵入易感细胞、脱壳、合成核酸多聚酶、生物合成、组配病毒颗粒、从宿主细胞释放病毒。抗病毒药物即通过干扰上述步骤发挥作用,其作用机制主要包括:①竞争细胞表面的受体,阻止病毒的吸附;②阻碍病毒穿入和脱壳;③阻碍病毒生物合成;④增强宿主抗病能力。因病毒核酸的复制和装配由宿主细胞进行,所以抗病毒药在抑制病毒的同时亦对宿主细胞产生一定毒性。因此,研究病毒与宿主之间的差异,研发针对病毒特异性靶位的高效抗病毒药物仍是人类面临的挑战。

临床常用的抗病毒药物列举如下。

1. 利巴韦林　利巴韦林(ribavirin)是一种人工合成的鸟苷类衍生物,为广谱抗病毒药,对多种 RNA 和 DNA 病毒有效,例如肝炎病毒、腺病毒、疱疹病毒和呼吸道合胞病毒等。其作用机制为药物进入被病毒感染的细胞后迅速磷酸化,其产物作为病毒合成酶的竞争性抑制剂,抑制肌苷单磷酸脱氢酶、流感病毒 RNA 多聚酶和 mRNA 鸟苷转移酶,从而引起细胞内鸟苷三磷酸的减少,损害病毒 RNA 和蛋白合成,使病毒的复制与传播受阻。此药一般口服吸收迅速,也可透过胎盘,也能进入乳汁。在临床上对急性甲型和丙型肝炎有一定疗效,治疗呼吸道合胞病毒肺炎和支气管炎效果较好,通常以小颗粒气雾剂给药,流感也用气雾剂给药,而其他大多数病毒感染则通过静脉注射治疗。常见不良反应有贫血、乏力等。

2. 干扰素　干扰素(interferon,IFN)是机体细胞在病毒感染受其他刺激后,体内产生的一类抗病毒的糖蛋白物质,具有广谱抗病毒活性,可以通过抗病毒作用和免疫调节作用而发挥抗病毒感染效应。已被证明有抗病毒作用的 IFN 有 3 种,即 IFN-α、IFN-β 和 IFN-γ。几乎所有细胞均能在病毒感染及多种其他刺激下产生 IFN-α 和 IFN-β,而 IFN-γ 的产生仅限于 T 淋巴细胞和自然杀伤细胞。IFN-α 和 IFN-β 具有抗病毒和抗增生作用,可刺激淋巴细胞、自然杀伤细胞和巨噬细胞的细胞毒作用。IFN-γ

的抗病毒和抗增生作用较弱,但免疫调节作用较强。

IFNs 为广谱抗病毒药,对病毒穿透细胞膜、脱壳、mRNA 合成、蛋白翻译后修饰、病毒颗粒组装和释放均可产生抑制作用。对不同病毒,IFNs 的主要作用环节不同,不同病毒对 IFNs 的敏感性差异也较大。IFNs 与细胞内特异性受体结合,进而影响相关基因,导致抗病毒蛋白的合成。临床主要用于急性病毒感染性疾病如流感及其他上呼吸道感染性疾病、病毒性心肌炎、流行性腮腺炎等和慢性病毒性感染如慢性活动性肝炎、CMV 慢性感染等。在此之外,干扰素还广泛用于肿瘤治疗。干扰素常见的不良反应为一过性发热、恶心、呕吐、疲乏、纳差等流感样反应,偶有骨髓抑制、肝功能障碍,但反应为一过性,停药后即消退。

3. **阿昔洛韦**　阿昔洛韦(acyclovir)为人工合成的嘌呤核苷类化合物,可特异性抑制疱疹类病毒。阿昔洛韦是多途径用药的高效抗 HSV 药物,其抗 HSV 的活力约比碘苷强十倍。其作用机制为阿昔洛韦在被感染细胞内被 HSV 基因编码的特异性胸苷激酶磷酸化,抑制疱疹病毒 DNA 多聚酶并掺入病毒 DNA 中,进而抑制病毒的 DNA 合成。阿昔洛韦与 HSV 胸苷激酶有高度亲和力,因此对病毒复制有高度选择性抑制作用,而对宿主细胞影响较小。在临床上被广泛用于治疗 HSV 感染,是治疗 HSV 感染的首选药。阿昔洛韦的不良反应较少:滴眼及外用可产生局部轻微疼痛;口服后有呕吐、腹泻,偶见发热、头痛、低血压、皮疹等;静脉滴注除上述反应外,还偶有血尿素氮及肌酐水平升高。

4. **更昔洛韦**　更昔洛韦(ganciclovir)为阿普洛韦衍生物。伐更昔洛韦(valganciclovir)为更昔洛韦的前体药物,为口服抗疱疹病毒药物。更昔洛韦对 HSV、VZV 的作用机制与阿昔洛韦相似,但对 CMV 的抑制作用强于阿昔洛韦。在临床应用中,更昔洛韦和伐更昔洛韦主要用于防治免疫缺陷和免疫抑制患者的 CMV 视网炎、CMV 肺炎和肠道感染,还可用于预防和治疗器官移植者和艾滋病患者的 CMV 感染。本药口服不易吸收,多采用静脉滴注给药。不良反应主要为骨髓抑制,表现为中性粒细胞和血小板减少;中枢神经系统毒性反应也较常见,如神经痛、头痛等;其他如皮疹、肝功能异常、药性热、恶心呕吐等。

对于近三十年获批的抗病毒药物中,艾滋病药物数量依旧最多,其次是丙型肝炎病毒和乙型肝炎病毒药物,另外还有治疗流感和巨细胞病毒的药物获批较多。随着医疗技术和科学条件的发展、病毒的逐渐进化、患者产生耐药等情况的出现,新的抗感染药物或者新的药物治疗方式仍是研究人员所面对的挑战。

以人巨细胞病毒为例,人巨细胞病毒广泛存在于人类群体中,易通过直接接触体液传播,在大多数成年人的血清中呈阳性,但是对于健康个体,原发性感染是良性的,无症状或受自我限制;但对于免疫功能受损人群具有较大的影响,例如移植者易发生器官排斥,新生儿易发生出生缺陷和发育障碍。然而,目前尚无预防人巨细胞病毒感染的疫苗,仅有少数被批准用于治疗人巨细胞病毒感染的药物,而且这些药物作用靶点单一、抗病毒活性中等、生物利用度差、易产生耐药性且具有较严重的不良反应,因此,发现新型高效抗耐药性的抗人巨细胞病毒药物势在必行。研究证明目前已批准用于治疗人巨细胞病毒感染的有 6 种药物,包括更昔洛韦(ganciclovir,GCV)、缬更昔洛韦(valganci-clovir,VGCV)、西多福韦(cidofovir,CDV)、磷甲酸钠(foscarnet,FOS)、勒特莫韦(letermovir,LTV)和福米韦森(formivirsen)。随着生物科学、信息科学的迅速发展,对人巨细胞病毒复制周期和致病机制的研究也不断深入,越来越多的作用靶点被发现,如人巨细胞病毒的表面糖蛋白 B、控制病毒进入的五聚体等,但尚无作用于这些靶点的先导物,因此借助新技术例如生物电子等排、前药修饰、高通量筛选、骨架跃迁、分子杂合、与天然产物的优势片段结合、ProTide 前药技术等开展抗病毒药物的研发至关重要。其次,抗病毒治疗的最大问题是易产生耐药性,对抗耐药性问题已经刻不容缓,已知"鸡尾酒疗法"是较有效的疗法,类似地,可以通过临床试验总结出适用于人巨细胞病毒感染治疗的不同机制活性药物联合使用以增强药物敏感性的方式。

第四节 血液病常用免疫调节药物

机体内参与免疫反应的组织、器官、细胞,如胸腺、骨髓、淋巴结等及分布于全身组织中的淋巴细胞和浆细胞等构成了机体的免疫系统。这些组分维持正常功能是机体发挥正常免疫功能的基础,当任何组分发生异常均会引起免疫功能障碍,从而引起疾病的发生。调节疾病状态下免疫系统的失衡是免疫性疾病治疗的关键。调节免疫功能的药物是一类通过影响免疫应答反应或免疫病理反应,进而调节机体免疫功能的药物,被称为免疫调节药物。在临床上主要用于感染性疾病、某些自身免疫病及肿瘤的辅助治疗。血液病常用的免疫调节药物如下。

一、免疫增强剂

免疫增强剂是指单独或同时与抗原使用时能增强机体免疫应答的物质。主要用于免疫缺陷病、慢性感染性疾病,也常作为肿瘤的辅助治疗药物。临床常用的免疫增强剂如下。

1. **胸腺肽** 胸腺肽(thymopeptide)又称胸腺素,是从胸腺分离的一组活性多肽。目前临床使用的胸腺素主要是从小牛胸腺中纯化而得的胸腺素组分 5,被称为胸腺素 F5,具有免疫调节活性,且作用无种属特异性。此药可以诱导 T 细胞分化成熟,调节胸腺依赖性免疫应答反应,是一种高效的免疫调节剂。在临床可用于治疗免疫缺陷疾病、自身免疫病、肿瘤等,尤其是应用于肿瘤的辅助治疗取得较好效果。不良反应为少数会出现过敏反应。

2. **免疫核糖核酸** 免疫核糖核酸(immunogenic RNA,iRNA)是健康动物经抗原免疫后,从其脾脏、淋巴结的免疫活性细胞中提取的核糖核酸,具有免疫调节作用。其作用类似于转移因子,可以传递对某抗原的特异免疫活力,使未致敏的免疫细胞转化为活性细胞,这些活性细胞与肿瘤细胞直接接触或通过细胞介导免疫,损伤肿瘤细胞的胞膜,致使肿瘤细胞死亡。同时,免疫核糖核酸在体内还可产生抗肿瘤特异性 IgG 抗体,与肿瘤细胞表面抗原结合后再结合肿瘤细胞抗体,进一步激活杀伤细胞,从而杀伤肿瘤细胞。临床主要用于细胞免疫功能低下的患者及作为恶性肿瘤的辅助治疗。不良反应为引起头晕、恶心、胸闷、心悸以及荨麻疹、体温升高等全身反应。

3. **左旋咪唑** 左旋咪唑(levomisole)是一种口服有效的免疫增强药物,属于合成噻唑类化合物的衍生物。此药对正常人和动物几乎不影响抗体的产生,但对免疫功能低下者可促进抗体生成;可使低下的细胞免疫功能恢复正常;还能增强巨噬细胞的趋化和吞噬功能。临床主要用于免疫功能低下者恢复免疫功能,可增强机体抗病能力;还可改善多种自身免疫病的免疫功能异常症状。不良反应主要有恶心、呕吐、腹痛等,少数有发热、头痛等现象,偶见肝功能异常等。

4. **干扰素** 干扰素(interferon,INF)是可诱导的分泌性糖蛋白,具有抗病毒、抑制细胞增殖、调节免疫及抗肿瘤作用。主要分为 IFN-α、IFN-β、IFN-γ 三种,是免疫系统产生的细胞因子。干扰素的作用机制为可增强自然杀伤细胞、巨噬细胞和 T 淋巴细胞的活力,从而起到免疫调节作用,并增强抗病毒能力。临床应用中对感冒、带状疱疹和腺病毒性角膜炎等感染有预防作用;对多发性骨髓瘤、白血病等也具有一定的临床辅助疗效,可改善患者的血象和全身症状。其口服不易吸收,可肌内或皮下注射。此药不良反应主要有发热、流感样症状及嗜睡、精神紊乱等,还可见皮疹、肝功能损害等。

5. **白细胞介素 -2** 白细胞介素 -2(interleukin-2,IL-2)即 T 细胞生长因子,是趋化因子家族的一种细胞因子,具有调节免疫、抗病毒、抗肿瘤作用。此药的作用机制为可活化 T 细胞,促进细胞因子产生;刺激自然杀伤(NK)细胞增殖,增强 NK 细胞的杀伤活性及产生细胞因子;对 B 细胞的生长及分化均有一定的促进作用。临床主要用于治疗霍奇金淋巴瘤等,还可与抗艾滋病药物合用治疗艾滋病。其不良反应主要为厌食、恶心、呕吐等胃肠道反应及发热、寒战等全身性现象等。

二、免疫抑制剂

免疫抑制剂是一组可抑制机体异常免疫反应的药物,能通过影响机体的免疫应答和免疫病理反应而非特异性地抑制机体的免疫功能,或干扰核酸的代谢而促使 DNA、RNA 和蛋白质的合成发生障碍,或直接抑制淋巴细胞、破坏抗体形成。免疫抑制剂主要用于防止器官移植后的排斥反应和治疗自身免疫病。临床常用的免疫抑制剂如下。

1. **环孢素**   环孢素(cyclosporin)又称环孢菌素 A(cyclosporin A,CsA),是从真菌的代谢产物中提取得到的环状多肽,现已可以人工合成,环孢素具有潜在的免疫抑制活性,但对急性炎症反应无作用。环孢素对多种细胞类型均有作用,其作用机制主要为:可以选择性抑制 T 细胞的活化并抑制 T 细胞介导的细胞免疫反应如迟发型超敏反应;对 B 细胞的抑制作用弱,可部分抑制 T 细胞依赖的 B 细胞反应;对巨噬细胞的抑制作用不明显,可间接通过干扰素的产生而影响自然杀伤细胞的活力;环孢素还能进入淋巴细胞抑制辅助性 T 细胞的活化及相关基因的表达,并且还可增加 T 细胞内转化生长因子的表达。在临床上可用于造血干细胞或骨髓移植,防止排斥反应;还可用于再生障碍性贫血及自身免疫病。此药可口服或静脉注射给药。常见的不良反应为厌食、恶心、呕吐、牙龈增生和过敏反应等;严重的为肾毒性及肝毒性作用等。

2. **糖皮质激素**   糖皮质激素(glucocorticoid)是由肾上腺皮质分泌的一种类固醇激素,具有调节糖、脂肪、蛋白质的生物合成和代谢的作用,还具有抑制免疫和抗炎作用。临床常用的糖皮质激素类药物有泼尼松、泼尼松龙、地塞米松等。此类药物可作用于免疫反应的各期,对免疫反应多个环节都有抑制作用,主要通过抑制 IL-2 基因转录从而抑制 T 细胞的克隆增殖而发挥作用;还可抑制 AP-1 等转录因子的活性,抑制免疫反应感应期及效应阶段 IFN-γ、TNF-α、IL-1 及多种其他细胞因子基因表达。口服、注射均可吸收,临床常用于移植后的抗排斥反应和自身免疫病。此类药物主要的不良反应为较大剂量易引起糖尿病、消化道溃疡,对下丘脑 - 垂体 - 肾上腺轴抑制作用较强。

3. **抗淋巴细胞球蛋白**   抗淋巴细胞球蛋白(antilymphocyte globulin,ALG)是采用人淋巴细胞或胸腺细胞、胸导管淋巴细胞或培养的淋巴母细胞免疫动物(马、羊、兔等)获得抗淋巴细胞血清,经提纯而得到的物质。其中用人的胸腺细胞免疫动物得到的制品又称为抗胸腺细胞球蛋白(antithymocyte globulin,ATG)。其作用机制为 ALG 选择性与 T 淋巴细胞结合,在血清补体参与下使外周血淋巴细胞裂解,对 T 细胞的破坏作用强于 B 细胞;ALG 还可以封闭淋巴细胞表面受体,使受体失去识别抗原的能力。临床常用于防治器官移植的排斥反应,可与硫唑嘌呤或糖皮质激素等合用;还可用于白血病、多发性硬化症等疾病。常见不良反应有寒战、发热、血小板减少、关节疾病和血栓性静脉炎等,长期应用会使机体的免疫监护功能降低。注射前需做皮肤过敏试验。

4. **甲氨蝶呤**   甲氨蝶呤(methotrexate,MTX)是常用的叶酸类抗代谢药物。此药可干扰核酸代谢的所有环节来抑制细胞 DNA、RNA 及蛋白质的合成,从而发挥抑制淋巴细胞的作用,能同时抑制细胞免疫和体液免疫反应,但不抑制巨噬细胞的吞噬功能。T 细胞较 B 细胞对此药物更为敏感。临床主要用于移植的排斥反应及多种自身免疫病的治疗。最主要的不良反应为骨髓抑制,此外尚有其他一些毒性效应,包括胃肠道反应如恶心、呕吐等,口腔食管溃疡,皮疹及肝损害等。

5. **环磷酰胺**   环磷酰胺(cyclophosphamide,CTX)是一种常用的烷化剂,其免疫抑制作用强而持久,抗炎作用较弱。其作用机制为杀伤增殖期淋巴细胞,还可影响某些静止期细胞,所以导致循环中淋巴细胞数目减少;可选择性抑制 B 淋巴细胞;明显降低 NK 细胞的活性,抑制初次和再次体液与细胞免疫。临床常用于器官移植时抗排斥反应,通常与泼尼松、抗淋巴细胞球蛋白合用。其不良反应表现为食欲减退、恶心,大剂量注射亦可引起呕吐;引起骨髓抑制但一般较易恢复;在大剂量注射时还会引起特有的毒性反应如中毒性膀胱炎等。

第五节 血液病常用促细胞生长因子

促细胞生长因子是由造血系统、免疫系统或炎症反应中的活化细胞产生,能调节细胞分化增殖并诱导细胞发挥功能,是高活性多功能的多肽、蛋白质或糖蛋白。对血液系统有加强骨髓造血功能,促进干细胞生成,进而生成大量红细胞和白细胞的作用。

一、促白细胞

1. **重组人粒细胞集落刺激因子** 重组人粒细胞集落刺激因子(recombinant human granulocyte colony stimulating factor,rhG-CSF)是粒细胞集落刺激因子(granulocyte colony stimulating factor,G-CSF)的基因重组产物,与 G-CSF 相比,生物活性在体内、外基本一致。G-CSF 是由血管内皮细胞、单核细胞、成纤维细胞合成的糖蛋白,属于Ⅱ类造血刺激因子,有细胞特异性。rhG-CSF 主要通过受体机制促进骨髓中粒系的祖细胞增殖分裂,生成更多数量的粒细胞,并促进粒细胞的成熟,然后释放到外周血中,同时还能增强外周血中粒细胞的吞噬作用,从而更好地发挥免疫功能。临床常用于粒细胞缺乏症的患者,如肿瘤放化疗引起的中性粒细胞缺乏症;自体骨髓移植时,促使中性粒细胞数量增加;也适用于伴有骨髓发育不良综合征、再生障碍性贫血而引起的粒细胞缺乏症。其不良反应为可出现皮疹、低热等过敏反应,极少发生过敏性休克,大剂量长期使用,会产生轻、中度骨痛。

2. **重组人粒细胞 - 巨噬细胞集落刺激因子** 人粒细胞 - 巨噬细胞集落刺激因子(granulocyte macrophage colony stimulating factor,GM-CSF)在体内是由 T 淋巴细胞、单核细胞、成纤维细胞、血管内皮细胞合成的,可作用于多向干细胞和多向祖细胞。重组人粒细胞 - 巨噬细胞集落刺激因子(recombinant human granulocyte macrophage colony stimulating factor,rhGM-CSF)是人工合成的药物,与 GM-CSF 作用相似。rhGM-CSF 可刺激粒细胞、单核细胞的增殖,刺激 T 淋巴细胞的生长;还可诱导正常骨髓细胞形成粒细胞集落形成单位(CFU-G)、巨噬细胞集落形成单位(CFU-M)和粒细胞 - 巨噬细胞集落形成单位(CFU-GM),使集落的大小和数目均增加,能促进早期多能前体细胞增殖并分化,并可与红细胞生成因子(EPO)、巨噬细胞集落刺激因子(macrophage colony stimulating factor,M-CSF)、G-CSF 等相互作用,增强单核细胞、粒细胞、嗜酸性粒细胞和巨噬细胞功能,提高机体抗肿瘤及抗感染的能力。rhGM-CSF 在临床常用于骨髓移植时促进中性粒细胞增加,癌症化疗引起的中性粒细胞减少症,再生障碍性贫血伴随的中性粒细胞缺乏症,先天性、原发性中性粒细胞减少症等。其不良反应较少,偶有皮疹、低热等过敏反应及氨基转移酶升高、消化道不适、骨痛等现象,一般停药后消失。

二、促红细胞

促红细胞生成素(erythropoietin,EPO)是由肾皮质近曲小管管周细胞分泌的由 166 个氨基酸组成的糖蛋白。临床上应用的促红素为重组人红细胞生成素（recombinant human erythropoietin，r-huEPO），是用 DNA 重组技术合成的，其理化性质和生物学活性与天然的内源性物质相似。其作用机制为通过与靶细胞上特异性的红细胞生成素受体（erythropoietin receptor，EPO-R）结合而发挥生物效应，即可与红系干细胞表面的红细胞生成素受体结合，刺激红系干细胞，促进红系干细胞增殖、分化和成熟，从而使红细胞数增多，血红蛋白含量增加；并能稳定红细胞膜，增强红细胞携氧能力。

此药可静脉或皮下注射使用，临床上常用于多种原因引起的贫血，对骨髓造血功能低下、肿瘤化疗等所致的贫血也有效。主要的不良反应为红细胞快速增加、血黏滞度增加有关的高血压等症状，还会出现头痛、低热、乏力等现象，个别可出现肌痛、关节痛等。

三、促血小板

1. **血小板生成素**　血小板生成素（thrombopoietin，TPO）与红细胞生成素（EPO）有一定同源性，为可以刺激巨核细胞生长及分化的内源性细胞因子，对巨核细胞生成的各阶段均有刺激作用，包括前体细胞的增殖和多倍体巨核细胞的发育及成熟。临床主要应用于治疗血小板减少症，尤其是因化疗和放疗而导致的血小板减少症。目前已有人工合成的重组人血小板生成素（recombinant human thrombopoietin，rhTPO），其作用机制是促进骨髓巨核细胞的增殖分裂，产生更多的血小板释放到外周血中，从而提高血小板数量。临床用于治疗各种原因引起的血小板减少症，如淋巴瘤化疗所致血小板较少、白血病的血小板减少症等；也可用于免疫性血小板减少性紫癜的治疗，特别是激素治疗无效时就可以选用重组人血小板生成素治疗。

2. **白介素-11**　白介素-11（interleukin-11，IL-11）是由造血微环境基质细胞和部分间叶细胞产生的多效性细胞因子。其作用机制为直接刺激造血干细胞和巨核系祖细胞的增殖，诱导巨核细胞分化成熟，促进高倍性巨核细胞生成，增加单个巨核细胞血小板的产量，从而增加血小板的生成。临床可用于治疗肿瘤化疗所致血小板减少症、白血病化疗所致血小板减少、再生障碍性贫血所致血小板减少、原发免疫性血小板减少症等。其不良反应有乏力、发热、短暂贫血等，偶见水肿。

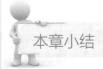

本章小结

1. 由于血液系统疾病病因复杂，常表现出全身性症状，缺乏特异性，从而对血液系统疾病的研究与治疗较困难，同时，由于血液病患者疾病本身及放化疗所致的免疫功能异常又易引起感染。所以血液病的治疗应依据疾病类型并结合全身症状，采取联合用药的综合性治疗方法。

2. 机体生理状态下，血液中的凝血系统、抗凝血系统和纤溶系统都处于一个动态平衡的状态，从而维持血液循环的正常运行。一旦此平衡被打破，就会出现血栓或出血性疾病。对于血液系统凝血功能异常及组分异常而致的疾病，应合理运用适合的药物。血液肿瘤是血液系统疾病中恶性血液病的统称，在临床中一般采取放化疗、外科手术、分子靶向治疗等多种治疗方法。血液病患者的免疫能力较差，所以血液病患者发生感染的可能性较大，对于血液病患者应该做到时刻监测，及时治疗，调整用药，联合用药；同时，在其治疗过程中还应合理运用免疫调节药物。

3. 血液病或其他机体有关疾病的治疗，都不可单独长期使用某一药物，需要考虑细胞毒性、药物敏感性、药物作用机制、药物交叉反应等方方面面，采用药物联用的方法，提高综合疗效及患者治愈率。

思考题

1. 贫血可分为几种情况？分别采取什么药物治疗？
2. 简述血液肿瘤的治疗方法的分类及其不同是什么。
3. 血液系统疾病为什么易发生感染？目前抗感染药物的应用有何问题？
4. 简述血液病常用抗感染药物的分类及异同。
5. 为什么临床实施联合用药的治疗方法？

（张幸鼎）

第六章

常见血液系统疾病检测结果分析

第一节　急性髓细胞性白血病

急性髓系白血病（acute myeloid leukemia，AML）是髓系造血干／祖细胞克隆性疾病，临床以贫血、出血、感染、浸润为主要表现。诊断及分型依赖形态学（morphology，M）、免疫表型（immunophenotype，I）、细胞遗传学（cytogenetics，C）及分子生物学（molecular biology，M），即 MICM 手段。其中形态学包括外周血涂片、骨髓涂片、体液细胞涂片等普通光镜瑞氏染色细胞形态、细胞化学染色检查，也包括活检组织 HE 染色显微镜观察，当病情需要时的电子显微镜超微结构形态学观察。

形态学观察是血液病诊断的基础，通过形态学观察可以初步判定 AML 细胞是原粒细胞、早幼粒细胞、原单核细胞、幼单核细胞等。免疫表型包括血液、骨髓液、脑脊液、体液等液体标本流式细胞免疫表型分析及病理活检组织免疫组化分析，通过不同抗体组合可以更进一步鉴定细胞来源系列、发育阶段，在诊断及鉴别诊断上发挥重要作用。细胞遗传学检查分析包括常规显带技术染色体核型分析，荧光原位杂交（fluorescence *in situ* hybridization，FISH）分析、微阵列染色体芯片分析。分子学技术包括 PCR、RT-PCR、一代及二代测序技术等。遗传学（genetics）包括细胞遗传学（cytogenetics）和分子生物学（molecular biology）在血液病诊治中的作用越来越大，2016 版 WHO 造血与淋巴系统肿瘤分类将具有特征性重现性遗传学异常的疾病归于一类，为单独的疾病实体，其遗传学的异常在发病机制、诊断、预后及可能的治疗靶点上均具有重要意义。

有关白血病的分类：最初 FAB 分类单纯依赖形态学进行分类，1998 年在 FAB 基础上增加以 EGIL 积分的免疫表型，近年 WHO 分类做了更进一步改进，在形态学、免疫分型基础上增加了遗传学的 MICM 分类。以下举例说明急性髓系白血病 MICM 诊断应用。

病例 6-1：女性，52 岁，因乏力、皮肤紫癜 1 周入院。查体：贫血貌，皮肤散在瘀点、紫癜，浅表淋巴结未触及，牙龈增生，胸骨压痛。脾脏肋下 4cm，肝脏未触及。实验室检查如下。

1. **血常规**　白细胞 106.6×10^9/L，原始细胞占 80%，血红蛋白 86g/L，血小板 33×10^9/L。根据原始细胞占 80%，急性白血病可诊断成立，但需要进一步行骨髓检查明确白血病类型。急性白血病和慢性白血病最根本区别是细胞为早期前体细胞，如原粒细胞、早幼粒细胞、原单核细胞或幼单核细胞、原幼淋巴细胞，而慢性白血病以成熟阶段细胞为主。急性白血病对正常造血影响大，血常规血红蛋白及血小板下降明显，而慢性白血病血红蛋白和血小板可能早期无明显下降。

2. **骨髓涂片细胞学检查和细胞化学染色**　骨髓细胞学检查显示有核细胞增生明显活跃，其中原粒细胞占 8.5%，Auer 小体偶见。原幼单核细胞占 51%，可见 Auer 小体，部分胞质边缘可见瘤状突起，可见折叠扭曲或凹陷，核仁清楚且大，1~2 个。红系比例降低，全片见巨核细胞 18 个，散在血小板难见。形态学考虑急性髓系白血病单核细胞型（AML-M_5）。细胞化学染色显示过氧化酶（peroxidase，POX）阳性 88%，糖原染色体阴性，非特异性酯酶／氟化钠（NSE/NaF）抑制试验结果为 81% 阳性，NaF 抑制后阳性率 6%。

从骨髓报告看出，患者原幼单核细胞明显增高，超过急性白血病原始细胞比例 20% 的标准，原粒细胞虽然也增高达 8.5%,但未超过 20%。故形态学诊断为急性单核细胞白血病,而不是急性粒 - 单核细胞白血病,后者需要粒系和单核细胞两个系列的原始幼稚细胞均超过 20%。细胞化学检查目的也是进一步鉴定白血病细胞系列来源。髓过氧化物酶(POX)存在于髓系胞质颗粒中,能消化吞噬的细菌和异物,是髓系细胞重要的功能酶,淋巴细胞缺乏 POX。POX 阳性 ≥ 3% 即为 POX 阳性,是鉴别 AML 和 ALL 最重要的细胞化学染色。非特异性酯酶(NSE)又称 α- 醋酸萘酚酯酶,急性单核细胞白血病呈强阳性反应,且可被氟化钠抑制,即加 NaF 试剂后原阳性率下降超过 50%,而急性粒细胞白血病的 NSE 呈现阴性或弱阳性反应,且不被 NaF 抑制,借此可鉴别急性单核细胞白血病和急性粒细胞白血病。细胞化学鉴别见图 6-1。

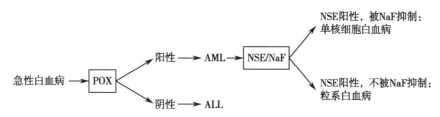

图 6-1　细胞化学染色在急性白血病类型鉴别中的应用

本患者细胞化学 POX 阳性,NSE 阳性,且被 NaF 抑制,结合形态学结果考虑诊断急性髓系白血病单核细胞型(或称急性单核细胞白血病)。

3. **免疫表型分析**　采用多色荧光单克隆抗体标记,流式细胞仪检测显示白血病细胞表达 CD117、CD13、CD15、CD33、CD38、CD123、HLA-DR、CD64(p)、CD4。符合 AML。但流式检测通常单核细胞标记 CD64/CD4/CD11b/CD14 均未表达,FCM 分析仅符合 AML。单核细胞表型流式鉴定有时困难,需要结果形态、细胞化学检查结果,也说明不能凭单一检查确定白血病亚型。

4. **细胞 - 分子遗传学检查**　常规染色体核型分析结果为 46,XX,inv(16)(p13q22)[20],融合基因检查 *CBFβ-MYH11* 融合基因阳性。此种分子遗传学异常能产生新的融合蛋白,干扰核心结合因子(core binding factor,CBF)的转录作用而导致白血病发病。

至此,综合形态学、细胞化学、免疫表型、细胞 - 分子遗传学结果(MICM),患者白血病归类于伴有重现性遗传学异常急性白血病分类之内(表 6-1)。

表 6-1　伴重现性遗传学异常的 AML

伴重现性遗传学异常的 AML
急性髓系白血病伴 t(8 ;21)(q22 ;q22.1);*RUNX1-RUNX1T1*
急性髓系白血病伴 inv(16)(p13.1q22)或 t(16 ;16)(p13.1 ;q22);*CBFB-MYH11*
急性早幼粒细胞白血病伴 *PML-RARA*
急性髓系白血病伴 t(9 ;11)(p21.3 ;q23.3);*KMT2A-MLLT3*
急性髓系白血病伴 t(6 ;9)(p23 ;q34.1);*DEK-NUP214*
急性髓系白血病伴 inv(3)(q21.3q26.2)或 t(3 ;3)(q21.3 ;q26.2);*GATA2,MECOM*
急性髓系白血病(原巨核细胞性)伴 t(1 ;22)(p13.3 ;q13.1);*RBM15-MKL1*
急性髓系白血病伴 *BCR-ABL1*
急性髓系白血病伴基因突变
急性髓系白血病伴 *NPM1* 基因突变
急性髓系白血病伴 *CEPBA* 双等位基因突变
急性髓系白血病伴 *RUNX1* 突变

细胞 - 分子遗传学在急性白血病中的作用越来越重要,可以揭示发病机制,对今后的靶向治疗提供可能。故所有急性白血病均应该做相应细胞 - 分子遗传学检查以精细诊断。如没有细胞 - 分子遗传学检查,该例患者则只能归于 AML 非特指型(表 6-2),降低诊断的精准性。

表 6-2　AML 非特指型

	急性髓系白血病,非特指型
M_0	急性髓细胞性白血病微分化型
M_1	急性粒细胞白血病未成熟型
M_2	急性粒细胞白血病部分成熟型
M_4	急性粒 - 单核细胞白血病
M_5	急性单核细胞白血病
M_6	急性红血病
M_7	急性巨核细胞白血病

第二节　急性淋巴细胞白血病

急性淋巴细胞白血病(acute lymphocytic leukemia,ALL)是淋巴造血干 / 祖细胞克隆性疾病,临床以贫血、出血、感染、浸润为主要表现。诊断及分型依赖 MICM 手段。以下举例说明急性淋巴细胞白血病 MICM 诊断应用。

病例 6-2:女性,20 岁,因全身骨痛 2 个月、乏力盗汗 1 个月就诊。查体,轻度贫血貌,皮肤黏膜无瘀点、瘀斑。双颈部、腋下、滑车、腹股沟淋巴结均可扪及,2cm 大小,质地中等、无粘连、无压痛。胸骨压痛。心肺无异常发现。腹软,脾脏肋下 4cm,肝脏肋下未触及。四肢无畸形,长骨无叩击痛。分析如下。

1. 症状体征

(1)骨痛:骨痛症状不特异,很多情况均可引起骨痛发生,如感染、炎症、肿瘤等。骨骼尤其是骨膜下神经末梢丰富,任何原因引起骨膜侵犯、骨髓腔压力增高或骨髓坏死均可导致明显骨痛。

(2)乏力盗汗:乏力即全身无力症状,盗汗即睡眠中出汗较多而非外界因素导致汗多。乏力、盗汗为非特异性症状,很多疾病均会出现。

(3)淋巴结、肝脾肿大:人体造血组织包括骨髓、胸腺、淋巴结,胎儿期还有肝脏、脾脏。当造血系统发生疾病时,尤其是肿瘤性疾病时即可出现淋巴结、肝脾肿大。肿瘤细胞通过侵入和从血管中渗出并进入造血组织周围或之外的行为称为浸润,有时可出现全身部位的浸润表现,如中枢神经系统浸润、睾丸浸润等。淋巴细胞白血病出现淋巴结、肝脾肿大的浸润症状更多见。

(4)胸骨压痛:胸骨皮质较薄,当短期内骨髓腔内被白血病细胞充斥扩张时,外部给予胸骨体一定压力,患者感觉疼痛明显即为胸骨压痛,是急性白血病的重要体征。

2. 实验室检查

(1)血常规:白细胞总数 20×10^9/L(ULN 10×10^9/L),分类有原始细胞 20%,血红蛋白 80g/L,

MCV85fl,血小板 80×10⁹/L。白细胞分类发现原始细胞,提示急性白血病可能。患者 Hb 80g/L 为中度贫血,红细胞平均体积(MCV)正常,属于正细胞性贫血;血小板 80×10⁹/L,轻度下降。贫血、血小板降低,出现异常细胞,反映骨髓被异常细胞充斥、正常造血功能受抑制。

(2)骨髓细胞形态学:骨髓检查旨在了解造血系统疾病的重要检查手段,为白血病必须检查项目。该患者骨髓增生极度活跃反映骨髓增殖明显,形态学为原始淋巴细胞,占 90%。原始细胞圆形,中等大小,胞核大,核染色质细致,核仁多清晰,1~3 个,胞质量少,天蓝色,不含颗粒。POX 阴性符合原始淋巴细胞性质,骨髓涂片结论为急性淋巴细胞白血病。

(3)免疫表型:骨髓流式细胞免疫分析显示原始细胞表达 CD34、HLA-DR、CD19,弱表达胞质 CD22,无 CD10 表达,伴 CD123 及 CD117 髓系抗原跨系表达。据白血病免疫分型系列鉴定标准(见表 4-7),该患者有 CD19 强表达,加上 cCD22 表达,可以确定白血病属于 B 淋巴细胞系列来源。进一步根据急性 B 淋巴细胞白血病亚型分析标准(表 6-3),该患者的免疫学分型为 pro-B-ALL(早期前体 B 细胞急性淋巴细胞白血病)。

表 6-3　急性 B 淋巴细胞白血病分型

亚型	CD19	CD34	CD10	cμ	sμ
pro-B-ALL	+	+	−	−	−
com-B-ALL	+	+	+	−	−
pre-B-ALL	+	−/+	+	+	−
B-ALL	+	−	+/−	+	+

注:pro-B-ALL:早期前体 B 细胞急性淋巴细胞白血病;com-B-ALL:普通型急性 B 淋巴细胞白血病;pre-B-ALL:前体 B 细胞急性淋巴细胞白血病;B-ALL:B 细胞急性淋巴细胞白血病。cμ:胞质免疫球蛋白重链;sμ:胞膜免疫球蛋白重链。

免疫分型除了鉴定细胞来源系列、阶段,同时提供治疗靶点,如靶向 CD19 的嵌合抗原受体 T 细胞免疫治疗(CAR-T)。

(4)细胞-分子遗传学检查:染色体核型分析为 46,XX［5］,ZNF384-EP300 融合基因阳性。MEF2D 融合基因筛查阴性。IKZF1 基因检测发现 CDKN2A 基因外显子 2、4 杂合缺失,CDKN2B 外显子 2 杂合缺失。

一些白血病和特定的细胞-分子遗传学相关,也是导致疾病发生的重要病理生理基础。该患者常规染色体核型分析为正常核型,融合基因检测发现存在 ZNF384-EP300 融合基因。ZNF384 基因编码一种转录因子,ZNF384 相关融合基因常见于伴髓系抗原表达的 B-ALL 患者,分别占儿童和成人 B-ALL 的 3%~4% 和 7%,常见的与 ZNF384 发生融合的伙伴基因包括 EP300、CREBBP、ARID1B、SYNRG、EWSR1、SMARCA2、TAF15 及 TCF3 等。EP300-ZNF384 融合蛋白通过增强 GATA3 启动子活性,上调了 GATA3 基因的表达水平,可能参与了造血干细胞定向分化的过程。伴有 ZNF384 融合基因的 B-ALL 患者预后中等。该患者同时存在 CDKN2A 缺失,预后更差。

综合患者临床及所有实验室检查结果,诊断早期前体 B 细胞急性淋巴细胞白血病(pro-B-ALL),伴 ZNF384-EP300 融合基因阳性,CDKN2A 基因杂合缺失。根据 2016 版 WHO 造血与淋巴系统肿瘤分类中急性淋巴细胞白血病分类标准,目前患者融合基因阳性暂未列入重现性遗传学异常急性淋巴细胞白血病类别中(表 6-4),诊断归类于急性 B 淋巴系白血病,非特指型。随着医学研究进展,伴有重现性遗传学异常的急性白血病亚类会逐渐增多,ZNF384-EP300 融合基因阳性可能会进入此列。

表 6-4　急性淋巴细胞白血病分类(WHO,2016)

急性淋巴细胞白血病分类
急性 B 淋巴细胞白血病
急性 B 淋巴细胞白血病,非特指型
急性 B 淋巴细胞白血病伴重现性遗传学异常
急性 B 淋巴细胞白血病伴 t(9 ;22)(q34.1 ;q11.2);*BCR-ABL*
急性 B 淋巴细胞白血病伴 t(v;11q23.3);*KMT2A* 重排
急性 B 淋巴细胞白血病伴超二倍体核型
急性 B 淋巴细胞白血病伴亚二倍体核型
急性 B 淋巴细胞白血病伴 t(5 ;14)(q31.1 ;q32.1);*IGH/IL3*
急性 B 淋巴细胞白血病伴 t(1 ;19)(q23 ;p13.3);*TCF3-PBX1*
急性 B 淋巴细胞白血病,BCR-ABL1 样
急性 B 淋巴细胞白血病伴 iAMP21
急性 T 淋巴细胞白血病
急性早期前体 T 细胞白血病

第三节　慢性髓细胞性白血病

慢性髓细胞性白血病(chronic myeloid leukemia,CML),又称慢性粒细胞白血病,是造血干细胞恶性增殖性疾病,临床以白细胞高、脾脏肿大为主要临床表现,具有特征性费城染色体和 / 或 *BCR-ABL1* 融合基因出现。以下举例说明慢性粒细胞白血病 MICM 诊断应用。

病例 6-3 : 患者男性,35 岁,因腹胀半年就诊。半年前渐出现腹胀,以餐后为重,无明显腹痛、腹泻症状,未就诊。近期腹胀加重就诊。近半年体重下降 8kg,有盗汗。查体,体型瘦,轻度贫血貌,浅表淋巴结未扪及。胸骨压痛,腹部丰满,脾脏肋下 Ⅰ 线 15cm,Ⅱ 线 20cm,Ⅲ 线 +7cm。肝脏肋下未触及。分析如下:

1. **症状**　非特异性,以腹胀为主,伴消瘦。腹胀症状可见于胃肠空腔脏器疾病、肝脾疾病、胰腺疾病,也可见于全身疾病表现。

2. **体征**　正常情况下脾脏不能触及。当肋下能触及时提示脾脏肿大至正常 2 倍以上。当脾脏明显肿大时采用三条线描述脾脏具体值(cm)。Ⅰ 线,指左锁骨中线肋缘点至脾脏下缘距离;Ⅱ 线,左锁骨中线肋缘点至脾脏最远点距离;Ⅲ 线,脾右缘至前正中线距离,正中线右侧以 "+" 表示,未超过正中线以 "-" 表示。脾脏大小分轻、中、重度肿大。肋缘下不超过 2cm 为轻度肿大,见于急性感染。肋缘下超过 2cm 至脐水平以内为中度肿大,见于肝硬化、疟疾后遗症、慢性淋巴细胞白血病、溶血性疾病、淋巴瘤、系统性红斑狼疮。超过脐水平线或正中线则为重度肿大,即巨脾,见于慢性髓细胞性白血病、黑热病、慢性疟疾、骨髓纤维化。本例患者为巨脾,倾向慢性髓系白血病。

3. **实验室检查**

(1)血常规:慢性粒细胞白血病(CML)*BCR-ABL1* 融合基因产物 p210 蛋白具有酪氨酸激酶活性,使底物持续磷酸化,细胞内信号持续激活,细胞增殖明显增加、细胞凋亡下降及黏附下降。正常情况下,不成熟髓系细胞位于骨髓造血组织内,当发生 CML 时,大量不成熟髓系细胞释放至外周血,各个阶段细胞均可出现在外周血中,嗜酸性粒细胞、嗜碱性粒细胞比例通常升高。CML与急性髓系白血病不同,细胞分化成熟相对不受影响,故外周血出现各个阶段髓系细胞,且粒细胞功能无明显影响,反复感染症状在CML少见。CML属于骨髓增殖性肿瘤,可出现血小板增多现象,有时明显增高达1 000×10⁹/L以上(正常范围100×10⁹~300×10⁹/L)。由于骨髓造血空间被异常增生的髓细胞占据,可出现轻中度贫血。该患者血常规白细胞461.05×10⁹/L(ULN 10×10⁹/L),白细胞校正值434.95×10⁹/L(除去有核红细胞后的白细胞计数),血红蛋白60g/L,血小板551×10⁹/L(ULN 300×10⁹/L)。白细胞分类计数,嗜酸性粒细胞(Eo)3%,嗜碱性粒细胞7%,早幼粒细胞7%,中幼粒细胞46%,晚幼粒细胞6%。血常规WBC明显增高,各个阶段髓系细胞均可见,嗜酸性粒细胞、嗜碱性粒细胞比例增高、血小板增高,为典型慢性髓细胞性白血病改变。

(2)骨髓形态学检查:在低倍镜(10×)下观察,骨髓中成熟红细胞与所有有核细胞的大致比例,即为骨髓增生程度,是反映造血程度指标。该患者骨髓增生极度活跃,粒红比例明显增加达47.5∶1(正常2∶1~4∶1),增殖细胞为各阶段髓系细胞,从原粒细胞至晚幼粒细胞各阶段细胞所占比例逐渐增高,呈正三角形分布。碱性磷酸酶(NAP)主要存在于成熟阶段的中性粒细胞(分叶核及杆状核),其他血细胞均呈阴性反应。通常成人NAP阳性率10%~40%,积分40~80分。慢性髓细胞性白血病时不成熟细胞明显增多,NAP活性明显降低,积分值常为0,是重要的鉴别类白血病反应的依据。本例骨髓细胞增生极度活跃,M/E 47.5∶1,粒细胞95%,以中晚幼细胞为主。红系占2%,淋巴细胞3%。中性粒细胞碱性磷酸酶100%阴性。

(3)细胞遗传学检查:CML具有特征性费城染色体,即t(9;22)形成的小的22号染色体,产生*BCR-ABL1*融合基因,编码具有酪氨酸激酶活性的蛋白p210蛋白,偶尔有p190和p230蛋白。本例患者细胞遗传学检查46,XY,t(9;22)(q34;q11)[20],即20个核型均为费城染色体核型。染色体核型分析也是治疗后疗效判断的重要指标。需要注意,费城染色体还可见于费城染色体阳性的急性淋巴细胞白血病(Ph⁺ALL),后者通常融合基因位点不同,以p190型为主。也有费城染色体阳性的急性髓系白血病(Ph⁺AML),临床上需要注意鉴别。

(4)*BCR-ABL1*融合基因是t(9;22)形成的新的融合基因,临床采用Q-PCR方法常规对CML患者酪氨酸激酶抑制剂治疗进行疗效监测,这已经成为临床常规。对于初诊CML患者确定*BCR-ABL1*转录本类型十分重要,以发现少见类型的转录本,也为治疗后疾病监测哪种*BCR-ABL1*转录本提供重要依据,目前只有p210型*BCR-ABL1*转录本具有国际标化值。本例患者第一步通过*BCR-ABL1*基因定性确定为p210型*BCR-ABL1*转录本,第二步进行基线*BCR-ABL1*定量为88.63%IS。

自从酪氨酸激酶抑制剂(TKI)问世以来,CML疗效取得了划时代的改变,患者生存明显延长,甚至达到功能性治愈。规律分子学检测是监测疗效的最重要手段。CML患者经过TKI治疗后,*BCR-ABL1*基因定量监测动态变化图可清晰反映疗效变化。经过TKI治疗后*BCR-ABL1*逐渐下降,达到深度分子学反应,对生存有重要价值,是无治疗缓解的基本前提条件。

(5)CML分期:根据骨髓原始细胞比例,CML可分慢性期、加速期、急变期。见表6-5。

表6-5 慢性髓细胞性白血病疾病分期

分期	原始细胞百分比
慢性期	<10%
加速期	10%~19%
急变期	≥20%

总结:该患者乏力腹胀起病,巨脾,外周血白细胞明显增高,各个阶段幼稚细胞可见,嗜酸、嗜碱性粒细胞增高,费城染色体阳性、*BCR-ABL1*融合基因阳性,诊断CML确诊,慢性期。

CML诊治流程见图6-2。

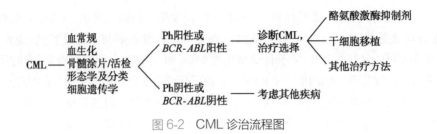

图 6-2　CML 诊治流程图

第四节　慢性淋巴细胞白血病

慢性淋巴细胞白血病（chronic lymphocytic leukemia，CLL），简称慢淋，是惰性 B 淋巴细胞增殖性疾病，以免疫功能不全的高分化淋巴细胞克隆性增殖为主要特征。CLL 细胞多侵犯淋巴结、脾脏，骨髓增生明显活跃，以小淋巴细胞为主，并具有较成熟的淋巴细胞的表面标记。小淋巴细胞淋巴瘤（small lymphocytic lymphoma，SLL）和 CLL 属于一个疾病实体，统称为 CLL/SLL。

B 淋巴细胞存在于血液、淋巴结、脾脏、扁桃体及其他黏膜组织。血液中淋巴细胞 5%~25% 为 B 淋巴细胞，而骨髓中不成熟淋巴细胞主要为 B 淋巴细胞。B 淋巴细胞分别占淋巴结和脾脏淋巴细胞的 1/4 和 1/2。B 淋巴细胞是人体重要的免疫细胞，分化发育过程较髓系细胞复杂。

根据表型特点，B 淋巴细胞发育主要分为三个阶段。

1. **前体 B 细胞阶段**　包括早期前 B（pro-B）细胞和前 B 细胞（pre-B）。

2. **不成熟 B 细胞（immature B）**　细胞表面出现 IgM，而没有细胞表面 IgD。前体 B 淋巴细胞和不成熟 B 淋巴细胞分化发育在中枢淋巴组织骨髓内完成，此阶段发生的血液细胞肿瘤属于急性 B 淋巴细胞白血病 / 淋巴母细胞淋巴瘤范畴。

3. **成熟 B 细胞**　分布在周围淋巴组织，早期成熟 B 细胞表面出现 IgM 和 IgD，为未经抗原刺激的初始（naïve）B 细胞。初始 B 细胞被抗原刺激后在滤泡区活化，增殖分化成为中心母细胞、中心细胞，发生免疫球蛋白重链可变区基因高度突变（IGHV-M）和重链类型转换，从 IgM 和 IgD 转换成 IgG 或 IgA。经过上述改变，产生具有针对特定抗原高亲和力的抗体。经过滤泡区分化发育成熟后的 B 淋巴细胞为晚期成熟 B 细胞，表面出现 IgG 和 IgA。晚期成熟 B 细胞可进一步分化成为浆细胞，一部分停止增殖和分化成为记忆 B 淋巴细胞。

从初始 B 细胞阶段之后发生肿瘤通称为周围淋巴细胞肿瘤或成熟淋巴细胞肿瘤（广谱意义的成熟 B 细胞），包括惰性和侵袭性淋巴瘤，惰性淋巴瘤典型代表为慢性淋巴细胞白血病 / 小细胞淋巴瘤，侵袭性淋巴瘤典型代表如弥漫大 B 细胞淋巴瘤。B 淋巴细胞发育分化及相关淋巴细胞肿瘤起源见图 4-17。

CLL 细胞起源存在争议，目前认为 CLL 对应 2 种正常 B 淋巴细胞，其一是未经抗原刺激的初始 B 细胞（naïve B），即早期成熟 B 细胞，细胞表面 IgM⁺IgD⁺，约占 CLL 的 40%。初始 B 细胞未经抗原刺激，其免疫球蛋白重链可变区基因未发生高度突变，即 IGHV 基因未突变状态（IGHV-UM），此类 B 淋巴细胞产生的抗体亲和力低，可与多种不同抗原表位结合，特异性及稳定性较差，克隆演进风险高。CLL 细胞来源其二是晚期成熟 B 淋巴细胞（窄谱意义成熟 B 细胞），此类细胞经过了淋巴滤泡生发中心（GC）发育，其免疫球蛋白重链可变区基因发生高度突变，即 IGHV-M，产生针对特定抗原的高亲和力的 IgG、IgA 抗体，特异性及稳定性好，克隆演进风险低。以下举例说明淋巴慢性细胞白血病 MICM 诊断应用。

病例 6-4：男性，67 岁，因乏力、体重下降、盗汗一年就诊。查体，贫血貌，颈部、腋下、滑车上及腹股沟淋巴结肿大,2~3cm,脾脏肋下 6cm。

1. 症状

(1)CLL 症状由 B 淋巴细胞免疫功能障碍和淋巴细胞体内聚集浸润导致。由于 B 淋巴细胞克隆性增殖,凋亡下降,B 淋巴细胞体内堆积,正常免疫球蛋白分泌受到影响,出现低丙种球蛋白血症,或者单克隆免疫球蛋白血症,患者容易出现反复感染,如细菌感染、病毒感染等。

(2)自身免疫病:B 细胞免疫调节异常,可以出现自身免疫病,比如自身免疫性溶血性贫血。

(3)肿瘤相关的体质性症状如盗汗、乏力、体重减轻等。

2. 体征

B 淋巴细胞常规分布在血循环、淋巴结、脾脏、肝脏、黏膜相关组织,当发生 CLL 时,就会出现 B 细胞场所受累的改变,淋巴结肿大、脾脏肿大、外周血白细胞增高。本例患者查体存在多部位浅表淋巴结肿大,分布在横膈上下两侧。

3. 实验室检查

(1)血常规诊断:CLL 外周血 B 淋巴细胞绝对值需要超过 5×10^9/L,该例血常规白细胞 93.46×10^9/L,淋巴细胞占 93%,血红蛋白 117g/L,血小板 93×10^9/L。显微镜下淋巴细胞体积小,核致密,核仁不明显,胞质量少,易见涂抹细胞(破碎的慢淋细胞)。与急性淋巴细胞白血病的原始淋巴细胞形态截然不同。

(2)外周血流式细胞免疫分型:是诊断 CLL 必须检查项目。典型的 CLL 免疫表型是细胞表达 CD19、CD5、CD20、CD23、CD22、CD200,限制性表达一种轻链,而无 FMC7 表达,其中 CD5 表达强度较正常 T 淋巴细胞弱,CD20、CD22 和表面轻链表达强度比正常 B 淋巴细胞弱,而 CD200 表达强。这些特点有别于其他克隆性 B 淋巴细胞增殖性疾病。临床常用 CLL 流式积分作为鉴别克隆性 B 淋巴细胞增殖性疾病手段之一(表 6-6)。本例流式细胞分析为典型 CLL 免疫表型,表达 CD19、CD20(低)、CD5(低)、CD23、CD22(低)、HLA-DR 及 CD200(高),限制性 κ 轻链表达,无 FMC7 表达,B 淋巴细胞占淋巴细胞 98.4%。计数患者 B 淋巴细胞绝对值 =WBC 总数 × 淋巴细胞 %×B 淋巴细胞所占百分比,即 $93.46 \times 0.93 \times 0.984 = 85.53 \times 10^9$/L。

表 6-6　CLL 流式积分表

标记	表达强度	积分	表达强度	积分
表面轻链	弱	1	强	0
CD5	弱	1	-	0
CD23	+	1	-	0
CD22/CD79b	弱	1	强	0
FMC7	-	1	+	0

CLL 积分:4~5 分;<3 分,CLL 可能性小。

(3)骨髓检查:根据血常规及典型免疫表型,CLL 即可确诊,骨髓检查非必需项目。在 CLL 免疫表型不典型、需要排除其他非霍奇金淋巴瘤、需要了解有无骨髓纤维化时可行骨髓涂片、活检。该患者骨髓涂片有核细胞增生明显活跃,淋巴细胞约占 87.5%,大大超过 40% 的标准。细胞体积小,核染色质粗,胞质量少,无核仁,涂抹细胞易见,形态为成熟淋巴细胞,正常粒系红系造血比例明显降低。需要特别注意,再生障碍性贫血患者由于粒红巨三系造血重度低下,仅残存成熟淋巴细胞,骨髓涂片淋巴细胞比例有时可以很高,不能和 CLL 混淆。再障首先是增生低下,残存的淋巴细胞是 T 淋巴细胞而非 CLL 的克隆性 B 细胞。

(4)淋巴结活检:患者左腋窝淋巴结活检显示淋巴结结构破坏,小淋巴细胞弥漫增生。免疫组化 CD5⁺CD20⁺CD23⁺PAX5⁺,周期素 D1⁻,Ki-67<5%。为非霍奇金淋巴瘤——慢性淋巴细胞白血病 / 小细胞淋巴瘤改变。

（5）骨髓常规染色体核型分析：慢淋细胞是成熟的终末期 B 淋巴细胞，细胞增殖缓慢，常规染色体核型分析时由于有丝分裂活性低下，常常导致染色体分析失败，即使常规使用丝裂原或植物血凝素（PHA）刺激，染色体成功率也较低。国际国内推荐 CpG+IL2 寡核苷酸刺激的染色体核型分析技术，可以提高染色体检出成功率。采用 CpG+IL2 刺激后的染色体核型分析可以在 80%CLL 患者中发现异常，del（11q）、del（17p）均为预后不良染色体核型，对临床治疗方法选择具有一定指导意义。该患者染色体核型分析分裂象少，为 46，XY［9］，属于正常核型。

（6）细胞 - 分子遗传学检测：原位荧光杂交技术（FISH）采用 5 组荧光探针，靶向检测已知的 5 种 CLL 常见的遗传学异常，敏感性和特异性均较高。但是 5 种探针覆盖范围之外的遗传学异常无法检出。FISH 和常规染色体核型分析互补，不能相互替代，CLL FISH 检测内容及意义见表 6-7。ATM 探针检查 11 号染色体长臂基因片段，正常为 2 个红色信号，当有 11q 缺失即 del（11q）时则为 1 红信号；D13S25 和 RB1 两个探针检测 13 号染色体长臂不同基因片段，正常为 2 个红色和 2 个绿色信号，当有 13q 缺失即 del（13q）时会出现 1 个红色或 1 个绿色信号；D12Z3 探针结合 12 号染色体基因片段，正常为 2 个绿色信号，当有相应基因扩增时出现 3 个绿色信号，如本例出现 12 号染色体扩增。TP53 探针正常是 2 个红色和 2 个绿色信号，当有 TP53 信号丢失，则出现 1 个红色和 2 个绿色信号。遗传学异常可能随着疾病进展发生改变，尤其是高危遗传学异常，比如 del（17q）随疾病进展而逐渐增高。由于套细胞淋巴瘤也是 CD5⁺ 的 B 淋巴细胞增殖性疾病，*IGH/CCND* FISH 检查目的在于排除套细胞淋巴瘤诊断。本例患者 *CCND/IGH* 重排阴性。

表 6-7　CLL FISH 检测内容及意义

遗传学异常	FISH	中位生存 / 月	受累基因	临床特点
del（17p）	从 7%~12% 到 30%~40%	30~60	*TP53* 突变	PFS/OS 短
del（11q）	11%~17%	79~84	*ATM*，*SF3B1*	年轻、大包块，PFS 短
12 三体	14%	114~132	25%*NOTCH* 突变	形态可以不典型
正常核型	18%~24%	111~ 未达到		
del（13q）	36%~39%	133~ 未达到	*RB1*，MiR-15a/MiR-16-1	预后好

（7）*IGHV* 突变状态：CLL 存在 2 种细胞起源，分别是生发中心前（pre-GC）初始 B 细胞和生发中心后（post-GC）记忆 B 细胞来源，前者 *IGHV* 基因未发生高度突变，即 *IGHV*-UM，后者 *IGHV* 发生高度突变，即 *IGHV*-M。CLL 患者细胞来源不随疾病进展而变化，故诊断时进行一次检查即可。该患者 *IGHV* 突变 <2%，即 *IGHV*-UM，使用片段为 *IGHV*4-34。检测 *IGHV* 突变状态对预后分层和治疗方法选择具有临床意义。

（8）基因突变：*TP53* 基因是人体重要的抑癌基因，位于 17 号染色体短臂上（17p）。通常情况下，del（17p）和 *TP53* 突变同时存在，但也有单独 *TP53* 突变情况存在，故需要同时做 del（17p）和 *TP53* 突变检测。该患者 *TP53* 突变检测为阴性。CLL 其他相关基因突变检测发现该患者存在 BIRC3 突变及 NOTCH1 突变。BIRC3 又称为细胞凋亡抑制蛋白 -2（c-IAP-2），是细胞凋亡抑制家族（IAPs）的重要组成部分，通过结合肿瘤坏死因子受体相关的 TRAF1 和 TRAF2，干扰 ICE 样蛋白酶的活性来抑制凋亡。具有 BIRC3 突变的 CLL 患者预后不良。*NOTCH1* 基因位于染色体 9q34.3，编码的 NOTCH1 蛋白属于 1 型穿膜蛋白家族成员，由胞外多个 EGF 样（epidermalgrowth factor-like）重复结构域和膜内多个不同类型的结构域组成。NOTCH1 在多种细胞的发育过程中发挥作用，决定细胞的分化类型。CLL 发生 NOTCH1 突变，预后不良。

（9）血液生化检查：β₂ 微球蛋白（β₂-MG）是一种内源性低分子量血清蛋白质，由淋巴细胞和其他大多数的有核细胞分泌。血清 β₂-MG 极易通过肾小球滤过膜，滤过的 β₂-MG 99.9% 被近曲小管细胞重吸收和降解，不再返流入血。正常人 β₂-MG 的合成速度和细胞膜释放的量是非常恒定的，从而使

β₂-MG 含量保持稳定水平。CLL 患者由于 β₂-MG 产出增多,血 β₂-MG 常常增高,本例患者血 β₂ 微球蛋白为 5.83mg/L,是预后不良指标之一。

(10)预后评分系统:现采用 CLL-IPI 评分系统,见表 6-8。

表 6-8　慢性淋巴细胞白血病国际预后指数(CLL-IPI)

参数	不良预后因素	积分	CLL-IPI	危险分层	5 年生存率 /%
TP53 异常	缺失或突变	4	0~1	低危	93.2
IGHV 突变状态	无突变	2	2~3	中危	79.4
β₂-MG	>3.5mg/L	2	4~6	高危	63.6
临床分期	Rai I ~ IV 期或 Binet B~C	1	7~10	极高危	23.3
年龄	>65 岁	1			

该患者存在 *IGHV*-UM,β₂-MG 5.83mg/L,临床分期 Binet C 期,年龄 67 岁。计算 CLL-IPI 积分 6 分,高危。

综合患者临床及实验室检查,诊断慢性淋巴细胞白血病,Binet C 期,CLL-IPI 评分高危。

第五节　骨髓增生异常综合征

骨髓增生异常综合征(myelodysplastic syndrome,MDS)是一组起源于造血干细胞的异质性髓系克隆性疾病,其特点是髓系细胞发育异常,表现为无效造血,难治性血细胞减少,高风险向急性髓系白血病转化。MDS 的核心是血细胞减少、发育异常和克隆性造血。正常血细胞分化发育遵循一定的规律,最后形成有功能的正常血细胞。

一、正常血细胞发生过程中形态和抗原表达演变

血细胞的分化发育过程大致可分为三个阶段:原始阶段、幼稚阶段(又分为早、中、晚三期)和成熟阶段。

1. **形态演变具有一定规律**　大多数胞体由大变小、胞核由大变小、核染色质由细致变粗密、核仁由明显渐至消失、胞质由少变多、细胞分裂能力从有到无,但淋巴细胞仍保持很强的分裂能力。血细胞形态演变规律详见第四章第二节。

2. **血细胞发育过程中表面抗原演变**　血细胞发育成熟过程中其表面分化抗原表达也遵循一定的规律,是血液系统疾病免疫分型的基础。造血干 / 祖细胞标志为 CD34 和 HLA-DR,髓系标记如 CD13、CD33、CD117、CD14、CD64、CD15 等。

粒细胞系统分为 5 个细胞阶段,从 I ~ V 依次为原粒细胞、早幼粒细胞、中幼粒细胞、晚幼粒细胞、杆状分叶粒细胞,其抗原表达变化存在一定规律性。抗原表达出现丢失、增强、减弱、不同步、跨系表达其他系列抗原,如表达 T 细胞抗原等均属于异常现象,例如 CD34 和 CD15 同时表达为非同步现象,原粒早幼粒出现 T 淋巴细胞标记 CD7 表达,为跨系表达。

单核细胞系统分为 3 个阶段——原单核细胞、幼单核细胞、成熟单核细胞,抗原分化也存在规律性。

红细胞系统分 3 个阶段——原红细胞、幼红细胞、成熟红细胞。红细胞系统抗原表达相对少,包括 CD71、CD235(血型糖蛋白 A,GlyA)等。

二、血细胞分化发育异常

1. **分化发育异常**　形态学是最直接证据,也是诊断 MDS 主要标准之一。诊断 MDS 需满足骨髓中红系、粒系、巨核系发育异常 ≥10%。红系发育异常包括细胞核异常,包括核出芽、核间桥、核碎裂、多核、巨幼样变。红系胞质异常包括环形铁粒幼细胞、PAS 染色阳性、空泡。粒细胞系统发育异常包括细胞核分叶减少、不规则核、核分叶过多,胞体小或异常增大、胞质颗粒减少或无颗粒、Auer 小体。巨核细胞发育异常可见小巨核细胞、核少分叶、多核。

2. **血细胞抗原分化异常**　抗原分化异常是 MDS 诊断的辅助标准之一。MDS 常见的抗原分化异常包括:

(1)原始细胞表型异常:正常原始细胞流式图上分布非聚集性,MDS 患者无论原始细胞数量多少,通常原始细胞聚集性分布。抗原表达可出现跨系抗原表达,抗原非同步表达、抗原表达强度增加、减弱等。

(2)髓系各阶段细胞抗原表达失去规律性:如失去正常 CD13/16 的"γ"分布,成熟粒细胞跨系表达 CD7、CD56 等。正常单核细胞表达 CD14、CD64、CD33、CD11b 和 HLA-DR,MDS 单核细胞出现抗原表达杂乱现象,如 CD14 表达减弱、丢失 DR 等。

3. **克隆性造血依据**

(1)染色体核型异常:常规染色体核型分析和 FISH 检出有 MDS 诊断参考意义的染色体异常是 MDS 诊断主要标准之一,见表 6-9。

表 6-9　初诊骨髓增生异常综合征(MDS)患者重现性染色体异常及频率

染色体异常		频率	
		MDS 总体	治疗相关 MDS
不平衡	+8	10%	
	−7/del(7q)	10%	50%
	del(5q)	10%	40%
	del(20q)	5%~8%	
	−Y	5%	
	i(17q)/t(17p)	3%~5%	25%~30%
	−13/del(13q)	3%	
	del(11q)	3%	
	del(12p)/t(12p)	3%	
	del(9q)	1%~2%	
	idic(X)(q13)	1%~2%	
平衡	t(11;16)(q23.3;p13.3)		3%
	t(3;21)(q26.2;q22.1)		2%
	t(1;3)(p36.3;q21.2)	1%	
	t(2;11)(p21;q34.3)	1%	
	inv(3)(q21.3q26.2)/t(3;3)(q21.3;q26.2)	1%	
	t(6;9)(p23;q34.1)	1%	

（2）分子遗传学异常：二代测序技术可以在绝大多数 MDS 患者中检出至少一个基因突变。检出 MDS 相关基因异常是 MDS 诊断的辅助标准之一，见表 6-10。

表 6-10　骨髓增生异常综合征中常见基因突变

基因突变	涉及通路	频率 /%	预后意义
SF3B1*	RNA 剪切	20~30	好
TET2*	DNA 甲基化	20~30	中性或不明确
ASXL1*	组蛋白修饰	15~20	差
SRSF2*	RNA 剪切	≤15	差
DNMT3A*	DNA 甲基化	≤10	差
RUNX1	转录因子	≤10	差
U2AF1*	RNA 剪切	5~10	差
TP53*	肿瘤抑制因子	5~10	差
EZH2	组蛋白修饰	5~10	差
ZRSR2	RNA 剪切	5~10	中性或不明确
STAG2	粘连蛋白复合物	5~7	差
IDH1/IDH2	DNA 甲基化	≤5	中性或不明确
CBL*	信号转导	≤5	差
NRAS	转录因子	≤5	差
BCOR*	转录因子	≤5	差

注：* 该类基因突变在健康人群的克隆造血中有报道。

三、诊断 MDS 常用诊断方法

MDS 异质性大，需要借助多项实验室检查手段，搜索病态造血和克隆依据。各检测手段在 MDS 诊断中的作用和地位不尽相同，表 6-11 列举了 MDS 诊断中常用的方法和意义。

表 6-11　骨髓增生异常综合征主要诊断技术

项目	备注
必须检查项目	
骨髓穿刺涂片	检测各系血细胞发育异常、原始细胞比例、环状铁粒幼红细胞
骨髓活检病理	细胞增生情况、CD34 免疫组化、巨核细胞组化染色
染色体核型分析	R 或 G 显带染色体核型分析，发现染色体数目异常和结构异常
推荐的检测项目	
FISH	适用于核型分析失败、分裂象不足患者
骨髓 FCM	各系血细胞免疫表型
基因突变检测	各类体细胞或者胚系来源基因突变
可选的检测项目	
SNP-array 或 array-CGH	检测 DNA 拷贝数异常或单亲二倍体，可作为常规核型技术的有益补充

以下举例说明骨髓增生异常综合征 MICM 诊断应用。

病例 6-5：患者男性，56 岁，因疲乏半年，加重 1 个月就诊。查体贫血貌，皮肤黏膜无瘀点，浅表淋巴结未扪及肿大。胸骨无压痛，肝脾未扪及肿大。

1. **血常规**　本例患者以乏力起病，血常规白细胞 3.22×10^9/L，中性粒细胞 42.5%，中性杆状核细胞 2%，单核细胞 13.7%，嗜酸性粒细胞 2.2%，嗜碱性粒细胞 0.3%，淋巴细胞 37.3%，原粒细胞 2%，血红蛋白 69g/L，MCV112fl，血小板 39×10^9/L，网织红细胞（Ret）0.022×10^{12}/L。全血细胞减少为 MDS 常见的临床表现。红细胞 MCV 增大（112fl），也是 MDS 贫血常见血液学改变。白细胞分类中发现原始细胞 2%，可见于 MDS 或急性白血病，需要行骨髓检查进一步鉴别。

2. **骨髓细胞学检查**　骨髓有核细胞增生明显活跃，粒：红 =0.23：1，粒系占有核细胞 17%，原粒细胞占 4.5%，部分原粒细胞胞体较大，偶见双核晚幼粒及双核杆状核粒细胞（发育异常细胞占粒系 15%）。红系明显增生，占有核细胞 73.5%，原红及早幼红可见巨幼样变，易见双核、多核、核出芽、核碎裂、Howell-Jolly 小体（发育异常细胞占红系 36%），全片巨核细胞 10~14 个 /LP，可见原巨、幼巨、小巨核、单圆巨及双圆巨核细胞。归纳骨髓细胞学存在的异常：①有核细胞增生明显活跃，但仍然是全血细胞减少，反映无效造血；②粒系比例降低，原粒细胞增高；③粒系病态造血占 15%；④红系明显增生达 73.5%，各阶段红细胞比例增高，尤其是原红、早红比例升高；⑤红系病态造血明显，达 36%，胞体巨幼样变、胞核异常、胞质异常、红细胞形态异常；⑥巨核细胞病态造血明显，可见原幼巨、单圆巨、双核巨、小巨核细胞等。

3. **骨髓活检组织学检查**　骨髓活检病理检查反映骨髓造血容量、大体细胞分布、有无纤维化等，但单个细胞形态活检辨识力低，骨髓涂片联合骨髓活检能全面反映骨髓造血状态，是 MDS 诊断必需的检查。该患者骨髓活检造血容量为 55%（造血组织 55%，脂肪组织 45%），粒系增生减低，红系增生明显，可见幼稚前体细胞异常定位（abnormal location of immature precursor，ALIP）现象。（ALIP 现象指 3~5 个以上的原幼细胞聚集成簇位于骨小梁旁区和小梁间区，见于高危 MDS、MDS/MPN，容易向白血病转化）。巨核细胞 4~8 个 /HPF，可见少量单圆核及多圆核。免疫组化（IHC）CD34⁺ 细胞约占 5%，网状纤维 MF-1。归纳该患者骨髓活检存在的异常：① ALIP 现象：出现在较高危 MDS 中，免疫组化 CD34⁺ 细胞比例增高；②巨核细胞形态异常；③骨髓纤维化 1 级（MF-1）。

4. **骨髓流式细胞免疫分析**　流式细胞免疫分析在 MDS 诊断中仅起到辅助诊断作用，该患者流式免疫表型分析显示原始细胞分布集中，表达 DR、CD34、CD38、CD117、CD13、CD15 及 CD58。

5. **细胞遗传学检查**　该患者常规染色体核型分析显示 43~47，XY，−3，−5，del（5）（q15q33）；−7；del（7）（q22）；add（12）（p11）；−13；add（13）（p11）；del（17）（p13）；+19，add（21）（p13）；+mar，inc［cp20］。存在复杂染色体异常，包括染色体结构异常和数目异常，比如结构异常包括 del（5）、del（7）、add（12）等，数目异常包括 −3、−5、+19 等。复杂染色体核型是 MDS 预后不良标志。

6. **髓系高频基因突变**　该患者存在 *TP53* 基因两个位点的突变，预后不良。*TP53* 基因编码 P53 蛋白，是人体重要的抑癌基因，*TP53* 突变或缺失均可导致肿瘤发生，与多种肿瘤发生和预后相关。

7. **染色体全基因组芯片（CMA）检测报告**　含有 10 处染色体异常，异常类型包括嵌合缺失、复杂异常、缺失、重复、单亲二倍体。正常人的每种染色体均为两条，分别来自父亲和母亲，拷贝数 =2。染色体发生异常改变时表现为拷贝数异常（缺失拷贝数 =0 或 1、重复 ≥3），染色体会呈现红色 / 蓝色，该患者 16 号染色体为缺失异常，X 染色体为重复异常。如仅部分细胞的染色体发生异常改变，则表现为染色体嵌合型拷贝数异常，会呈现浅红色 / 浅蓝色，相应染色体数目：1< 嵌合缺失 <2，<2 嵌合重复 <3。该患者存在 3、5、7、12、13、18 多处嵌合缺失。单亲二倍体（UPD）表示染色体拷贝数为 2，但两个拷贝均来源于父亲或母亲，异常区段为纯合状态，丢失了杂合的基因型，染色体会呈现紫色，该患者 1 号染色体存在 UPD。MDS 患者中，约 20% 的染色体异常表现为 UPD 异常，这些 UPD 异常常伴有相关基因纯合突变。

该患者疲乏为贫血症状，查体无肝、脾、淋巴结肿大，即无明显浸润症状。血常规全血细胞减少，贫血为大细胞性,网织红细胞降低,白细胞分类有 2% 原始细胞,可以排除再生障碍性贫血。骨髓涂片增生明显活跃,而外周血细胞减少,反映虽然骨髓增生,但造血终产品血细胞是减少的,为无效造血的表现,且骨髓病态造血明显,粒系红系病态造血均超过 10%。形态学:原始细胞未超过急性白血病诊断标准的 20%,不能诊断急性白血病。骨髓活检:ALIP 现象,且有骨髓纤维化 1 级。细胞遗传学检查存在复杂核型,分子生物学检查发现 *TP53* 基因突变。

综合诊断:骨髓增生异常综合征——原始细胞过多Ⅰ型伴复杂核型、*TP53* 突变。按 IPSS-R 危险度评分(见表 13-4)遗传学 4 分,骨髓原始细胞 1 分,血红蛋白 1.5 分,血小板 1 分,中性粒细胞绝对值 = $3.22 \times (0.425+0.02)=1.432\ 9>0.8$,积分 0 分,该患者最终 IPSS-R 评分 =7.5 分,极高危。

第六节　骨髓增殖性肿瘤

骨髓增殖性肿瘤(myeloproliferative neoplasm,MPN)是一组起源于骨髓造血干细胞的克隆性、慢性增殖性疾病,主要特点是骨髓中一系或多系相对成熟细胞无限制克隆增生,导致外周血细胞不同程度增多,脾脏肿大。晚期出现明显骨髓纤维化、造血衰竭或进展为急性白血病。经典 MPN 包括真性红细胞增多症(polycythemia vera,PV)、原发性血小板增多症(essential thrombocytosis,ET)和原发性骨髓纤维化(primary myelofibrosis,PMF)。近年研究发现,MPN 发病机制涉及 *JAK2*、*CALR* 和 *MPL* 三种驱动基因突变。*JAK2* 基因是促红细胞生成素受体基因,位于染色体 9p24 上,当发生 *JAK2* 受体基因突变后,JAK-STAT 通路激活,细胞对促红细胞生成素过度敏感,细胞增殖增高,血细胞数量增高。*JAK2* 突变位点主要为 *JAK2V617F* 突变,约 3% 可出现 *JAK2* 第 12 外显子突变。*JAK2* 突变可见于 95%PV,50%~60% 的 ET 或 PMF。钙网蛋白基因(*CALR*)定位于染色体 19p13.3,其功能为调节内质网钙离子储存,*CALR* 基因缺失将减少内质网内第二信使 Ca^{2+} 的储存量。*MPL* 基因是促血小板生成素受体基因,定位于 1p34,在巨核细胞发育和血小板生存中起重要作用。*CALR* 和 *MPL* 基因突变可见于 *JAK2* 突变阴性的 ET 或 PMF 中。ET 中约 55% 患者可出现 *JAK2V617F* 突变,22% 可出现 *CALR* 基因突变,而 3% 可出现 *MPL* 突变。约 65%PMF 患者可出现 *JAK2V617F* 突变,20% 出现 *CALR* 突变,7% 患者出现 *MPL* 突变。*JAK2*、*CALR* 和 *MPL* 基因突变存在互斥性,三种驱动基因突变已经成为 MPN 诊断标准之一。以下举例说明骨髓增殖性肿瘤 MICM 诊断应用。

病例 6-6:男,65 岁,因“头晕,视物模糊 3 月余”就诊。患者吸烟 20 年,每日平均 20 支,既往体健,否认动静脉血栓病史。无特殊药物服用史。长期务农。入院查体:患者多血质面容,双侧球结膜充血,口唇发绀。浅表淋巴结未扪及,脾脏肋下 3cm,肝脏未触及。双下肢无水肿。实验室检查:

1. **血常规**　外周血细胞增多是 MPN 的特点,该患者血常规红细胞计数 7.08×10^{12}/L,Hb 200g/L,血细胞比容 61%。白细胞计数 11.8×10^9/L,分类正常,血小板 824×10^9/L,主要表现为红细胞明显升高,伴有白细胞和血小板增高,因此考虑红细胞增多症。需要鉴别反应性红细胞增多症与真性红细胞增多症。反应性红细胞增多症由于各种原因导致组织缺氧、肾脏促红细胞生成素(EPO)代偿性分泌增多,EPO 在骨髓内与幼红细胞表面的促红素受体结合,促发细胞内后续的 JAK2-STAT 信号通路,促进红细胞生成增加,进而引起反应性红细胞增多。可能原因有长期吸烟导致的慢性阻塞性肺病、高原居住,或心脏疾病。另一方面,一些肿瘤性疾病可在没有缺氧的情况下,肿瘤细胞自主地分泌促红素,导致副肿瘤性红细胞升高。常见的引起促红素水平升高的肿瘤包括肝细胞癌、肾细胞癌、血管母细胞瘤和肾上腺素瘤。故促红素水平测定对鉴别红细胞增多的原因很重要。当 MPN 出现明显骨髓纤维化时,外周血可出现幼稚粒细胞和幼稚有核红细胞,称为幼红幼粒现象。

2. 血清促红细胞生成素水平　用于鉴别反应性和真性红细胞增多症。反应性红细胞增多症患者通常有血清促红素水平升高,而 PV 患者 EPO 水平正常或者降低。本例患者血清 EPO 水平为 3.0mIU/ml(正常范围 3.7~29.5mIU/ml),提示非反应性红细胞增多症。

3. 血气分析　本例患者长期吸烟,可能出现慢性阻塞性肺病,导致缺氧,出现继发性红细胞增多。故血气分析在原发或继发红细胞增多症鉴别中有重要作用。本例患者血气分析血氧饱和度为 93%(>92%),无明显缺氧证据。

4. _JAK2V617F_ 基因突变　近 95% 的 PV 患者存在 _JAK2_ 基因突变,_JAK2_ 基因突变已经成为 PV 诊断的主要指标。除了 PV 之外,_JAK2V617F_ 突变还可见于 ET 和 PMF,突变频率在 PV、ET、PMF 之间鉴别具有一定价值,PV 患者 _JAK2V617F_ 突变频率(VAF)常常超过 50%,高于 ET 和 PMF 患者。本例患者 _JAK2V617F_ 突变频率为 95.54%,支持 PV 诊断。

5. 骨髓病理活检　MPN 骨髓活检为必须检测项目,在 ET 和 PMF 鉴别诊断上具有一定的价值。通常 ET 骨髓增生程度处于基本正常范围,巨核细胞形态大、细胞核分叶状,而原发性骨髓纤维化活检组织增生明显至极度活跃,巨核细胞聚集存在,形态异常。

6. PV 诊断标准　参见 2016 版 WHO 造血与淋巴系统肿瘤分类。

主要标准:①存在血红蛋白水平升高(男性大于 165g/L,女性大于 160g/L),血细胞比容升高(男性大于 49%,女性大于 48%),或者其他红细胞容量升高的证据。②骨髓活检显示增生程度高于同年龄正常人,三系均增生(全髓增生),包括红系、粒系及巨核系明显增生,为多形性成熟巨核细胞。③ _JAK2V617F_ 突变或 _JAK2_ 基因 12 号外显子突变。

次要标准:血清促红素水平低于正常。

诊断真性红细胞增多症需要达到三条主要标准,或前两条主要标准加次要标准。该患者血红蛋白 200g/L,血细胞比容 61%,且查见 _JAK2V617F_ 突变,血清促红素水平低于正常,因此符合真性红细胞增多症的诊断。

7. PV 预后指标　真性红细胞增多症的生存时间及治疗方式与其预后指标相关。预后指标包括:①年龄 ≥67 岁占 5 分,57~66 岁占 2 分;②白细胞总数 ≥15×10⁹/L 占 1 分;③既往出现过静脉血栓占 1 分。低危组:0 分,中位生存时间 28 年;中危组:1~2 分,中位生存时间 19 年;高危组:≥3 分,中位生存时间 11 年。该患者预后积分为 2 分,属于中危组。

第七节　多发性骨髓瘤

浆细胞是 B 细胞分化的终末阶段细胞,其主要功能是分泌免疫球蛋白。正常免疫球蛋白由多克隆浆细胞产生,所以血清蛋白电泳显示不均一性的波形。发生浆细胞病时,异常浆细胞克隆性增殖,产生单克隆免疫球蛋白或其轻链/重链片段。因此绝大多数浆细胞病患者的血清或尿液中可找到结构纯一的单克隆物质,其在蛋白电泳扫描图上呈基底较窄的单峰,称为 M 蛋白(monoclonal protein)。M 蛋白有以下三种类型:①免疫球蛋白分子,其分子结构均相同,轻链也仅具有一种抗原性,即全为 κ 链或全为 λ 链;②游离的 κ 或 λ 轻链;③某种重链片段。需要注意鉴别容易与 M 蛋白混淆的电泳结果。

本组疾病包括:①意义未明的非 IgM 型单克隆球蛋白增多症(non-IgM monoclonal gammopathy of unknown significance,non-IgM MGUS);②多发性骨髓瘤(multiple myeloma,MM);③多发性骨髓瘤变异型,包括冒烟型骨髓瘤、非分泌型骨髓瘤、浆细胞白血病;④浆细胞瘤(plasma cell myeloma,

PCM),包括骨孤立性浆细胞瘤、骨外浆细胞瘤;⑤单克隆免疫球蛋白沉积病,包括原发性淀粉样变、轻链和重链沉积病;⑥浆细胞瘤伴副癌综合征,包括 POEMS 综合征、TEMPI 综合征。以下举例说明多发性骨髓瘤 MICM 诊断应用。《中国多发性骨髓瘤诊治指南》(2020 年修订)推荐检查见表 6-12。

表 6-12　《中国多发性骨髓瘤诊治指南》(2020 年修订)推荐检查

项目	具有内容
基本检查项目	
血液检查	血常规、肝肾功、电解质、凝血功能、血清蛋白电泳、免疫固定电泳 + 免疫球蛋白定量、β_2-MG、CRP、外周血涂片
尿液检查	尿常规、蛋白电泳、免疫固定电泳、24h 轻链定量
骨髓检查	骨髓涂片、活检 +IHC(包括 CD19、CD20、CD38、CD56、CD138)
影像学检查	全身 X 线平片(头颅、骨盆、股骨、肱骨、胸椎、腰椎、颈椎)
其他检查	胸部 CT、心电图、腹部 B 超
对诊断或预后有价值的检查	
血液检查	血清游离轻链
	心功不全或怀疑合并心脏淀粉样变或轻链沉积病患者检查心肌酶谱、肌钙蛋白、BNP
尿液检查	24h 尿蛋白谱(怀疑淀粉样变或肾病)
骨髓检查	流式细胞术、磁珠分选 FISH 检测 IgH 重排、17p 缺失、13q14 缺失、1q21 扩增。若 IgH 重排阳性,进一步检查 t(4;14)、t(11;14)、t(14;16)、t(14;20)等
影像学检查	局部或全身低剂量 CT、MRI、PET-CT
其他检查	怀疑淀粉样变腹壁脂肪活检、UCG

注:MRI:磁共振成像;PET-CT:正电子发射计算机断层显像;UCG:超声心动图。

多发性骨髓瘤的临床表现包括:高钙血症(hypercalcemia),肾功能受损(renal dysfunction),贫血(anemia),骨骼损害(bone lesion),即所谓的 CRAB 症状。多发性骨髓瘤的诊断依靠血清蛋白电泳及免疫固定电泳,骨髓涂片,流式及骨髓活检。另外荧光原位杂交(fluorescence *in situ* hybridization,FISH)检测有助于评估疾病的预后。以下举例说明多发性骨髓瘤诊断中 MICM 应用。

病例 6-7:男性,70 岁,因"胸腰痛 6 个月,加重伴乏力、行走困难 1 个月"入院。患者于 6 个多月前无明显诱因出现胸背部和下腰部疼痛,在外院诊断"骨质疏松",予以补钙等治疗,无明显好转,进行性加重,近 1 个月出现头晕乏力,行走困难,卧床。查体:中度贫血貌,浅表淋巴结未扪及肿大,肝脾未扪及,胸椎下段、腰椎压痛,余无特殊。

1. **血常规和血涂片检查**　通常为正细胞正色素贫血,可有全血细胞减少。外周血涂片检测可发现红细胞缗钱状(rouleaux)排列。红细胞缗钱状排列常见于各种原因引起的高球蛋白血症,由于异常球蛋白中和了红细胞表面的负电荷,减少了红细胞之间的排斥力,使红细胞易于聚集,因而呈缗钱状排列,最常见于 IgM 型单克隆球蛋白血症,其次高浓度的 IgG、IgA 也可能引起红细胞缗钱状排列。晚期骨髓瘤细胞可在外周血中大量出现,超过 2.0×10^9/L 者称为浆细胞白血病(plasma cell leukemia)。本例患者血常规 Hb 64g/L(130~175g/L),MCV 85fl,WBC 总数及分类正常,血小板计数正常,外周血涂片红细胞呈缗钱状排列。

2. **血清球蛋白和血清蛋白电泳**　该患者血清总蛋白 122.42g/L,白蛋白 35.28g/L,球蛋白 87.14g/L(19~34g/L),血清蛋白电泳 M 蛋白占 21.32%。血清球蛋白增高通常是考虑骨髓瘤的重要线索。血清蛋白电泳后可分出 α_1、α_2、β_1、β_2、γ 球蛋白五个区带,人体免疫球蛋白常位于 γ 球蛋白区域,也是球蛋白中占比最多的球蛋白。骨髓瘤患者通常球蛋白明显增高,电泳出现底窄峰高的电泳条带,即单克隆蛋白条带 M 蛋白。临床上多种疾病可引起蛋白电泳结果条带改变,如慢性感染性疾病、肝硬化等可引起 γ 球蛋白增高,电泳为底宽的多克隆条带,需注意鉴别。

3. **免疫固定电泳**(immunofixation electrophoresis,IFE)　IFE 是一种包括琼脂糖凝胶电泳和免疫沉淀两个过程的检测技术,检测标本可以是血清、尿液、脑脊液或其他体液。通过 IFE 可以区分免疫球蛋白重链和轻链具体类型,单克隆免疫球蛋白呈现浓而窄的条带,包括 IgG、IgA、IgM、IgD、IgE 型,或轻链型,以 IgG 型最多,依次为 IgA 型和轻链型,IgD、IgE 及 IgM 型均罕见。该患者血清和尿免疫固定电泳显示 M 蛋白为 IgA 型。

由于免疫球蛋白重链分子量大,不易透过肾小球滤过膜,而分子量小的轻链则可以透过肾小球滤过膜。当肾小球损害到一定的程度时,免疫球蛋白重链也可在尿中检查到。该患者尿 IFE 显示重链区有淡的清晰单克隆条带,轻链则为浓聚的单克隆条带,即患者血、尿中均存在 IgA 型单克隆蛋白。

4. **游离轻链**(free light chain,FLC)　为免疫球蛋白中未与重链(γ、α、μ、δ 和 ε)相结合的轻链,包括游离 κ 和 λ,可出现在许多恶性浆细胞病患者的血清和尿液中,为诊断及治疗后疗效监测的重要指标。该患者 κ 游离轻链 9 889.1mg/L,明显增高(3.3~19.4mg/L)。游离 κ:游离 λ 比值明显增高(0.26~1.65)。

5. **本周蛋白**(Bence-Jones protein,BJP)　又称凝溶蛋白,是出现在尿中的免疫球蛋白轻链。酸性尿加热至 40~60℃凝固,温度上升到 90~100℃时溶解,冷却至 40~60℃又出现凝固现象,即为本周蛋白阳性。尿本周蛋白阳性见于多发性骨髓瘤等疾病。该患者尿中存在 κ 轻链,尿本周蛋白检查可出现阳性。

6. **高钙血症**　因骨质广泛破坏,出现高钙血症,本例患者血钙水平升高,达 2.75mmol/L。晚期肾功能减退,血磷也增高。

7. **肾功损害**　本例患者血肌酐 242.2μmol/L(53~140μmol/L),出现肾功损害,为多发性骨髓瘤的重要表现。肾功损害机制有以下几方面:①游离轻链(本周蛋白)被近曲小管吸收后沉积在上皮细胞内,使肾小管细胞变性,功能受损;如有蛋白管型阻塞,则导致肾小管扩张;②高血钙引起多尿,最后发展为少尿;③尿酸过多,沉积在肾小管,导致尿酸性肾病。

8. **血清 β_2 微球蛋白**(β_2-MG)　β_2-MG 是由浆细胞分泌的,与全身骨髓瘤细胞总数有显著相关性,是判断疗效和疾病预后的重要指标。本例患者血 β_2 微球蛋白定量 6.8mg/L,已明显升高。

9. **骨髓涂片、活检**　骨髓涂片细胞学见浆细胞异常增生占有核细胞 39%,且以原始幼稚浆细胞为主(占 38.5%)。细胞形态椭圆形或不规则形,胞质量多,核偏位。骨髓活检显示浆样细胞弥漫增生,为多发性骨髓瘤依据。

10. **流式细胞免疫分析**　浆细胞为 B 淋巴细胞的终末细胞,B 细胞表面标记丢失后进入浆细胞阶段,细胞表达 CD38、CD138,限制性表达胞质免疫球蛋白轻链,可有 CD56、CD20、CD19 表达。流式细胞免疫表型分析在鉴别克隆性浆细胞上具有明显优势。该患者流式细胞免疫表型分析显示异常细胞群位于 CD45 阴性区,表达 CD138、CD38,部分表达 CD22,限制性表达 ckappa,为克隆性浆细胞。

11. **免疫荧光原位杂交(FISH)检测**　骨髓瘤遗传学对疾病发生发展和预后具有重要意义。常规采用五组探针,针对 17p 缺失、14q 重排(3 对探针)、1q21 扩增等进行检测。该患者骨髓标本经磁珠富集后,检测到 1q21 位点信号扩增,阳性率约为 24%;未见 t(14;16)、未见 t(4;14)、未见 t(14;20),可见 IGH 信号扩增,P53/CEP17 位点信号扩增。根据梅奥 mSMART3.0 和 IMWG(国际骨髓瘤工作组)危险度分层标准,该患者属于遗传学高危。

12. **影像学检查**　包括全身扁骨 X 线检查、局部或全身低剂量 CT、全身或局部 MRI(包括颈椎、胸椎、腰骶椎、头颅)和 PET-CT。多发性骨髓瘤的骨骼病变可有以下三种 X 线发现:①早期为骨质疏松,多在脊柱、肋骨和盆骨;②典型病变为圆形或卵圆形、边缘清楚的穿凿样溶骨性损害,常见于颅骨、盆骨、脊柱、股骨、肱骨等处;③病理性骨折,常发生于肋骨、脊柱、胸骨。少数早期患者可无骨骼 X 线表现。对于全身 X 线检查正常但又怀疑为 MM 的患者可行脊柱 MRI、PET 检查,可以明显提高阳性率。因可能诱发肾衰竭,应避免增强 CT 检查及静脉肾盂造影。该患者影像学存在多处异常,包括脊柱多个椎体压缩骨折、椎体塌陷,颅骨多个穿凿样骨质破坏灶。

综合分析:参见多发性骨髓瘤诊断标准(表 26-1),患者临床有骨痛症状,骨髓检查异常,浆细胞明显增高,血液中有 IgAκ 单克隆球蛋白,存在 CRAB,即高钙血症(C)、肾功损害(R)、贫血(A)、骨骼破坏(B),活动性多发性骨髓瘤成立。

按国际分期系统(ISS)及修订的国际分期系统(R-ISS),患者血 β_2 微球蛋白定量 6.8mg/L,为 ISS Ⅲ期,且 LDH 升高,为 R-ISS Ⅲ期,分期标准见表 26-4。

本例综合诊断为多发性骨髓瘤 IgAκ 型,Ⅲ期,伴有 1q21 扩增。

第八节　淋　巴　瘤

淋巴瘤(lymphoma)是一组起源于恶性转化的淋巴细胞的异质性肿瘤,通常原发于淋巴结,但亦可累及身体的任何部位。淋巴瘤分为霍奇金淋巴瘤(Hodgkin lymphoma,HL)和非霍奇金淋巴瘤(non-Hodgkin lymphoma,NHL)两大类。其中,HL 约占所有淋巴瘤的 10%,余下的则为 NHL。HL 为生发中心 B 细胞恶性转化而来,包含两大类型:①经典型霍奇金淋巴瘤(classic Hodgkin lymphoma,CHL);②结节性淋巴细胞为主型霍奇金淋巴瘤(nodular lymphocyte predominant Hodgkin lymphoma,NLPHL)。二者的病理学特征均表现为散在的淋巴瘤细胞(称为霍奇金细胞或 Reed-Sternberg 细胞)分布在广泛的炎症背景之上,炎症背景内为大量的嗜酸性粒细胞及淋巴细胞。NHL 按细胞起源可分为 T、B、NK 细胞性,其中 B 细胞性约占 85%~90%,其余为 T、NK 细胞性。根据淋巴瘤的生长速度及侵袭程度,NHL 分为惰性、侵袭性及高度侵袭性。

淋巴瘤临床诊断主要包括两个方面:第一确定是否为淋巴瘤,依赖活检。第二确定淋巴瘤累及范围,依赖影像学检查。淋巴结活检是最主要的诊断手段,在没有明确淋巴结受累的情况下,需要进行其他受累器官及部位的活检。以淋巴结活检为例,将活检组织进行苏木素-伊红(HE)染色,判断淋巴结组织结构是否破坏,这是与良性淋巴结反应性增生最主要的区别。然后进行免疫组化(IHC)染色,确定具体的病理类型,有些还需要细胞分子遗传学检查才能进一步明确淋巴瘤亚型。淋巴瘤受累范围需要借助影像学检查进行判断,对淋巴瘤诊断分期至关重要。对于霍奇金淋巴瘤以及侵袭性、高度侵袭性非霍奇金淋巴瘤而言,推荐使用全身 PET-CT 进行淋巴瘤的分期。而惰性的淋巴瘤仍可采用增强 CT 扫描进行分期。分期目前常用 Ann Arbor 分期系统,淋巴瘤受累分为四期:Ⅰ期:单个区域淋巴结受累和/或局限结外区域受累;Ⅱ期:横膈同侧两个或两个以上区域受累;Ⅲ期:横膈两侧受累;Ⅳ期:多个结外器官受累。此外,还需要按照患者是否有全身体质性症状进行分组。若患者起病时合并发热、体重下降(半年内下降原体重的 10%)及夜间盗汗,则分为 B 组,反之为 A 组。以下举例说明淋巴瘤诊断中 MICM 应用。

病例 6-8:男,35 岁,以"颈部、腹股沟淋巴结进行性肿大 1 个月"就诊,患者诉盗汗,无发热、消瘦及皮肤瘙痒。查体:生命体征正常,双侧下颌下、颈后三角、双侧腹股沟扪及多个肿大淋巴结,质地中等偏硬,无压痛,最大者直径 4cm。表面无破溃、流液。可移动。其余浅表淋巴结未扪及。胸骨无压痛。肝脾未扪及。辅助检查:血常规及生化正常。淋巴结活检诊断经典霍奇金淋巴瘤混合细胞型。

1. 淋巴结活检　右颈后淋巴结活检 HE 染色:淋巴结结构破坏,异型淋巴细胞浸润,可见散在霍奇金细胞/Reed-Sternberg(HRS)细胞,免疫组化染色显示 RS 细胞 CD15⁺、CD30⁺,背景见丰富的多形的炎性细胞浸润,包括嗜酸性粒细胞、中性粒细胞、巨噬细胞以及浆细胞。病理诊断为经典型霍奇金淋巴瘤,混合细胞型。

经典型霍奇金淋巴瘤(CHL)在病理组织上分为四种亚型:结节硬化型(nodular sclerosis, NSCHL)、富于淋巴细胞型(lymphocyte-rich,LRCHL)、混合细胞型(mixed cellularity,MCCHL)及淋巴细胞消减型(lymphocyte depleted,LDCHL)。

2. **细胞-分子遗传学**　CHL发病机制中涉及染色体缺失/获得和分子学突变,最常见的细胞-分子遗传学异常是9p24.1扩增,后者导致HRS细胞和肿瘤微环境巨噬细胞、树突状细胞高表达PD-L1。PD-L1的配体PD-1表达于活化T淋巴细胞上和NK细胞,肿瘤细胞通过表达PD-L1与淋巴细胞PD-1结合,导致T细胞活性抑制,从而引起免疫逃逸。针对免疫检查点抗PD-1单克隆抗体在复发难治CHL治疗上已经显示卓越疗效,已经获批应用于临床治疗。目前病理组织切片IHC可以了解PD-1表达情况,可为临床选择抗PD-1单抗治疗提供一定信息。

3. **影像学检查**　体格检查可以获知浅表淋巴结是否肿大,对深部淋巴结肿大状态需要借助影像学检查,目前常用的包括CT和PET/CT。PET/CT(正电子发射断层成像仪/X线计算机成像仪)采用^{18}F-氟代脱氧葡萄糖(^{18}F-FDG)作为示踪剂。^{18}F-FDG是葡萄糖的类似物,在体内生物学行为也与葡萄糖相似。经静脉注射进入人体后进入细胞内,细胞摄取量与其葡萄糖代谢率成正比。恶性肿瘤细胞对葡萄糖摄取利用代谢较正常组织明显增高,表现为肿瘤部位^{18}F-FDG聚集异常增加,在PET显像时呈现异常放射性浓聚影。因为正常人体大脑组织葡萄糖摄取利用度很高,故PET/CT不适合头部肿瘤显像检查。本例患者经PET/CT检查,横膈上下多部位淋巴结受累,结外病灶肠系膜、臀小肌受累。因此,该患者分为Ⅳ期。此外,按照患者起病时是否有全身体质性症状进行分组。若患者起病时无发热、体重下降(半年内下降原体重的10%)及夜间盗汗,为A组,如出现上述任何一项分为B组。该患者诊断为B组。

综合诊断:经典型霍奇金淋巴瘤,混合细胞为主型,Ⅳ期B组。

非霍奇金淋巴瘤异质性大,以弥漫大B细胞淋巴瘤(diffuse large B cell lymphoma,DLBCL)多见,以下举例说明MICM在DLBCL诊断中的应用。

病例6-9:患者男,69岁,因"咳嗽,气促,胸闷,腹胀不适2个月"入院。查体:患者体型消瘦,端坐呼吸,双颈部及腹股沟可扪及大小不等的淋巴结,最大直径为3cm,质地中等,活动,无压痛。双下肺叩诊浊音,双肺呼吸音低,未闻及明显干湿啰音。腹部膨隆,可扪及腹腔内多个包块融合。肝脾未满意扪及。双下肢至踝关节平面凹陷性水肿。

1. **淋巴结活检**　患者淋巴结肿大,行右颈部淋巴结活检,病理检查可见中等大小淋巴样细胞弥漫浸润,免疫组化染色示该细胞CD20(+),CD3(-),CD5(-),CD30(-),CD10(-),MUM-1(+),BCL-6(+),BCL-2(+,约60%),C-MYC(+,60%),cyclinD1(-),P53(+,60%),NF-κB(-),Ki-67阳性率约70%~80%。淋巴结活检病理报告为弥漫大B细胞淋巴瘤,系非生发中心来源。

弥漫大B细胞淋巴瘤是非霍奇金淋巴瘤中最常见的类型,约占总病例数的25%。是一组具有相似的病理学特点,但生物学行为异质性很大的淋巴瘤。可表现为侵袭性及高度侵袭性。临床上常表现为肿瘤性病变迅速长大,尤其是颈部及腹部淋巴结的迅速长大。另外,也常常出现结外症状。按转化的B细胞来源,可将弥漫大B细胞淋巴瘤分为生发中心(GCB)和非生发中心(non-GCB)两种类型,其预后有明显的不同。基因表达谱分析是确定细胞起源的金标准,但因为需要新鲜组织,以及费用很昂贵,因此目前普遍使用免疫组化分型,其中Hans分类系统最为常用,具体见图6-3。Hans分型根据三个常用抗体(CD10、BCL-6、MUM-1)表达状况将DLBCL分为生发中心细胞来源(GCB)和非生发中心细胞来源(non-GCB)。

该患者淋巴结活检IHC有P53蛋白表达,同时C-MYC和BCL-2表达,且增殖指数Ki-67高表达(70%~80%),需要鉴别是否为高级别淋巴瘤(high-grade B lymphoma,HGBL)。高级别B细胞淋巴瘤(HGBL)是2016年WHO新定义出的淋巴瘤亚型,其中以双打击淋巴瘤(double-hit lymphoma,DHL)最重要。DHL是指同时出现*C-MYC*和*BCL-2*或*BCL-6*基因重排的淋巴瘤。约占弥漫大B细胞淋巴瘤的10%。多数DHL来源于GCB,但有部分来源于non-GCB。有别于一般的弥漫大B细胞淋巴瘤,DHL 对标准化疗反应很差,容易出现中枢神经系统淋巴瘤浸润,预后差。因此对于高增殖活性的 DLBCL,需要行原位荧光杂交(FISH)检测将预后不良的 DHL 鉴定出来。本例患者病理组织的 FISH 检测,结果提示未检测到上述基因的重排,即不是双打击淋巴瘤。该例患者病理 IHC 存在 BCL-2、C-MYC 蛋白表达,符合双表达大 B 细胞淋巴瘤(double expressor lymphoma,DEL)。双表达大 B 细胞淋巴瘤为 IHC 检查淋巴瘤细胞表达 C-MYC 和 BCL-2,且 C-MYC 表达率超过 40%,BCL-2 表达率超过 50%,约占弥漫大 B 细胞淋巴瘤 30%,DEL 淋巴瘤对标准 R-CHOP 方案反应较 DHL 好,但预后仍较差。本例患者高表达 BCL-2 和 C-MYC,为双表达弥漫大 B 细胞淋巴瘤(DEL)。

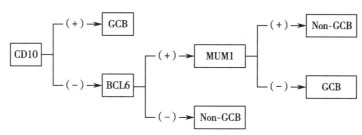

图 6-3　DLBCL 免疫组化 Hans 分型流程
GCB 来源包括:1. CD10(+);2. CD10(−)BCL-6(+)MUM-1(−);
non-GCB 来源包括:1. CD10(−)BCL-6(−);2. CD10(−)BCL-6(+)MUM-1(+)。

2. **影像学检查**　淋巴瘤病理诊断确立后,累及范围依赖影像学检查。通常采用 PET/CT 检查能反映出淋巴瘤累及范围,但骨髓受累时是否可以替代骨髓活检,目前尚无定论。本例患者 PET/CT 显示全身广泛受累,以腹腔病变最为显著,淋巴结内和结外均有累及,属于Ⅳ期。除了 PET/CT 外,影像学还可采用增强 CT、MRI、超声检查等。

3. **生化检查**　生化检查中乳酸脱氢酶明显升高,达 1120U/L。LDH 是淋巴瘤国际预后指数 (international prognostic index,IPI)预后评分重要指标。

4. **胸腔积液**　该患者胸腔积液,胸腔穿刺引流出淡红色胸腔积液 800ml。胸腔积液常规检查有核细胞超过 $20\,000 \times 10^6$/L,红细胞 $2\,700 \times 10^6$/L,有少许脓细胞,单个核细胞 95%,多个核细胞 5%;胸腔积液生化:白蛋白 10g/L,腺苷脱氨酶 30.1U/L,肿瘤标记物 CA-125 492.4U/ml,烯醇化酶 48.93ng/ml,胸腔积液性质为渗出液。进一步行胸腔积液脱落细胞病理检查见较多中等大小异型淋巴样细胞及一些凋亡碎片。细胞块 IHC 发现异型细胞表达 CD20(+)、CD3(−)、CD10(−)、BCL-6(+)、MUM-1(+)、BCL-2(+,约 90%)、C-MYC(+,50%~60%)、cyclinD1(−)、Ki-67(80%)。基因重排检测查见 IgH 和 IgK 基因克隆性扩增峰。胸腔积液检查结果提示患者为 B 细胞淋巴瘤累及胸腔。

5. **预后评分**　DLBCL 常规采用 IPI 评分和年龄调整的 IPI 评分(年龄 <60 岁),参见表 25-2。
参照 IPI 评分标准,该患者 IPI 评分 5 分,高危。
综合诊断:非霍奇金淋巴瘤,弥漫大 B 细胞型(双表达),Ⅳ期,IPI 评分 5 分,高危。

第九节　遗传性血液病

一、血友病

出血,是临床常见的症状。但并非所有的出血都属于出血性疾病。出血性疾病的基本概念是指在正常止血功能发生障碍的基础上所发生的出血倾向。其可表现为自发性出血、轻微外伤后出血不止或止凝血时间明显延长等。出血性疾病通常分为遗传性和获得性。从发病机制分血管因素、血小板因素、凝血因素及综合因素四方面。以下举例说明出血性疾病实验室检查的应用。

病例 6-10：患者，男性，63 岁，舌咬伤伴止血困难 15 天。15 天前患者在打喷嚏时不慎将自己舌咬伤，出血不止。在当地医院口腔科反复进行 5 次局部缝合，同时给予止血、输注血浆等措施，稍有好转，但局部缝合创口仍持续少量渗血，影响患者进食、休息、说话等。患者病前无感染及药物史，自幼无明显出血倾向，自述除 30 多年前曾因"结扎手术"，伤口止血时间较平时延长外，尚无大的手术、外伤史及类似的出血倾向发生。家族史不明确。入院查体：生命体征平稳，贫血貌，口腔闭合困难，舌体明显肿胀，可见数针手术缝合线，创面可见渗血及血痂。皮肤未见瘀斑及瘀点，浅表淋巴结无肿大，心肺无特殊，肝脾无肿大。

本例为老年男性，起病较急，以创伤后止血困难为主要临床表现，无自幼明显出血倾向，查体见舌咬伤缝合创面渗血，皮肤未见瘀斑及瘀点。根据以上特点此例考虑为出血性疾病。从患者发病年龄和自幼无明显出血倾向来看，此例应考虑获得性可能性大，但是某些先天性轻型杂合子状态的出血性疾病，可以无明确的家族史，也无自幼发生出血，常在成年后发病，常因轻微外伤或手术后出血不止而被发现。所以此例先天性/遗传性因素尚不能完全除外。

1. **血常规**   血小板降低是常见出血性疾病的原因，血常规是必查项目。血小板降低临床表现以皮肤黏膜出血为主要表现，而外伤后出血不止少见。本例患者血小板计数 284×10^9/L 在正常范围内，基本可以排除血小板因素导致出血。血管因素导致出血的临床表现同血小板降低，以皮肤黏膜出血为主。

2. **肝肾功检查**   肝脏是多个凝血因子的合成场所，重症肝脏疾病常伴有凝血功能障碍，肾衰竭综合因素临床也有出血倾向。肝肾功是凝血功能障碍重要的筛查项目。本例患者肝肾功能正常。

3. **肿瘤标志物及免疫指标**   恶性肿瘤可介导获得性凝血功能障碍，如抗凝血因子抗体生成等，故对成人凝血功能障碍性疾病，是否存在肿瘤也是临床需要关注的问题。该患者常规肿瘤标记物甲胎蛋白（AFP）、癌胚抗原（CEA）均正常。自身免疫病可出现抗自身凝血因子抗体，该患者筛查免疫球蛋白正常、ANA、dsDNA、血清 M 蛋白等阴性，排除自身免疫病。

4. **止凝血指标筛查**   血浆凝血酶原时间（PT）10.9s（11s）、活化的部分凝血活酶时间（APTT）45.5s（33s）、凝血酶（TT）12.5s（13s）、纤维蛋白原 2.7g/L（2~4g/L）（括号内为正常对照值），筛查试验中仅 APTT 延长。APTT、PT 涉及的凝血因子见图 6-4。

从图 6-4 可见，APTT 涉及一阶段内源性凝血因子 FXII、FXI、FIX、FVIII 及共同阶段 FX、FV、FII（凝血酶原）、FI（纤维蛋白原），而 PT 涉及 FVII 及共同阶段 FX、FV、FII（凝血酶原）、FI（纤维蛋白原）。APTT 延长而 PT 正常，提示共同阶段凝血因子异常可能性小，即 FX、FV、凝血酶原、纤维蛋白原缺乏可能性小，内源性凝血途经因子缺陷的可能性大，即 FVIII、FIX、FXI，需要进一步行 APTT 纠正试验。

5. **正常血浆纠正试验**   本试验用于鉴别凝血因子缺乏或有抗凝物质存在（图 6-5）。

受检血浆和正常血浆分别按 1∶1 的比例、4∶1 的比例混合后复测凝血指标 APTT 或 PT，若能被 1/2 量、1/5 量的正常新鲜血浆所纠正，提示受检血浆中缺乏凝血因子；若不能纠正则提示受检血浆中可能存在抗凝物质，如狼疮抗凝物或凝血因子抑制物；若 1/2 量正常血浆能纠正，而 1/5 量正常血浆不能纠正，提示有低滴度的抗凝物质。该患者 APTT 纠正试验显示加 1/2 量、1/5 量的正常新鲜血浆后 APTT 缩短至正常范围内，且孵育后 APTT 无明显延长（如果受检者血浆中存在抗体，孵育可使抗原抗体充分结合，孵育后 APTT 可出现延长），提示患者为凝血因子缺乏而不是抗凝血因子抗体产生，即可能是 FVIII、FIX、FXI 缺乏，分别代表血友病 A、血友病 B、FXI 缺陷症，应进一步做相应的凝血因子测定。

6. **凝血因子活性测定**   ① FVIII:C 为正常对照的 4.4%；② FIX:C 为正常对照的 94%；③ FXI:C 为正常对照的 114%，结果显示 FVIII 活性明显降低，考虑为血友病 A。

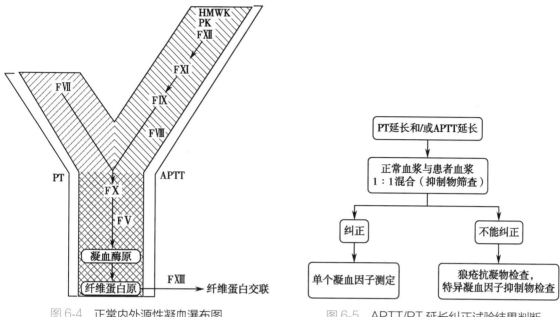

图 6-4　正常内外源性凝血瀑布图

图 6-5　APTT/PT 延长纠正试验结果判断

再进一步追问病史,患者姐姐的儿子及患者女儿的儿子曾有类似的外伤后止血困难的情况,因此,此例诊断考虑为遗传性血友病 A,属轻型杂合子,可通过基因检测进一步证实。该家系遗传模式见图 6-6。

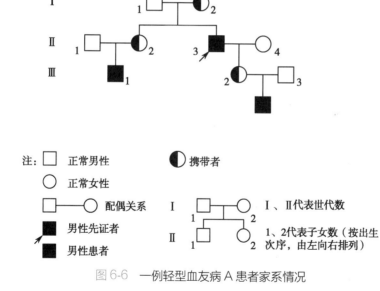

图 6-6　一例轻型血友病 A 患者家系情况

二、地中海贫血

地中海贫血(thalassemia),又称海洋性贫血,是某个或多个珠蛋白基因异常引起的珠蛋白链合成减少或缺乏,导致珠蛋白链比例失衡所引起的溶血性疾病。正常血红蛋白是一种由血红素和珠蛋白结合而成的结合蛋白(图 6-7)。

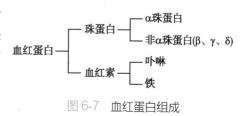

图 6-7　血红蛋白组成

珠蛋白有两种肽链,一种是 α 链,另一种是非 α 链(如 β、γ 及 δ 链)。各种肽链有固定的氨基酸排列顺序,每一条肽链和一个血红素连接,构成一个血红蛋白单体。人类血红蛋白由 2 对(4 条)血红蛋白单体聚合而成。正常人出生后有三种血红蛋白:①血红蛋白 A(HbA):为成人主要的血红蛋白,占总量的 95% 以上,由一对 α 链和一对 β 链组成(α_2β_2);②血红蛋白 A_2(HbA_2):由一对 α 链和一对 δ 链组成(α_2δ_2),在新生儿出生 6~12 个月后出现,占血红蛋白的 2%~3%;③胎儿血红蛋白(HbF):由一对 α 链和

一对 γ 链组成(α_2γ_2),新生儿出生 6 个月后其含量仅占总量的 1% 左右。血红蛋白病(hemoglobinopathy)是一组珠蛋白合成缺陷的遗传性贫血性疾病。分为异常血红蛋白病(珠蛋白肽链分子结构异常)和地中海贫血(珠蛋白肽链合成数量异常)两大类。肽链基因遗传控制示意图见图 6-8。

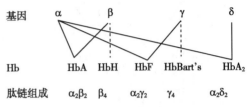

图 6-8　血红蛋白肽链基因遗传控制示意图

以下举例说明地中海贫血实验室检查特点。

病例 6-11:女性,22 岁,入职体检发现贫血就诊。查体,轻度贫血貌,巩膜轻度黄染,淋巴结未扪及肿大。脾脏肋下 2cm,肝脏未扪及。血常规显示 Hb 92g/L,RBC 4.81×10^{12}/L,MCV 62.4fl(82~100fl),MCH 19.1pg(27~34 pg),MCHC307g/L(316~354 g/L),RDW-CV 15.9%。WBC 及血小板计数处于正常范围。

1. 血常规　血红蛋白由珠蛋白和血红素组成,当铁缺乏时,血红素合成受到影响,可出现贫血。同样,珠蛋白合成障碍可引起血红蛋白降低。故临床常见的小细胞低色素性贫血原因为缺铁性贫血或地中海贫血。该患者血常规指标中红细胞体积 MCV 比正常明显减小,而且红细胞为均一小细胞,红细胞体积大小变异系数(RDW-CV)轻度增高。MCH 及 MCHC 均下降,为小细胞低色素性贫血。患者的血常规红细胞计数(RBC)处于正常范围,而血红蛋白(Hb)低于正常,即红细胞数量下降和血红蛋白下降不平行。通常正细胞正色素情况下,RBC、HCT、Hb 三者关系:RBC × 3=Hb;Hb × 3=HCT;RBC × 9=HCT。显然该患者 Hb 和 HCT 下降明显,而 RBC 还在正常范围。

血常规中红细胞分布宽度(RDW)对于鉴别缺铁性贫血和地中海贫血有重要作用。RDW 是反映红细胞体积异质性的参数,采用红细胞体积变异系数(RDW-CV)表示,参考值为 11.5%~14.5%。地中海贫血是遗传性疾病,为均一性小细胞,而缺铁性贫血为非均一性小细胞,RDW-CV 增大明显。本例患者 RDW-CV 轻度增高,首先考虑地中海贫血,需要进一步行血红蛋白电泳查看患者血红蛋白组成。

2. 血红蛋白电泳　Hb 电泳是根据不同的血红蛋白带有不同的电荷,等电点不同,在一定的 pH 缓冲液中,经一定电压和时间的电泳,可分离出各自的区带,同时对电泳出的各区带进行电泳扫描,可进行各种血红蛋白的定量分析。正常情况下,Hb 电泳图主要显示 2 条区带,最靠阳极端的电泳条带为 HbA,其后是少量 HbA_2,地中海贫血会出现其他条带,比如 HbA_2 条带、HbF 条带等异常血红蛋白条带。该患者的 Hb 电泳结果见表 6-13。

表 6-13　一例地中海贫血患者 Hb 电泳结果　　　　　单位:%

项目	结果	参考值
血红蛋白 F	6.5(↑)	<0.9
血红蛋白 A	88.1(↓)	96~97.6
血红蛋白 A_2	5.4(↑)	2.4~3.2
血红蛋白 E	0	0.0
血红蛋白 H	0	0.0

该患者 Hb 电泳 HbA 低于参考值下限,而 HbA_2 和 HbF 均高出上限。从肽链基因控制图可以看出,在 β 基因突变、β 肽链合成不足的情况下,多出的 α 肽链与 γ 肽链结合成 HbF、与 δ 肽链结合成

HbA_2。

3. 红细胞渗透脆性试验　在低渗氯化钠溶液中红细胞逐渐膨胀直至破裂溶血。正常情况下,红细胞在 0.42%~0.46% 盐水中开始出现溶血现象,0.28%~0.34% 盐水中全部红细胞溶血。红细胞渗透脆性试验是测定红细胞对不同浓度低渗氯化钠溶血的抵抗力,即红细胞渗透脆性。当红细胞面积与体积比值增大时(比如地中海贫血、缺铁性贫血等),红细胞抗膨胀力较大,出现红细胞渗透脆性降低。反之,当红细胞膜面积和体积比值缩小时,红细胞抗膨胀能力下降,即红细胞脆性升高。该患者红细胞渗透脆性结果显示降低,见表 6-14。

表 6-14　一例地中海贫血患者红细胞渗透脆性试验结果　　　　　单位:g/L

项目	结果	参考值
红细胞孵前脆性试验		
开始溶血	4.0	4.0~5.0
完全溶血	2.0	2.0~3.0
脆性中数	3.9(↓)	4.0~4.5
红细胞孵后脆性试验		
开始溶血	6.0	5.0~6.0
完全溶血	2.0	2.0~3.0
脆性中数	4.0(↓)	4.6~5.9

4. 基因检测指标　该患者从血象和 Hb 电泳结果已经明确 β 地中海贫血诊断。中国人 β 地中海贫血常见有 17 种 β 珠蛋白基因突变,该患者的具体基因异常通过 PCR 检测,结果显示存在 β 地中海贫血基因 43M,G>T 突变。综合患者临床及检查结果诊断 β 地中海贫血中间型。

5. 铁代谢指标　地中海贫血由于溶血持续,肠道铁吸收增加,可能出现铁过载现象。铁沉积在人体重要脏器,比如肝脏、心脏、胰腺等组织,出现相应症状,称继发性血色病。铁蛋白是人体重要的贮存铁,如铁蛋白超过 1 000ng/ml,通常需要去铁治疗。该患者铁蛋白检查结果为 110ng/ml(参考值范围 24~336ng/ml),需继续定期监测。

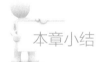

本章小结

1. 血液肿瘤性疾病诊断依赖 MICM,不同疾病 MICM 作用侧重有所不同。形态学是血液疾病诊断的基石,免疫表型分析帮助提高分型的准确性,是血液肿瘤疾病必须检测的项目。细胞遗传学、分子遗传学异常在发病机制、疾病认识上具有重要作用。

2. 急性髓系白血病按有无遗传学异常分成伴重现性遗传学异常的 AML 及非特指型(无遗传学异常),后者依据形态、免疫表型等进一步划分为 M_0~M_7。

3. 急性淋巴细胞白血病依据免疫表型分成 B-ALL 和 T-ALL,与 AML 相同,存在重现性遗传学异常单独列出分类。

4. 慢性髓细胞性白血病特征性标志是费城染色体阳性和 / 或 *BCR-ABL* 阳性,以成熟阶段细胞为主,临床脾大是主要体征,酪氨酸激酶抑制剂(TKI)靶向治疗可极大提高生存率。

5. 慢性淋巴细胞白细胞主要累及老年人。细胞形态成熟,表型 CD19$^+$CD5$^+$CD23$^+$FMC7$^-$CD10$^-$,表面轻链限制性表达。细胞来源分为 pre-GC 和 post-GC,即 *IGHV*-UM 和 *IGHV*-M。细胞遗传学对预后重要。

6. 骨髓增生异常综合征（MDS）是一组异质性大的疾病，其主要表现为无效造血，临床血细胞减少为主要表现，形态学在诊断中起着重要作用，细胞遗传学和分子学异常是诊断的重要依据。

7. 骨髓增殖性肿瘤（MPN）是一组以血细胞增多为主要表现的慢性造血细胞肿瘤，*JAK2*、*CALR*、*MPL* 是发病的驱动基因，非驱动基因也参与病理生理过程。骨髓涂片活检在诊断中占重要地位，遗传学异常帮助确诊。

8. 多发性骨髓瘤是克隆性浆细胞疾病，临床通常以 CRAB 症状为表现，诊断依赖形态学发现异常浆细胞、血清或尿中发现单克隆蛋白，遗传学在预后中占重要地位。

9. 淋巴瘤分霍奇金、非霍奇金淋巴瘤，诊断依赖病理组织活检和免疫组化，分子遗传学检查对精细分型和预后重要。影像学对分期很重要。

10. 血友病是以自发性出血为主要表现，凝血检查 APTT 延长，可以被正常血浆纠正。地中海贫血为小细胞低色素性，血红蛋白电泳是初筛检查，基因检测帮助确诊。

思考题

1. 急性白血病依据哪些检查做出准确诊断？怎么分型？
2. 淋巴瘤诊断主要依据是什么？怎样进行分型、分期？
3. CML 和 CLL 的主要区别是什么？
4. 骨髓增生异常综合征和骨髓增殖性肿瘤的主要区别是什么？
5. 多发性骨髓瘤主要依赖什么手段诊断？

（朱焕玲）

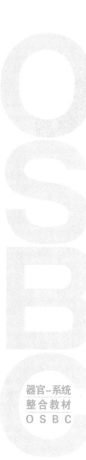

第二篇
血液系统疾病临床概论

第七章
血液病患者评估

第一节 血液病患者特点

一、血液病概述

血液病是造血系统疾病的简称。是指原发于或主要累及造血系统(血液及造血组织)并以血液异常为主要表现的疾病。

血液病可分为遗传性血液病和获得性血液病。遗传性血液病是指由于父、母遗传因素而患的血液病,如血红蛋白病、各种凝血因子遗传性缺乏等。获得性血液病是指后天因素导致的疾病,根据有无明确病因又分为原发性和继发性。原发性指病因未明确的血液病,例如再生障碍性贫血、白血病。而继发性血液病是继发于其他组织器官疾病,累及造血系统,引起血液学异常,如缺铁性贫血、巨幼细胞贫血,该类疾病的转归取决于原发疾病。而有些疾病会导致全身多系统受累,血液系统异常只是临床表现形式之一,如系统性红斑狼疮等自身免疫病、甲状腺疾病、重症感染及药物因素等导致的血液系统异常,只能称为系统疾病的血液学表现,而不是血液病,常随病因和原发病的治疗好转或痊愈。还有少数疾病,如骨髓炎、败血症,虽然原发于血液及骨髓,血液异常为原发疾病临床表现之一,但也不属于血液病范畴。

二、血液病患者特点

血液与机体其他组织相比有以下特点:血液呈液体状态在全身循环灌注,其细胞成分之间没有固定的结构关系,不能构成具体形态的实体;血液中的细胞和血浆在机体的各种生理过程中发挥着不同的作用,其作用及功能多样化;血液的各种细胞成分不断更新,保持动态平衡,以维持其重要功能。因此,血液病可以影响全身各个系统,相较其他系统性疾病,具有其自身的特点。

(一)血液病种类繁多

血液病包括了血液及造血组织疾病,白细胞、红细胞、血小板及血浆等血液成分发生异常均可导致血液病。

(二)血液病研究进展迅速

近年来,由于单克隆抗体、重组 DNA、细胞遗传学和分子生物学等理论和技术在血液病研究中的广泛应用,血液病病因、发病机制等基础研究获得快速发展,血液病诊断、治疗水平进一步提高。尤其是恶性血液病治疗已从既往的单纯化疗、放疗发展到生物免疫治疗、基因靶向治疗和造血干细胞移植等多种治疗方式。这些治疗手段的应用和改进明显改善了血液病患者的预后。

(三)血液病临床表现缺乏特异性

血液病的症状及体征是受累血细胞或血浆成分出现异常所致。不论哪种血液病,若累及红细胞,大多表现为贫血相关症状及体征,如头晕、面色苍白等;若累及血小板或者出凝血系统,则可表现为出血;若白细胞异常则多有发热,另外肝、脾、淋巴结肿大也较常见。若累及血液多个系,则可同时出现上述多种症状。很多类型的血液病临床表现极其相似,需要医生仔细问诊、查体并进行必要的实验室检查,寻找不同疾病之间细微的差别,做到精准诊断。

(四)实验室检查意义重大

血液病临床表现缺乏特异性,血液病诊断必须要有实验室检查支持。血液病实验室检查技术进展迅速,检查种类和方法也日益完善。现代血液病实验室检查除常规项目外,重点强调形态学、免疫学、细胞遗传学和分子生物学(MICM)联合检查,为明确诊断提供重要依据。

(五)继发性血液病常见

身体其他组织器官疾病可引起血象异常,有些甚至会产生持久的、严重的血液学改变。感染、恶性肿瘤、急性组织损伤等可引起白细胞升高(类白血病反应);慢性全身性疾病,如肝硬化、慢性肾衰竭、结缔组织疾病及恶性肿瘤等可引起继发性贫血;重症感染、结缔组织疾病、药物等可引起血小板减少;严重感染、创伤、恶性肿瘤、产科疾病可引起凝血功能异常。在接诊血液病患者时,需要详细询问病史,掌握患者起病情况、病情变化及发展、疾病特点,特别是对既往史、个人史及家族史的了解,可以帮助初步判断患者为原发性或继发性血液病。原发性血液病需在排除继发因素情况下才能做出诊断。

第二节　血液病患者综合评估

血液病患者的评估分为全身体能状态评估及血液病专科评估,为患者诊断及制定最佳治疗方案打好基础。全身体能状态评估是明确患者一般状况、治疗耐受性、预后的重要内容。血液病专科评估则主要通过病史采集、详细体格检查及必要的辅助检查来获取信息。

一、全身体能状态评估

(一)年龄

年龄与血液病发生、发展及预后相关。血液病发生年龄范围跨度较大。某些遗传性疾病,如地中海贫血、范科尼贫血,多在儿童时期发生。而对于大部分血液恶性肿瘤,如白血病、骨髓增生异常综合征、淋巴肿瘤等,发病率与年龄呈正相关,老年人发病率明显升高,70岁以上人群发病率可提高6~7倍。年龄对血液病,特别是恶性疾病患者治疗方案的制定也非常重要。高龄患者合并症多,器官功能差,多数情况下不能耐受足剂量药物,减低剂量的化疗常是优先选择;而对于年轻患者,则强调足剂量规律化疗。年龄也是血液病患者预后的重要参考因素,年龄越大,不良预后因素越多,预后越差。

(二)合并疾病

老年血液病患者常合并其他疾病,其中以糖尿病、心血管疾病、慢性肺病和慢性肾脏疾病最为多见。对于血液病患者,尤其是老年患者,需要在初诊时详细询问合并疾病情况,包括发生时间、疾病演变、目前治疗及疾病状态等,评估各个器官系统功能。可使用疾病累计评分表(CIRS-G)协助判断及分层(表7-1)。

表 7-1   CIRS-G 评分表

疾病	损害程度				
	0(无)	1(轻)	2(中)	3(重)	4(极重)
1. 心脏					
2. 血管					
3. 高血压					
4. 呼吸系统					
5. 神经系统					
6. 造血系统					
7. 上消化道					
8. 下消化道					
9. 肝脏					
10. 肾脏					
11. 泌尿生殖器					
12. 肌肉骨骼系统					
13. 眼、耳、鼻、喉、口腔					
14. 其他					
合计					
累计评分					

0 分：无该系统疾病；1 分：有系统疾病但不需要治疗；2 分：需要一线药物治疗，对日常生活有中度影响；3 分：日常功能明显受限，仅通过一线药物很难控制；4 分：日常功能严重受限，使用最大剂量药物仍难以控制。

(三) 营养状态

血液肿瘤患者在初诊及治疗过程中都可能存在营养不良，起病时肿瘤细胞侵犯、外周血象改变会引起患者胃肠道功能下降，进食减少，而随后的治疗药物也可直接损伤胃肠道黏膜，引起恶心、呕吐、厌食，进一步影响营养状态。不良营养状态导致机体抵抗力下降，药物耐受性差，影响预后。因此，血液病患者营养状态的评估非常重要，并且贯穿诊断及治疗全过程。营养状态评估需综合膳食调查、人体测量、实验室检测三种手段。人体测量指标具体包括身高、体重、体质指数(BMI)、三头肌皮褶厚度(TSF)、腰围及臀围、上臂围和上臂肌围等；实验室检测指标包括血浆蛋白、肌酐身高指数、尿 3- 甲基组氨酸、氮平衡、免疫指标(淋巴细胞计数、T 细胞亚群及自然杀伤细胞能力、迟发型皮肤超敏试验)和锌含量等。各种营养评分量表通过选择性组合以上项目对患者进行营养状态评分，简便易行，如微型营养评估量表(MNA-SF)(表 7-2)。

表 7-2   微型营养评估量表(MNA-SF)

指标	分值			
近 3 个月体重丢失	>3kg,0 分	不知道,1 分	1~3kg,2 分	无,3 分
BMI	<19,0 分	19~21,1 分	21~23,2 分	>23,3 分
近 3 个月有应激或疾病状态	是,0 分	否,2 分		
活动能力	卧床,0 分	能活动,但不愿意,1 分	外出活动,2 分	
精神疾病	严重痴呆、抑郁,0 分	轻度痴呆,1 分	没有,2 分	
近 3 个月食欲减退、消化不良、咀嚼吞咽困难	食欲严重减退,0 分	食欲轻度减退,1 分	无症状,2 分	

总分共 14 分,12~14 分为正常营养状况;8~11 分有营养不良的风险;0~7 分为营养不良。

（四）活动能力评分

血液病患者活动能力（尤其是老年患者）与治疗耐受性、疾病预后关系密切。血液病患者活动能力评估也是全身体能状态评估的重要指标。目前血液病常用的活动能力评估系统包括美国东部肿瘤协作组评分（ECOG 评分，表 7-3）和 Karnofsky 评分（KPS 评分，表 7-4）。ECOG 评分系统将患者活动状态分为 0~5，共 6 级。活动状态 3 分以上的患者化疗风险较高，需对化疗的利弊进行权衡。Karnofsky 评分 80 分以上为非依赖级，即生活自理级；50~70 分为半依赖级，即生活半自理；50 分以下为依赖级，即生活需要别人帮助。KPS 评分越高，表明患者身体状况越能耐受化疗的副作用，接受彻底治疗的机会较多。大于 80 分者存活期较长，低于 60 分则提示许多抗肿瘤治疗不能有效实施。

表 7-3　ECOG 评分

级别	体力状况说明
0	活动能力完全正常，与起病前活动能力无任何差异
1	能自由走动及从事轻体力活动，包括一般家务或办公室工作，但不能从事较重的体力活动
2	能自由走动及生活自理，但已丧失工作能力，日间不少于一半时间可以起床活动
3	生活仅能部分自理，日间一半以上时间卧床或坐轮椅
4	卧床不起，生活不能自理
5	死亡

表 7-4　KPS 评分

一般状况	KPS 评分
一切正常，无症状或体征	100
能进行正常活动，有轻微症状或体征	90
可进行正常活动，但有一些症状或体征	80
生活可自理，但不能维持正常活动或重的工作	70
生活能大部分自理，但偶尔需要别人的帮助	60
需要别人更多的帮助，并经常需要医疗护理	50
失去生活自理能力，需要特别的照顾和帮助	40
严重失去生活自理能力，需住院，但暂时无死亡威胁	30
病重，需要住院和积极的支持治疗	20
垂危	10
死亡	0

二、血液病专科评估

（一）临床症状

血液病患者临床症状通常可通过病史询问获得。详细询问病史有助于了解疾病的发生和发展，既往史、个人史及家族史的询问有助于了解遗传和环境等相关影响因素，对疾病诊断大有帮助。血液病常见症状包括贫血、出血及发热等。

1. **贫血**　贫血的病因诊断至关重要。

（1）发病年龄：自幼发生的贫血需首先考虑先天性或遗传性贫血，如珠蛋白生成障碍性贫血、范科尼贫血等；而成年发生的贫血多考虑后天获得性，如缺铁性贫血、溶血性贫血、再生障碍性贫血等。

(2)发生急缓：起病急、进展快，则贫血症状重；而起病缓、进展慢，由于机体的代偿及适应，症状往往较轻，甚至无明显症状。急性再生障碍性贫血、急性溶血性贫血、急性白血病等疾病引起的贫血，一般呈急性起病，进展迅速，且容易在较短时间达到非常严重的程度，故症状常较明显。慢性再生障碍性贫血、某些慢性溶血性贫血、巨幼细胞贫血等疾病引起的贫血，起病缓慢，就诊时可能已经有数周甚至数月的病程。对于最常见的缺铁性贫血、某些慢性溶血性贫血如地中海贫血等，起病则更加隐匿，进展尤为缓慢，病程可长达数月甚至数年。

(3)进展情况：不同疾病，贫血症状进展可有不同的表现。恶性血液病、重型再生障碍性贫血、急性血管内溶血等，如果不经治疗，贫血症状常呈进行性发展，患者活动能力逐日下降。而对于某些溶血性贫血，如阵发性睡眠性血红蛋白尿（PNH）、遗传性球形红细胞增多症等，病程较长，贫血症状时好时坏，可呈明显的发作与缓解交替的特点。

(4)严重程度：贫血轻重程度不同，临床症状差异明显。轻者表现为疲倦、乏力、头晕、耳鸣、食欲下降、活动后心悸气促、工作耐力下降。严重者出现休息时即感心悸气促、晕厥，甚者卧床不起、生活不能自理。

(5)伴随症状：除了贫血本身的临床表现外，还需要了解是否伴随其他症状。如急性白血病、急性重型再生障碍性贫血，病程中常伴发热、出血；溶血性贫血常伴黄疸；血管内溶血可伴酱油色尿；缺铁性贫血可伴月经增多或黑便；巨幼细胞贫血可伴口舌灼痛；多发性骨髓瘤常伴腰骶部疼痛等。伴随症状有利于初步病因的判定及优先选择辅助检查。

(6)其他系统情况：除血液系统原发疾病导致贫血外，其他系统疾病也可出现贫血。如慢性感染、肿瘤、消化系统疾病、内分泌系统疾病、自身免疫病等，对于这些系统性疾病应注意询问。对于女性，需要特别关注月经、妊娠情况。对于老年不明原因贫血患者，要警惕肿瘤性疾病。

2. 出血　血液病常因机体止血或凝血功能障碍导致出血。患者常无明显诱因或仅轻微创伤就出现不易控制、与诱因不成比例的严重出血，且对常用止血药反应欠佳。发生机制包括血管异常、血小板数量或质量异常及凝血功能异常。

出血症状的评估包括以下几个方面：

(1)出血部位：出血可发生于身体的任何部位，皮肤、黏膜瘀斑瘀点是最常见的出血表现，也可表现为鼻出血、牙龈出血、月经过多、内脏出血，且以上各部位出血常合并出现。若只是局部反复出血，需考虑是否系该部位局部血管破损可能，而不是血液病引起的出血。

(2)出血特点：不同出血机制导致的出血表现有各自的特点：皮下点状出血常见于毛细血管性出血；皮肤瘀斑、月经增多常考虑血小板量或质异常所致；反复深部肌肉及大关节血肿常见于凝血功能障碍。若术中出血较重、局部压迫止血效果较好，多为血管或者血小板异常；若术中出血不太严重、术后却有延迟性出血且局部压迫止血效果不佳，多为凝血功能异常；若皮肤瘀斑常发生于四肢，呈对称分布，突出皮面，考虑过敏性紫癜可能性大；若皮肤出血点或瘀斑全身散在分布，不突出于皮面，则血小板异常所致可能性更大。

(3)是否有伴随症状：局部血管破损可能有局部原发病的相关症状，如胃溃疡致出血可伴胃痛、反酸等症状；非出血性血液病，如白血病、淋巴瘤等恶性疾病，在出血的同时常伴有发热、贫血、浸润等其他血液病症状；出血性血液病则以出血为主要临床表现，较少伴随其他血液病症状；伴高热、精神异常可见于血栓性血小板减少；重症且伴休克患者要警惕弥散性血管内凝血。

对于出血部位、出血特点、伴随症状的了解，对疾病的进一步检查及诊断均有较好的提示作用。

3. 发热　恶性血液病常伴发热，其原因主要包括感染性发热和恶性血液病本身发热。由于大部分血液病患者机体防御功能低下，容易合并感染，且由于免疫力缺陷、感染，症状和体征常不明显，有时发热是唯一临床表现。血液病本身也可发热，系肿瘤组织核蛋白代谢亢进、肿瘤细胞坏死、机体免疫细胞对坏死组织的免疫反应以及肿瘤细胞释放内热性致热原等多种因素引起。血液病本身所致发热，患者热型变化较大，无感染相关症状，抗感染治疗无效。

（1）诱因：有无受凉、有无外伤史，有无疫区、传染病接触史。

（2）热型：热型多变且不规律，常见有稽留热、间歇热、弛张热、回归热等。回归热常见于霍奇金淋巴瘤，某些非霍奇金淋巴瘤表现为波状热，感染可导致稽留热或弛张热。对于某些老年患者，感染可不发热或低热。

（3）伴随症状和体征：如伴寒战可见于败血症、急性溶血、传染性单核细胞增多症。如伴淋巴结、肝脾肿大可见于淋巴瘤、急慢性白血病等。再生障碍性贫血、急性白血病发热可伴皮肤散在瘀点、紫癜。

4. 淋巴结肿大 血液肿瘤细胞浸润可致淋巴结肿大，也可见于感染或反应性增生。问诊过程中应详细了解淋巴结肿大相关情况。

（1）淋巴结肿大部位：淋巴结肿大可以是孤立性的，表现为单个淋巴结肿大；也可呈局限性淋巴结肿大，表现为一个解剖区域内多个淋巴结肿大。以上两种情况多见于局部感染或恶性肿瘤转移。全身弥漫性淋巴结肿大多见于系统性疾病，例如白血病、淋巴瘤、传染性单核细胞增多症、自身免疫病等。

（2）伴随症状：伴随症状可为淋巴结肿大病因提供诊断线索。孤立、局限性淋巴结肿大伴相应引流区域感染，考虑非特异性淋巴结炎；淋巴结肿大伴疼痛多系急性炎症所致；肿瘤性淋巴结肿大多不伴疼痛；淋巴结肿大伴皮肤瘙痒需考虑变态反应或霍奇金淋巴瘤；淋巴结肿大伴发热、盗汗、消瘦者提示淋巴结结核、淋巴瘤或其他恶性肿瘤；全身性淋巴结肿大伴发热、出血、贫血多见于白血病。

5. 骨骼疼痛 骨骼疼痛是血液病常见临床表现，常发生于胸骨、肋骨、脊柱、盆腔及四肢。急性白血病骨髓大量白血病细胞扩增，导致骨髓腔张力增高，引起疼痛。胸骨压痛是急性白血病的典型症状，具有很高的诊断价值。多发性骨髓瘤常以骨痛为首要表现，腰骶部疼痛常见，系骨髓瘤细胞破坏骨质引起。淋巴瘤也可浸润骨骼，骨质破坏，导致疼痛发生。

6. 血液病相关症状

（1）神经系统症状：轻度贫血可出现头晕、头痛、耳鸣、记忆力减退、注意力不集中。重度贫血可出现意识模糊。恶性贫血可出现意识模糊或明显智力衰退。维生素 B_{12} 缺乏可引起周围神经病变。血液肿瘤侵犯中枢神经系统可表现出颅内高压及相应神经系统症状。血栓性血小板减少性紫癜可出现头痛、神经精神症状甚至昏迷。

（2）酱油色尿：浓茶样或酱油色尿多为血红蛋白尿，常见于血管内溶血，包括红细胞缺陷引起的溶血，如蚕豆病、阵发性睡眠性血红蛋白尿等；血型不合的输血反应；感染、药物、毒素引起的溶血。

7. 病史询问

（1）营养状况及饮食情况：如果新鲜蔬菜摄取不足或者过度烹煮可造成叶酸缺乏，长期缺乏动物蛋白摄入可引起维生素 B_{12} 缺乏，导致巨幼细胞贫血。如果长期偏食或者营养不良，铁摄入不够，或大量进食影响铁吸收的食物，可造成缺铁性贫血。

（2）药物、毒物接触史：很多药物可引起血液学异常，甚至导致血液病的发生。新霉素、对氨基水杨酸可导致维生素 B_{12} 缺乏；苯妥英钠、甲氨蝶呤等可引起叶酸缺乏；氯霉素可引起再生障碍性贫血；甲亢药物、非甾体抗炎药、抗癌药、抗结核药、抗癫痫药等，可引起白细胞、血小板减少。电离辐射、某些化学制品如苯、杀虫剂（除虫菊酯）、农药、石油制品（石油燃料、石油溶剂、润滑剂、石蜡等）与血液病发生有关。

（3）家族史：遗传性血液病，包括贫血、溶血及出血性遗传性疾病，常幼年发病。问诊过程中一定要询问家族中有无类似患者，必要时做全面的家系调查。

（二）体格检查

体格检查是患者临床评估的重要部分，详细而系统的体格检查是获取患者身体状况的重要手段。与血液病关系密切的重要部位应予以特别关注，如皮肤、眼、口腔、淋巴结、骨骼、肝脾以及神经系统等。

1. 皮肤

（1）苍白和潮红：皮肤颜色改变对诊断贫血或红细胞增多症有指导作用。血红蛋白水平降低可引起皮肤变白,而血红蛋白水平增高则引起皮肤潮红。由于皮肤颜色还受到皮肤色素、局部血流量的影响,有时不能真实反映血红蛋白水平,影响对皮肤本身颜色的观察。如色素减少可使皮肤变白,呈现出"贫血样"改变;色素过多可使皮肤变黑;情绪激动时血流量增加导致皮肤潮红;寒冷时周围毛细血管收缩,血流量减少,导致皮肤苍白。因此黏膜和甲床对判断贫血或红细胞增多症较皮肤更可靠。

(2)发绀:唇、耳郭、面颊及肢端皮肤黏膜呈青紫色,可反映血红蛋白减少程度、高铁血红蛋白或硫化血红蛋白的总量。当血红蛋白降低至约 50g/L,高铁血红蛋白含量达 15~20g/L 或硫化血红蛋白含量达 5g/L 时,可引起明显的发绀。

(3)黄疸:黄疸是指由于血清内胆红素浓度升高,巩膜、黏膜、皮肤及其他组织被染成黄色。葡糖醛酸胆红素(结合胆红素)比非结合胆红素更易使皮肤着色。黄疸可在结膜、黏膜,或者没有较深色素的皮肤处观察,应在白天自然光下检查,而不要在白炽灯或者荧光灯下,因为灯光会掩盖患者的皮肤黄色。如果胆红素水平在 2~3mg/dl 以下,肉眼难以观察到黄疸。

(4)瘀点和瘀斑:瘀点和瘀斑是由皮肤毛细血管破裂造成的圆形、红色或棕色皮肤病变。瘀点直径小于 2mm,紫癜直径 2~5mm,瘀斑直径大于 5mm。好发于静脉压力高的部位,如下肢。可通过按压与红斑及毛细血管扩张进行鉴别,瘀点瘀斑压之不褪色,后者按压可褪色。若瘀点隆起于皮面,可触摸,提示血管炎;若与皮面相平,提示血小板疾病。

(5)腿部溃疡:开放性溃疡或溃疡愈合后的瘢痕常见于镰状细胞贫血患者的内外踝,在其他遗传性贫血时少见。某些淋巴瘤可侵犯皮肤形成溃疡。

(6)指甲:慢性和严重缺铁性贫血患者的指甲颜色变浅,呈苍白色,指甲变薄,甲面可出现纵向条纹状隆起,甲面变平甚至凹陷呈勺状(反甲)。

2. 眼

(1)外眼:检查睑结膜可发现贫血导致的睑结膜苍白或红细胞增多导致的睑结膜呈紫红色,睑结膜颜色观察和皮肤颜色观察意义相同,但比皮肤颜色更可靠;检查巩膜比检查皮肤更易发现黄疸。眼球突出可见于绿色肉瘤。

(2)眼底:严重血小板减少的患者可发生视网膜出血,若出血面大可使视网膜隆起,似黑色肿瘤。视网膜中心呈白色的圆形出血也常见。视网膜静脉高度迂曲扩张,呈紫红色或紫黑色可见于红细胞增多症。静脉充血呈香肠状节段可见于高黏滞血症,如巨球蛋白血症。

3. 口腔

(1)黏膜:口腔黏膜出血常见于血小板减少或功能障碍,口腔黏膜溃疡常发生于中性粒细胞减少症。

(2)牙龈:白血病患者可因牙龈浸润而红肿,牙龈出血见于原发或继发出血性疾病,铅中毒患者的牙基部牙龈处可因硫化铅沉积而形成一条黑线。

(3)舌面:缺铁性贫血患者舌乳头萎缩,舌面光滑,部分患者可出现舌面皲裂;巨幼细胞贫血患者舌大而红,似牛肉,并可伴有口角开裂;舌大质韧,应警惕淀粉样变性。

4. 淋巴结　淋巴结为机体免疫器官,广泛分布于全身。应着重检查双侧颈部、锁骨上、腋窝、肱骨内上髁、腹股沟区域的浅表淋巴结,注意观察淋巴结的大小、活动度、边界、是否有压痛。正常情况下,成人腹股沟处的淋巴结可以被触摸到,儿童颈部可触及多个小的(0.5~1.0cm)淋巴结。肿大淋巴结伴触痛常提示炎症,淋巴瘤患者的肿大淋巴结常为无痛性,但快速增长的淋巴瘤在触诊时也可产生触痛,应注意鉴别。炎症和淋巴瘤的肿大淋巴结边界较清楚、活动度正常;恶性肿瘤淋巴结转移常边界不清、活动度差。

5. 胸部　肋骨或胸骨触痛是一个易被忽视的重要体征。全身性骨痛可见于白血病,局限性骨痛可见于骨髓瘤或转移性肿瘤。应该用指尖间歇性施压,检查所有骨骼表面以确定可能的受累部位。

6. 脾脏　正常成人脾脏在体检时通常不能触及,体型偏瘦的人偶可触及脾尖。脾脏增大 40% 可通过叩诊、触诊或两者结合触及。轻度脾脏肿大可见于传染性单核细胞增多症;中度脾肿大可见于某些溶血性贫血、急性白血病等；重度脾肿大常见于慢性髓系白血病、骨髓纤维化等。

7. 肝脏　正常成人肝脏，一般在右肋缘下不能触及。扪及肿大肝脏时，应注意质地、边缘和表面状态及有无压痛等。肝脏肿大可见于急性肝炎、血液恶性肿瘤浸润。

8. 神经系统　多种血液病可累及神经系统。维生素 B_{12} 缺乏损害大脑、嗅觉、脊髓和外周神经功能，长期严重维生素 B_{12} 缺乏可导致不可逆的神经退行性病变。肿瘤细胞可浸润脑膜、脑实质、脊髓及周围神经，出现相应神经精神症状和体征。原发性单克隆免疫球蛋白病患者可出现若干类型的感觉和运动神经病变。POEMS 综合征可导致多神经病变。

9. 关节　血友病患者可因膝、肘、踝、肩、腕或髋关节反复出血导致畸形。肿瘤细胞关节腔浸润可表现为急性关节炎。

（三）预后评估

对于血液病患者预后，需要结合临床表现、全身状况及实验室检查结果，全面综合评估。

1. 血常规　血常规为患者预后评估的基本参考指标。如急性白血病，外周血白细胞 $>100 \times 10^9/L$ 提示预后不良；骨髓增生异常综合征（MDS）患者外周血受累时间、受累系别多少及血细胞减少程度都与预后相关。

2. 骨髓形态学　骨髓形态学是血液病基本检查方法。FBA 是基于形态学的急性白血病分型方法，一直沿用至今。对于不同类型的白血病，其预后存在差异。如急性髓系白血病 M_3 型，目前使用全反式维 A 酸及砷剂诱导分化治疗，90% 以上可治愈；急性髓系白血病 M_0、M_7 型，发病率低，预后差。若骨髓查见淋巴瘤细胞，提示淋巴瘤累及骨髓，临床分期晚、预后差。MDS 骨髓病态造血系别、原始细胞多寡与预后相关。

3. 免疫学　免疫学检查为恶性血液病重要检查手段，包括流式细胞术（FCM）、免疫组织化学等。FCM 是利用荧光标记的单克隆抗体作为分子探针，多参数分析血细胞的细胞膜、细胞质或者细胞核的免疫表型，由此了解细胞的系列及分化程度。免疫分型检查对血液病诊断、预后判断和微小残留病灶检测发挥不可替代的作用。

4. 细胞遗传学　细胞遗传学在预后评估中占据不可或缺的地位。染色体核型检查是恶性血液病危险度分层的重要依据。如急性白血病伴复杂核型染色体提示预后差；骨髓增生异常综合征伴 7 号染色体异常提示预后差；17p- 为多发性骨髓瘤、慢性淋巴细胞白血病的不良预后因素；inv(16) 或 t(16∶16) 为急性髓系白血病预后良好的标志。

5. 分子生物学　分子生物学技术是目前广泛应用于各种血液病的技术手段，并且还在不断发展。对于血液病的诊治、预后评估起到关键性作用。如 FLT3-ITD 突变为急性髓系白血病预后不良的标志；伴 *TP53* 突变的 MDS、慢性淋巴细胞白血病常规疗效不佳，预后差。

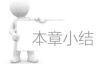

本章小结

1. 血液病是指原发或主要累及造血系统并以血液异常为主要表现的疾病，分为原发性和继发性。血液病可影响全身各个系统，临床表现缺乏特异性，诊断高度依赖于实验室检查。由于新技术、新方法的广泛应用，血液病基础理论及临床研究均获得快速发展。

2. 血液病患者全身体能状况评估包括年龄、合并疾病、营养状态、活动能力评分等。年龄越大，恶性血液病发病率越高，不良预后因素越多，预后越差。老年血液病患者合并疾病较多，可使用疾病累计评分表（CIRS-G）协助判断及分层。营养状态与患者的治疗耐受性相关，可通过膳食调查、人体测量、实验室检测综合评估，也可使用一些简便易行的营养评估量表进行评估。活动能力评分一般采用 ECOG 评分和 KPS 评分。

3. 血液病患者专科评估需要详细的病史询问及系统的体格检查。血液病常见临床表现包括贫血、发热、出血等，应详细询问上述症状的起病情况、特点、演变、伴随症状等。血液病专科检查应重点关注皮肤黏膜，以及肝、脾、淋巴结肿大情况等。

4. 血液病患者预后需结合全身体能状况、专科情况及相关辅助检查综合评估。实验室检查在患者的预后评估中占据重要地位，目前针对血液病的 MICM（形态学、免疫学、细胞遗传学和分子生物学）检查已广泛应用于血液病患者的预后评估。

思考题

1. 血液病的特点。
2. 血液病患者全身体能状态评估包含的内容。
3. 血液病专病评估的方法。
4. 血液病预后评估原则。

（文　钦）

第八章
血液病患者治疗

第一节　血液病治疗原则

一、去除病因

应使患者脱离致病因素继续作用,如电离辐射、化学物质(如苯),某些药物的致病作用已得到公认,应注意避免。部分血液病的病因目前难以明确或无法明确,影响治疗效果,应加强病因方面的研究。

二、饮食与营养

充足睡眠是保证机体状态的重要因素。以高热量、富含蛋白质和维生素且易消化的食物为宜,多吃新鲜蔬菜、水果,戒烟酒,少食浓烈辛辣的食物。

三、维持正常血液成分

(一) 补充造血原料

如巨幼细胞贫血,根据实验检测结果补充叶酸或维生素 B_{12};缺铁性贫血应补充铁剂。

(二) 脾切除

去除体内最大的单核巨噬细胞系统器官,可减少血细胞的滞留和破坏。对遗传性球形红细胞增多症疗效确切,对部分难治原发免疫性血小板减少症也有效。

(三) 成分血制品输注

输血是临床上重要的治疗手段,但若输血不当或发生差错将会给患者造成严重损害,甚至导致死亡。为了保证输血安全和提高输血效果,必须遵守输血原则,注意安全、有效和节约。临床上成分输血已替代全血输注。成分输血是有针对性地补充患者血液中缺乏的成分,除提高疗效、减少不良反应外,还可节约血液资源。目前临床应用的血液成分主要有红细胞、血小板和血浆等。白细胞输注由于副作用较多,随着预防措施的加强和粒细胞刺激因子广泛使用,临床上现已很少使用。

1. **红细胞输注**　输注红细胞为临床迅速纠正贫血的重要治疗手段。根据患者不同情况,临床输注的成分红细胞包括悬浮红细胞、去白细胞悬浮红细胞、洗涤红细胞、冰冻解冻去甘油红细胞及辐照红细胞。①悬浮红细胞:是目前应用最多的红细胞制品;②去白细胞悬浮红细胞:适用于非溶血性发热反应、长期输血和器官移植者;③洗涤红细胞:除具有悬浮红细胞的大部分适应证外,还是对血浆蛋白有过敏反应或有输血发热反应的贫血患者、免疫相关溶血性贫血(包括异型血液输注有溶血性反应)、肝/肾功能不全患者首选;④冰冻解冻去甘油红细胞:适用于稀有血型(如 RhD 阴性)、自体输血患者红细胞的长期保存以及战时备血;⑤辐照红细胞:可有效预防输血相关性移植物抗宿主病,适用于严重免疫功能缺陷或免疫抑制、造血干细胞移植后患者输注。

主要适应证：①非手术患者血红蛋白 <60g/L，血细胞比容 <0.18；血红蛋白 60~100g/L，但伴有明显缺氧症状和体征；②手术及创伤患者血红蛋白 <70g/L，血细胞比容 <0.21；血红蛋白 70~100g/L 之间，伴有明显缺氧症状和体征。

2. 血小板输注 血小板有两种制品。①富含血小板血浆：从 400ml 全血提取的血小板为 1 单位，10 个单位悬于 50~70ml 血浆，含 $(0.5~0.6) \times 10^{11}$ 个血小板，由于效率低，现已少用；②单采血小板：200ml 含 2.5×10^{11} 个血小板，效率高，常用。

主要适应证：

(1) 预防性输注：可降低出血概率，减低出血程度，尤其用于预防颅内和其他内脏出血。①非手术患者：血小板数 $<10 \times 10^9$/L 或 $<20 \times 10^9$/L 伴出血倾向；血小板数 $(20~50) \times 10^9$/L 根据具体情况考虑；血小板数 $<30 \times 10^9$/L 拟行放化疗；②手术及创伤患者：眼睛、脊柱、前列腺、头颅手术，血小板需达 100×10^9/L；其他部位手术血小板需达 70×10^9/L。

(2) 治疗性血小板输注：适用于血小板减少导致出血的情况。①非手术患者：血小板数 $<10 \times 10^9$/L；血小板数 $(10~50) \times 10^9$/L 伴出血倾向或 / 和血小板功能低下；②手术及创伤患者：血小板数 $<50 \times 10^9$/L；血小板数在 $(50~100) \times 10^9$/L 伴出血倾向或 / 和血小板功能低下。

3. 新鲜 / 普通冰冻血浆 新鲜冰冻血浆（fresh frozen plasma，FFP）指 18 小时内从全血分离，1 小时内于 −56℃ 速冻，再 −20℃ 保存。普通冰冻血浆指从全血分离后 −20℃ 保存。FFP 含有全部凝血因子。普通冰冻血浆不含 FV、FⅧ，其余成分与新鲜冰冻血浆一致。主要适应证：①凝血因子缺乏；②血栓性血小板减少性紫癜；③华法林过量导致严重出血；④肝脏疾病合并凝血障碍；⑤手术或侵入性操作前存在凝血功能障碍；⑥大量输血；⑦维生素 K 不足导致凝血异常。

4. 冷沉淀 从 FFP 中提取而成，富含Ⅷ因子和纤维蛋白原。主要适应证：①获得性凝血因子缺乏；②大量输血伴出血；③ FⅧ缺乏症；④部分类型血管型血友病（vWD）；⑤尿毒症伴凝血功能异常；⑥溶栓治疗过度以及肝移植出血等。

(四) 造血生长因子应用

刺激骨髓血细胞产生，增加外周血细胞数量。

1. 粒细胞集落刺激因子 化疗后骨髓抑制期给予粒细胞集落刺激因子可以减轻粒细胞减少程度和持续时间，降低感染风险。在造血干细胞移植过程中能缩短中性粒细胞植入时间。也常用于骨髓衰竭性疾病、粒细胞缺乏症的治疗。

2. 红细胞生成素 用于肿瘤性疾病化疗后骨髓抑制、骨髓衰竭性疾病等贫血患者的治疗，可减少红细胞的输注量。

3. 促血小板生成素和受体激动剂 用于肿瘤性疾病化疗后骨髓抑制、骨髓衰竭性疾病及原发免疫性血小板减少症等患者的治疗。

四、并发症防治

(一) 抗感染治疗

感染是血液病患者常见并发症。血液病患者因正常中性粒细胞减少或缺乏、机体免疫功能缺陷等易合并感染。病原微生物主要包括细菌、病毒、真菌、寄生虫及分枝杆菌等。血液肿瘤性疾病化疗骨髓抑制期常合并严重感染，不仅影响疾病治疗和疗效，而且也是导致患者死亡的主要原因。预防和治疗中性粒细胞减少或缺乏、抗感染是血液病并发症处理的重要环节。

1. 易感因素

(1) 粒细胞减少或者缺乏是感染的首要原因，中性粒细胞计数低于 1×10^9/L，感染风险增加；低于 0.5×10^9/L，重症感染风险明显增加；低于 0.1×10^9/L，易发生致死性感染。

(2)化疗和免疫抑制剂使用可以加重细胞及体液免疫功能缺陷,易发生细菌、真菌、病毒等多种病原体感染。

(3)当患有严重疾病、应用广谱抗生素、机体菌群失调或者化疗药物导致口腔、消化道、呼吸道等生理屏障损伤时,均可增加感染风险。

2. 感染类型

(1)细菌感染:革兰氏阴性杆菌是粒细胞缺乏期最常见的致病菌,包括克雷伯杆菌、大肠埃希菌、假单胞菌属和变形杆菌等。其中大肠埃希菌最多见,其次为肺炎克雷伯菌、铜绿假单胞菌。恶性肿瘤疾病革兰氏阳性菌感染呈上升趋势,50% 以上的粒细胞减少伴感染与革兰氏阳性菌相关。白血病、淋巴瘤、移植后等免疫功能低下的患者结核感染的概率较正常人明显增加,免疫功能低下的患者结核感染后临床表现多不典型,并且化疗药物或糖皮质激素的使用可进一步掩盖症状。临床感染常见部位包括肺部、上呼吸道、口腔、皮肤软组织、泌尿道、肛周等。严重感染可导致脓毒血症。

(2)真菌感染:由于广谱抗生素和糖皮质激素的广泛使用,血液病合并系统性真菌感染的发生率明显增加,并且和粒细胞减少时间相关。其中念珠菌、曲霉菌感染最常见。胃肠道是念珠菌的储存库,大量繁殖可破坏黏膜屏障导致感染。肺部是曲霉菌感染最常见的部位。由于细胞免疫是防御真菌感染所必需,在长期应用糖皮质激素治疗的患者,如急性淋巴细胞白血病、骨髓瘤和淋巴瘤患者,更易发生真菌感染。

(3)病毒感染:在细胞免疫功能下降的患者中尤其常见。血液病患者单纯疱疹病毒、水痘-带状疱疹病毒、EB 病毒及巨细胞病毒感染较多见。粒细胞缺乏患儿可发生腮腺炎、传染性单核细胞增多症等。

(4)寄生虫感染:卡氏肺孢子虫是最常见的病原体。高强度化疗及长期使用糖皮质激素可增加感染风险,肺部和中枢神经系统为常见感染部位。

3. 治疗原则

(1)预防措施:尽快恢复外周血中性粒细胞计数是预防感染的重要措施。保护性隔离,包括消毒房间、层流床保护及无菌护理。注意口腔、鼻腔、肛周的清洁护理。口服肠道清洁药,如喹诺酮类能较好预防 G⁻ 菌感染;氟康唑、伊曲康唑、泊沙康唑可用于预防真菌感染;口服阿昔洛韦可预防单纯疱疹病毒及带状疱疹病毒感染。

(2)初始经验性抗菌药物治疗:旨在降低感染所致严重并发症及死亡率。选用可覆盖引起严重并发症及既往常见病原菌的抗生素,直至获得病原学证据。有效的经验性抗生素治疗需综合评估患者危险度、感染部位、本单位病原菌流行病学特点等多方面因素。中性粒细胞缺乏伴发热患者危险分层可参照美国感染病学会指南标准(表 8-1)。对于低危患者可口服抗生素,如环丙沙星、阿莫西林、左氧氟沙星或莫西沙星等药物;高危患者建议住院治疗,静脉给予抗生素。对于感染程度较轻患者,抗生素使用采取"升阶梯"原则。对于高危感染患者,则采取"降阶梯"治疗原则,及时经验性选用高效、广谱抗生素。

表 8-1 中性粒细胞缺乏伴发热患者危险分层

危险度	定义
高危	符合以下任何一项 严重中性粒细胞缺乏($<0.1 \times 10^9$/L)或预计中性粒细胞缺乏持续 >7d 有以下任何一种并发症(包括但不限于):血流动力学不稳定、口腔或胃肠道黏膜炎(吞咽困难)、胃肠道症状(腹痛、恶心、呕吐、腹泻)、新发的神经症状或病变、导管感染、新发的肺部感染或低氧血症或潜在的慢性肺部疾病 肝功能不全(转氨酶高于 5 倍正常上限)或肾功能不全(肌酐清除率 <30ml/min)
低危	预计中性粒细胞缺乏在 7d 内消失,无活动性合并症,肝肾功能正常或损害较轻且稳定

（3）抗生素调整：在接受经验性抗菌药物治疗后，应根据危险分层、确诊的病原菌和患者对初始治疗反应综合判断，决定后续如何调整抗生素治疗。接受经验性口服抗生素治疗的低危患者，观察2~3天，若体温下降，可维持原方案；明确病原菌的患者，可根据药敏试验采用敏感抗生素治疗；若不能明确病原菌且病情无好转者，需更换静脉抗生素治疗。高效、广谱抗革兰氏阴性菌抗生素使用超过3天，患者病情无好转或恶化、出现血流动力学不稳定及其他脓毒血症表现时应及时采用联合治疗方案，联合抗革兰氏阴性、阳性菌药物，必要时加用抗真菌、抗病毒药物。抗生素的使用必须足量、规范。高危患者体温恢复正常超过3天，病情稳定可考虑"降阶梯"调整抗生素；若为联合用药可停用其中一种抗生素，患者体温继续保持正常超过3天可考虑停用抗生素。经验性抗生素治疗病情进展者，除考虑是否存在耐药细菌感染外，还要考虑是否合并真菌、病毒或其他病原体感染。

1）细菌感染：一般而言，初始经验治疗联合用药较单一用药效果好。但对于中性粒细胞减少程度较轻、无明显脓毒血症表现者，单药治疗同样有效。选择抗菌药物时还应注意不同药物的抗菌特性，根据感染部位及治疗需求恰当选择。如替加环素抗菌谱广，但在铜绿假单胞菌感染时，需与β-内酰胺酶抑制剂抗生素联合使用；利奈唑胺在肺、皮肤、软组织等的穿透性高且肾脏安全性好；达托霉素不适用于肺部感染，但对革兰氏阳性菌血流感染和导管相关感染作用较强。

2）真菌感染：恶性血液病和造血干细胞移植患者在中性粒细胞减少时易发生真菌感染。经验性抗生素治疗3~5天无效的发热患者，需要经验性抗真菌治疗。若肺部提示晕轮征或空气新月征，应首先考虑侵袭性肺真菌感染。侵袭性真菌感染致病菌以非白念珠菌和曲霉菌感染常见。

3）病毒感染：病毒感染治疗的手段有限，疗效不尽理想。阿昔洛韦对单纯疱疹病毒感染有效，大剂量阿昔洛韦可用于治疗水痘-带状疱疹病毒感染，但对巨细胞病毒和EB病毒无效。其他制剂，如泛昔洛韦和伐昔洛韦，对单纯疱疹病毒感染同样有效，但临床应用较少，且无静脉制剂。更昔洛韦、缬更昔洛韦、膦甲酸钠也可用于治疗巨细胞病毒感染和单纯疱疹病毒感染。抗病毒药物在感染早期使用更为有效。因此，早期监测和治疗高危者显得尤为重要。

由于粒细胞缺乏患者感染病灶难以发现、致病菌阳性检出率低，临床常需反复进行各种检查；感染症状重者，临床多采取经验性广谱联合治疗，治疗周期长，花费大，且死亡风险高。患者和家属心理压力大，医护人员应多和患者、家属沟通，充分告知家属预后，阐明检查、治疗的必要性，取得理解，达成共识；随时关注病情变化，及时调整治疗方案；增加人文关怀，在生活、饮食、个人防护方面予以指导，帮助解决实际困难；心理上予以疏导，使患者积极乐观渡过感染期。

（二）肿瘤溶解综合征

因肿瘤细胞短期内大量破坏溶解，释放细胞内代谢产物，导致机体代谢、电解质紊乱。临床主要表现为高尿酸血症、高血钾、高血磷、低血钙和代谢性酸中毒，甚至出现急性肾衰竭等一组临床综合征。肿瘤负荷重（如高白细胞、巨大包块）患者是肿瘤溶解综合征高危人群，多发生于初期治疗，在标准剂量放化疗前给予降肿瘤负荷治疗措施可明显降低发生率。应大量补液（大于3 000ml/d），同时碱化尿液、纠正电解质紊乱、降尿酸。高龄、心肾功能不全患者应注意液体出入量平衡，必要时予以利尿剂。若出现严重肾功能不全，应血液透析治疗。

（三）血栓预防与治疗

血液病患者出血、血栓风险发生率均高。血栓性疾病是致残和致死的重要并发症，预防高危血液病患者血栓形成具有重要意义。血栓形成涉及血管损伤、血小板增加或功能增强、抗凝血因子异常、纤溶活性减低、血液黏度增高等多种因素。动脉、静脉及毛细血管均可形成血栓。根据作用机制不同，抗血栓药物包括抗凝剂、抗血小板药和纤溶药。出血是抗凝治疗中最常见的并发症，对每位血液病患者在选择抗血栓治疗方案时均应作风险受益评估。

1. 维生素K拮抗剂　香豆素具有抑制维生素K的作用，采用血浆凝血酶原时间（prothrombin time，PT）可监测抗凝效果。PT对维生素K依赖性凝血因子活性降低较敏感，随维生素K依赖性凝血因子活性降低程度逐渐延长。治疗初期，PT国际标准化比值（international normalized ratio，INR）应每隔 2~3 天检查 1 次,持续 1~2 周,直到达到稳定的治疗效果。对大多数患者 INR 应维持在 2~3。

2. 肝素和低分子量肝素 肝素和低分子量肝素是使用最广泛、作用迅速的非口服抗凝剂。普通肝素的组成具有很大异质性,其分子量在 5~30kDa,使用过程中需密切监测凝血象。低分子量肝素是从普通肝素分离制备获得,分子量在 1~10kDa,具有较普通肝素抗凝作用强、持续时间长、使用方便、血小板影响小和出血风险低等优势,现临床广泛使用。

3. 纤维蛋白溶解治疗 纤维蛋白溶解治疗是通过注射高剂量纤溶酶原激活剂,加速纤溶酶原转变成有活性的纤溶酶,从而降解纤维蛋白,促进栓塞血管再灌注,可用于动脉和静脉血栓治疗。血浆纤维蛋白原和 D- 二聚体水平检测有助于监测纤溶治疗效果。

4. 抗血小板治疗 血小板在止血和血栓形成中起着重要作用,抗血小板是治疗血栓性疾病的重要手段。动脉的高剪切力能激活血小板,与静脉血栓相比,血小板在动脉血栓形成中的作用更加突出,在动脉血栓治疗中抗血小板药物的作用大于静脉血栓。抗血小板药物联合治疗较单一药物疗效更好,但同时也会增加出血风险。抗血小板药物包括阿司匹林、双嘧达莫、氯吡格雷、利伐沙班等新型药物。

五、去除异常血液成分,抑制异常功能

(一)化疗
联合使用作用于细胞周期不同时相的化疗药物杀灭肿瘤细胞,是恶性血液病治疗最常用的方法。

(二)放疗
利用 γ 射线、X 射线等电离辐射杀灭肿瘤细胞,适用于肿瘤比较局限或化疗药物不易达到的部位,如颅脑照射。全身放疗或全淋巴结照射也是移植预处理的一种常用手段。

(三)诱导分化治疗
我国科学家发现的全反式维 A 酸、三氧化二砷对急性早幼粒细胞白血病有极高的缓解率和治愈率,也揭示了诱导分化治疗的分子生物学机制。全反式维 A 酸、三氧化二砷可诱导异常早幼粒细胞分化为正常成熟粒细胞并促进其凋亡,是特异性去除白血病细胞的新途径。

(四)治疗性血液成分单采
通过血细胞分离机选择性地去除血液中异常增多成分,用于骨髓增殖性肿瘤等疾病治疗。血浆置换可用于巨球蛋白血症、某些免疫性疾病、血栓性血小板减少性紫癜等治疗。

(五)免疫抑制剂
糖皮质激素、环孢菌素、抗淋巴细胞球蛋白等可减少具有异常功能的淋巴细胞数量,抑制其功能,可治疗自身免疫性溶血性贫血、再生障碍性贫血、免疫性血小板减少性紫癜及造血干细胞移植排斥反应等。

六、靶向药物治疗

如维 A 酸、三氧化二砷用于急性早幼粒细胞白血病;酪氨酸酶抑制剂用于 Ph 阳性白血病治疗等。随着对白血病及其他血液病分子发病机制的进一步研究,必将有更多靶向药物用于临床患者治疗。

七、表观遗传学调节剂

现代遗传学除核酸遗传学外,还包括表观遗传学。抑癌基因表观遗传学异常导致其功能障碍,促进肿瘤的发生发展。表观遗传学调节剂正越来越多地应用于血液病临床患者的治疗。如去甲基化药物 5- 氮杂胞苷及 5- 氮杂 -2- 脱氧胞苷用于骨髓增生异常综合征及急性髓系白血病的治疗;组蛋白去乙酰化酶抑制剂西达苯胺用于外周 T 细胞淋巴瘤的治疗等。

八、造血干细胞移植

造血干细胞移植(hematopoietic stem cell transplantation,HSCT)成功应用于临床是医学探索、研究的重大进展,现已广泛应用于血液病临床患者的治疗。HSCT 是通过大剂量放化疗和／或免疫抑制剂预处理,清除患者体内肿瘤细胞或异常克隆细胞,然后将健康供者或患者自身造血干细胞输注到患者体内,重建造血和免疫功能,达到治疗疾病的一种方法。

HSCT 有多种分类方法。

1. 根据造血干细胞取自健康供者还是患者自身 分为异体、自体移植。异体移植又分为同基因和异基因移植。

2. 根据造血干细胞来源 分为骨髓移植、外周血干细胞移植和脐血干细胞移植。

3. 根据供受者有无血缘关系 分为血缘移植和无血缘移植。

4. 根据白细胞抗原配型相合程度 分为全相合、部分相合和单倍体移植。

5. 根据预处理强度 分为清髓性移植和减低预处理强度移植。

九、细胞免疫治疗

(一) 疫苗免疫治疗

机体免疫功能低下是血液肿瘤患者容易复发的重要原因。疫苗可刺激血液病患者机体免疫系统功能恢复,产生抗肿瘤效应。治疗性肿瘤疫苗诱发的主动免疫反应较应用单克隆抗体产生的被动免疫具备更多优势。在主动免疫治疗中,所有免疫反应产生的效应均来源于宿主本身,同时因为不具有其他外源性成分而使宿主免疫反应更为持久。如疫苗含有多个靶抗原成分,则可产生更为广泛的免疫刺激效应。疫苗诱发机体产生的抗体,可识别肿瘤表面的完整蛋白质,并通过递呈肿瘤细胞表面抗原肽段激活 T 淋巴细胞。活化 T 淋巴细胞借助细胞与细胞接触机制溶解肿瘤细胞,或产生细胞因子杀伤肿瘤细胞。

尽管用于肿瘤的疫苗治疗已经取得初步疗效,但仍然没有达到理想的预期目标。由于血液系统肿瘤对免疫效应的敏感性及其标本的易获得性,疫苗治疗血液肿瘤性疾病具有广阔的发展前景。

(二) 细胞免疫治疗

无论化疗、放疗,还是自体、异体 HSCT,复发是血液肿瘤患者死亡的主要原因。随着生物工程技术的快速发展,新一代具有肿瘤抗原特异性的嵌合型抗原受体 T 细胞(chimeric antigen receptor T cell,CAR-T)作为新型和有效的免疫治疗手段,已取得突破性进展。使用嵌合受体基因转染 T 淋巴细胞,将 T 淋巴细胞改造成非 MHC 依赖的方式识别肿瘤抗原的效应细胞,使抗体对肿瘤抗原的结合增强,提高 T 淋巴细胞的杀肿瘤效应。CAR-T 研发和应用是目前血液病领域的热点,安全性、可行性和有效性业已得到证实,相信其必将成为继小分子、大分子药物后的新型靶向治疗措施。

第二节 医学人文关怀策略

随着现代科学技术的发展,传统的生物医学模式已向生物－心理－社会医学模式转变。医学人文关怀是以人为中心的医学价值观,倡导医护人员怀以人道主义精神对患者生命与健康、人格与尊严、权利与需求给予真诚关心和关注。既要求医护人员对患者提供有效的医疗服务,为患者解决躯体上的病痛,还要求医护人员提供暖心的医学人文服务,为患者身心健康恢复提供精神支持。

一、医学人文关怀的重要性

(一)改善医患关系

随着医学技术的发展,多数血液病医学难题业已解决,但仍然存在一部分疾病诊断困难,治疗难度大,难以获得理想效果。由于患者对血液医学知识不够了解,期望值过高,当出现与其预期目标不相符时,容易出现抵触情绪,对整个医疗过程及医疗技术产生质疑。医学人文关怀有助于增进医患之间相互尊重、相互理解,提高信任度,改善医患关系,避免医疗纠纷。

(二)推动学科发展

把人文关怀理念落实到医疗服务方方面面,体现学科文化底蕴和服务精神,让患者在整个就医过程中获得高层次的服务。医疗服务越趋于人性化,越富有人文关怀,越能增强患者和家属的认同感,助力学科建设发展。

(三)丰富医务人员形象

没有人文关怀的医疗,是冰冷的医疗。人文关怀的服务模式能让医生摆脱"医匠"的影子。尊重生命,对患者疾苦感同身受,真正关心爱护患者,使医护人员成为可以信赖、情感丰富的"白衣天使"。

(四)提高患者信心

血液病整体发病率虽然远低于糖尿病、心血管疾病等常见病,但仍呈逐年上升趋势。由于血液病多为慢性病或肿瘤性疾病,患者心理恐慌,容易对前途失去信心。加之漫长的治疗过程、频繁的检测、反复的病情,耗时耗力耗财,都让患者及家属焦虑不安,思想压力大,弃医比例高。在医疗服务中加入人文关怀,能帮助患者建立信心,增加依从性,改善预后。

二、如何对血液病患者进行人文关怀

人文关怀应贯穿于血液病诊治全过程,医护人员不仅要治疗疾病,同时也要关心患者心理健康。

(一)优化就医环境,提高人文素质

温馨的环境可以改善患者心情,有益于疾病诊治和康复。做好科室设施设备、文化建设的维护与更新,保持病区的环境卫生,提供患者生活、治疗的便利条件。医护人员要有高尚的医德医风,良好的精神面貌,始终贯彻"以患者为中心"的服务理念。专业知识过硬,能正确诊治疾患,解除患者疾苦。

(二)加强医患沟通

恶性血液病患者占相当比例,患者心理负担重。在诊疗疾病过程中要温柔、体贴、热情和耐心。患者提出的问题,要用通俗易懂的语言进行解释,不能立即解答时要向患者解释清楚。耐心倾听患者诉说,让其充分抒发内心压抑和焦虑,了解患者心理状态,并有针对性地进行帮助和心理疏导。鼓励患者面对疾病,积极配合治疗。

(三)妥善病情告知

患者有病情知情权。由于许多血液病在目前医疗水平属于不可治愈性疾病,确诊病情后如何告知患者病情显得较为棘手。若患者心理负担重,承受能力差,医护人员可先告知家属,包括病情状态、治疗方法、副作用及预后等,给予患者适应时间,待时机成熟后再行告知。若患者承受能力强,与其让患者通过家属、病友或猜测知道病情,不如直接告诉实情,使其尽快面对现实,调整心态,积极配合治疗。在治疗过程中应将每个治疗阶段的方案、注意事项详细向患者说明,告知可能出现的不良反应、副作用和处理措施,减轻患者心理负担,保证治疗顺利实施。

(四)家属协助配合

患者诊治疾病过程中,家属同样承受巨大精神压力,医护人员要随时与家属沟通,尽量解答家属

疑问,疏解家属精神压力,求得家属的理解和支持。家属是患者最亲近的人,在关键时刻患者只信任家属。家属与患者在日常生活中交流多,既是医护人员了解患者思想状态和病情变化的重要来源,也是缓解患者思想负担的重要帮手。应鼓励家属乐观面对患者,积极协助医护人员工作,配合患者治疗。

（五）疾病知识宣讲

充分告知医院和科室规章制度,指导患者日常生活,如饮食、起居、清洁卫生等,帮助患者改掉不良生活习惯。开展血液病相关知识讲座,增加患者和家属对疾病的了解,提高治疗依从性。举办医患沟通会,邀请一些恢复良好的患者现场讲解亲身经历和切身感受,更有益于增强患者战胜疾病的信心。

本章小结

1. 血液病患者疑难重症多,症状体征缺乏特异性,积极明确诊断尤为重要。需要掌握血液病规范化治疗原则,熟悉支持治疗手段,了解创新药物和治疗方法。尽力去除病因,保证患者健康饮食、均衡营养以及充足的睡眠。通过补充造血原料、成分血制品输注、造血生长因子应用等维持血液成分的相对稳定,保证患者基本生理功能。重视并发症,包括感染、肿瘤溶解综合征、出血和血栓性疾病等的预防和治疗。

2. 去除异常血液成分、抑制异常功能是血液病治疗的根本目的。传统病因治疗包括化疗、放疗及免疫抑制等方法,患者复发率高、整体预后差。随着血液病发病机制研究的深入和阐明,现代血液病治疗取得了长足的发展,相继出现一些创新性治疗手段和方法。如以维 A 酸、三氧化二砷为代表的诱导分化治疗,以酪氨酸酶抑制剂为代表的靶向性治疗,以去甲基化药物为代表的表观遗传学治疗等业已广泛应用于临床血液病患者。造血干细胞移植是血液病重要的治疗措施,随着单倍体造血干细胞移植广泛采用,极大提高了恶性血液病患者的整体预后。以 CAR-T 为代表的细胞免疫治疗已取得突破性进展,必将成为引领血液病治疗发展的一个新方向。

3. 随着社会进步和治疗需求内涵的提升,以患者为中心的医学价值观将日益受到重视并融入现代医学模式中。人文医学能起到改善医患关系,助力学科建设与发展,丰富医务人员形象和提高患者就医信心的作用。对血液病患者人文关怀,可以从优化医疗环境,加强医务人员人文素质培养,加强医患有效沟通,增加疾病相关知识宣讲等方面进行。医护人员不仅要治疗患者躯体病痛,还要为患者心理康复提供精神支持。

思考题

1. 血液病主要治疗原则。
2. 中性粒细胞缺乏伴发热患者危险分层。
3. 医学人文关怀的意义和策略。

（陈建斌）

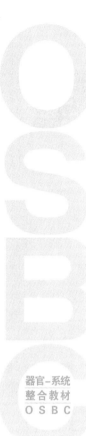

器官-系统
整合教材
O S B C

第三篇
红细胞疾病

第九章
贫 血 总 论

一、定义

贫血（anemia）是指由各种原因引起的人体外周血单位体积血液中血红蛋白（hemoglobin，Hb）量、红细胞（red blood cell，RBC）计数及红细胞容量减少，低于正常范围下限，不能运输足够的氧至组织而产生的综合征。贫血通常是先天或获得性疾病所致的结果，而不是一种独立的疾病。由于红细胞容量测定技术较复杂，所以临床上一般指外周血中血红蛋白的浓度低于患者同年龄组、同性别和同地区的正常标准。

年龄、性别和长期居住地的海拔高度均可影响血红蛋白浓度，我国现行贫血的诊断标准为：海平面地区，成年男性 Hb<120g/L，成年女性（非妊娠）Hb<110g/L，孕妇 Hb<100g/L，6 月龄 ~<6 岁儿童 <110g/L，6~14 岁儿童 <120g/L。婴幼儿及妊娠妇女的血红蛋白浓度较普通成人低，高原地区居民的血红蛋白正常值较海平面居民高。在妊娠、低蛋白血症、充血性心力衰竭时，血浆容量增加，此时因血液被稀释，血红蛋白浓度降低，容易被误诊为贫血；在脱水、大面积烧伤、长期限制液体摄入或急性大量失血等循环血容量减少时，由于血液浓缩，血红蛋白浓度增高，贫血也不容易表现出来，容易漏诊；此外，在急性大量血管内溶血时，血浆内含有较高浓度的游离血红蛋白，测定血细胞比容和红细胞计数更能反映贫血的程度。由于上述因素的影响，血红蛋白的浓度不能准确反映贫血的真实程度，因此，在诊断贫血时，要综合考虑上述影响因素，以避免误诊。

二、分类

基于不同的临床特点，贫血有不同的分类。如：按贫血进展速度分急、慢性贫血，急性贫血包括急性白血病、重型再生障碍性贫血、大量溶血等，慢性贫血包括营养性贫血；按血红蛋白浓度高低分轻度（Hb≥90g/L）、中度（60~89g/L）、重度（30~59g/L）和极重度贫血（<30g/L）；按红细胞形态分大细胞性贫血、正常细胞性贫血和小细胞低色素性贫血（表 9-1）；按骨髓红系增生程度分增生性贫血和增生不良性贫血（表 9-2）等。

表 9-1　贫血的细胞形态学分类

类型	MCV/fl	MCHC/%	常见疾病
小细胞低色素性贫血	<80	<32	缺铁性贫血、铁粒幼细胞性贫血、珠蛋白生成障碍性贫血
正常细胞性贫血	80~100	32~35	再生障碍性贫血、纯红细胞再生障碍、溶血性贫血、急性失血性贫血
大细胞性贫血	>100	32~35	巨幼细胞贫血、伴网织红细胞大量增生的溶血性贫血、骨髓增生异常综合征、肝脏疾病

注：MCV，红细胞平均体积；MCHC，红细胞平均血红蛋白浓度。

表 9-2 贫血的骨髓红系增生程度分类

骨髓红系增生分类	常见疾病
增生不良性贫血	再生障碍性贫血、纯红细胞再生障碍
增生性贫血	除再生障碍性贫血、纯红细胞再生障碍以外的贫血

上述分类虽有助于诊断并可指导治疗，但下列依据发病机制或/和病因的分类更能反映贫血的病理本质。

(一) 红细胞生成减少性贫血

红细胞生成主要取决于造血细胞、造血调节及造血原料三大因素。①造血细胞包括多能造血干细胞、髓系干/祖细胞及各期红系细胞。②造血调节包括细胞调节和因子调节，细胞调节如骨髓基质细胞、淋巴细胞的影响及造血细胞本身的凋亡；因子调节如干细胞因子 (stem cell factor, SCF)、粒系集落刺激因子 (G-CSF)、粒细胞 - 巨噬细胞集落刺激因子 (GM-CSF)、红细胞生成素 (EPO)、血小板生成素 (TPO)、血小板生长因子 (TGF)、白细胞介素 (IL)、肿瘤坏死因子 (TNF) 和干扰素 (IFN) 等调控因子。③造血原料是指造血细胞增殖、分化及代谢所必需的物质，如蛋白质、脂类、微量元素 (铁、铜、锌等) 及维生素 (叶酸、维生素 B_{12} 等) 等。这些因素中的任一种发生异常都可能导致红细胞生成减少，发生贫血。

1. 造血细胞异常所致贫血

(1) 再生障碍性贫血 (aplastic anemia, AA)：AA 的发病与原发和继发的造血干/祖细胞缺陷有关，是一种由不同病因和机制引起的骨髓造血功能衰竭症。临床上主要表现为全血细胞减少及其相关的贫血、出血、感染症候群，免疫治疗有效。

(2) 纯红细胞再生障碍 (pure red cell aplasia, PRCA)：PRCA 是指各种因素，诸如病毒、胸腺瘤、药物、淋巴细胞增殖性疾病和自身免疫病，引起骨髓红系造血干/祖细胞发生改变，进而引起单纯红细胞减少性贫血。依据病因，该病可分为先天性和后天性两类。一般认为 PRCA 患者是通过 B 淋巴细胞或/和 T 淋巴细胞异常免疫所致，部分患者血清中有抗自身 EPO 或幼红细胞抗体；也有学者认为 T 淋巴细胞介导的红系造血免疫损伤在部分 PRCA 发病中占重要地位；另外，还发现 NK 细胞可能与部分 PRCA 的发病有关。继发性 PRCA 主要有感染相关型 (细菌和病毒，如微小病毒 B19、EB 病毒及肝炎病毒等)、淋巴细胞增殖性疾病相关型 (如胸腺瘤、淋巴瘤、浆细胞病等)、药物相关型 (异烟肼、氯霉素及 α- 甲基多巴等)、自身免疫病相关型、部分髓系恶性克隆性疾病相关型 (如白血病前期)。

(3) 先天性红细胞生成异常性贫血 (congenital dyserythropoietic anemia, CDA)：CDA 是一类由遗传性红细胞干/祖细胞良性克隆异常所致，以红系无效造血和形态异常为特征的难治性贫血。该病可分为常染色体隐性遗传型和显性遗传型。

(4) 造血系统恶性克隆性疾病：包括骨髓增生异常综合征及其他造血系统肿瘤性疾病。这些疾病由于多能造血干细胞或髓系干/祖细胞发生了质的异常，过度增殖、异常分化，使造血调节也受到影响，导致正常成熟红细胞减少而发生贫血。

2. 造血调节异常所致贫血

(1) 淋巴细胞功能亢进所致贫血：T 细胞功能亢进可通过细胞毒性 T 细胞直接杀伤，或/和 T 细胞因子介导造血细胞凋亡而使造血功能衰竭 (如 AA)。少数病毒性肝炎患者可继发 AA，其机制可能与病毒激活体内 T 细胞 "免疫瀑布" 致骨髓造血衰竭有关。B 细胞功能亢进可产生抗骨髓造血细胞自身抗体，进而破坏或抑制自身造血细胞导致造血功能衰竭 (如免疫相关性全血细胞减少)。

(2) 骨髓基质细胞受损所致贫血：骨髓坏死、骨髓硬化症、骨髓纤维化、大理石病、各种髓外肿瘤性疾病骨髓转移以及各种感染或非感染性骨髓炎，损伤骨髓基质细胞及造血微环境，影响血细胞生成。

(3) 造血调节因子水平异常所致贫血：肾功能不全、甲状腺或垂体功能低下、肝病等可因产生 EPO 不足而导致贫血。肿瘤性疾病或某些病毒感染会诱导机体产生较多的 TNF、IFN、炎症因子等造血负调控因子，抑制造血，导致贫血。铁调素 (hepcidin) 是调节饮食中铁吸收和巨噬细胞中铁释放的主要激素,贫血和低氧时其分泌减少,促进红细胞对铁的利用,然而,感染和炎症细胞因子可诱导铁调素分泌,从而抑制铁从网状内皮系统中释放,同时也可抑制肠道对铁的吸收,使血浆中游离铁浓度减低,导致铁利用障碍。铁调素在体外也能抑制红系集落形成,提示铁调素不但通过影响铁代谢,且通过影响红系祖细胞增殖起重要作用,慢性病贫血(anemia of chronic disease,ACD)即属此类。

(4)造血细胞凋亡亢进所致贫血:AA 的造血功能衰竭主要是造血细胞凋亡所致。目前认为阵发性睡眠性血红蛋白尿症(PNH)有"双重发病机制":一为 PNH 异常造血克隆扩增,二为 T 细胞介导的正常造血细胞凋亡导致骨髓衰竭。

3. 造血原料异常所致贫血

(1)缺铁和铁利用障碍性贫血:缺铁和铁利用障碍影响血红素合成,故有学者称该类贫血为血红素合成异常性贫血。该类贫血属于小细胞低色素性贫血。

(2)叶酸或维生素 B_{12} 缺乏或利用障碍所致贫血:由于各种生理或病理因素引起机体叶酸或维生素 B_{12} 绝对或相对缺乏或利用障碍导致细胞核脱氧核糖核酸(DNA)合成障碍所致的贫血称巨幼细胞贫血,是临床上常见的贫血之一。

(二) 红细胞破坏过多性贫血

此类贫血的特点是红细胞破坏过多,寿命缩短。骨髓具有正常造血 6~8 倍的代偿能力,当红细胞破坏速度超过骨髓的代偿能力,引起的贫血即为溶血性贫血(hemolytic anemia,HA)。其引起原因包括红细胞内在缺陷:红细胞膜、血红蛋白和代谢酶类异常;红细胞外在因素:物理、化学、药物、生物毒素、代谢毒物及感染等因素。

(三) 失血性贫血

常见失血原因为出凝血性疾病(如免疫相关性血小板减少症、血友病及严重肝病等)和非出凝血性疾病(如肿瘤、结核、外伤、支气管扩张、消化性溃疡、痔疮、泌尿生殖系统疾病等)。

三、临床表现

根据贫血的病因,贫血本身的临床表现取决于如下因素:贫血时总血容量下降的程度,贫血导致血液携氧能力下降的程度,发生贫血的速度和血液、循环、呼吸等系统对贫血的代偿能力等。贫血的主要临床表现如下。

(一) 皮肤黏膜

1. 苍白   贫血通过神经体液调节引起有效血容量重新分布,为保障重要脏器(如心、脑、肺、肾、肝等)供血,相对次要脏器(皮肤、黏膜)供血减少导致皮肤、黏膜苍白。另外,由于单位容积血液内红细胞和血红蛋白含量减少,也会引起皮肤、黏膜苍白。

2. 粗糙、缺少光泽、弹性及张力降低、形成溃疡   贫血导致皮肤、黏膜供血减少和营养不足,贫血的原发病(如叶酸、维生素 B_{12} 缺乏、缺铁以及自身免疫病等)均可以引起皮肤和黏膜粗糙、缺少光泽甚至形成溃疡。

3. 黄疸   溶血性贫血(特别是血管外溶血性贫血)可引起皮肤、黏膜黄染。

4. 浸润和其他   某些造血系统肿瘤性疾病引起的贫血可并发皮肤损害(如绿色瘤等)。缺铁性贫血皮肤附属器的变化包括毛发枯细和指甲薄脆。

(二) 呼吸系统

主要表现为气促,轻度贫血时,由于机体有一定的代偿能力,平静时呼吸次数不增加,而体力活动后机体处于低氧和高二氧化碳状态,刺激呼吸中枢,引起呼吸加快加深。重度贫血时,即使平静状态也可能有气短甚至端坐呼吸。另外,引起贫血的原发病和贫血的并发症也会影响呼吸系统,如 AA 合并呼吸道感染、白血病引起呼吸系统浸润、多次输血导致"含铁血黄素肺"等,均可引起相应的呼吸系统症状、体征和影像学表现。

（三）循环系统

主要表现为心悸、胸闷等，急性失血性贫血时循环系统对低血容量做出反应，如外周血管收缩、心率加快、主观感觉心悸等。非失血性贫血患者血容量不低，循环系统的主要表现是心脏对组织缺氧的反应：轻度贫血时，安静状态下可无明显表现，仅活动后有心率加快；中、重度贫血时，即使平静状态也可出现心率加快，且贫血愈重，活动量愈大，症状愈明显；长期贫血，心脏超负荷工作且供血不足，会导致贫血性心脏病，此时不仅有心率变化，还可有心脏结构异常、心律失常，甚至心功能不全，伴以水钠潴留、水肿甚至出现腹水。心脏杂音是贫血常伴有的体征，一般为中等强度收缩期吹风样杂音。贫血后多次输血导致"血色病"，也会引起心功能不全和心率、心律改变。

（四）神经系统

头痛、头晕、晕厥、失眠、萎靡、耳鸣、视物模糊、记忆力减退、注意力不集中，是贫血常见的症状。神经系统症状与下列因素有关，如贫血导致脑组织缺氧；急性失血性贫血引起血容量不足或血压降低；严重的溶血引起高胆红素血症或高游离血红蛋白血症；白血病中枢神经系统浸润；颅内或眼底出血等（如 AA、急性白血病）。肢端麻木可由贫血并发的末梢神经炎所致，多见于维生素 B_{12} 缺乏性巨幼细胞贫血。小儿患缺铁性贫血时可哭闹不安甚至影响智力发育。

（五）消化系统

能引起贫血的消化系统疾病，在出现贫血前或贫血同时有原发病的表现，常有食欲缺乏、恶心、腹胀、便秘或腹泻等症状。同时贫血本身可影响消化系统，出现功能甚至结构的改变，如消化腺分泌减少以及腺体萎缩，进而导致消化功能减低、消化不良，出现食欲减低、腹部胀满、大便规律和性状的改变等。缺铁性贫血可有吞咽异物感；巨幼细胞贫血或恶性贫血可引起舌炎、舌乳头萎缩、牛肉舌、镜面舌等；口腔黏膜炎或溃疡见于再生障碍性贫血和急性白血病；长期慢性溶血可合并胆道结石或 / 和炎症；钩虫病引起的缺铁性贫血可合并异嗜症。

（六）泌尿系统

肾性贫血在贫血前和贫血同时有肾脏疾病的临床表现；急性失血性贫血可因迅速出现的血容量不足而致肾血流量减少，进而引起少尿甚至无尿，持续时间过长可致肾功能不全；血管外溶血出现胆红素尿和高尿胆原尿；血管内溶血出现游离血红蛋白和含铁血黄素尿，严重者甚至可发生游离血红蛋白堵塞肾小管，引起少尿、无尿、急性肾衰竭。

（七）血液系统

外周血的改变主要表现在血细胞数量、形态以及生化成分上，某些情况下还可合并血浆或血清成分的异常。①血细胞数量的改变首先是红细胞减少，相应的血红蛋白、红细胞比容减低以及网织红细胞量的改变，其次是有时合并白细胞或血小板数量的异常（包括白细胞分类的异常）。②血细胞形态的改变包括大、小、正细胞性贫血，以及异形红细胞、白细胞及血小板。③红细胞生化成分的异常有两方面：一是因贫血病因不同所致的改变，如红细胞膜、酶、血红蛋白的异常以及某些贫血时并发的白细胞和血小板质的改变。二是红细胞内合成较多的 2,3- 二磷酸甘油酸（2,3-DPG），以降低血红蛋白对氧的亲和力，使氧解离曲线右移，组织获得更多的氧。④血浆或血清成分的改变多见于溶血性贫血（游离血红蛋白增高、结合珠蛋白降低、间接胆红素增高、血钾增高等）、浆细胞病性贫血（M 蛋白增多及钙磷水平变化等）、合并弥散性血管内凝血的贫血（血浆各类凝血因子、纤溶物质均发生量的异常）、肝病性贫血和肾性贫血（低蛋白血症和代谢产物累积）等。

贫血的造血系统改变主要在骨髓，不同类型或不同发病机制的贫血，其骨髓粒、红、单核、巨核及淋巴细胞各阶段的形态、比例、组化反应、抗原表达、染色体核型、超微结构、癌基因重排、细胞周期以及体外干 / 祖细胞集落培养等情况可能千差万别。溶血性贫血可能合并肝或脾肿大；骨髓纤维化症和脾功能亢进性贫血常合并脾肿大；造血系统肿瘤性疾病所致的贫血也会合并肝、脾、淋巴结肿大。

（八）免疫系统

免疫系统疾病导致的贫血患者，均有原发免疫系统疾病的临床表现。另外贫血本身也会引起免疫系统的改变,如红细胞减少引起的红细胞膜上 C3 的减少会影响机体的非特异性免疫功能,同时也会降低红细胞在抵御病原微生物感染过程中的调理素作用。

(九) 内分泌系统

长期贫血会影响甲状腺、性腺、肾上腺及胰腺的功能;因产后大出血,贫血可导致垂体缺血坏死而发生席 - 汉综合征。某些自身免疫病不仅累及造血系统,且可同时累及一个甚至多个内分泌器官,导致激素分泌异常。

(十) 生殖系统

对于女性,贫血可影响女性激素的分泌,育龄期女性患者可出现月经周期紊乱、月经量增多、减少或闭经,同时还可因合并凝血因子及血小板量或质的异常导致月经过多;长期贫血会使男性睾丸的生精细胞缺血、坏死,进而影响睾酮的分泌,减弱男性特征;严重贫血患者可有性功能减退。

四、诊断

(一) 采集病史

应详细询问患者主诉、现病史、既往史、个人史、家族史、月经生育史及营养史等。从主诉及现病史了解贫血发生的时间、可能诱因、速度、程度、并发症、干预治疗的反应等。既往史可提供与贫血相关的原发病线索。个人史可了解射线、化学毒物或药物、疫区以及病原微生物等暴露史对造血组织的损伤和感染相关性贫血的因素。家族史提供发生贫血的遗传背景。营养史和月经生育史对缺铁、缺叶酸或维生素 B_{12} 等造血原料所致的贫血、失血性贫血有辅助诊断价值。

(二) 体格检查

体格检查有助于贫血病因的诊断。①贫血对各系统的影响:皮肤、黏膜苍白程度,心率或心律改变,呼吸频度异常,神经系统感觉异常等;②贫血的伴随表现:出血(如皮肤黏膜紫癜或瘀斑,中枢神经系统、眼底、消化道或泌尿生殖系统等出血体征)、溶血(如皮肤、黏膜、巩膜黄染,胆道炎症体征,肝大或脾大等)、感染(如发热及全身反应、感染灶体征等)、浸润(如皮肤绿色瘤、淋巴结肿大、肝大或脾大、皮下肿物等)、营养不良(如皮肤、黏膜或毛发干燥、舌乳头萎缩、黏膜溃疡、匙状甲或神经系统深层感觉障碍等)、自身免疫系统改变(如皮肤、黏膜、关节损害)等。

(三) 实验室检查

分为外周血常规、骨髓和贫血发病机制检查。

1. 血常规检查　血常规检查可以确定有无贫血,是否伴白细胞或血小板数量的变化。血红蛋白测定为贫血严重程度的判定提供依据;红细胞参数(MCV、MCH 及 MCHC)反映红细胞体积及血红蛋白浓度改变,为贫血的病理机制诊断提供相关线索;网织红细胞计数间接反映骨髓红系增生(或对贫血的代偿)情况;外周血涂片可观察红细胞、白细胞、血小板数量和形态改变,以及是否有疟原虫和异常细胞等。

2. 骨髓检查　包括骨髓细胞涂片分类和骨髓活检。涂片分类反映骨髓细胞的增生程度、细胞比例和形态变化,有无异常或肿瘤细胞等。骨髓活检反映骨髓造血组织的结构、增生程度、细胞成分和形态变化。骨髓检查提示贫血时造血功能高低及造血组织是否出现肿瘤性改变、坏死、纤维化或大理石变,以及髓外肿瘤骨髓浸润等。凭骨髓检查评价患者造血功能时,必须注意骨髓取样的局限性,必要时应作多部位骨髓检查。

3. 贫血的发病机制检查　包括缺铁性贫血的铁代谢测定及引起缺铁的原发病检查;巨幼细胞贫血的血清叶酸和维生素 B_{12} 水平测定及引起造血原料缺乏的原发病检查;溶血性贫血的红细胞膜、酶、结合珠蛋白、游离血红蛋白、成熟红细胞膜表面自身抗体、同种抗体或 PNH 克隆等检查;骨髓造血功能衰竭性贫血的造血细胞本身的质异常(如染色体、抗原表达、基因突变、细胞周期、细胞功能等)、T细胞调控(T 细胞亚群及其分泌的因子)、B 细胞调控(B 细胞亚群及骨髓细胞自身抗体)及免疫学指标等检查;失血性贫血的原发病检查;造血系统肿瘤性疾病和其他系统继发贫血的原发病检查。

从采集病史、体格检查和实验室检查获得的有关贫血的临床资料,通常可以查明贫血的发病机制或病因,做出贫血的疾病诊断,并给予相应的治疗。

五、治疗

贫血性疾病的治疗分"对症"和"对因"两类,去除病因治疗的同时应积极给予对症支持治疗。

(一) 对症治疗

具体内容包括:重度贫血患者、老年或合并心肺功能不全的贫血患者应输注红细胞,纠正贫血,改善体内缺氧状态;慢性贫血血红蛋白低于60g/L是输血的指征;有溶血诱发因素者,如药物诱发的HA,应立即停药并避免再次用药,G-6-PD缺乏症应避免食用蚕豆和应用具有氧化性质的药物,冷抗体型AIHA应注意防寒保暖;对贫血合并出血者,应根据出血机制的不同采取不同的止血治疗(如重度血小板减少应输血小板,凝血因子缺乏的患者进行相应凝血因子补充);急性大量失血患者应及时输血或红细胞及血浆,迅速恢复血容量并纠正贫血;对贫血合并感染者,应酌情予抗感染治疗;对贫血合并其他脏器功能不全者,应根据脏器的不同及功能不全的程度而施予不同的支持治疗;多次输血并发血色病患者应予去铁治疗。

(二) 对因治疗

针对贫血发病机制的治疗。如缺铁性贫血补铁及治疗导致缺铁的原发病;巨幼细胞贫血补充叶酸或维生素 B_{12} 并去除引起此造血原料缺乏的病因;溶血性贫血采用糖皮质激素或脾切除术;遗传性球形红细胞增多症采用脾切除术;AA采用抗淋巴(胸腺)细胞球蛋白、环孢素及造血正调控因子(如雄激素、G-CSF、GM-CSF或EPO等);免疫相关性贫血采用免疫抑制剂(糖皮质激素、环孢素等);肿瘤性贫血采用化疗或放疗;ACD及肾性贫血采用EPO;造血干细胞质异常性贫血采用干细胞移植;各类继发性贫血治疗原发病等。

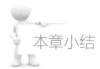

本章小结

1. **贫血的分类** 基于不同的临床特点,贫血有不同的分类。如:按贫血进展速度分急、慢性贫血,急性贫血包括急性白血病、重型再生障碍性贫血、大量溶血等,慢性贫血包括营养性贫血等;按血红蛋白浓度高低分轻度(Hb≥90g/L)、中度(60~89g/L)、重度(30~59g/L)和极重度贫血(<30g/L);按红细胞形态分大细胞性贫血、正常细胞性贫血和小细胞低色素性贫血;按骨髓红系增生程度分增生性贫血和增生不良性贫血。

2. **贫血的临床表现** 贫血本身的临床表现取决于如下因素:贫血时总血容量下降的程度,贫血导致血液携氧能力下降的程度,发生贫血的速度和血液、循环、呼吸等系统对贫血的代偿能力等。贫血的主要临床表现如下:皮肤黏膜苍白、粗糙、缺少光泽、弹性及张力降低、形成溃疡,黄疸,浸润等;呼吸系统主要表现为气促;循环系统主要表现为心悸、胸闷;神经系统表现为头痛、头晕、晕厥、失眠、萎靡、耳鸣、视物模糊、记忆力减退、注意力不集中等;消化系统常在出现贫血前或贫血同时有原发病的表现,常有食欲缺乏、恶心、腹胀、便秘或腹泻等;泌尿系统常表现为少尿甚至无尿、肾功能不全、胆红素尿和高尿胆原尿、含铁血黄素尿等;血液系统主要表现在血细胞数量、形态以及生化成分上,某些情况下还可合并血浆或血清成分的异常;免疫系统疾病导致的贫血患者,均有原发免疫系统疾病的临床表现。红细胞减少引起的红细胞膜上C3的减少会影响机体的非特异性免疫功能,同时也会降低红细胞在抵御病原微生物感染过程中的调理素作用;内分泌系统:长期贫血会影响甲状腺、性腺、肾上腺及胰腺的功能；生殖系统：对于女性，可出现月经周期紊乱、月经量增多、减少或闭经，或者月经过多；男性睾丸的生精细胞缺血、坏死，进而影响睾酮的分泌，减弱男性特征；严重贫血患者可有性功能减退。

3. 贫血的诊断 应详细询问患者主诉、现病史、既往史、个人史、家族史、月经生育史及营养史等；体格检查有助于贫血病因的诊断，如贫血对各系统的影响、贫血的伴随表现：出血、溶血、感染、浸润、营养不良、自身免疫系统改变等；实验室检查分为外周血常规、骨髓和贫血发病机制检查。

4. 贫血的治疗原则 贫血性疾病的治疗分"对症"和"对因"两类，去除病因治疗的同时应积极给予对症支持治疗。对症治疗具体包括：重度贫血患者、老年或合并心肺功能不全的贫血患者应输注红细胞；有溶血诱发因素者应立即避免接触诱发因素；对贫血合并出血者，应根据出血机制的不同采取不同的止血治疗；急性大量失血患者应及时输血或红细胞及血浆；对贫血合并感染者，应酌情予抗感染治疗；对贫血合并其他脏器功能不全者，给予不同的支持治疗；多次输血并发血色病患者应予去铁治疗。对因治疗：缺铁性贫血补铁及治疗；巨幼细胞贫血补充叶酸或维生素 B_{12}；溶血性贫血采用糖皮质激素或脾切除术；遗传性球形红细胞增多症采用脾切除术；AA 采用抗淋巴（胸腺）细胞球蛋白、环孢素及造血正调控因子；免疫相关性贫血采用免疫抑制剂；肿瘤性贫血采用化疗或放疗；ACD 及肾性贫血采用 EPO；造血干细胞质异常性贫血采用干细胞移植；各类继发性贫血治疗原发病等。

思考题

1. 贫血的细胞形态学分类。
2. 红细胞生成减少性贫血包括哪些疾病？
3. 贫血的实验室检查包括哪些？

（邵宗鸿）

第十章
营养性贫血

营养性贫血(nutritional anemia)是指机体合成血红蛋白所需要的营养物质缺乏或利用障碍所致的贫血。铁、叶酸、维生素 B_{12} 都是造血的重要营养物质,铁参与红细胞血红蛋白的合成,维生素 B_{12} 及叶酸参与所有细胞的生化代谢,尤其增殖细胞的 DNA 合成;铁粒幼细胞贫血系血红素合成障碍及铁利用障碍,红细胞无效生成的铁过多性贫血。

第一节　缺铁性贫血

一、定义

缺铁性贫血(iron deficiency anemia,IDA)是临床中最常见的贫血类型,是由多种原因导致机体对铁的供需失衡,首先为体内贮存铁耗尽(iron depletion,ID),继而发展为红细胞内铁缺乏(iron deficient erythropoiesis,IDE),最终形成缺铁性贫血(IDA)。IDA 是铁缺乏症(包括 ID、IDE 和 IDA)的最终阶段,以血清铁下降、转铁蛋白饱和度降低、血清铁蛋白减低的小细胞低色素性贫血及引起消化、心脏、神经等多个系统功能异常为特点。病因主要有铁摄入不足(比如婴幼儿、青少年偏食,孕妇或者哺乳期女性对铁的需求增加),铁吸收障碍(胃肠道疾病),铁丢失较多(消化道出血、女性月经过多、各类失血),转运障碍(无转铁蛋白血症、慢性炎症、肝病),利用障碍(铁粒幼细胞性贫血、慢性病贫血、铅中毒)等类型。

二、铁代谢

铁是人体重要的微量元素之一,广泛分布于机体各个组织并参与人体多种代谢过程。铁代谢的调控机制使铁保持吸收与排泄的动态平衡状态,称为铁稳态。铁总量:正常成年男性约50~55mg/kg,女性约 35~40mg/kg。正常人维持体内铁平衡需每天从食物中摄取铁 1~1.5mg,孕妇、哺乳期女性 2~4mg。人体内的铁主要分两部分:①功能状态铁,包括血红蛋白铁、肌红蛋白铁、转铁蛋白铁、乳铁蛋白、少量酶和辅因子结合的铁;②贮存铁,包括铁蛋白(水溶性)和含铁血黄素(非水溶性),主要贮存于骨髓、肝、脾等器官的单核巨噬细胞系统中。铁的主要吸收部位在十二指肠及空肠上段,主要来源是衰老红细胞破坏释放的铁及食物中摄入的铁,铁的吸收率取决于多种因素,如食物性质、铁的状态、食物中铁含量、体内铁贮存量、胃肠功能等。通过饮食摄入动物铁(Fe^{2+})或植物铁(Fe^{3+}),吸收入血的 Fe^{2+} 经铜蓝蛋白氧化为 Fe^{3+},与血浆中的转铁蛋白结合,转运到各个组织中,或通过有核红细胞表面转铁蛋白受体结合,通过胞饮作用进入细胞内再与转铁蛋白分离并还原成二价铁,参与血红蛋白生成。

正常情况下转铁蛋白只有 33%~35% 与铁结合。每一分子的转铁蛋白可与两分子的 Fe^{3+} 结合,故体内仅 1/3 的转铁蛋白呈铁饱和状态。铁主要由体表或消化道细胞脱落排出。大便排出 <1mg/d,少量由尿、皮肤汗液排出,哺乳期女性乳汁也含有少量铁。

三、病因和发病机制

(一) 病因

1. 生理需铁量增加而铁摄入不足　常见于婴幼儿、青少年、孕妇和哺乳期女性。女性月经过多、妊娠或哺乳期阶段,对铁的需要量增加,应及时补充富含铁的食物。婴幼儿及青少年生长发育期若缺乏肉类等含铁量较高的辅食,易造成缺铁性贫血。长期挑食、偏食及饮食结构不合理等也易造成缺铁。

2. 铁吸收障碍　消化系统疾病,如胃肠大部切除术后因胃酸分泌缺乏,食物未通过十二指肠,使铁吸收过少。另外多种消化系统疾病,如幽门螺杆菌感染、萎缩性胃炎、长期不明原因腹泻、慢性肠炎、炎症性肠病、乳糜泻等可造成胃肠功能紊乱从而致铁吸收障碍。

3. 铁丢失过多　慢性失血致铁丢失过多,如:女性月经量过多(子宫肌瘤、宫内放置节育环及月经失调等妇科疾病)、慢性胃肠道出血(消化性溃疡、消化系统肿瘤、痔疮、食管裂孔疝、消化道息肉、寄生虫感染、食管/胃底静脉曲张破裂、长期服用阿司匹林等抗血小板聚集药物所致消化道出血等)、咯血和肺泡出血(肺含铁血黄素沉着症、肺出血-肾炎综合征、肺结核、支气管扩张、肺癌等)、血红蛋白尿(阵发性睡眠性血红蛋白尿、冷抗体型自身免疫性溶血、心脏人工瓣膜、行军性血红蛋白尿等)及其他(遗传性出血性毛细血管扩张症、慢性肾衰竭行血液透析、反复献血等)。

(二) 发病机制

1. 缺铁对铁代谢的影响　当体内贮存铁减少到不足以补偿功能状态的铁时,铁代谢的指标会发生变化,贮存铁(铁蛋白、含铁血黄素)减低,血清铁(转铁蛋白结合铁)和转铁蛋白饱和度降低,总铁结合力和未结合铁的转铁蛋白升高,组织缺铁、红细胞内缺铁。有核红细胞表面可表达转铁蛋白受体(transferrin receptor, TfR),与调节铁的摄取密切相关,细胞内缺铁时转铁蛋白受体表达增加。

2. 缺铁对造血系统的影响　铁是合成血红蛋白的原料,铁缺乏时血红素生成不足,大量原卟啉不能与铁结合成为血红素,以游离原卟啉(FEP)的形式积累在红细胞内或与锌原子结合成为锌原卟啉(ZPP),进而血红蛋白合成也减少,导致新生的红细胞内血红蛋白含量不足,胞质减少,细胞变小;而缺铁对细胞的分裂、增殖影响较小,故红细胞数量减少程度不如血红蛋白减少明显,从而形成小细胞低色素性贫血。严重时粒细胞、血小板也受到影响。

3. 缺铁对组织细胞代谢的影响　缺铁除了影响血红蛋白生成,还可致多种含铁酶及铁依赖酶的活性降低。而这些含铁酶参与生物氧化过程、组织细胞呼吸、神经递质分解与合成,故铁缺乏时可造成细胞代谢紊乱,因而产生一些非造血系统的表现,如体力减弱、精神疲倦、表情淡漠、免疫功能降低,儿童可出现生长发育迟缓及智力低下,易患感染性疾病等,缺铁还可能引起黏膜组织病变和外胚叶组织营养障碍。

四、临床表现

(一) 缺铁原发病表现
如女性月经量增多,消化道溃疡、肿瘤、痔疮导致的黑便、血便或腹部不适,肠道寄生虫感染导致的腹痛或大便性状改变,肿瘤性疾病的消瘦及血红蛋白尿等。

(二) 贫血表现
皮肤黏膜苍白、乏力、易疲劳、头晕、头痛、眼花、耳鸣、心悸、气短、纳差、心率增快。

（三）组织缺铁表现

神经系统异常，如烦躁、易怒、注意力不集中、异食癖；体力、耐力下降；易感染；儿童生长发育迟缓、智力低下；口腔炎、口角炎、舌炎、舌乳头萎缩、咽部异物感；萎缩性胃炎；毛发干枯易断、皮肤干燥；指/趾甲缺乏光泽呈脊状、脆薄易裂，重者指/趾甲凹陷呈勺状称反甲。

五、实验室检查

（一）血象

呈小细胞低色素性贫血，平均红细胞体积（mean corpuscular volume，MCV）小于80fl，平均红细胞血红蛋白含量（mean corpuscular hemoglobin，MCH）小于27pg，平均红细胞血红蛋白浓度（mean corpuscular hemoglobin concentration，MCHC）小于32%，红细胞分布宽度（red blood cell distribution width，RDW）增高。血片中可见红细胞体积小，中心淡染区扩大。网织红细胞计数正常或轻度增高。粒细胞和血小板计数可正常或减低，少数病例可出现粒细胞和血小板计数增高。

（二）骨髓象

骨髓有核细胞增生活跃或明显活跃；以红系增生为主，粒系、巨核系无明显异常；红系中以中、晚幼红细胞为主，其体积小、核染色质致密、细胞质量少、形态不规则，有血红蛋白形成不良表现（"核老浆幼"）。粒系、巨核系无明显变化。

（三）铁代谢

血清铁蛋白降低（<14μg/L）；血清铁降低（<8.95μmol/L）；总铁结合力（TIBC）可间接反映转铁蛋白水平，缺铁性贫血时总铁结合力大多升高（>64.44μmol/L），但也可正常；转铁蛋白饱和度降低（<15%）。骨髓涂片用亚铁氰化钾（普鲁士蓝反应）染色后，骨髓小粒中无深蓝色的含铁血黄素颗粒，在幼红细胞内铁小粒减少或消失，铁粒幼细胞少于15%。

（四）红细胞内卟啉代谢

原卟啉可反映血红素合成，当血红素合成障碍时原卟啉积聚在红细胞内，提示铁缺乏。缺铁时红细胞游离原卟啉（FEP）升高，>0.9μmol/L（全血），锌原卟啉（ZPP）>0.96μmol/L（全血），FEP/Hb（血红蛋白）>4.5μg/gHb。

（五）血清可溶性转铁蛋白受体测定

可溶性转铁蛋白受体（soluble transferrin receptor，sTfR）在血清中与转铁蛋白以复合物的形式存在。sTfR测定是迄今反映缺铁性红细胞生成的最佳指标，且不易受各种干扰因素的影响，铁缺乏时sTfR合成增加，从而使血清中sTfR的浓度升高，一般sTfR浓度超过26.5mmol/L（2.25μg/ml）可诊断缺铁。

六、诊断与鉴别诊断

（一）诊断

缺铁性贫血是长期铁供给不足的最终阶段，在其渐进的发病过程中，根据缺铁的程度可分为三个阶段，即贮存铁耗尽（ID）、红细胞内铁缺乏（IDE）和缺铁性贫血（IDA）。

1. 贮存铁耗尽（ID）

（1）血清铁蛋白<14μg/L。

（2）骨髓铁染色显示骨髓小粒可染铁消失，铁粒幼细胞<15%。

（3）血红蛋白及血清铁等指标尚正常。

2. 红细胞内铁缺乏（IDE）

（1）ID的（1）+（2）。

(2) 转铁蛋白饱和度 <15%。

(3) FEP/Hb>4.5μg/gHb。

(4) 血红蛋白尚正常。

3. 缺铁性贫血（IDA）

(1) IDE 的 (1)+(2)+(3)。

(2) 小细胞低色素性贫血：男性 Hb<120g/L，女性 Hb<110g/L，孕妇 Hb<100g/L；MCV<80fl，MCH<27pg，MCHC<32%。

4. 应强调病因诊断　缺铁性贫血只是一种临床表现，积极寻找病因并针对病因进行治疗对 IDA 的根治至关重要。如消化道恶性肿瘤或胃大部切除术后残胃癌所致 IDA，应积极完善便隐血、消化道肿瘤标志物、消化道内镜等检查；对月经期女性 IDA，应完善妇科检查明确有无子宫肌瘤等妇科疾病。

（二）鉴别诊断

1. 铁粒幼细胞性贫血　为一种遗传性或获得性红细胞铁利用障碍性贫血。铁利用不良、血红素合成障碍和红细胞无效生成是本病发病的主要环节。可表现为小细胞低色素性贫血，血清铁蛋白浓度增高，血清铁、转铁蛋白饱和度和红细胞游离原卟啉增高，血浆总铁结合力、红细胞铁利用率降低。骨髓小粒含铁血黄素颗粒增多、铁粒幼细胞增多，出现环状铁粒幼红细胞 >15%。

2. 地中海贫血　又名珠蛋白生成障碍性贫血或海洋性贫血，是一组遗传性溶血性贫血疾病。表现为小细胞低色素性，血片中可见典型的靶形红细胞，血红蛋白电泳可出现异常血红蛋白带。血清铁蛋白、骨髓可染铁、血清铁和铁饱和度常有增高。

3. 慢性病贫血　慢性炎症、感染或肿瘤等引起的铁代谢异常性贫血。因红细胞寿命缩短、铁代谢障碍、炎症因子增多导致红细胞生成减少及骨髓对贫血的代偿不足。多数为正细胞正色素性，少数可为小细胞低色素性。贮存铁（血清铁蛋白和骨髓小粒含铁血黄素）增多。血清铁、血清铁饱和度、总铁结合力减低。

4. 转铁蛋白缺乏症　先天性为常染色体隐性遗传，幼儿发病，伴发育不良和多脏器功能受累。获得性常继发于严重肝病、肿瘤。因血浆中缺少或缺乏转铁蛋白，在肝、胰、心肌、脾、肾上腺、甲状腺等器官中均有含铁血黄素沉着和纤维组织增生，而骨髓中却没有可利用的铁以合成血红蛋白，而导致小细胞低色素性贫血。血清铁、总铁结合力、血清铁蛋白及骨髓含铁血黄素均明显降低。

七、治疗

1. 治疗原则　治疗 IDA 的原则是：①治疗原发病；②补铁治疗。

2. 病因治疗　尽可能去除导致缺铁的病因是缺铁性贫血的治疗关键。婴幼儿、青少年和妊娠妇女营养不足引起的 IDA，应加强营养支持。月经过多引起的 IDA 应接受妇科治疗调理月经。寄生虫感染应驱虫治疗。恶性肿瘤患者应手术、放疗、化疗，同时注意营养支持。消化道溃疡患者应使用抑酸剂治疗。饮食习惯不良及长期偏食、素食者等应改善饮食习惯，不饮浓茶及咖啡等。

3. 补铁治疗　治疗性铁剂有无机铁和有机铁两类。无机铁以硫酸亚铁为代表，有机铁则包括右旋糖酐铁、葡萄糖酸亚铁、山梨醇铁、富马酸亚铁和多糖铁复合物等。无机铁剂的副反应较有机铁剂明显。首选口服铁剂，如硫酸亚铁或右旋糖酐铁。大部分患者对口服铁剂耐受性较好，少数患者口服铁剂后出现明显胃肠道不适，于餐后服用可减轻胃肠道反应。进食谷类、乳类和茶可抑制铁剂吸收，鱼、肉类、维生素 C 可加强铁剂吸收。口服铁剂治疗有效的表现先是外周血网织红细胞增多，高峰在开始服药后 7~10 天，2 周后血红蛋白浓度上升，一般 2 个月左右恢复正常。铁剂治疗应在血红蛋白恢复正常后持续 4~6 个月，待铁蛋白恢复正常后停药。

若口服铁剂不能耐受（如消化性溃疡、溃疡性结肠炎、胃肠功能紊乱等）或胃肠道正常解剖部位发生改变(如胃大部切除术、胃肠吻合术后等)而影响铁的吸收,可用注射铁剂。因注射铁剂副作用较口服铁剂多,且可能发生致命性过敏反应,故应严格掌握注射铁剂的适应证:①不能耐受口服铁剂;②常常不能按医嘱口服药物或不接受用药者;③失铁速度过快,口服铁剂不能补偿铁缺失者;④胃肠道吸收障碍;⑤接受血液透析时不能维持铁平衡;⑥大量自体输血时。注射铁常用的有右旋糖酐铁、蔗糖铁、葡萄糖酸钠铁。右旋糖酐铁首次给药 0.5ml,肌内注射,观察 1 小时后若无过敏反应可继续治疗,第 1 天 50mg,后可 100mg 隔日或每周 2~3 次,直至完成治疗总剂量。铁剂总量计算公式:(所需达到的血红蛋白量 – 患者血红蛋白量)× 患者体重(kg)× 0.33。蔗糖铁过敏反应发生率低于右旋糖酐铁。

当出血量较大且持续活动性出血、有严重心血管疾病者或合并其他需紧急处理的缺铁性贫血者可行输血治疗。

八、预后与预防

补充铁剂后体内血红蛋白增加,贮存铁恢复正常,贫血症状可改善,但缺铁性贫血的预后主要取决于原发病能否根治。长期严重的缺铁性贫血可导致心肌缺血,最终心脏扩大、心力衰竭。孕妇严重缺铁可致胎儿早产、出生后婴幼儿生长发育迟缓等。针对铁缺乏高危人群,对婴幼儿应养成良好饮食习惯,均衡营养。经常使用富含铁的食物如瘦肉、蛋类、蔬菜水果。孕期及哺乳期女性注意营养保健。月经期女性防止妇科疾病所致月经过多。肿瘤及慢性出血性疾病应早期发现,积极治疗。

第二节　巨幼细胞贫血

一、定义

巨幼细胞贫血(megaloblastic anemia,MA)是主要由维生素 B_{12} 或叶酸缺乏致脱氧核糖核酸(DNA)合成障碍,DNA 复制速度减缓所致的疾病。亦可因遗传性或药物等获得性 DNA 合成障碍引起。特征是呈大红细胞性贫血,骨髓造血细胞核浆发育失衡,形成巨幼红细胞、粒细胞、巨核细胞;无效造血致外周血全血细胞减少。严重缺乏时,DNA 合成障碍也会累及增生迅速的组织,如消化道黏膜上皮细胞巨幼样变及萎缩,导致临床上出现相应的症状。维生素 B_{12} 缺乏时,神经髓鞘磷脂的合成也会受到影响而出现神经系统症状。国内巨幼细胞贫血以叶酸或 / 和维生素 B_{12} 缺乏引起的营养性贫血多见。

二、病因与发病机制

巨幼细胞贫血的主要病因有:①叶酸缺乏;②维生素 B_{12} 缺乏;③药物所致者,酶的缺陷及其他。

(一)叶酸代谢及缺乏原因

叶酸(folic acid)也称为维生素 B_9 或蝶酰谷氨酸,广泛存在于植物及动物来源食物中,尤其是新鲜绿叶蔬菜、水果和肝脏、肉类等,每日需从食物中摄入叶酸 200μg。天然叶酸以多个谷氨酸基与蝶呤酰结合而成的蝶呤酰多聚谷氨酸形式存在,大多为还原型。食物中的叶酸摄入后,在肠道及小肠黏膜上皮细胞刷缘处,经蝶酰谷氨酸水解酶水解,叶酸聚谷氨酸盐裂解生成单谷氨酸盐方能被吸收,吸收部位主要在十二指肠及近端空肠。吸收方式为主动吸收(载体介导的吸收)和被动吸收,以前者为主。载体系统包括"还原型叶酸载体"、叶酸受体和"质子偶联叶酸转运蛋白"。吸收入小肠上皮细胞的叶酸通过一系列酶促步骤还原为二氢叶酸(dihydrofolate,DHF),然后还原为四氢叶酸(tetrahydrofolate,THF 或 FH_4)。THF 随后转化为有生理活性的 N^5-甲基四氢叶酸,经门静脉进入肝脏。一部分 N^5-甲基四氢叶酸经胆汁排泄到小肠后重新吸收,为叶酸的肠肝循环;血浆中的 N^5-甲基四氢叶酸为单谷氨酸,是血液循环的主要形式,大部分与清蛋白结合运输到骨髓造血或肝脏等部位,通过与遍及全身细胞的叶酸受体结合进入细胞。一旦进入细胞内,经维生素 B_{12} 依赖性甲硫氨酸合成酶的作用,N^5-甲基四氢叶酸转变为四氢叶酸,一方面,四氢叶酸经多聚谷氨酸叶酸合成酶的作用再次聚谷氨酸化,转变为多聚谷氨酸型叶酸,这样转化后的叶酸成为细胞内辅酶,具有生物学活性且无法扩散到细胞外;另一方面为 DNA 合成提供一碳基团如甲基($—CH_3$)、甲烯基($—CH_2—$)、甲酰基($—CHO$)等,一碳单位从一些氨基酸上释放后,一般都以四氢叶酸为载体,进而供核苷酸等重要化合物合成之用,包括 DNA 合成所需的嘌呤和嘧啶的合成。当叶酸缺乏时,一碳单位的转移发生障碍,细胞核 DNA 合成受到影响,细胞核增大、胞体增大和无效造血引起 MA。人体内叶酸储存量为 5~20mg,近二分之一在肝脏,可经胆汁排泄一部分,由肠道和肾排泄较少。

　　叶酸缺乏原因:①摄入减少:叶酸广泛存在于多种食物,但对热敏感,食品加工不当如烹饪时间过长或温度过高,会破坏大量叶酸;其次是偏食,缺少富含叶酸的蔬菜、肉蛋类食物摄入。②吸收障碍:腹泻、小肠炎症、肿瘤和胃旁路手术患者的吸收减少。③利用障碍:抗核苷酸合成药物如甲氨蝶呤、甲氧苄啶、氨苯喋啶、氨基蝶呤和乙胺嘧啶等均可干扰叶酸利用。一些先天性酶缺陷(N^5,N^{10}-甲烯基 FH_4 还原酶、甲基 FH_4 转移酶、FH_2 还原酶和亚氨甲基转移酶)可影响叶酸的利用。④排出增多:血液透析时丢失增多,酗酒可增加叶酸排出。⑤需要增多:生长发育的儿童及青少年、妊娠及哺乳期女性需求量增加;甲状腺功能亢进、白血病、肿瘤、重度慢性溶血性贫血或剥脱性皮炎患者需求量增加。

(二) 维生素 B_{12} 的代谢及缺乏的原因

　　维生素 B_{12} 又名钴胺素(cobalamin),来自动物性食品如肝、肾、肉、鱼、禽、乳制品等,正常人每日需维生素 B_{12} 1μg。食物中的维生素 B_{12} 与蛋白质结合,到达胃的酸性环境后,在胃蛋白酶的作用下解离。在胃中,维生素 B_{12} 与 R 结合蛋白(R-binder)结合为 R-B_{12} 复合物(R-B_{12}),R 结合蛋白是一种维生素 B_{12} 结合蛋白,由唾液腺分泌到唾液中。R-B_{12} 进入十二指肠,分泌到十二指肠(pH 值较高)中的胰蛋白酶将 R 结合蛋白裂解,使释放出的维生素 B_{12} 与胃壁细胞合成的内因子(intrinsic factor,IF)结合为 IF-B_{12} 复合物。在回肠中,IF-B_{12} 复合物被黏膜 IF-B_{12} 的受体摄取,从而进入肠细胞,继而进入门静脉。维生素 B_{12} 通过 ATP 结合盒(ATP-binding cassette,ABC)蛋白(ABCC1)运输到血液中。维生素 B_{12} 可与转钴胺素蛋白(TC-Ⅰ、TC-Ⅱ 或 TC-Ⅲ)结合,TC-Ⅱ 是生理学上重要的转钴胺素蛋白,作为维生素 B_{12} 的输送者将其运至体内各处。TC-Ⅱ 结合的维生素 B_{12} 通过受体介导的胞吞作用被体内其他细胞摄取,TC-Ⅱ 被降解,维生素 B_{12} 被释放,细胞内维生素 B_{12} 还原成两个具有辅酶活性的维生素 B_{12} 即 5-脱氧腺苷钴胺素及甲基钴胺素而发挥作用。5-脱氧腺苷钴胺素是 L-甲基丙二酰-CoA 变位酶的辅酶,它催化 L-甲基丙二酰-CoA 形成琥珀酸-CoA 后进入三羧酸循环。甲基钴胺素是甲硫氨酸合成酶的辅酶,在此过程中,5-甲基 THF 脱去甲基生成 THF,而高半胱氨酸获得甲基生成甲硫氨酸,甲硫氨酸活化后形成 S-腺苷甲硫氨酸(SAM),SAM 是细胞内重要的甲基供体之一。在 SAM 转化为 S-腺苷同型半胱氨酸(SAH)的过程中产生的甲基还用于其他过程,包括 DNA 甲基化以及脂类和髓鞘碱性蛋白的甲基化。前者是一种表观遗传修饰,在 DNA 或 DNA 结合蛋白中添加甲基,可导致基因表达增加或降低;后者可能在神经元功能中发挥作用。体内维生素 B_{12} 的总贮存量为 2~5mg,其中约一半贮存于肝脏,主要从粪便排泄,也可在尿中排出。如果停止摄入维生素 B_{12},通常至少 1~2 年,有时甚至更长时间后才会出现维生素 B_{12} 缺乏。

维生素 B_{12} 缺乏的原因包括如下几点。

1. 摄入减少　如动物性食品的摄入减少、严格素食、由缺乏维生素 B_{12} 的母亲母乳喂养。

2. 吸收障碍　是维生素 B_{12} 缺乏的最常见原因：①内因子缺乏，如胃切除术、胃黏膜萎缩、恶性贫血等；②胃酸、胃蛋白酶和胰蛋白酶缺乏；③肠道疾病、小肠细菌过度生长、回肠切除或回肠旁路手术等；④先天性内因子缺乏或维生素 B_{12} 吸收障碍；⑤药物：对氨基水杨酸、新霉素、秋水仙碱、苯乙醇、二甲双胍和组胺受体拮抗剂、质子泵抑制剂等均可影响维生素 B_{12} 吸收或稳定性；⑥肠道寄生虫：如阔节裂头绦虫病、鱼绦虫感染或细菌大量繁殖消耗维生素 B_{12}。

3. 利用障碍　先天性转钴蛋白Ⅱ（TC Ⅱ）缺乏引起维生素 B_{12} 输送障碍；麻醉药氧化亚氮可氧化钴胺而抑制甲硫氨酸合成酶。

（三）发病机制

叶酸的各种活性形式，包括 N^5-甲基 FH_4 和 N^5, N^{10}-甲烯基 FH_4 作为辅酶为 DNA 合成提供一碳基团。胸苷酸合成酶催化 dUMP 甲基化成 dTMP，继而形成 dTTP。由于叶酸缺乏，dTTP 形成减少，DNA 合成障碍，DNA 复制延迟。因 RNA 合成所受影响不大，细胞内 RNA/DNA 比值增大，造成细胞体积增大，胞核发育滞后于胞质，形成巨幼变。骨髓中红系、粒系和巨核系细胞均可发生巨幼变，分化成熟异常，在骨髓中过早死亡，无效造血，导致全血细胞减少。DNA 合成障碍也累及黏膜上皮细胞，影响口腔和胃肠道功能。维生素 B_{12} 缺乏导致甲硫氨酸合成酶催化高半胱氨酸转变为甲硫氨酸障碍，这一反应由 N^5-FH_4 提供甲基。因此，N^5-FH_4 转化为甲基 FH_4 障碍，继而引起 N^5, N^{10}-甲烯基 FH_4 合成减少。后者是 dUMP 形成 dTTP 的甲基供体，故 dTTP 合成和 DNA 合成障碍。维生素 B_{12} 缺乏还可引起神经精神异常。其机制与两个维生素 B_{12} 依赖酶（L-甲基丙二酰-CoA 变位酶和甲硫氨酸合成酶）的催化反应发生障碍有关。前者催化反应障碍导致神经髓鞘合成障碍，并有奇数碳链脂肪酸掺入髓鞘中；后者催化反应障碍引起神经细胞甲基化反应受损。抗肿瘤药物干扰核苷酸合成也可引起巨幼细胞贫血。

三、临床表现

（一）血液系统表现

起病隐匿，进展缓慢，贫血的表现取决于叶酸和维生素 B_{12} 缺乏发生的速度、严重程度及患者的一般状况，就诊时多已发展为中度至重度贫血，如皮肤黏膜苍白、乏力、头晕、耳鸣、活动后气短心悸等，部分贫血者可有轻度黄疸，严重者同时有白细胞和血小板计数减低，感染及出血倾向。少数患者可伴有脾大。

（二）消化系统表现

消化道症状早期可表现为反复发作的舌炎、口腔溃疡、舌乳头萎缩、舌面光滑呈"牛肉舌"，可伴有舌痛，常为烧灼样痛。后期消化道黏膜萎缩，可表现为味觉减退、食欲缺乏、恶心、腹胀、腹泻及便秘。

（三）神经系统表现及精神症状

神经系统症状主要与维生素 B_{12} 缺乏相关，特别是恶性贫血者。神经系统病变主要表现为脊髓后索及侧索脱髓鞘所致的亚急性联合变性和周围神经损伤。表现为乏力、手足对称性麻木，下肢比上肢更易受累，可出现深感觉异常、共济失调、反射消失、锥体束征阳性、应激性增强、肌张力增加及腱反射亢进。部分患者可合并器官性精神症状，表现为视觉异常、嗅觉及味觉下降。叶酸缺乏者神经精神症状表现为易激惹、抑郁、妄想等。维生素 B_{12} 缺乏者可有抑郁、睡眠障碍、记忆力减退、认知障碍甚至出现幻觉、妄想、人格变态等。叶酸及维生素 B_{12} 缺乏者可在贫血出现前就表现出精神症状。患者多个系统症状在巨幼细胞贫血患者中可同时存在也可单独发生，同时存在时其严重程度也可不一致。

四、实验室检查

(一) 血象

呈大细胞正色素性贫血(MCV、MCH 增高,MCHC 正常),严重者血象呈现全血细胞减少,中性粒细胞及血小板计数常有减少。外周血涂片中可见大小不等、以大细胞为主的椭圆形或正圆形红细胞,中央淡染区消失,易检出 Howell-Jolly 小体,破碎红细胞增多,甚至可见异形红细胞,嗜碱性点彩红细胞易见。中性粒细胞核分叶过多,可有 5 叶或 6 叶以上的分叶。网织红细胞计数大多在正常范围内或轻度增高。

(二) 骨髓象

骨髓呈增生活跃或明显活跃,以红系增生明显,各系细胞均表现为巨幼变(胞体大,胞核发育迟缓而胞质发育正常,"老浆幼核"),红系最为显著。粒细胞巨幼变以晚幼粒和杆状核粒细胞更为明显。巨核细胞增多,体积增大,分叶过多。骨髓铁染色增加。

(三) 生化检查

血清叶酸和 / 或维生素 B_{12} 水平、红细胞叶酸含量减低,血清维生素 B_{12} 低于 74pmol/L(100ng/ml)即为维生素 B_{12} 缺乏,血清叶酸低于 6.8nmol/L(3ng/ml)、红细胞叶酸低于 227nmol/L(100ng/ml)即为叶酸缺乏。血清同型半胱氨酸和甲基丙二酸水平也可助于诊断,维生素 B_{12} 缺乏两者均升高,叶酸缺乏时血清同型半胱氨酸升高。部分患者血清胆红素升高,以间接胆红素升高为主,尿胆原增加。结合珠蛋白减低,乳酸脱氢酶含量增高。

(四) 内因子抗体测定

恶性贫血患者,胃黏膜萎缩,血清中内因子阻断抗体(Ⅰ型抗体)阳性,胃酸减低,抗胃壁细胞抗体阳性,测定放射性核素标记的维生素 B_{12} 吸收试验(Schilling 试验)阳性。

五、诊断与鉴别诊断

(一) 诊断

1. 详细询问病史包括饮食习惯、药物服用史等,及血液系统、消化系统、神经系统临床表现(症状、体征)。

2. 实验室检查外周血呈大细胞性贫血(MCV>100fl),中性粒细胞核分叶过多,骨髓三系均呈现典型的巨幼变,无其他病态造血表现。

3. 血清叶酸水平降低(<6.8nmol/L)、红细胞叶酸水平 <227nmol/L、维生素 B_{12} 水平降低(<74pmol/L)。

4. 试验性治疗有效:给予小剂量叶酸或维生素 B_{12} 治疗 1 周左右,网织红细胞上升,应考虑叶酸或维生素 B_{12} 缺乏。

(二) 鉴别诊断

1. **血液系统肿瘤性疾病**　多种血液系统肿瘤可致骨髓造血细胞发生巨幼样改变,如骨髓增生异常综合征(MDS)、红白血病、白血病等,血清叶酸及维生素 B_{12} 水平不低,补充治疗无效。多发性骨髓瘤患者由于血清中存在 "M 蛋白",附着于红细胞,使红细胞呈 "缗钱状" 排列,所测出 MCV 偏大,但骨髓瘤患者常有肾功能损害、高钙血症、骨质破坏等特异性表现,可与巨幼细胞贫血鉴别。

2. **有红细胞自身抗体性疾病**　如温抗体型自身免疫性溶血性贫血、Evans 综合征、免疫相关性全血细胞减少等,不同阶段的红细胞因抗体附着而 "体积变大",同时有间接胆红素升高,易与叶酸、维生素 B_{12} 缺乏所致的贫血混淆。该类患者有自身免疫病的特点,需借助免疫抑制剂治疗。

3. **非造血系统疾病**　如慢性肝病、甲状腺功能减退症、其他肿瘤化疗后。

六、治疗

(一) 去除诱因、治疗原发病

治疗基础疾病,如消化道疾病、自身免疫病。去除诱因,改善不良饮食及烹饪习惯,加强营养知识教育。对叶酸、维生素 B_{12} 需求增加的人群,如婴幼儿、生长发育期青少年、孕妇及哺乳期女性、慢性消耗性疾病者可适当补充。药物所致叶酸、维生素 B_{12} 吸收不良,应酌情停药。

(二) 补充叶酸或维生素 B_{12}

1. 叶酸缺乏　多选用口服叶酸,每次 5mg,一日三次;直至贫血症状消失,血常规恢复正常。若无原发病,一般不需维持治疗。

2. 维生素 B_{12} 缺乏　可口服维生素 B_{12}(又称氰钴胺素),临床上常用甲钴胺片 500μg,一日一次,或肌内注射维生素 B_{12},每次 500μg,一周两次,直至血常规恢复正常。恶性贫血或胃全部切除者需终生采用维持治疗,肌内注射维生素 B_{12},每次 500μg,每月一次。维生素 B_{12} 缺乏伴有神经症状者需维持治疗半年至一年。对于叶酸缺乏合并维生素 B_{12} 缺乏的患者,在补充叶酸的同时需加用维生素 B_{12},不可单用叶酸治疗,否则会加重维生素 B_{12} 的缺乏,使神经系统症状发生或加重。

七、预后与预防

多数患者预后较好,存在原发病的,预后取决于原发病治疗效果。预防需加强营养知识宣教,纠正偏食、挑食习惯,改善烹调方式;婴儿及时添加辅食,青少年及孕妇可多进食绿色蔬菜,服用干扰核苷酸合成药物时可适当补充叶酸和维生素 B_{12}。

第三节　铁粒幼细胞贫血

一、定义

铁粒幼细胞贫血(sideroblastic anemia,SA)是由于多种病因引起的血红素合成障碍和铁利用不良所致的一组异质性疾病。其特征是骨髓中环形铁粒幼细胞增多,细胞内铁、细胞外铁明显增加,红系增生明显活跃的无效造血,外周血红细胞呈不同程度低色素、形态呈双形性即小细胞与正常或大细胞并存,同时伴血清铁和组织铁水平增加。根据病因不同,铁粒幼细胞贫血分为遗传性及获得性:遗传性铁粒幼细胞贫血(hereditary sideroblastic anemia,HSA),包括 X- 连锁遗传、常染色体遗传和线粒体遗传三种类型;获得性铁粒幼细胞贫血又分为原发性铁粒幼细胞贫血(primary sideroblastic anemia,PSA)和继发性铁粒幼细胞贫血(secondary sideroblastic anemia,SSA)。

二、病因与发病机制

SA 的发病机制尚未完全明了,其共同的发病机制是由于原卟啉生成障碍或铁进入卟啉环与原卟啉结合有缺陷,导致血红素合成障碍;铁进入幼红细胞的调节障碍,持续进入线粒体并蓄积其中使铁利用不良并损害线粒体的功能;环形铁粒幼细胞在骨髓内破坏,造成红细胞无效生成;由于铁代谢障碍致体内铁负荷增多。

（一）遗传性铁粒幼细胞贫血（HSA）

为少见疾病，依致病途径可分为血红素生物合成异常、铁 - 硫（Fe-S）簇生物合成异常及线粒体蛋白合成异常引起。

1. **血红素合成异常**　血红蛋白的合成需要铁进入线粒体合成血红素，而血红素的合成途径为多步骤过程：首先在线粒体内，甘氨酸及琥珀酰辅酶 A 缩合，在具有生物活性的辅酶 5- 磷酸吡哆醛（PLP）参与下，经 ALA 合成酶（ALAS）催化合成 δ- 氨基 -γ- 酮戊酸（amino levulinic acid，ALA）。ALA 转运至细胞质中合成尿卟啉原Ⅲ，然后经尿卟啉原脱羧酶作用转变为粪卟啉原Ⅲ，通过粪卟啉原Ⅲ转运回线粒体中氧化为原卟啉Ⅸ，于线粒体内膜面在亚铁原卟啉合成酶（FECH，又称血红素合成酶）催化下，铁插入原卟啉Ⅸ环中心螯合，形成血红素。血红素合成的调控除机体自身的反馈作用，还可根据细胞内铁浓度，通过调控 ALAS2、铁调节蛋白（iron regulatory protein，IRP）、铁蛋白重链 1（FTH1）和铁蛋白轻链（FTL）的表达水平调节铁吸收。血红素合成过程中相关酶的遗传性缺陷是大部分遗传性铁粒幼细胞贫血的发病原因，有三个酶缺陷可导致形态学上可见的环形铁粒幼细胞，致细胞内铁吸收异常和血红素合成障碍。分别是：ALAS2 基因突变致 δ- 氨基 -γ- 酮戊酸合成酶 2（δ-aminolevulinate synthetase 2，ALAS2）缺陷，SLC25A38 基因异常导致 SLC25A38 转运体缺陷，FECH 基因异常导致亚铁螯合酶（ferrochelatase，FECH）缺陷。X 染色体上有 ALAS 的同源基因为 ALAS2，此基因缺陷可导致 ALAS2 酶合成异常，使得 δ- 氨基 -γ- 酮戊酸（ALA）合成受阻，影响血红素的合成，并进一步导致铁过载及贫血，导致 X- 连锁铁粒幼细胞贫血（X-linked sideroblastic anemia，XLSA），是 HAS 最常见的形式；SLC19A2 基因异常可能进一步影响琥珀酰辅酶 A 的生成，琥珀酰辅酶 A 缺乏最终影响血红素的生成而致病，通过常染色体隐性遗传的方式发病；SLC25A38 基因通过转录、翻译合成转运体 SLC25A38，该转运体高表达于红细胞的线粒体内膜，通过摄取甘氨酸进入胞内，开始 ALA 的合成，SLC25A38 基因突变导致甘氨酸转运减低，影响血红素合成；FECH 基因突变导致亚铁原卟啉合成酶功能减低或丧失，FECH 原卟啉在红细胞或皮肤、肝脏等器官中沉积，同时由于血红素合成受阻而导致贫血。

2. **铁硫簇合成 / 运输异常**　铁硫簇是线粒体内膜上电子呼吸链传递电子的辅助蛋白，主要通过降解铁调节蛋白 1（IRP1）、铁调节蛋白 2（IRP2）、转铁蛋白受体 1（TfR1）调节细胞内铁的水平。在维持线粒体中铁稳态及调控 ALAS2 的合成中具有重要的作用。铁硫簇旁路的蛋白的失活可导致线粒体内铁过多、铁硫依赖酶活性缺失和氧化损伤，最终进展为 SA。伴共济失调的 X- 连锁铁粒幼细胞贫血（X-1inked sideroblastic anemia with ataxia，XLSA/A）源于 ABCB7 基因错义突变，该突变导致 ABCB7 蛋白将线粒体铁硫簇转运至细胞质的转运功能减低或丧失，铁硫簇滞留在线粒体中，形成铁粒幼细胞，由于该基因缺陷也可导致神经细胞中的线粒体铁沉积，临床表现为小脑共济失调、小细胞低色素性贫血、骨髓中可见铁粒幼细胞；另一个与铁硫簇相关的是 GLRX5 缺乏性 SA，GLRX5 基因编码线粒体中抗氧化蛋白 GLRX5，GLRX5 基因异常可致 GLRX5 蛋白缺失，影响铁硫簇的生成，随之与铁调节蛋白 1（IRP1）结合减少，IRP1 活性增强受到削弱，进一步影响与 ALAS2 mRNA 的 5′ 端的铁反应元件（iron responsive element，IRE）的结合并下调 ALAS2 mRNA 的转录水平，致 ALAS2 的合成减少而干扰血红素合成导致贫血；另一方面，铁在线粒体中沉积，IRP1 与转铁蛋白结合的能力也受到削弱，细胞继续进行铁摄取，从而导致铁过载并形成铁粒幼细胞贫血。

3. **线粒体蛋白合成异常**　转运 RNA 的异常及线粒体 DNA 异常干扰线粒体蛋白合成，影响铁代谢而导致铁在线粒体中沉积。线粒体肌病性铁粒幼细胞贫血（mitochondrial myopathy and sideroblastic anemia，MSA）和骨髓 - 胰腺综合征（Pearson 综合征）都有线粒体电子转运链的缺陷，可能产生一种阻碍还原性铁被亚铁螯合酶 FECH 利用的环境从而导致 SA 发生。MSA 为常染色体隐性遗传，由细胞核编码的假尿苷酸合成酶 1（PUS1）基因或线粒体酪氨酰 -tRNA 合成酶（YARS2）基因异常影响转运 RNA 的修饰而致病；骨髓 - 胰腺综合征（Pearson 综合征）为线粒体 DNA 缺失或重排所致的遗传性、进行性多系统线粒体病伴铁粒幼细胞贫血,人线粒体 DNA(mtDNA)编码呼吸链以及氧化磷酸化系统中的众多酶,核糖体 RNA 及转运 RNA。线粒体 DNA 异常可损伤线粒体的呼吸链和导致细胞内乳酸沉积,形成代谢性酸中毒。线粒体中细胞色素 C 氧化酶的活性减低会导致无法还原铁,由于非还原状态的铁不能与卟啉Ⅸ形成血红素,从而沉积在线粒体中形成铁粒幼细胞贫血。

(二)获得性铁粒幼细胞贫血

分为原发性铁粒幼细胞贫血和继发性铁粒幼细胞贫血。

1. 原发性铁粒幼细胞贫血(PSA) 分为骨髓增生异常综合征(MDS)性质的难治性贫血伴环形铁粒幼红细胞(RARS)、难治性多系发育异常伴环形铁粒幼红细胞(RCMD-RS)和伴有血小板增多的 RARS(RARS-T)等;及非 MDS 性质的特发性获得性铁粒幼细胞贫血(idiopathic acquired sideroblastic,IASA)。

临床所见 PSA 大多为 MDS 性质的,是一种原因不明的多能干细胞缺陷引起的细胞克隆性疾病;获得性铁粒幼细胞贫血是由后天基因突变影响铁代谢致病,MDS 患者全外显子测序发现编码 RNA 剪接体的基因 *SF3B1*、*U2AF1*、*ZRSR2*、*SRSF2* 突变明显增多,尤其 *SF3B1* 基因突变是髓系肿瘤中环状铁粒幼细胞形成的原因,81% 的 RARS/RCMD-RS 患者有此突变,其他伴环状铁粒幼细胞的非克隆性疾病突变率明显减低。RARS-T 患者中几乎所有 *SF3B1* 基因未突变的患者均出现 *U2AF1*、*SRSF2*、*ASXL1* 或 *JAK2V617F* 中某一基因突变。*SF3B1* 基因突变导致 *ALAS2* 基因、*SLC25A37* 基因、*GLRX5* 基因和 *ABCB7* 基因等铁代谢相关基因剪切异常,线粒体中铁稳态被破坏而导致铁过载,形成铁粒幼红细胞。线粒体内铁负荷过重进一步抑制血红素合成,线粒体功能受损,幼红细胞未成熟即被破坏(原位溶血),无效红细胞生成;干细胞内线粒体酶功能缺陷或线粒体 DNA 突变致红系祖细胞线粒体蛋白大量聚集,线粒体自发释放大量细胞色素 C、半胱天冬酶活化致细胞死亡。非 MDS 性质的特发性获得性铁粒幼细胞贫血(IASA)为多能造血干细胞中编码 δ- 氨基乙酰丙酸合成酶的基因、线粒体内转移 RNA202 或 5- 氨基乙酰丙酸合成酶(205C)发生错义突变等,导致线粒体内铁负荷过重及红系无效造血。

2. 继发性铁粒幼细胞贫血(SSA) 继发于肿瘤和炎症性疾病、药物及毒物,包括异烟肼、吡嗪酰胺、环丝氨酸、氯霉素、乙醇、*D*- 青霉胺、铅中毒等。SSA 疾病的诱发大多机制不明;维生素 B_6 是血红素合成过程中不可缺少的维生素,它在体内转变为具有生物学活性的 5- 磷酸吡哆醛,5- 磷酸吡哆醛必须以酶促反应从吡哆醇合成,磷酸吡哆醛是原卟啉合成反应即甘氨酸与琥珀酸辅酶 A 结合成 δ- 氨基 -γ- 酮戊酸(ALA)不可缺少的辅酶。多种药物是吡哆醇代谢的对抗药,药物引起吡哆醇代谢异常是大多药物性 SSA 的发病原因;药物性 SSA 和铅中毒都有 ALAS 缺乏或其活性受抑;抗结核药都是 5- 磷酸吡哆醛的对抗药,如异烟肼与吡哆醇反应生成腙,腙可以抑制吡哆醇激酶的辅酶形成,氯霉素可损伤线粒体,抑制线粒体蛋白合成,干扰血红素合成,在治疗剂量时就可抑制线粒体膜蛋白的合成,幼红细胞内铁螯合酶和 ALA 合成酶的活性降低;乙醇抑制吡哆醇转化为磷酸吡哆醛,酒精中毒引起吡哆醇异常所致的 SA 是 SSA 中常见的类型;铅中毒时因 ALA 脱水酶巯基失活可导致该酶活性的抑制,铅还可抑制血红素合成酶及粪卟啉原Ⅲ转化为原卟啉原Ⅲ。

(三)病理生理

正常骨髓中线粒体内只有少量铁供血红素合成,多余铁被巨噬细胞清除。当幼红细胞内铁的供应超过血红蛋白合成需要量时,以无定形聚合体形式的铁颗粒分布在幼红细胞胞质内,此为铁粒幼红细胞。正常时积聚的铁粒散乱分布,与细胞核无特征性关系,数量 1~2 个,一般不超过 5 个;血红素合成相关酶(如 ALA 合成酶、血红素合成酶、粪卟啉原氧化酶等)的缺陷以及吡哆醇代谢异常均可导致血红素合成减少;线粒体缺陷引起的电子传递等异常可导致铁不能进入原卟啉Ⅸ的环中心,进而血红素合成受抑。当出现血红素合成障碍时,铁向细胞内转运并不减少,铁持续进入线粒体并蓄积其中,大量铁聚集在线粒体内导致线粒体内各种酶活力和结构破坏,成为无效造血的幼红细胞。由于线粒体在幼红细胞内围绕细胞核周围分布,铁染色后显微镜检查可见这种红细胞中普鲁士蓝染色阳性铁小粒绕核呈环形分布,这种异常的铁粒幼细胞称为环形铁粒幼细胞。电镜下可见粉尘状或斑块状含铁微粒在线粒体嵴间大量沉积,线粒体扭曲、肿胀、线粒体嵴难以辨认。环形铁粒幼细胞是任何铁粒幼细胞贫血的诊断标志,可通过骨髓穿刺普鲁士蓝染色涂片观察到。由于血红素合成障碍继发了血红蛋白合成障碍,铁负荷过重进一步抑制血红素合成,线粒体功能受损,幼红细胞未成熟即被破坏(原位溶血),无效红细胞生成抑制了铁调素的生成导致铁过载,铁过载是许多铁粒幼细胞贫血的常见特征。RARS 除了铁负荷导致的原位溶血外,其干细胞存在的线粒体酶功能缺陷或线粒体 DNA 突变导致早期红系祖细胞线粒体蛋白的大量聚集,线粒体释放大量细胞色素 C 和半胱天冬酶活化导致红系细胞凋亡。铁过载与骨髓红系增生程度、患者年龄及疾病持续时间有关,先天性铁粒幼细胞贫血中铁过载比获得性铁粒幼细胞贫血的铁过载更严重,不恰当的铁治疗和 / 或多次红细胞输注会加重铁过载。骨髓有核红细胞中血红素合成障碍导致血红蛋白生成减少,伴小细胞低色素红细胞及其他畸形红细胞形成,当线粒体蛋白合成异常时,红细胞为大细胞性或正细胞性。

三、临床表现

(一)遗传性铁粒幼细胞贫血

1. 乏力、苍白与小细胞低色素性贫血　不同遗传类型的患者其临床表现相同,X- 连锁铁粒幼细胞贫血(XLSA)最常见,患者多为男性,贫血大多于 10 余岁或 20 余岁时开始出现,也可于出生时或幼儿期出现。贫血轻重不一,婴幼儿起病者如为重型患者可致生长发育迟缓,甚至在婴儿期死亡;女性基因携带者多无贫血,但红细胞形态可以不正常,血清铁浓度可以提高。至今未见有转变为白血病的报告。

2. 铁过载　表现为心律失常、肝脾肿大、肝功异常、糖尿病及皮肤色素沉着等,反复输血是铁增加的另一重要原因。

3. 综合征型表现　罕见,如 X- 连锁铁粒幼细胞贫血 / 共济失调(XLSA/AMLASA):婴儿期或儿童期出现神经系统症状,表现为运动与认知能力障碍,小脑共济失调、轻度小细胞低色素性贫血和骨髓铁粒幼细胞增多。共济失调多在出生后第一年出现,以后不再进展,深肌腱反射亢进,巴宾斯基征可阳性;Pearson 综合征:极少见,又称骨髓 - 胰腺综合征,是一种线粒体病,患者出生不久即发病,有多系统病变,包括胰外分泌功能不全、乳酸中毒、肝肾功能不全等,大多于婴儿期死亡。

4. 感染　少见,如耶尔森菌所致的小肠结肠炎和毛霉菌病等。

(二)获得性铁粒幼细胞贫血

原发性铁粒幼细胞贫血:大多为 MDS 性质的,中老年患者发病多见,青少年及儿童少见,男女发病率相似,以贫血为主要临床表现,如面色苍白、乏力、衰弱、活动后呼吸困难以及劳累性心悸等;伴有逐渐加重的铁负荷及轻度肝脾大。

继发性铁粒幼细胞贫血:由药物引起的贫血可相当严重甚至需要输血,但停药后或服用吡哆醇症状会迅速改善。慢性酒精中毒者停止饮酒后贫血逐渐减轻。铜缺乏的贫血较明显,血红蛋白可降至 30~40g/L,且进行性加重,补充铜可逐渐恢复。继发于其他疾病者以治疗原发病为主。

四、实验室检查

(一)血常规及血涂片

1. 血红蛋白　减低水平不一,常在 40~100g/L,也可低于 30g/L,一般遗传性者较重,原发性者较轻,继发性者视原发病而异。

2. 红细胞指数　遗传性铁粒幼细胞贫血多为小细胞低色素性,X- 连锁遗传的铁粒幼细胞贫血的红细胞易见双形性;常染色体隐性遗传的铁粒幼细胞贫血的红细胞大小不均,呈较明显异形性;线粒体相关的铁粒幼细胞贫血多为大细胞贫血；几乎所有获得铁粒幼细胞贫血都是正细胞到大细胞性贫血，包括 MDS、铜缺乏和大多药物相关贫血；异烟肼所致铁粒幼细胞贫血是小细胞性贫血。

3. 红细胞形态 可见异形红细胞、靶形红细胞、椭圆形红细胞、嗜碱性点彩红细胞及红细胞碎片增多。

4. 网织红细胞 正常或轻度增高，白细胞、血小板数多正常。

（二）骨髓检查

骨髓增生活跃至明显活跃，以红系增生明显，中晚幼红细胞胞质可见泡沫状或中空状，幼红细胞核固缩多见，MDS 性的 PSA 可伴粒系、巨核系病态造血；骨髓铁染色显示：细胞外铁增多，铁粒幼细胞百分数增加，铁粒增多增粗；环形铁粒幼细胞（RS）增多为所有铁粒幼细胞贫血的特征和诊断标志，标准为胞质中含铁粒≥6颗，围绕核周排列成 1/3 圈以上者。PSA 和 HSA 为 RS>15%，SSA 为 RS>10%。

（三）铁检查

血清铁、转铁蛋白饱和度及铁蛋白均增高，血浆总铁结合力、不饱和铁结合力、铁利用率降低。

（四）红细胞原卟啉

X-连锁铁粒幼细胞贫血红细胞原卟啉正常或减低，在 XLSA/A 中红细胞原卟啉增高。

（五）肝活检

HSA 患者肝活检显示铁质沉积。

（六）细胞遗传学

约50%以上 MDS 性质的特发性铁粒幼细胞贫血患者存在染色体核型异常：8、11、20 号染色体异常；费城染色体异常；3 号染色体异常伴血小板增高；X、Y 染色体病变；伴血小板增多 RARS 患者可有 *JAK2V617F* 基因突变。

（七）分子（基因）检测

遗传性铁粒幼细胞贫血时基因检测是确定具体诊断和突变的最可靠手段。此外新一代 DNA 测序联合传统测序方法可以识别几乎所有 MDS 伴环形铁粒幼细胞患者中的剪接体突变。

五、诊断与鉴别诊断

（一）诊断主要条件

1. 有遗传史、家族史或长期服药、接触毒物、嗜酒、铜缺乏、慢性炎症、肿瘤等。

2. 贫血多为小细胞低色素性贫血或双相性贫血。

3. 骨髓铁染色可见特征性环形铁粒幼细胞增多：PSA 和 HSA 为 RS>15%，SSA 为 RS>10%。

4. 血清铁及转铁蛋白饱和度显著增高，血清铁蛋白增高，总铁结合力降低，红细胞内游离原卟啉增高。

诊断过程首先确定是否为铁粒幼细胞贫血（基本诊断），其次确定铁粒幼细胞贫血的类型，最后寻找病因。

（二）鉴别诊断

与骨髓中铁粒幼细胞增多，但未形成环形铁粒幼细胞或不符合铁粒幼细胞贫血标准的一类贫血鉴别。

1. 巨幼细胞贫血 与 SA 一样，巨幼细胞贫血也表现为贫血，有时还有神经系统表现并可能差异很大，不同的是，骨髓检查巨幼细胞贫血伴有巨幼样变，而不是环形铁粒幼细胞，但可见铁蛋白铁粒幼细胞，即铁粒幼细胞的颗粒是胞质中的非线粒体铁蛋白聚集物，不环绕细胞核；实验室检查可发现维生素 B_{12} 或叶酸缺乏。而 SA 的实验室检查可能发现铜缺乏。

2. β地中海贫血 该病多表现为小细胞低色素性贫血，骨髓检查可见环形铁粒幼细胞和无效造血，存在环形铁粒幼细胞但无遗传性铁粒幼细胞贫血突变和获得性铁粒幼细胞贫血的病因时,应考虑 β 地中海贫血。地中海贫血有地域性分布及患者特殊面容,珠蛋白链和血红蛋白构成的异常,可与 SA 鉴别。

3. **铅中毒**　可导致小细胞低色素性贫血、慢性中毒的神经系统表现如疲倦、食欲减退、腹痛便秘、头痛、视力减退等,严重者可抽搐及昏迷。可干扰血红素的合成,出现环形铁粒幼细胞,区别在于铅中毒通常产生大量嗜碱性点彩而不是红细胞或环形铁粒幼细胞中的 Pappenheimer 小体。此外,铅中毒时铅水平增高。

4. **再生障碍性贫血**　全血细胞减少,进行性贫血、出血、感染。因铁调素低表达而促进肠道对铁的吸收及巨噬细胞内铁的释放,反复输血增加铁过多风险,患者血清铁增高,运铁蛋白饱和度升高,骨髓铁染色可见细胞内外铁增加,铁粒幼细胞增多,铁粒增粗增多,但其异常的程度和形态学改变与 SA 不同。

六、治疗

(一) 贫血治疗

维生素 B_6 用于 XLSA 和异烟肼引起的 SA,2/3 的 XLSA 病例补充维生素 B_6 治疗可能有效,50~100mg/d。有效者必须予以维持治疗,停药后数月复发者再用维生素 B_6 治疗有时仍有效。异烟肼引起的 SA,尽可能停用异烟肼,如不能停用,可继续用药同时予以维生素 B_6 50~100mg/d。

有症状的贫血患者需定期输血缓解症状。

伴环形铁粒幼细胞的 MDS/MPN 患者,可使用促红细胞生成素、来那度胺、去甲基化药物和免疫抑制剂(ATG)、剪接调节因子或抑制因子靶向治疗。

(二) 铁过载治疗

包括静脉放血治疗和铁螯合治疗。维生素 B_6 治疗有效的 XLSA 患者及所有轻中度贫血(血红蛋白大于 90g/L)无治疗性静脉放血禁忌证者可行静脉放血治疗。血红蛋白低于 70g/L 的输血治疗依赖者,以及 10 次输血以上血清铁蛋白大于 1 000μg/L 者应行去铁治疗。

(三) 避免脾切除术

遗传性铁粒幼细胞贫血禁忌行脾切除术。

(四) 骨髓移植

可根治遗传性铁粒幼细胞贫血。

七、预后

在 HSA 中对吡哆醇治疗有效患者能较好生存多年,无效者多因骨髓衰竭、严重贫血、心律失常、肝功能衰竭或继发感染而死亡。骨髓 - 胰腺综合征尚缺乏有效的治疗方法,预后较差。在 PSA 中,*SF3B1* 突变可作为总生存较好及 AML 转化的危险度较低的独立预测指标。由药物、化学毒物引起的 SSA 可相当严重甚至需要输血,但停药后或服用吡哆醇症状会迅速改善,脱离毒物贫血逐渐减轻。慢性酒精中毒者停止饮酒后症状逐渐减轻。铜缺乏的贫血较明显,血红蛋白可降至 30~40g/L,补铜可逐渐恢复。

 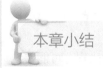 **本章小结**

1. 缺铁性贫血是由多种原因导致机体对铁的供需失衡,首先体内贮存铁耗尽,继而红细胞内铁缺乏,最终形成缺铁性贫血。病因主要为:①生理需铁量增加而铁摄入不足;②吸收障碍;③丢失过多。临床表现除头晕乏力等贫血表现,尚有导致缺铁的原发病表现,以及组织缺铁的表现。实验室检查中

外周血可见典型小细胞低色素性贫血,红细胞体积小,中央淡染区扩大,骨髓中可见"核老浆幼"现象。骨髓铁染色显示骨髓小粒可染铁消失。血清铁蛋白 <14μg/L。IDA 的治疗是病因治疗和补铁治疗。尽可能去除导致缺铁的病因是缺铁性贫血的治疗关键,补铁治疗首选口服补铁。口服不能耐受情况下可用注射铁剂。

2. 巨幼细胞贫血是主要由维生素 B_{12} 或叶酸缺乏致 DNA 合成障碍所致的疾病,亦可因遗传性或药物等获得性 DNA 合成障碍引起。特征是呈大红细胞性贫血。主要病因有食物中叶酸和 / 或维生素 B_{12} 摄入不足;胃肠道疾病导致的吸收不良;某些药物影响的代谢异常;利用障碍及哺乳期、孕妇等的需求量增加。临床表现有乏力头晕、心悸等贫血症状,重者反复感染,舌乳头萎缩呈"牛肉样舌",神经系统表现有对称性肢体远端麻木、深感觉障碍、共济失调等,精神症状可表现为易怒、失眠、记忆力下降等。实验室检查中外周血呈大细胞正色素性贫血,涂片中可见大小不等、以大细胞为主的椭圆形红细胞,中性粒细胞核分叶过多。骨髓各系细胞均表现为巨幼变,呈"老浆幼核",铁染色增加。血清叶酸和 / 或维生素 B_{12} 水平减低。治疗为病因治疗及补充叶酸、维生素 B_{12}。

3. 铁粒幼细胞贫血为一种遗传性或获得性红细胞铁利用障碍性贫血。铁利用不良、血红素合成障碍和红细胞无效生成是发病的主要环节。外周血红细胞呈不同程度低色素性贫血、形态呈双形性,骨髓中环形铁粒幼细胞增多,细胞内铁、细胞外铁明显增加。临床表现为贫血及组织铁过载、心律失常、肝脾肿大等。遗传性铁粒幼细胞贫血可使用大剂量维生素 B_6 治疗,获得性铁粒幼细胞贫血可使用免疫抑制剂等治疗。铁过载治疗包括静脉放血治疗和铁螯合治疗。

思考题

1. 缺铁性贫血的诊断标准、临床表现及治疗原则。
2. 巨幼细胞贫血的诊断标准、临床表现及治疗原则。
3. 铁粒幼细胞贫血的病因学分类、诊断主要条件及步骤。

（张晓燕）

第十一章
再生障碍性贫血

第一节　再生障碍性贫血

一、定义

再生障碍性贫血(aplastic anemia,AA),简称再障,是一种由不同病因和机制引起的骨髓造血功能衰竭症。主要表现为全血细胞减少和贫血、感染、出血,免疫抑制治疗有效。

二、流行病学

AA 的年发病率在欧美为(0.47~1.37)/10 万,日本为(1.47~2.4)/10 万。流行病学调查资料表明,AA 在我国发病率约为 0.74/10 万,呈散发性,可发生于各年龄段,10~25 岁及 >60 岁为发病高峰,男、女发病率无明显差别。东西方国家统计的 AA 发病率的差异可能与环境因素(病毒、药物、毒物的暴露情况)、遗传背景及研究设计方法等有关。

AA 可分为先天性(遗传性)和后天性(获得性)。先天性再生障碍性贫血(inherited aplastic anemia,IAA)包括范科尼贫血(Fanconi anemia,FA)、先天性角化不良(dyskeratosis congenita,DKC)、胰腺功能不全性再障(Shwachman-Diamond syndrome,SDS)及家族性增生低下性贫血(Estren-Dameshek 综合征)。获得性再生障碍性贫血(acquired aplastic anemia,AAA)的发病原因不明确,发病机制复杂,是指原发性无纤维化和异常浸润的骨髓增生低下导致的全血细胞减少,本章节主要介绍获得性 AA。根据患者的血象、骨髓象、病情进展及预后,该病分为重型(SAA)和非重型(NSAA),还有学者从重型中分出极重型(VSAA)。

三、病因

1. **获得性 AA**　获得性 AA 发病原因不明确,可能的病因有:①病毒感染,特别是肝炎病毒、微小病毒 B19,其他可疑病毒有 EB 病毒及 HIV 病毒等。肝炎相关再生障碍性贫血(hepatitis-associated aplastic anemia,HAAA)在 AA 中并不少见,多继发于乙型或丙型肝炎,西方国家统计数据表明 2%~9% 的 AA 患者发病前有肝炎病史。我国文献报道 SAA737 例,其中慢性乙型肝炎并发 SAA 21 例,占 2.8%。微小病毒 B19 常引起纯红细胞再生障碍(pure red cell aplasia,PRCA)。②化学因素,包括药物和化学物质,特别是氯霉素类抗生素、抗肿瘤化疗药物、磺胺类药物、杀虫剂、苯及其衍生物等。抗肿瘤化疗药与苯对骨髓的抑制与剂量相关,但抗生素及杀虫剂等引发的骨髓增生不良与剂量关系不大,与个人敏感性相关(表 11-1)。③物理因素,长期接触 X 射线、γ 射线、镭及放射性核素等高能射线产生的离子辐射通过使造血干细胞染色体断裂、碱基突变、DNA 合成障碍、造血微环境损伤等机制直接损伤造血干细胞,引起干细胞增殖、分化障碍,导致骨髓造血功能衰竭。

表 11-1　与获得性再生障碍性贫血发病有关的药物

类别	药物名称
抗生素	氯霉素、利奈唑胺
磺胺及其衍生物	氨苯磺胺、乙酰唑胺、磺胺甲基异噁唑、柳氮磺吡啶
解热镇痛药 / 抗痛风药	吲哚美辛、保泰松、羟基保泰松、秋水仙碱、青霉胺、别嘌醇、双氯芬酸、
化疗相关药物	阿糖胞苷、氟尿嘧啶、甲氨蝶呤、环磷酰胺、白消安、氮芥、美法仑、柔红霉素、阿霉素、米托蒽醌
降糖药	甲苯磺丁脲、氯磺丙脲
抗抑郁药	度硫平
抗甲状腺药	甲巯咪唑、甲硫氧嘧啶
抗癫痫药	卡马西平、妥因类、非尔氨酯
抗血小板药	噻氯匹定、氯吡格雷
抗寄生虫药	米帕林、氯喹

2. **先天性 AA**　IAA 病因尚不清楚,可能系胚胎期病毒感染或 / 和理化因素影响而造成遗传基因突变,导致骨髓造血干细胞损伤和其他先天畸形。

四、发病机制

获得性 AA 作为一组后天暴露于某些致病因子后获得的异质性"综合征",可能通过以下三种机制发病:原发 / 继发性造血干 / 祖细胞("种子")缺陷、造血微环境("土壤")异常及免疫("虫子")异常。

1. **造血干 / 祖细胞缺陷**　包括量和质的异常。① AA 患者骨髓造血干细胞数量减少,CD34⁺ 细胞较正常人明显减少,减少程度与病情相关;其 CD34⁺ 细胞中具有自我更新及长期培养起始能力的细胞明显减少。②造血干 / 祖细胞集落形成能力降低,体外对造血生长因子(hematopoietic growth factors,HGFs)反应差,免疫抑制治疗后造血恢复不完整。③毒物、电离辐射也可直接损伤造血干 / 祖细胞。④大约 5% 的 AA 患者体内存在 CD59⁻ 细胞的小克隆,其意义不明,而且在经过免疫抑制治疗后获得长期生存的患者中,少部分发生克隆性疾病。有报道部分 AA 可向具有造血干细胞质异常性的阵发性睡眠性血红蛋白尿症(PNH)、骨髓增生异常综合征(MDS)甚至白血病转化。

2. **造血微环境异常**　AA 患者骨髓活检发现骨髓"脂肪化"、静脉窦壁水肿、出血、毛细血管坏死;部分 AA 骨髓基质细胞体外培养生长情况差,其分泌的各类造血调控因子出现紊乱,提示造血微环境缺陷在再障发病中有一定作用。骨髓间充质干细胞是造血微环境的重要组成成分,有研究提示其增殖功能下降、凋亡增多可能是导致 SAA 患者 T 细胞活化的重要影响因素。

3. **免疫异常**　大量研究结果表明细胞免疫尤其是 T 淋巴细胞数量和功能的变化在再障发病中起关键作用。① SAA 患者体内存在寡克隆扩增的细胞毒性 T 细胞,外周血和骨髓淋巴细胞比例增高;② T 淋巴细胞亚群失衡,T 辅助细胞 Ⅰ 型(Th1)、CD8⁺T 抑制细胞和 γδTCR⁺T 细胞比例增高,T 细胞分泌的造血负调控因子(IL-2、IFN-γ、TNF)明显增多,髓系细胞凋亡亢进,多数患者用免疫抑制治疗有效;③ SAA 患者外周血、骨髓中与抗原递呈有关的树突状细胞(dendritic cell,DC)亚群是失衡的,即激活下游细胞免疫的 mDC 比例增加,激活的 mDC/ 未激活的 mDC 比例增加,且 mDC 功能亢进,mDC 膜上共刺激分子 CD80、CD86 表达增加;④ AA 患者记忆性 CD4⁺ 和 CD8⁺ 效应 T 细胞的数量也是增加的;⑤ AA 患者体内具有免疫负调控作用的 CD4⁺CD25⁺FoxP₃⁺ 调节性 T 细胞数量减少,其特异性转录因子 FoxP$_3$ mRNA 表达和蛋白水平都减低甚至缺如；⑥ SAA 患者 NK 细胞比例下降，功能异常；⑦ SAA 患者记忆 T 细胞数量、功能异常。机体细胞免疫在正调控增强和负调控减弱的共同作用下，向"细胞免疫亢进"偏移，导致 AA 发病。

4. 遗传学背景因素　新近研究表明，遗传背景在 AA 发病过程中也具有一定的作用，这些遗传背景的改变导致患者出现 T 细胞的自我识别，损伤自身骨髓造血细胞导致骨髓衰竭。与 AA 相关的细胞遗传学异常是高度异质性的，在 AA 患者中发现的染色体核型异常包括：7/7q-、+8、+6、-13/13q-、-Y、5q-、+9/+9q 等。这些核型异常经相关研究表明与 AA 的预后有关，有些具有高危染色体核型的 AA 可转化为 MDS 等恶性疾病。AA 患者的端粒、端粒酶、端粒相关蛋白基因异常表达，端粒酶蛋白 1（POT1）表达减少，均与 AA 病情及预后相关。其中，端粒较长的患者生存率较高，而端粒较短的患者多呈现病情严重、病程长、对 IST 的反应较差以及转化为其他恶性疾病的风险高。最新研究中 AA 患者的体细胞突变率为 19%，其中包括 ASXL1、DNMT3A 和 BCOR 等突变，这些突变预示着 AA 患者的高危转化为恶性疾病的风险。

五、临床表现

（一）重型再生障碍性贫血（SAA）

起病急，病情重，进展快；少数由非重型 AA 进展而来。

1. 贫血　苍白、乏力、头晕、心悸和气短等症状明显，并呈进行性加重。

2. 感染　AA 患者中性粒细胞减少或缺乏常导致各种感染，成为 SAA 起病时的主要症状之一，也是 AA 患者死亡的主要原因之一。多数患者有不同程度的发热，个别患者自发病到死亡均处于难以控制的高热之中。以呼吸道感染最常见，其次为消化道、泌尿生殖道及皮肤、黏膜感染等。感染菌种以革兰氏阴性杆菌、金黄色葡萄球菌为主，常合并败血症。长期粒细胞缺乏、应用免疫抑制剂的 SAA 患者，其感染常为混合感染，病原可为细菌、真菌或原虫，还可能使体内原先潜伏的病毒再激活，如肝炎病毒、水痘-带状疱疹病毒。

3. 出血　常为 SAA 起病时的主要症状，系由不同程度的血小板减少引起，而患者凝血功能正常。均有不同程度的皮肤、黏膜及内脏出血。皮肤表现为出血点或大片瘀斑，可有鼻出血、口腔黏膜血疱、牙龈出血、眼结膜出血等。深部脏器出血时可见眼底出血、呕血、咯血、便血、血尿、阴道出血和颅内出血，颅内出血常是 SAA 或 VSAA 的严重并发症，也是导致患者死亡的原因之一。

（二）非重型再障（NSAA）

病情较重型轻，起病和进展较缓慢。

1. 贫血　慢性过程，常见苍白、乏力、心悸、头晕及气促等。一般为轻、中度贫血，起病初期贫血常不明显，以后由于病情进展及严重出血，血红蛋白呈进行性下降而表现为中、重度贫血。输血后症状改善，但不持久。

2. 感染　感染相对易控制，高热比重型少见，很少持续 1 周以上。上呼吸道感染常见，其次为牙龈炎、扁桃腺炎、支气管炎，而肺炎、败血症等重症感染少见。常见感染菌种为革兰氏阴性杆菌和各类球菌。

3. 出血　出血症状较轻，以皮肤、黏膜出血为主，内脏出血较少见。多数表现为皮肤出血点、牙龈出血，女性患者有月经过多，出血较易控制。久治无效者可发生颅内出血。

六、实验室检查

1. 血象　特点是全血细胞减少，重度正细胞正色素性贫血，网织红细胞百分数多在 0.5% 以下，且绝对值 $<15 \times 10^9/L$；白细胞计数多 $<2 \times 10^9/L$，中性粒细胞 $<0.5 \times 10^9/L$，淋巴细胞比例明显增高；血小

板计数 <20×10⁹/L。血涂片白细胞、成熟红细胞形态无明显异常,无异常细胞和原幼细胞。NSAA 也呈全血细胞减少,但达不到 SAA 的程度。

2. 骨髓象　SAA 多部位穿刺示骨髓增生重度减低,粒、红系及巨核细胞明显减少且形态大致正常,淋巴细胞及浆细胞、网状细胞、组织嗜碱性细胞等非造血细胞比例明显增高,早期细胞少见,骨髓小粒空虚。NSAA 多部位骨髓增生减低,多数骨髓小粒空虚,粒、红系及巨核细胞减少,淋巴细胞及网状细胞、浆细胞比例增高,但仍可残存部分造血增生灶。骨髓活检显示骨髓组织呈黄白色,增生减低,主要为脂肪细胞和其他非造血细胞,骨髓无异常细胞浸润,无网状纤维。

3. 免疫学检查　CD4⁺/CD8⁺ 细胞比值减低,Th1/Th2 型细胞比值增高,CD8⁺T 细胞和 γδTCR⁺T 细胞比例增高,血清 IL-2、IFN-γ、TNF 水平增高;抗核抗体、类风湿因子、Sm 抗体等自身免疫病相关抗体检测阴性。

4. 异常克隆检测　通过流式细胞术检测 AA 患者外周血细胞表面 CD55、CD59 表达正常,骨髓髓系早期抗原表达不高。染色体核型或荧光原位杂交(FISH)无细胞遗传学异常。有条件的可选择性进行基因二代测序、端粒长度、端粒酶、端粒活性检测。

5. 其他检查　骨髓核素扫描可直接或间接判断骨髓的整体造血功能;体外造血祖细胞培养细胞集落明显减少或缺如;中性粒细胞碱性磷酸酶染色强阳性;溶血检查均阴性。血清叶酸、维生素 B₁₂ 水平不低。HAAA 的病毒血清学可阳性,可有转氨酶、直接胆红素升高。心电图、肺功能、腹部超声、超声心动图及其他影像学检查(如胸部 X 线或 CT 等)可辅助评价患者有无其他原因导致的造血异常。

七、诊断与鉴别诊断

(一) 诊断

根据患者贫血、出血、感染的临床表现,血细胞减少,多部位骨髓增生减低,T 淋巴细胞功能亢进,并除外其他引起全血细胞减少的疾病,即可确诊。由于 AAA 尚无特异的实验室检查,因此 AAA 的诊断仍是除外性诊断,即除外遗传性和其他原发性、继发性骨髓衰竭性疾病(详见鉴别诊断)。

1. 获得性 AA 诊断标准　①全血细胞减少,网织红细胞百分数 <1%,淋巴细胞比例增高;②骨髓多部位增生减低(< 正常 50%)或重度减低(< 正常 25%),造血细胞减少,非造血细胞增多,骨髓小粒空虚;③一般无肝、脾大;④除外引起全血细胞减少的其他疾病,如 PNH、范科尼贫血、免疫相关性全血细胞减少、Evans 综合征、急性造血功能停滞、MDS、骨髓纤维化症、某些急性白血病及恶性组织细胞病等。

2. 获得性 AA 分型诊断标准　现多采用英国血液病学标准委员会(BCSH)2009 年推荐的 AA 分型标准,将 AA 分为 SAA、极重型再生障碍性贫血(very severe aplastic anemia,VSAA)和 NSAA(表 11-2)。我国还将 AA 分为急性 AA 和慢性 AA(表 11-3)。

表 11-2　获得性再生障碍性贫血分型标准(BCSH,2009)

分型	标准
SAA	骨髓细胞增生程度 < 正常的 25%;如为 25%~50%,则残存的造血细胞 <30%
	至少符合下列 2 项:
	①外周血中性粒细胞计数 <0.5×10⁹/L
	②外周血网织红细胞计数 <4×10⁹/L
	③外周血血小板计数 <20×10⁹/L
VSAA	除满足 SAA 条件外,须有外周血中性粒细胞计数 <0.2×10⁹/L
NSAA	骨髓有核细胞增生低下,未达到 SAA 和 VSAA 标准的 AA

表 11-3　我国急性和慢性再生障碍性贫血的诊断标准(1987)

	急性 AA(亦称 SAA-Ⅰ型)	慢性 AA(包括 NSAA 和 SAA-Ⅱ型)
临床表现	发病急,贫血呈进行性加剧,常伴严重感染和内脏出血	发病较急性 AA 缓慢,贫血、感染、出血相对较轻
血象	除血红蛋白下降较快外,须具备下列诸项中的两项: ①网织红细胞 <1%,绝对值 <15×10⁹/L ②中性粒细胞 <0.5×10⁹/L,如 <0.2×10⁹/L,则为极重型再障(VSAA) ③血小板 <20×10⁹/L	血红蛋白下降速度较慢,网织红细胞、中性粒细胞及血小板减低,但达不到急性 AA 的程度
骨髓象	多部位(包括胸骨骨髓)增生重度减低,三系造血细胞明显减少,骨髓小粒空虚,非造血细胞相对增多	三系或两系减少,至少一个部位增生不良,如增生活跃,则淋巴细胞相对增多,巨核细胞明显减少。骨髓小粒中非造血细胞增多。病程中如病情恶化,临床、血象及骨髓象与急性 AA 相同,则称 SAA-Ⅱ型

(二)鉴别诊断

AAA 应和遗传性及其他骨髓衰竭症鉴别。

1. 遗传性骨髓衰竭症

(1)范科尼贫血(FA):又称先天性 AA,是一种遗传性干细胞质异常性疾病。表现为一系或两系或全血细胞减少,可伴发育异常(皮肤色素沉着、骨骼畸形、器官发育不全等),发展为 MDS、急性白血病及其他各类肿瘤性疾病风险高;实验室检查可发现"Fanconi 基因",细胞染色体受丝裂霉素 C 作用后极易断裂。

(2)先天性角化不良(DKC):该病是由于编码维持端粒长度的基因发生突变,导致端粒缩短,造血干细胞不能保持其增殖潜能从而发生骨髓衰竭,临床表现为"网状皮肤色素沉着、口腔黏膜白斑、指甲营养不良"三联征,具有诊断意义,亦会出现体格发育异常、骨髓衰竭、全血细胞减少、AML 及实体瘤(以鳞状细胞癌为主)。该病染色体断裂试验阴性,而白细胞端粒缩短,进一步检测相关基因可确诊。

(3)Shwachman-Diamond 综合征:该病由 SBDS 基因突变引起,除体格发育异常外,突出的临床表现是中性粒细胞减少、胰腺外分泌功能不良致脂肪吸收不良,可进展发生 AML,一般不发生实体肿瘤。患者有脂肪泻,血常规有中性粒细胞减少,细胞体积大,可同时伴贫血和/或血小板减少。骨髓有核细胞增生低下。血清胰蛋白酶原和胰淀粉酶水平降低,超声或 CT 检查可发现胰腺脂肪化。如检测到 SBDS 基因的双等位突变可确诊。

2. 其他骨髓衰竭症

(1)自身抗体介导的全血细胞减少症:包括 Evans 综合征和免疫相关性全血细胞减少。该类疾病系由于 B 淋巴细胞功能亢进,产生针对骨髓或外周血细胞的自身抗体,进而抑制或破坏造血,导致全血细胞减少。前者可测及外周成熟血细胞的自身抗体,后者可测及骨髓未成熟血细胞的自身抗体。这两类患者可有全血细胞减少并骨髓增生减低,但外周血网织红细胞或中性粒细胞比例往往不低甚或偏高,骨髓红系细胞比例不低且易见"红系造血岛",Th1/Th2 型细胞比值降低,CD5⁺B 细胞比例增高,血清 IL-4 和 IL-10 水平增高,对糖皮质激素、环孢素 A(cyclosporin A,CsA)、大剂量静脉滴注丙种球蛋白、CD20 单克隆抗体或环磷酰胺的治疗反应较好。

(2)骨髓增生异常综合征(MDS):是一种造血干细胞克隆性疾病。MDS 中的难治性贫血(RA)有全血细胞减少,网织红细胞有时不高甚至降低,骨髓也可低增生,易与 AA 混淆。但多数 MDS 骨髓增生活跃,骨髓细胞分化障碍、异常,因此细胞分化常停滞在较早阶段,可见至少一系病态造血。骨髓病理有幼稚前体细胞定位异常（abnormal location of immature procursor，ALIP）或 CD34⁺细胞聚集现象，细胞遗传学检查可发现染色体异常，流式细胞仪检测可发现骨髓早期抗原表达增多，干/祖细胞体外培养呈白血病样生长方式，可有某些癌基因（*ras*、*WT1* 等）突变或/和抑癌基因甲基化、细胞周期分布异常。

（3）阵发性睡眠性血红蛋白尿（PNH）：当 PNH 克隆的造血细胞发育到成熟阶段而被补体破坏时，临床表现为溶血发作，易于鉴别诊断。不典型者全血细胞减少，骨髓可增生减低，但无血红蛋白尿发作，易误诊为 AA。诊断 PNH 的常规方法是利用流式细胞仪检测外周血红细胞、中性粒细胞或骨髓细胞膜 CD59、CD55 表达。对微量 PNH 克隆患者，利用嗜水气单胞菌溶素变异体（FLAER）可特异地结合于细胞膜上 GPI 蛋白的特性，采用流式细胞仪可敏感地检测 PNH 克隆。

（4）急性造血功能停滞：急性造血功能停滞是一种良性、获得性、自限性造血功能衰竭症。多数患者有一定诱因（感染、药物、化学中毒、接触射线及疫苗接种等），发病时表现为全血细胞尤其是红细胞骤然下降，网织红细胞可降至零，骨髓三系减少，与 SAA-Ⅰ 型相似。但骨髓涂片尾部可见巨大原红细胞，在充足支持治疗下呈自限性，约经 1 个月可自行恢复。

（5）急性白血病（AL）：特别是白细胞减少和低增生性 AL，外周两系或三系血细胞减少，早期肝、脾、淋巴结不肿大，易与 AA 混淆。外周血、骨髓涂片及骨髓活检，可发现原始粒细胞、原始/幼稚单核细胞或原始/幼稚淋巴细胞明显增多。部分急性早幼粒细胞白血病可全血细胞减少，但骨髓细胞形态学检查异常、t(15；17) 染色体易位和 *PML-RARα* 融合基因存在可帮助鉴别。

（6）恶性组织细胞病：常表现为非感染性高热，全血细胞减少，进行性衰竭，肝、脾、淋巴结肿大，黄疸、出血较重。骨髓象大多增生活跃，可见到形态异常的组织细胞。受累组织器官的病理切片中也可见到异常组织细胞浸润。

（7）大颗粒淋巴细胞白血病：大颗粒淋巴细胞白血病（large granular lymphocytic leukemia，LGLL）是外周血大颗粒淋巴细胞增多的克隆性疾病，临床表现为反复感染（由于中性粒细胞减少）和肝脾肿大。血象表现为贫血、血小板减少、中性粒细胞减少（常 <0.5 × 10⁹/L）、淋巴细胞 >5 × 10⁹/L，其中大颗粒淋巴细胞（large granular lymphocyte，LGL）比例增高，达 50% 以上。骨髓象可见 LGL 浸润，粒、红系增生减低。LGLL 分为 T-LGLL 及 NK-LGLL 两种，它们的共同特征为外周血存在一群 CD5 弱阳性的淋巴细胞，T-LGLL 的典型免疫表型为 CD3(+)，CD4(−)，CD8(+)，TCRαβ(+)，CD16(+)，CD2(+)，CD57(+/−)；NK-LGLL 的典型免疫表型为 CD3(−)，TCRαβ(−)，CD56(+)，CD16(+)。

（8）骨髓纤维化：骨髓纤维化（myelofibrosis，MF）是指骨髓造血组织被纤维组织替代，伴有肝、脾等器官髓外造血的病理状态。大多数患者就诊时即有不同程度的贫血，早期白细胞和血小板计数可增高，晚期出现全血细胞减少。外周血涂片可见幼红细胞、幼粒细胞、泪滴样红细胞和巨大血小板。骨髓穿刺常呈干抽现象，骨髓活检病理特征为出现成纤维细胞、纤维细胞、网状纤维、胶原纤维和骨质增生而造血组织相对减少。

（9）骨髓转移癌：积极寻找原发病灶，多部位骨髓穿刺和活检发现转移癌细胞可确诊。

（10）分枝杆菌感染：有时表现为全血细胞减少和骨髓增生减低，可见肉芽肿、纤维化、骨髓坏死和嗜血征象。结核分枝杆菌一般没有特征性肉芽肿。抗酸杆菌属于不典型分枝杆菌感染，其常被泡沫样巨噬细胞吞噬。如果考虑结核，应进行骨髓抗酸染色和培养以鉴别。

八、治疗

SAA（包括 VSAA）的治疗原则强调"快诊断、严隔离、早治疗、大剂量、足疗程"，包括针对发病机制的治疗（即骨髓移植或联合免疫抑制治疗）以及支持治疗。对 NSAA 患者，根据是否依赖血制品输注可分别采用 CsA+ 促造血治疗（雄激素、HGFs 等）或单用 CsA 治疗。

（一）支持治疗

1. 保护措施　预防感染（注意饮食及环境卫生，SAA 保护性隔离）；有感染征象者，及时给予有效抗生素；避免出血（防止外伤及剧烈活动）；避免与各类危险因素接触（包括对骨髓有损伤作用和抑制血小板功能的药物）；酌情给予预防性抗真菌治疗；必要的心理护理。

2. 对症治疗

（1）纠正贫血：输血是支持治疗的重要内容，通常认为血红蛋白低于 60g/L 且患者对贫血耐受较差时，可输血。如年轻患者血红蛋白低于 60g/L 但患者代偿机制良好、无明显缺血缺氧症状时也可暂缓输血。对老年、代偿反应能力低（如伴有心肺疾患）、需氧量增加（如感染、发热、疼痛等）时应放宽输血阈值到 Hb ≤ 80g/L。ATG/ALG 治疗前应将血红蛋白提高到 80g/L，拟行干细胞移植者应输注辐照或过滤后的红细胞。

（2）控制出血：用促凝血药（止血药），如酚磺乙胺等。合并血浆纤溶酶活性增高者可用抗纤溶药，如氨基己酸（泌尿生殖系统出血患者禁用）。女性子宫出血可肌内注射丙酸睾酮。有明显出血倾向者应及早输注浓缩血小板，以预防严重的致命性出血（颅内出血）。当任意供者的血小板输注无效时，改输 HLA 配型相配的血小板。凝血功能异常时可输新鲜冰冻血浆、凝血酶原复合物及纤维蛋白原等。

（3）控制感染性发热：AA 患者由于中性粒细胞减少甚至缺乏、长期应用免疫抑制剂，极易发生各类感染，而感染可加重骨髓衰竭，因此感染的防治尤为重要。患者出现感染性发热时，应做可疑部位分泌物和血、尿、便细菌培养和药敏试验，检测真菌抗原半乳甘露聚糖（GM 试验）和 1,3-β-D-葡聚糖（G 试验），定期行胸部 CT 等影像学检查，经验性应用抗感染药，待细菌培养和药敏试验回报后再调整用药。SAA 感染患者应用广谱抗生素治疗 96h 无效者，或者起初有效但 3~7 天再出现发热者，均应给予经验性抗真菌治疗，一般选择抗菌谱较广的药物，如伊曲康唑、两性霉素 B、卡泊芬净、伏立康唑、米卡芬净。待确诊后，根据检出的真菌菌种、药敏结果合理选择药物，足量、足疗程应用抗真菌药。SAA 患者的感染常是混合感染、致命感染，因此在考虑到细菌、真菌感染的同时，不能忽略病毒、原虫的感染，采用"强效、足量、广覆盖"的治疗原则，有助于在早期控制感染灶。粒细胞缺乏伴严重感染危及生命者在联合抗生素与 rhG-CSF 疗效欠佳时可以考虑输注粒细胞。

（4）去铁治疗：AA 患者反复输注红细胞，不可避免出现铁过载。当血清铁蛋白高于 1 000μg/L 时就应开始去铁治疗，可皮下注射或静脉滴注去铁胺，不能耐受去铁胺者也可选用口服地拉罗司（deferasirox），该药副作用有腹泻、呕吐、头痛、腹痛、发热、皮疹及肾功能损害，当与肾毒性免疫抑制剂联用时注意监测肾功能。

（5）护肝治疗：AA 常合并肝功能损害，应酌情应用护肝药物。

（二）针对发病机制的治疗

1. 免疫抑制治疗

（1）抗淋巴/胸腺细胞球蛋白（ALG/ATG）：主要用于 SAA、VSAA 患者及依赖于输血的 NSAA 患者。ATG/ALG 和 CsA 为主的免疫抑制治疗能抑制或破坏 T 淋巴细胞，降低 T 淋巴细胞产生的造血负调控因子，解除造血负调控因子对造血细胞的抑制、破坏，进而重建造血。ATG/ALG 可识别绝大多数 T 淋巴细胞表面标志，如 CD2、CD3、CD4、CD8、CD11a、CD18、CD25、HLA-DR，抑制 T 淋巴细胞有丝分裂和增殖，使 T 淋巴细胞在补体依赖性溶解作用下从循环中清除。马 ALG 10~15mg/(kg·d) 连用 5 天，兔 ATG 3~5mg/(kg·d) 连用 5 天；用药前需做过敏试验；每日量分两次静脉滴注，每次滴注时间应 6~8h。ATG/ALG 是异种蛋白，副作用有过敏反应和血清病等，静脉滴注同时应用糖皮质激素防治过敏反应；可与环孢素（CsA）组成强化免疫抑制方案。

ATG/ALG 起效时间一般在用药后 6~9 个月，个别可早或晚，晚者可达 36 个月。首次 ATG/ALG 治疗后 6 个月如无效，或首次联合免疫抑制治疗成功后复发的患者可考虑第 2 次 ATG/ALG 治疗。国外文献报道第二次包含 ATG/ALG 的免疫抑制治疗的反应率是 11%~65%。应选用与第一次 ATG/ALG 不同种属来源的药物,以免发生急性超敏反应。

(2)环孢素:适用于全部 AA。3~5mg/(kg·d)左右,疗程一般长于 1 年。使用时应个体化,应参照患者造血功能和 T 细胞免疫恢复情况、药物不良反应(如肝、肾功能损害、消化道反应及牙龈增生)、血药浓度等调整用药剂量和疗程。一些患者停药后血象稳定,而少部分患者(15%~25%)存在 CsA 依赖性,过早停药易导致疾病复发。文献报道 CsA 足量[5mg/(kg·d)]应用 6 个月后停药的复发率高达 19%~32%。BCSH 的 AA 指南建议 CsA 维持治疗至少 6 个月,逐渐减量,总疗程 2 年。

(3)其他免疫抑制剂:有学者使用 CD3 单克隆抗体、甲泼尼龙、吗替麦考酚酯(MMF)、环磷酰胺等治疗 SAA。

2. 促造血治疗

(1)雄激素:适用于全部 AA。作用机制是提高体内红细胞生成素的水平和促进红系造血。常用四种:①司坦唑醇(康力龙)2mg,每日三次;②丙酸睾酮 100mg/d,肌内注射;③十一酸睾酮(安雄)40~80mg,每日三次;④达那唑 0.2g,每日三次。疗程及剂量应视药物的作用效果和副作用(如男性化、肝功能损害及水钠潴留等)调整。

(2)造血生长因子:适用于全部 AA,特别是 SAA。常用粒 - 单核细胞集落刺激因子(GM-CSF)或粒细胞集落刺激因子(G-CSF),剂量为 5μg/(kg·d);红细胞生成素(EPO),常用 50~100IU/(kg·d)。一般与免疫抑制治疗联合应用,根据血象调整剂量,维持 3 个月以上为宜。

3. 造血干细胞移植　对年龄 <40 岁且有 HLA 相合同胞供者的 SAA 患者,如无感染和出血,可首选同胞 HLA 相合供体骨髓移植。近年来,HLA 相合无关供者骨髓移植仅可用于 ATG 和 CsA 治疗无效的年轻 SAA 患者。骨髓移植前必须控制出血及感染。

(三) AA 的疗效标准

1. 基本治愈　贫血和出血症状消失,Hb 男性达到 120g/L、女性达到 110g/L,WBC 达 4×10^9/L,PLT 达 100×10^9/L,随访 1 年以上未复发。

2. 缓解　贫血和出血症状消失,Hb 男性达 120g/L、女性达 100g/L,WBC 达 3.5×10^9/L 左右,PLT 也有一定程度增加,随访 3 个月病情稳定或继续恢复。

3. 明显进步　贫血和出血症状明显好转,脱离输血,Hb 较治疗前 1 个月内常见值增长 30g/L 以上,并能维持 3 个月。

判定以上三项疗效标准者,均应三个月内不输血。

4. 无效　经充分治疗后,症状、血象未达明显恢复。

九、预防及预后

加强劳动和生活环境保护,提高个人防护意识,减少或杜绝暴露于各类射线,不过量接触有毒化学物质(如苯类化合物等),尽量避免应用可能损伤骨髓的药物。

AAA 的预后与病情、年龄以及治疗是否及时、得当有关。SAA 预后较 NSAA 预后差;≥65 岁的患者预后差,主要死亡原因是颅内出血和严重感染。如治疗得当,NSAA 患者多数可缓解甚至治愈,仅少数进展为 SAA-Ⅱ型。SAA 发病急、病情重、以往病死率极高(>90%);近 10 年来,随着骨髓移植和免疫抑制治疗等有效方法的应用,SAA 的预后明显改善,但仍有约 1/3 的患者死于感染和出血。有报道免疫抑制治疗有效的 AA 患者有发生克隆性疾病的危险,10 年内的累计发生率在 8%~10%(包括 AML、MDS、PNH 和实体瘤)。

(邵宗鸿)

第二节　纯红细胞再生障碍

纯红细胞再生障碍（pure red cell aplasia，PRCA）是以骨髓单纯红系造血障碍，外周血网织红细胞和成熟红细胞减少（白细胞和血小板基本正常）为特征的一组疾病。临床上分为先天性 PRCA 和获得性 PRCA。先天性 PRCA 又称为 Diamond-Blackfan 贫血（Diamond-Blackfan anemia，DBA）。

一、病因及发病机制

由各种因素，如病毒、胸腺瘤、药物、淋巴细胞增殖性疾病和自身免疫病，引起的红系祖细胞生成障碍而导致红系各个阶段细胞数量减少所致。部分患者为原发性，找不到明确的病因。

一般认为本病是由 B 淋巴细胞或 / 和 T 淋巴细胞异常免疫所致。B 细胞通过产生自身抗体抗红细胞生成素（EPO）、EPO 受体。已有研究证明，将 PRCA 患者血浆注入实验动物体内后，能抑制骨髓红系造血，此抑制作用来自其 IgG 组分，可抑制自身及正常红系祖细胞（BFU-E、CFU-E）生长，并呈剂量依赖性，但对自身及正常粒 - 单系祖细胞（CFU-GM）生长无明显影响。电镜发现此抑制因子直接附着于原红细胞膜上。

PRCA 与胸腺瘤和大颗粒淋巴细胞白血病等淋巴细胞增殖性疾病关系密切。约 20%~50%PRCA 患者合并胸腺瘤，约 6% 的患者并发大颗粒淋巴细胞白血病及自身免疫病。临床使用胸腺瘤切除术、T 淋巴细胞的免疫抑制剂或杀伤药物治疗 PRCA 有效，表明 T 淋巴细胞介导的红系造血免疫损伤在部分 PRCA 发病中占重要地位。另外，还发现在 PRCA 患者胸腺内 γδT 细胞呈克隆性增殖并引起 Th2 细胞比例升高，NK 细胞可能与部分 PRCA 的发病有关。

感染因素最常见的是微小病毒 B19，为一种 DNA 病毒，对 BFU-E、CFU-E 具有特异趋向性和高度亲和力，以红细胞糖苷脂（globoside）为受体，微小病毒 B19 侵入红系祖细胞后迅速增殖，诱导 BFU-E 及 CFU-E 呈"凋亡"样死亡。常见于免疫功能缺陷或受抑情况下，如 AIDS，或应用免疫抑制剂或放化疗后。也有报道 EB 病毒感染致 PRCA。

异烟肼、氯霉素及 α- 甲基多巴等与 PRCA 发生相关的药物，能对 BFU-E、CFU-E 产生直接毒性作用，当然没有甲基多巴也可诱发产生 IgG 和循环免疫复合物抑制红系造血。

部分 DBA 与核糖体蛋白（ribosomal protein，RP）基因突变有关。RP 对细胞生长有调节作用，故 RP 缺陷可导致许多组织，特别是高增生活性组织的蛋白质合成障碍。已经发现的有：RPS19、RPS24、RPS17、RPL5、RPL11、RPL35a。由于许多 DBA 患者只表现为红系造血受累（仅部分表现为胚胎期发育器官受累），与 RP 基因突变会产生普遍效应的推测并不相符。随着研究深入，现在发现 RP 可能有第 2 个功能，或核糖体以外的功能。DBA 中出现 *RPS19* 突变，提示 RPS19 参与早期原红细胞发育。向 RPS19 缺陷 DBA 患者造血祖细胞内导入 *RPS19* 基因后，BFU-E、CFU-E 数量成倍增加。

二、临床表现

常见贫血症状，如面色苍白、乏力、心悸、活动后气短等。长期严重贫血者易并发贫血性心脏病。部分患者合并胸腺瘤，但仅物理体检不易发现，常由胸片或胸部 CT 发现。并发于其他疾病者有原发病表现,如淋巴增殖性疾病有淋巴结、脾肿大等。

10%~25% 的 DBA 患者有家族史,其他多为散发性。1/3 患者为常染色体显性遗传,其余为常染色体隐性遗传。多数在新生儿或婴儿期即出现贫血,基本在出生后 1 年之内出现显著贫血,而白细胞、血小板正常。DBA 常合并先天性体格发育畸形,拇指、上肢和颅面部畸形最常见,发育异常与范科尼贫血类似,但略轻。病程后期可出现白细胞、血小板减少,甚至全血细胞减少。

三、实验室检查

正细胞正色素性贫血,网织红细胞减少或缺如,白细胞和血小板正常,白细胞分类正常,无病态造血。骨髓增生良好,但红系明显减少或缺如,其他系统大致正常。BFU-E、CFU-E 体外培养集落数减少。部分 PRCA 可有 γ 球蛋白增高,出现嗜异性抗体及自身抗体。血清铁、血清铁蛋白增多,铁饱和度增高,但铁利用率低下。

DBA 可以检测到核糖体蛋白基因突变。RPS19 基因突变者常有红细胞腺苷脱氨酶水平增高,可以据此指标推断是否存在 RPS19 突变。

四、诊断及鉴别诊断

依据贫血症状和体征,正细胞正色素性贫血,网织红细胞计数减少,白细胞和血小板正常;骨髓红系增生不良,粒系及巨核系正常,一般可诊断该病。细胞培养 BFU-E、CFU-E 集落减少有助于诊断本病。应注意查找有无胸腺瘤、大颗粒淋巴细胞白血病等淋巴细胞增殖性疾病及自身免疫病等原发病,注意可能诱发本病的感染史和用药史。DBA 要注意家族史和体格发育异常。

DBA 诊断主要依据以下标准:①婴儿期(小于 2 岁)即出现正细胞性(或大细胞性)正色素性贫血;②网织红细胞计数减低;③骨髓红系造血前体细胞明显减少或缺乏(< 有核细胞的 5%);④染色体脆性试验正常。

PRCA 应注意与由其他原因诱发的急性造血功能停滞,或者以溶血为基础疾病突然发作的"再障危象"相鉴别。DBA 要注意与小儿的一过性红细胞增生减低鉴别,这些患儿多有前驱病毒感染史,贫血不严重,血红蛋白 F 不高,感染控制后常能自发缓解。其他如范科尼贫血、Pearson 综合征及软骨 - 毛发发育不良综合征等伴体格发育异常的先天性疾病也需与 DBA 相鉴别。

五、治疗

1. **支持治疗**　严重贫血需输注红细胞,评价体内铁负荷,注意除铁治疗。

2. **去除病因**　停用可疑药物。胸腺瘤者应尽早切除胸腺,术后缓解率可达 25%~50%。但是,无胸腺瘤的 PRCA 不建议行胸腺切除术。微小病毒 B19 感染者及时抗病毒或大剂量静脉免疫球蛋白治疗。

3. **免疫抑制治疗**　肾上腺皮质激素是 PRCA 的一线治疗药物,常用泼尼松的起始剂量为 1~2mg/(kg·d),缓解率约 50%,但持久者少。多数需维持治疗或因复发更换方案。如连续使用泼尼松 4~6 个月仍然无效,或需大剂量维持,应考虑换用或加用其他免疫抑制剂。环孢菌素单用或者联合抗人胸腺细胞免疫球蛋白有效率约 50%~80%。细胞毒性免疫抑制治疗,如环磷酰胺、硫唑嘌呤,6- 巯基嘌呤等因其毒副作用较大,应慎用。

大剂量静脉免疫球蛋白通过反馈性免疫调节效应,抑制 B、T 淋巴细胞功能,阻断单核巨噬细胞系统 Fc 受体。免疫球蛋白也有抗感染作用,可用于微小病毒 B19 感染者。

泼尼松治疗 DBA 以 60mg/(m²·d)起,有效者 1~2 周后见到网织红细胞、血红蛋白升高。一般在血红蛋白水平到 100g/L 时减量。若使用激素 3~4 周无反应,认为是无效病例,应及时改变治疗药物或方案。约 60%~70%DBA 对糖皮质激素有效,但 *RPS19* 突变者有效率仅 40% 左右,更易发展为输血依赖,而需要异基因造血干细胞移植。

4. **异基因造血干细胞移植** 是唯一能治愈 DBA 的方法,输血依赖的 DBA 应及早进行移植,首选 HLA 匹配同胞供体。

六、预后

继发性 PRCA 预后视原发病而定,多数对免疫抑制剂有效,生存期长。但是 DBA 患者易并发多种恶性肿瘤,以 AML 和 MDS 多见,一旦发生,预后差。

(何广胜)

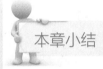

本章小结

1. **再生障碍性贫血的病因** 分为获得性 AA 和先天性 AA。获得性 AA 发病原因不明确,可能的病因有:①病毒感染,特别是肝炎病毒、微小病毒 B19,其他可疑病毒有 EB 病毒及 HIV 病毒等。②化学因素,包括药物和化学物质,特别是氯霉素类抗生素、抗肿瘤化疗药物、磺胺类药物、杀虫剂、苯及其衍生物等。③物理因素,X 射线、γ 射线、镭及放射性核素等高能射线产生的离子辐射等。先天性 AA 病因尚不清楚,可能系胚胎期病毒感染或 / 和理化因素影响而造成遗传基因突变,导致骨髓造血干细胞损伤和其他先天畸形。

2. **再生障碍性贫血的发病机制** AA 可通过以下三种机制发病:原发 / 继发性造血干 / 祖细胞(“种子”)缺陷、造血微环境(“土壤”)异常及免疫(“虫子”)异常。造血干 / 祖细胞缺陷包括量和质的异常:骨髓造血干细胞数量减少,造血干 / 祖细胞集落形成能力降低,毒物、电离辐射直接损伤造血干 / 祖细胞,大约 5% 的 AA 患者体内存在 CD59⁻ 细胞的小克隆,部分 AA 可向具有造血干细胞质异常性的阵发性睡眠性血红蛋白尿症(PNH)、骨髓增生异常综合征(MDS)甚至白血病转化;造血微环境异常:AA 患者骨髓活检发现骨髓“脂肪化”,部分 AA 骨髓基质细胞体外培养生长情况差,骨髓间充质干细胞增殖功能下降、凋亡增多;免疫异常:细胞免疫尤其是 T 淋巴细胞数量和功能的变化在再障发病中起关键作用;遗传学背景因素:与 AA 相关的细胞遗传学异常是高度异质性的,在 AA 患者中发现的染色体核型异常包括:7/7q−、+8、+6、−13/13q−、−Y、5q−、+9/+9q 等,最新研究中 AA 患者的体细胞突变率为 19%,其中包括 ASXL1、DNMT3A 和 BCOR 等突变。

3. **再生障碍性贫血的诊断和鉴别诊断** 获得性 AA 诊断标准:①全血细胞减少,网织红细胞百分数 <1%,淋巴细胞比例增高;②骨髓多部位增生减低(< 正常 50%)或重度减低(< 正常 25%),造血细胞减少,非造血细胞增多,骨髓小粒空虚;③一般无肝、脾大;④除外引起全血细胞减少的其他疾病,如 PNH、范科尼贫血、免疫相关性全血细胞减少、Evans 综合征、急性造血功能停滞、MDS、骨髓纤维化症、某些急性白血病及恶性组织细胞病等。

4. **再生障碍性贫血的治疗** 支持治疗:预防感染、避免出血、避免与各类危险因素接触、酌情给予预防性抗真菌治疗、必要的心理护理。对症治疗:纠正贫血、控制出血、控制感染性发热、去铁治疗、护肝治疗。针对发病机制的治疗:免疫抑制治疗包括抗淋巴 / 胸腺细胞球蛋白(ALG/ATG)、环孢素、其他免疫抑制剂;促造血治疗包括雄激素、造血生长因子;造血干细胞移植:对年龄 <40 岁且有 HLA 相合同胞供者的 SAA 患者,如无感染和出血,可首选同胞 HLA 相合供体骨髓移植。

5. **纯红细胞再生障碍** 是以骨髓单纯红系造血障碍,外周血网织红细胞和成熟红细胞减少(白细胞和血小板基本正常）为特征的一组疾病。

6. 先天性纯红细胞再生障碍　又称为 Diamond-Blackfan 贫血（DBA），部分患者与核糖体蛋白基因突变相关。

7. 纯红细胞再生障碍　一线治疗药物是糖皮质激素、环孢菌素。

思考题

1. 再生障碍性贫血应与哪些疾病鉴别？
2. 再生障碍性贫血的疗效标准。
3. 再生障碍性贫血的实验室检查有哪些？
4. 再生障碍性贫血的免疫治疗包括哪些？
5. 纯红细胞再生障碍伴发的哪种异常，经常规物理体检不易发现而需要胸片或者胸部 CT 检查？
6. DBA 伴 *RPS19* 基因突变者常有哪个红细胞相关生化指标异常？

第十二章
溶血性贫血

第一节　溶血性贫血概述

溶血性贫血(hemolytic anemia,HA)是由于红细胞破坏速率增加,寿命缩短,超过骨髓造血的代偿能力而发生的贫血。骨髓具有 6~8 倍的红系造血代偿潜力。当溶血发生而骨髓能够代偿时,可无贫血,称为溶血状态(hemolytic state)。正常红细胞的寿命约为 120 天,只有在红细胞平均寿命短至 15~20 天时,才会发生贫血。溶血性贫血占全部贫血的 5% 左右,可发生于各个年龄阶段。

一、临床分类

HA 的临床分类方法繁多。按病因可分为先天遗传性和后天获得性 HA;按发病机制可分为红细胞自身异常和红细胞外部因素异常所致的 HA(详见病因和发病机制);按溶血发生的部位可分为血管内和血管外 HA(详见病理生理);按发病和病情可分为急性和慢性 HA(详见临床表现)。其中临床意义较大的是按病因和发病机制分类(表 12-1)。

二、病因和发病机制

引起溶血的原因有 200 余种,红细胞自身异常或外部因素异常都可能导致溶血。红细胞自身异常,如膜结构、血红蛋白稳定性或酶功能缺陷等,可导致红细胞自发性寿命缩短及对环境因素的敏感性增加;红细胞外部因素异常,如机械性外伤、感染、自身免疫性损伤等都可能导致正常红细胞的破坏。前者大多为先天遗传性 HA,而后者大多为后天获得性 HA。但也有例外,如阵发性睡眠性血红蛋白尿症,就是后天获得性的红细胞自身膜的异常而造成的 HA(表 12-1)。

表 12-1　HA 的病因和发病机制分类

分类	疾病名称	常见溶血部位
先天遗传性 HA		
遗传性红细胞膜缺陷		
	遗传性球形红细胞增多症	血管外
	遗传性椭圆形红细胞增多症	
	遗传性棘形红细胞增多症	
遗传性红细胞酶缺陷		
戊糖磷酸途径酶缺陷	葡萄糖 -6- 磷酸脱氢酶(G-6-PD)缺乏症	血管外

续表

分类	疾病名称	常见溶血部位
无氧糖酵解酶缺陷	丙酮酸激酶缺乏症	血管外
	其他葡萄糖酵解酶缺乏	
	己糖激酶缺乏症	
	磷酸葡萄糖异构酶缺乏症	
	磷酸果糖激酶缺乏症	
	磷酸丙糖异构酶缺乏症	
	磷酸果糖醛酸酶缺乏症	
核苷酸代谢酶异常	嘧啶 5′- 核酸酶缺乏症	血管外
	腺苷脱氨酶增多症	
	腺苷酸激酶缺乏症	
谷胱甘肽代谢酶缺陷	谷胱甘肽合成酶缺陷	血管外
	γ- 谷氨酰半胱氨酸合成酶缺陷	
遗传性珠蛋白生成障碍		
珠蛋白肽链数量异常	α 珠蛋白生成障碍性贫血	血管外
	β 珠蛋白生成障碍性贫血	
珠蛋白肽链结构异常	血红蛋白 S 病	血管外
	不稳定血红蛋白病	
	血红蛋白 M 病	
	氧亲和力异常血红蛋白病	
后天获得性 HA		
免疫性		
自身免疫性溶血性贫血（AIHA）	温抗体型 AIHA	血管外 / 内
	原发性 AIHA	
	继发性或症状性 AIHA	
	药物诱发性 AIHA	
	冷抗体型 AIHA	
	冷凝集素综合征	
	阵发性冷性血红蛋白尿症	
	混合型 AIHA	
同种免疫性 HA	新生儿溶血病	血管外 / 内
	溶血性输血反应	
血管性		
微血管病性 HA	血栓性血小板减少性紫癜	血管内 / 外
	溶血性尿毒综合征	
	弥散性血管内凝血	
	恶性肿瘤诱发性	
	恶性高血压	
	化学治疗诱发性	
瓣膜病	心脏瓣膜置换术后	血管内
血管壁受到反复挤压	行军性血红蛋白尿	血管内

续表

分类	疾病名称	常见溶血部位
生物因素		
	原虫感染(疟疾、弓形虫病、利什曼原虫病、锥虫病等)	血管内
	细菌感染(巴尔通体病、梭状芽孢杆菌败血症、霍乱、伤寒等)	
物理及化学因素(包括药物及生物毒素)		
	大面积烧伤、血浆中渗透压改变	血管外／内
	苯肼、砷化物、硝基苯、亚硝酸盐、铅中毒、蛇毒、毒蕈等	
获得性红细胞膜缺陷		
	阵发性睡眠性血红蛋白尿症	血管内
其他		
	脾功能亢进	血管外

(一) 红细胞自身异常所致的 HA

1. 红细胞膜异常　红细胞膜主要由双层脂质和蛋白质构成,红细胞膜结构的正常是保持其可变性和柔韧性的基础;也是其顺利通过直径比它小的脾脏窦状隙(直径 2~5μm),防止被脾脏血窦网状内皮细胞吞噬的必要条件。而细胞膜异常的红细胞变形性和柔韧性降低、硬度增加,极易被单核巨噬细胞系统(特别是脾脏)吞噬并破坏,从而发生溶血。

(1)遗传性红细胞膜缺陷:主要是由于红细胞膜支架(细胞骨架蛋白)异常所致。细胞骨架蛋白量或／和质的缺陷以及蛋白之间相互作用的异常可造成红细胞膜支架异常,使红细胞不能维持正常的双凹圆盘状,出现各种异常的几何形状和膜生化物理特性的改变,从而极易在单核巨噬细胞系统中被破坏。典型代表为遗传性球形红细胞增多症等。

(2)获得性血细胞膜缺陷:典型代表为阵发性睡眠性血红蛋白尿症(paroxysmal nocturnal hemoglobinuria,PNH),该病源于造血干细胞 *PIG-A* 基因突变,使一组通过糖磷脂酰肌醇锚连在细胞表面的锚连膜蛋白缺失,导致受累红细胞对补体介导的溶血敏感性增高,引发血管内溶血。

2. 遗传性红细胞酶缺陷　红细胞代谢正常是维持其细胞膜柔韧性、完整性和血红蛋白生理功能的基础。参与红细胞代谢的酶有 40 余种,部分酶可出现遗传性缺陷,影响红细胞的代谢与功能,从而发生溶血。目前发现可引起 HA 的酶有 20 余种,通常根据其参与代谢途径的不同而进行分类,最常见的为以下两类:

(1)磷酸戊糖途径酶缺陷:葡萄糖是红细胞能量代谢的主要底物。生理情况下,磷酸戊糖途径只参与红细胞内 5%~10% 的葡萄糖代谢,但却是红细胞内 NADPH(谷胱甘肽代谢的重要辅酶)的唯一来源,是红细胞的保护机制之一。在氧化应激条件下,磷酸戊糖途径酶的缺陷,可导致红细胞内 NADPH 产生降低,还原型谷胱甘肽减少,从而使细胞易受到氧化损伤,珠蛋白变性并附着于细胞膜,形成海因小体(Heinz body),导致红细胞变得僵硬,变形性降低,发生溶血。葡萄糖 -6- 磷酸脱氢酶(glucose-6-phosphate dehydrogenase,G-6-PD)缺乏症是最常见的遗传性红细胞酶缺陷。

(2)无氧糖酵解途径酶缺陷:正常情况下,约 90% 的葡萄糖通过糖酵解途径代谢,是红细胞产生能量的主要途径。无氧糖酵解途径酶缺陷可导致红细胞能量来源不足,出现红细胞膜功能异常,从而发生溶血。该途径的红细胞酶缺陷所致的 HA 中,90% 为丙酮酸激酶缺乏症,后者的发病率在红细胞酶病中居第 2 位,仅次于 G-6-PD 缺乏症。

此外,红细胞核苷酸代谢酶异常及谷胱甘肽代谢酶缺陷也可诱发 HA。

3. 遗传性珠蛋白生成障碍　遗传性珠蛋白生成障碍可分为珠蛋白肽链结构异常和肽链合成数量异常两类。其溶血发生的机制为：作为血红蛋白的组成成分之一，珠蛋白的异常将最终导致红细胞合成的血红蛋白发生功能和理化性质的变化或异常，即形成异常血红蛋白。异常血红蛋白在红细胞内易形成聚合体、结晶体或包涵体，造成红细胞的柔韧性和变形性降低，硬度增加，易被单核巨噬细胞系统，特别是脾脏吞噬破坏。

（1）珠蛋白肽链结构异常：即异常血红蛋白病。血红蛋白变异 90% 以上是由于珠蛋白肽链单个氨基酸替代，其余少见异常包括双氨基酸替代、缺失、插入、链延伸及链融合等肽链结构改变。上述异常血红蛋白的表型均以基因变异为基础，可发生于任何一种珠蛋白肽链，其中以 β 珠蛋白肽链受累最为常见。常见疾病为血红蛋白 S（HbS）病（又称镰状细胞贫血）、不稳定血红蛋白病等。

（2）珠蛋白肽链数量异常：即珠蛋白生成障碍性贫血，原称海洋性贫血、地中海贫血。因某个或多个珠蛋白基因异常引起一种或一种以上珠蛋白肽链不能合成或合成不足，导致珠蛋白肽链比例失衡而引起的 HA，但缺失或不足的珠蛋白肽链一级分子结构正常。其典型代表为 α 珠蛋白生成障碍性贫血（α 地中海贫血）、β 珠蛋白生成障碍性贫血（β 地中海贫血）等。

（二）红细胞外部异常所致的 HA

1. 免疫性 HA　免疫性溶血性贫血是由于自身抗体形成、药物以及血型不合等原因引起体内免疫反应异常，导致红细胞破坏加速的一种获得性 HA，大致可分为自身免疫性溶血性贫血和同种免疫性溶血性贫血。

（1）自身免疫性溶血性贫血（autoimmune hemolytic anemia，AIHA）：是最常见的一种获得性 HA，也是最重要的一种免疫性 HA。根据有无病因分为原发性和继发性 AIHA。根据抗体作用于红细胞的最佳温度分为温抗体型、冷抗体型和混合型 AIHA。其共同的病理生理基础是患者体内产生了针对红细胞膜抗原的自身抗体，这种抗体与红细胞膜表面抗原结合使红细胞致敏，致敏的红细胞易在单核巨噬细胞系统内被吞噬破坏，导致血管外溶血的发生；另外，致敏红细胞还可通过补体的激活协同血管外溶血的作用，或是补体激活形成膜攻击复合物，导致血管内溶血的发生。

（2）同种免疫性 HA：典型代表为新生儿溶血病。新生儿溶血病是母婴之间血型不合所致的溶血性疾病，以 ABO 溶血病最常见，其次是 Rh 溶血病。胎儿由父亲遗传获得母体所不具有的血型抗原，在胎儿红细胞通过胎盘进入母体后，该血型抗原即刺激母体产生相应的 IgG 血型抗体，这种抗体又经胎盘循环至胎儿血循环，作用于胎儿红细胞使其致敏并导致溶血。此外，血型不符的输血反应也属于同种免疫性 HA。

2. 血管性 HA

（1）微血管病性 HA：微小血管损伤是其关键机制。多种原因可导致微血管受损，使微血管内发生纤维蛋白沉积、血栓形成、狭窄或坏死。当红细胞流经受损的微血管时，在血循环的压力作用下，其强行通过或阻挂在纤维蛋白丝上而被压碎割裂，发生血管内溶血。有的受损红细胞可暂时自行封闭缺口，在循环血液中出现盔甲形等各种形状的破碎红细胞和球形红细胞，流经脾脏等单核巨噬细胞系统时可被吞噬，发生血管外溶血。最常见的疾病为血栓性血小板减少性紫癜等。

（2）瓣膜病：心脏瓣膜发生病变时，其表面多变得粗糙，红细胞流经时可发生摩擦甚至被割裂，从而被破坏；另外，瓣膜病导致的瓣膜狭窄、关闭不全及心室压力增大等因素可引起局部血流动力学改变，超过正常红细胞所能承受的冲击，导致红细胞被破坏。最常见的疾病为主动脉瓣狭窄及心脏瓣膜置换术后等。

（3）血管壁受到反复挤压：脚掌或手掌等体表部位受到反复挤压或撞击时，表浅微血管被反复挤压、损伤，从而变得狭窄和粗糙，使流经的红细胞受到过多的推挤、撕裂，导致溶血。其典型代表为行军性血红蛋白尿。

3. 生物因素　多种感染可引起溶血。原虫感染引起的溶血以疟疾最为常见，寄生于红细胞内的疟原虫可直接导致大量红细胞被机械性破坏。严重细菌感染，如梭状芽孢杆菌败血症等也可诱发溶血。

4. 理化因素   物理因素如大面积烧伤、血浆中渗透压改变；化学因素如苯肼、亚硝酸盐类等中毒，可因引起获得性高铁血红蛋白血症而溶血。

三、病理生理

HA 的病因繁多，不同病因导致的 HA 其红细胞破坏的具体机制不同，但其红细胞被破坏的部位或为血管内或为血管外，红细胞被破坏后机体发生的相应的病理生理改变及临床表现却具有相似的特点。

（一）红细胞破坏增加

1. 血管内溶血   指红细胞在血循环中被破坏，释放大量游离血红蛋白，游离的血红蛋白迅速与血液中的结合珠蛋白结合。结合体分子量大，不能通过肾小球排出，而是与巨噬细胞表面的清道夫受体 CD163 结合而被吞噬破坏（同血管外溶血）。当血浆中的游离血红蛋白超过了结合珠蛋白所能结合的量，多余的游离血红蛋白形成血红蛋白血症，并可从肾小球滤出，形成血红蛋白尿排出体外；其中部分血红蛋白被近曲小管上皮细胞重吸收并分解为珠蛋白、卟啉及铁。反复血管内溶血时，铁以铁蛋白或含铁血黄素的形式沉积在上皮细胞内并可随尿排出，形成含铁血黄素尿。因红细胞富含乳酸脱氢酶，故血管内溶血时血清乳酸脱氢酶会升高（图 12-1）。

2. 血管外溶血   指红细胞被脾脏等单核巨噬细胞系统吞噬破坏，释放出的血红蛋白被分解为珠蛋白和血红素。血红素进一步降解生成胆红素（非结合胆红素）。非结合胆红素入血后经肝细胞摄取，与葡萄糖醛酸结合形成结合胆红素并随胆汁排入肠道，经肠道细菌作用还原为尿（粪）胆原并随粪便排出。少量尿（粪）胆原又被肠道重吸收入血并经肝细胞代谢，重新随胆汁排泄到肠道中，即"胆红素的肠肝循环"；小部分尿（粪）胆原通过肾脏随尿排出，称为尿胆原（图 12-1）。当溶血程度超过肝脏处理胆红素的能力时，会发生溶血性黄疸。慢性血管外溶血由于长期高胆红素血症导致肝功能损害，可合并肝细胞性黄疸。

无效性红细胞生成（ineffective erythropoiesis）或原位溶血，指骨髓内的幼红细胞在释入血循环之前已在骨髓内破坏，可伴有黄疸，其本质是一种血管外溶血。常见于巨幼细胞贫血、骨髓增生异常综合征等。

血管内与血管外溶血在某些溶血性疾病中可不同程度上合并存在。

（二）红系代偿性增生

1. 网织红细胞升高   溶血发生时，骨髓红系代偿性增生，外周血网织红细胞比例明显增加，可达 5%~20%，甚至更高。

2. 外周血红细胞形态改变   外周血可出现有核红细胞，约占 1%，主要是晚幼红细胞。严重溶血时可见到幼稚粒细胞。部分红细胞内含有核碎片，如 Howell-Jolly 小体和 Cabot 环。由于网织红细胞和其他较不成熟的红细胞自骨髓大量释放至外周血，故外周血中大红细胞增多。

3. 骨髓细胞形态学改变   骨髓增生明显活跃，红系比例增高，以中幼和晚幼红细胞为主，粒红比例可降低或倒置（<1.5）。粒系和巨核系形态、比例一般正常。

四、临床表现

HA 患者的临床表现取决于溶血发生的速度、程度、部位、持续时间和患者的代偿能力。因上述因素的差异，不同类型 HA 的临床表现差别极大，可无明显症状，也可出现危及生命的急重症。

（一）急性 HA

多为血管内溶血，起病急骤，临床表现为严重的腰背及四肢酸痛，伴头痛、呕吐、寒战，随后出现高热、面色苍白和血红蛋白尿、黄疸。这是由于短时间内红细胞大量破坏，其分解产物对机体的毒性作用所致，严重者出现周围循环衰竭。另外，由于溶血产物引起肾小管细胞坏死和管腔阻塞，可导致急性肾衰竭。

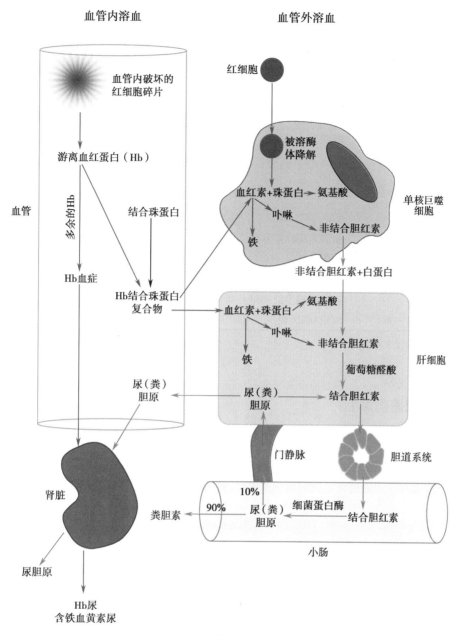

图 12-1　血管内、外溶血性贫血

(二) 慢性 HA

多为血管外溶血,起病缓慢,临床表现有贫血、黄疸和脾大三大特征。因病程较长,患者呼吸系统和循环系统往往对贫血有良好的代偿,故症状较轻。溶血所致的黄疸多为轻至中度,不伴有皮肤瘙痒。长期高胆红素血症可并发胆石症和肝功能损害。慢性溶血病程中,某些诱因(如病毒感染等)可使溶血突然加重,超出骨髓代偿能力,发生严重贫血,称为溶血危象(hemolytic crisis);或发生暂时性骨髓造血停滞,即再生障碍危象(aplastic crisis);或因饮食中叶酸供给不足、机体对叶酸需求增加(如反复溶血、妊娠等),可出现巨幼细胞贫血危象(megaloblastic crisis)。慢性重度 HA 时,长骨部分的黄髓可变成红髓;儿童时期骨髓都是红髓,严重溶血时骨髓腔可以扩大,骨皮质变薄,骨骼变形。髓外造血可致肝、脾大。

五、实验室检查

除血常规等贫血的一般实验室检查外,HA 的实验室检查可根据上述溶血发生后机体的病理生理改变分为三个方面：①红细胞破坏增加的检查；②红系代偿性增生的检查；③针对红细胞自身缺陷和外部异常的检查。前两者属于 HA 的筛查试验（表 12-2），用于确定是否存在溶血及溶血部位。后者属于 HA 的特殊检查，用于确立病因和鉴别诊断，将在本章第二、三、四节中讨论。

表 12-2　溶血性贫血的筛查试验

红细胞破坏增加的检查		红系代偿性增生的检查	
血清结合珠蛋白*	降低	网织红细胞计数	升高
血浆游离血红蛋白*	升高	外周血涂片	可见有核红细胞
尿血红蛋白*	阳性	骨髓检查	红系增生旺盛
			粒红比例降低或倒置
尿含铁血黄素*	阳性		
胆红素代谢	血游离胆红素升高		
	尿胆原升高		
	尿胆红素阴性		
外周血涂片	破碎和畸形红细胞升高		
红细胞寿命测定（⁵¹Cr）标记	缩短（临床较少应用）		

*提示存在血管内溶血的检查。

六、诊断和鉴别诊断

（一）诊断

根据 HA 的临床表现，实验室检查有贫血、红细胞破坏增多、骨髓红系代偿性增生的证据，可确定 HA 的诊断及溶血部位。通过详细询问病史及 HA 的特殊检查可确定 HA 的病因和类型。详见图 12-2。

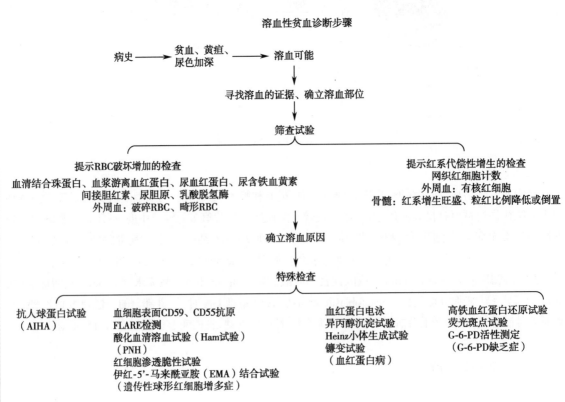

图 12-2　溶血性贫血的诊断

（二）鉴别诊断

易与 HA 混淆的下列情况需注意鉴别：①贫血伴网织红细胞增多：如失血性、缺铁性或巨幼细胞贫血的恢复早期；②非胆红素尿性黄疸：如家族性非溶血性黄疸（Gilbert 综合征等）；③幼粒幼红细胞性贫血伴轻度网织红细胞增多：如骨髓转移癌等。以上情况虽类似 HA，但本质不是溶血，缺乏实验室诊断溶血的三方面的证据，故容易鉴别。

七、治疗

HA 是一组异质性疾病，其治疗应因病而异，去除病因的同时应给予积极的对症支持治疗，其基本治疗原则如下。

1. **去除病因**　有溶血诱发因素者，如药物诱发的 HA，应立即停药并避免再次用药；冷抗体型自身免疫性 HA 应注意防寒保暖；G-6-PD 缺乏症应避免食用蚕豆和应用具有氧化性质的药物。

2. **糖皮质激素和其他免疫抑制剂**　主要用于免疫性 HA。糖皮质激素对温抗体型自身免疫性HA 具有较好的疗效；对 PNH 频发型可减轻溶血发作。环孢素和环磷酰胺对某些糖皮质激素治疗无效的温抗体型或冷抗体型自身免疫性 HA 可能有效。

3. **脾切除术**　适用于红细胞破坏主要发生在脾脏的 HA，如：遗传性球形红细胞增多症；需要大剂量糖皮质激素才能维持疗效或药物治疗无效的自身免疫性 HA；某些类型的珠蛋白生成障碍性贫血等。

4. **单克隆抗体**　抗 CD20 单克隆抗体可应用于自身免疫性 HA 的二线治疗；抗补体 C5 单克隆抗体可用于 PNH 的治疗。

5. **红细胞输注**　可改善贫血症状，但自身免疫性 HA 患者输血易发生溶血反应，故应严格掌握指征，必要时输注洗涤红细胞。

6. **补充造血原料**　溶血患者的骨髓造血代偿性加速，对造血原料的需求增加，某些慢性 HA 叶酸消耗增加，应额外补充叶酸；长期血红蛋白尿患者铁丢失增加，证实缺铁后应适当补充，但对 PNH 患者补铁需慎重。

7. **其他治疗**　严重的急性 HA 可导致急性肾衰竭、休克及电解质紊乱等致命并发症，应予积极处理。对伴有血栓形成的 PNH 患者，应给予抗凝治疗。

（李　薇）

第二节　先天性溶血性贫血

先天性溶血性贫血（congenital hemolytic anemia，CHA）是一类以红细胞过早破坏为特征的遗传性异质性疾病。遗传病因多种多样，按发病机制可分为遗传性红细胞膜缺陷、红细胞酶缺陷和血红蛋白病三大类，其中遗传性球形红细胞增多症、葡萄糖 -6- 磷酸脱氢酶缺乏症和珠蛋白生成障碍性贫血较为常见。

一、遗传性球形红细胞增多症

（一）概念

遗传性球形红细胞增多症（hereditary spherocytosis，HS）是一种遗传性红细胞膜缺陷导致的溶血性贫血。其特征为贫血、黄疸和脾肿大,外周血中球形红细胞增多。

（二）病因和发病机制

约 75%HS 患者为常染色体显性遗传,约 15% 为常染色体隐性遗传,涉及 1 号、2 号、8 号、14 号、15 号、17 号染色体改变,无家族史的散发病例可能为新发生的基因突变所致。

HS 的发病机制是由于红细胞膜蛋白基因异常导致膜骨架蛋白缺陷,细胞膜脂质丢失,细胞表面积减少,细胞球形变。目前已发现 5 种与 HS 发病相关的基因突变,包括 *ANK1*、*EPB42*、*SLC4A1*、*SPTA* 及 *SPTB*,分别编码锚蛋白、4.2 蛋白、带 3 蛋白、α- 血影蛋白和 β- 血影蛋白（表 12-3）。血影蛋白又称收缩蛋白,是红细胞膜骨架网络中重要的组成成分,其通过与锚蛋白相结合而固定于细胞膜。血影蛋白缺陷可引起膜结构与功能的异常,出现红细胞膜蛋白磷酸化及钙代谢缺陷,钠泵功能亢进,钠、水进入细胞增多,红细胞呈球形变。球形红细胞需要消耗更多的 ATP 加速过量钠的排出,细胞内的 ATP 相对缺乏,同时钙 -ATP 酶受抑制,钙易沉积于膜上,使膜的柔韧性降低。变形性和柔韧性减低的红细胞,当通过脾脏时容易被破坏,出现血管外溶血性贫血。

表 12-3　遗传性球形红细胞增多症相关基因异常

缺陷蛋白	致病基因	染色体定位	遗传方式	OMIM 号
锚蛋白	*ANK1*	8p11.21	AD,AR	182900
α- 血影蛋白	*SPTA1*	1q23.1	AR	270970
β- 血影蛋白	*SPTB*	14q23.3	AD	616649
带 3 蛋白	*SLC4A1*	17q21.31	AD	612653
4.2 蛋白	*EPB42*	15q15.2	AR	612690

注:信息来源于 OMIM 数据库。AD:常染色体显性遗传;AR:常染色体隐性遗传。

（三）临床表现

任何年龄均可发病,男女均可发病。半数患者有阳性家族史。反复发生的溶血性贫血、间歇性黄疸和不同程度的脾肿大是该病典型表现。由于基因突变的类型和红细胞膜骨架蛋白异常程度不同,疾病严重程度具有明显异质性。

常见的并发症为胆囊结石（50%）。感染是接受脾切除术患者的常见并发症。少见的并发症有下肢复发性溃疡（与红细胞变形性降低、血流淤滞有关）、慢性红斑性皮炎、痛风（细胞破坏,代谢产物增多）、髓外造血性肿块。严重者常因感染诱发溶血危象、再障危象。此外,HS 患者骨髓代偿性造血旺盛,机体对叶酸需求增加或饮食中叶酸供给不足可诱发巨幼细胞贫血危象。

（四）实验室检查

1. **血象**　血红蛋白正常或轻度降低,平均红细胞体积（MCV）下降、平均红细胞血红蛋白浓度（MCHC）升高、红细胞分布宽度（RDW）增加,网织红细胞增加。外周血涂片中红细胞呈球形,大小比较均一,直径变小,厚度增加,染色后细胞中央淡染区消失（图 12-3）。

2. **渗透脆性试验**　HS 患者红细胞渗透脆性增高,并且可用葡萄糖或 ATP 纠正。

3. **红细胞膜电泳分析**　SDS-PAGE 电泳可得到红细胞膜蛋白各组分的百分率。部分患者可见收缩蛋白等膜骨架蛋白缺少。

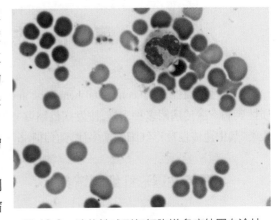

图 12-3　遗传性球形红细胞增多症外周血涂片

4. **酸化甘油溶血试验** 检测当红细胞在甘油存在于低渗溶液氯化钠磷酸缓冲液时,红细胞悬液的吸光度降至 50% 的时间(AGLT50)。HS 患者 AGLT50 较健康人明显缩短。

5. **伊红 -5- 马来酰亚胺(EMA)结合试验** EMA 荧光染料可与红细胞膜蛋白结合,用流式细胞术检测红细胞平均荧光强度。HS 患者 EMA 标记的红细胞平均荧光强度低于健康者。EMA 结合试验对诊断 HS 具有较高的特异性和敏感性。

6. **基因分析** 应用全基因组测序、全外显子组测序等可检出膜蛋白基因的突变位点。

(五)诊断

根据临床表现以及血管外溶血为主的实验室检查依据,且外周血球形红细胞增多(大于 10%),红细胞渗透脆性增加,若有阳性家族史,即可诊断 HS。若家族史阴性,需排除自身免疫性溶血性贫血等原因造成的继发性球形红细胞增多;部分不典型患者诊断还需借助红细胞膜电泳分析、酸化甘油溶血试验、EMA 结合试验及基因分析等。

(六)治疗及预后

脾切除对本病有显著疗效。术后 90% 的患者贫血及黄疸可明显改善,但球形红细胞依然存在。脾切除后可发生致命的肺炎链球菌感染(特别是 <6 岁的小儿),故需严格掌握适应证。脾切除术的适应证侧重于提高生活质量,对于重型 HS 患者,脾切除的适应证明确;但对于轻、中度疾病患者尚无明确的共识,是否行脾切除仍存在争议。儿童重型 HS,手术时机尽可能延迟到 6 岁以上。手术方式首选腹腔镜切脾,脾脏次全切除术也是一种选择。手术前、后需按期接种疫苗。贫血严重时可输注红细胞,注意补充叶酸以防叶酸缺乏而加重贫血或诱发危象。

本病预后良好,仅少数患者死于溶血危象或脾脏切除后并发症。

二、红细胞葡萄糖 -6- 磷酸脱氢酶缺乏症

(一)概念

红细胞葡萄糖 -6- 磷酸脱氢酶(glucose-6-phosphate dehydrogenase,G-6-PD)缺乏症,是指因 G-6-PD 基因突变导致参与红细胞磷酸戊糖途径代谢的 G-6-PD 活性降低和 / 或酶性质改变,引起以溶血为主要表现的一种 X- 连锁不完全显性遗传疾病,是已发现的 20 余种遗传性红细胞酶病中最常见的一种。该病在非洲、地中海、亚洲人种族中常见;我国以广西、广东、海南、云南、贵州和四川省多见,淮河以北较少见。

(二)病因和发病机制

G-6-PD 突变基因位于 X 染色体(Xq28),呈 X- 连锁不完全显性遗传,更常见于男性。携带 G-6-PD 变异基因的男性表现为酶缺陷,而杂合子女性因 Lyon 现象(两条 X 染色体中一条随机失活),细胞 G-6-PD 活性从正常至明显缺乏不等。

G-6-PD 是磷酸戊糖途径的限速酶。在正常红细胞磷酸戊糖旁路途径中,G-6-PD 能使葡萄糖 -6- 磷酸氧化脱氢,同时使烟酰胺腺嘌呤二核苷酸(nicotinamide adenine dinucleotide,NADP$^+$)还原为还原型烟酰胺腺嘌呤二核苷酸磷酸(nicotinamide adenine dinucleotide phosphate,NADPH),NADPH 可使氧化型谷胱甘肽(glutathione disulfide,GSSG)还原为还原型谷胱甘肽(glutathione,GSH),保护细胞不受氧化损伤。G-6-PD 缺乏时,由于酶活力下降不能生成足量的 NADPH,细胞内 GSH 随之减少,可造成含巯基的膜蛋白、血红蛋白、酶蛋白的氧化损伤,形成不可逆性的珠蛋白小体即海因小体(Heinz body),红细胞变形性明显下降,易被单核巨噬细胞系统破坏发生血管外溶血。也可由某种诱因引发大量受氧化损伤的红细胞不能被脾等吞噬细胞及时处理,发生急性血管内溶血。

(三)临床表现

本病的共同临床表现为溶血,但轻重程度不一。根据溶血的诱因分为 5 种临床类型:药物性溶

血、蚕豆病、新生儿高胆红素血症、感染性溶血及先天性非球形红细胞溶血性贫血,其中前四种表现为急性血管内溶血,最后一种以慢性血管外溶血为主。

1. 药物性溶血　典型表现为服药后 1~3 天发生急性血管内溶血,一周左右贫血最严重,甚至发生周围循环衰竭或肾衰竭。溶血程度与酶缺陷程度及药物剂量有关,出现血红蛋白尿及 Heinz 小体,严重者可以出现肾衰竭、酸中毒。停药后 8~10 天溶血逐渐停止,Heinz 小体逐渐消失。如间歇或持续小量用药,可发生慢性溶血。

引起溶血常见的药物包括:抗疟药(伯氨喹、奎宁等),解热镇痛药(阿司匹林、对氨基水杨酸等),硝基呋喃类(呋喃妥因、呋喃唑酮),酮类(噻唑酮),磺胺类,砜类(硫砜、噻唑砜),其他(维生素 K、樟脑、丙磺舒、萘、苯胺、奎宁丁等)。

2. 蚕豆病　多见于 10 岁以下儿童,男性多于女性。40% 的患者有家族史。发病集中于每年蚕豆成熟季(3~5 月)。起病急,一般食新鲜蚕豆或其制品后 2 小时至几天(一般 1~2 天)突然发生,出现贫血、黄疸及典型血红蛋白尿,严重者可发生急性肾衰竭。溶血程度与食蚕豆的量无关。多数患者停止食用可自行恢复,严重病例需要输血及肾上腺皮质激素,并采取措施避免急性肾衰竭。

3. 新生儿高胆红素血症　出生后 1~4 天出现黄疸,并进行性加重。早产儿严重者可出现核黄疸,危及生命。

4. 感染诱发的溶血　常见感染包括流感病毒、肝炎病毒、巨细胞病毒、伤寒杆菌、沙门氏菌、大肠埃希菌、溶血性链球菌、立克次体感染。其临床表现与原发病的轻重有关,少数病毒性肝炎导致的溶血可发生致命的急性肾衰竭。

5. 先天性非球形红细胞溶血性贫血　一组红细胞 G-6-PD 缺乏所致慢性自发性血管外溶血性贫血。一般有轻到中度贫血、脾肿大,感染或某些药物可加重溶血,引起溶血危象或再障危象。

(四)实验室检查

1. 溶血的检查　确诊是否发生溶血性贫血的检查详见本章第一节。

2. G-6-PD 活性筛选试验　包括高铁血红蛋白还原试验、荧光斑点试验和硝基四氮唑蓝纸片试验。可半定量判定 G-6-PD 活性,分为正常、中度和严重异常。

3. G-6-PD 活性定量测定　诊断 G-6-PD 缺乏最可靠的方法。检测方法有多种,测定结果较正常平均值降低 40% 以上具有诊断意义。

4. Heinz 小体生成试验　健康人阳性细胞(含 5 个及以上 Heinz 小体的红细胞)百分率 <30%,G-6-PD 缺乏者阳性细胞常 >45%。该试验缺乏特异性,也可见于其他原因引起的溶血。

5. 基因分析　基因突变型分析可用于鉴定 G-6-PD 基因突变的类型和多态性。

(五)诊断

G-6-PD 缺乏症的诊断主要依靠实验室检查。对于有阳性家族史、病史中有急性溶血特征、有食蚕豆或服药等诱因者,应考虑本病,进行针对性的特异性检查。实验室检查出现下列情况之一即可确诊:① G-6-PD 活性筛选试验中两项中度异常;②一项筛检试验严重异常;③一项筛选试验中度异常,伴有明确的家族史;④一项筛选试验中度异常加上 Heinz 小体生成试验阳性;⑤定量测定 G-6-PD 活性较正常平均值降低 40% 以上。

(六)治疗及预后

在没有外源性氧化剂作用的情况下,绝大多数 G-6-PD 缺乏症患者不需要治疗,其防治原则主要是注意避免摄入氧化剂、及时控制感染以及对症治疗。

1. 去除诱因　停止服用诱发溶血的食物、药物,治疗感染。

2. 对症支持治疗　输注红细胞(避免亲属血)、应用糖皮质激素、补充叶酸、水化碱化尿液、纠正酸中毒、预防肾衰竭等。

3. 新生儿高胆红素血症　可采用蓝光疗法、血浆置换、补充维生素 B_2、苯巴比妥治疗等。

4. **产前预防性用药**　产前 4~6 周小剂量服用苯巴比妥,对减轻新生儿高胆红素血症、预防核黄疸可能有一定作用。

5. **脾切除术**　对急性血管内溶血无效。对慢性溶血脾大者、输血依赖者可考虑脾切除,疗效不确切。

患者去除诱因后输血、激素治疗等综合治疗手段对症状的缓解有帮助,是改善预后的主要方式。

三、血红蛋白病

血红蛋白病(hemoglobinopathy)是由于珠蛋白肽链结构异常(异常血红蛋白病)或珠蛋白肽链合成速率异常(珠蛋白生成障碍性贫血)所引起的一组遗传性溶血性贫血。血红蛋白由血红素和珠蛋白组成。每一个血红蛋白含有 2 对珠蛋白肽链,包括 α 链和非 α 链(ε、β、γ 及 δ 链)。每一条肽链和一个血红素组合,构成一个血红蛋白单体。人类血红蛋白是由 2 对(4 条)血红蛋白单体聚合而成的四聚体。正常人出生 3~6 个月后有 3 种血红蛋白:①血红蛋白 A(HbA,$\alpha_2\beta_2$,占 95% 以上);②血红蛋白 A_2(HbA$_2$,$\alpha_2\delta_2$,占 2%~3%);③胎儿血红蛋白(HbF,$\alpha_2\gamma_2$,约占 1%)。胎儿期主要有两种血红蛋白:①胎儿血红蛋白(HbF,$\alpha_2\gamma_2$,占 70%~80%);②血红蛋白 A(HbA,$\alpha_2\beta_2$,占 20%~30%)。

(一) 异常血红蛋白病

异常血红蛋白病是一组遗传性珠蛋白结构异常的血红蛋白病。90% 以上的珠蛋白结构异常表现为肽链中单个氨基酸替代,其余少见异常包括双氨基酸替代、缺失、插入、链延伸及链融合等。肽链结构改变可导致血红蛋白功能和理化性质的变化或异常,可表现为珠蛋白链多聚体形成(镰状细胞贫血)、氧亲和力变化、形成不稳定血红蛋白或高铁血红蛋白等,以溶血、发绀、血管阻塞为主要临床表现。大多数异常血红蛋白病为常染色体显性遗传。

1. **镰状细胞贫血**　又称血红蛋白 S(HbS)病,是由于 β 珠蛋白链第 6 位谷氨酸被缬氨酸替代所致,以常染色体显性方式遗传,主要见于非洲黑种人。HbS 在缺氧情况下形成溶解度很低的螺旋形多聚体,使红细胞扭曲成镰状细胞(镰变)。可引起以下病理现象:①溶血:镰形变的红细胞机械脆性增高,变形性差,易发生血管外和血管内溶血,以血管外溶血为主(脾内破坏);②血管阻塞:镰形变的红细胞还可使血液的黏度增加,血流缓慢,僵硬的红细胞在微循环中淤滞,可造成血管阻塞,引起局部缺氧和全身炎症反应导致相应部位疼痛。

杂合子患者一般不发生镰变和贫血,无明显症状。纯合子多于出生半年后出现临床表现。主要表现为贫血、黄疸、肝脾肿大及慢性器官损害。当机体出现缺氧、酸中毒、感染时,可能诱发病情急剧加重或出现危象,血管阻塞危象最常见,可造成肢体或脏器疼痛及功能障碍甚至坏死,其他急性事件包括再障危象、巨幼细胞危象、脾扣留危象、溶血危象,可能危及生命。

实验室检查:①红细胞镰变试验阳性;②血红蛋白电泳出现明显 HbS 区带;③外周血红细胞大小不等,异形明显,可见有核红细胞、靶形红细胞、嗜碱性点彩红细胞,严重时可见镰形红细胞;④血红蛋白减少,网织红细胞增多。

根据家族史、临床表现、溶血筛查试验及确诊本病的特异性检查(镰变试验阳性和血红蛋白电泳发现 HbS)即可明确诊断本病。

本病目前主要是对症治疗,包括吸氧、止痛,各种急性事件的预防和处理,抗感染、输血和补液等。羟基脲能够诱导 HbF 合成,HbF 有抗镰变作用,可以在一定程度上缓解病情和疼痛。多次输血的患者需注意治疗铁过载。异基因造血干细胞移植在少数重症病例中取得疗效,有望成为治愈该病的疗法。基因治疗尚处于临床试验阶段。

2. **不稳定血红蛋白病**　本病是由于珠蛋白链氨基酸替换或缺失导致血红蛋白空间构象改变,形成不稳定血红蛋白所致。目前发现的不稳定血红蛋白有 200 余种,但引起不稳定血红蛋白病的非常少见。80% 以上的不稳定血红蛋白累及 β 链,受累肽链不能折叠,导致珠蛋白变性而形成不稳定的珠蛋白链,在红细胞内发生沉淀,形成 Heinz 小体,使红细胞变形性降低和膜通透性增加,易在脾脏内被破坏,引起溶血性贫血。

本病呈常染色体显性遗传,杂合子发病。临床表现差异较大,轻者可完全无症状,重者可表现为伴显著脾肿大和黄疸的严重慢性溶血性贫血。由于骨髓代偿性增生,多数病例不出现贫血,当发生感染或服用氧化剂类药物后可诱发急性溶血。

实验室检查除了溶血筛查试验阳性外,诊断本病的特异性检查(Heinz 小体生成试验、异丙醇试验及热变性试验)阳性有助于诊断,而异常血红蛋白电泳检出率不高。

目前本病无须特殊治疗,主要在于预防和控制感染,避免服用磺胺类及其他氧化药物。重症患者需要长期输血支持治疗。脾切除对部分溶血性贫血明显且脾大患者有一定疗效,但对于氧亲和力增高的不稳定血红蛋白病患者应避免切脾,因切脾后易发生红细胞增多症和血栓形成从而导致病情加重,甚至死亡。

3. 血红蛋白 M(HbM)病　HbM 是由于珠蛋白肽链上与血红素中铁原子结合位置上氨基酸发生突变,使血红素的铁易于氧化为高铁(Fe^{3+})状态产生的异常血红蛋白,至今共发现 7 种变异类型。本病的发病率低,为常染色体显性遗传,患者均为杂合子型。患者主要表现为发绀,其他临床症状不明显。某些变异类型可有轻度溶血,服用氧化剂类药物可使症状加重。实验室检查可见高铁血红蛋白增高,但一般不超过 30%,有异常血红蛋白吸收光谱。本病不需治疗。

4. 氧亲和力异常的血红蛋白病　本病是由于珠蛋白肽链发生氨基酸替代,改变了血红蛋白的立体空间构象,造成其氧亲和力的异常(增高或降低)和氧解离曲线的改变(左移或右移),引起血液向组织供氧能力的改变。氧亲和力降低的血红蛋白病,血红蛋白的输氧功能不受影响,动脉氧分压和组织氧合正常,但因高铁血红蛋白增多,出现发绀。氧亲和力增高的血红蛋白病存在氧解离障碍,引起动脉氧饱和度下降和组织缺氧,可出现代偿性红细胞增多。氧亲和力增高的血红蛋白病临床所见均为杂合子,不发生溶血,更具有病理和临床意义,测定氧解离曲线有助于与真性红细胞增多症相鉴别,如出现明显的血液高黏滞征象应予对症治疗。

5. 其他　包括 HbE、HbC、HbD 等。其中 HbE 病为我国最常见的异常血红蛋白病,常见于我国的广东省和云南省。HbE 病是由于珠蛋白 β 链第 26 位谷氨酸被赖氨酸替代,因谷氨酸与赖氨酸理化性质相同故对血红蛋白稳定性和功能影响不大。该病为常染色体不完全显性遗传,杂合子不发病,纯合子仅有轻度溶血性贫血,呈小细胞低色素性,靶形细胞可达 25%~75%。HbE 对氧化剂不稳定,异丙醇试验多呈阳性。

(二)珠蛋白生成障碍性贫血

珠蛋白生成障碍性贫血也称为地中海贫血(thalassemia)或海洋性贫血,是由于某个或多个珠蛋白基因异常引起一种或一种以上珠蛋白链合成减少或缺乏,导致珠蛋白链比例失衡所引起的遗传性溶血性疾病。根据受抑制的肽链不同,可分为 α、β、δ、δβ、γβ 珠蛋白生成障碍性贫血,其中以 α 和 β 珠蛋白生成障碍性贫血最常见。本病属于常染色体不完全显性遗传性疾病,呈世界性分布,多见于东南亚、地中海区域,我国西南、华南一带为高发地区。

1. 分类

(1)α 珠蛋白生成障碍性贫血:α 珠蛋白生成障碍性贫血是由于 α 珠蛋白基因缺失或突变导致 α 珠蛋白链合成减少或缺如所引起的遗传性溶血性贫血。主要为 α 珠蛋白基因缺失所致,少数可由基因点突变造成。

1)病因及发病机制:α 珠蛋白基因簇被定位于 16 号染色体,正常人自父母双方各继承 2 个珠蛋白基因(αα/αα)。患者临床表现的严重程度取决于遗传有缺陷 α 基因的数目。α 链合成减少使含有此链的 3 种血红蛋白:HbA($α_2β_2$)、HbA$_2$($α_2δ_2$)和 HbF($α_2γ_2$)合成减少。在胎儿及新生儿导致 γ 链过剩,聚合形成 Hb Bart($γ_4$);在成人导致 β 链过剩,形成血红蛋白 H(HbH,$β_4$)。这两种血红蛋白氧亲和力高,造成组织缺氧。HbH 不稳定、易发生沉淀,形成包涵体(靶形红细胞),造成红细胞僵硬和膜损伤,导致红细胞在脾内被破坏,引起溶血。

2)分型及临床表现:根据 α 基因缺失的数目和临床表现,可分为以下几种类型:①静止型携带者:有 1 个 α 基因异常(-α/αα),α/β 链合成比 0.9,接近正常(1.0),无临床症状,无贫血及包涵体。②标准型 α 珠蛋白生成障碍性贫血:有 2 个 α 基因异常(--/αα)或(-α/-α),α/β 链合成比约 0.6,无明显临床表现,红细胞呈小细胞低色素性,经煌焦油蓝温育后,少数红细胞内有 HbH 包涵体,血红蛋白电泳无异常发现。③ HbH 病:有 3 个 α 基因异常(--/-α),α/β 链合成比 0.3~0.6。临床表现为轻到中度贫血,伴肝脾大和黄疸,少数可达重度贫血,妊娠、感染或服用氧化剂药物后,贫血加重。小细胞低色素性贫血明显,靶形细胞可见,红细胞渗透脆性降低,可见大量 HbH 包涵体,血红蛋白电泳分析 HbH 占 5%~40%。④ Hb Bart 胎儿水肿综合征:有 4 个 α 基因异常(--/--),该型是所有珠蛋白生成障碍性贫血中最严重的类型。α 链绝对缺乏,胎儿不能合成 HbF($\alpha_2\gamma_2$),过剩的 γ 链自相聚合成 Hb Bart(γ_4),其氧亲和力高,致使组织严重缺氧。临床上表现为 Hb Bart 胎儿水肿综合征,即胎儿苍白、全身水肿伴腹水,肝脾显著肿大,胎儿多在妊娠 30~40 周宫内死亡或产后数小时死亡。实验室检查血红蛋白为 40~100g/L,呈明显低色素性,外周血片可见破碎红细胞、靶形红细胞及有核红细胞,网织红细胞增多。血红蛋白电泳见 Hb Bart 占 80%~100%。

α 地中海贫血的特征如表 12-4。

表 12-4   α 地中海贫血特征

类型	基因型	贫血	黄疸	溶血	RBC 形态改变
静止型	-α/αα	无	无	无	轻
标准型	--/αα,-α/-α	轻	无	无	轻
HbH 病	--/-α	轻 / 重	可有	有	中度
Hb Bart 胎儿水肿	--/--	重	偶有	重	显著

(2)β 珠蛋白生成障碍性贫血:β 珠蛋白生成障碍性贫血是由于 β 珠蛋白基因缺陷导致 β 珠蛋白链合成受抑所引起的遗传性溶血性贫血。主要为 β 珠蛋白基因突变所致,少数可由基因缺失造成。

1)病因及发病机制:β- 珠蛋白基因簇被定位于 11 号染色体,正常人自父母双方各继承一个 β 珠蛋白基因(β/β),若继承了异常的 β 基因,则 β 链合成减少或缺乏,α 链相对增多,未结合的 α 链自聚成不稳定的 α 聚合体,在幼红细胞及成熟红细胞内沉淀,形成包涵体,导致无效造血(骨髓内破坏)及血管外溶血(脾内破坏)。因 β 链不能合成或合成减少,则 HbA($\alpha_2\beta_2$)缺乏或减少,而 δ 和 γ 链代偿性合成增多,致 HbA$_2$($\alpha_2\delta_2$)和 HbF($\alpha_2\gamma_2$)增多,而 HbF 的氧亲和力高,加重组织缺氧。

2)分型及临床表现:β 珠蛋白生成障碍性贫血多为基因突变所致,由于突变的部位与类型不同,对 β 链合成抑制的程度不同,导致贫血严重程度不同。临床上根据贫血严重程度,可分为以下类型:①轻型:患者只有 1 个 β 基因异常,临床可无症状或轻度贫血,偶有轻度脾大。血红蛋白电泳 HbA$_2$轻度增高(>3.5%),HbF 正常或轻度增加(<5%)。②重型:又称 Cooley 贫血,患者 2 个 β 基因均异常,患儿出生后半年表现为逐渐苍白,贫血进行性加重,有黄疸及肝、脾大,生长发育迟缓,骨质疏松,甚至发生病理性骨折;由于长期骨髓造血增生旺盛,使骨髓腔增宽、骨骼变形,额部隆起,鼻梁凹陷,上颌与牙齿前突,呈特殊面容;靶形红细胞在 10%~35%;血红蛋白电泳 HbF 高达 30%~90%,HbA 多低于 40% 甚至为 0%,红细胞渗透脆性明显减低;X 线检查见颅骨板障增厚,皮质变薄,骨小梁条纹清晰,似短发直立状。③中间型:临床表现介于轻型和重型之间,其遗传学背景非常复杂,临床上可表现为中度贫血,脾大,少数有轻度骨骼改变,性发育有延迟,可见靶形细胞,红细胞呈小细胞低色素性,HbF 可达 10%。β 地中海贫血分型及临床特征见表 12-5。

表 12-5　β地中海贫血分型及临床特征

类型	基因型	脾大	临床表现
轻型	β^+/β^N 或 β^0/β^N	偶有	无症状或轻度贫血
中间型	β^+/β^+	有	中度贫血
重型(Cooley 贫血)	β^0/β^+ 或 β^0/β^0	有	重度贫血

注:β^0:完全不能合成 β 珠蛋白;β^+:能合成 β 珠蛋白,但合成链不足;β^N:能正常合成 β 珠蛋白。

2. **诊断**　珠蛋白生成障碍性贫血是遗传性疾病,根据家族史、临床表现、溶血筛查试验及诊断本病的特异性检查(血片可见靶形红细胞、红细胞渗透脆性减低、血红蛋白电泳异常、颅骨 X 线检查等),临床诊断不难。目前聚合酶链反应(PCR)技术仍然是诊断珠蛋白生成障碍性贫血的主要手段。而 Southern blotting 和 DNA 测序技术是诊断珠蛋白生成障碍性贫血基因大片段缺失和点突变的金标准。

3. **预防及治疗**　根据疾病类型及病情程度,主要是对症治疗,如输红细胞、防止继发性血色病及脾切除。对诱发溶血的因素应积极防治。脾切除适用于输血量不断增加,伴脾功能亢进及明显压迫症状者。异基因造血干细胞移植治疗可以根治该病,是目前治愈有 HLA 相合供者的重症患者的主要手段;随着造血干细胞移植技术的不断成熟,单倍体相合的异基因造血干细胞移植也逐渐应用于该病的重症患者。基因治疗是根治本病非常有应用前景的方法,但目前仍处于临床试验阶段。虽然轻型患者不需治疗,但患者间婚配可能产生重型珠蛋白生成障碍性贫血患儿。产前基因诊断及遗传咨询均能有效预防严重珠蛋白生成障碍性贫血胎儿出生,对降低重症患儿出生率有重要意义。

(杨志刚)

第三节　自身免疫性溶血性贫血

自身免疫性溶血性贫血(autoimmune hemolytic anemia,AIHA)是由于机体免疫调节功能异常,产生抗自身红细胞抗体,导致红细胞破坏加速,超过骨髓代偿能力所致的溶血性贫血。引起人类 AIHA 的抗红细胞抗体主要有两大类,即 IgG 和 IgM。根据抗体作用于红细胞的最佳温度分为温抗体型和冷抗体型,前者约占 70%,偶见二者兼有的混合型。根据病因明确与否分为原发性和继发性。AIHA 年发病率为 1/10 万~3/10 万,可见于各个年龄组,但以成人为多。

一、温抗体型 AIHA

(一) 病因

1. **原发性温抗体型 AIHA(warm AIHA,WAIHA)**　约占 AIHA 的 50%,需进行密切随访,注意潜在基础疾病的呈现。

2. **继发性 WAIHA**

(1)淋巴细胞增殖性疾病:最常见的病因,主要包括慢性淋巴细胞白血病及其他非霍奇金淋巴瘤等。

(2)自身免疫病:第二大常见病因,主要包括系统性红斑狼疮、类风湿关节炎、干燥综合征、混合结缔组织性疾病、甲状腺疾病及炎症性肠病等。

（3）微生物感染：病毒、细菌、立克次体感染均可引起 WAIHA，其中病毒感染最为多见，包括肝炎病毒、巨细胞病毒及 EB 病毒等。

（4）药物：常见药物有嘌呤类似物（氟达拉滨、克拉屈滨）、头孢菌素（头孢双硫唑甲氧、头孢曲松）、哌拉西林、β- 内酰胺酶抑制剂（他唑巴坦、舒巴坦），其他药物包括 α- 甲基多巴、α- 左旋多巴、替尼泊苷等。

（5）其他：免疫缺陷性疾病，包括低丙种球蛋白血症、免疫缺陷综合征；慢性炎症、肿瘤等。

（二）发病机制

由于免疫调节功能紊乱，机体产生了针对红细胞膜抗原的自身抗体，结合了自身抗体的红细胞主要在单核巨噬细胞系统内被破坏而发生血管外溶血。

1. 自身抗体的产生

（1）T 细胞失衡学说：AIHA 患者可出现抑制性 T 细胞减少或功能障碍，如调节性 T 细胞（Treg）数量减少或 / 和功能异常，其抑制 B 细胞产生自身抗体的能力减弱，导致 B 细胞活化和自身抗体产生；也可出现辅助性 T 细胞亚群 Th1/Th2 失衡，Th2 细胞功能亢进，IL-4、IL-6、IL-10 分泌增多，使 B 细胞活化产生自身抗体。

（2）抗体产生异常：感染可激活多克隆 B 细胞，使 B 细胞数量增多，功能亢进；淋巴系统肿瘤、胸腺疾病以及免疫缺陷等因素可导致机体免疫耐受被打破，无法识别自身红细胞。上述两种情况均可促进自身抗体产生。

（3）抗原变异：某些药物、化学毒物等作为外来抗原或半抗原，或射线作用于红系造血细胞致基因突变，引起红细胞膜抗原变异，进而刺激机体产生抗自身红细胞的抗体。

（4）交叉免疫：某些病原微生物具有与人体血细胞相似的抗原成分，当其侵入人体后刺激机体产生交叉抗体，这些抗体在抗病原微生物的同时也抗人体血细胞，即相当于产生了抗自身抗体。

2. 溶血机制　由温抗体介导的溶血性贫血，主要发生在血管外（脾脏为主、肝脏少见）。温抗体主要为 IgG（不完全抗体），其在 37℃ 左右活性最强。

溶血发生时，首先温抗体与红细胞膜表面抗原（主要是 Rh 血型抗原）结合，使红细胞致敏。当致敏红细胞经过脾脏时，可通过附着于红细胞膜上的 IgG 的 Fc 片段与巨噬细胞膜上 Fc 受体（FcR）结合，被巨噬细胞识别、吞噬并破坏。若红细胞膜仅有一部分被巨噬细胞吞噬，则形成小球形红细胞，其可进入血循环中，或滞留在脾窦内，最终被破坏。

当致敏红细胞膜表面有较多 IgG 分子时，两个紧密相依的 IgG 分子可与补体 C1 结合，激活补体经典途径（补体的激活只能达到 C3 阶段，不能形成膜攻击复合物），使 C3b 沉积在红细胞表面。而巨噬细胞膜上有与活化补体 C3b 结合的受体，在这种情况下，由巨噬细胞 Fc 受体和 C3b 受体协同作用，从而加速了致敏红细胞的破坏。

（三）临床表现

多为慢性血管外溶血，成年女性多见，1/3 患者有贫血及黄疸，1/2 以上有轻中度脾大，1/3 有肝大。长期高胆红素血症可并发胆石症和肝功能损害。抗磷脂抗体阳性者多并发血栓栓塞性疾病。急性发病多见于小儿，全身症状较明显，可有发热、寒战、腰背痛、腹痛、呕吐等。继发性者多有原发病的表现。

当感染或叶酸缺乏时，可诱发 AIHA 危象包括溶血危象、再障危象及巨幼细胞贫血危象（详见本章第一节）。

当 AIHA 同时或相继发生免疫性血小板减少症（immune thrombocytopenia，ITP）时称为 Evans 综合征。发生率约占 AIHA 的 17.8%~23%，女性：男性 = 3.3：1，以 ITP 继发 AIHA 多见。

（四）辅助检查

1. 溶血相关的检查　通过血常规明确贫血的存在；通过溶血的筛查试验明确溶血的存在及溶血的部位（见本章第一节）；通过红细胞自身抗体的特异性检查即 Coombs 试验，确诊本病。Coombs

试验分为直接抗人球蛋白试验(direct anti-human globulin test,DAT)和间接抗人球蛋白试验(indirect anti-human globulin test,IAT);DAT检查与红细胞膜结合的抗体,IAT检查血清中的抗体。DAT是诊断WAIHA的经典实验室检查,90%以上的患者阳性。DAT特异性抗血清鉴定结果中,IgG与补体C3同时存在最为常见,其引起的溶血最重;其次为IgG或补体C3单独存在,后者引起的溶血最轻。

2. 继发性AIHA的原发病检查　进行浅表淋巴结超声、CT、PET-CT、淋巴结病理及血液相关检查等,以明确有无淋巴细胞增殖性疾病;检查抗核抗体系列、类风湿因子等以明确有无自身免疫病;检查病毒血清学抗体、病毒抗原定量等以明确有无微生物感染;进行肿瘤标志物、相应部位的影像学及病理检查等以明确有无恶性肿瘤。部分病例需密切随访。

(五)诊断及鉴别诊断

温抗体型AIHA的诊断依据:①近4个月内无输血和特殊药物应用史;②有溶血性贫血的临床表现和实验室证据;③Coombs试验阳性,冷凝集素效价在正常范围;④如Coombs试验阴性者,除外其他溶血性贫血(特别是遗传性球形红细胞增多症),肾上腺皮质激素治疗有效,仍可诊断为自身抗体阴性的AIHA。另外,依据能否查到病因,诊断为原发性或继发性WAIHA。

WAIHA发作时,外周血涂片可见球形红细胞增多,故需与遗传性球形红细胞增多症(HS)鉴别。HS多有阳性家族史,自幼发病,可呈巨脾,外周血小球形红细胞多>10%,Coombs试验阴性,红细胞渗透脆性增加,红细胞自溶试验增强并可为葡萄糖明显纠正,伊红-5'-马来酰亚胺(EMA)结合试验降低,分子生物学技术如单链构象多态性分析、聚合酶链反应结合核苷酸测序技术可确定膜蛋白基因突变点。

(六)治疗

治疗原则:包括消除自身抗体形成的病因;阻断抗体的产生;积极对症治疗。

1. 病因治疗　继发性WAIHA治疗的关键是迅速脱离接触病因(如药物),控制原发病(如感染、肿瘤)。

2. 支持治疗

(1)输血:应尽量避免或减少输血。原因是:①交叉配血困难;②抗红细胞自身抗体具有同种特异性,对输入的红细胞同样有致敏作用,易导致严重输血反应,加重溶血;③输入的血浆提供补体,可加重溶血。故需有输血指征时才进行输血,且以输注洗涤红细胞为宜。输血指征:①对于急性溶血性贫血患者,当症状严重时,若能排除同种抗体导致的溶血,可立刻输注红细胞,抢救时不强调应用洗涤红细胞。②对于慢性贫血患者,Hb在70g/L以上可不必输血;Hb在50~70g/L时如有不能耐受的症状时可适当输血;Hb在50g/L以下时应输血。

输血时的注意事项:①严格的交叉配血;②避开与患者自身抗体对应的血型抗原;③输血前给予足量抗过敏药物;④输血速度宜慢,并密切观察有无输血反应。

(2)预防性抗凝治疗:本病活跃期,深静脉血栓栓塞及脾梗死等血栓现象发生率相对较高。因此,对于伴有静脉栓塞危险因素的AIHA患者应酌情给予预防性抗凝治疗。

(3)补充造血原料:若有叶酸及维生素B_{12}的缺乏,应补充。

3. 控制溶血治疗

(1)一线治疗:肾上腺皮质激素(简称激素)为WAIHA的一线治疗用药,有效率达80%以上。起始剂量要足,常用泼尼松1~1.5mg/(kg·d)口服,急性溶血者可用甲泼尼龙静脉滴注。多数患者1周后出现疗效,待贫血纠正后,应用治疗剂量维持1个月后缓慢减量(5~10mg/w),泼尼松减量至5~10mg/d并持续缓解2~3个月,可停用。足量激素治疗3周无反应则视为激素治疗无效。在长期激素治疗期间,应密切防治其副作用。

作用机制:①抑制淋巴细胞、浆细胞产生抗体;②降低抗体对红细胞膜上抗原的亲和力;③减少巨噬细胞上IgG和C3受体及抑制受体与红细胞结合。

(2)二线治疗

1)脾脏切除:有效率约60%~80%。

指征：①激素无效；②泼尼松维持量大于 15mg/d；③有激素应用禁忌证或不能耐受者。

作用机制：脾脏既是产生抗体又是破坏致敏红细胞的场所。

2）抗 CD20 单克隆抗体（利妥昔单抗）：有效率达 85% 以上。

可用于激素和脾切除无效或激素无效但不接受脾切除的难治性 WAIHA 患者，标准用法为 375mg/(m²·w)，连续 4 周；也可小剂量应用，即 100mg/(m²·w)，连续 4 周，与标准剂量疗效相似。

作用机制：①通过补体依赖性细胞毒性反应、抗体依赖细胞介导的细胞毒作用清除 CD20⁺B 细胞克隆，阻断自身抗体产生；②直接阻断巨噬细胞 Fc 受体介导的红细胞破坏；③增加调节性 T 细胞（Treg）数量，改善其功能。

3）其他免疫抑制剂指征：①激素和脾切除都无效者；②有脾切除禁忌证；③泼尼松维持量大于 15mg/d。常用的免疫抑制剂有：环孢素（cyclosporine，CsA），4~6mg/(kg·d)，根据血药浓度调整剂量，维持血药浓度不低于 150~200ng/μl，起效后逐渐减量至维持剂量 6 个月以上；环磷酰胺（cyclophosphamide，CTX）1.5~2mg/(kg·d)；硫唑嘌呤（azathioprine，AZA）2~2.5mg/(kg·d)。他克莫司、吗替麦考酚酯、长春碱类药物亦可用于难治性 AIHA 的治疗。上述免疫抑制剂与激素同用可提高疗效。治疗 3 个月无效者需更换其他疗法。

作用机制：① CsA：抑制辅助性 T 细胞生成，从而阻断淋巴因子产生；对 B 细胞也有抑制抗体产生的作用；② CTX：杀伤多种免疫细胞而抑制机体的免疫反应；③ AZA：抑制淋巴细胞增生，阻止淋巴细胞转化为免疫母细胞而发挥作用。

4）大剂量静脉注射丙种球蛋白（IVIg）指征：单独静脉应用激素治疗无效时，合用 IVIg 可提高疗效。用法：0.4g/(kg·d)，连续 5 天或 1.0g/(kg·d)，1~2 天。疗效与剂量相关，起效快，但作用常不持久，停药后需以激素或其他药物维持治疗。

作用机制：①竞争性抑制单核巨噬细胞 FcR 与红细胞自身抗体的结合；②抑制自身抗体的产生；③加速循环免疫复合物的灭活；④抑制抗体或循环免疫复合物与红细胞上相应抗原结合。

5）达那唑：达那唑（danazol）是人工合成的 17α- 乙炔睾酮衍生物，雄性激素作用较弱。用法：0.2g，每日 3 次，口服。严重 AIHA 患者可与肾上腺糖皮质激素连用，有一定的协同作用，贫血纠正后激素可逐渐减量直至停药，单用达那唑维持，疗程一般不少于 1 年。

作用机制：①具有免疫调节功能，使 CD4 阳性淋巴细胞增加，CD3 与 CD4 阳性淋巴细胞比值恢复正常；②减少巨噬细胞 FcR 的表达，抑制补体与致敏红细胞的结合。

6）血浆置换（plasma exchange，PE）：血浆置换可快速降低患者体内游离状态的抗体水平，但对吸附在红细胞膜上的抗体效果不佳，且置换带入大量补体。难治性重症 WAIHA 可以考虑，不单用，常配合其他治疗，如激素、免疫抑制剂等。

（七）预后

绝大多数患者经过积极治疗，血象可恢复正常，但需维持治疗数月至数年。多数原发性 WAIHA 病程迁延、反复，病死率可达 46%，10 年实际生存率 73%，肺栓塞、感染、心血管并发症为主要死因。继发性 WAIHA 的预后很大程度上取决于原发基础性疾病的严重程度。

二、冷抗体型 AIHA

冷抗体型 AIHA（cold AIHA，CAIHA）包括冷凝集素综合征（cold agglutinin syndrome，CAS）和阵发性冷性血红蛋白尿（paroxysmal cold hemoglobinuria，PCH）。CAIHA 以继发性为主，约占 90%，对原发性 CAIHA 应密切随访以发现潜在基础疾病。

（一）冷凝集素综合征（CAS）

1. 流行病学 CAS 占所有 AIHA 的 15% 左右，女性较男性多见，原发性 CAS 发病高峰在 50 岁以后，继发性 CAS 好发于青少年和青壮年。

2. 病因与发病机制　CAS 多继发于肺炎支原体感染、传染性单核细胞增多症等。也可继发于淋巴系统增殖性疾病,如华氏巨球蛋白血症、慢性淋巴细胞白血病、非霍奇金淋巴瘤等。

引起 CAS 的自身抗体主要为 IgM 冷凝聚素,为完全抗体(有多个抗原结合部位),主要与红细胞血型抗原 I 起反应。在低温条件下,冷凝聚素 IgM 与红细胞表面抗原相结合(0~10℃时活性最大),红细胞发生聚集,补体经典途径被激活;复温到 37℃时抗体脱落,红细胞聚集消失,补体激活还会继续,此过程中被大量补体 C3b 包被的红细胞,很快被肝巨噬细胞的补体受体识别、吞噬并破坏,发生血管外溶血。如红细胞表面有大量 IgM 存在,补体激活可以产生足够的终末组分,形成膜攻击复合物,则可发生血管内溶血。

3. 临床表现　具有三方面表现:①继发性 CAS 可见原发病表现。②发绀症,较常见,即在寒冷环境中,表现有耳郭、鼻尖、手指及足趾的发绀,一经加温即消失,呈现雷诺现象。③溶血综合征,偶有发生。急性型可有发热、寒战、血红蛋白尿及急性肾功能不全,慢性型可有贫血、黄疸及肝脾肿大。

4. 辅助检查　静脉抽血时发现有红细胞自凝现象,应考虑本综合征的可能。血常规常呈现轻至中度贫血,且贫血的出现与冷接触密切相关;白细胞及血小板多正常。即使无明显血红蛋白尿,含铁血黄素尿常阳性。用于诊断 CAS 的特异性检查——冷凝集素试验阳性。

5. 诊断与鉴别诊断　诊断依据:①寒冷条件下出现外露突出部位或肢端发绀,升温后消失;②冷凝集素试验阳性,即 >1:40;③ DAT 阳性,主要为补体 C3 型,而 IgG 阴性。

需与阵发性睡眠性血红蛋白尿症(PNH)鉴别,因两者均可出现酱油色尿、尿含铁血黄素阳性。但 PNH 多见于男性,检测红细胞补体敏感性的血清学实验(Hams 或蔗糖溶血试验)阳性;检测 PNH 克隆存在的流式细胞术可有阳性结果(详见本章第四节);Coombs 试验阴性。

6. 治疗　治疗原发病最为重要,其次是保暖及支持治疗,输血时血制品应预热至 37℃,保暖下缓慢输注。急性 CAS 病程短,可自愈,不一定需要药物治疗。急性重型 CAS 可行血浆置换,短时间内清除游离状态的 IgM 型抗体,同时给予免疫抑制剂减少抗体的产生。慢性 CAS 主要采用免疫抑制治疗,苯丁酸氮芥治疗有效,剂量为 2~4mg/d,疗程不短于 3 个月;环磷酰胺,250mg/d,连用 4 天,2~3 周后重复 1 次,或 100mg/d 口服,可使冷凝集素浓度降低;激素和脾切除效果均不理想。

(二)阵发性冷性血红蛋白尿(PCH)

1. 流行病学　PCH 约占所有 AIHA 的 2%~5%。

2. 病因与发病机制　PCH 多继发于病毒及梅毒感染,也可继发于淋巴细胞增殖性疾病。

引起 PCH 的自身抗为 D-L 抗体,是一种 7S IgG 冷抗体,极易固定补体,对红细胞血型抗原 P 具有特异性,20℃以下时其吸附于红细胞膜上并固定补体,当复温至 37℃时抗体脱落,但补体经典途径激活已完成,形成膜攻击复合物,导致红细胞肿胀、破坏而发生血管内溶血。

3. 临床表现　受寒冷后急性发作,表现为寒战、高热、全身乏力、腰背及下肢疼痛,随之出现血红蛋白尿,呈暗红色或酱油色,伴有黄疸及贫血。全身症状显著重于 CAS,发作可持续数小时或数天。继发性 PCH 应有原发病的表现。

4. 辅助检查　发作时贫血较严重,进展迅速。白细胞多正常。血管内溶血的相应检查多阳性。用于诊断 PCH 的特异性检查——冷热溶血试验(D-L 试验)阳性。

5. 诊断　诊断依据:①受寒后出现急性发作的血红蛋白尿;② D-L 试验阳性;③ DAT 阳性,主要为补体 C3 型,IgG 阴性。

6. 治疗　对于 PCH 患者,利妥昔单抗治疗 CAIHA 有效率可达 52%,无其他较有效的治疗措施。绝大多数原发性 CAIHA 可存活多年。感染引起的 CAIAH 表现为自限性,数周内可恢复。

三、混合型 AIHA

(一)流行病学及病因

混合型自身免疫性溶血性贫血(mixed-type AIHA,MAIHA)占所有 AIHA 中极小部分,低于 5%。

各年龄组均可发病,但以 50 岁以上为主,男女之比为 1∶1.5。本症可分为原发性和继发性两类,继发性 MAIHA 见于系统性红斑狼疮等。

(二) 发病机制

在同一个患者的红细胞表面既有温型自身红细胞抗体(多为 IgG),又有冷型自身红细胞抗体(均为冷凝集素 IgM)。溶血主要与温抗体相关,故溶血机制以 WAIHA 为主,多为慢性血管外溶血,偶有急性加重。

(三) 临床表现及辅助检查

兼有 WAIHA 及 CAS 的特点,表现出严重贫血、不同程度的黄疸和肝脾肿大,多为慢性溶血表现,溶血程度与受寒关系不密切,但遇冷后有雷诺现象,偶有血红蛋白尿,与单纯 CAS 显著不同。外周血涂片可见红细胞凝集,DAT 试验显示患者既有抗红细胞的温抗体(主要为 IgG 及补体 C3),又有 IgM 冷凝集素,无冷热(D-L)抗体。

(四) 诊断、治疗及预后

1. **诊断**　符合 WAIHA 诊断依据,同时冷凝集素试验阳性,DAT 为 IgG 及 C3 均阳性。

2. **治疗及预后**　激素近期疗效尚好,溶血控制后应减为小量维持,不宜过早停药,以防复发。如激素治疗效果不满意,可考虑达那唑、环孢素或其他免疫抑制剂。脾切除效果不肯定。血浆置换仅作为急救辅助治疗(置换液为含白蛋白的盐水溶液)。

(李　薇)

第四节　阵发性睡眠性血红蛋白尿症

阵发性睡眠性血红蛋白尿症(paroxysmal nocturnal hemoglobinuria,PNH)是由于体细胞的磷脂酰肌醇聚糖组 A(phosphatidylinositol glycan class A,PIG-A)基因突变造成的后天获得性造血干细胞克隆性疾病。患者的血管内溶血发生与睡眠呈现一定的时间相关性,因此得名。

一、病因及发病机制

PNH 是一种由于一种或几种造血干细胞 X 染色体上 *PIG-A* 基因突变使糖基磷脂酰肌醇(glycosyl phosphatidylinositol,GPI)的合成障碍,导致由 GPI 锚连在细胞膜上的一组膜蛋白丢失,GPI 锚连接蛋白包括:①补体调节蛋白,如衰变加速因子(CD55)、膜攻击复合物抑制因子(CD59)、补体 C8 结合蛋白及膜辅助蛋白(MCP);②黏附分子,如 CD58、CD48、CD67、CD67;③酶类,如 CD73;④受体类,如 CD16、CD14;⑤血型抗原。

GPI 接连多种抗原,造成了对 PNH 细胞生物学行为解释的复杂性,两个 GPI 锚蛋白——CD55、CD59,由于其对补体调节的重要作用,在 PNH 发病机制、临床表现、诊断和治疗中被紧密关注。CD55、CD59 在造血细胞膜表面普遍表达,CD55 是细胞膜上的 C3 转化酶衰变加速因子,通过调节 C3 和 C5 补体蛋白转化酶调控早期补体级联反应;CD59 又被称为反应性膜攻击复合物抑制因子,可以阻止补体 C9 掺入 C5b678 复合物中,而阻止膜攻击单位形成,抑制补体的终末攻击反应。CD55 和 CD59 在细胞膜上完全或者部分缺失,使得补体系统活化后不能有效被抑制,引发红细胞被补体损伤,血管内溶血,释放游离血红蛋白,血栓形成和脏器功能损伤。

PIG-A 基因突变发生在造血干细胞水平,故 PNH 克隆累及各系血细胞,包括淋巴细胞。PNH 克

隆扩张多与免疫异常、造血功能衰竭有关。Dacie 提出了 PNH 的双重发病假说（dual pathogenesis theory，DPT）：首先，造血干细胞在一定条件下发生突变，产生 GPI 缺陷的 PNH 克隆；其次，由于某种因素（现多认为是免疫因素），发生造血功能损伤，PNH 克隆获得增殖优势。多数 PNH 合并造血功能受损，也可以由再生障碍性贫血先起病，逐渐显现出 PNH 克隆。在较低危的骨髓增生异常综合征中也能见到小规模 PNH 克隆。

PNH 造成的器官损害和临床症状与补体系统持续活化、血管内溶血、游离血红蛋白增高及一氧化氮消耗、出凝血系统功能障碍等有关，导致乏力、气促、腹痛、血红蛋白尿等症状，高风险并发血栓、肺动脉高压和肾衰竭。

PNH 的血栓形成是多因素共同作用的结果，患者补体活化及溶血过程中释放一些物质，如补体 C5a，使机体处于一种炎症状态下，引起单核细胞、血管内皮细胞过度表达及释放组织因子，而启动凝血过程。炎症因子可破坏内皮细胞，内皮细胞活化增加，大量组织因子释放入血启动外源性凝血途径。炎症因子加重凝血异常，凝血异常又可加剧炎症反应，形成恶性循环。CD59 缺乏的血小板更易被活化或 NO 消耗促使血小板活化增加、聚集黏附形成血栓。血管内溶血使游离血红蛋白累积，血液黏滞度增加，也可能由于血红蛋白沉积在血小板上影响血小板的功能，使血液始终处于一种高凝或血栓前状态。

血管内溶血释放游离血红蛋白入血，游离的血红蛋白与 NO 的结合能力要比氧气高百倍，使得血液中 NO 的含量下降；溶血使得血管内皮功能紊乱，内皮合成的 NO 减少。NO 是重要的舒血管物质，NO 下降导致 PNH 发生小血管平滑肌的痉挛，引发肺动脉高压、腹痛、吞咽困难以及男性勃起功能障碍等。

慢性肾脏疾病也是多因素共同作用的结果，反复溶血，血红蛋白在近端肾小管重吸收，并在近端小管上皮细胞内分解为含铁血黄素，沉积在肾小管上皮细胞内损伤肾小管；NO 的消耗、生物利用度下降使肾脏血管收缩、阻力增大、肾血流量减少、肾脏缺血缺氧；肾脏内血栓形成等都会影响到肾脏功能，造成急慢性肾损伤。

睡眠后，体内酸性代谢产物积聚，导致体液环境偏酸，而偏酸性的（pH 6.8~7.0）环境下最适宜补体作用，利于补体破坏红细胞，以及尿液浓缩，故患者常发现睡眠后尿色呈浓茶色或酱油色，然后逐渐减轻。

二、临床表现

根据患者临床表现和 PNH 克隆规模，可以分为经典型（溶血型、血栓型）、骨髓衰竭型（合并再生障碍性贫血，或骨髓增生异常综合征，PNH 克隆 <10%）、亚临床型（PNH 克隆 <1%）。

（一）血红蛋白尿

阵发性血红蛋白尿是本病的典型症状，约 1/4 患者以血红蛋白尿首发，典型 PNH 患者由于血管内溶血，游离血红蛋白经尿液排出，呈酱油色或浓茶色。血红蛋白尿的发作常与睡眠有关。轻者一般持续 2~3 天，重者 1~2 周，甚至更长时间，伴有乏力、疲乏、胸闷、气促、吞咽困难、腹痛等，腹痛多呈痉挛性，男性患者约 50% 有勃起功能障碍。轻度的慢性血管内溶血者，呈偶发型或不发作型，常常仅尿隐血和含铁血黄素试验阳性。疲劳、感冒、感染、月经、手术，服用铁剂、阿司匹林、氯化铵、苯巴比妥等激活补体系统，使机体环境偏酸的情况下可以诱发溶血。

（二）造血功能衰竭

PNH 细胞在异常免疫损伤正常克隆后扩张为优势克隆，正常克隆受抑使造血功能衰竭，表现为 PNH- 再生障碍性贫血综合征，或者有些患者以再生障碍性贫血首发，再显现为 PNH。

溶血会导致不同程度的贫血。长期慢性血管内溶血，铁经尿液丢失，导致缺铁性贫血。中性粒细胞减少及功能障碍易致感染，血小板减少可致出血倾向。

（三）血栓形成

PNH 是血栓形成的高危人群,在西方曾经是致死的首要因素。PNH 血栓可以出现在任何部位,但多见于腹部和脑部。血栓以深静脉血栓最多见,20% 左右的 PNH 患者发生多部位的血栓。在 PNH 中,不典型部位包括肝静脉(Budd-Chiari 综合征)、肠系膜静脉、脑静脉及静脉窦等的血栓形成,较普通人群发生率高。PNH 的血栓形成临床表现多样,如组织器官的淤血、缺氧、肺动脉高压、呼吸困难、Budd-Chiari 综合征等。动脉型血栓比例也不低,常发生在脑动脉、冠状动脉,以脑缺血及急性心肌梗死为主要临床表现。

40% 的 PNH 患者会发生血栓事件,其中大约 40%~67% 会死于血栓事件。PNH 患者血栓形成往往预后不良,一次血栓事件的发生将会使 PNH 的死亡率增加 5~10 倍。

血栓发生中位时间是 PNH 诊断后 2 年以上,既往认为亚洲人群血栓发生率不高,可能与随访时间偏短,观察不够有关。目前认为东西方 PNH 患者的血栓发生率相近。

（四）脏器损害

补体系统持续活化、血管内溶血、凝血系统的长期相互作用下,PNH 有许多脏器发生功能损害。肝功能受损,可以见到谷丙转氨酶上升、间接胆红素为主胆红素增高,长期溶血导致肝胆系统结石形成,以及胆囊炎。慢性肾损害见到肾小管上皮细胞脱随尿液排出形成含铁血黄素尿。肾脏内血栓形成引发侧腰肋痛或腹痛,影像学上可表现为病肾增大,若双侧肾静脉主干血栓形成可致急性肾衰,表现为少尿、无尿,血肌酐、尿素氮进行性增高。肾小管功能异常还会出现肾性糖尿、蛋白尿,与溶血相关的严重高血压还可出现肾小球硬化等。溶血的一系列代谢产物不能及时排出体外,形成恶性循环最终进展为肾衰竭。呼吸困难、气促常常被认为是贫血所致,但是部分患者可能由于肺动脉高压引发。心脏彩色多普勒和脑钠肽前体水平检测,常常能提示肺动脉高压和右心功能不全。

三、实验室检查

（一）血象

正细胞性贫血常见,缺铁时也可见小细胞低色素性贫血。网织红细胞多增高,但合并再生障碍性贫血者会降低。粒细胞和血小板亦常减少。溶血发作时外周血涂片可以见到有核红细胞、嗜多色红细胞和红细胞碎片。

（二）骨髓象

骨髓增生明显活跃或活跃,红系多增高。发生再生障碍性贫血者,则增生减低。铁缺乏时骨髓铁染色示骨髓内外铁减少,甚至阴性。

（三）血管内溶血

详见本章第一节。

（四）诊断性实验

1. 流式细胞术检测　气单胞菌溶素前体变异体(FLAER)通过与细胞膜上的 GPI 蛋白特异性结合,把 PNH 细胞(GPI⁻)和正常细胞(GPI⁺)区分开来。以流式细胞术结合 FLARE 诊断 PNH 既敏感又特异,通过对粒细胞和单核细胞分析能准确确定 PNH 克隆规模,且不受溶血和输血影响。以流式细胞术检测 CD59⁻ 红细胞,根据缺失 CD59 的程度区分出对补体敏感程度不同的红细胞群：Ⅰ型,正常;Ⅱ型,部分缺失;Ⅲ型,完全缺失。目前流式细胞技术是诊断 PNH 的金标准。

CD55、CD59 等一些补体调节蛋白的表达还会受到其他因素的影响,如细胞发育不全、炎症反应及血液中异常球蛋白等均有可能导致膜蛋白的缺失或者被遮蔽,导致检测阴性。

建议对 Coombs 试验阴性或伴铁缺乏的溶血性贫血、血红蛋白尿、再生障碍性贫血、难治性贫血、不明原因血栓形成或少见部位血栓形成、血栓与溶血共存、不明原因血细胞减少尤其是年轻患者都要进行 PNH 筛查。

2. 血清学实验　早年酸溶血试验（Ham试验）曾是经典确诊试验,特异性较好但敏感性不足。糖水试验阳性高,但特异性差,常常作为筛选试验。还有蛇毒因子溶血试验和热溶血试验。

四、诊断与鉴别诊断

经典型PNH常有血管内溶血的临床及实验室改变,过去结合Ham试验、蛇毒因子溶血试验或尿含铁血黄素试验中任两项阳性,即可诊断。

现在流式细胞术检测发现GPI⁻粒细胞或者单核细胞即可确定PNH克隆存在,能发现合并造血功能衰竭或者亚临床型的PNH。再以红细胞缺失CD59的程度区分出各型PNH细胞。PNH需与再生障碍性贫血、骨髓增生异常综合征以及其他溶血性贫血相鉴别。

五、治疗

（一）支持治疗

严重贫血时输注浓缩红细胞。既往认为PNH应该输注洗涤红细胞,以免带入血浆中的补体。但实际上浓缩红细胞中血浆比容在30%左右,而正常成人的血容量约占全身体重的7%~8%,因此输入的几十毫升血浆会迅速被机体稀释,不会引发PNH的溶血。另一方面,洗涤红细胞经生理盐水洗涤,虽然几乎去除了全部的血浆蛋白,但红细胞也有一定损失（约20%）和损伤,而且洗涤破坏了原来的密闭系统,故红细胞应在4~6℃下保存,并且必须在24小时内输注。所以目前不再推荐PNH输注洗涤红细胞。

铁剂可使活性氧产生,释放一些氧自由基及中间产物。PNH细胞对氧化损伤很敏感,易诱发血红蛋白尿。PNH合并缺铁者,治疗应从小剂量开始,为常规剂量的1/10~1/3,有溶血反应应停用。输血除能提高血红蛋白,维持组织需氧,尚能抑制PNH红细胞生成,间接减少补体敏感的红细胞。所以PNH合并重度缺铁性贫血可以直接输注红细胞。

雄激素有刺激红系造血作用,对部分患者贫血有改善作用。合并免疫异常患者可以酌情使用免疫抑制剂,如环孢菌素。重型再生障碍性贫血合并小PNH克隆,亦可以使用抗人胸腺细胞免疫球蛋白治疗。

（二）溶血发作控制

首先避免诱发溶血的因素,如感冒、腹泻、某些药物等。

糖皮质激素能部分改善PNH患者的贫血,可能减少或减轻溶血发作,开始以泼尼松0.5~1mg/（kg·d）,发作停止后减半,再逐渐继续减量直至最小量,或维持量。口服或静脉滴注碳酸氢钠碱化血液、尿液,能够协助控制溶血,减少对肝肾脏器的负担和损害。

既往认为抗氧化药物对细胞膜有保护作用,如维生素E、阿魏酸钠、亚硒酸钠,但疗效不确切。

（三）血栓形成

血栓形成者应进行溶栓和取栓治疗。考虑PNH常合并血小板减少,所以血栓形成后,在抗凝、溶栓与出血之间需要权衡利弊。血栓形成的急性期用药首先考虑肝素或低分子量肝素,随后使用维生素K依赖性凝血因子的拮抗剂。肝素治疗的早期因肝素浓度低会出现溶血加剧,这是因为低浓度肝素活化了补体替代途径,但是随着浓度上升,高浓度肝素抑制补体活化,可能抑制环节是C5b-9复合物。所以低分子量肝素更合适。

华法林可以降低PNH血栓形成风险,建议在中性粒细胞PNH克隆超过50%、血小板大于10万/dL时,无华法林禁忌证的PNH考虑预防使用。但即使使用华法林预防,仍然会有血栓发生。阿司匹林、氯吡格雷等抗血小板药物不能有效减少血栓形成风险,且PNH伴血小板减少者易增加出血风险,不建议使用。

Eculizumab 能有效减少血栓形成。

（四）抗补体 C5 单克隆抗体

补体 C5 是补体级联反应中最后一个酶促反应底物，C5 在 C5 转化酶作用下裂解为 C5a 和 C5b，C5b 参与膜攻击复合物（MAC）C5b-9 的形成。Eculizumab 是抑制末端补体成分活化的重组人源型单克隆抗体，能特异性与人末端补体蛋白 C5 结合，通过抑制补体 C5 向 C5a 和 C5b 的裂解，阻断炎症因子 C5a 的释放及膜攻击复合物 C5b-9 的组成。Eculizumab 治疗后，可使血清乳酸脱氢酶回到正常值或接近正常值，有效控制溶血，减少输血需求。

Eculizumab 能很好抑制 PNH 中补体系统活化、控制溶血及血栓的发生，使血栓发生率下降，多数患者不再发生血栓。前述许多 PNH 中升高的诱发血栓的因子经 Eculizumab 治疗均显著下降。Eulizumab 可以抑制溶血、减少 NO 消耗、减少血栓事件的发生、调节血压、改善肾脏和肺动脉血流，能够有效减少肾脏损害和肺动脉高压发生率和发生程度。肾功能不全者在接受 Eculizumab 治疗的同时可辅以利尿剂、纠正电解质紊乱等，肾功能损伤严重可考虑血液透析。

随访资料显示，规范使用 Eculizumab 治疗的 PNH 生存时间与正常人群相当，能够改善 PNH 的自然病程。

Eculizumab 治疗后有感染脑膜炎球菌风险，治疗前最好进行疫苗注射。紧急情况下未及使用疫苗者，应给予青霉素预防脑膜炎发生。

（五）化疗

PNH 是克隆性疾病，因此也有研究探索联合化疗治疗难治性 PNH。方案是柔红霉素或高三尖杉酯碱联合阿糖胞苷小剂量化疗。可以使患者血红蛋白水平上升，输血减少和 PNH 克隆受抑。但是此法骨髓抑制重，恢复期长，需要良好的隔离保护和支持治疗。

（六）异基因造血干细胞移植

PNH 是克隆性疾病，异基因造血干细胞移植能治愈 PNH。但 PNH 临床呈良性过程，需斟酌移植风险。在国外，随着 Eculizumab 广泛使用，PNH 取得与正常人群相当的生存期，对照移植较高的相关死亡率，Eculizumab 时代是否需要异基因造血干细胞移植治疗 PNH，有人提出了疑问。目前 PNH 的异基因造血干细胞移植通常推迟到疾病进展，发生危及生命的并发症，如并发重度造血功能衰竭和血栓，或者反复溶血无法控制时进行。

六、预后

PNH 生存期较长，中位时间 10~15 年，主要死亡原因是血栓、感染和出血。许多患者合并再生障碍性贫血。转化为骨髓增生异常综合征和急性白血病少见，预后差。

（何广胜）

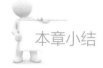

本章小结

1. HA 是因红细胞破坏速率增加，寿命缩短，超过骨髓代偿能力而发生的贫血。

2. HA 为一组异质性的疾病，其病因和发病机制复杂，根据其发病机制大致可分为红细胞自身异常和外部异常两大类。前者几乎都为先天性，后者则多为获得性。按溶血的部位可分为血管内和血管外溶血贫血。前者多为急性溶血，而后者多表现为慢性溶血。

3. 患者的临床表现主要取决于溶血发生的速度、程度、持续时间以及心肺代偿能力和基础病。贫血、黄疸和脾大是慢性血管外溶血的特征，出现血红蛋白尿提示血管内溶血。

4. 针对 HA 的实验室检查分为筛查试验和特殊检查，前者用于确定有无溶血，后者用于确定溶血的病因。

5. HA 的诊断分为两个部分：①确定有无溶血及溶血部位：主要依据 HA 的临床表现及实验室筛查试验结果。②确定溶血的病因和类型：主要通过详细询问病史及 HA 的特殊检查结果。

6. HA 的病因各异，发病机制不同，应根据病因和发病机制选择有针对性的治疗方案。

7. 自身免疫性溶血性贫血是由于机体免疫调节功能异常，产生抗自身红细胞抗体，导致红细胞破坏加速，超过骨髓代偿能力所致的溶血性贫血。

8. 引起人类 AIHA 的抗红细胞抗体主要有两大类，即 IgG 和 IgM。根据抗体作用于红细胞的最佳活性温度，AIHA 分为温抗体型（最常见）和冷抗体型，偶见二者兼有的混合型。根据病因明确与否，分为原发性和继发性；继发性常见病因包括淋巴系统增殖性疾病、自身免疫病、感染及药物等。

9. 温抗体型自身免疫性溶血性贫血多为慢性血管外溶血，Coombs 试验阳性。

10. 继发性 WAIHA 治疗的关键是迅速脱离接触病因（如药物），控制原发病（如感染、肿瘤）。应尽量避免或减少输血。一线治疗为糖皮质激素，二线治疗包括脾切除、抗 CD20 单克隆抗体，以及其他免疫抑制剂、大剂量免疫球蛋白静脉输注、达那唑、血浆置换等。

11. 冷抗体型自身免疫性溶血性贫血包括冷凝集素综合征（CAS）和阵发性冷性血红蛋白尿（PCH），以前者多见。CAS 的自身抗体主要为 IgM 冷凝聚素，主要在肝脏发生血管外溶血，也可发生血管内溶血；冷凝集素试验阳性。PCH 的抗体为 IgG 型 D-L 抗体，以血管内溶血为主，冷热抗体试验阳性。

12. PNH 是 *PIG-A* 基因突变造成的后天获得性造血干细胞克隆性疾病，导致补体异常活化，引发血管内溶血、凝血机制异常及脏器损害。

13. 流式细胞术结合 FLAER 检测 GPI^- 中性粒细胞和单核细胞，$CD59^-$ 红细胞是诊断 PNH 的金标准。

14. PNH 治疗以脱离诱因、控制溶血和减少脏器损害为目的。

思考题

1. 请从溶血的常见诱因、临床表现和实验室检查特点等方面简述血管内、外溶血性贫血的区别。

2. 患者，女性，24 岁，曾明确诊断为系统性红斑狼疮，现患者出现贫血、黄疸、尿色改变，如何确定患者存在溶血性贫血？

3. 温抗体型自身免疫性溶血性贫血的溶血机制是什么？

4. 温抗体型自身免疫性溶血性贫血的治疗有哪些？

5. 主要是哪个基因突变导致了 PNH 的发生？

6. PNH 诊断的金标准是什么？

7. 哪个药物的治疗使得 PNH 患者的生存期与正常人群相当？

第十三章
骨髓增生异常综合征

骨髓增生异常综合征（myelodysplastic syndrome，MDS）是一组起源于造血干细胞的异质性髓系克隆性疾病，其特点是粒系、红系和巨核细胞系一系或多系细胞分化及成熟异常，表现为无效造血、难治性血细胞减少、造血功能衰竭，高风险向急性髓系白血病（AML）转化。MDS 常见于老年人，年发病率（3~3.5）/10 万，随年龄增长有上升趋势，中位年龄 60~75 岁。约 80% 的 MDS 患者年龄超过 60 岁，男性略多于女性，为 1.2∶1，男性每年的发病率为 4.5/10 万，而女性为 2.7/10 万。

1982 年由法美英（FAB）协作组基于难治性贫血（RA）、特发性获得性铁粒幼红细胞性贫血（IASA）、伴原始细胞增多的难治性贫血（RAEB）和慢性粒 - 单核细胞白血病（CMML）的共同特点——"血细胞减少"（cytopenia）和造血细胞"发育异常"（dysplasia），使用骨髓增生异常综合征（myelodysplastic syndrome，MDS）作为定名。

一、病因和发病机制

1. 造血干细胞异常引起克隆病态造血和无效造血　MDS 的造血干细胞克隆可以累及粒系、红系和巨核细胞系，异常克隆细胞在骨髓中分化、成熟障碍，出现形态的病态造血，在骨髓原位或释放入血后不久被破坏，导致无效造血。

2. 基因多态性导致的个体对 MDS 易感性差异　少数 MDS 存在基因危险因素，如唐氏综合征、范科尼贫血能增加 MDS 的发病危险。基因多态性影响酶在体内对有毒化学物质和化疗药物的代谢活性，决定了个体对 MDS 易感性差异。已有报道细胞色素 P4503A、谷胱甘肽 -S- 转移酶、NAD（P）H 基因多态性可增加髓系恶性肿瘤发生风险。

3. 原发性和继发性因素　放射线、吸烟、农药、有机溶剂及重金属，这些与原发性 MDS 的发生有关。继发性 MDS 见于烷化剂、放射线、氯霉素、苯等密切接触者，淋巴瘤患者长期治疗后发生继发性 MDS 和 AML 的危险较高，且预后不佳。

4. 染色体异常和基因突变　50% 左右 MDS 见到非随机的染色体核型异常，常见的有 +8、–7/7q–、–5/5q–、20q–、–Y、i（17q）/t（17p）等，部分患者有两种以上的染色体异常。

MDS 中常涉及基因突变和异常，受累基因约有 60 个，最常受累基因包括 *SF3B1*、*TET2*、*SRSF2*、*ASXL1*、*DNMT3A* 和 *RUNX1* 等（表 13-1），这些基因参与了 MDS 的发生和疾病进展，对这些基因的检测对 MDS 的诊断有潜在的应用价值。

5. 骨髓造血微环境改变　MDS 的骨髓微环境，如细胞因子微环境、凋亡率及微血管密度相互作用形成另一与 MDS 疾病发展相关的路径，在较低危的早期阶段引起 CD34⁺ 祖细胞凋亡增加，而晚期阶段却降低其凋亡率。并且可能伴随增殖性遗传学事件，影响 MDS 进展为 AML。

二、MDS 的分型

1. FAB 分型　1982 年法美英（FAB）协作组主要根据 MDS 患者外周血和骨髓中的原始细胞

比例、环状铁粒幼红细胞比例、Auer 小体及外周血单核细胞数量，将 MDS 分为 5 个亚型：难治性贫血（refractory anemia，RA）、环状铁粒幼细胞性难治性贫血（RA with ringed sideroblasts，RARS）、难治性贫血伴原始细胞增多（RA with excess blasts，RAEB）、难治性贫血伴原始细胞增多转变型（RAEB in transformation，RAEB-t）、慢性粒 - 单核细胞白血病（chronic myelomonocytic leukemia，CMML），MDS 的 FAB 分型见表 13-2。

表 13-1　MDS 中常见基因突变

基因突变	涉及通路	频率
SF3B1	RNA 剪切	20%~30%
SRSF2		≤15%
U2AF1		5%~10%
ZRSR2		5%~10%
TET2	DNA 甲基化	20%~30%
DNMT3A		≤10%
IDH1/IDH2		≤5%
RUNX1	转录因子	≤10%
NRAS		≤5%
BCOR		≤5%
CBL	信号转导	≤5%
ASXL1	组蛋白修饰	15%~20%
EZH2		5%~10%
TP53	肿瘤抑制因子	5%~10%
STAG2	粘连蛋白复合物	5%~7%

表 13-2　MDS 的 FAB 分型

FAB 类型	外周血	骨髓
RA	原始细胞 <1%	原始细胞 <5%
RARS	原始细胞 <1%	原始细胞 <5%，环状铁粒幼红细胞 > 有核红细胞 15%
RAEB	原始细胞 <5%	原始细胞 5%~20%
RAEB-t	原始细胞 ≥5%	原始细胞 >20% 而 <30%；或幼粒细胞出现 Auer 小体
CMML	原始细胞 <5%，单核细胞绝对值 $>1 \times 10^9/L$	原始细胞 <20%

2. WHO（2016）分型　2016 年世界卫生组织（WHO）对 MDS 诊断分型进行了修订，主要变化包括：①取消了"难治性贫血""难治性血细胞减少"；②修订了 MDS-RS 的诊断标准；③修订了 MDS 伴单纯 del（5q）的细胞遗传学标准，提出可伴有第二种细胞遗传学异常[除 –7/del（7q）外]；④去除非红系细胞计算原始细胞比例的规则，仅按照原始细胞占有核细胞（ANC）的比例计算划入 AML 或 MDS；⑤强调了不能用流式细胞术 CD34⁺ 细胞比例取代骨髓和外周血涂片分类计数原始细胞比例用于 MDS 的分型诊断。见表 13-3。

表 13-3 WHO(2016)MDS 修订分型

疾病类型	发育异常	血细胞减少	环状铁粒幼红细胞	骨髓和外周血原始细胞	常见核型分析
MDS 伴单系血细胞发育异常（MDS-SLD）	1 系	1~2 系	<15% 或 <5%[a]	骨髓 <5%,外周血 <1%,无 Auer 小体	任何核型,但不符合伴单纯 del(5q)MDS 标准
MDS 伴多系血细胞发育异常（MDS-MLD）	2~3 系	1~3 系	<15% 或 <5%[a]	骨髓 <5%,外周血 <1%,无 Auer 小体	任何核型,但不符合伴单纯 del(5q)MDS 标准
MDS 伴环状铁粒幼红细胞（MDS-RS）					
MDS-RS-SLD	1 系	1~2 系	≥15% 或 ≥5%[a]	骨髓 <5%,外周血 <1%,无 Auer 小体	任何核型,但不符合伴单纯 del(5q)MDS 标准
MDS-RS-MLD	2~3 系	1~3 系	≥15% 或 ≥5%[a]	骨髓 <5%,外周血 <1%,无 Auer 小体	任何核型,但不符合伴单纯 del(5q)MDS 标准
MDS 伴单纯 del(5q)	1~3 系	1~2 系	任何比例	骨髓 <5%,外周血 <1%,无 Auer 小体	仅有 del(5q),可以伴有一个其他异常[−7 或 del(7q)除外]
MDS 伴原始细胞增多（MDS-EB）					
MDS-EB-1	0~3 系	1~3 系	任何比例	骨髓 5%~9% 或外周血 2%~4%,无 Auer 小体	任何核型
MDS-EB-2	0~3 系	1~3 系	任何比例	骨髓 10%~19% 或外周血 5%~19%,无 Auer 小体	任何核型
MDS,不能分类型（MDS-U）					
外周血原始细胞 1%	1~3 系	1~3 系	任何比例	骨髓 <5%,外周血 = 1%[b],无 Auer 小体	任何核型
单系血细胞发育异常伴全血细胞减少	1 系	3 系	任何比例	骨髓 <5%,外周血 <1%,无 Auer 小体	任何核型
伴有诊断意义核型异常	0 系	1~3 系	<15%[c]	骨髓 <5%,外周血 <1%,无 Auer 小体	有定义 MDS 的核型异常

注:血细胞减少:Hb<100g/L,PLT<100 × 10⁹/L,中性粒细胞 <1.8 × 10⁹/L;a. 如果存在 SF3B1 突变;b. 外周血 = 1% 的原始细胞必须有两次不同时间检查的记录;c. 若环状铁粒幼红细胞 ≥ 15% 的病例有明显红系发育异常,则归类为 MDS-RS-SLD。

三、临床表现及预后分组

1. **临床表现** MDS 临床表现主要由难治性血细胞减少引起,与减少的细胞系列和程度有关,各型间临床表现有相对差别。贫血症状有头晕、乏力、体力下降和易疲倦等。中性粒细胞减少和功能低下使 MDS 患者易发生感染,血小板减少可导致出血。进展至 AML 期,则会出现白血病相关表现,如肝脾肿大、骨痛、发热等。

2. **预后分组** 国际预后积分系统(IPSS)危险度的分级根据骨髓原始细胞比例、血细胞减少的程度和骨髓细胞遗传学特征确定。MDS 国际工作组 2012 年对 IPSS 预后评分系统进行了修订,即修订的国际预后积分系统(IPSS-R),是 MDS 预后评估的金标准,见表 13-4、表 13-5。

表 13-4　MDS 国际预后积分系统修订版(IPSS-R)

预后变量	积分						
	0	0.5	1	1.5	2	3	4
细胞遗传学 *	极好	—	好	—	中等	差	极差
骨髓原始细胞(%)	≤2	—	>2~<5	—	5~10	>10	—
血红蛋白(g/L)	≥100	—	80~<100	<80	—	—	—
血小板计数(×10⁹/L)	≥100	50~<100	<50	—	—	—	—
中性粒细胞绝对计数(×10⁹/L)	≥0.8	<0.8	—	—	—	—	—

*极好:-Y,11q-;好:正常核型,del(5q),del(12p),del(20q),含 del(5q)的双克隆;中等:del(7q),+8,+19,i(17q),其他 1 个或 2 个独立克隆的染色体异常;差:-7,inv(3)/t(3q)/del(q),含 -7/del(7q)的双克隆,复杂异常(3 个);极差:复杂异常(>3 个)。

表 13-5　IPSS-R 预后分组

危险度分类	积分	25%AML 转化时间/年	非 AML 死亡	中位生存时间/年
极低危	≤1.5	未达到	87%	8.7
低危	>1.5~3	10.7	83%	5.3
中危	>3~4.5	4.0	74%	3.0
高危	>4.5~6	1.4	67%	1.6
极高危	>6	0.8	69%	0.8

极低危、低危和中危组,临床进展相对缓慢,中位生存期较长,白血病转化率相对较低。高危组和极高危组临床贫血、出血及感染表现明显,可见脾肿大,多短期内进展为 AML。但是,多数 MDS 死于骨髓造血功能衰竭,感染或出血是首要致死因素。5q- 综合征患者临床以贫血及血小板升高为主,中位生存期与 RA 相当。*TP53*、*ETV6*、*EZH2*、*RUNX1* 基因突变可以使得 MDS 预后亚型进展至更差一级。

四、实验室和辅助检查

(一) 血象和骨髓象

MDS 可以为红系、粒系及巨核系中一系、两系血细胞或者全血细胞减少。骨髓常增生活跃或明显活跃,少部分患者骨髓增生减低。外周血和骨髓形态学呈病态造血。要求外周血和骨髓分别计数分析 200 个和 500 个有核细胞,和至少 30 个巨核细胞。粒系、红系或巨核系形态异常细胞≥10% 或环状铁粒幼红细胞≥15% 确定达到病态造血标准,详细表现见表 13-6。

表 13-6　MDS 常见病态造血表现

		红系	粒系	巨核系
细胞核		核出芽	核分叶减少	小巨核细胞
		核间桥	(假 Pelger-Huet;pelgeriod)	核少分叶
		核碎裂	不规则核分叶增多	多核(正常巨核细胞为单核分叶)
		多核		
		核多分叶		
		巨幼样变		

续表

	红系	粒系	巨核系
细胞质		胞体小或异常增大	
	环状铁粒幼细胞	颗粒减少或无颗粒	
	空泡	假 Chediak-Higashi 颗粒	
	PAS 染色阳性	Auer 小体	

(二)骨髓病理

骨髓病理应结合免疫组化分析,增生度多为增生活跃或明显活跃。正常情况,原粒和早幼粒细胞沿骨小梁内膜分布,MDS 常常在骨小梁旁区和间区出现 3~5 个或更多的原粒和早幼粒细胞簇状分布,该病理现象称为髓系幼稚前体细胞异常定位(abnormal location of immature precursor,ALIP)。部分 MDS 骨髓网硬蛋白纤维增生。

(三)造血祖细胞体外集落培养

可以培养出白血病祖细胞集落。粒 - 单核祖细胞培养集簇增多,集落明显减少或无生长,集簇 / 集落比值增大。

(四)细胞遗传学

所有怀疑 MDS 的患者均应进行染色体核型检测。染色体核型需分析≥20 个骨髓细胞的中期分裂象,并按照《人类细胞遗传学国际命名体制(ISCN)2020》进行核型描述。MDS 具有非随机的染色体异常,其中以 -5/5q-、-7/7q-、+8、20q- 和 -Y 最为多见。染色体分型失败,或怀疑 MDS,骨髓干抽、无中期分裂象、分裂象质量差或可分析中期分裂象 <20 个时,应进行 FISH 检测,通常探针应包括:5q31、CEP7、7q31、CEP8、20q、CEPY 和 TP53。

(五)流式细胞术(FCM)

目前尚无 MDS 特异性的抗原标志或标志组合。对于缺乏确定诊断意义的细胞形态学或细胞遗传学表现的患者,不能单独依据 FCM 检测结果确定 MDS 诊断。但 FCM 对于 MDS 的预后分层以及低危 MDS 与非克隆性血细胞减少症的鉴别诊断有应用价值。FCM 亦可作为无典型形态学和细胞遗传学证据,无法确诊 MDS 的辅助诊断标准之一。

(六)分子遗传学

绝大多数 MDS 患者存在至少一个基因突变(MDS 常见基因突变包括 *TET2*、*RUNX1*、*ASXL1*、*DNMT3A*、*EZH2*、*SF3B1* 等)。常见基因突变检测对 MDS 的诊断有潜在的应用价值。单核苷酸多态性 - 微阵列比较基因组杂交技术(SNP-array)等基因芯片技术可作为常规核型分析的补充。

五、诊断与鉴别诊断

(一)诊断标准

MDS 诊断尚无金标准,需要临床综合性和动态判断是否存在异常克隆和难治性血细胞减少。首先要求:①持续血细胞减少 6 个月以上(血红蛋白 <100g/L、中性粒细胞绝对值 <1.8 × 10⁹/L、血小板计数 <100 × 10⁹/L);②排除其他疾患。再符合一个确定条件(表 13-7)者,可以诊断 MDS。如患者未满足确定条件则进行 MDS 辅助诊断标准检测,诊断为高度疑似 MDS,并继续随访。MDS 诊断明确后,再进一步进行分型诊断。

(二)可能发展为 MDS 的前驱疾病

MDS 诊断的确立需排除可能发展为 MDS 的前驱疾病,包括意义未明的特发性血细胞减少症(ICUS)、潜质未定的克隆性造血(CHIP)以及意义未明的克隆性血细胞减少症(CCUS)。ICUS、CHIP、CCUS、MDS 典型特征比较见表 13-8。

表 13-7　MDS 诊断标准

条件	
必要条件	两个条件必须同时具备,缺一不可
	①持续(≥4 个月)一系或多系血细胞减少:红细胞系 Hb<110g/L;中性粒细胞系 ANC<1.5 × 10^9/L;巨核细胞系 PLT<100 × 10^9/L;
	②排除其他可以导致血细胞减少或病态造血的造血及非造血系统疾患。
MDS 相关条件 (确定条件)	符合两个"必备条件"和至少一个"确定条件"时,可确诊为 MDS
	①发育异常:骨髓涂片中红细胞系、粒细胞系、巨核细胞系发育异常细胞的比例≥10%;
	②环状铁粒幼红细胞占有核红细胞比例≥15%,或≥5% 且同时伴有 SF3B1 突变;
	③原始细胞:骨髓涂片原始细胞达 5%~19%(或外周血涂片 2%~19%);
	④常规核型分析或 FISH 检出有 MDS 诊断意义的染色体异常。
辅助条件	符合必要条件,未达到确定条件,但临床呈典型 MDS 表现者,为高度疑似 MDS(HS-MDS)
	①流式细胞术显示骨髓细胞表型异常,提示红细胞系或 / 和髓系存在单克隆细胞群;
	②骨髓活检切片的形态学或免疫组化结果支持 MDS 诊断;
	③基因测序检测出 MDS 相关基因突变,提示存在髓系细胞克隆群体。

表 13-8　可能发展为 MDS 的前驱疾病、MDS 的典型特征比较

特征	可能发展为 MDS 的前驱疾病和 MDS				
	ICUS	CHIP	CCUS	低危 MDS	高危 MDS
单克隆或寡克隆	–/+	+	+	+	+
发育异常[a]	–	–	–	–	–
血细胞减少[b]	+	–	+	+	+
骨髓原始细胞	<5%	<5%	<5%	<5%	<20%
流式异常	+/–	+/–	+/–	++	+++
细胞遗传学异常[c]	–/+	+/–	–	+	++
分子异常	–	+	+	++	+++

注:a. 发育异常占相应系别细胞的比例≥10%;b. 至少 4 个月的持续血细胞减少;c. 部分患者中 MDS 相关克隆可通过 FISH 检测。

(三) 鉴别诊断

　　MDS 的诊断依赖骨髓细胞分析中细胞发育异常的形态学表现、原始细胞比例升高和细胞遗传学异常。虽然病态造血是 MDS 的特征,但有病态造血不等于就是 MDS。MDS 的诊断仍然是排除性诊断,应首先排除反应性血细胞减少或细胞发育异常,常见需要与 MDS 鉴别的因素或疾病包括:

　　1. 先天性或遗传性血液病,如先天性红细胞生成异常性贫血、遗传性铁粒幼红细胞性贫血、先天性角化不良、范科尼贫血、先天性中性粒细胞减少症和先天性纯红细胞再生障碍。

　　2. 其他累及造血干细胞的疾病,如再生障碍性贫血(AA)、阵发性睡眠性血红蛋白尿症(PNH)、原发性骨髓纤维化(PMF)、大颗粒淋巴细胞白血病(LGL)、急性白血病(尤其是伴有血细胞发育异常的患者、低增生性 AML 或 AML-M$_7$)等。

　　3. 维生素 B$_{12}$ 或叶酸缺乏。

　　4. 接受细胞毒性药物、细胞因子治疗或接触有血液毒性的化学制品或生物制剂等。

5. 慢性病性贫血(感染、非感染性疾病或肿瘤)、慢性肝病、慢性肾功能不全、病毒性感染(如 HIV、CMV、EBV 等)。

6. 自身免疫性血细胞减少、甲状腺功能减退或其他甲状腺疾病。

7. 重金属(如砷剂等)中毒、过度饮酒、铜缺乏。

六、治疗

MDS 患者自然病程和预后的差异性很大,宜进行个体化治疗。给 MDS 患者制定具体方案时,应综合考虑以下几个方面因素:① MDS 患者自身因素,如年龄、一般状况评分、患者合并疾病指数分组;② MDS 疾病因素,如 IPSS/IPSS-R 预后分组、患者基因突变谱系等;③可得治疗方案的疗效预测积分系统;④患者自己的意愿及治疗依从性等。最后加以综合考虑来选择治疗方案。

IPSS-R 评分是指导治疗的基本工具,MDS 可按 IPSS-R 积分系统分为两组:①较低危组:包括 IPSS-R- 极低危组、低危组和中危组(≤3.5 分);②较高危组:包括 IPSS-R- 中危组(>3.5 分)、高危组和极高危组。一般而言,较低危 MDS 以低强度治疗为主,以改善造血、提高生活质量乃至延长生存期;中高危 MDS 以高强度治疗为主,包括去甲基化治疗和异基因造血干细胞移植(allo-HSCT),以获得缓解、提高存活率为主要目标,较高危组 MDS 治疗目标是延缓疾病进展、延长生存期和治愈。

（一）支持治疗

严重贫血患者可输注浓缩红细胞,PLT<10×10^9/L 或伴有出血危险因素时应输注血小板。多量输血后会导致机体铁超负荷,使肝脏、心脏、内分泌腺等脏器发生纤维化和功能损害,甚至血色病(hemochromatosis)。应定期检测血清铁蛋白(SF)水平,适时以铁螯合剂除铁治疗。

（二）促造血治疗

1. **雄激素** 如达那唑、十一酸睾酮、司坦唑醇等,对部分有贫血表现的 MDS 可能有促进红系造血作用。

2. **造血细胞生长因子**

(1)粒细胞集落刺激因子(G-CSF)、粒 - 单核系集落刺激因子(GM-CSF):促进粒细胞成熟及释放,协助抗感染。

(2)促红细胞生成素(EPO):用于较低危组 MDS 贫血的治疗,一般采取大剂量 EPO,3 万 ~6 万 U/周,可联合 G-CSF/GM-CSF 使用。

（三）诱导分化及促凋亡治疗

有试用全反式维 A 酸、1,25- 二羟基维生素 D_3 诱导分化治疗 MDS,但疗效不确切。

（四）免疫抑制及免疫调节治疗

1. **免疫抑制剂治疗**(immunosuppressive therapy,IST) IST 主要包括抗胸腺细胞球蛋白(antithymocyte globulin,ATG)和环孢素 A(cyclosporin A,CsA)。对于较低危非 5q- 的 MDS 患者中年龄≤60 岁、骨髓原始细胞≤5%、骨髓低增生、存在 PNH 克隆或者存在 *STAT3* 基因突变的患者,可以考虑进行 IST,建议单用 ATG 或者联合 CsA。但部分 MDS 患者在 IST 后疾病进展并向 AML 转化,IST 治疗 MDS 尚有争议。

2. **免疫调节治疗**(IMiDs) 来那度胺(lenalidomide)可以抑制肿瘤坏死因子(TNF-α)等炎性因子释放、血管新生,促进 T 细胞、NK 细胞活化,起到免疫调节作用,对输血依赖性较低危组 MDS,尤其是 5q-MDS 患者疗效好。但是,有骨髓原始细胞比例 >5%、伴复杂染色体核型、IPSS- 中危或高危组及 *TP53* 基因突变或 TP53 蛋白高表达等情况时,来那度胺可能促进向 AML 转化,不再适宜使用该药治疗。

（五）去甲基化药物治疗

去甲基化治疗能够改善造血,降低向 AML 进展的风险、改善生存,提高患者生活质量和延长生存时间。常用的药物包括 5- 氮杂 -2- 脱氧胞苷(地西他滨,decitabine)和 5- 阿扎胞苷(azacitidine,AZA)。

1. 地西他滨　能抑制 DNA 甲基转移酶,解除抑癌基因的过度甲基化,从而促使肿瘤细胞分化凋亡,可用于所有 FAB 亚型的 MDS。地西他滨剂量和方案仍在不断探索中,较低危组 MDS 患者地西他滨最佳给药方案迄今尚未达成共识。推荐方案之一为 $20mg/(m^2·d) \times 5d$,每 4 周为 1 个疗程。

2. AZA　为胞嘧啶核苷类药物,能迅速磷酸化并直接掺入 DNA 和 RNA 中,抑制 DNA 和 RNA 合成,可杀伤处于 S 期的细胞。对照传统治疗,包括支持治疗、小剂量阿糖胞苷和强化诱导治疗,在不同的 MDS 亚组患者中,AZA 治疗后的生存率均优于传统治疗。

（六）联合化疗

由于针对 AML 的标准化疗方案用于较高危 MDS 患者时缓解率低,且 MDS 患者多为高龄,难以耐受化疗,故不推荐将其作为老年较高危 MDS 患者的常规治疗药物,但对于一般情况良好,年龄较轻的 RAEB 以上 MDS 可考虑使用联合化疗,常用的有蒽环类和阿糖胞苷等,缓解率不低于表观遗传学修饰治疗。对于年龄大、一般情况差、合并心肺疾患等的患者,更可能适用小剂量化疗,比如 CAG、HAG 预激方案。

（七）Allo-HSCT

Allo-HSCT 是目前唯一能根治 MDS 的方法,造血干细胞来源包括同胞全相合供者、非血缘供者和单倍型相合血缘供者。目前国内外各指南对异基因 HSCT 治疗 MDS 的指征略有差异,见表 13-9。

非亲缘全相合和亲缘单倍体供者均可作为 MDS 患者 HSCT 治疗的替代供者选择。一般而言,较高危组 MDS 患者延长进入 HSCT 的时间会导致预期生存时间明显减少,较高危组 MDS 患者在确定诊断后即可进入 HSCT;较低危组 MDS 患者进入 HSCT 治疗的时机目前尚未达成共识。对于较高危组 MDS 患者,若体能状况好、无并发症应选择清髓性预处理方案,而体能状况差或存在并发症应选择减剂量预处理方案。MDS 患者大多为老年患者,输血负荷大、并发症多,标准剂量预处理并不优于减剂量预处理。

复发是 MDS 患者 HSCT 后死亡的主要原因。HSCT 后嵌合度、MRD 以及特异的分子生物学指标的监测可以指示预后并帮助指导治疗。MDS 患者 HSCT 后复发的治疗手段有限,一旦复发预后极差,可以选择减停免疫抑制剂及支持治疗,改善生存质量。

表 13-9　国内外各指南关于 MDS 的异基因 HSCT 治疗指征

指南	推荐行 allo-HSCT 治疗	不推荐行 allo-HSCT 治疗
MDS 中国诊断与治疗指南（2019 年版）	①年龄 <65 岁、较高危组 MDS 患者;②年龄 <65 岁、伴有严重血细胞减少、经其他治疗无效或伴有不良预后、遗传学异常(如 -7、3q26 重排、*TP53* 基因突变、复杂核型、单体核型)的较低危组患者	较低危组患者;不适合 HSCT 的患者
造血干细胞移植治疗 MDS 国际专家共识	适合 HSCT 的患者、较高危组或较低危组但有严重的血细胞减少和 / 或输血依赖的患者	较低危组患者;不适合 HSCT 的患者
诊断和治疗成人初发 MDS（欧洲白血病网络建议）	适合 HSCT 的患者、IPSS 中危 -2 或者高危,年龄不超过 70 岁结合患者的意愿进入移植流程,IPSS 中危 -1 但原始细胞比例高和 / 或细胞遗传学高危的患者	成人原发 MDS IPSS 低危、无症状性血细胞减少仅需观察;成人原发 MDS IPSS 中危 -1、无症状性血细胞减少、无高原始细胞比例、无细胞遗传学高危选择观察和等待;不适合 HSCT 的患者
英国血液学会成人 MDS 的诊断和治疗指南	高危 MDS 适合 HSCT 的患者选择进入移植流程;低危患者根据危险评分和移植相关并发症指数(HCT-CI),结合存在输血依赖可以进入移植流程,但需依据移植中心经验,进行风险获益评估	适合 HSCT 但年龄较大的患者,无预后差的细胞核型,首选 AZA 治疗;不适合 HSCT 的患者;移植前诱导缓解治疗失败的患者可选择临床试验或者支持治疗

注:适合 HSCT 的患者:HCI-CI<3,体能状态好;不适合 HSCT 的患者:HCI-CI ≥4,体能状态差。

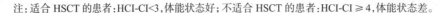

七、疗效和预后

(一) MDS 的疗效判断标准

MDS 国际工作组(IWG)于 2000 年提出 MDS 标化反应标准,2006 年进行了修订,使不同临床治疗方案结果间具有可比性。MDS 的治疗反应包括四种类型:改变疾病自然病程、细胞遗传学反应、生存质量和血液学改善(表 13-10)。

表 13-10　IWG 的 MDS 疗效标准(2006 年修订)

类型	疗效标准(反应须维持≥4 周)
Ⅰ.改变疾病自然病程	
完全缓解(CR)	骨髓:原始细胞≤5% 且各系细胞成熟正常;应注明持续存在的血细胞发育异常
	外周血:Hb≥110g/L;ANC≥$1.0×10^9$/L;PLT≥$100×10^9$/L
部分缓解(PR)	骨髓:原始细胞较治疗前减少≥50% 但仍>5%,不考虑有核细胞增生程度和发育异常
	外周血:同 CR,且必须持续至少 2 个月
骨髓完全缓解	骨髓:原始细胞≤5% 且较治疗前减少≥50%
	外周血:如果达到血液学改善(HI),须加以注明
疾病稳定(SD)	未达到 PR 标准,但无疾病进展(PD)证据,≥8 周
治疗失败(failure)	治疗中死亡或疾病进展
CR 或 PR 后复发	有下列至少 1 项:骨髓中原始细胞恢复到治疗前水平;ANC 或 PLT 较缓解/有效时的最高值减少≥50%;Hb 下降≥15g/L 或依赖输血
疾病进展(PD)	至少有下列 1 项:
	骨髓:原始细胞<5% 者,增加≥50%,达到>5%
	原始细胞 5%~10% 者,增加≥50%,达到>10%
	原始细胞 10%~20% 者,增加≥50%,达到>20%
	原始细胞 20%~30% 者,增加≥50%,达到>30%
	外周血:ANC 或 PLT 较缓解/有效时的最高值减少≥50%;Hb 减少≥20g/L;依赖输血
生存	总体生存:任何原因死亡;无事件生存:治疗失败或任何原因死亡;无进展生存:病情进展或死于 MDS;无病生存:至复发时为止;特定原因死亡:MDS 相关死亡
Ⅱ.细胞遗传学反应	
	完全反应(CCR):原有的染色体异常消失且无新发异常
	部分反应(PCR):原有的染色体异常减少≥50%
Ⅲ.生存质量	使用各种问卷或 WHO 体能积分
Ⅳ.血液学改善(HI)(反应须持续≥8 周)	
红系反应(HI-E)	治疗前 Hb<110g/L 者,治疗后增加≥15g/L
	输血减少:(仅用于治疗前 Hb≤90g/L 的依赖输血者)与治疗前 8 周相比,治疗后 8 周输注红细胞单位数减少≥4U
PLT 反应(HI-P)	治疗前 $20×10^9$/L<PLT<$100×10^9$/L 者,治疗后净增≥$30×10^9$/L
	治疗前 PLT<$20×10^9$/L 者,治疗后增至>$20×10^9$/L,且增幅≥100%
ANC 反应(HI-N)	治疗前 ANC<$1×10^9$/L,治疗后增加>$0.5×10^9$/L

（二）MDS 的预后

MDS 的临床病程多变，总的发展趋势有三种：①长期病情稳定，骨髓中原始细胞不变或仅轻度增加，患者存活数年或十几年；②初期病情稳定，与前述情况类似，突然发生疾病进展，原始细胞迅速增加，转变为急性白血病；③骨髓原始细胞逐渐增多，病情呈缓慢但不可逆转的方式向前发展，直至转化为急性白血病。部分患者 2 年即进入白血病状态，而有些患者可持续 10~15 年甚至更久才发展为白血病。多数在转变为急性白血病之前，死于感染或出血。还有极少数病例经过一段时间治疗后，血液学和临床均恢复正常，临床症状消失，血象、骨髓象恢复正常。

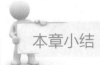

本章小结

1. MDS 是源于造血干细胞的克隆性疾病，以病态造血、难治性血细胞减少和高风险转化急性髓系白血病为特征。

2. MDS 各亚型临床特点和预后差异甚大。

3. MDS 诊断需结合实验室和临床指标进行综合性、动态评价，并充分排除诊断。

4. MDS 治疗原则为依据患者一般情况、年龄和预后分组选择治疗方案。

5. MDS 的治疗反应有四种：改变疾病的自然病程、细胞遗传学反应、血液学改善和改善生存质量。

6. MDS 的病程大致有三种主要演变模式。

思考题

1. 什么是 ALIP 现象？

2. 骨髓原始细胞在 MDS 的 IPSS-R 预后分型中分几组？各组的原始细胞比例分别是多少？

3. MDS 治疗方法的选择依据什么原则？

4. MDS 的治疗方法有哪些？

（李玉华）

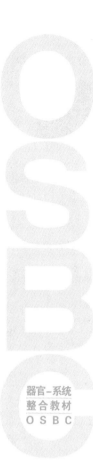

第四篇
出凝血疾病

第十四章
出凝血疾病总论

一、概述

1. **出血性疾病概述**　人体血管受到损伤时,血液可自血管外流或渗出。此时,机体将通过一系列生理性反应使出血停止,此即止血。止血过程有多种因素参与,并包含一系列复杂的生理、生化反应。因遗传性及获得性止血机制(涉及血管、血小板、凝血因子三方面因素)异常引起的自发性出血或创伤后出血不止的一类疾病称出血性疾病。

2. **血栓性疾病概述**　血栓形成是指在一定条件下,血液有形成分在心脏或血管内形成栓子,造成血管部分或完全堵塞、相应部位血供障碍的病理过程。按发生血栓形成的血管类型可分为动脉血栓、静脉血栓及微血管血栓。按血栓组成成分可分为血小板血栓、红细胞血栓、纤维蛋白血栓、混合血栓等。血栓栓塞是血栓栓子从形成部位脱落,随血流移动的过程中堵塞血管,引起相应组织和/或器官缺血、缺氧、坏死(动脉血栓)及淤血、水肿(静脉血栓)的病理过程。以上两种病理过程所引起的疾病称为血栓性疾病。

二、正常止血、凝血及抗凝机制

(一) 止血机制

1. **血管因素**　血管收缩和内皮细胞促凝因子表达释放。血管收缩是人体对出血最早的生理性反应。当血管受损时,通过神经反射及多种介质调控使局部血管发生收缩,导致管腔变窄、破损伤口缩小或闭合。血管内皮细胞受损后在止血过程中有下列作用:①表达并释放血管性血友病因子(vWF),促进血小板在损伤部位黏附和聚集;②表达并释放组织因子(TF),从而启动凝血过程;③基底胶原暴露,不仅可以激活因子XII(FXII),启动内源性凝血途径,还能够使血小板致密颗粒释放生物活性物质,引起血小板膜糖蛋白IIb/IIIa(GP IIb/IIIa)变构活化;④表达并释放血栓调节蛋白(TM),调节抗凝系统。

2. **血小板因素**　血小板黏附、聚集和释放,白色血栓形成。血管受损时,血小板通过黏附、聚集及释放反应参与止血过程:血小板膜糖蛋白Ib/IX(GP Ib/IX)作为受体,通过vWF的桥梁作用,使血小板黏附于受损内皮下的胶原纤维,形成血小板血栓,机械性修复受损血管;血小板膜糖蛋白IIb/IIIa复合物(GP IIb/IIIa)通过纤维蛋白原互相连接而致血小板聚集;聚集后的血小板活化,分泌或释放一系列活性物质,如血栓烷A_2(TXA$_2$)、5-羟色胺(5-HT)、血小板活化因子(PAF)等,可进一步诱导和强化血小板聚集反应,局部微环境释出的一些活化物如凝血酶、ADP可促使血小板分泌。

3. **凝血因素**　通过一系列的凝血反应,最终形成纤维蛋白血栓达到止血作用。上述血管内皮损伤,启动外源性及内源性凝血途径,在磷脂等的参与下,经过一系列酶解反应形成以白色血栓为核心的纤维蛋白网,血液中的红细胞、白细胞阻留于其中,在血栓收缩蛋白的作用下形成坚韧的红色血栓,堵住血管损伤部位达到进一步止血作用。

(二) 凝血机制

血液凝固是一系列无活性酶原被激活转变为有活性的酶的正反馈连锁反应过程,主要分三个阶段。

1. 凝血活酶生成 经典理论认为凝血过程通过内源性和外源性两条凝血途径完成。外源性凝血途径：损伤的内皮细胞表达 TF 并释入血流。TF 与凝血因子Ⅶ(FⅦ)或活化的凝血因子Ⅶ(FⅦa)在钙离子(Ca^{2+})存在的情况下，形成 TF/FⅦ 或 TF/FⅦa 复合物，两种复合物可激活凝血因子Ⅹ(FⅩ)(主要)和凝血因子Ⅸ(FⅨ)(次要)。内源性凝血途径：血管损伤时，内皮下带负电荷的胶原暴露，激活凝血因子Ⅻ(FⅫ)转变为活化的凝血因子Ⅻ(FⅫa)，FⅫa 激活因子Ⅺ(FⅪ)，在 Ca^{2+} 存在的条件下，活化的凝血因子Ⅺ(FⅪa)激活 FⅨ，同时 FⅪa 也可自激活。活化的凝血因子Ⅸ(FⅨa)、凝血因子Ⅷ:C(FⅧ:C)及磷脂在 Ca^{2+} 的参与下形成复合物，激活 FⅩ。上述两种途径激活 FⅩ 后，凝血过程即进入共同途径。FⅩa 可将凝血因子Ⅴ激活形成活化的凝血因子Ⅴ(FⅤa)。在 Ca^{2+} 存在的条件下，FⅩa、FⅤa 与磷脂形成复合物，此即凝血活酶。

2. 凝血酶生成 血浆中无活性的凝血酶原在凝血活酶的作用下，转变为蛋白分解活性极强的凝血酶。凝血酶形成是凝血连锁反应中的关键，它除参与凝血反应外，还有如下多种作用：①反馈性激活 FⅤ、FⅧ、FⅩ 等促凝因子，同时促进凝血酶原向凝血酶的转变；②诱导血小板的不可逆性聚集，加速其活化、聚集及释放反应；③激活 FⅫ；④激活因子Ⅻ(FⅩⅢ)，促进稳定性纤维蛋白形成；⑤激活纤溶酶原，增强纤维蛋白溶解活性。

3. 纤维蛋白生成 在凝血酶作用下，纤维蛋白原分解，释出肽 A、肽 B，形成纤维蛋白单体并自动聚合，形成不稳定性纤维蛋白，再经活化的因子Ⅻ(FⅩⅢa)的作用，形成稳定性交联纤维蛋白。

现代凝血学说认为凝血过程分为两个阶段，首先是启动阶段，主要通过外源性凝血途径实现，由此生成少量凝血酶。然后是放大阶段，即少量凝血酶发挥正反馈作用：包括激活血小板、促使磷脂酰丝氨酸由膜内移向膜外发挥磷脂作用、激活 FⅤ 和 FⅧ、在磷脂与凝血酶原存在条件下激活 FⅪ，从而生成足量凝血酶，以完成正常的凝血过程。凝血过程详见第二章。

（三）抗凝机制

1. 抗凝系统 正常情况下凝血和抗凝血保持动态平衡，以保持血液在血管内畅通无阻。抗凝血酶(antithrombin, AT)是人体内最重要的抗凝物质。抗凝血酶生成于肝及血管内皮细胞，主要功能是灭活 FⅩa 及凝血酶，对其他丝氨酸蛋白酶如 FⅨa、FⅪa、FⅫa 等亦有一定灭活作用，其抗凝活性与内皮细胞硫酸乙酰肝素密切相关。蛋白 C 系统由蛋白 C(PC)、蛋白 S(PS)、血栓调节蛋白(TM)等组成。PC、PS 属于维生素 K 依赖性因子，在肝内合成。TM 则主要存在于血管内皮细胞表面，是内皮细胞表面的凝血酶受体。凝血酶与 TM 以 1:1 形成复合物，裂解 PC，形成活化的 PC(APC)，在辅因子 PS 存在的条件下，APC 通过灭活 FⅤa 及 FⅧa 而发挥抗凝作用。组织因子途径抑制物(TFPI)是另一种抗凝蛋白，内皮细胞是其主要生成部位。TFPI 的抗凝机制为在 Ca^{2+} 存在的条件下直接抑制 FⅩa 以及 TF/FⅦa 复合物。

2. 纤溶系统 纤溶系统主要由纤溶酶原及其激活剂、纤溶酶激活剂抑制物等组成。纤溶酶原(PLg)是一种单链糖蛋白，主要在脾、嗜酸性粒细胞及肾等部位生成，血管内皮细胞也可表达纤溶酶原。组织型纤溶酶原激活剂(t-PA)是人体内主要的纤溶酶原激活剂，主要在内皮细胞合成。尿激酶型纤溶酶原激活剂(u-PA)因最先由尿中分离而得名，亦称尿激酶(UK)。纤溶酶相关抑制物主要包括纤溶酶原激活剂抑制物(PAI-1、PAI-2)、α_2-纤溶酶抑制剂(α_2-PI)、α_1-抗胰蛋白酶(α_1-AT)及 α_2-抗纤溶酶(α_2-AP)等数种。

纤溶酶原在纤溶酶原激活物(t-PA、u-PA)作用下转化为纤溶酶，进而将纤维蛋白(原)分解为纤维蛋白(原)降解产物(fibrin/fibrinogen degradation products, FDPs)。

三、疾病的分类

（一）出血性疾病的分类

按病因及发病机制，可分为以下几种主要类型。

1. 血管壁异常

(1)遗传性：①遗传性出血性毛细血管扩张症；②家族性单纯性紫癜；③先天性结缔组织病（血管及其支持组织异常）。

(2)获得性：①感染：如败血症；②过敏：如过敏性紫癜；③化学物质及药物：如长期应用糖皮质激素导致的药物性紫癜；④营养不良：如维生素 C 及维生素 PP 缺乏症；⑤代谢及内分泌障碍：如糖尿病、Cushing 病；⑥其他：如结缔组织病、动脉硬化、机械性紫癜、体位性紫癜等。

2. 血小板异常

(1)血小板数量异常

1)血小板减少：①血小板生成减少：如再生障碍性贫血、白血病、放疗及化疗后的骨髓抑制；②血小板破坏过多：发病多与免疫反应等有关，如免疫性血小板减少症（immune thrombocytopenia，ITP）、脾功能亢进等；③血小板消耗过度：如弥散性血管内凝血（disseminated intravascular coagulation，DIC）。

2)血小板增多：①原发性血小板增多症；②继发性血小板增多，如脾切除术后。

(2)血小板质量异常

1)遗传性：见于血小板无力症、巨大血小板综合征及血小板颗粒性疾病。

2)获得性：由肝脏疾病、抗血小板药物、感染、尿毒症、异常球蛋白血症等引起。获得性血小板质量异常较多见，但未引起临床上重视。

3. 凝血因子异常　此类疾病主要分为先天性和获得性两大类。先天性凝血异常主要有血友病 A、血友病 B、血管性血友病、遗传性 FXI 缺乏症、FV 和 FⅧ联合缺乏症等；获得性凝血异常主要有维生素 K 缺乏症、肝病、淀粉样变性、获得性血友病等。

4. 抗凝及纤维蛋白溶解异常　主要为获得性疾病：①肝素使用过量；②香豆素类药物过量及敌鼠钠中毒；③免疫相关性抗凝物增多；④蛇咬伤、水蛭咬伤；⑤溶栓药物过量。

5. 复合性止血机制异常　例如血管性血友病（vWD）和弥散性血管内凝血（DIC）。

(二) 血栓性疾病的分类

按病因及发病机制，可分为以下几种主要类型。

1. 血管壁异常　血管内皮细胞能生成和释放一些生物活性物质，分别具有促凝血和抗凝血作用。当血管内皮细胞因机械（如钝器伤）、化学（如药物）、生物（如内毒素）、免疫及血管自身病变等因素受损伤时，其抗凝血和促凝血机制失衡，如血小板活化因子释放增多、内皮素 -1 增多、前列环素 I_2 减少导致血管壁痉挛；TF 表达增高而 TFPI 活性下降；动脉粥样硬化；纤溶机制异常等因素均可促进血栓的形成。

2. 血液流变学异常　引起血液黏滞度增高的各种原因，如高纤维蛋白原血症、高脂血症、脱水、红细胞增多症等，均可导致血流淤滞、缓慢，为血栓形成创造条件。

3. 血液成分的异常

(1)血小板数量增加，活性增强：血管内皮损伤、血流切变应力改变、某些药物和多种疾病（如系统性红斑狼疮）均可导致血小板功能亢进，活性增强，从而形成血栓；通常血小板数量超过 $800 \times 10^9/L$ 时有血栓形成的可能。

(2)凝血因子异常：包括遗传因素导致 FV 结构异常产生活化蛋白 C 抵抗（APC-R）现象、凝血酶原基因突变导致的凝血酶原水平增加；疾病引起的纤维蛋白原增加，不良生活习惯等引起的因子Ⅷ活性增高，手术、创伤使凝血因子Ⅷ、Ⅸ、Ⅹ释放和激活等，均可促使血栓形成。

(3)抗凝系统减弱：包括遗传性或获得性的抗凝蛋白含量及活性异常：①抗凝血酶（AT）减少或缺乏；②蛋白 C（PC）及蛋白 S（PS）缺乏症。

(4)纤溶活力降低：各种因素导致人体对纤维蛋白的清除能力下降，造成血栓形成及增大，临床常见有：①纤溶酶原结构或功能异常，如异常纤溶酶原血症等；②纤溶酶原激活剂释放障碍；③纤溶酶活化剂抑制物过多。

（5）其他：此外，临床中使用的多种药物亦与血栓形成有密切关系，如华法林、避孕药、抗纤溶药物、门冬酰胺酶等。

四、临床表现

（一）凝血性出血性疾病和血管、血小板性出血性疾病的临床表现

1. 出血体征 除了观察心率、呼吸、血压、末梢循环状况等一般体征以外，还应注意皮肤出血的类型（瘀点、瘀斑或紫癜），有无关节出血或血肿，局部出血的部位，是否存在关节畸形，皮肤或黏膜是否有毛细血管扩张等；以及出血范围、部位、分布是否对称等。

2. 相关疾病体征 是否同时存在蜘蛛痣、腹水、水肿、黄疸、贫血、淋巴结肿大或胸骨压痛等体征，出现这类体征通常提示出血系某种全身性疾病的伴随症状。

3. 血肿压迫症状及体征 血肿压迫周围神经可致局部疼痛、麻木及肌肉萎缩；压迫血管可致相应供血部位梗死或淤血、水肿；口腔底部、咽后壁、喉及颈部出血可致呼吸困难甚至窒息；压迫输尿管可致排尿障碍；腹膜后出血可引起麻痹性肠梗阻。

病史及体检对出血性疾病的诊断意义见表 14-1。

表 14-1　常见出血性疾病的临床鉴别

项目	血管性疾病	血小板疾病	凝血障碍性疾病
性别	女性多见	女性多见	80%~90% 发生于男性
阳性家族史	较少见	罕见	多见
出生后脐带出血	罕见	罕见	常见
皮肤紫癜	常见	多见	罕见
皮肤大块瘀斑	罕见	多见	可见
血肿	罕见	可见	常见
关节腔出血	罕见	罕见	多见
内脏出血	偶见	常见	常见
眼底出血	罕见	常见	少见
月经过多	少见	多见	少见
手术或外伤后渗血不止	少见	可见	多见

（二）血栓性疾病的临床表现

1. 静脉血栓 常见于下肢深静脉如腘静脉、股静脉等。主要表现有：①血栓形成引起的局部肿胀、疼痛；②血栓远端血液回流障碍：如远端水肿、胀痛、皮肤颜色改变等；③血栓脱落后引起血栓栓塞和相关脏器功能障碍，如肺栓塞等。

2. 动脉血栓 多见于冠状动脉、脑动脉、肠系膜动脉及肢体动脉等。临床表现有：①发病多较突然，可有局部剧烈疼痛，如心绞痛、腹痛、肢体剧烈疼痛等；②相关供血部位组织缺血、缺氧所致的器官、组织结构及功能异常，如心肌梗死、心力衰竭、心源性休克、心律失常、意识障碍及偏瘫等；③血栓脱落引起脑栓塞、肾栓塞、脾栓塞等相关症状及体征；④供血组织缺血性坏死引发的临床表现，如发热等。

3. 微血管血栓 多见于 DIC、血栓性血小板减少性紫癜等。临床表现往往缺乏特异性，主要为皮肤黏膜栓塞性坏死、微循环衰竭及器官功能障碍。

五、实验室检查

(一) 筛选试验的分类和概述

筛选试验简单易行,帮助确定出血性疾病属于血小板数量或功能异常,抑或是凝血机制障碍。

1. 血管或血小板异常的实验 包括出血时间(BT)、血小板计数等。

2. 凝血异常的实验 包括活化部分凝血活酶时间(APTT)、凝血酶原时间(PT)、凝血酶时间(TT)等。

(二) 确诊试验的分类和概述

筛选试验的敏感性与特异性较差,无法确定止血机制异常的具体环节。例如,某些出血性疾病的筛选试验结果正常,如凝血因子XⅢ缺乏、纤溶抑制物缺乏和某些血管性出血疾病等。筛选试验异常还可能由基础疾病或其他因素所致,如严重的肝功能损伤、尿毒症、口服抗凝药时,也可发生血管、血小板及凝血异常。因此,应进一步选择特殊的或更精确的实验检查以确定诊断。

1. 血管异常检测 血 vWF、内皮素 - 1(ET-1)测定等。

2. 血小板异常检测 血小板数量、形态,血小板黏附、聚集功能,血小板膜糖蛋白检测等。

3. 凝血异常检测 ①凝血酶原、FXⅢ、FXⅡ、FXⅠ、FX、FⅨ、FⅧ、FⅦ、FV 及 TF 等抗原及活性测定;②vWF 抗原和活性测定;③FⅧ:C 抗体测定;④纤维蛋白原、异常纤维蛋白原、纤维蛋白单体等指标。

4. 抗凝异常 ① AT 抗原及活性或凝血酶 - 抗凝血酶复合物(TAT)测定;② PC、PS 及 TM 测定;③狼疮抗凝物或心磷脂类抗体测定。

5. 纤溶异常 ① FDP、D- 二聚体测定;②纤溶酶原测定;③ t-PA、纤溶酶原激活物抑制物(PAI)及纤溶酶 - 抗纤溶酶复合物(PIC)测定等。

一些常用的出、凝血试验在出血性疾病诊断中的意义见表 14-2。

表 14-2   常用的出、凝血试验在出血性疾病诊断中的意义

项目	血管性疾病	血小板疾病	凝血异常性疾病		
			凝固异常	纤溶亢进	抗凝物增多
BT	±	±	±	−	−
血小板计数	−	±	−	−	−
PT	−	−	±	−	±
APTT	−	−	+	+	+
TT	−	−	±	+	+
纤维蛋白原	−	−	±	+	−
FDP	−	−	−	+	−

六、诊断

(一) 出血性疾病的诊断

1. 病史

(1)出血特征:包括出血发生的年龄、部位(皮肤、黏膜、血尿、血便等)、持续时间、出血量、有否出生时脐带出血及迟发性出血、有否同一部位反复出血、伤口愈合情况等。一般认为,皮肤、黏膜出血点、紫癜等多为血管、血小板异常所致,而深部血肿、关节出血等则提示可能与凝血障碍等有关。

（2）出血诱因：是否为自发性，与拔牙、手术、创伤及接触或使用药物（抗血小板药）的关系等。

（3）基础疾病：如消化系统疾病、泌尿系统疾病、糖尿病、免疫性疾病及某些特殊感染等。

（4）家族史：父系、母系家族的 1~2 代一级亲属是否有类似疾病或出血病史。

（5）其他：饮食、营养状况、职业及环境等。

2. 体格检查 包括出血体征、相关疾病体征和一般体征，详见前述。

3. 实验室检查 出血性疾病的临床特点仅有相对的意义，大多数出血性疾病都需要经过实验室检查才能确定诊断。实验室检查应根据筛选、确诊及特殊试验的顺序进行，详见前述。

（二）血栓性疾病的诊断

1. 存在血栓形成的危险因素 如动脉粥样硬化、血脂异常、糖尿病、肾病、恶性肿瘤、妊娠、肥胖、近期手术及创伤、长期使用避孕药等。

2. 各种血栓形成及栓塞的症状、体征。

3. 影像学检查 血管造影术以往一直是诊断血栓性疾病的金标准。近年来，CT 血管成像（CTA）及 MR 血管成像（MRA）也能直接显示全身大部分血管的栓子，一定程度上可取代血管造影术，尤其对于病情严重、老年患者和有动、静脉插管禁忌证者更为合适。静脉血栓形成以彩色多普勒血流成像最为常用，是安全、无创、可重复的血栓筛查手段。

4. 血液学检查 可根据上述血栓形成机制的三大要素，结合患者病情择项进行检查。对于反复及多发血栓形成的患者，如实验室凝血功能检查有异常，还应进行家系调查，考虑做相关蛋白的分子诊断。

七、治疗

（一）出血性疾病的防治

1. 病因防治

（1）防治基础疾病：遗传性出血性疾病尚无根治办法，预防措施在于进行必要的婚前咨询和产前诊断，禁止近亲结婚。获得性出血性疾病主要针对病因进行预防，如控制感染，积极治疗肝肾病，抑制异常免疫反应等。

（2）避免接触、使用可加重出血的物质及药物：如血友病、血小板功能缺陷症等有出血倾向患者，应慎用香豆素、肝素等抗凝药物，避免使用血小板功能抑制药如阿司匹林、吲哚美辛、双嘧达莫、保泰松、噻氯匹定等。

2. 纠正出凝血异常

（1）补充血小板和凝血因子：在外伤或手术时，可以输入新鲜血浆或新鲜冷冻血浆。此外，可根据病情予以补充血小板悬液、纤维蛋白原、凝血酶原复合物、冷沉淀物、凝血因子Ⅷ等。

（2）止血药物：目前广泛应用的有以下几类：如卡巴克络、曲克芦丁、垂体后叶激素、维生素 C 及糖皮质激素等收缩血管、增加毛细血管致密度、改善其通透性的药物；维生素 K 等合成凝血相关成分所需的药物；氨基己酸（EACA）、氨甲苯酸（PAMBA）等抗纤溶药物；去氨加压素（1- 脱氨 -8- 精氨酸加压素，DDAVP）等促进止血因子释放的药物；重组活化凝血因子Ⅶ（rFⅦa）等新型重组凝血因子制剂；凝血酶、巴曲酶及吸收性明胶海绵等局部止血药物。

（3）促血小板生成的药物：多种细胞因子调节各阶段巨核细胞的增殖、分化和血小板的生成，例如血小板生成素（TPO）、白介素 -11（IL-11）等。

（4）局部处理：局部加压包扎、固定及手术结扎局部血管等。

（二）血栓性疾病的防治

1. 去除血栓形成诱因，治疗基础疾病 如防治动脉粥样硬化、控制糖尿病、感染，治疗肿瘤、避免久坐等。

2. **抗血栓治疗**   根据血栓形成发生的部位和时程,采取不同的治疗措施。

(1)溶栓治疗和介入溶栓:通过静脉注射溶栓药物或应用导管将溶栓药物注入局部,以溶解血栓,恢复正常血供。主要用于新近的血栓栓塞症。应选择性应用于有肢体坏疽风险的深静脉血栓形成(deep venous thrombosis,DVT)患者、血流动力学不稳定的肺栓塞等。动脉血栓最好在发病 3 小时之内进行,最晚不超过 6 小时;静脉血栓应在发病 72 小时内实施,最晚不超过 6 天。常用溶栓药物有尿激酶(UK)、链激酶(SK)、组织型纤溶酶原激活剂(t-PA)等。

溶栓治疗的监测指标有二:①血纤维蛋白原(Fbg),应维持在 1.2~1.5g/L 水平以上;②血 FDP 检测,其在 400~600mg/L 为宜。

(2)静脉血栓治疗原则:抗凝以普通肝素和低分子量肝素治疗为首选,对肝素过敏或因肝素诱导血小板减少症者,可选用其他抗凝药物如阿加曲班等,总疗程一般不宜超过 10 天;长期抗凝以华法林治疗为主,也可考虑戊聚糖类及凝血因子Ⅹa直接抑制剂等。抗凝治疗使用剂量应谨慎、个体化,一般以 APTT 值作为监测肝素治疗的指标,以 INR 作为监测华法林治疗的指标。

(3)动脉血栓治疗原则:需持续抗血小板治疗。阿司匹林、氯吡格雷和血小板膜糖蛋白Ⅱb/Ⅲa拮抗剂是当前抗血小板药物的主体,阿司匹林和氯吡格雷可以口服,而 GPⅡb/Ⅲa拮抗剂只能静脉注射,仅适用于疾病急性期。

(4)对陈旧性血栓经内科治疗效果不佳而侧支循环形成不良者,可考虑手术取出血栓或切除栓塞血管段并重新吻合或行血管搭桥术。

(5)易栓症治疗原则:急性期治疗与一般血栓形成相似,急性期后应持续抗凝 6 个月,INR 维持在 2.0~3.0,6 个月后根据血栓症状和 D- 二聚体水平判断是否停药。易栓症女性妊娠期及易栓症患者的亲属应考虑预防血栓形成。

本章小结

1. 正常止血包括三要素:血管因素、血小板因素和凝血因素。凝血过程分为两个阶段,首先是启动阶段,通过外源性凝血途径生成少量凝血酶,然后是放大阶段,少量凝血酶发挥正反馈作用,从而生成足量凝血酶,以完成正常的凝血过程。除凝血系统外,人体还存在完善的抗凝及纤溶系统,体内凝血与抗凝、纤维蛋白形成与纤溶维持着动态平衡,以保持血流的通畅。

2. 出血性疾病的诊断应按照先常见病、后少见病及罕见病,先易后难,先普通后特殊的原则,逐层深入进行程序性诊断。确定是否属出血性疾病范畴,大致区分是血管、血小板异常,或为凝血障碍性疾病,判断是数量异常或质量缺陷,通过病史、家系调查及某些特殊检查,初步确定为先天性、遗传性或获得性。先天或遗传性疾病,应进行分子生物学检测,以确定其病因及发病机制。

思考题

1. 简述正常的止血过程。

2. 接诊出血性疾病患者,如何进行诊断和鉴别诊断?

(胡 豫 王华芳)

第十五章
原发免疫性血小板减少症

原发免疫性血小板减少症（primary immune thrombocytopenia，ITP）既往亦称特发性血小板减少性紫癜，是一种复杂的多种机制共同参与的获得性自身免疫病，约占出血性疾病总数的1/3。ITP是临床上单发性血小板减少最常见的病因。成人的年发病率为(5~10)/10万，ITP可见于各个年龄段的男性和女性。育龄期女性发病率高于同年龄组男性，60岁以上老年人是该病的高发群体。临床表现以皮肤黏膜出血为主，严重者可发生内脏出血，甚至颅内出血，出血风险随年龄增长而增加。部分患者仅有血小板减少而没有出血症状。部分患者有明显的乏力症状。临床上可分为急性型和慢性型，前者好发于儿童，后者多见于成人。儿童ITP多为急性起病。常发生于病毒感染或疫苗接种后。常于几周到6个月内自发缓解。成人ITP多为慢性隐袭性起病，很少自发缓解。

一、定义与分类

国际工作组（International Working Group，IWG）描述了ITP的三个过程：①新诊断的ITP（3个月内诊断）；②持续性ITP（诊断后3~12个月内，患者没有达到稳定缓解）；③慢性ITP（持续达12个月）。

二、病因

ITP的发病原因尚不明确，可能与下列因素有关。

1. **感染** 急性型ITP患者，发病前2周左右多有上呼吸道感染史，包括细菌感染或病毒感染。而慢性型ITP患者，常因感染而致病情加重，且血中可查见抗病毒抗体和免疫复合物。有研究认为，幽门螺杆菌的感染与ITP的发生有关，主要依据是清除幽门螺杆菌可使ITP患者的血小板计数上升。

2. **免疫因素** 将ITP患者血浆输给健康受试者可造成受试者血小板一过性减少。50%~70%的ITP患者血浆和血小板表面可检测到血小板膜糖蛋白特异性自身抗体。目前认为自身抗体致敏的血小板被单核巨噬细胞系统过度吞噬破坏是ITP发病的主要机制。

3. **脾** 是自身抗体产生的主要部位，也是血小板破坏的重要场所。脾切除后，部分患者的血小板可迅速升至正常范围。

4. **其他因素** ITP女性发病率高于男性，且育龄期女性多见，推测本病的发生可能与雌激素有关。目前研究发现，雌激素可能有抑制血小板生成或增强单核巨噬细胞系统对与抗体结合的血小板吞噬的作用。

三、发病机制

1. 抗体介导的血小板过度破坏　50%~70% 的 ITP 患者血浆和血小板表面可检测到一种或多种抗血小板膜糖蛋白自身抗体。其免疫球蛋白类型多为 IgG 型抗体,少数患者为 IgM 型、IgA 型抗体。自身抗体致敏的血小板被单核巨噬细胞系统吞噬破坏。脾巨噬细胞通过 Fcγ 受体吞噬血小板膜上的抗体。这些抗体通常与血小板表面富含的糖蛋白结合,特别是 $\alpha_{IIb}\beta_3$(GP IIb/ IIIa)和 GP Ib/ IX/ V 分子。然而,在多达 30%~40% 的患者中未检测到抗体。值得注意的是,在抗血小板抗体阳性的患者中,除了经典的表面糖蛋白外,还发现了其他特异性抗体,包括胞质蛋白,这可能意味着血小板在抗原递呈细胞(APC)的作用下发生蛋白质降解,随后又向 T 细胞递呈抗原。其他机制也可能与 ITP 中抗体的产生有关,包括抗原交叉反应(拟态)、体细胞突变、自身反应性 B 细胞克隆消除的缺陷。此外,有利于产生自身抗体的氧化应激也可能参与其中。自身抗体靶向的表位类型也可能是疾病严重程度的标志。可能某些特异性抗体更容易诱导血小板清除和细胞凋亡或抑制巨核细胞生成。抗 GP Ib 抗体通过增加 CD62P 和磷脂酰丝氨酸的释放及 GP Ib 受体的聚集来诱导更强烈的血小板破坏。

2. 细胞免疫介导的血小板过度破坏　异常的 T 细胞亚群及功能,包括自身反应性 T 细胞的存在,较低的 Tregs 和不平衡的 Th17、Th0 和 Th1 分布,以及细胞毒性 CD8[+]T 细胞的异常,构成了 ITP 发病的细胞免疫学机制。ITP 患者血清中 IL-2 和 IFN-γ 等 Th1 类细胞因子明显升高,而 IL-4 明显降低,提示 ITP 与 Th1 类细胞因子优势反应有关。ITP 患者循环 CD4[+]CD25[+]FoxP₃[+]Tregs 细胞数量减少,Th17 细胞比例增高。Tregs 是一种 CD4[+]T 细胞亚型,通过分泌 IL-10 对免疫抑制和耐受发挥重要作用。有研究在患者的血液循环中发现了细胞毒性 CD8[+]T 细胞,这些 CD8[+]T 细胞能够在体外直接破坏血小板,并能在骨髓中积聚,从而抑制血小板生成。

抗原递呈细胞(antigen presenting cells,APCs)包括树突状细胞(dendritic cells,DCs)、巨噬细胞等,识别、加工并向免疫细胞递呈抗原。在某些病理情况下,其功能发生改变,对自身抗原进行识别并递呈,致使自身组织损害,导致自身免疫病的发生。ITP 患者体内树突状细胞高表达共刺激信号,刺激血小板抗原特异性 T 细胞增殖。此外,ITP 中耐受性 DCs 细胞数量及功能缺陷,进一步影响 T 细胞亚群的分化。

3. 血小板生成不足　血小板生成不足是 ITP 发病的另一个重要机制。ITP 患者血浆中的血小板自身特异性抗体与巨核细胞表面特异性抗原结合可抑制巨核细胞的生成和成熟。另外,CD8[+] 细胞毒 T 细胞可通过抑制巨核细胞凋亡,使血小板生成障碍。

四、临床表现

1. 症状

(1)出血:常见的出血症状包括紫癜(瘀点/瘀斑,不高出皮面,压之不褪色)、鼻出血、牙龈出血,女性患者可有阴道出血、月经量多。血尿、咯血和胃肠道出血相对少见。颅内出血是本病致死的主要原因,通常见于血小板数目低于 10×10^9/L 的患者,并常与外伤或者血管病变相关。出血量过大时,患者可出现不同程度的贫血、血压下降,严重贫血时可发生失血性休克。危及生命的出血的发生率在超过 60 岁的患者中最高。手术、外伤或者拔牙后出血较常见。出血评分系统用于量化患者出血情况及风险评估。ITP 患者的出血分数=年龄评分+出血症状评分(表 15-1)。

(2)血栓形成倾向:研究证明,ITP 不仅是一种出血性疾病,同时也是一种血栓前疾病。静脉血栓和动脉血栓的累计发生率分别为 1.4% 和 3.2%。

(3)疲乏:乏力是原发性 ITP 患者常见的主诉之一,随着血小板数目的升高,疲乏可缓解。

2. **体征**　肝、脾、淋巴结一般不大,如果查体见肝脾淋巴结肿大,应考虑其他疾病,或继发性血小板减少症。

表 15-1　ITP 患者出血评分系统

分值	年龄		出血症状								
			皮肤		黏膜			深部器官			
	≥65岁	≥75岁	瘀点/瘀斑/皮下血肿		鼻衄/牙龈出血/口腔血疱/结膜出血			内脏出血(肺/胃肠道/泌尿生殖系统)			中枢系统
			头面部	其他部位	偶发、可自止	多发、持续不止	伴有贫血	不伴贫血	伴有贫血	危及生命	
1	√			√							
2		√	√		√						
3						√		√			
5							√		√		
8										√	√

五、实验室检查和特殊检查

1. **血象**　外周血血小板计数明显减少,急性型发作期血小板计数常 <20×10^9/L,甚至 <10×10^9/L;慢性型常为(30~80)×10^9/L。血小板体积常常增大(直径 3~4μm)。ITP 患者血涂片常见血小板大小不均、平均血小板体积和血小板分布宽度增大。可能出现异常增大或变小的血小板。电镜下观察血小板超微结构与正常血小板相同。ITP 患者白细胞计数与分类、红细胞计数、血红蛋白、血细胞比容多正常。长期大量失血可出现贫血,通常为正细胞性,并与血液丢失程度平行,不应出现异形红细胞或裂细胞。

2. **止血和血液凝固试验**　出血时间延长,血块退缩不良。而凝血机制及纤溶机制检测正常。

3. **骨髓**　红系、髓系造血正常,巨核细胞数目正常或增多,但产生血小板的巨核细胞明显减少或缺乏。巨核细胞形态上表现为体积增大,可呈单核、胞质量少、缺乏颗粒等成熟障碍改变,无病态造血表现。但巨核细胞数量减少不能排除 ITP 的诊断。骨髓穿刺对于诊断成人 ITP 不是必需的。

4. **抗血小板抗体**　在大部分 ITP 患者的血小板或血清,可检测出抗血小板膜糖蛋白(GP)复合物的抗体,包括抗 GPⅡb/Ⅲa、Ib/Ⅸ、Ia/Ⅱa、V、Ⅳ抗体等。目前检测方法有单克隆特异性捕获血小板抗原试验(monoclonal antibody immobilization of platelet antigen assay,MAIPA)和流式微球法,MAIPA 法具有较高特异性,对鉴别免疫性与非免疫性血小板减少有一定帮助,但不能作为鉴别标准。继发于其他疾病的血小板减少,如系统性红斑狼疮、肝病、HIV 感染等,抗血小板抗体也可阳性。故虽然血小板抗体特异性较强,但仍存在假阴性和假阳性结果,且检验操作不方便,临床应用并不广泛,ITP 的诊断目前仍应以临床排除诊断为主。

5. **血小板生成素**(thrombopoietin,TPO)　TPO 不作为常规检测。ITP 患者 TPO 水平一般正常或接近正常。

6. **其他**　诊断 ITP 患者应先排除血小板减少的继发性原因。可以进行病毒致病原(HCV、HIV、在流行地区的乙型肝炎病毒)和幽门螺杆菌的检查。促甲状腺激素(TSH)和抗甲状腺抗体可以帮助评估是否为因甲状腺功能减退或者亢进引起的血小板减少。其他检测如血型分析、对育龄期女性的妊娠检查,抗磷脂抗体、抗核抗体(ANAs)检测,微小病毒以及巨细胞病毒的 PCR 检测等可能影响治疗策略。

六、诊断和鉴别诊断

(一) 诊断要点

成人原发性 ITP 的诊断仍为临床排除性诊断,其诊断要点如下。

1. 至少 2 次检查血小板计数减少,血细胞形态无异常。

2. 脾脏一般不增大。

3. 骨髓检查:巨核细胞数增多或正常、有成熟障碍。

4. 须排除其他继发性血小板减少症,如自身免疫病、甲状腺疾病、药物诱导的血小板减少、同种免疫性血小板减少、淋巴系统增殖性疾病、骨髓增生异常(再生障碍性贫血、骨髓增生异常综合征等)、恶性血液病、慢性肝病、脾功能亢进、血小板消耗性减少、妊娠血小板减少、感染等所致的继发性血小板减少、假性血小板减少以及先天性血小板减少等。

初次诊断时应评估完整病史、体格检查、全血细胞计数和外周血片的专家分析。根据目前可用的证据,当有孤立性血小板减少症且体检或血液涂片检查无异常特征时,无论是否建议治疗,初始诊断均无须进行骨髓检查。

(二) 分型与分期

1. 新诊断的 ITP 指确诊后 3 个月以内的 ITP 患者。

2. 持续性 ITP 指确诊后 3~12 个月血小板持续减少的 ITP 患者。

3. 慢性 ITP 指血小板减少持续超过 12 个月的 ITP 患者。

4. 重症 ITP 指血小板 $<10 \times 10^9/L$ 伴活动性出血,或出血评分 $\geqslant 5$ 分。

5. 难治性 ITP 指对一线治疗药物及二线治疗中的促血小板生成药物、利妥昔单抗治疗均无效,或脾切除无效或有效后复发,进行诊断再评估仍确诊为 ITP 的患者。

(三) 鉴别诊断

1. **EDTA 诱导的假性血小板减少**　抗凝剂 EDTA 可引起血小板聚集,自动血细胞分析检测受此影响而得出血小板减少的结果。但血涂片计数不会受此影响。故临床上实验室检查提示血小板减少而无其他支持证据时,需血涂片计数排除诊断。

2. **遗传 / 先天性血小板减少综合征**　罕见,有家族史,往往婴幼儿期即发病,表现为血小板减少性出血,外周血涂片可见血小板形态异常。常规治疗无效,常规输注血小板治疗有效。

3. **药物相关的血小板减少**　有可疑药物应用史,如部分解热镇痛药、奎宁、免疫抑制剂、抗肿瘤药物等,停药后血小板迅速升至正常范围。仔细询问病史,尤其是用药史,可资鉴别。

4. **病毒(HIV、HCV)相关性血小板减少**　临床上难以与原发性 ITP 鉴别,且血小板减少可能先于其他症状出现。疑似 ITP 的成人患者,均建议常规行病毒学血清检查。HIV、HCV 阳性的 ITP 患者,抗病毒治疗后血小板减少可取得完全缓解。

5. **继发性免疫性血小板减少症**　系统性自身免疫病或淋巴增殖性疾病均可能导致继发性免疫性血小板减少症。前者通过临床表现、抗核抗体谱阳性可鉴别,尤其当患者为青年女性时应考虑到自身免疫病的可能。后者如慢性淋巴细胞白血病等,查体可见肝、脾、淋巴结肿大,外周血象及免疫分型有特征改变,可资鉴别。

6. **其他**　酒精性肝硬化、骨髓疾病(包括骨髓增生异常综合征、白血病、骨髓纤维化、再生障碍性贫血等)、近期输血或疫苗接种等,均可能导致血小板减少,通过实验室检查及病史可进行鉴别。

七、治疗

1. **治疗目的**　使患者血小板计数(PLT)提高到安全水平,降低出血风险,改善患者的生活质量。

2. **观察**　患者出血的症状和体征对于决定是否开始治疗非常重要。对于血小板计数大于 $20×10^9/L$、无出血表现、不从事增加出血危险的工作或活动的患者,可定期随访观察。对于血小板计数低于 $10×10^9/L$ 的患者、血小板计数在 $(10~50)×10^9/L$ 之间且伴有明显黏膜出血或存在导致出血的危险因素的患者应及早治疗。广泛性紫癜或者黏膜组织的血疱被视为危及生命出血的先兆,应足够重视。对于血小板数目极低又无出血症状的 ITP 患者,在治疗前应做血液涂片检查。

3. **紧急治疗**　适用于血小板计数低于 $20×10^9/L$;或出血严重、广泛者;疑有或已发生颅内出血者;以及近期将实施手术或分娩者。

(1)血小板输注:成人按每次 10 ~ 20U 给予,根据病情可重复使用(200ml 循环血中单采所得血小板为 1U 血小板)。

(2)静脉输注丙种球蛋白 (IVIg) 1 000mg/(kg·d) × 1~2d 或 400mg/(kg·d) × 5d。

(3)大剂量甲泼尼龙(1.0g/d),静脉滴注,3~5d 为一疗程。

(4)促血小板生成药物如 rhTPO、艾曲波帕及罗米司亭等。

(5)重组人活化因子Ⅶ(rhFⅦa) 应用于出血较重、以上治疗无效者。

病情危急者可联合应用以上治疗措施。

4. **新诊断 ITP 的一线治疗**

(1)肾上腺糖皮质激素:ITP 的一线治疗包括肾上腺糖皮质激素和静脉注射大剂量丙种球蛋白。肾上腺糖皮质激素包括常规剂量泼尼松与大剂量地塞米松。

1)泼尼松:1.0mg/(kg·d),分次或顿服。血小板升至正常或接近正常后,1 个月内尽量减至最小维持量(≤ 15mg/d),在减量过程中血小板计数不能维持者应考虑二线治疗。如用药 4 周仍无反应,说明无效,应迅速减停,以避免长期应用糖皮质激素可能出现的不良反应。

2)地塞米松:40mg/d × 4d,无须减量或维持,无效患者可在半个月后重复 1 次,如果仍无效,考虑二线治疗。

研究发现大剂量地塞米松比常规剂量泼尼松起效更快,不良反应发生率更低,且总有效率及完全反应率更高,持续缓解率两者之间并无统计学差异。在糖皮质激素治疗时要充分考虑到药物长期应用可能出现的不良反应。长期应用糖皮质激素治疗的部分患者可出现骨质疏松、股骨头坏死,应及时进行检查并给予双膦酸盐预防治疗。长期应用糖皮质激素还可出现高血压、糖尿病、急性胃黏膜病变等不良反应,也应及时检查处理。

(2)静脉注射免疫球蛋白(intravenous immunoglobulin,IVIg) 主要用于:① ITP 的紧急治疗;②不能耐受肾上腺糖皮质激素的患者;③脾切除术前准备;④妊娠或分娩前;⑤部分慢作用药物发挥疗效之前。常用剂量 400mg/(kg·d) × 5d 或 1 000mg/kg 给药 1 次(严重者每天 1 次,连用 2d)。必要时可以重复。IVIg 应慎用于 IgA 缺乏、糖尿病和肾功能不全的患者。

5. **成人 ITP 的二线治疗**　对于一线治疗复发的 ITP 患者,如果疗效持续 6 个月以上,可以选择原方案治疗,如疗效维持不足 6 个月或一线治疗无效应选择二线治疗。二线治疗主要包括促血小板生成药物、利妥昔单抗、脾切除术、硫唑嘌呤、环孢霉素 A、达那唑、长春新碱类及吗替麦考酚酯等。由于促血小板生成药物和利妥昔单抗治疗 ITP 的临床试验数据充分,因此在新的 ITP 指南中优先推荐这两类药物。而达那唑、长春新碱、硫唑嘌呤、环孢霉素及吗替麦考酚酯等因缺乏循证医学证据,在优选二线方案治疗无效的情况下,可考虑应用。

(1)促血小板生成药物:主要包括重组人血小板生成素(rhTPO)、非肽类 TPO 类似物(艾曲波帕)和 TPO 拟肽(罗米司亭)。上述药物均有前瞻性多中心随机对照的临床研究数据支持。此类药物起效快（1~2 周），但停药后疗效一般不能维持，需要进行个体化的维持治疗。

1）rhTPO：剂量为 300IU/（kg·d），皮下注射，中位起效时间 7~10d，总有效率约 60%~80%，血小板上升后根据血小板调整剂量（延长用药间隔），维持血小板计数 ≥ 50×10^9/L，不良反应主要包括轻度嗜睡、头晕、过敏样反应和乏力等，患者耐受良好。

2）艾曲波帕：东亚人初始剂量 25mg/d，最大剂量不超过 75mg/d，用药期间根据血小板计数调整剂量，使血小板计数维持在（50~150）$\times 10^9$/L，有效率 >80%，起效时间约 10~14d，需要进行维持治疗以保持疗效。应用艾曲波帕治疗的患者，不仅减轻了 ITP 患者的出血症状，生活质量亦明显改善，主要的不良反应包括头痛、白内障、胆红素的升高以及血栓事件等。用药过程中需要监测肝功能。

3）罗米司亭：包含一个能与 TPO 受体结合的 4 肽区域以及人类 Fc 受体结构域，虽然缺乏内源性 TPO 的同源系列，但与 TPO 受体具有高度亲和力。首次以 3~5μg/kg 每周 1 次皮下注射可能更有利于患者尽快减轻症状，根据血小板计数调整剂量，最大剂量 10μg/kg，若持续 2 周 PLT>200×10^9/L，开始每周减 1μg/kg，而当 PLT ≥ 400×10^9/L 时，暂停用药，并每周检测 PLT，如 PLT<200×10^9/L，可重新开始治疗，但每周剂量减少 1μg/kg。总有效率 >80%，维持治疗后疗效可以持续，不良反应轻微，患者耐受良好。

（2）抗 CD20 单克隆抗体（利妥昔单抗）：标准剂量为 375mg/m²，每周 1 次，共 4 次，平均起效时间 4~6 周，总有效率约 60%，5 年反应率 21%~26%，主要不良反应为输注相关不良事件（发热、发冷、呼吸困难等）、低丙球蛋白血症、乙肝病毒复活、血清病反应（反复应用者）等。由于 ITP 患者体内 B 细胞总数大多正常，因此，用小剂量利妥昔单抗（100mg/ 周 ×4 周）治疗 ITP 也获得了与标准剂量相近的初始反应率。

（3）脾切除术：近年来随着新药的涌现，行脾切除治疗的 ITP 患者越来越少，但脾切除仍然是治疗 ITP 非常有效的一种手段，总有效率 80% 以上，长期有效率 50%~75%。因目前尚无可以预测脾切除疗效的指标，故在脾切除前，必须重新评价 ITP 的诊断并评估手术相关风险。建议检测血小板抗体（MAIPA 法或流式微球法）和 TPO 水平。脾切除指征：①糖皮质激素正规治疗无效，病程迁延 6 个月以上；②泼尼松治疗有效，但维持量大于 30mg/d；③有使用糖皮质激素的禁忌证。对于切脾治疗无效或最初有效随后复发的患者应进一步检查是否存在副脾。至于脾切除的时机，目前仍有争论。一般认为脾切除应至少在诊断 ITP 6 个月以后。由于近期利妥昔单抗、促血小板生成素等新的安全有效的药物出现，目前认为可以在糖皮质激素及其他安全的药物全部无效后再考虑脾切除治疗。

（4）其他二线药物治疗

1）硫唑嘌呤：常用剂量为 100~150mg/d（分 2~3 次口服），根据患者白细胞计数调整剂量。不良反应为骨髓抑制、肝肾毒性。

2）环孢素 A：常用剂量为 5mg/（kg·d）（分 2 次口服），根据血药浓度调整剂量。不良反应包括肝肾损害、齿龈增生、毛发增多、高血压、癫痫等，用药期间应监测肝、肾功能。

3）达那唑：常用剂量为 400~800mg/d（分 2~3 次口服），起效慢，需持续使用 3~6 个月。与肾上腺糖皮质激素联合可减少肾上腺糖皮质激素用量。达那唑的不良反应主要为肝功损害、月经减少，偶有多毛发生，停药后可恢复。对月经过多者尤为适用。

4）长春碱类：长春新碱 1.4mg/m²（最大剂量为 2mg/m²）或长春地辛 4mg，每周 1 次，共 4 次，缓慢静脉滴注。不良反应主要有周围神经炎、脱发、便秘和白细胞减少等。

6. ITP 的联合治疗 ITP 是一种异质性疾病，除免疫介导的血小板破坏外，多种机制参与了 ITP 的发病过程。多靶点联合治疗可针对其发病机制的不同环节，从而达到尽快控制病情和提高患者持续反应率的目的。根据药物的起效时间及作用机制，常用的联合方案有免疫抑制剂与促血小板生成药物联合，起效快的药物与起效慢的药物联合等。近年来的研究显示大剂量地塞米松联合艾曲波帕、利妥昔单抗联合艾曲波帕均取得较好效果，国内进行的 rhTPO 联合利妥昔单抗治疗糖皮质激素无效的 ITP 患者的多中心临床研究显示，联合治疗组完全反应率明显高于单用利妥昔单抗组，且起效时间明显缩短;而应用艾曲波帕联合大剂量地塞米松治疗初诊及慢性 ITP 的 2 项研究显示,初始反应率达 100%。

7. 疗效评估

(1)完全缓解(complete remission,CR):治疗后 PLT ≥ 100×10⁹/L,无出血症状。

(2)有效(remission,R):治疗后 PLT ≥ 30×10⁹/L,或者至少比基础血小板计数增加 2 倍,无出血症状。

(3)无效(not remission,NR):治疗后 PLT<30×10⁹/L 者血小板计数增加不到基础值的 2 倍或者有出血状。

在定义 CR 或 R 时,应至少检测 2 次,其间至少间隔 7 天。

8. 预后　大多患者预后良好,部分易于复发,其死亡率仅略高于正常人群,然而治疗副反应可能导致严重的并发症甚至死亡,对于重度血小板减少(<30×10⁹/L)且两年内对任何的治疗都无反应的患者,其死亡率高于正常人群四倍。成人 ITP 多为慢性 ITP。在成人中,自发缓解率为 9%,然而患者 3 年后也可能会发生严重的血小板减少症。

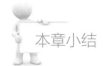

本章小结

1. ITP 发病机制主要是自身抗体和细胞免疫介导的血小板过度破坏以及巨核细胞数量和质量异常导致的血小板生成不足。

2. ITP 主要临床特点包括血小板数量减少及出血、骨髓巨核细胞数增多或正常、巨核细胞发育成熟障碍及产板型巨核细胞显著减少。

3. ITP 的治疗的目的是使患者血小板计数提高到安全水平,降低病死率。

4. 新诊断 ITP 患者的一线治疗首选糖皮质激素,近期有效率约 80%。

思考题

1. ITP 的主要临床表现是什么?

2. ITP 的诊断要点是什么?

3. ITP 的鉴别诊断包括哪些?

4. ITP 的一线治疗方案是什么?

(彭　军)

第十六章
血栓性血小板减少性紫癜

血栓性血小板减少性紫癜(thrombotic thrombocytopenic purpura,TTP)是一组微血管血栓出血综合征,本病最先由 Moschcowitz 于 1924 年报道,故又称"Moschcowitz 综合征"。直到 1947 年被正式命名为 TTP 并沿用至今。其主要临床特征包括微血管病性溶血性贫血、血小板减少、神经精神症状、发热等,可能出现轻中度肾损害。TTP 可累及任何一个器官,常见神经系统损害,可出现多种并发症,包括迅速进展至终末器官功能障碍和死亡。TTP 的发病率为 4/10 万,发病高峰为 30~50 岁,20 岁以下人口的 TTP 发病较少。许多研究表明,女性与男性患病之比约为 2:1,50 岁以下以女性患者更多见,大于 60 岁性别比率接近 1:1。TTP 发生的其他危险因素包括非洲人种、肥胖等。女性在怀孕后期以及围产期更容易发病。

一、病因与分类

根据病因可分为遗传性 TTP 和获得性 TTP。

遗传性 TTP 是一种血小板系统性微血管聚集引起的遗传性疾病,由纯合子或复合杂合子 *ADAMTS13* 基因突变导致酶活性降低或缺乏所致,其遗传为常染色体隐性遗传,常在感染、应激或妊娠等诱发因素作用下发病。遗传性 TTP 患病率显著低于获得性 TTP。

获得性 TTP 是由自身抗体介导的严重 ADAMTS13 缺乏所致。获得性 TTP 根据发病原因是否明确分为原发性(特发性)和继发性。原发性 TTP 患者体内多存在抗血浆自身金属蛋白酶 ADAMTS13 自身抗体(抑制物),该抗体可使得血浆 ADAMTS13 活性下降至正常值的 10% 以下,部分患者体内存在抗 CD36 自身抗体,可刺激内皮细胞释放过多超大分子的 vWF(ultralarge multimers of von Willebrand factor,UL-vWF)。继发性 TTP 的常见病因包括感染、药物、肿瘤、自身免疫病、造血干细胞移植等,其发病机制复杂,预后不佳。

二、发病机制

1. vWF 切割蛋白的结构、功能及基因突变与 TTP 发病的关系　血管性血友病因子(von Willebrand factor,vWF)是正常止血过程中必需的成分,在高剪切力血流状态时,内皮细胞表面、血小板表面受体和 vWF 多聚体三者之间就会相互作用。在血管受损部位,大分子量 vWF 多聚体通过与血小板表面糖蛋白 I b(glycoprotein I b,GP I b)以及结缔组织结合从而介导血小板黏附。vWF 多聚体的血小板结合亲和力与其分子量有关,超大分子的 vWF 多聚体比正常的 vWF 更容易形成血小板血栓。复发性 TTP 患者易出现超大相对分子质量的 vWF 多聚体,在高剪切力情况下与血小板结合能力要比平时强得多,从而形成广泛的微血栓(microthrombus)。vWF 多聚体亚单位结构由五个保守的结构区域组成。vWF 多聚体通过 A3 区域与胶原蛋白结合,通过 A1 区与血小板 GP I b 结合,在高血流剪切力条件下当 vWF 与血小板相结合时,vWF 多聚体结构展开,使得 A2 区域的 Tyr1605-Met1606 易与 ADAMTS13 相结合而被裂解,从而使黏附的血小板解聚。vWF 水平过高会造成慢性内皮细胞损伤,可导致血栓性疾病。vWF 被分泌到血浆后要经历酶解过程,酶切位点是其 A2 结构域的 Tyr842-Met843,执行这一酶切作用的是 vWF 切割蛋白(vWF cleavage protein,vWFCP)。

1996 年,Furlan 和 Tsai 分别证明在二价金属离子条件下一种金属蛋白酶可切割 vWF,这种酶缺乏可导致超大 vWF 多聚体形成,这种金属蛋白酶即 vWFCP。vWFCP 结构缺陷与家族性 TTP 密切相关。*vWFCP* 基因定位于 9q34(C9ORF8),全长 37kb,有 29 个外显子,编码含有 1 427 个氨基酸残基的蛋白。该蛋白为具有凝血酶敏感蛋白 I 基序的裂解素和金属蛋白酶家族新成员(a disintegrin and metalloproteinase with thrombospodin type 1 motif,ADAMTS),因而被命名为 ADAMTS13。ADAMTS13 是金属蛋白酶 ADAMTS 家族的第 13 个成员。其主要在肝脏合成并表达于肝星状细胞中。与 ADAM 家族不同的是 ADAMTS 羧基端有一个或多个 TSP1 结构域,该结构域可调节细胞外基质相互作用。此外,ADAMTS 缺乏 EGF 重复序列、跨膜区和胞质尾等在 ADAM 蛋白酶中常见的结构。此后不久,患有先天性 TTP 的儿童也被证实血浆中此种金属蛋白酶遗传性的缺乏,成人获得性 TTP 患者的血浆则含有此酶的自身抗体。

1982 年,基于 4 例慢性复发性 TTP 患者的研究首次提出 TTP 与 vWF 之间的联系。这些患者的血浆 vWF 多聚体明显大于正常对照组,且与内皮细胞分泌的 vWF 多聚体大小相似。当时提出 TTP 患者体内缺乏一种裂解酶活性,这种裂解酶的缺乏可导致超大分子量 vWF 的持续存在,从而促进血管内血小板聚集、血小板减少以及微血管血栓形成。血浆置换疗法可以替补裂解酶的活性缺失或者去除其他能引起临床复发的因素。

Levy 等通过对 4 个先天性 TTP 家族的调查发现,在全部 7 个患病个体血浆中 vWFCP 为正常人的 2%~7%(0.02~0.07U/ml),并且其 vWFCP 抑制性抗体均呈阴性。而他们的父亲或母亲 vWFCP 水平为正常人的 51%~68%(0.51~0.68U/ml),表明具有杂合子携带特征。分析患者基因组 DNA 证实 *ADAMTS13* 基因发生了 12 种突变,涉及所研究的 15 个等位基因中的 14 个。这些突变包括插入、缺失、置换和剪切等,其后果是导致 vWFCP 结构和功能改变。例如,催化结构域的 H96D 和第一个 TSP1 结构域的 R398H 会造成所有 ADAMTS 成员最保守的氨基酸残基发生改变,导致其活性的明显改变。此外,剪切突变或移码突变常以反式形式出现并伴随另一个等位基因的错义突变。最近几项研究也发现了在某些先天性 TTP 患者还存在着 *ADAMTS13* 基因其他位点的突变。这些事实说明 *ADAMTS13* 基因完全缺乏将是致死性的,这与观察到的家族性 TTP 患者仍有低水平的 vWFCP 活性的现象是一致的。

在微血管中,暴露于高流体剪切应力会导致 vWF 的构象变化,从而导致血小板黏附和随后的血栓形成。微血管中的血小板血栓对肾脏、大脑和其他终末器官造成损害。ADAMTS13 的缺乏阻止了血小板黏附这一反馈性抑制过程,导致广泛的微血管性血小板血栓形成。ADAMTS13 活性达 10% 以上便能防止血栓性微血管病的发生。

2. 抗 ADAMTS13 自身抗体作用　获得性 TTP 患者 ADAMTS13 缺乏是由于体内结合 ADAMTS13 的多克隆自身抗体所致。抗 ADAMTS13 自身抗体有两种类型:中和型(抑制性)和非中和型。大多数抗 ADAMTS13 自身抗体是抑制性免疫球蛋白 G(IgG),另有一部分是 IgA 或 IgM。在常规的临床实践中,通常只对抑制性 ADAMTS13 自身抗体进行检测,而非中和型抗体的检测主要用于科学研究。抗体通常与 ADAMTS13 间隔区相结合,也常结合于 CUB 区域以及第一个凝血酶敏感蛋白 -1 重复序列区域,较少结合于其他凝血酶敏感蛋白 -1 重复序列区域、金属蛋白酶区或者是前导肽区。大多数患者都存在自身抗体抑制 ADAMTS13 活性的情况。其他患者很可能存在介导 ADAMTS13 从血液循环中清除的非抑制性抗体。获得性 TTP 的主要特征是机体针对 ADAMTS13 产生异质性和多克隆自身免疫反应,其自身抗体导致 ADAMTS13 的蛋白水解活性缺失或循环 ADAMTS13 过度清除。目前对 ADAMTS13 的自身免疫反应的确切机制仍然知之甚少。虽然获得性 TTP 主要被认为是 B 细胞介导的自身免疫病,但越来越多的证据显示 T 细胞也发挥重要作用。研究表明,MHC II 类基因 HLA-DRB1*11 过度表达是获得性 TTP 的高危因素,在基因易感前提下,ADAMTS13 经抗原递呈细胞处理后暴露 CUB2 结构域的 FINVAPHAR 或者 ASYILIRD 抗原表位,诱导 CD4$^+$T 细胞活化,促进高亲和力的亚类 IgG 合成。然而,HLA-DRB1*11 阴性个体同样能发生 TTP,但需要更高浓度的 ADAMTS13 参与抗原递呈。TTP 患者体内的 ADAMTS13 自身抗体是针对多个结构域产生的多克隆 IgG,共享第三互补决定区,其抑制活性主要是通过与 ADAMTS13 间隔结构域的结合介导,而针对 ADAMTS13 远端结构域的自身抗体主要是通过增强蛋白清除作用导致 ADAMTS13 缺陷。获得性 TTP 患者 ADAMTS13 自身抗体已发现存在所有 Ig 亚型,其中主要是 IgG4,其次是 IgG1。自身抗体与 ADAMTS13 蛋白结合形成循环免疫复合物,在获得性 TTP 患者的急性期和缓解期,92% 的免疫复合物是由 IgG4 类 ADAMTS13 自身抗体构成,这与血浆高水平的 IgG4 结果一致。

3. **血管内皮细胞损伤**　内皮细胞受损是 TTP 发病的始动因素,内皮细胞受损的机制虽未完全明确,但许多因素如抗体、免疫复合物、病毒、细胞毒素以及某些化疗药物等可以损伤内皮细胞,刺激 vWF 大分子多聚体的释放。Kakishita 等认为 TTP 患者血清中存在某些可引起血管内皮受损的物质,如抗糖蛋白 Ⅳ(glycoprotein,GPⅣ)抗体、一氧化氮(nitrogen monoxide,NO)等。已被证实 TTP 患者存在抗 GPⅣ(CD36)的自身抗体,这些抗体通过与血小板及内皮细胞上的抗原相互作用引起血管损伤。

4. **其他因素**　急性 TTP 可能与 HIV 感染、结缔组织病、怀孕、癌症或抗血小板药物治疗有关。研究发现,TTP 患者血浆中内皮素 -1 与补体 C3bBbP 水平之间有显著相关性,提示补体和内皮细胞的活化参与了血栓性微血管病的发展,并建议将前内皮素 -1- 羧基末端(carboxy terminal-pro-endothelin-1,CT-proET-1)作为 TTP 快速诊断的特异性内皮生物标志物。有学者发现急性 TTP 患者血浆人中性粒细胞多肽 1-3(human neutrophil peptides 1-3,HNPs1-3)和补体 Bb 水平显著增加;HNPs1-3 和 / 或 Bb 的血浆水平与下游补体活化标记物和器官组织缺血相关。炎症、感染和微血管血栓形成之间的关系为获得性 TTP 及其他免疫血栓性疾病的研究提供了新的思路。

三、病理

TTP 患者微血管病变的组织学表现与 vWF 依赖的血小板血栓的病理生理过程相一致。在任何器官的小动脉和毛细血管中都可以发现无定形的血栓和内皮下透明质沉积,这些现象在心肌、胰腺、肾脏、肾上腺和大脑中尤其常见,在肝脏和肺脏中发生率相对较低。光镜下微血栓呈颗粒状,PAS 和 Giemsa 染色阳性。免疫荧光和电镜研究均证明这种血栓主要成分是纤维素和血小板,偶尔也能发现补体和免疫球蛋白。皮肤、牙龈和骨髓活检可以发现 30%~50% 的患者有血管损伤证据,但是以肾脏、脑、脾、胰腺、心脏和肾上腺等部位最为常见,尤其是来源于心、肾、脑的内皮细胞更容易为体内的 TTP 血浆损伤。由于内皮细胞过度增生,导致有些血栓出现在内皮下。

四、临床表现

TTP 可急性起病或呈隐匿性,发展数周。许多患者表现为上呼吸道前驱感染或者流感样症状。广泛的微血管血栓可影响除肺以外的大部分的组织,如肾脏、心脏、脑、胰腺、肾上腺、皮肤、脾脏、骨髓等大部分组织。不论是初次发病或者是疾病复发,TTP 的临床症状有时并不典型。非溶血性贫血伴血小板减少可能预示着疾病的发生。

1. **出血**　皮肤瘀点、瘀斑或紫癜,其他如鼻出血、胃肠道出血、血尿、月经过多、视网膜出血也可发生,血小板数明显下降者有颅内出血的危险。

2. **微血管病性溶血性贫血**(microangiopathic hemolytic anemia,MAHA)　大约 1/3 的患者有溶血性贫血症状。多为轻中度贫血,反复发作者可有脾肿大。当红细胞经过病变血管时,由于机械损伤而被破坏,引起中至重度贫血,半数病例可出现黄疸。

3. **神经精神症状**　表现为意识紊乱、头痛、失语、惊厥、视力障碍、谵妄、偏瘫以及局灶性感觉或运动障碍甚至昏迷，以发作性、多变性为特点。这些症状可以时好时坏，可能是由于脑部的微量出血和微血管血栓变化所致。视觉并发症一般是由于视网膜脉络膜或玻璃体出血造成的，偶尔与视网膜脱离有关。

4. **发热**　90% 的患者在病程的某一阶段发热，为低中度热，可能与体温调节中枢受损、组织坏死、继发感染等因素有关。

5. **肾脏损害**　大约有 88% 的 TTP 患者可以累及肾脏。最常见的是蛋白尿，15% 的患者可以有大量血尿。可出现管型尿，血尿素氮及肌酐升高。严重者可发生急性肾衰竭。

6. **其他**　较为少见的症状还有心脏传导异常、急性心肌梗死、肺出血、急性呼吸窘迫综合征、呼吸衰竭，约有 20% 患者可有腹部血管栓塞表现。胃肠道症状较常见，包括腹痛、恶心、呕吐以及腹泻。偶尔会出现雷诺现象以及关节痛、肌肉痛及视网膜出血或脱离症状。少数患者可以出现视力障碍、胰腺炎、卒中或者是其他血栓改变。发生大静脉或者大动脉血栓的患者可达 50%。

五、实验室特征

1. **血常规检查**　血小板减少通常较严重，平均血小板计数约 20×10^9/L。贫血很常见，平均血红蛋白约为 80g/L，网织红细胞计数显著增高；TTP 的血涂片形态学特征为破碎红细胞显著增加（>3%），破碎的红细胞呈盔甲状，也可为不规则三角形小凸起或者新月形凸起，且中央淡染，也可见到球形红细胞。

2. **骨髓象**　骨髓红系增生明显活跃，巨核细胞增多或正常，常伴成熟障碍的表现。

3. **血生化检查**　血清乳酸脱氢酶（lactate dehydrogenase，LDH）浓度升高，游离血红蛋白增加，以及总胆红素和间接胆红素升高，血清结合珠蛋白降低。大约 50% 的患者抗核抗体（anti-nuclear antibody，ANA）阳性。血尿素氮及肌酐不同程度升高。血肌酐很少高于 20mg/L。

4. **尿常规**　镜下血尿、颗粒管型、红细胞管型和蛋白尿，提示肾微血管损伤。

5. **凝血功能**　几乎所有的患者血浆纤维蛋白原、凝血酶原时间（PT）和活化部分凝血活酶时间（APTT）正常，凝血酶时间（TT）半数延长，vWF 多聚体分析可见 UL-vWF。抗凝血酶水平通常保持在正常范围，纤维蛋白/纤维蛋白原降解产物（FDPs）和 D- 二聚体水平轻度升高。

6. **抗人球蛋白试验**（Coombs test）　通常为阴性。

7. **血管性血友病因子裂解酶活性分析**　TTP 患者 ADAMTS13 活性通常小于 10%。绝大多数伴有严重 ADAMTS13 缺乏的患者存在自身抗体的抑制剂，并且几乎所有患者能够通过酶联免疫吸附试验（enzyme-linked immunosorbent assay，ELISA）检测到与 ADAMTS13 相结合的自身抗体。

六、诊断和鉴别诊断

1. **诊断**　由于 TTP 症状和体征无特异性，诊断主要靠实验室检查来界定微血管病性溶血性贫血及血小板减少，且排除其他原因。目前，TTP 的诊断需具备以下要点：①具备 TTP 临床表现，如微血管病性溶血性贫血、血小板减少、神经精神症状"三联征"或具备"五联征"。②典型的血细胞计数变化和血生化改变。③血浆 ADAMTS13 活性显著降低，在特发性 TTP 患者中常检出 ADAMTS13 抑制物，部分患者此项检查正常。④排除溶血性尿毒综合征（HUS）、弥散性血管内凝血（DIC）、HELLP 综合征、Evans 综合征、子痫等疾病。

如果检测到 *ADAMTS13* 基因异常，为先天性 TTP。如果患者表现为血小板减少症，并且在缺乏 ADAMTS13 抑制剂的情况下 ADAMTS13 活性<10%，则怀疑为先天性 TTP。*ADAMTS13* 基因分析对先天性 TTP 的确诊是必要的。先天性 TTP 的 ADAMTS13 活性严重降低，但并不一定伴有血小板

减少。如果患者抗 ADAMTS13 自身抗体呈阳性,则诊断为获得性 TTP。没有潜在疾病的患者诊断为原发性获得性 TTP。如果抗 ADAMTS13 自身抗体是继发于系统性红斑狼疮或其他自身免疫病,或对噻氯匹定或类似药物产生反应等,则诊断为继发性获得性 TTP。

人体 ADAMTS13 活性大致分为 3 个水平:①重度缺乏(ADAMTS13 活性<10%),当患者出现不明原因的微血管病性溶血性贫血的临床表现同时实验室检查 ADAMTS13 活性<10% 可以确诊 TTP,此时可以立即启动血浆置换和免疫抑制治疗(包括激素及利妥昔单抗等);②轻中度减低(10%<ADAMTS13 活性<60%),接受过富含 ADAMTS13 的血浆输注或血浆置换的患者,即使其 ADAMTS13 活性在 10%~20% 时,患者仍然可以诊断为 TTP;③正常活性(ADAMTS13 活性>60%),此时可以直接除外 TTP 的诊断。

TTP 的评分系统——PLASMIC 评分系统包含以下七项,每项记作 1 分:①血小板计数<30 000/μl;②溶血表现(网织红细胞计数>2.5%,检测不到结合珠蛋白,间接胆红素>2mg/dl);③无活动性肿瘤;④无器官移植或干细胞移植;⑤红细胞平均容积(MCV)<90fl;⑥ INR<1.5;⑦肌酐<2.0mg/dl。PLASMIC 评分 6~7 分则预测 ADAMTS13 活性<10%,其敏感性为 91%;PLASMIC 评分 0~3 分则预测 ADAMTS13 活性不小于 10%,其特异性为 99%;PLASMIC 评分 4~5 分可能提示该患者为药物引起的微血管病性溶血性贫血、弥散性血管内凝血(DIC)和溶血性尿毒综合征(HUS)诊断的可能性更大。

由于与继发性血栓性微血管病性溶血相关的一些疾病可以有类似的临床表现,TTP 诊断标准较粗略。因此,在诊断 TTP 时必须广泛考虑鉴别诊断。

2. 鉴别诊断

(1)溶血性尿毒综合征(HUS):关于 TTP 与 HUS 关系问题的争论已久,有人认为这是同一种血栓性微血管病的两种不同临床表现形式,也有人认为这是两种不同的疾病,目前尚无定论。倾向于肾脏损害为主的诊断为 HUS,神经系统改变为主的考虑 TTP。对于实在难以区别的患者,可以暂定为 TTP-HUS 综合征。毕竟两者具有十分相似的发病机制(血管内皮损伤、血小板血栓形成)、临床表现(TTP 可以有肾脏表现而 HUS 可以出现肾外症状)和实验室检查结果。近几年的研究结果表明,TTP 患者 vWFCP 活性明显下降,而后者则表现为 vWFCP 活性正常,这在一定程度上为两者的鉴别提供了有利的证据。这虽然可以解释血浆置换为什么对 TTP 患者较 HUS 患者有效,但是血浆置换对于初次发作的急性 TTP 疗效欠佳,这可能与这类患者体内的 vWFCP 抗体数量大、作用时间长有关。另外,TTP 患者胃肠道缺血症状(如腹痛)、血小板减少、溶血性贫血以及 LDH 升高常比 HUS 患者发生概率大一些,但是 HUS 患者伴有高血压的较多,且死亡率要低于 TTP。

(2)HELLP 综合征:以溶血(hemolysis,H)、肝酶升高(elevated liver enzymes,EL)和血小板减少(low platelets,LP)为特点,是一种发生于妊娠期妇女的综合征,表现为子痫或溶血、肝脏酶学指标升高以及血小板减少。

(3)Evans 综合征:该病也是免疫因素造成的自身免疫性溶血性贫血和血小板减少,容易误诊为 TTP,但是直接 Coombs 试验一般呈阳性,且多无神经系统改变。

(4)弥散性血管内凝血(DIC):通常表现为纤维蛋白血栓、PT 和 APTT 延长、纤维蛋白原水平降低。

(5)巨幼细胞贫血(MA):重度的 MA 可以表现为溶血性贫血、神经精神异常、发热等临床表现,可在外周血涂片中找到破碎红细胞,所以有时与 TTP 难以鉴别。可以根据患者现病史中的营养状况、相关实验室检查如维生素 B_{12} 及叶酸的监测及 ADAMTS13 活性水平加以鉴别。

(6)原发免疫性血小板减少症(ITP):ITP 是一种原因未明的以血小板减少为主要表现的疾病,其合并溶血性贫血时称为 Evans 综合征,表现与 TTP(特别是早期)容易混淆;但其没有微血管病性溶血性贫血的表现,外周血涂片没有破碎红细胞出现,还可以根据有无肾损害、ADAMTS13 活性水平加以鉴别。

（7）其他血栓性微血管病：一些临床诊断为血栓性微血管病（thrombotic microangiopathy，TMA）的患者在没有潜在条件的情况下不符合 TTP 标准，即 ADAMTS13 活性严重下降到<10%。

七、治疗方案

治疗原则：本病病情凶险，病死率高。在诊断明确或高度怀疑本病时，不论轻型或重型都应尽快开始积极治疗。首选血浆置换治疗，其次可选用新鲜（冰冻）血浆输注和药物治疗。对高度疑似和确诊病例，输注血小板应十分谨慎，仅在出现危及生命的严重出血时才考虑使用。

1. **替代治疗** 目前获得性 TTP 的替代治疗包括血浆置换 / 血浆输注、基因重组 ADAMTS13（rhADAMTS13）。

（1）血浆置换 / 血浆输注：血浆置换为 TTP 的主要治疗方法，可以去除抑制 ADAMTS13 的抗体以及补充 ADAMTS13。TTP 一经诊断，血浆置换疗法应该立即应用。目前的血浆用量为每天 1~2 次，体积为 40ml/kg 或 60ml/kg，相当于 1 单位或 1.5 单位体积的血浆。对于难治性的患者，须每天两次进行血浆置换，每次 1 个单位体积。置换液应含有 ADAMTS13。新鲜冰冻血浆、去冷沉淀血浆和各种病原体灭活血浆都已获得令人满意的治疗效果。相较新鲜冰冻血浆，洗涤血浆的过敏反应和输血相关性肺损伤发生率更低，去冷沉淀血浆减少了血浆中大部分 vWF 多聚体，同时含有正常水平的 ADAMTS13，尤其适合 TTP 的治疗。TTP 患者的血浆置换应该每天进行，直到获得以下疗效：血小板计数>150×10⁹/L 持续至少 2 天以上。目前降低血浆置换频率的策略为隔天一次（或每周两次）维持数天，也可以在持续监测数天未发现血小板再次减少的情况下停止。对暂时无条件行血浆置换治疗或遗传性 TTP 患者，可输注新鲜血浆或新鲜冰冻血浆，推荐剂量为 20~40ml/（kg·d），注意液体量平衡。当严重肾衰竭时，可与血液透析联合应用。

（2）rhADAMTS13：有研究显示预防性应用 rhADAMTS13 可降低 *ADAMTS13* 基因敲除小鼠模型的 TTP 发生率及严重程度。抑制性抗体可能会加快 rhADAMTS13 在体内的清除，通过增加 rhADAMTS13 的剂量或改进其分子结构可能克服抑制性抗体的作用，从而达到治疗获得性 TTP 的目的。

2. **免疫抑制剂** 获得性 TTP 患者血清中存在 ADAMTS13 的抑制性抗体，单纯血浆置换不足以清除自身抗体，需联合有效的免疫抑制治疗。

（1）糖皮质激素：糖皮质激素的作用尚未被完全证实，但已经成为一种常规治疗手段。通常的使用方法为在血浆置换治疗期间给予泼尼松，每天 1mg/kg 或 2mg/kg，分一次或两次服用，或给予同等效价的激素，之后逐渐减量。另一种方案为甲泼尼龙静脉注射，1g/d，连用 3 天。

（2）利妥昔单抗：对于血浆置换无效的难治性 TTP 患者，利妥昔单抗（375mg/m² 每周，持续 4 周）常可获得一定的疗效。至少 80% 的患者在治疗开始后的 1~3 周内可获得完全缓解：包括恢复到正常的 ADAMTS13 水平以及 ADAMTS13 自身抗体消失（如果先前存在自身抗体）。由于血浆置换会清除利妥昔单抗，故在血浆置换后应立即进行利妥昔单抗治疗，使得在下一次血浆置换前利妥昔单抗的作用时间获得最大化。一旦 TTP 诊断成立，应该立即使用利妥昔单抗连同血浆置换进行治疗，这可以缩短获得治疗缓解的时间，同时减少复发率。具有持续性或者严重的 ADAMTS13 缺乏的 TTP 患者，在获得治疗缓解后，应该立即使用利妥昔单抗治疗，以防止复发。

（3）硼替佐米：可能机制为硼替佐米可清除产生 ADAMTS13 抗体的自体反应性浆细胞。

3. **抗血小板药物** 阿司匹林和双嘧达莫常联合血浆置换治疗，但尚未确切证实可以改善 TTP 的症状。血小板计数超过 50×10⁹/L 时建议应用低剂量阿司匹林预防血栓。

4. **血小板输注** 血小板输注与 TTP 的急性恶化和死亡有关。因此血小板输注仅用于危及生命的出血治疗，最好在血浆置换治疗开始后进行。血小板可以用于紧急手术前输注，但必须进行大剂量的血浆置换治疗准备。

5. **脾切除** 研究表明，脾切除术可以延长缓解期，或者可以降低血浆置换或免疫抑制疗法抵抗的

TTP 患者复发率,可能与消除了抗 ADAMTS13 抗体产生的主要场所有关。

6. 抑制 vWF 与血小板结合　① N- 乙酰半胱氨酸(N-acetylcysteine,NAC):体外实验发现 NAC 可剪切 vWF 二硫键,快速降解超大分子 vWF。研究表明其在难治性 TTP 患者的挽救治疗及危重患者的初始治疗中有价值。② Caplacizumab:Caplacizumab 是一种人源化的抗 vWF 单可变区免疫球蛋白(纳米单抗),靶向 vWF 的 A1 区,阻止其与血小板 GP Ib/ IX / V 受体的相互作用。该药可快速阻断 vWF 介导的血小板聚集,减少急性期血栓事件的发生,但出血相关不良事件比例增加。

7. 抗 vWF-GPIb 抗体　3H9、ARC1779、ALX0681、GBR600 等能抑制 vWF- 血小板反应轴的药物,均可阻断 vWF 的 A1 区与血小板 GP Ib 特异性结合,进而防止微循环血栓形成。上述新药对 TTP 患者有治疗前景,但疗效仍需证实。

8. 其他治疗　临床研究表明,长春新碱对难治性 TTP 有效,但其疗效目前难以评估。前列环素或者大剂量丙种球蛋白静脉输注目前有应用,但无有力的证据证实其疗效。临床研究发现,血浆置换后给予环孢素,每天总量 2~3mg/kg,分两次给予,有明显的疗效,且 ADAMTS13 活性能够恢复正常。其他的治疗方法包括口服或静脉使用环磷酰胺,口服硫唑嘌呤、硼替佐米、麦考酚酯、N- 乙酰半胱氨酸,环磷酰胺、阿霉素、长春新碱和泼尼松联合化疗以及自体干细胞移植。阻碍 vWF 与血小板结合的药物正在开发中,这些药物可能对 TTP 的治疗提供帮助。

9. 支持治疗　每日监测全血细胞计数(包括血小板计数)、LDH、电解质、尿素氮和肌酐。预防肾功能恶化可以改善预后。由于心肌损伤的发病率很高,可持续性监测心电图和定期检测心肌酶。应补充叶酸以及接种乙型肝炎疫苗。注意预防和治疗其他过敏反应、代谢性碱中毒及血浆置换相关性低钙血症。在血小板计数升高至 $50 \times 10^9/L$ 后,可采用压力袜、低分子量肝素、低剂量的阿司匹林预防静脉血栓栓塞。

八、病程与预后

《血液病诊断及疗效标准》阐述了 TTP 疗效的判定标准。

1. 有效　血小板计数恢复正常,无临床症状和体征。

2. 部分有效　PLT ≥ $50 \times 10^9/L$ 或在原来基础值上升高 1 倍,无临床症状和体征。

3. 无效　PLT < $20 \times 10^9/L$ 或升高幅度小于 1 倍,且临床症状加重。

4. 复发　经治疗完全缓解 30 天后再次出现 TTP 临床症状及体征。

25%~50% 患者会在两周内复发,而需要做进一步的血浆置换。最终有 80% 的患者能够获得 30 天以上的持续缓解。多数在确诊后一年内复发。复发患者通常对血浆置换治疗有效。遗传性 TTP 及抑制物阳性的特发性 TTP 患者易复发。定期检测血小板和 ADAMTS13 活性有助于预后判断,对抑制物检测持续阳性者需注意疾病复发。

持续性的 LDH 的增高与疾病恶化或者复发的风险并不相关。TTP 的后遗症包括长期生活质量缺乏和认知功能障碍,5%~13% 的患者发生重度持续性神经障碍,多达 25% 的患者发生慢性肾功能不全,6%~8% 的患者出现肾衰竭,需依靠透析治疗。

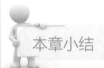

本章小结

1. TTP 是一种以微血管广泛血小板血栓形成为特征的血栓性微血管病,系一临床危重急症。

2. 根据病因可分为遗传性 TTP 和获得性 TTP。获得性 TTP 又分为原发性(特发性)TTP 和继发性 TTP。原发性 TTP 患者存在抗 ADAMTS13 自身抗体,继发性 TTP 可继发于感染、药物、自身免疫病等多种疾病。

3. Coombs 试验阴性的微血管病性溶血性贫血、血小板减少、多变的神经症状及体征(三联症)构成了 TTP 的典型临床特点。

4. 血浆置换疗法是 TTP 的治疗首选。及时、足量、足疗程的血浆置换可使大部分患者完全缓解。

思考题

1. TTP 的主要临床表现是什么?

2. TTP 的主要实验室检查包括哪些?

3. TTP 的鉴别诊断需要考虑哪些?

4. TTP 的治疗方案包括哪些?

(彭　军)

第十七章
弥散性血管内凝血

弥散性血管内凝血(disseminated intravascular coagulation,DIC)的第一例临床病例早在 19 世纪就被报道,这种凝血的病理状态广泛存在于各种疾病。实际上,DIC 不是一个独立的疾病,而是在某些严重疾病基础上由特定诱因引发的复杂病理过程,其主要基础疾病包括严重感染、恶性肿瘤、病理产科、手术及外伤等。DIC 过程中,致病因素引起人体凝血系统激活、血小板活化、纤维蛋白沉积,导致弥散性血管内微血栓形成;继之消耗性降低多种凝血因子和血小板;在凝血系统激活的同时,纤溶系统亦可激活,或因凝血启动而致纤溶激活,导致纤溶亢进。DIC 的临床表现因原发病不同而差异较大,但 DIC 病理生理过程相关的临床表现为:自发性的出血,不易用原发病解释的休克或微循环衰竭,多发性的微血管栓塞和微血管病性溶血。DIC 的发生通常存在基础疾病,结合临床表现和实验室检查才能作出正确诊断。DIC 多病情凶险,进展迅速,不仅是危重症的严重并发症,而且是多器官功能障碍综合征(multiple organ dysfunction syndrome,MODS)的重要发病环节。国外学者把 DIC 看作是死亡即将来临(death is coming)的代名词。

国际血栓止血学会(ISTH/SSC)2001 年公布 DIC 定义为:"DIC 是指不同病因导致局部损害而出现以血管内凝血为特征的一种继发性综合征,它既可由微血管体系受损而致,又可导致微血管体系损伤,严重损伤可导致多器官功能衰竭。"需要强调的是:① 微血管体系在 DIC 发生中的地位;② DIC 为各危重疾病的一个中间病理环节,DIC 终末损害多为器官功能衰竭;③ DIC 的发病机制虽然复杂,但始终是以凝血酶的生成为中心关键环节,纤溶并非 DIC 的必要条件,因为 DIC 的纤溶属继发性,DIC 早期多无纤溶现象。ISTH/SSC 将 DIC 分为两型:显性 DIC 与非显性 DIC。显性 DIC 包含了既往分类、命名的急性 DIC 与失代偿性 DIC,而后者包含了慢性 DIC 与代偿性 DIC,DIC 前期亦纳入在内。

一、病因

易于发生 DIC 的基础疾病甚多,几乎遍及临床各科,其中以感染性疾病最为常见,其次为恶性肿瘤、严重创伤和病理产科,约占 DIC 发病总数的 80% 以上。

(一) 严重感染

严重感染是诱发 DIC 的主要病因之一。包括细菌感染:革兰氏阴性菌感染(如脑膜炎球菌、大肠埃希菌、铜绿假单胞菌感染等),革兰氏阳性菌感染(如金黄色葡萄球菌感染等);病毒感染:如流行性出血热、重症肝炎等;立克次体感染:如斑疹伤寒等;其他感染:如脑型疟疾、钩端螺旋体病、组织胞浆菌病等。

(二) 恶性肿瘤

恶性肿瘤是诱发 DIC 的主要病因之一,常见者如急性白血病、淋巴瘤、前列腺癌、胰腺癌及其他实体瘤。在白血病中,DIC 最常见于急性早幼粒细胞白血病(AML-M$_3$)的患者。

(三) 病理产科

见于羊水栓塞、感染性流产、死胎滞留、重度妊娠高血压综合征、子宫破裂、胎盘早剥、前置胎盘等。

（四）手术及创伤

富含组织因子的器官如脑、前列腺、胰腺、子宫及胎盘等，可因手术及创伤等释放组织因子，诱发DIC。大面积烧伤、严重挤压伤、骨折也易致DIC。

（五）其他

严重中毒或免疫反应也易致DIC，如毒蛇咬伤、输血反应、移植排斥等。其他疾病如恶性高血压、巨大血管瘤、急性胰腺炎、重症肝炎、溶血性贫血、急进型肾炎、糖尿病酮症酸中毒、系统性红斑狼疮、中暑等也易导致DIC的发生。

二、发病机制

正常人体内有完整的凝血、抗凝及纤维蛋白溶解系统。凝血及抗凝，既对立又统一，保持着动态平衡。在正常人的血液中，如果有少量活性凝血中间产物形成，就迅速被单核巨噬细胞系统清除，或被血液中的抗凝物质中和。纤溶系统能不断溶解在小血管破损处所形成的少量纤维蛋白。DIC的发生是由于在各种致病因素的作用下，血循环内出现了启动和激活凝血的过程，产生过量的凝血酶，破坏了体内凝血与抗凝的平衡。

不同疾病的DIC发病机制虽不相同，但一般认为是在内毒素、革兰氏阳性细菌感染、抗原-抗体复合物、血管炎病变等致病因素作用下，激活机体单核巨噬细胞和血管内皮细胞等表达释放组织因子（TF），启动外源性凝血系统。持续的凝血激活使得体内抗凝因子如抗凝血酶（AT）、蛋白C及蛋白S消耗，致使生理抗凝作用减弱、纤溶活性异常，在细胞因子（促炎因子、抗炎因子、促炎因子抑制剂）的共同作用下导致凝血功能失衡，凝血酶过度形成，从而在毛细血管和小血管内形成广泛的微血栓。与此同时，凝血过程消耗大量的凝血因子（包括纤维蛋白原）和血小板，并激活纤维蛋白溶解系统，引起继发性纤维蛋白溶解亢进，从而导致广泛出血、微循环障碍和休克等一系列临床表现。

凝血酶为DIC发病机制中的关键因素。它一方面直接使纤维蛋白原转化为纤维蛋白形成血栓，同时通过对凝血因子和血小板等强大的正性反馈作用进一步加速凝血过程；另一方面可直接激活纤溶系统，加重凝血紊乱。

凝血学说的现代概念确定了TF启动作用的重要性，TF可通过双重途径激活凝血过程。凝血过程分为二个阶段，首先是启动阶段，这是通过TF途径（外源性途径）实现的，由此生成少量凝血酶。然后是放大阶段，即少量凝血酶发挥正反馈作用：激活血小板，磷脂酰丝氨酸由膜内移向膜外发挥PF_3作用；激活FV、FⅧ；在磷脂与凝血酶原存在条件下激活FXI（FXI为组织因子途径与内源性途径的连接点），从而通过"截短的"内源性途径生成足量凝血酶，以完成正常的凝血过程。人体许多组织、细胞，如血管内皮细胞、单核细胞等富含TF，此外，病理条件下人体多种组织、细胞可异常表达TF，以及一些进入血流的外源性物质，具有与组织因子相同的活性和作用，也可成为DIC的始动因素。

在感染性DIC的发病机制中，内毒素导致的炎症因子的释放起到了至关重要的作用。内毒素可损伤血管内皮细胞，引起TF表达和释放增加，启动凝血系统。内毒素还可促进血小板聚集及活化。另外，病原体可以通过炎症因子网络直接与凝血系统作用，肿瘤坏死因子、血小板活化因子、IL-1、花生四烯酸代谢产物、IL-6、IL-8等均参与作用，从而使得微血管内广泛血栓形成，导致微循环障碍及多器官功能衰竭。

恶性肿瘤中常发生组织损伤，促凝物质在局部起作用或释放到血循环中。胶原本身或与蛋白多糖或其他结缔组织成分结合，激活因子Ⅻ，从而启动凝血过程。组织损伤释放TF可在因子Ⅶ存在下激活因子X。急性早幼粒细胞白血病细胞含有组织凝血活酶，可导致TF的释放，癌症患者的单核细胞表达的组织因子活性比正常人高。

创伤和广泛的组织坏死可使具有促凝血活性的物质进入血循环，病理产科时的羊水栓塞是因为羊水中有促凝物质，同样化疗时由于大量细胞被破坏，也可产生促凝物质。

毒蛇咬伤可因毒蛇种类不同而出现不同情况。蝰蛇蛇毒含有类凝血活酶物质,它可直接作用于凝血酶原产生凝血酶。而蝮蛇蛇毒含有类凝血酶物质,它可直接凝固纤维蛋白原。单核-吞噬细胞系统可以清除循环中活化的凝血因子,所以单核-吞噬细胞系统功能障碍也可促进 DIC 发生。主动脉瘤和巨大血管瘤由于局部消耗纤维蛋白原和血小板,亦可出现全身 DIC。

三、病理及病理生理

(一) 微血栓形成

微血栓形成是 DIC 的基本和特异性病理变化,主要为纤维蛋白血栓及纤维蛋白-血小板血栓。其发生部位广泛,多见于肺、肾、脑、肝、心、肾上腺、胃肠道及皮肤、黏膜等部位,可导致血流中红细胞机械性损伤及溶血。

(二) 凝血功能异常

①高凝状态:为 DIC 的早期改变;②消耗性低凝状态:出血倾向,PT 显著延长,血小板及多种凝血因子水平低下,此期持续时间较长,常构成 DIC 的主要临床特点及实验检测异常;③继发性纤溶亢进状态:多出现在 DIC 后期,但亦可在凝血激活的同时,甚至成为某些 DIC 的主要病理过程。

(三) 微循环障碍

毛细血管微血栓形成、血容量减少、血管舒缩功能失调、心功能受损等因素造成微循环障碍,并进一步导致肺、肾、肝、脑、心等器官的功能衰竭。

四、临床表现

DIC 的临床特点是病理过程的体现,主要表现如下。

(一) 出血倾向

出血是 DIC 最常见的临床表现。DIC 出血常有以下特点:①不能用原发病解释的多部位、多脏器的自发性出血(一般有 2 个部位以上自发性出血),如同时出现皮肤和黏膜出血、咯血、呕血、血尿等;②早期可表现为注射、穿刺部位瘀斑、出血不止或试管内血不凝固;③严重者可致颅内出血且常为 DIC 的致死病因。

(二) 休克或微循环衰竭

为一过性或持续性血压下降,早期即出现器官功能不全,表现为肢体湿冷、少尿、呼吸困难、发绀及神志改变等。DIC 所致休克一般有以下特点:①起病突然,早期常找不到明确病因;②休克程度与出血量常不成比例;③常早期即出现肾、肺、大脑等重要脏器功能衰竭;④休克多甚顽固,常规抗休克治疗效果不佳。顽固性休克也是 DIC 病情严重、预后不良的征兆。

(三) 微血管栓塞

DIC 的微血栓可出现在各个器官,常见的是肾、肺、肾上腺与皮肤,其次是胃肠道、肝、脑、胰与心脏等。临床上较少出现局部坏死和溃疡,但由于深部器官微血管栓塞导致的器官功能衰竭在临床上却常见。对于各个具体病例而言,栓塞症状取决于受累器官与受累程度。皮肤黏膜微血栓表现为血栓性坏死,肺微血栓常表现为不明原因的呼吸浅快、低氧血症,肾微血栓表现为少尿、无尿,心脏微血栓表现为不明原因的心跳加快,脑组织受累可表现为神志模糊、嗜睡与昏迷等。感染性 DIC 时广泛的微血栓形成也是引起多脏器衰竭(MOF)的重要因素。

(四) 微血管病性溶血

临床上表现为黄疸、腰痛、酱油色尿、少尿、无尿等症状,出现进行性贫血,贫血程度与出血量不成比例。症状的出现率不高,一般低于 10%。但若以实验室检查来看,DIC 时血管内溶血三大表现(血浆结合珠蛋白减少、血浆游离血红蛋白升高、红细胞碎片与异常红细胞增多)的发生率可达 80%。

（五）原发病临床表现

DIC 是原发病基础上的特殊病理过程，原发病及 DIC 的临床表现会同时存在，增加了临床判断的难度。

因此，DIC 的临床表现可因原发病、DIC 的不同病理状态而有较大差异。DIC 原发病的复杂性决定了其临床表现多种多样，特别是在患者有严重基础疾病的情况下，易忽视 DIC 早期表现，错失 DIC 抢救的黄金时机。临床医师应在下列症状出现时提高警惕：不明原因的呼吸浅快、低氧血症；少尿、无尿；不明原因的心率增快；皮肤黏膜坏死；注射、穿刺部位大片瘀斑或出血不止；产科倾倒性大出血等。DIC 时凝血酶与纤溶酶之间的平衡决定了临床表现是以血栓形成、器官缺血为主还是以明显的出血为主。

五、实验室检查

在原发病和临床表现存在的前提下，实验室检查对于 DIC 诊断有重要的支撑作用。由于 DIC 为复杂的病理过程，目前尚无单一指标能完满解决患者的诊断。DIC 的实验室检查包括两方面，一是反映凝血因子消耗的证据，包括凝血酶原时间（PT）、活化的部分凝血活酶时间（APTT）、纤维蛋白原浓度及血小板计数；二是反映纤溶系统活化的证据，包括纤维蛋白降解产物（FDP）、D-二聚体、3P 试验。DIC 是一个动态的过程，检测结果只反映这一过程的某一瞬间，而且临床状况会影响检测结果，因此密切结合临床的检测指标进行动态观察有助于 DIC 的诊断。

（一）血小板计数

血小板计数减少或进行性下降是诊断 DIC 敏感但非特异的指标。因血小板消耗是由凝血酶诱导的血小板聚集所致，所以血小板计数低与凝血酶生成密切相关。但单次血小板计数对诊断帮助不大，因为其可能在正常范围，而血小板计数进行性下降对诊断 DIC 更有价值。值得注意的是，血小板计数减少还可见于未合并 DIC 的急性白血病或败血症。

（二）PT 和 APTT

由于凝血因子的消耗与合成的减少（肝功能异常、维生素 K 的缺乏、合成蛋白的减少、大量出血），DIC 患者可在疾病的某一阶段存在 PT 和 APTT 的延长。然而，也可能出现 PT 和 APTT 正常或缩短，这是由活化的凝血因子（如凝血酶或因子 Xa）所致。因此，PT 和 APTT 正常并不能排除凝血系统的激活，必须进行动态监测。

（三）纤维蛋白原（Fbg）

Fbg 测定对 DIC 的诊断帮助不大，因 Fbg 属急性期反应蛋白，尽管持续消耗，但在血浆中的水平仍可在正常范围。在临床上，低 Fbg 的敏感性在 DIC 中不高，并且仅在极为严重的 DIC 患者存在低 Fbg 血症。Fbg 水平在部分 DIC 患者处于正常水平。

（四）纤维蛋白降解产物及 D-二聚体

反映继发性纤维蛋白溶解亢进的指标中，临床最常用者为纤维蛋白降解产物（FDP）和 D-二聚体测定。FDP 是纤维蛋白原和交联纤维蛋白单体的降解产物，而 D-二聚体仅为交联纤维蛋白被纤溶酶降解的产物，故后者对诊断 DIC 更有特异性。但由于在外伤、近期手术或静脉血栓栓塞时 FDP 和 D-二聚体均会升高；且 FDP 可经肝脏代谢与肾脏分泌，肝肾功能异常可干扰 FDP 的水平，因此这两项指标不宜作为单独诊断 DIC 的标准，必须结合血小板计数与凝血时间的改变才能作出正确判断。

（五）血浆鱼精蛋白副凝固试验（简称 3P 试验）

是反映血浆内可溶性纤维蛋白复合体的一种试验。当血管内凝血发生时，FDP 与纤维蛋白单体结合形成可溶性复合物，不能被凝血酶凝固。鱼精蛋白可使复合物分离，重新析出纤维蛋白单体。纤维蛋白单体发生自我聚合，形成肉眼可见的絮状沉淀，称为副凝固试验。3P 试验简单易行，但可有假阳性或假阴性结果，应结合其他的纤溶指标如 FDP 和 D-二聚体综合分析，以判断纤溶系统的活化状态。

（六）凝血、纤溶、血小板活化分子标记物测定

1. 凝血和抗凝活化分子标记物相关实验　血浆凝血酶碎片 1+2（F1+2）、纤维蛋白肽 A（FPA）、血浆组织因子（TF）水平、组织因子途径抑制物（TFPI）水平、血浆可溶性纤维蛋白单体复合物（SFMC）、凝血酶 - 抗凝血酶复合物（TAT）、抗凝血酶（AT）、蛋白 C（PC）活性、凝血酶调节蛋白（TM）等测定。

2. 纤溶活化分子标记物相关实验　血浆纤溶酶原（PLg）、血浆纤溶酶 - 抗纤溶酶复合物（PIC）等测定。

3. 血小板活化分子标记物相关实验　血浆内皮素 -1（ET-1）等测定。

六、诊断标准

（一）ISTH/SSC 制定的 DIC 诊断积分系统（2001）

该积分系统为血栓与止血学会 DIC 科学标准分会制定，该积分系统的敏感度为 91%、特异度为 97%，并且适用范围广，可用于急性或慢性 DIC、感染或非感染因素所致 DIC 的诊断，对诊断典型 DIC 有较高的价值。

显性 DIC 计分诊断法：

1. 风险评估　患者有无与典型 DIC 发病有关的潜在疾病。包括：①败血症 / 严重感染（任何微生物）；②创伤（多发性创伤、神经损伤、脂肪栓塞）；③器官损坏（重症胰腺炎）；④恶性肿瘤（实体瘤、骨髓增殖 / 淋巴增殖恶性疾病）；⑤产科意外（羊水栓塞、胎盘早剥）；⑥血管异常（大血管动脉瘤、Kasabach-Merritt 综合征）；⑦严重肝衰竭；⑧严重中毒或免疫反应（毒蛇咬伤、输血反应、移植排斥）。

若有其中任何一项，则进入到下述程序；若无则不进入下述程序。

2. 进行全面的凝血指标检测　包括血小板计数、凝血酶原时间、纤维蛋白原浓度、可溶性纤维蛋白单体或纤维蛋白降解产物。

3. 积分凝血试验结果　血小板计数：$>100 \times 10^9/L=0$，$(50\sim100) \times 10^9/L=1$，$<50 \times 10^9/L=2$；纤维蛋白相关标志（包括 D- 二聚体、纤维蛋白降解产物、可溶性纤维蛋白单体）：无增加 =0，中度增加 =2，显著增加 =3；凝血酶原时间延长：<3s=0，3~6s=1，>6s=2；纤维蛋白原浓度：≥1.0g/L=0，<1.0g/L=1。

4. 将"3"项中的各分数相加。

5. 结果判定　如积分 ≥ 5，符合典型 DIC；每天重复积分。如积分 <5，提示非典型 DIC，其后 1~2 天重复积分。

该积分系统通过 5 个步骤、应用简单易行的检测项目（包括血小板计数、凝血酶原时间、纤维蛋白原浓度及纤维蛋白相关标记物）对 DIC 进行评分。存在引起 DIC 的潜在疾病是应用该积分系统的前提。

注：非显性 DIC 诊断标准亦为计分评判模式，但对于非显性 DIC 的概念与诊断标准尚不够确切。

（二）中国 DIC 诊断标准

除上述 ISTH 的 DIC 诊断标准外，还有其他一些多指标的 DIC 积分诊断系统，如日本卫生福利部标准（JMHW）、日本急诊医学学会标准（JAAM）。这三个标准诊断的准确性和实用性仍存在广泛争议。上述三大积分系统目前在国内临床使用较为混乱，尚无在中国人群对上述三大积分系统进行验证的研究数据。

国内早在 1986 年就首次提出了 DIC 的诊断标准，2012 年修订的《弥散性血管内凝血诊断与治疗中国专家共识》在全国各家医疗机构广泛应用，推进了 DIC 临床诊治水平的不断提高，但仍存在不能精确定量等缺陷。为进一步推进中国 DIC 诊断的科学化、规范化，统一诊断标准，中华医学会血液学分会血栓与止血学组于 2014 年起通过多中心、大样本的回顾性与前瞻性研究，建立了中国弥散性血管内凝血诊断积分系统（Chinese DIC scoring system，CDSS）（表 17-1），该系统突出了基础疾病和临床表现的重要性，强化动态监测原则，简单易行，易于推广，使得有关 DIC 诊断标准更加符合我国国情。此外，DIC 是一个动态的病理过程，检测结果只反映这一过程的某一瞬间，利用该积分系统动态评分将更有利于 DIC 的诊断。

表 17-1　中国弥散性血管内凝血诊断积分系统（CDSS）

积分项	分数
存在导致 DIC 的原发病	2
临床表现	
不能用原发病解释的严重或多发出血倾向	1
不能用原发病解释的微循环障碍或休克	1
广泛性皮肤、黏膜栓塞,灶性缺血性坏死、脱落及溃疡形成,不明原因的肺、肾、脑等脏器功能衰竭	1
实验室指标	
血小板计数	
非恶性血液病	
$>100 \times 10^9/L$	0
$(80{\sim}100) \times 10^9/L$	1
$<80 \times 10^9/L$	2
24h 内下降 $\geqslant 50\%$	1
恶性血液病	
$<50 \times 10^9/L$	1
24h 内下降 $\geqslant 50\%$	1
D-二聚体	
$<5mg/L$	0
5~9mg/L	2
$>9mg/L$	3
PT 及 APTT 延长	
PT 延长 $<3s$ 且 APTT 延长 $<10s$	0
PT 延长 $\geqslant 3s$ 或 APTT 延长 $\geqslant 10s$	1
PT 延长 $\geqslant 6s$	2
纤维蛋白原	
$\geqslant 1.0g/L$	0
$<1.0g/L$	1

注:非恶性血液病:每日计分 1 次,$\geqslant 7$ 分时可诊断为 DIC;恶性血液病:临床表现第一项不参与评分,每日计分 1 次,$\geqslant 6$ 分时可诊断为 DIC。PT:凝血酶原时间;APTT:部分激活的凝血活酶时间。

七、鉴别诊断

DIC 鉴别诊断的重点是与原发性纤溶亢进、血栓性血小板减少性紫癜、严重肝病、原发性抗磷脂综合征、溶血性尿毒综合征等鉴别。鉴别诊断有赖于对病史、临床症状和实验室依据的综合判断。

（一）原发性纤溶亢进

由于并无血管内凝血,故不存在血小板活化,血小板计数通常正常,也缺乏微血管溶血性贫血表现。D-二聚体水平正常。据此可将 DIC 与原发性纤溶区别开来,见表 17-2。

表 17-2　DIC 与原发性纤溶亢进症的鉴别要点

鉴别要点	DIC	原发性纤溶亢进症
病因或基础疾病	种类繁多	多继发于严重肝脏疾病、肿瘤、手术和创伤、溶栓治疗
微循环衰竭	多见	少见
微血管栓塞	多见	罕见
微血管病性溶血	多见	罕见
血小板计数	降低	正常
血小板活化产物	增高	正常
D-二聚体	增高或阳性	正常或阴性
红细胞形态	破碎或畸形	正常

（二）血栓性血小板减少性紫癜

以血小板减少和微血管病性溶血为突出表现，可伴随发热、神经系统症状、肾脏损害，但缺乏凝血因子消耗性降低及纤溶亢进等依据，可资鉴别，见表 17-3。

表 17-3　DIC 与血栓性血小板减少性紫癜的鉴别要点

鉴别要点	DIC	TTP
起病及病程	多数急骤、病程短	可急可缓、病程长
微循环衰竭	多见	少见
黄疸	轻,少见	极常见,较重
FⅧ:C	降低	正常
vWF 裂解酶	多为正常	多为显著降低
D-二聚体	增加	正常
血栓性质	纤维蛋白血栓为主	血小板血栓为主

（三）严重肝病

由于严重肝病患者本身可以有出血倾向，血纤维蛋白原浓度、多种凝血因子浓度下降，血小板减少，PT 延长以及肝脏对 FDP 及蛋白酶抑制物清除降低，这些表现与 DIC 类似，鉴别诊断常常困难。但严重肝病者多有肝病病史，黄疸、肝功能损害症状较为突出，血小板减少程度较轻、较少，FⅧ:C 活性正常或升高，纤溶亢进与微血管病性溶血表现较少等可作为鉴别诊断参考，见表 17-4。但需注意严重肝病合并 DIC 的情况。

表 17-4　DIC 与严重肝病的鉴别要点

鉴别要点	DIC	重症肝病
微循环衰竭	早、多见	晚、少见
黄疸	轻、少见	重、极常见
肾功能损伤	早、多见	晚、少见
红细胞破坏	多见(50%~90%)	罕见
FⅧ:C	降低	正常
D-二聚体	增加	正常或轻度增加
纤维蛋白肽 A（FPA）	明显增加	正常或轻度增加

(四) 慢性 DIC 与原发性抗磷脂综合征(APS)

APS 的特点是：①临床表现有血栓形成、习惯性流产、神经症状(脑卒中发作、癫痫、偏头痛、舞蹈症)、肺动脉高压症、皮肤表现(网状皮斑、下肢溃疡、皮肤坏死、肢端坏疽)等；②实验室检查：抗磷脂抗体(APA)、抗心磷脂抗体(ACA)、狼疮抗凝物质(LA)阳性，梅毒血清假阳性试验(BFP-STS)阳性，Coombs 试验阳性，血小板数减少及凝血时间延长。

八、治疗

(一) DIC 治疗原则

原发病的治疗是终止 DIC 病理过程的最为关键和根本的治疗措施。在某些情况下，凡是病因能迅速去除或控制的 DIC 患者，凝血功能紊乱往往能自行纠正。但多数情况下，相应的支持治疗，特别是纠正凝血功能紊乱的治疗是缓解疾病的重要措施。

(二) DIC 的主要治疗措施

DIC 的主要治疗措施为：去除产生 DIC 的基础疾病的诱因；阻断血管内凝血过程；恢复正常血小板和血浆凝血因子水平；抗纤溶治疗；对症和支持治疗。

既往多主张以上治疗措施可酌情同时进行，但由于 DIC 是一种处于不断发展变化中的病理过程，治疗方法即使是对同一病例，亦必须根据 DIC 不同型、期及其变化，有针对性地采取不同治疗措施。故近年来关于 DIC 的治疗倾向于在治疗原发病基础上进一步采取分层治疗原则，即根据 DIC 病理进程采取相应干预，根据不同分期采取不同的措施综合治疗。这一系列措施均是阻止或纠正 DIC 凝血异常状态，减轻微血管体系损伤，并为治疗原发病争取时间。

1. **治疗原发病、消除诱因**　大量证据表明，凡是病因能迅速去除或者控制的 DIC 患者，其治疗较易获得疗效。譬如感染，特别是细菌感染导致的败血症，是 DIC 最常见病因。针对重症感染诱发的 DIC 患者，主张"重锤出击"的抗感染策略，抗生素应用宜早期、广谱、足量，经验性用药则应采取"降阶梯"原则，尽早减轻感染对微血管系统损害。又如在胎盘早剥等病理产科导致的 DIC 患者，终止妊娠往往能有效扭转病情。相反，如原发病不予去除或难以控制者，则 DIC 虽经积极治疗，仍难控制其病情发展或易于复发。此外，感染、休克、酸中毒及缺氧状态等是导致或促发 DIC 的重要因素，积极消除这些诱发因素，可以预防或阻止 DIC 发生、发展，为人体正常凝血 - 抗凝血平衡恢复创造条件。

2. **干预 DIC 病理生理过程的治疗措施**　DIC 治疗宜采取分期治疗原则。需要指出的是，临床所见 DIC 患者分期多存在一定重叠，故在治疗上需紧密结合患者临床过程及实验室改变进行判断，采取综合措施。

(1)通过简单易行的实验室检测对 DIC 的临床分期进行判断：不同时期的 DIC 相关实验室检查具有不同的特点，归纳如下，见表 17-5。

表 17-5　DIC 分期的判定

项目	早期	中期	后期
血小板计数	正常或升高	降低(进行性)	降低(非进行性)
纤维蛋白原	正常或升高	降低(进行性)	降低(非进行性)
PT	正常或缩短	延长(进行性)	延长(非进行性)
D- 二聚体	正常	中度升高	显著升高

(2)DIC 的严重度评估：关于 DIC 严重程度，目前尚无满意的判断标准。一般认为严重度的判断应主要根据血浆纤维蛋白原含量、血小板计数与症状体征情况。中度与重度 DIC 通常伴有不同程度活动性出血或栓塞表现。轻度 DIC 可无明显临床表现。见表 17-6。

表 17-6　DIC 严重程度判断指标

严重程度	Fbg(g/L)	PLT(×10⁹/L)
轻度	>1.0	>50
中度	0.5~1.0	20~50
重度	<0.5	<20

（3）根据 DIC 的临床分期进行分层治疗

1）DIC 早期（弥散性微血栓形成期）：以微血栓形成为主，此期治疗目的在于抑制广泛性微血栓形成，防止血小板及各种凝血因子进一步消耗，因此治疗以抗凝为主。未进行充分抗凝治疗的 DIC 患者，不宜单纯补充血小板和凝血因子。无明显继发性纤溶亢进者，不论是否已进行肝素或其他抗凝治疗，不宜应用抗纤维蛋白溶解药物。

肝素治疗是 DIC 的主要抗凝措施，肝素可与体内 AT 协同产生抗凝作用，诱导内皮细胞释放 TF 抑制物，抑制 TF 的释放，控制 DIC 的病理进程。其治疗的关键在于治疗时机的把握、剂量的选择和疗效的监测。

肝素使用的适应证：① DIC 早期（高凝期）；②血小板及凝血因子呈进行性下降、微血管栓塞表现（如器官功能衰竭）明显者；③消耗性低凝期但病因短期内不能去除者，在补充凝血因子情况下使用；④除外原发病因素，顽固性休克不能纠正者。

在以下情况下肝素应该禁忌使用：①手术后或损伤创面未经良好止血者；②近期有严重的活动性出血；③蛇毒所致 DIC；④严重凝血因子缺乏及明显纤溶亢进者。目前，临床上使用的肝素分为沿用已久的标准肝素（亦称"普通肝素"）和低分子量肝素（LMWH）。

低分子量肝素（low molecular weight heparin，LMWH）为一组由标准肝素裂解或分离出的低分子碎片，相对分子质量在 3 000~6 000。与普通肝素相比，LMWH 具有抗凝血因子 Xa 作用强、抗凝血因子 IIa 作用弱、生物利用度高、血浆半衰期长、较低的出血倾向及较少的血小板减少症发生等优点，还有轻微抗凝活性，且无剂量依赖性，对 APTT 延长不明显，并且有促纤溶作用，可促进血管内皮细胞（VEC）释放纤维蛋白溶解酶原激活剂和缩短优球蛋白溶解时间，故抗栓作用强，在增强 VEC 抗血栓作用的同时又不干扰 VEC 其他功能，故对出血和血小板功能无明显影响。有资料表明，在治疗和预防深度静脉血栓并以出血为主的 DIC 患者时，应用 LMWH 比普通肝素和普通的抗凝剂更有效。鉴于 LMWH 的诸多优点，在防治 DIC 中正日趋取代普通肝素。但有学者认为在急性 DIC 时 LMWH 不能替代普通肝素。

小剂量肝素足以发挥抗凝效果，不但能够阻断 DIC 的发展，而且有一定抗炎症作用，同时可以避免肝素剂量过大导致的出血并发症。使用方法为：①普通肝素：一般不超过 12 500U/d，每 6 小时用量不超过 2 500U，静脉或皮下注射，根据病情决定疗程，一般连用 3~5 天；②低分子量肝素：剂量为 3 000~5 000U/d，皮下注射，根据病情决定疗程，一般连用 3~5 天。普通肝素使用的血液学监测最常用者为 APTT，肝素治疗使其延长为正常值的 1.5~2.0 倍时即为合适剂量。普通肝素过量可用鱼精蛋白中和，鱼精蛋白 1mg 可中和肝素 100U。低分子量肝素常规剂量下无须严格血液学监测，如用量过大或疑有用药相关性出血，可进行抗 Xa 活性试验进行监测，使其维持在 0.4~0.7U/ml 的最佳治疗剂量。

2）DIC 中期（消耗性低凝血期）：此期微血栓形成仍在进行，抗凝治疗仍然必不可少，但因凝血因子进行性消耗，临床中引发出血情况，故在充分抗凝基础上，应进行补充血小板和凝血因子的替代治疗。目前推荐的替代治疗制剂包括输注血浆（包括新鲜血浆、新鲜冷冻血浆、冷沉淀、凝血酶原复合物）和血小板等。各类替代治疗制剂输入后疗效主要观察出血症状改善情况，实验室检测仅作为参考。

替代治疗的适应证：DIC 患者血小板和凝血因子的补充，应在充分抗凝治疗基础上进行。DIC 时，尤其是在早期，如未行抗凝治疗而单纯补充血小板及凝血因子，往往会加重病情。

新鲜血浆：新鲜血浆所含凝血因子与新鲜全血相似，并可减少输入液体总量、避免红细胞破坏产生膜磷脂等促凝因子进入患者体内,是 DIC 患者较理想的凝血因子的补充制剂。同时血浆输入还有助于纠正休克和微循环。

纤维蛋白原:适用于急性 DIC 有明显低纤维蛋白原血症或出血极为严重者。首剂 2~4g,静脉滴注,以后根据血浆纤维蛋白原含量而补充,以使血浆纤维蛋白原含量达到 1.0g/L 以上为度。由于纤维蛋白原半存期达 96~144 小时,在纤维蛋白原血浆浓度恢复到 1.0g/L 以上或无明显纤溶亢进的患者,24 小时后一般不需要重复使用。

血小板悬液:未出血的患者血小板计数低于 $(10~20) \times 10^9/L$,或者存在活动性出血且血小板计数低于 $50 \times 10^9/L$ 的 DIC 患者,需紧急输入血小板悬液。血小板输注要求足量。

其他凝血因子制剂:从理论上讲,DIC 的中、晚期,可出现多种凝血因子的缺乏,故在病情需要和条件许可的情况下,可酌情应用下列凝血因子制剂:①凝血酶原复合物(PCC):剂量为 20~40U/kg,每次以 5% 葡萄糖液 50ml 稀释,要求在 30 分钟内静脉滴注完毕,每日 1~2 次;PCC 具有容量小的优点,但缺少因子 V,而且有可能加重凝血功能紊乱,发生血栓栓塞,故应谨慎使用;②因子Ⅷ:C 浓缩剂:剂量为每次 20~40U/kg,使用时以缓冲液稀释,20 分钟内静脉输注完毕,1 次 /d;③维生素 K:在急性 DIC 时的应用价值有限,但是在亚急性和慢性型 DIC 患者,作为一种辅助性凝血因子补充剂仍有一定价值。

3)DIC 晚期(继发性纤溶亢进期):此期微血栓形成已基本停止,继发性纤溶亢进为主要矛盾。若临床确认纤溶亢进是出血首要原因,则可适量应用抗纤溶药物,同时由于凝血因子和血小板消耗,也应积极补充。鉴于抗纤溶制剂作为止血药物已在临床上广泛使用,因此有必要强调,对于有出血倾向而没有排除 DIC,或怀疑为 DIC 所致患者,不宜将抗纤溶制剂作为首选止血药物单独予以使用,以免诱发或加重 DIC 发展。少数以原发或继发性纤溶亢进占优势的疾病,如急性早幼粒细胞白血病(AML-M₃)或某些继发于恶性肿瘤的 DIC 可考虑使用抗纤溶药物。但需要注意的是,AML-M₃ 的标准诱导分化治疗(全反式维 A 酸)可增加血栓形成的风险,因此在以上患者使用氨甲环酸应特别谨慎。

纤溶抑制物适应证:① DIC 的病因及诱发因素已经去除或基本控制,已行有效抗凝治疗和补充血小板、凝血因子,出血仍难控制;②纤溶亢进为主型 DIC;③ DIC 后期,纤溶亢进已成为 DIC 主要病理过程和再发性出血或出血加重的主要原因;④ DIC 时,纤溶实验指标证实有明显继发性纤溶亢进。

主要制剂、用法和剂量:①氨基己酸(EACA):DIC 治疗一般用注射剂,每次 4~10g,以 5% 葡萄糖或生理盐水 100ml 稀释,维持剂量 1g/h;小剂量为每日 5g 以下,中等剂量为每日 10g 以下,大剂量每日可达 20g;本品快速静脉注射可引起血压下降,休克者慎用;②氨甲苯酸(抗血纤溶芳酸,PAMBA):每次 200~500mg 加于葡萄糖液 20ml 中,静脉注射,每日 1~2 次,或加于液体静脉滴注,每小时维持量 100mg;③氨甲环酸(止血环酸):DIC 时多用注射剂,用量为氨基己酸的 1/10,1~2 次 /d,或静脉滴注,每小时维持量 0.1g;小剂量为 0.5g/d,中等剂量为 1.0g/d 以下,大剂量可达 2.0g/d;④抑肽酶(aprotinin):抑肽酶系兼有抑制纤溶酶和凝血因子 FX 等激活的作用,产生纤溶、凝血双相阻断,在理论上最适合于 DIC 的治疗。常用剂量每日(8~10)万单位,分 2~3 次使用,或首剂 5 万单位,随后每小时 1 万单位,缓慢静脉注射。

3. DIC 其他治疗手段

(1)抗休克治疗,纠正缺氧、酸中毒,以及水、电解质平衡紊乱。

(2)糖皮质激素治疗不作常规应用,但下列情况可予以考虑:①基础疾病需糖皮质激素治疗者;②感染中毒性休克合并 DIC 已经有效抗感染治疗者;③并发肾上腺皮质功能不全者。

新的抗凝药物处于研究的不同阶段,如活化的蛋白 C、AT、TFPI,但目前仍存在较多争议,临床治疗的有效性尚待确证。

本章小结

1. DIC 不是一个独立的疾病,而是在某些严重疾病基础上由特定诱因引发的复杂病理过程。

2. DIC 的临床表现可因原发病、不同病理状态而有较大差异。其病理生理过程相关的临床表现为:自发性的出血,不易用原发病解释的休克或微循环衰竭,多发性的微血管栓塞和微血管病性溶血。

3. DIC 通常存在基础疾病,结合临床表现和实验室的动态检测才能作出正确诊断。

4. 由于导致 DIC 的病理机制不甚一致,诱发 DIC 的原发疾病各有特点,因此,治疗 DIC 需应用分层治疗原则,根据 DIC 的不同病理分期,结合临床表现和实验室指标综合考虑。

思考题

1. DIC 是怎样的凝血病理状态?

2. 如何诊断 DIC？

3. DIC 的治疗原则是什么?

（胡　豫　王华芳）

第十八章

血 友 病

血友病(hemophilia)是一组凝血因子减少甚至缺乏或功能异常导致的遗传性出血性疾病,呈 X 染色体连锁隐性遗传。根据缺乏的凝血因子可分为血友病 A 和血友病 B,血友病 A 为凝血因子Ⅷ(FⅧ)缺乏,血友病 B 为凝血因子Ⅸ(FⅨ)缺乏,均由相应的凝血因子基因突变引起。

血友病的发病率无明显的种族或地区差异。男性人群中血友病 A 发病率约为 1/5 000,血友病 B 的发病率约为 1/25 000,女性血友病患者极其罕见。血友病的患病率在不同国家及地区或者同一国家或地区的不同时期均有很大差异。据统计,1986—1989 年中国血友病患病率为 2.73/10 万。血友病 A 占 80%~85%,血友病 B 占 15%~20%。

第一节　血友病 A

一、概述

血友病 A(hemophilia A),也称遗传性抗血友病球蛋白缺乏症或凝血因子Ⅷ:C(FⅧ:C)缺陷症,国内曾称为血友病甲。以阳性家族史、自幼发病、自发或轻度外伤后出血不止、关节出血及深部肌肉血肿形成为特征。患者血浆中因子Ⅷ水平有不同程度降低。

二、遗传规律

血友病为 X 染色体连锁的隐性遗传性疾病,绝大多数为女性携带致病基因,男性发病,如男性患者与女性致病基因携带者婚配,可能出现纯合子女性患者,此情况十分罕见。血友病的一般遗传规律如下:①血友病患者的女儿均为携带者;②血友病患者的儿子都正常;③女性携带者的女儿有 50% 的可能成为携带者;④女性携带者的儿子发病的概率为 50%。其遗传规律见图 18-1。

三、病因及发病机制

凝血因子Ⅷ(FⅧ)由 FⅧ凝血活性部分(FⅧ:C)和血管性血友病因子(von Willebrand factor,vWF)两部分组成,两者以复合物形式存在于血浆中。激活的 FⅧ与 FⅨa、Ca^{2+}、磷脂形成复合物,参与凝血因子Ⅹ(FⅩ)的内源性激活,促进凝血酶原转变为凝血酶,使可溶性纤维蛋白原转换为纤维蛋白,发挥止血作用。vWF 作为一种黏附分子参与血小板与受损血管内皮的黏附,并有稳定及保护 FⅧ:C 的作用。血友病 A 患者由于遗传或突变出现 FⅧ基因缺陷,FⅧ活性降低,导致凝血功能异常,临床发生出血,出血的严重程度与 FⅧ:C 缺乏程度呈正相关。

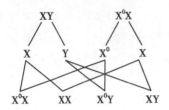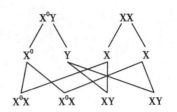

A.正常男性与女性携带者结婚　　　　B.血友病A/B男性患者与正常女性结婚

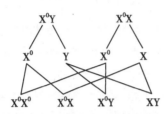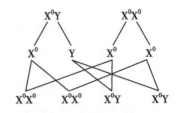

C.血友病A/B男性患者与女性携带者结婚　　　D.血友病A/B男性患者与女性患者结婚

图 18-1　血友病 A、B 遗传规律

XY:正常男性;XX:正常女性;X^0Y:血友病 A/B 男性患者;
X^0X:血友病 A/B 女性携带者;X^0X^0:血友病 A/B 女性患者。

FⅧ基因位于 X 染色体长臂末端(Xq28),全长约 186kb,由 26 个外显子和 25 个内含子组成,约占 X 染色体长度的 0.1%,其转录 mRNA 长约 9kb,编码一条包含 2 351 个氨基酸残基的前体,FⅧ前体去除一段长为 19 个氨基酸的信号肽并经过化学修饰生成成熟的 FⅧ蛋白。基因缺陷是血友病 A 患者发病的分子基础,其类型与临床表现密切关联,其中常见缺陷类型包括倒位、插入、缺失、阅读框架移位、剪接突变、错义突变及无义突变等。基因倒位占重型血友病 A 的 40%~50%,而在轻中型血友病约 86% 发生错义突变,2%~5% 患者尚未发现任何突变位点。

1. **内含子倒位**　内含子 22 倒位最常见,约占血友病 A 患者的 20%,其中约 50% 为重型血友病 A 患者,内含子 1 倒位约占血友病 A 的 5%。

2. **点突变**　是最常见的编码区突变,其中最常见的类型为错义突变。突变可导致蛋白质折叠异常及在细胞内运输障碍,导致蛋白质与 vWF、磷脂、FⅨa 联结异常,使凝血酶激活障碍以及 FⅧa 稳定性降低,导致凝血功能异常。无义突变使开放阅读框内产生提前终止的无义密码子(premature termination codon,PTC),转录后形成 PTC-mRNA,其在翻译过程中会被细胞的一种保护机制——“无义突变介导的 mRNA 降解(nonsense-mediated mRNA decay,NMD)途径”所降解,在细胞中几乎无法产生蛋白质。剪接位点突变导致位点无法被剪接体识别或者新的剪接位点生成,经转录及翻译后产生功能有缺陷的蛋白质,也是导致疾病发生的机制。

3. **片段插入或缺失**　包括小片段(<200bp)插入 / 缺失和大片段(>200bp)插入 / 缺失。其中小片段插入 / 缺失以单碱基插入 / 缺失最为常见。复制过程中在单碱基连续的位置,DNA 聚合酶容易滑动,导致插入 / 缺失。大片段的缺失可能与重复序列有关,多导致重型血友病的发病。

四、临床表现

(一)出血表现

明显的出血倾向为血友病 A 最主要的临床表现,临床特征为:①自幼出血,伴随终生;②常见关节、软组织、深部肌肉出血;③重型患者常在没有外伤或诱因时自发性出血,轻型患者可表现为轻微外伤、小手术(如拔牙、扁桃体切除)后出血不止。

1. **关节出血** 是其特征性表现,占所有出血的 75%,常为自发性,关节出血局部表现为肿胀、疼痛、活动受限,当出血停止、血肿吸收后关节活动可恢复;反复的关节出血、血肿吸收不全可致滑膜炎、永久性关节损伤,甚至发生骨质疏松、关节变形、关节骨化,伴发肌肉和软组织萎缩,最终导致关节功能障碍。

2. **内脏器官出血** 可有消化道、泌尿道出血,也可出现腹腔内、腹膜后出血,致命性出血有颅内出血、咽颈部出血和无准备的创伤、手术出血等。

3. **皮肤黏膜出血** 如皮肤瘀斑、鼻衄、口腔出血。

4. **血肿肌肉和软组织血肿** 多位于筋膜腔隙和深部肌肉组织,可产生相应压迫症状。

(二)血肿压迫症状及体征

1. **血肿压迫症状** 常见于肌肉出血,临床表现为血肿部位疼痛、活动受限等压迫症状。反复肌肉血肿压迫神经,可引起受压神经对应支配区域的麻痹、感觉障碍、剧烈疼痛、肌肉萎缩等。

2. **体征** 关节腔出血最多见于膝关节,其次为肘关节、踝关节、肩关节、腕关节、髋关节等全身各关节均有可能受累。临床表现为出血的关节肿胀、疼痛、活动受限、周围皮肤皮温升高等,且症状进行性加重。关节腔出血可导致血友病性关节炎和假肿瘤。如早期未进行有效处理,可导致关节活动严重受限甚至畸形。

五、实验室检查

(一)初筛试验

1. 血小板计数、凝血酶原时间(PT)正常,出血时间(BT)、凝血酶时间(TT)、纤维蛋白原(Fbg)含量均正常,血块回缩试验正常。

2. 重型血友病患者活化部分凝血活酶时间(APTT)延长,并可被正常血浆所纠正,轻型血友病 A 患者 APTT 仅轻度延长或正常。

(二)确诊试验

血友病 A 的确诊依赖于 F Ⅷ活性(FⅧ:C)及血管性血友病因子抗原(vWF:Ag)的测定,血友病 A 患者的 FⅧ:C 减低或缺乏,vWF:Ag 正常,FⅧ:C/vWF:Ag 比值明显降低。

(三)抑制物检测

既往确诊为血友病且替代治疗有效的患者,一旦出现疗效不如既往的情况,应该考虑患者是否出现了 F Ⅷ抑制物,应进行凝血因子抑制物滴度测定。如条件允许,所有血友病患者均应在接受凝血因子替代治疗后定期检测抑制物,患者在接受手术前必须检测抑制物。

1. **抑制物筛查** 采用 APTT 纠正试验,即正常血浆与患者血浆按 1:1 混合,于即刻及 37℃孵育 2 小时后分别再次检测 APTT,并与正常对照及患者本身的 APTT 进行比较,若不能纠正至正常应考虑可能存在抑制物。

2. **抑制物滴度的测定** 确诊存在抑制物,必须进行抑制物滴度测定。一般采用 Bethesda 法检测。将不同稀释度的患者血浆与正常血浆等量混合,37℃孵育 2 小时,测定残余 FⅧ:C。能使正常血浆 FⅧ:C 减少 50% 时,则定义为 F Ⅷ抑制物的含量为 1 个 Bethesda 单位(BU),患者血浆稀释度的倒数即为抑制物滴度,以"BU/ml 血浆"表示。如果在 1~4 周内连续 2 次用 Bethesda 法或者 Nijmegen 法检测患者抑制物滴度 ≥ 0.6BU/ml,则判定为阳性;如抑制物滴度>5BU 为高滴度抑制物,≤5BU 为低滴度抑制物。

(四)基因诊断

目前常用聚合酶链反应(PCR)技术检测内含子 22 倒位和内含子 1 倒位,约有 50% 的重型血友病 A 患者可被检出;未检出内含子倒位的家系进行遗传连锁分析,通过检测 FⅧ基因内、外 8 个短串联重复序列(STR)位点多态性,包括 DXS15、DXS52、DXS9901、DXS1073、DXS1108、FⅧ civs22、

FⅧcivs13 等,基本可以诊断携带者。如经上述检查仍不能确诊,可直接行 DNA 测序以明确。此外通过基因检测可为同一家系成员的产前诊断提供依据。

六、诊断

(一)临床表现

1. 男性患者,自幼发病,阳性家族史,且符合 X 染色体隐性遗传规律。
2. 有明显的出血倾向和 / 或压迫症状。
3. 出血所致的血肿、关节畸形等。

(二)临床分型

血友病 A 的出血程度与 FⅧ:C 的缺乏程度呈正相关。根据血浆 FⅧ:C 水平,可将血友病 A 分为轻型、中间型、重型三型,见表 18-1。

表 18-1 血友病 A/B 的临床分型

临床分型	因子活性水平(IU/d)	出血症状
轻型	>5~40	大的手术或外伤可致严重出血,罕见自发性出血
中间型	1~5	小手术或外伤后可有严重出血,偶有自发性出血
重型	<1	肌肉或关节自发性出血

(三)遗传学诊断

1. **家系调查** 血友病 A 为 X 染色体连锁的隐性遗传性疾病,一般规律为男性患病,女性携带。约 2/3 的血友病 A 患者有家族史,一般需追溯三代以上,必要时可行家系成员的调查。

2. **患者及携带者的诊断** 现已能通过 FⅧ基因检测准确判断血友病 A 患者及携带者,为同一家系中的携带者检测提供依据;还可以对携带者进行产前诊断,对临床优生有指导价值。诊断技术主要包括遗传表型分析法和基因型分析法,后者更准确;还可以通过基因突变判定患者产生抑制物的风险。

七、鉴别诊断

(一)血管性血友病

血管性血友病(von Willebrand disease,vWD)是指由于血浆中 vWF 数量减少或质量异常导致的出血性疾病。vWD 为常染色体显性遗传病,少数呈常染色体隐性遗传,男女均可患病。vWD 常见的临床表现为皮肤和黏膜出血,如鼻出血、成年女性患者月经过多等,肌肉血肿及关节出血相对少见,且出血倾向可随年龄增长而改善,不同类型 vWD 患者出血的严重程度差异很大。由于 vWD 患者的出血病史和临床症状无特异性,因此确诊 vWD 必须依赖于实验室检查,主要通过 vWF:Ag、瑞斯托霉素辅因子活性(vWF:RCo)、FⅧ:C 和 vWF 多聚体分析等检查确诊。

实验室检查:①出血时间(BT)延长;②血小板黏附试验示血小板黏附功能下降;③血浆中 FⅧ:C 活性正常,部分患者 FⅧ:C 活性可减低,与轻型血友病 A 表现一致,但 vWD 患者 vWF:Ag 减低,FⅧ:C/vWF:Ag 的比值增高,而血友病 A 患者 FⅧ:C/vWF:Ag 比值降低;④vWD 患者 vWF:RCo 减低。

(二)获得性血友病

与遗传性血友病临床表现较为相似,易发生误诊。患者多成年发病,男女均可发病,多数继发于恶性肿瘤、自身免疫病或围产期,无阳性家族史,既往无出血史,实验室检查 FⅧ抑制物阳性可鉴别,如果抑制物筛选试验阳性,应进一步检测抑制物滴度。

(三)遗传性凝血因子Ⅺ(FⅪ)缺乏症

本病系常染色体隐性遗传性疾病,男女均可患病,自发性出血少见。实验室检查 APTT 延长、FⅪ: C 降低。

八、预防

血友病 A 特别是重型患者建议进行积极的凝血因子预防性治疗,以减少关节出血导致的功能障碍。其他预防性治疗还包括:

1. 应避免深部组织的穿刺、活检等有创检查,以及肌内注射及手术等创伤性治疗,如必须手术时应进行充分的替代治疗;尽可能避免外伤,限制患者的活动强度。

2. 建立完善的遗传咨询机构,加强婚前检查和产前诊断。

3. 禁服可能影响血小板聚集的药物,如阿司匹林、非甾体抗炎药等。

4. 尽可能维持关节和肌肉正常功能,延缓关节病变。

九、治疗

血友病患者应该在血友病诊疗中心接受综合关怀团队的诊疗与随访。补充凝血因子是控制血友病出血最有效的措施。

(一)凝血因子替代疗法

1. 药物选择　首选基因重组 FⅧ制剂或者病毒灭活的血源性 FⅧ制剂,仅在无上述条件时可以选用冷沉淀或新鲜冰冻血浆。这些制剂或血液成分可以提高血友病 A 患者血液中 FⅧ的含量,控制出血症状,改善患者生活质量,降低死亡率。需要注意的是血源性 FⅧ浓缩制剂替代疗法最常见的并发症为病毒感染,主要为肝炎病毒(如 HCV)和 HIV 的感染。

剂量推荐:每次输注 1U/kg 的 FⅧ制品,可使 FⅧ:C 水平提高 2%。FⅧ在体内的代谢半衰期为 8~12 小时,故需每 8~12 小时输注 1 次才能使 FⅧ保持在一定水平,达到止血目的。最低止血要求 FⅧ:C 水平达 20% 以上,如果出血严重或欲行中型以上手术者,应使 FⅧ:C 水平达 40% 以上。每次输入 FⅧ:C 剂量(U)=体重(kg)×[目标 FⅧ:C 止血水平(%)-实测患者 FⅧ:C 水平(%)]×0.5 (附:因 1U 的 FⅧ相当于正常血浆 1ml 所含的浓度)。

举例:患者体重 60kg,实测 FⅧ:C 为 1%,目标 FⅧ:C 为 40%,每次输入 FⅧ制品的剂量(U)=60× (40-1)×0.5=1 170(U)。每 12 小时 1 次。

2. 替代治疗方式　根据替代治疗的频次可以分为按需治疗和预防治疗(规律性替代治疗)。预防治疗是血友病规范治疗的重要组成部分,是以维持正常关节和肌肉功能为目标的治疗。建议在发生第一次关节出血或者严重的肌肉出血后立即开始。如果发生颅内出血,也应该立即开始预防治疗。目前国内外应用的预防治疗方案有:大剂量方案:每次 25~40IU/kg,每周 3 次;中剂量方案:15~30IU/kg, 每周 3 次;低剂量方案:10IU/kg,每周 2 次或每 3 天 1 次。通过预防治疗可以减少出血次数并改善患者生活质量。

(二)DDAVP 应用

DDAVP 即 1- 去氨基 -8-D- 精氨酸加压素,用于治疗轻型血友病,对少数中间型血友病 A 患者可能也有效。DDAVP 的作用是促进贮存池 FⅧ:C 的释放而暂时性提高血浆 FⅧ:C 的水平,常规剂量为 0.3μg/kg,每 12 小时 1 次,连续 1~3 天为 1 个疗程。多次注射可致贮存池 FⅧ:C 耗竭而疗效下降,此时应及时补充 FⅧ制剂。DDAVP 的主要不良反应有一过性颜面潮红、水潴留等。此药在幼儿慎用,2 岁以下儿童禁用。

（三）抗纤溶药物

常用抗纤溶药物包括氨基己酸、抑肽酶、氨甲苯酸等，此类药物通过防止纤维蛋白凝块溶解发挥止血作用。泌尿系统出血时禁用。避免与凝血酶原复合物同时使用。

（四）基因治疗

血友病 A 的基因治疗为疾病的治愈带来了希望，但是目前尚在临床探索过程中，主要包括基因添加技术和基因编辑技术。基因添加技术：利用转运载体（如腺病毒、慢病毒等）引入功能性正常的基因拷贝去补偿或补充缺陷基因；基因编辑技术：对缺陷基因直接进行原位校正，如锌指核酸酶（ZFN）、转录激活样效应因子核酸酶（TALENs）和及相关蛋白系统（CRISPR/Cas9）。

（五）抑制物的处理

血友病 A 替代治疗的并发症是产生抗 FⅧ特异性抑制物。重型血友病 A 患者 FⅧ抑制物发生率约为 20%~30%，轻型和中间型血友病 A 患者为 5%~10%。抑制物发生的危险因素包括遗传和非遗传两大类。遗传因素主要有基因突变、种族和家族史等；非遗传因素包括外伤史、暴露日（接受 FⅧ制剂治疗的天数）、因子输注剂量、药物品种及治疗策略等。

1. 急性出血的治疗　低滴度抑制物者可加大 FⅧ制剂的剂量以中和抗体，高滴度者使用基因重组活化的 FⅦ制剂或凝血酶原复合物（PCC）旁路替代途径以控制出血。

2. 免疫耐受诱导治疗（immune tolerance induction，ITI）　ITI 是指让抑制物阳性患者长期规律性频繁接受凝血因子产品，从而达到外周免疫耐受。血友病 A 抑制物阳性患者 ITI 成功率约为 70%。

3. 免疫抑制治疗　常用免疫抑制剂进行治疗，如醋酸泼尼松 1.0~1.5mg/（kg·d）或环磷酰胺等。其次，CD20 单抗（利妥昔单抗）可以降低抑制物滴度，还可应用硫唑嘌呤、长春新碱、麦考酚酯和环孢素等。

（六）对症治疗

对于血友病 A 患者，一旦发生出血，应立即进行局部处理，如出血部位加压包扎、出血部位血管手术结扎、局部冷敷等。应避免活动，卧床休息，尽可能避免关节穿刺抽吸。

（七）物理治疗和康复训练

正确、适当的物理治疗可促进肌肉及关节出血的吸收，维持和增强肌肉力量，以达到维持和改善关节功能的目的。另外，在非出血期间进行积极、适当的运动对维持肌肉的正常功能并保持身体平衡以预防出血至关重要。需要特别指出，物理治疗和康复治疗均应在专业理疗医师指导下进行。

（八）血友病性关节病的处理

血友病性关节病是指由于反复关节出血导致关节功能受损或关节畸形。关节置换等矫形手术可以改善关节功能，但费用昂贵，如果要进行手术，必须由有经验的血液科专科医生、骨科专科医生、出凝血实验室人员以及康复科医师等组成综合关怀团队，完善术前评估，准备所需凝血因子，以保障手术的顺利实施以及术后的康复。慢性关节滑膜炎伴反复关节出血的患者可以采用放射性核素滑膜切除，但必须在有条件的医院由有经验的医生进行操作。

（九）血友病性假肿瘤的处理

血友病性假肿瘤是发生在肌肉或骨骼的一种囊性包裹的血肿，比较少见，通常是血友病患者发生出血后凝血因子替代治疗不充分而长期慢性出血的结果。治疗的目的是彻底清除假肿瘤，尽可能重建正常解剖结构。

（十）血液传播性感染

目前常见的血液传播性病毒为人类免疫缺陷病毒、丙型肝炎病毒、乙型肝炎病毒等。这些病毒感染后，除了可能导致免疫缺陷和肝硬化外，还可导致肿瘤的发生率增加。一旦罹患相关病毒感染，需进行相应抗病毒治疗。

第二节 血友病 B

一、概述

血友病 B（hemophilia B）又称遗传性凝血因子Ⅸ（FⅨ）缺乏症，国内也称为血友病乙，为凝血因子Ⅸ缺乏引起。临床表现与血友病 A 相同，以阳性家族史、幼年发病、自发或轻度外伤后出血不止、血肿形成及关节出血为特征。血友病 B 为血友病中较少见的一个亚型，发病率远低于血友病 A。

二、遗传规律

血友病 B 为 X 染色体连锁的隐性遗传性疾病，遗传规律与血友病 A 相同。遗传规律见图 18-1。

三、病因及发病机制

血友病 B 是由于 FⅨ基因缺陷导致 FⅨ数量或者功能缺乏而引起的，无论是数量的减少还是功能的缺陷均表现为 FⅨ:C 的下降。FⅨ是一种维生素 K 依赖性凝血因子，在肝脏合成的单链糖蛋白，不仅存在于血浆中，也分布于血管内皮表面及内皮下组织。FⅨ可以被 FⅦa/ 组织因子复合物或者 FⅪa 激活为 FⅨa。一旦 FⅨ被激活，FⅨa 在 FⅧa、磷脂膜（活化的血小板）及 Ca^{2+} 的辅助下激活 FX。因此 FⅧ及 FⅨ缺乏均可引起 FXa 生成不足，并导致凝血酶生成不足，致患者出血倾向。

根据体内 FⅨ抗原存在与否，可以分为交叉反应物质（crossreactingmaterial，CRM）阳性及 CRM 阴性，前者为 FⅨ功能的缺陷，而后者则为 FⅨ合成 / 分泌的缺陷。近 1/3 的血友病 B 患者表现为 CRM 阳性，此类患者 FⅨ抗原水平正常，因存在功能低下或无功能的 FⅨ分子，FⅨ活性出现不同程度的降低。发病机制是各种基因突变影响了 FⅨ转录后蛋白质加工、γ- 羧基化、脂质结合、酶原的活化及对底物的识别以及酶的活性等。

FⅨ基因位于 X 染色体长臂远端 2 区 7 带（ Xq27），长约 33kb，包含 8 个外显子及 7 个内含子，mRNA 长度 2.8kb。由于 FⅨ基因较短，因此对于其基因相关研究比较容易。迄今为止血友病 B 中已发现 1 244 种基因缺陷，主要包括点突变、基因缺失、异常基因插入、基因片段重排及影响剪接的突变等。

1. **点突变** 是最常见的基因缺陷，约占 90%。目前已发现血友病 B 基因点突变主要包括错义突变（670 种）和无义突变（94 种）。错义突变引起的血友病 B 的严重程度取决于被替换的氨基酸和其位置，除非突变发生在结构或功能重要区域。新氨基酸与正常氨基酸性状相似时多导致轻型血友病；而新氨基酸与正常氨基酸显著不同时，无论突变发生在何位置都会导致中型或重型血友病。无义突变是由于基因突变导致编码氨基酸的密码子变成终止密码子 UAA、UAG 或 UGA，使翻译过程提前终止。无义突变引起血友病 B 的机制同血友病 A。

2. **基因缺失** 包括因子Ⅸ基因外显子 5 和 6 的内源性丢失，外显子 1~3 的缺失等。

3. **基因插入** 如在外显子 4 附近插入了 1 个 6.1kb 的片段，使 FⅨ活性只有正常的 1%；在内含子 6 发生的 2kb 片段的插入和 1kb 片段的丢失所形成的突变称血友病 B Sydney，血液中完全无 FⅨ抗原。

血友病 BLeyden 是一种 FⅨ基因启动子区突变导致的特殊类型，出生时有严重的 FⅨ缺乏，而且持续到童年,从青春期起 FIX 水平上升,到成年 FIX 水平接近正常。FIX 基因的启动子区含有一个 CCAAT/ 增强子结合蛋白(C/EBP)和肝脏蛋白 LF-A1/HNF4 的结合位点,也含有一个雄激素反应元件(ARE),它与 LF-A1/HNF4 元件重叠。在青春期前,FIX 基因表达是由基本启动子元件(C/EBP、LF-A1/HNF4 和可能的其他元件)调控的,这些元件内的突变扰乱其与转录相关蛋白的结合,引起血友病 B。在青春期以后,推测由 ARE 介导的依赖睾酮的转录发挥作用。因此,如果启动子突变不位于 ARE 内,在青春期后血友病 B 缓解是可能的。

四、临床表现与分型

(一)出血表现

血友病 B 的出血症状与血友病 A 相似,但出血程度较轻。主要表现为关节、肌肉和深部组织出血,也可有胃肠道、泌尿道、中枢神经系统出血以及拔牙后出血不止等。反复出血,不及时治疗可导致关节畸形和 / 或假肿瘤形成,严重者可危及生命。

(二)血肿及压迫症状

1. **血肿**　肌肉、软组织血肿也可发生于血友病 B 患者,但相较于血友病 A 患者,血肿往往体积较小,且较为局限。但严重出血或压迫重要部位时亦可出现严重症状甚至危及患者生命。

2. **压迫症状**　同血友病 A 一样,血肿压迫周围神经可引起相应的临床症状。

(三)临床分型

因 FIX 的活性与疾病严重程度相关,故根据患者 FIX 水平将血友病 B 分为轻型、中间型、重型(见表 18-1)。

五、实验室检查

(一)初筛试验

1. **血细胞分析**　血小板计数正常,出血严重者可出现不同程度的失血性贫血。

2. **凝血六项检查**　凝血酶原时间(PT)、凝血酶时间(TT)、出血时间正常,血块回缩试验正常,纤维蛋白原定量正常。

3. **活化部分凝血活酶时间(APTT)**　APTT 依据 FIX 减低程度而延长,重型血友病 B 患者 APTT 延长,轻型血友病 B 患者 APTT 仅轻度延长或正常。在血友病 B 患者中,延长的 APTT 可以被正常新鲜血浆和正常血清纠正(正常血清中含有 FIX 和 FXI),不被硫酸钡吸附血浆所纠正。

(二)确诊试验

血友病 B 患者的确诊依赖于 FIX 活性(FIX:C)测定,FIX:C 水平视病情严重程度呈不同程度的减低或缺乏。

(三)基因检测

主要用于携带者检测和产前诊断,目前用于基因分析的主要有寡核苷酸杂交法(DOH)、依赖限制性片段长度多态性(RFLP)法、DNA 印迹法及聚合酶链反应(PCR)等。产前诊断可在妊娠第 10 周左右进行绒毛膜活检确定胎儿的性别及通过胎儿的 DNA 检测致病基因;在妊娠的 16 周左右可行羊水穿刺进行基因诊断。

(四)抑制物检测

既往诊断血友病 B 且替代治疗有效的患者,若治疗效果不如既往,应考虑患者是否出现了 FIX 抑制物,应检测凝血因子抑制物滴度。如条件允许,所有血友病患者均应在接受凝血因子替代治疗后定期检测抑制物,患者在接受手术前必须检测抑制物。血友病 B 的抑制物筛查及抑制物滴度检测方法同血友病 A,详见本章第一节。

六、诊断

血友病 B 是 X 染色体遗传性出血性疾病,绝大多数患者是男性,女性患者罕见。根据遗传家族史、自幼发病、反复出血,尤其是关节肌肉出血的临床表现,结合实验室检查(FIX:C 测定),可诊断为血友病 B。

七、鉴别诊断

1. 血友病 B 与血友病 A 的鉴别诊断　血友病 B 与血友病 A 的家族遗传规律和临床表现相似,两者 APTT 均可延长,难以鉴别。FⅧ活性(FⅧ:C)或 F Ⅸ活性(FIX:C)测定可以判断血友病的类型,FIX活性(FIX:C)降低或缺乏为血友病 B。

2. 与获得性血友病、血管性血友病相鉴别　同血友病 A,详见本章第一节。

八、预防

同血友病 A,详见本章第一节。

九、治疗

血友病 B 的治疗原则与血友病 A 的治疗原则相似,即以替代治疗为主的综合治疗,提倡预防治疗、家庭治疗及综合性血友病中心的定期随访。血友病患者应避免肌内注射和外伤。禁服阿司匹林或其他非甾体类解热镇痛药以及所有可能影响血小板聚集的药物。

（一）替代治疗

血友病 B 的替代治疗首选基因重组 FIX 制剂或凝血酶原复合物(PCC),在无上述条件时可选用新鲜冰冻血浆。

剂量推荐:每次输注 1U/kg 的 FIX 制品,可使患者体内 FIX:C 水平提高 1%。FIX 的代谢半衰期为 18~24 小时,故每 24 小时输注 1 次可以保持有效的止血水平。最低止血要求 FIX 水平达 20% 以上,出血严重或欲行中型以上手术时,应使 FIX 水平达 40% 以上。每次输入 FIX 的剂量(U)= 体重(kg)×〔欲达到血浆 FIX:C 水平(%)– 实际所测得 FIX:C 水平(%)〕。

（二）预防治疗

预防治疗是血友病规范治疗的重要组成部分,是以维持正常关节和肌肉功能为目标的治疗。近年来随着医疗保险和药品供应等条件的改善,我国已经积极开展预防治疗,以降低血友病患者的致残率,提高生活质量。目前国际上应用的血友病 B 的两种预防治疗方案:① Malmö 方案(大剂量方案):每次 25~40IU/kg,每周 2 次。② Utrecht 方案(中剂量方案):每次 15~30IU/kg,每周 2 次。

（三）抗纤溶药物治疗

临床上常用的抗纤溶药有氨甲环酸、氨基己酸、氨甲苯酸等,适用于口腔、鼻腔、扁桃体及咽喉部的出血或拔牙后出血,多与凝血因子制品合用。但泌尿道出血者禁用,且应避免与凝血酶原复合物合用。

（四）基因治疗

基因治疗是通过合适的载体将 FIX 的正常基因转导至血友病患者体内,以纠正血友病 B 的缺陷基因,生成具有生物活性的 FIX。已有多个研究通过腺病毒作为载体将 FIX 的 cDNA 转染到血友病 B 模型动物的肝细胞,从而生成具有生物活性的 FIX。但是该方法导入的目的基因不能或者很少整合进入靶细胞的基因组,随着细胞的更新会逐渐减少,仍存在一定的局限。近年来,随着基因编辑技术的发展,有研究以腺相关病毒为载体,利用锌指核酸酶(ZFN)、常间回文重复序列丛集及相关蛋白系统(CRISPR/Cas9)等基因编辑技术,在血友病 B 模型动物肝细胞中 FIX 靶点诱导 DNA 双键断裂,将 FIX 的 cDNA 插入内含子中,通过非同源重组连接或同源重组修复异常基因,将目的基因安全有效地整合到靶细胞整个基因组中,从而获得持续高效的 FIX 的表达。目前有两种基因疗法,即 SPK-9001 和 AMT-061,通过腺病毒载体将 FIX 高活性变体(FIX-Padua,其 FIX 的 338 位碱基从精氨酸变为亮氨酸,相比于野生型 FIX 活性增加 5~10 倍)作为目的基因转入患者肝细胞内,已进入Ⅲ期临床试验。基因治疗为血友病患者提供了治愈的可能性。

（五）因子Ⅸ抑制物的处理

血友病 B 患者反复输注基因重组 FIX 或血液制品会产生 FIX 抑制物。血友病 B 患者抑制物发生率低于 5%,多采用类似血友病 A 的治疗方案,仍以旁路替代治疗为主,ITI 仍是血友病 B 抑制物阳性患者清除抑制物的主要选择。FIX 抑制物的产生往往伴随着过敏反应的出现。因此,在患者接受 FIX 替代治疗过程中,即使出现轻微的过敏反应,也应该进行抑制物筛查。长期接受大剂量 FIX 替代治疗可能引起不可逆的肾病综合征。

1. **急性出血的治疗**　对于低滴度抑制物患者,可以选择大剂量的 FIX 制剂,以达到止血的目的;对于高滴度抑制物患者,可使用重组人活化因子Ⅶ(rFⅦa)旁路治疗来控制出血。rFⅦa 推荐剂量为 90μg/kg,每 2~3 小时静脉注射 1 次,直至出血控制。

2. **免疫耐受诱导治疗(ITI)**　血友病 B 抑制物阳性患者 ITI 成功率低于血友病 A,仅为 30%,且有过敏反应及不可逆性肾损伤风险,因此血友病 B 抑制物患者在实施 ITI 时应慎重。

3. **免疫抑制治疗**　同血友病 A,详见本章第一节。

（六）对症治疗

同血友病 A,详见本章第一节。

（七）物理治疗和康复训练

同血友病 A,详见本章第一节。

第三节　获得性血友病

一、概述

获得性血友病(acquired hemophilia,AH)是指非遗传性血友病患者体内产生针对自身凝血因子Ⅷ(FⅧ)、因子Ⅸ(FIX)的特异性抗体(抑制物),导致血浆 FⅧ、FIX 活性降低而引起的一种少见出血性疾病,年发病率约(1.3~1.5)/100 万。可分为获得性血友病 A 和获得性血友病 B,其中 A 型多见。获得性血友病好发于老年人,中位发病年龄 64~78 岁,其次为妊娠或产后女性,儿童少见。获得性血友病自发性出血症状较重,相关死亡率达 22%~30%,少部分患者可自发缓解。

二、病因

大部分为特发性,多见于老年患者且与性别无关。约 40%~50% 患者可继发于某些基础疾病,常见于:

1. **自身免疫病**　为诱发获得性血友病的常见疾病,如干燥综合征、系统性红斑狼疮、类风湿关节炎、重症肌无力、自身免疫性溶血性贫血等。

2. **恶性肿瘤**　是诱发获得性血友病的常见基础病,见于各种实体瘤、血液系统恶性肿瘤,如慢性淋巴细胞白血病、非霍奇金淋巴瘤、多发性骨髓瘤等。

3. **妊娠**　妊娠期机体免疫状态改变可致获得性血友病。

4. **药物**　某些药物,如抗生素(青霉素、环丙沙星、磺胺类药物等)、抗惊厥药(苯妥英钠)、免疫调节剂(干扰素)、血小板抑制剂(氯吡格雷)等也是获得性血友病的病因。

5. **其他**　哮喘、糖尿病、感染、手术、创伤、大量输血、接种疫苗等也可为致病因素。

三、发病机制

获得性血友病发病机制仍不明确,目前认为自身抗体产生与机体免疫失耐受有关。抗体常见靶向凝血因子为 FⅧ,可通过阻止 FⅧa 与 FⅨa、FⅩ、磷脂结合以及抑制 FⅧ活化造成凝血异常。

四、临床表现

1. 无家族出血史或无自幼反复出血史。

2. 自发性出血。出血部位多为皮肤黏膜(>80%),其次为消化道、泌尿道、肌肉或关节出血等,颅内出血少见。获得性血友病出血症状多较严重,甚至危及生命;但很少出现关节血肿。

3. 原发病相关临床表现。

五、诊断和实验室特征

既往无阳性家族史和出血史的患者(尤其老年人或产后女性),突然出现急性、广泛性、严重的自发性出血,或手术、外伤及侵入性检查时发生异常出血,或出现不能解释的孤立的 APTT 延长,应考虑本病的可能性。本病确诊依赖实验室检查。

1. **凝血相关检查**　血小板数量及功能检查正常;出血时间正常;PT、TT、Fbg、vWF 检查正常;APTT 明显延长,且不能被正常血浆纠正。

2. **凝血因子活性检测**　对 APTT 延长者,应检测 FⅧ、FⅨ、FⅪ、FⅫ活性,出现单一 FⅧ活性降低时考虑可能为获得性血友病。少数患者伴 FⅨ、FⅪ、FⅫ活性降低。

3. **抑制物滴度检测**　可通过 Bethesda 实验检测抑制物滴度,但不能准确反应 AH 自身抗体真实效价;改良 Bethesda 实验(Nijmegen 法)敏感度优于 Bethesda 实验。

4. **原发病相关检查**　如恶性肿瘤、自身免疫病等相关检查。

六、鉴别诊断

本病需与血友病 A 伴抑制物和狼疮抗凝物的患者相鉴别。

1. **血友病 A 伴抑制物**　患者多有自幼反复发作的自发性出血史,以肌肉和关节出血、关节畸形为特点,多有家族史,符合 X- 连锁隐性遗传规律。血友病 A 患者产生的同种抗体可完全灭活 FⅧ,无残存 FⅧ:C。临床上表现为输注既往有效的相同剂量的 FⅧ制剂后,止血效果不佳。

2. **狼疮抗凝物**　由于对磷脂的抑制作用,狼疮抗凝物可能导致体外试验中凝血因子减少的假象。狼疮抗凝物阳性患者,延长的 APTT 不能被正常血浆纠正,而补充外源性磷脂能使延长的 APTT 缩短或纠正;但抗 FⅧ自身抗体和狼疮抗凝物可能并存于同一患者,需进一步行依赖磷脂的试验及稀释的蝰蛇毒试验(dRVVT)进行特异性检查,区分狼疮抗凝物和获得性血友病自身抗体。此外,狼疮抗凝物阳性患者多以血栓事件为主要表现,很少发生出血。

七、治疗

1. **原发病治疗**　对明确有原发病的患者,应进行原发病治疗。

2. **止血治疗**　获得性血友病的治疗主要取决于抑制物滴度。抑制物滴度≤5BU/ml患者,可给予足量或大剂量重组FⅧ或血浆源性FⅧ治疗;抑制物滴度>5BU/ml患者,给予旁路替代治疗,包括重组人活化因子Ⅶ(rFⅦa)和凝血酶原复合物(PCC)。rFⅦa推荐剂量为90μg/kg每2~3小时静脉注射1次,或270μg/kg单次给药,直至出血控制。无rFⅦa时,可以使用PCC。PCC推荐剂量为50~100U/kg每8~12小时静脉注射[最大剂量200U/(kg·d)]。目前关于rFⅦa和活化的凝血酶原复合物(aPCC)诱发血栓形成的证据尚有限。在老年和有冠心病史或有血栓并发症危险因素的患者中使用要谨慎。

3. **免疫抑制治疗**　诊断明确后就应使用免疫抑制剂清除抑制物。目前已有激素、环磷酰胺、硫嘌呤、环孢素、利妥昔单抗等多种免疫抑制剂应用于临床。一线药物多采用糖皮质激素和/或环磷酰胺,完全缓解率>70%。

第四节　血管性血友病

一、概述

血管性血友病是一种因血管性血友病因子(von Willebrand factor,vWF)缺陷导致的遗传性出血疾病,多为常染色体显性遗传。最先由芬兰医生 Ericvon Willebrand 在1926年报道,亦称为 von Willebrand 病,国外报道发病率大约为0.1%~1%。临床以自幼发生的出血倾向、出血时间延长、血小板黏附功能降低、瑞斯托霉素诱导的血小板聚集缺陷及 vWF 抗原缺乏或结构异常为特点。获得性血管性血友病多与基础疾病伴随发生,少数可无基础疾病。

二、病因及发病机制

vWF 主要存在于内皮细胞、巨核细胞及血小板,其主要生理功能是:①与FⅧ:C 以非共价键结合成 vWF-FⅧ:C 复合物。vWF 增加 FⅧ:C 稳定性、防止其降解,并促进 FⅧ生成及释放。② vWF 在血小板与血管壁的结合中起重要的桥梁作用。血小板活化时,vWF 一侧与血小板膜糖蛋白 Ib 结合,另一侧与受损伤血管壁的纤维结合蛋白及胶原结合,使血小板牢固地黏附于血管内皮。

vWF 基因位于12号染色体短臂末端,当其缺陷时,vWF 生成减少或功能异常,伴随 FⅧ:C 中度减低,血小板黏附、聚集功能障碍。

根据 vWF 减少程度和功能异常,将 vWD 分为三种类型,1型(vWF 部分缺失)和3型(vWF 几乎完全缺失)为 vWF 量的缺陷;2型为 vWF 质的缺陷,分为2A(vWF 多聚化异常)、2B(自发性血小板聚集)、2M(vWF 与胶原结合缺陷)和2N(vWF 与 FⅧ结合缺陷)四种亚型。

获得性血管性血友病涉及多种发病机制。最常见的是产生具有抗 vWF 活性的抑制物,主要为 IgG;其次为肿瘤细胞吸附 vWF,使血浆 vWF 减少;抑制物可与 vWF 的非活性部位结合形成复合物,加速在单核巨噬细胞系统的破坏。

三、临床表现

出血倾向为本病的突出表现,但不同于血友病的出血特征。①男女均可发病。②出血以皮肤黏膜为主,如鼻衄、牙龈出血、皮肤瘀斑等,部分可在拔牙或其他小手术后出血不止,女性患者常有月经过多或分娩后大出血。③出血倾向可能随着年龄增加而减轻,可能与 vWF 活性随年龄增加逐渐升高有关。④自发性关节与肌肉出血少见,由此致残者亦少见。

四、实验室检查

1. **出血筛选试验**　包括全血细胞计数、APTT/PT、血浆纤维蛋白原测定。筛选结果多正常或仅有APTT 延长,且可被正常血浆纠正。

2. vWF 抗原测定(vWF:Ag)包括血浆 vWF 瑞斯托霉素辅因子活性(vWF:RCo)以及血浆 FⅧ活性(FⅧ:C)测定。有一项或一项以上诊断实验结果异常者,需进行以下分型确诊实验。

3. **vWD 分型诊断实验**　包括:①血浆 vWF 多聚体分析;②瑞斯托霉素诱导的血小板聚集(RIPA);③血浆 vWF 胶原结合试验(vWF:CB);④血浆 vWF 与因子Ⅷ结合活性(vWF:FⅧ)。

对有明确出血史或出血性疾病家族史患者,建议分步进行上述实验室检查,以明确 vWD 诊断并排除其他出血性疾病。

五、诊断与分型

(一) 诊断要点

1. 有或无家族史,有家族史者多数符合常染色体显性或隐性遗传规律。

2. 有自发性出血或外伤、手术后出血增多史,女性患者有不明原因月经增多史,并符合 vWD 临床表现特征。

3. 血浆 vWF:Ag<30% 和 / 或 vWF:RCo<30%;FⅧ:C<30% 见于 2N 型 vWD 和 3 型 vWD。

4. 排除血友病、获得性 vWD、血小板型 vWD、遗传性血小板病等。

(二) 鉴别诊断

本病根据 vWF:Ag 测定可与血友病 A、B 鉴别,根据血小板形态可与巨血小板综合征鉴别。

(三) 分型

血管性血友病分型诊断见表 18-2。

表 18-2　血管性血友病分型诊断

分型	特点
1 型	vWF 量的部分缺乏
2 型	vWF 质的异常
2A 型	缺乏高、中分子量 vWF 多聚体,导致血小板依赖性的功能减弱
2B 型	对血小板膜 GPIb 亲和性增加,使高分子量 vWF 多聚体缺乏
2M 型	vWF 依赖性血小板黏附能力降低,vWF 多聚体分析正常
2N 型	vWF 对因子Ⅷ亲和力明显降低
3 型	vWF 量的完全缺失

六、治疗

1. **一般治疗**　vWD 治疗目的是纠正出血及凝血异常。轻型无症状患者不需要治疗。应尽量避免创伤与手术,避免使用影响血小板功能的药物,如阿司匹林、吲哚美辛及低分子右旋糖酐等药物。对有局部轻微创伤、鼻出血及牙龈出血者可用压迫止血或明胶海绵填压止血。

2. **出血的治疗**　vWD 患者出血时血浆 vWF 浓度要调整到正常的 20%~30%,严重出血时要提高到 30%~50%,在大手术时要达到 50%~70%。目前 vWD 的治疗药物包括 1- 去氨基 -8-*D*- 精氨酸加压素(DDAVP)、含 FⅧ和 vWF 的血浆制品、重组 vWF 及抗纤溶药物(表 18-3)。

表 18-3　vWD 推荐治疗方案

常用药物	给药途径	适用类型	常用剂量
DDAVP	鼻腔、静脉、皮下	①1 型 vWD 患者的首选药物 ②2A 与 2N 型可使血浆因子Ⅷ水平暂时增高 ③2M 型反应不佳 ④2B 型 DDAVP 可能导致血小板减少,不适合使用 ⑤3 型因体内无 vWF 生成,对 DDAVP 无效	① 0.3μg/kg,稀释于 30~50ml 生理盐水中,缓慢静脉注射(至少 30 分钟) ② 2 次喷雾鼻腔给药(>50kg)/1 次喷雾鼻腔给药(<50kg) ③反复使用可发生水潴留与低钠血症,需限制液体摄入
血浆来源的 vWF 浓缩物	静脉	适用于出血严重或 vWD 患者欲行较大手术者	①自发性出血、外伤后出血及拔牙时一次给予冷沉淀,20U/kg ②小手术每日或隔日给予冷沉淀,30U/kg ③大手术每日给予冷沉淀 50U/kg,直至伤口愈合 ④ vWF 在体内的半衰期为 12~18 小时,故对严重出血或手术的患者应每 12 小时输注 1 次
重组 vWF 浓缩物	静脉	手术和大出血患者	①大手术:根据基准 vWF 水平和目标水平,50~80 瑞斯托霉素辅助因子活性单位 /kg ②紧急治疗:根据患者的内源性 FⅧ水平加重组人 FⅧ
抗纤溶药物	口腔、静脉	①月经出血过多和涉及黏膜表面的手术(通常是扁桃体切除术或牙科手术) ②不适用于非黏膜出血	①氨基己酸:初始剂量为 100mg/kg,然后每 6 小时 50mg/kg ②氨甲环酸:每次 1 500mg,每天 3 次,连用 5 天

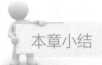

本章小结

1. 血友病是一种 X 染色体连锁的隐性遗传性疾病,因凝血因子Ⅷ、Ⅸ缺乏引起,其发病分子基础主要为基因缺陷。临床表现以阳性家族史、幼年发病、自发或轻度外伤后出血不止、血肿形成及关节出血为特征。实验室检查活化部分凝血活酶时间(APTT)延长,血友病的确诊依赖于 FⅧ、FⅨ活性(FⅧ:C、FⅨ:C)测定。根据 FⅧ、FⅨ水平将血友病分为轻型、中间型、重型。血友病的治疗原则为以替代治疗为主的综合治疗,提倡预防治疗、家庭治疗及综合性血友病中心的定期随访。基因治疗为血友病患者提供了治愈的可能性。

2. 获得性血友病是患者体内产生针对自身凝血因子Ⅷ(FⅧ)或因子Ⅸ(FⅨ)的特异性抗体(也称抑制物),导致血浆 FⅧ、FⅨ降低而引起的一种少见出血性疾病。患者多为自发性出血,且无家族出血史或无自幼反复出血史,实验室检查呈现 APTT 延长、FⅧ/FⅨ抑制物阳性。治疗主要包括原发病治疗、抑制物清除和免疫抑制治疗。

3. 血管性血友病以自幼发生的皮肤黏膜出血倾向、出血时间延长、血小板黏附功能降低、瑞斯托霉素诱导的血小板聚集缺陷及 vWF 抗原缺乏或结构异常为特点。根据 vWF 减少程度和功能异常,vWD 分为 1 型、2 型(2A、2B、2M、2N 四种亚型)和 3 型。治疗目的是纠正出血及凝血异常。轻型无症状患者不需要治疗。出血时的治疗包括 1- 去氨基 -8-*D*- 精氨酸加压素(DDAVP)、含 FⅧ 和 vWF 的血浆制品、重组 vWF 及抗纤溶药物。

思考题

1. 试从血友病发病机制阐述血友病诊断思路。

2. 获得性血友病与血友病鉴别要点。

3. 血友病 B 患者小王与其妻子(健康者)结婚后准备怀孕,小王知道血友病为遗传性疾病,担心遗传给下一代,夫妻二人到医院咨询专科医生。如果你是这名医生,请从血友病的遗传规律说明血友病患者的后代出现血友病患者及携带者的概率。

(杨林花)

第十九章

易 栓 症

易栓症是指存在易发生血栓的遗传性或获得性缺陷,根据病因分为遗传性易栓症和获得性易栓症。遗传性易栓症的特点是有血栓家族史,无明显诱因的多发性、反复性血栓形成,年轻时(<45岁)发病,常规抗血栓治疗效果不佳,较常见的是遗传性蛋白C缺陷症。获得性易栓症可见于肝病、肾病综合征、系统性红斑狼疮及抗磷脂综合征。

第一节 遗传性易栓症

一、遗传性易栓症概述

遗传性易栓症是指机体存在抗凝蛋白、凝血因子、纤溶蛋白等的遗传性缺陷,具有高血栓形成倾向。其表现形式主要为静脉血栓形成(venous thrombosis,VT),严重的遗传缺陷也在一定程度上增加动脉血栓形成(如冠心病和缺血性脑卒中)的发病风险,尤其是早发的动脉血栓形成。易栓症引起的血栓性疾病是一类典型的多因素疾病,早在1856年学者Virchow便提出了血栓形成的三大要素:血管壁损伤、血流动力学改变以及血液成分变化。在血管壁受到损伤的部位,凝血激活在受损局部形成高浓度的凝血酶,后者激活血小板并反馈激活其他凝血因子最终完成止血过程。凝血系统的激活主要通过组织因子(TF)暴露于血液并与凝血因子FⅦ结合,组织因子是FⅦa的辅因子,TF-FⅦa复合物可以有效地激活FⅨ和FX,这些反应过程发生在带有负电荷的磷脂膜和血小板膜表面。FⅨa与其辅因子FⅧa形成内源性凝血因子X激酶复合物,后者可以继续活化FX,随后FXa与其辅因子FVa形成凝血酶原激酶复合物而将凝血酶原活化为凝血酶。在这些膜结合复合物中,FVa和FⅧa分别作为FXa与FⅨa的辅因子,可以极大地提高酶促反应速率,而产生的凝血酶可以正反馈激活FV和FⅧ。与此同时,体内的抗凝系统也得以激活来有效控制血液凝固,防止病理性血栓形成。在凝血过程的最开始阶段,组织因子途径抑制物(tissue factor pathway inhibitor,TFPI)是发挥抗凝作用的主要蛋白,它与TF-FⅦa-FXa复合物结合抑制FXa活性,在辅因子蛋白S的存在下,这一抑制作用可以提高10倍。在内皮表面硫酸乙酰肝素存在的条件下,所有激活的具有丝氨酸蛋白酶活性的凝血因子(凝血酶、FXa、FⅨa、FⅪa等)都可以被抗凝血酶抑制。另一个重要的抗凝体系是蛋白C抗凝系统,内皮细胞表面的血栓调节蛋白可以辅助凝血酶激活蛋白C成为活化的蛋白C,后者在辅因子蛋白S的存在下,水解灭活FVa和FⅧa。

目前已知的遗传性易栓症都是影响到了其中1~3个要素而引起血液高凝状态。1905年Morawitz提出抗凝血酶(antithrombin,AT)是凝血过程激活后抑制凝血酶活性的主要成分。1963年血浆抗凝血酶水平的检测方法终于问世,2年后Egeberg描述了第1例多个家族成员发生静脉血栓形成的遗传性易栓症,即抗凝血酶缺乏症。不久 Beck 报道了 1 例遗传性异常纤维蛋白原血症导致的血栓患者。1976 年 Stenflo 从牛血浆中纯化并鉴定了一种抗凝因子,因其在色谱分析中位于第 3 峰而命名为蛋白 C(protein C,PC)。同年 Discipio 鉴定了另外一种抗凝蛋白称为蛋白 S(protein S,PS)。5 年后 Griffin 报道了首例因杂合型 PC 缺乏症导致静脉血栓形成的年轻患者。1984 年 Schwarz 报道了第 1 例遗传性 PS 缺乏症。尽管这些抗凝蛋白缺乏症将引起血栓形成高风险,然而,在欧美国家这些缺陷仅占所有静脉血栓形成患者不到 5% 的比例,即使仅考虑特发性静脉血栓形成,也只有不到 10% 的患者能找到上述缺陷。1993 年两个不同的实验室独立报道了活化蛋白 C 抵抗(activated protein C resistance,APCR)现象,1994 年多个实验室先后证实 APCR 是由凝血因子 V 的编码基因 10 号外显子一种点突变 Arg506Gln 所致,称为 FVLeiden,该突变是白种人最常见的易栓症基因变异。1996 年 Poort 发现凝血酶原基因 3′ 末端非翻译区点突变 G20210A(PTG20210A)也是欧美人群静脉血栓形成的常见遗传危险因素。

二、流行病学

易栓症多以静脉血栓形成为主要表现。在西方国家,VT 的发病率为 100/10 万 ~200/10 万。在美国,即使预防性抗凝措施已经广泛开展,每年仍有约 90 万新增 VT 患者,约 30% 的 VT 病例在 10 年内复发。VT 有着较高的死亡率,可达 22.7/1 000,为无血栓对照人群年死亡率的 4 倍,死亡风险在 8 年内也不下降。然而,易栓症的概念及其诊治在国内一直未得到足够重视,这是因为传统观念认为静脉血栓栓塞症在亚洲属于少见病,而这一观点主要来源于一项对 1996 年居住在美国加利福尼亚州的各种人群静脉血栓栓塞症发病率统计的结果,在加州定居的非洲人群的年发病率最高,约为 140/10 万,白种人次之,为 80/10 万 ~120/10 万,而亚太地区黄种人群最低,为 21/10 万 ~29/10 万。近年来日本的一项研究显示,该人群 VT 的年发病率约为 115/10 万,显著高于 10 年前的统计数据,肺栓塞的发病率升高更明显,是 10 年前统计结果的 2 倍。虽然目前国内仍缺乏系统的静脉血栓栓塞症(VTE)发病率相关研究,但 2011 年我国 NCPPT(the National Cooperative Project for the Prevention and Treatment of Venous Thromboembolism)的一项涉及 22 个省市 60 多家三级甲等医院的多中心研究显示,住院患者的肺栓塞发病率自 2004 年逐年上升,目前约为 0.1%,该水平基本与西方国家住院患者 VT 发病率持平或略低。可见,VT 的发病率在国内乃至整个亚洲长期被低估。

易栓症的遗传背景具有明显的种族差异。FVLeiden 和 PTG20210A 突变在亚非人群极为罕见,但却是欧美人群静脉血栓形成的主要遗传因素,在健康人群杂合子的比例分别为 5% 和 2.7%。有报道称在瑞典南部和阿拉伯人群 FV Leiden 杂合子可占 10% 以上,在欧洲南部 PTG20210A 发生率较高。而这 2 种变异在西班牙人群比例较低。相比之下,在静脉血栓患者中上述 2 种变异存在的比例达 15%~20% 和 4%~6%。而在亚洲人群,易栓症的主要原因为蛋白 C 抗凝系统基因变异,其次为抗凝血酶基因突变。研究表明,在我国健康人群中蛋白 C、蛋白 S、抗凝血酶缺乏症的比例分别约为 0.29%、0.056%、0.08%,而在静脉血栓形成人群中这些基因变异的检出率可达 20% 以上,且存在蛋白 C 和血栓调节蛋白基因的优势变异。

三、发病机制

(一)遗传性抗凝蛋白缺陷

1. 遗传性蛋白 C 缺乏症 　PC 是一种主要由肝细胞合成的维生素 K 依赖的单链血浆糖蛋白,血浆浓度约为 70nmol/L。PC 前体由 461 个氨基酸残基组成,在此基础上,分解去除 42 个氨基酸的信号肽,形成相对分子质量为 62×10^3Da 的成熟蛋白。成熟 PC 由一个 γ- 羧基谷氨酸结构域(Gla)、两个表皮生长因子结构域(EGF)和一个丝氨酸蛋白酶结构域组成。凝血酶在 Arg169 位点裂解 PC 形成轻重双链结合的 APC。在辅因子 PS、完整的 FV 分子以及脂类辅因子(如高密度脂蛋白、磷脂膜等)的存在下,APC 切割 FVa 和 FVⅢa 分子的 Arg 水解位点从而灭活这些凝血因子。因此,PC 缺乏症患者血浆中 PC 表达量或者抗凝活性下降,不能有效灭活凝血因子造成凝血酶生成失控,引起易栓症。

遗传性 PC 缺乏症因 PC 的编码基因 *PROC* 突变所致,基因定位于 2q13~q14,基因全长>11kb,包含 9 个外显子。PC 基因突变所致的遗传性 PC 缺乏症是静脉血栓形成的重要原因之一。PC 缺乏症可分为两型,Ⅰ型表现为 PC 抗原和活性均低于正常水平,Ⅱ型表现为 PC 抗原在正常范围而活性低于正常。PC 突变杂合子可表现为家族性易栓症或者反复发作的静脉血栓形成,甚至可出现动脉血栓性疾病如脑梗死或心肌梗死。突变纯合子或双杂合患者少见,多表现为新生儿暴发性紫癜或者 DIC。来自西方人群的研究显示,PC 突变杂合子在正常人群中的比例为 0.2%~0.4%,在非选择性(连续性)静脉血栓患者中的比例约为 3.7%,杂合子发生血栓形成的风险约为正常人的 6.5 倍,不同类型(Ⅰ、Ⅱ型)PC 缺乏以及不同位点 PC 突变对血栓的易感性无明显差异。除外 2 种优势变异,中国汉族普通人群中由分子遗传学方法确诊的 PC 缺乏者比例约为 0.29%,该比例高于西方人群。

至今,国外已经开展很多关于 PC 缺乏的家系遗传学研究,并报道了两百多种不同的 PC 基因突变,这些罕见突变有着明显的异质性,在西方人群中不存在优势突变。而在我国人群中存在 2 种 PC 基因的优势突变或称多态性——PROCp.Arg189Trp(rs146922325C>T)和 PROC p.Lys192del(rs199469469：AAG/-)。2 种突变都位于基因编码区 7 号外显子,具有重要的功能意义。

2. 遗传性蛋白 S 缺乏症　PS 是一种主要由肝脏合成和分泌的血浆单链糖蛋白,血浆浓度 260~330nmol/L。成熟的 PS 由 635 个氨基酸残基组成,相对分子质量为 75×10^3Da,蛋白分子包括一个 Gla 结构域、凝血酶敏感区域、四个 EGF 区和一个与性激素结合球蛋白结构同源的结构域。通常情况下,60% 的 PS 与血浆中的 C4 结合蛋白 β 亚基结合,只有 40% 为游离状态,结合 PS 的抗凝作用较游离 PS 弱。PS 是 APC 灭活 FVa 和 FVⅢa 时的必不可少的辅因子,这一抗凝活性称为 APC 辅因子活性。PS 可以阻止 FXa 与 FVa 结合,促进 APC 接近 FVa 分解位点 Arg506 和 Arg306。再者,PS 还具有 TFPI 辅因子活性,表现为 PS 可协助 TFPI 与 FXa 结合,进而促进 TFPI 对组织因子(TF)的抑制。此外,PS 也具有独立的抗凝活性,PS 与 Zn^{2+} 结合,可以直接抑制 FX 的活化、抑制凝血酶原激酶以及 FXa 激酶活性。由此可见,PS 是参与多通路的抗凝因子,不难理解 PS 缺乏症是静脉血栓和易栓症的独立危险因素。

遗传性 PS 缺乏症因 PC 的编码基因 *PROS1* 突变所致,基因定位于 3p11.1—3q11.2,基因组>101kb,含 15 个外显子。遗传性 PS 缺乏症分为 3 型：Ⅰ型为总 PS 抗原、游离 PS 抗原和 PS 活性都低于正常;Ⅱ型为总 PS 和游离 PS 抗原都在正常范围而 PS 活性低于正常;Ⅲ型为总 PS 抗原在正常水平,游离 PS 抗原和 PS 活性低于正常。我国普通人群中的遗传性 PS 缺乏症的比例约为 0.056%,在易栓症患者中比例高达 15%~36%。PS 突变具有明显的异质性,不存在 PSHeerlen 和 PSTokushima 突变,也未发现优势突变。但总体上考虑,各种突变所致的 PS 缺乏在我国人群归因危险度较高,在血栓患者中常见,因而需要引起重视。

3. 遗传性血栓调节蛋白缺陷　血栓调节蛋白(thrombomodulin,TM)是一种在血管内皮细胞表达的 Ⅰ 型跨膜糖蛋白,由 557 个氨基酸残基组成,血浆浓度 260~330nmol/L。成熟蛋白分子包括一个外源凝集素样结构域(lectin)、短疏水区、六个 EGF 结构域、一个丝氨酸/苏氨酸富含区、跨膜区和胞内段。在凝血酶大量生成时,TM 与凝血酶和血浆 PC 结合,促进凝血酶激活 PC 成为 APC,这一过程比不存在 TM 时的效率提高近 1 000 倍,以有效控制血液凝固,因此 TM 是 PC 抗凝系统不可缺少的成分。除了抗凝作用外,TM 在维持正常胚胎发育、抗炎、肿瘤生长转移、抗动脉硬化等方面都发挥重要作用。不难理解,如若编码 TM 的基因(*THBD*)发生"功能失活"突变,可引起易栓症。*THBD* 基因定位于 20p11.21,基因组跨越 4kb,全长只有一个外显子而无内含子间隔。

由于 TM 是一种细胞膜蛋白,目前尚无有效检测 TM 抗原和辅因子活性的简便方法,因此国内外对于 TM 基因突变筛查的研究目前还比较少,仅有一些常见多态性的研究和数例罕见突变的报道。

在中国,静脉血栓人群存在与易栓症密切相关的一种常见变异——THBDc.-151G>T(rs16984852:G>T)。这一多态性位于 TM 基因的 5′ 末端非翻译区,功能实验表明突变体的基因表达水平约为野生型的一半,推测该变异在 mRNA 的转录水平引起 TM 下调,也可能影响翻译起始的调控。该多态性的杂合子患血栓的风险约为正常人的 2.8 倍,在普通人群中的比例为 0.98%(95%CI=0.53%~1.44%),尚未发现纯合子,杂合携带者平均血浆游离 TM(sTM)水平在性别匹配的男女两组均略有下降。同时,杂合子的一级亲属患血栓风险为正常者的 3.4 倍,55 岁之后仍保持无血栓发生状态的可能性仅为正常者的 76%。由于 TM 有重要的抗动脉硬化和抗炎作用,也有数篇国外文献证实某些 TM 突变是心肌梗死的危险因素,因此 TM 缺陷与动脉血栓性疾病(如冠心病)的关系有待进一步探索。TM 缺陷是中国人群静脉血栓的重要遗传危险因素。

4. 遗传性抗凝血酶缺乏症 抗凝血酶是一种处于止血途径中心环节的重要生理性抗凝蛋白,主要在肝细胞合成,属于丝氨酸蛋白酶抑制物,在血浆中的半衰期约为 57.6 小时,血浆浓度约 125mg/L。AT 蛋白前体含 464 个氨基酸残基,水解去除 32 个氨基酸残基组成的信号肽之后变为相对分子质量为 58.2×10^3Da 的成熟蛋白。AT 通过抑制血浆多种促凝因子来发挥抗凝血作用,如凝血酶、FXa、FIXa、FXIa、FXIIa。生理状态下,血液中 AT 仅有低抗凝活性,在肝素或硫酸乙酰肝素的存在下,其抗凝活性增加 1 000 倍以上。当肝素类物质的特异性结构域与 AT 的肝素结合区作用之后,AT 构象发生改变而加速抑制 FXa 活性。AT 抑制凝血酶的过程则需要肝素同时结合 AT 与凝血酶,形成三聚体桥联结构,这一过程形成稳定的凝血酶 - 抗凝血酶(T-AT)复合物,并很快从血液中清除。除了抗凝作用以外,AT 还具有抗炎症反应的功能。例如,通过抑制凝血酶和 FXa 活性,减少促炎症因子白介素 -6 和白介素 -8 的释放;与内皮细胞表面的硫酸乙酰肝素结合后,促进抗炎症细胞因子前列环素的生成,后者可以介导血管平滑肌舒张和血管扩张,抑制血小板聚集。AT 的抗炎症作用仅在与内皮细胞肝素类物质结合后才能得以发挥,与游离肝素结合无此作用。

遗传性抗凝血酶缺乏症是一种较为罕见的常染色体不完全显性疾病。这种遗传缺陷是由 AT 的编码基因 *SERPINC1* 发生突变所致,该基因染色体定位于 1q23—25,基因全长 13.5kb,含 7 个外显子和 6 个内含子。根据不同的突变类型,患者发生静脉血栓形成的风险可增加 5~50 倍。临床病例大多数为杂合子,因纯合子难以存活多死于胚胎发育。通常将遗传性 AT 缺乏症分为 I 型和 II 型:I 型患者 AT 抗原和活性均低于正常下限;II 型患者 AT 活性下降而抗原大多在正常范围。根据基因突变位置的不同,II 型缺乏症又可分为 3 个亚型:II RS 型,由蛋白活性区域(AT 结合靶蛋白的区域)发生变异所致;II HBS 型,肝素结合位点发生变异;II PE 型,多效性区域产生突变,多见于蛋白的羧基末端高度保守的 1C-5B 链,常表现为 AT 的合成和 / 或分泌水平下降,伴有肝素结合能力以及抗凝活性下降。上述分类具有重要的临床意义,多数 II HBS 型缺乏症患者患血栓形成的风险显著低于其他类型,而其他类型的 AT 缺乏症则表现出明显的血栓倾向,多为年轻的自发性血栓形成。

抗凝血酶缺乏症在人群中的分布具有明显的民族和地区差异。在我国普通人群中遗传性约占 0.08%,而对于静脉血栓形成人群,遗传性 AT 缺乏症的比例约为 3.67%(95%CI 为 2.55%~4.78%),由此以优势比 OR 粗略推断,我国人群遗传性 AT 缺乏症个体患静脉血栓形成的风险增加 43 倍(95%CI 为 13~138 倍)。在各种常见的易栓症之中,AT 缺乏症具有最高的血栓风险,临床表现以静脉血栓栓塞症为主。血栓患者在用肝素(低分子量肝素)初始治疗时,如果对治疗发生抵抗或者需要更大的负荷剂量才能达到 APTT 延长的效果,应考虑是否为 AT 缺乏症。一些类型的 AT 缺乏症患者在妊娠期间易出现妊娠相关并发症。研究显示,妊娠和产褥期血浆抗凝蛋白水平会生理性下降而形成高凝状态,如果合并 AT 缺乏症,31% 以上的孕产妇会发生静脉血栓形成。AT 缺乏症也是(习惯性)流产的重要危险因素。研究结果显示,在妊娠 28 周以后,伴有 AT 缺乏症的个体出现流产的比例(2.3%)显著高于无缺陷的个体(0.6%)。

(二)遗传性凝血因子异常

1. FV Leiden 突变与活化蛋白 C 抵抗 FV Leiden 突变见于欧美国家白种人群,是该人群易栓症最常见的遗传危险因素。FV是一种单链血浆糖蛋白,凝血酶或者FXa能够作用于其一系列肽键,将FV的结构域B去除而激活FV形成FVa,发挥促凝作用。在正常止血途径中,APC首先识别并分解FVa的Arg506,水解该位点虽不能使FVa失去活性,但可以有效暴露FVa的另外两个关键水解失活位点Arg306和Arg679。因此,Arg506是PC系统灭活FVa发挥抗凝作用的关键位点。FV Leiden突变即FV的编码基因F5发生"功能增强"突变,Gln替代了506位的Arg造成FVa不能被APC有效识别和灭活,FVa的促凝过程持续进行而难以受到控制,导致易栓症。

2. F2 G20210A突变　凝血酶原在凝血酶原激酶复合物的作用下激活形成凝血酶,是一种重要促凝蛋白。在众多静脉血栓形成的白种人群中存在另一种常见变异,位于凝血酶原编码基因F2的3′末端非翻译区20210位G变成A的突变,称为F2 G20210A。该突变不影响凝血酶原的结构和功能,但可以增加F2 mRNA的稳定性,引起凝血酶原水平小幅度上升。F2 G20210A也仅见于欧美白种人群,杂合子发生静脉血栓形成的风险增加2~4倍。由于此突变的血栓形成风险较低,携带者的临床表现也千差万别,多数患者无症状性血栓形成,有的患者一生仅出现一次血栓形成,而有的患者却出现严重的复发性静脉血栓形成。这主要取决于是否合并其他的易栓症危险因素,如FVLeiden、PS缺乏症、妊娠、口服避孕药等。

四、临床表现

(一) 深静脉血栓形成

易栓症多数表现为静脉血栓形成,包括深静脉血栓形成(deep venous thrombosis,DVT)和肺血栓栓塞症(pulmonarythromboembolism,PTE)。由于血流动力学因素,DVT多发生于下肢,主要表现为患肢疼痛、肿胀、浅静脉曲张。下肢DVT形成迅速且广泛者可伴有静脉周围炎以及盆腔静脉、淋巴系统压迫性病变,形成"股白肿",进一步累及动脉供血系统引起坏疽,形成"股青肿"。反复发生的下肢深静脉血栓容易引起深静脉血栓形成后综合征(post-thrombosis syndrome,PTS),使患肢出现不同程度的肿胀和浅静脉曲张、皮肤溃疡,甚至功能障碍。

对于严重的遗传性易栓症患者(如PC缺乏症、PS缺乏症、AT缺乏症),血栓也可累及一些罕见部位,例如脑静脉窦血栓形成、肠系膜静脉血栓形成、上肢(腋静脉)血栓形成、肾静脉血栓形成、门静脉血栓形成等。纯合缺陷的遗传性易栓症(如纯合PC缺乏症)可出现新生儿广泛、巨大血栓形成或者暴发性紫癜。同样,易栓症也可引起动脉系统血栓性疾病,包括缺血性脑卒中、急性心肌梗死、肢体动脉血栓形成等。

(二) 肺血栓栓塞

PTE可继发于下肢DVT,也可单独发生,未经及时诊断和干预治疗的PTE死亡率高达33%。多数PTE患者并不具有典型的"胸痛、咯血、呼吸困难"三联症,因此提高诊断水平的关键在于加强对该疾病的认识,当出现胸闷、气促、晕厥以及类似冠心病症状时,需要想到PTE的可能性。

(三) 不良妊娠

一些易栓症(PC缺乏症、PS缺乏症、FVLeiden、TM缺乏症、抗磷脂综合征等)还可以引起习惯性流产、胎儿发育迟缓以及死胎。易栓症导致不良妊娠的原因可能与胎盘微血栓形成以及胎盘微血管病引起的胎盘功能不全有关。

五、诊断和鉴别诊断

(一) 筛查

易栓症危险因素复杂,检查项目繁多,全面的筛查不仅加重患者的经济负担,且检查结果异常也会增加患者的精神压力。因此,哪些患者需要开展易栓症筛查一直存在争议,需要仔细斟酌。通常遇到以下指征之一时,需建议患者接受进一步的易栓症危险因素筛查:①缺血性脑卒中、急性心肌梗死、VTE 初发年龄<45 岁;②无明显诱因反复发生的动静脉血栓形成;③罕见部位的静脉血栓形成(如腋静脉、肠系膜静脉血栓形成);④有 VTE 家族史;⑤无明显诱因或者较弱的获得性因素(妊娠产褥期、口服避孕药、雌激素替代治疗、长时间制动)出现的 VTE;⑥新生儿内脏静脉血栓、暴发性紫癜;⑦习惯性流产、死产;⑧口服华法林出现皮肤坏死。

易栓症的筛查实验主要包括以发色底物法为基础的 PC 活性和 AT 活性检测,以凝固法为基础的 PS 活性检测,以及 APTT 比值为基础的 APCR 检测。针对中国汉族人群易栓症主要为抗凝蛋白缺陷所致的特点,APCR 通常无须检测。当反复检测 PC 活性低于 70U/dl、PS 活性低于 65U/dl、AT 活性低于 80U/dl 时,应考虑 PC、PS 或 AT 缺乏症的可能。

(二) 确诊

易栓症的确诊是一种综合诊断,需要结合血栓性疾病的病史或家族史、血栓形成的临床表现、抗凝蛋白缺陷的实验室检测及影像学检查,且最终还需依靠遗传学检测。

拟诊断 VTE 的患者,根据血栓形成的临床表现,结合血浆 D- 二聚体水平和客观辅助检查可明确诊断。D- 二聚体检测多采用酶联免疫吸附法(ELISA),急性 VTE 时血浆 D- 二聚体水平高于正常值上限 0.5mg/L。这一检查特异性较差,高龄(>80 岁)、感染、肿瘤、组织坏死等均可引起 D- 二聚体升高,但是其拥有很高的敏感度(>99%),即急性 VTE 时几乎都有 D- 二聚体升高。所以,该检测异常不能够诊断 VTE,但结果在正常范围可以排除 VTE。对于诊断 DVT,彩色多普勒超声检查敏感度和特异度均较高(>95%),为目前最常用的辅助检查手段。静脉造影虽为金标准,由于是有创检查,目前仅用于高度疑诊但超声检查未见血栓征象的情况。对于 PTE,螺旋 CT 肺动脉成像已逐渐成为诊断的首选方法,该辅助检查对中央型 PTE 诊断的敏感度为 82%~99%,特异度达 92%~96%。

(三) 遗传学检测

分子诊断的方法主要为 PCR 技术扩增 *PROC*、*PROS1*、*SERPINC1* 等易栓症基因的功能区域,扩增产物测序与正常参考序列比对来发现基因变异。这种以测序技术为基础的诊断方法可以找出 80%以上的基因缺陷,而对于大型甚至涉及整个基因的异常通常会遗漏,如大片段缺失、基因重复、基因重组。解决这一问题可以用检测每个外显子区域基因拷贝数的方式,如多重连接依赖探针扩增法(MLPA)。该方法可以在单管体系同时检测 50 种以上基因区域基因拷贝数,具体步骤为各种探针与对应的基因片段特异性结合杂交、通用引物扩增靶区域以及荧光定量毛细管电泳分离扩增产物。与正常的 DNA 样本相比,杂合缺失或重复的待测样本可表现出相应位置 30% 以上的荧光信号值减少或增加。

六、预防与治疗

(一) 遗传性易栓症的预防

对于确诊遗传性易栓症的患者以及一级家属,应开展易栓症的宣传教育。避免血栓形成的获得性危险因素是重要的预防措施,包括控制体重、戒烟、避免长时间长途飞行、避免使用口服避孕药等。需要制动或者外科手术之后,可考虑使用新型口服抗凝剂或者低分子量肝素预防,妊娠期间若 D- 二聚体进行性升高也应给予低分子量肝素预防以维持正常妊娠。对于下肢 DVT 患者可考虑置入下腔静脉过滤器防止下肢 DVT 栓子脱落形成肺栓塞。血栓形成急性期过后,下肢 DVT 患者还应使用弹力袜治疗或预防 PTS。

(二) 遗传性易栓症的治疗

1. 抗凝治疗 易栓症的治疗目标是控制血栓栓塞与预防血栓形成复发。具有遗传性缺陷的易栓症的治疗与常规抗凝治疗无明显不同,包括肝素(低分子量肝素)抗凝以及口服维生素 K 拮抗剂治疗,主要区别在于抗凝治疗时长和用药强度。由于高凝状态持续存在,3~6 个月的常规治疗不足以有效预防 VT 复发,因此推荐抗凝蛋白缺陷杂合子患者延长抗凝治疗 6~12 个月,而遗传缺陷纯合子或者联合缺陷(如 AT 与 PC 联合缺乏症)则需长期持续治疗甚至终身抗凝治疗。阿哌沙班和利伐沙班是新型的口服 FXa 直接抑制剂,抗凝治疗效果与常规抗凝方案无差异而用药安全性更高,有望成为静脉血栓形成的一线治疗药物。

2. **血栓形成的急症处理**　PTE 患者中有 5% 左右出现血流动力学不稳定征象,表现为心率大于 100 次 /min 以及收缩压小于 90mmHg,此类患者需要立即接受溶栓治疗。积极的抗凝治疗仍不能改善的 PTE 以及急性期广泛严重、完全阻塞的髂股静脉血栓形成在适当的抗凝治疗配合下,也需考虑溶栓。常用的溶栓药物主要是组织型纤溶酶原激活剂(rt-PA),2 小时内静脉输注 50~100mg,急速方案为 15 分钟内输注 0.6mg/kg。溶栓完成后应立即监测 APTT。对于已经机化的血栓,导管介入治疗效果更佳。

急性动脉血栓栓塞、需要紧急溶栓但存在禁忌证以及在溶栓失败的情况下,需选择外科手术取栓治疗。

3. **其他治疗**　严重的 AT 缺乏症患者在严重创伤或者分娩时可考虑使用 AT 重组制剂或 AT 浓缩物。纯合型或者双杂合 PC 缺乏症患者可以使用浓缩 APC 制剂治疗。

第二节　获得性易栓症

一、获得性易栓症概述

获得性易栓症是指由于非遗传性因素或疾病导致抗凝蛋白缺乏、凝血因子水平升高、纤溶受抑等,使机体具有血栓形成倾向的一类疾病。

二、获得性易栓症的常见病因

高龄是动静脉血栓性疾病最常见的获得性危险因素,儿童 VT 的发病率仅为 5/10 万,而 80 岁以上老年人 VT 发病率高达 450/10 万 ~600/10 万,60 岁以上人群患 VT 的风险显著高于 60 岁以下人群 (HR=1.8 ;95%CI=1.2~2.7)。高龄的易栓症状态主要与血管内皮功能下降有关。

复合性外伤、外科手术尤其是神经外科和骨科手术是 VT 的高危因素,未经抗凝预防者 VT 发生率达 50% 以上,手术和创伤的血栓风险主要与组织因子释放、FⅧ和纤维蛋白原等急性时相蛋白表达增多以及肢体制动有关。

恶性肿瘤是 VT 的独立危险因素,恶性肿瘤导致患 VT 的风险增加近 7 倍,其中血液系统恶性肿瘤发生血栓的风险最大,其次为肺癌和胃肠道肿瘤。

有 VT 病史的患者再次出现血栓形成的危险度增加近 5 倍,血栓事件 3 年内复发的比例为 15%~25%。有血栓性疾病家族史者,VT 风险也不同程度升高。

妊娠期、产褥期、口服避孕药、雌激素替代治疗时,体内 FⅦ、FⅧ、FX、纤维蛋白原、vWF 等促凝因子水平上升,而游离 PS 等抗凝蛋白水平降低,也会引起获得性易栓症。

抗磷脂抗体持续存在也是人群中常见的动静脉血栓形成的危险因素。常见的抗磷脂抗体主要包括抗心磷脂抗体、狼疮抗凝物和抗 β2GPI 抗体。其中,多数学者认为抗心磷脂抗体仅仅是 VTE 的弱危险因素,引起血液高凝的抗磷脂抗体主要是 LA 和抗 β2GPI 抗体。在白种人群非选择性静脉血栓形成患者中,APA 存在的比例约为 25%(LA 占 3.4%,anti-β2GPI 占 7.5%,ACA 占 14.6%)。

能够造成肢体长时间制动的因素,可直接影响血流动力学引起血液高凝,也是的 VT 危险因素。例如,长途飞行 VT 发生的可能性增加 2~4 倍。

过度肥胖(BMI>30kg/m²)患 VT 的风险增加约 2 倍,可能的解释是肥胖者 FⅧ、FⅨ 水平显著升高。

慢性肾功能不全和肾病综合征时,血液中多种凝血因子浓度显著升高,而小分子抗凝蛋白,如 AT 相对缺乏,出现高凝状态。此外,长期使用糖皮质激素和中心静脉置管等因素可进一步增加血栓风险。

一些急性疾病如急性心肌梗死、急性心力衰竭(NYHA Ⅲ 或Ⅳ级)、急性感染性疾病(如新冠肺炎、下肢蜂窝织炎)、急性呼吸系统疾病(呼吸衰竭)、急性脑卒中、自身免疫病等也是 VT 的获得性危险因素,可能与炎性因子和促凝物质释放有关。

三、获得性易栓症的发病机制

1. 抗磷脂抗体(antiphospholipid antibody,APA) 抗磷脂抗体是一组针对负电荷磷脂 - 蛋白复合物的自身抗体或者同种抗体,主要包括抗心磷脂抗体(anticardiolipin antibody,ACA)、狼疮抗凝物(lupus anticoagulant,LA)和抗 β2 糖蛋白Ⅰ抗体(anti-β2 glycoprotein Ⅰ antibody,anti-β2GPI)。ACA 是一种以血小板和内皮细胞膜上带负电荷的心磷脂作为靶抗原的自身抗体;anti-β2GPI 是以血浆中 β2 糖蛋白Ⅰ(β2-glycoprotein Ⅰ,β2GPI)作为靶抗原的抗体,主要类型为 IgG 型;狼疮抗凝物因能够延长体外凝血时间而得名,其对应具体分子结构和名称尚不清楚。Anti-β2GPI-IgG 和 LA 是引起血栓形成的强危险因素,两者同时存在时发生静脉血栓的风险是正常者的 6~11 倍;而 ACA 是血栓形成的弱危险因素,其优势比仅为 1.1~1.4。因此,anti-β2GPI 是与易栓症关联最密切的抗磷脂抗体,其导致血栓形成的机制较为复杂,至今仍在探索和补充。首先,β2GPI 具有重要的抗凝功能,表现在可以直接与凝血酶作用抑制其促凝活性、抑制凝血酶和 VWF 依赖的血小板激活,以及抑制内源性凝血因子活性,当 anti-β2GPI 与之结合则其抗凝作用受到削弱;其次,某些 APA 可以与抗凝蛋白 PC、PS 相互作用抑制其抗凝活性;再次,与 anti-β2GPI-IgG 结合的 β2GPI 可以通过细胞受体 ApoER2 和 LRP8 介导的 eNOS-NO 信号通路引起血液高凝和血栓形成。

2. 恶性肿瘤 恶性肿瘤导致易栓症主要与肿瘤促凝物质以及组织因子的释放、AT 水平下降、肿瘤机械压迫和阻塞血管、活动减少、化疗与放疗、中心静脉置管等有关。

3. 肾脏疾病 肾病综合征导致易栓症主要与凝血、抗凝失衡有关。血浆纤维蛋白原水平大幅升高,几乎所有的凝血因子活性明显上升,可超过 200%,而抗凝蛋白 AT 丢失较多。长期使用肾上腺皮质激素以及高脂血症又可促进凝血因子的激活。

四、临床表现

获得性易栓症具有引起高凝状态的基础病或者获得性状态的临床表现,如恶性肿瘤、肾病综合征等。大多数获得性易栓症仅表现为单次静脉血栓形成,常累及下肢,而抗磷脂抗体持续存在则可同时引起动脉和静脉血栓形成。恶性肿瘤常表现为上肢和颈静脉血栓形成。肾病综合征多出现肾静脉血栓形成,多数患者无自觉症状。实际上,对于获得性因素引起血栓形成的患者应考虑合并遗传危险因素的可能性,因为多数获得性易栓症单独存在血栓风险较小,并不足以引起血栓形成。

五、实验室检查

主要针对引起易栓症的基础疾病筛查,包括肿瘤疾病的标记物筛查和临床表现、抗磷脂抗体的实验室筛查等。

中国诊疗专家共识中对部分获得性易栓症的鉴别诊断包括：①抗磷脂综合征：无明确诱发因素的特发性 VTE、多次发生病理性妊娠、年龄小于 50 岁的缺血性脑卒中；②隐匿性肿瘤；③骨髓增殖性肿瘤。

六、诊断及鉴别诊断

获得性易栓症的诊断主要包括基础疾病的诊断、血栓形成和血栓栓塞的临床表现，以及遗传性易栓症的排除。

七、预防与治疗

1. 获得性易栓症的预防　主要通过宣传教育，避免各种获得性易栓状态，例如久坐、长途飞行、吸烟等。对于疾病引起的易栓状态，可用新型口服抗凝剂或者低分子量肝素等药物预防血栓形成，也可采用分级弹力袜或间歇性加压装置预防血栓形成。

2. 获得性易栓症的治疗　大部分获得性易栓症的血栓风险较弱且为暂时性存在，因而当妊娠、口服避孕药等因素消失后，高凝状态即可消失，这种情况下无须特殊治疗。对于疾病引起的获得性易栓症，应积极治疗基础疾病，出现血栓形成时同时辅以抗凝治疗。恶性肿瘤患者出现 VT 治疗困难且容易复发，通常提倡使用新型口服抗凝剂或者低分子量肝素治疗至少 6 个月或用至化疗结束后。抗磷脂抗体引起的血栓形成应长期口服抗凝药物治疗，如果伴有动脉血栓形成还应使用抗血小板药物，并进行严格随访和监测凝血功能。

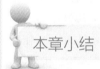

本章小结

1. 易栓症是多种因素导致的血液高凝状态，遗传因素占有重要比重且存在民族差异。中国人群易栓症的遗传危险因素主要为抗凝蛋白缺乏，最常见的基因变异为 PC 抗凝系统基因突变。

2. 易栓症作为一种多因素疾病，避免获得性因素可有效预防大部分血栓形成的发生，对于严重的遗传缺陷，加大抗凝强度、延长抗凝疗程可以有效治疗血栓形成，而遗传性易栓症的筛查可以指导抗凝治疗方案的制定。

3. 多种获得性状态或者疾病都可引起血液高凝，即获得性易栓症，因此血栓形成遍及临床医学各个学科，应提高对易栓症的认识，充分了解常见的获得性易栓症才能最大限度地预防血栓形成。

思考题

1. 常见的获得性易栓症有哪些？
2. 接诊具有静脉血栓形成家族史的易栓症患者，如何进行诊断？
3. 获得性易栓症的检测建议有哪些？

（艾丽梅）

第二十章
抗磷脂综合征

一、概述

抗磷脂综合征(antiphospholipid syndrome,APS)是一种自身免疫性非炎症性疾病,是由抗磷脂抗体(antiphospholipid antibody,APA)引起的一组临床征象的总称。最早于19世纪80年代被提出,临床上以动静脉血栓形成、病态妊娠及抗磷脂抗体持续阳性为特征,可表现为组织缺血、反复流产或死胎、血小板减少等症状。本病临床表现差异很大,上述症状可单独出现,也可多个同时表现。根据其病因,可分为原发性抗磷脂综合征(primary APS,PAPS)和继发性抗磷脂综合征(secondary APS,SAPS),以及少见的恶性抗磷脂综合征(catastrophic APS,CAPS)。PAPS需符合APS诊断标准,且无自身免疫病或其他诱导aPL产生的疾病因素,如感染、恶性肿瘤、药物等。SAPS多见于系统性红斑狼疮(systemic lupus erythematosus)或类风湿关节炎等自身免疫病,也可见于严重感染、肿瘤等疾病。APS多见于年轻人,男女发病比率为1:9,女性发病的中位年龄为30岁。

二、病因及发病机制

目前PAPS的病因尚不明确,可能与遗传、感染等因素有关。抗磷脂综合征的发病机制仍然不清,但患者血清中可以检测到高滴度的抗磷脂抗体,有研究提示,抗磷脂抗体可能通过多种机制参与血栓形成,导致患者的发病。抗磷脂抗体是一组可与多种含磷脂结构的抗原物质发生反应的抗体,包括狼疮抗凝物(lupus anticoagulant,LA)、抗心磷脂抗体(anticardiolipin antibody,aCL)及IgG/IgM抗β2糖蛋白Ⅰ抗体。正常人中,10%可出现一过性低滴度的抗心磷脂抗体,少于1%存在中到高滴度抗心磷脂抗体或狼疮抗凝物试验阳性。随着年龄增长,aPL阳性率有所增加,10%~40%的系统性红斑狼疮患者以及将近20%的类风湿关节炎患者可检测到aPL。

(一)抗磷脂综合征可能的发病机制

1. 当各种因素导致血小板、内皮细胞、滋养层细胞活化或凋亡时,带负电荷的磷脂酰丝氨酸由细胞膜内侧移行至原本电中性的细胞膜外侧。

2. 循环中的β2GPⅠ与磷脂酰丝氨酸结合形成二聚体,抗磷脂抗体与β2GPⅠ二聚体结合后,能激活胞外补体系统,通过结合膜表面C5a和β2GPⅠ受体,促发胞内信号转导,进而募集和活化炎症效应细胞,包括单核细胞、中性粒细胞以及血小板,导致促炎因子释放,如肿瘤坏死因子、氧化剂、蛋白酶等,诱导血栓前状态。

3. 核因子κB和p38丝裂原活化蛋白激酶可能参与细胞内信号级联反应过程。

4. 此外,通过下调信号转导及转录激活蛋白5(signal transduction and activator of transcription 5,STAT5)的激活,抗磷脂抗体也可抑制胎盘催乳素和胰岛素生长因子结合蛋白1的产生,干扰合体滋养层细胞形成、胎盘脱落以及滋养层细胞浸润,而上述所有过程为胎盘发挥正常功能所必需。

5. 抗磷脂抗体介导血栓形成的另一可能机制为,抑制磷脂催化的凝血级联反应(如激活促凝蛋白、抑制蛋白 C 和蛋白 S 活化),诱导单核细胞表达组织因子(凝血的生理引发剂),减少纤维溶解,抑制膜联蛋白 V 在胎盘中的抗凝作用。

6. 由于 aPL 高滴度患者可以持续数年无症状,可能需要血管损伤和 / 或内皮细胞活化促发该类患者形成血栓(二次打击假说)。

(二) aPL 导致病理妊娠的相关机制

APS 妊娠期妇女的胎盘组织常有广泛的绒毛老化、胎盘血管纤维素样坏死致胎盘梗死等改变,胎盘血管结构不清,纤维蛋白沉积于管腔内,致使管壁增厚、管腔阻塞,最终导致胎盘功能缺陷、胎盘营养物质交换能力下降。目前认为 APS 患者出现的胎盘病理变化与胎盘血管血栓形成高度相关。同时也有体外实验证实,aPL 可与 β2GPI 结合形成 β2GPI/aPL 二聚体,它与胎盘滋养细胞层上的磷脂酰丝氨酸结合,干扰胚胎滋养层的融合、浸润及植入功能,导致子宫对胚胎接受性降低、人绒毛膜促性腺激素(human chorionic gonadotropin,HCG)生成减少。另外,有研究表明 aPL 与内皮细胞及血小板结合作用可促进凝血调节蛋白大量释放,使绒毛血管内皮细胞功能改变、胎盘正常屏障和物质交换功能降低,进而影响胚胎正常发育,导致流产或死胎的发生。还有研究显示,抑制胎盘部位补体蛋白 C3a、C5a 可降低 aPL 介导的胎盘血栓形成,这提示 C3a、C5a 的活化也可能是导致病理妊娠的原因之一。

三、临床表现

APS 的临床表现各不相同,呈现明显的异质性。部分为无症状的 aPL 阳性患者,无血栓史或病态妊娠史。而极少部分患者为恶性 APS,可在数天内发生广泛血栓。该病的主要临床特征包括以下几点。

(一) 血管栓塞

为 APS 最突出的临床表现。APS 静脉血栓与其他原因导致的血栓差异表现为通常较严重、发病年龄轻且发生在少见的解剖部位(如 Budd-Chiari 综合征、矢状窦和上肢末端血栓)等,同样,动脉血栓也可反复发作、发生在少见部位、发病年龄年轻,其余临床表现与非 aPL 相关的血栓形成无差异。APS 最常见的临床表现为深静脉血栓和脑卒中。肾血栓性微血管病变、肾小球毛细血管内皮细胞损伤以及肾血管血栓形成可引起蛋白尿而不伴细胞尿或低补体血症,可导致严重高血压病和 / 或肾衰竭。

(二) 流产

典型的 APS 患者流产多发生在妊娠的中晚期,个别可早于 10 周发生。早期流产(<10 周妊娠)更多见于染色体或其他基因缺陷。APS 患者妊娠早期(前 3 个月内)多正常,以后发生胎儿生长缓慢和羊水减少。也可以发生严重的早期先兆子痫或 HELLP 综合征(溶血、肝酶升高、血小板降低)。还可发生胎盘梗死和 / 或非血栓性胎盘功能不全,造成胎儿宫内生长受限或胎死宫内。上述表现与 aPL滴度无关,既往有晚期妊娠流产史的患者易再发流产。

(三) 非特异性表现

网状青斑为常见的非特异性表现,此外血小板减低、溶血性贫血、心脏瓣膜病(赘生物、瓣膜增厚)也是其非特异性表现。心脏瓣膜病(赘生物、瓣膜增厚)是 APS 的晚期表现,重者需要瓣膜置换,其病理机制仍未明确。近期的研究认为 APS 并不是 SLE 相关动脉粥样硬化的危险因素。反复肺动脉栓塞或小血管血栓可能是 APS 患者发生肺源性高血压病的原因。弥散性肺出血可发生于极少数 aPL阳性患者。也可出现注意力不集中、记忆力下降、阵发性头晕等非定位性神经症状。磁共振显像常发现在脑室周围白质有小的多发的高密度灶,但与临床症状不一定相关。罕见情况下,高亲和力的抗凝血酶原抗体可能因耗尽凝血酶原而导致出血(狼疮抗凝物增多的患者、低凝血酶原综合征)。

(四) 恶性抗磷脂综合征

是一种罕见的、突发的、可危及生命的并发症,可于数天内出现足量抗凝治疗不能阻止的中、小动脉广泛血栓,导致脑卒中,心脏、肝、肾上腺、肾和肠梗死,以及外周组织坏疽。急性肾上腺功能衰竭可为首发表现,患者常伴有中度血小板减少,与溶血性尿毒综合征和血栓性血小板减少性紫癜相比,红细胞破碎较少,纤维裂解产物也无明显升高。肾衰竭和肺出血可发生于部分患者,组织活检示非炎症性血管闭塞。

四、实验室检查

(一) aPL 的血清学检查

抗磷脂抗体包括狼疮抗凝物、抗心磷脂抗体及 IgG/IgM 抗 β2GPI 抗体;如果 ELISA 法检测阳性,还需间隔至少 12 周后重复测试。

1. 狼疮抗凝物(LA)的检查 LA 是一种 IgG/IgM 型免疫球蛋白,作用于凝血活酶(Xa、Va、Ca^{2+} 及磷脂)以及 Tenase 复合体(因子 IXa、VIIIa、Ca^{2+} 及磷脂),在体外能延长磷脂依赖的凝血试验的时间。因此检测 LA 是一种功能试验,有凝血酶原时间(PT)、激活的部分凝血活酶时间(APTT)、白陶土凝集时间(KCT)和蛇毒试验,其中以 KCT 和蛇毒试验较敏感。LA 阳性对预示血栓形成具有较高的特异性,但敏感性不高,它与 aPL 诱导的血栓形成更相关。然而,已经使用抗凝治疗的患者可能出现狼疮抗凝物假阳性和假阴性。

2. 抗心磷脂抗体(aCL)的检查 是目前最常检测的抗磷脂抗体。检测方法是以心磷脂为抗原的间接酶联免疫吸附试验(ELISA)法。高滴度的抗心磷脂抗体用于诊断 APS 敏感,但不特异。感染可导致抗心磷脂抗体一过性低滴度阳性,常为 IgM 型。一过性抗磷脂抗体和低滴度抗心磷脂抗体不能作为 APS 的诊断依据。

3. 抗 β2 糖蛋白 I 抗体 用纯化的 β2GPI 为抗原的 ELISA 法检测抗 β2GPI抗体,该抗体与血栓的相关性比 aCL 强,假阳性低,对诊断原发性 APS 的敏感性与 aCL 相近。

4. 易栓症检查 对于静脉栓塞或习惯性流产的患者,是否同时检测蛋白 C、蛋白 S 和抗凝血酶 III 缺乏以及凝血因子 V Leiden 和凝血酶原的突变,应视经济情况和临床可行性来确定,若情况许可建议检测这些项目。对于发生动脉栓塞的高同型半胱氨酸血症患者,上述检测具有临床意义。

5. 其他 如血常规、尿常规、红细胞沉降率(ESR)、肾功能等常规检查,此外检查抗核抗体、抗可溶性核抗原(ENA)抗体和其他自身抗体以排除其他结缔组织病。约 45% 的原发 APS 患者可出现抗核抗体和抗 dsDNA 抗体阳性,如果不存在狼疮的临床表现,这些抗体阳性并不足以确立 APS 继发于 SLE 的诊断。

(二) 血栓相关检查

1. 超声检查 血管多普勒超声有助于外周动、静脉血栓的诊断。M 型超声、切面超声则有助于心瓣膜结构和赘生物的检测。B 超还可监测妊娠中、晚期胎盘功能和胎儿状况。

2. 影像学检查 影像学检查对血栓评估最有意义,动静脉血管造影可显示阻塞部位。磁共振成像(MRI)有助于明确血栓大小和梗死灶范围。

3. 组织活检 皮肤、胎盘和其他组织活检表现为血管内栓塞形成,一般无淋巴细胞或白细胞浸润等血管炎表现。同样肾活检也表现为肾小球和小动脉的微血栓形成。

五、诊断标准

诊断 APS 的主要依据是特征性临床表现与实验室检查结果的结合,还必须排除其他自身免疫病和感染、肿瘤等疾病导致的血栓或栓塞。至今国际上无统一的诊断标准。近年来在 APS 的基础和临床研究方面取得了很大进展,其诊断我国专家推荐采用 2006 年悉尼国际 APS 会议修订的分类标准。

（一）2006 年悉尼国际 APS 会议修订的分类标准

诊断 APS 必须具备下列至少一项临床标准和一项实验室标准。

1. 临床标准

（1）血管栓塞：任何器官或组织发生一次以上的动脉、静脉或小血管血栓，血栓必须被客观的影像学或组织学证实。组织学还必须证实血管壁附有血栓，但没有显著炎症反应。

（2）病态妊娠：①发生一次以上的妊娠 10 周或 10 周以上不可解释的形态学正常的死胎，正常形态学的依据必须被超声或被直接检查所证实；②在妊娠 34 周之前因严重的子痫或先兆子痫或严重的胎盘功能不全所致一次以上的形态学正常的新生儿早产；③在妊娠 10 周以前发生 3 次以上的不可解释的自发性流产，必须排除母亲解剖、激素异常及双亲染色体异常。

2. 实验室标准

（1）血浆中检测到 LA，至少 2 次阳性，每次间隔至少 12 周。

（2）用标准 ELISA 方法在血清中检测到中到高滴度的 IgG/IgM 类 aCL 抗体（IgG 型 aCL>40GPL；IgM 型 aCL>40MPL；或滴度>99 的百分位数）；至少 2 次，间隔至少 12 周。

（3）用标准 ELISA 在血清中检测到 IgG/IgM 型抗 β2GP I 抗体，至少 2 次，间隔至少 12 周（滴度>99 的百分位数）。

（二）CAPS 的诊断标准

2002 年举行的第十届国际抗磷脂抗体会议制定的 CAPS 初步分类标准：①有 3 个或 3 个以上组织、器官或系统受累；②症状同时或于 1 周内进行性发展；③组织病理学证实至少 1 处组织或器官的小血管闭塞；④抗磷脂抗体阳性（LA、aCL 或抗 β2GP I 抗体间隔 6 周 2 次或 2 次以上阳性）。符合以上 4 条标准，为确诊的 CAPS。

以下 4 种情况为可能的 CAPS。

1. 符合②、③、④，并有 2 个组织、器官、系统受累。

2. 符合①、②、③，无间隔 6 周以上两次抗磷脂抗体阳性。

3. 符合①、②、④，无小血管内血栓形成的病理证据。

4. 符合①、③、④，抗凝治疗情况下，于首次发作后 1 周至 1 个月内发生血栓事件。

六、鉴别诊断

1. APS 伴血小板减少的患者需与导致血小板减少的疾病相鉴别，如免疫性血小板减少症、血液系统疾病等，可进一步做骨髓穿刺涂片或骨髓活检检查等。

2. 与可导致抗磷脂抗体阳性的疾病鉴别，如感染可导致一过性的低滴度的抗心磷脂抗体阳性，常为 IgM 型，重复检查可转阴。一过性 aPL 和低滴度抗心磷脂抗体不能作为诊断依据。老年患者的抗磷脂抗体阳性率会有所增加，因此应注意鉴别老年患者的抗磷脂抗体系生理性还是病理性。

3. 被诊断为习惯性流产的患者，要注意识别 APS，因为习惯性流产的患者中 5%~21% 患者可检出抗磷脂抗体，而正常妊娠妇女只有 0.5%~2%aPL 阳性。如果没有其他疾病，而流产发生在妊娠中后期，并且妊娠前后多次抗体高滴度，胎盘检查有血管病变和梗死，则最可能为 aPL 引起的流产。此外，发生在 10 周以内的单次流产，伴有低滴度的抗心磷脂抗体，多为胎儿染色体异常、感染、母体激素分泌异常或解剖学异常。

4. 与血栓栓塞性疾病相鉴别，老年的血管闭塞特别是伴有抗磷脂抗体阳性，诊断 APS 一定要慎重，因用 ELISA 方法检测的抗磷脂抗体随着年龄增长其阳性率会有所增加。同时需鉴别由其他获得性血栓危险因素（如高血压病、糖尿病、肾病综合征、静脉功能不全、长期卧床等）导致的血栓栓塞性疾病。此外还需鉴别由血栓性血小板减少性紫癜、心源性或血管源性感染性或无菌性栓子、败血症、高同型半胱氨酸血症、黏液瘤、Takayasu 动脉炎、结节性多动脉炎及严重雷诺病等导致的动脉闭塞。

5. 恶性抗磷脂综合征应鉴别其他全身性疾病如败血症、弥散性血管内凝血、血栓性血小板减少性紫癜、溶血性尿毒综合征、结节性多动脉炎及动脉粥样硬化斑块等导致的弥散性栓塞形成。小血管相继快速闭塞要鉴别弥散性血管内凝血。严重的脑和肾病变提示为血栓性血小板减少性紫癜。抗磷脂抗体在这些疾病中很少见。

七、治疗及进展

治疗目的：预防血栓和避免妊娠失败。

治疗方法：对于确诊的 APS 患者，主要治疗为抗血栓治疗，在此基础上部分患者需联合免疫抑制治疗。抗血栓治疗的药物包括抗凝和抗血小板两类，抗血小板药物中最常使用的是小剂量阿司匹林，也可用氯吡格雷。抗凝药物包括维生素 K 拮抗剂华法林以及肝素或低分子量肝素，近年来新型直接口服抗凝药也逐渐在临床上使用。免疫抑制治疗包括糖皮质激素和免疫抑制剂，免疫抑制治疗可用于血小板减少、溶血性贫血、恶性 APS 以及常规抗血栓效果不佳的患者。此外，对于难治性患者还可应用静脉免疫球蛋白、血浆置换和抗 CD20 单抗（利妥昔单抗）等。其他辅助治疗药物包括羟氯喹和他汀类药物等。

（一）抗血栓治疗

1. 一级预防　是指 aPL 阳性且无症状（未发生过血栓）患者的预防治疗，目前认为，无症状的 APS 患者在以下情况时需要进行一级预防：①3 种抗体（LA、aCL、抗 β2GPI 抗体）均阳性的"三阳"患者，血栓风险高，可使用小剂量阿司匹林；②在创伤、感染、外科手术、长时间制动等血栓高危情况下，强烈推荐低分子量肝素；③合并自身免疫病的患者建议使用小剂量阿司匹林和羟氯喹预防血栓。

2. 二级预防　即预防已经发生血栓的 APS 患者再次血栓发生。原则上对于所有已经发生血栓的 APS 患者都应该进行预防性抗凝治疗。抗凝方法为：静脉血栓患者首先应用肝素或低分子量肝素至少 5 天，与华法林重叠，然后转为华法林长期使用，抗凝强度为标准强度［国际标准化比值（INR）2~3］；动脉血栓患者可采用标准强度（INR 2~3）抗凝联合小剂量阿司匹林，或者高强度（INR 3~4）抗凝；脑卒中的患者可使用小剂量阿司匹林。多数患者需要长期抗凝。

（二）妊娠期患者的治疗

妊娠期 APS 患者的治疗主要以改善患者妊娠结局、防治孕产妇并发血栓为目的。

APS 孕妇按以下情况处理。

1. 初次妊娠或妊娠前 10 周的单次流产，不治疗。

2. ≥1 次流产或 ≥3 次的先兆流产，无血栓形成，建议妊娠全程预防性应用肝素和小剂量阿司匹林，至分娩后 6~12 周停用。

3. 既往有血栓史，无论有无妊娠史，妊娠全程肝素治疗或加用小剂量阿司匹林，分娩后用华法林治疗。

（三）瓣膜赘生物或者畸形的治疗

至今仍无有效治疗。如有栓子或瓣膜血栓则全身抗凝治疗。

（四）血小板减少的治疗

对血小板 $>50 \times 10^9/L$ 的轻度血小板减少的患者，可以不治疗。血小板 $<50 \times 10^9/L$ 者禁用抗凝治疗，可用泼尼松 1~2mg/（kg·d），大剂量免疫球蛋白（0.4g/kg）静脉注射，待血小板上升后再行抗凝治疗。

（五）恶性 APS 的治疗

恶性 APS 的治疗目的主要为：去除诱发因素、抑制血栓和细胞因子的生成。国际上对恶性 APS 的治疗主要为三方面：预防性治疗、特异性治疗和非特异性治疗。

特异性治疗中一线治疗一般采用大剂量糖皮质激素及肝素抗凝治疗。如一线治疗效果不明显，必要时采用二线治疗，如免疫球蛋白静脉注射、血浆置换去除患者血液中的疾病相关细胞因子及抗磷脂抗体等。若疗效不佳，可予以前列环素、利妥昔单抗、环磷酰胺等三线治疗药物。非特异性治疗主要指对危重患者的支持治疗。

（六）影响原发性抗磷脂综合征预后的因素

1. 合并肺动脉高压、神经病变、心肌缺血、肾病、肢体坏疽和恶性抗磷脂综合征的患者预后较差。

2. 出现大血管受累、未能早期诊断和治疗的患者，其严重程度及致残率均明显增加。

3. 快速的血栓形成会导致肾移植或其他器官移植的失败。

4. 抗磷脂抗体阳性的 SLE 患者肾移植存活率差。

5. 外科手术会增加血栓的风险。

（七）治疗进展

近年来新型抗凝药物（如口服抗凝药）也试用于 APS 的治疗，该类药物包括直接抑制 Xa 因子的药物（利伐沙班、阿哌沙班、依度沙班）以及直接凝血酶抑制剂（达比加群酯）。新型口服抗凝药由于不经细胞色素 P450 代谢，与食物、药物相互作用很少，因此不需监测凝血指标，可改善生活质量。目前的研究发现，新型口服抗凝药对既往有静脉血栓的 APS 患者的血栓二级预防疗效肯定；对既往有动脉血栓 APS 患者的应用缺乏证据。其他潜在治疗 APS 有益的药物包括 N- 乙酰半胱氨酸、蛋白质二硫键异构酶抑制剂、补体 C5 抑制剂以及贝利单抗等。总之，在规范化及个体化抗血栓治疗的基础上，随着对 APS 发病机制研究的深入，更多新的药物将不断改善 APS 患者预后。

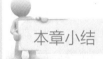

本章小结

1. 抗磷脂综合征是以动静脉血栓形成、病态妊娠及抗磷脂抗体持续阳性为特征，可表现为组织缺血、反复流产或死胎、血小板减少等症状的一种自身免疫性、非炎症性疾病，多见于年轻人，男女发病比率为 1∶9，女性发病的中位年龄为 30 岁。

2. 抗磷脂抗体是一组针对血浆中多种磷脂结合蛋白的自身抗体，最常见的如抗 β2 糖蛋白 I 抗体。

3. 临床表现从无症状到恶性抗磷脂综合征。脑卒中是最常见的动脉血栓形成的表现；深静脉血栓形成是常见的静脉表现。

4. 妊娠丢失（流产）通常发生妊娠中晚期，但也可发生在妊娠早期。

5. 恶性 APS 是 APS 一种罕见的表现形式，于数天内出现中、小动脉广泛血栓形成。

6. APS 的诊断必须具备特征性的临床表现和 aPL 持续阳性（间隔至少 12 周检测）。

7. 如何预防继发血栓仍缺乏风险分层分析；对于已发生血栓事件的 APS 患者进行高强度抗凝治疗的疗效也缺乏前瞻性对照研究支持。

8. 对于有异常妊娠史的 aPL 阳性患者，预防流产的常见策略是低剂量阿司匹林和肝素。

9. 对于恶性 APS 患者，常给予抗凝治疗、糖皮质激素、静脉注射免疫球蛋白及血浆交换等联合治疗。

思考题

1. 抗磷脂综合征常见的临床表现是哪些？

2. 简述抗磷脂综合征的发病机制。

3. 何种情况下抗磷脂综合征可采用激素治疗？

4. 简述抗磷脂综合征的主要治疗原则。

（方美云）

第二十一章
出凝血异常的筛查与确诊

第一节　出凝血异常的筛查试验

目前在用的出凝血异常试验大约有 130 项。其中国内外临床实验室广泛使用的有 100 项左右。血栓与止血试验较多,按照初期止血试验、凝血试验、抗凝血试验、纤维蛋白溶解功能试验和血液黏度检测分为五类,一般按照筛查试验和诊断试验排序。

一、各期止血筛查相关试验

(一) 一期止血筛查试验

一期止血障碍,是指血小板和血管壁异常所致的止血障碍,常用下列检测作为筛选试验。

1. **出血时间**(bleeding time,BT)　是指皮肤受特定的外伤出血后,血液自然流出至出血自行停止所需的时间,BT 反映了毛细血管结构、通透性和血小板数量、功能的变化,也反映了血小板生成的血栓烷 A_2(thromboxane A_2,TXA_2)与血管壁生成的前列环素(prostacyclin,PGI_2)的平衡关系。当血管性血友病因子(von Willebrand factor,vWF)和纤维蛋白原有缺陷时,BT 也异常,WHO 推荐采用模板刀片法或出血时间测定器法(template bleeding,TBT)测定。

(1)参考范围

模板法:(6.9 ± 2.1)min,超过 9min 为异常。

(2)临床意义

1)BT 延长主要反映血管壁和血小板的初期止血缺陷,主要见于:①血小板数量异常,如原发性或继发性血小板减少性紫癜等各类血小板减少症;②血小板质量缺陷,如先天性和获得性血小板病,如巨大血小板综合征(Bernard-Soulier syndrome,BSS),以及血小板无力症(Glanzmann's thrombasthenia,GT)等;③某些凝血因子缺乏,如血管性血友病(von Willebrand disease,vWD)和弥散性血管内凝血(disseminated intravascular coagulation,DIC)等;④血管疾病,如遗传性出血性毛细血管扩张症等;⑤药物影响,如服用抗血小板药、抗凝药和抗血栓药。

2)BT 缩短见于某些严重的血栓前状态和血栓性疾病。

2. **血小板计数**(platelet count,PLT)

(1)参考范围:$(100\~300) \times 10^9$/L。

(2)临床意义

1)PLT 减少

A. 生成障碍:见于造血功能损害,如再生障碍性贫血、急性白血病、骨髓纤维化等。

B. 破坏过多:见于免疫性血小板减少症、脾功能亢进等。

C. 消耗增多:见于 DIC、血栓性血小板减少性紫癜等。

D. 分布异常:见于脾大、肝硬化、血液稀释等。

E. 先天性:新生儿血小板减少症、巨大血小板综合征等。

F. 其他:某些细菌和病毒感染,如伤寒、败血症和麻疹等。

G. 假性 PLT 减少:因使用 EDTA 抗凝剂,诱导 PLT 聚集,引起血细胞分析仪不能计数聚集的 PLT。

2)PLT 增多

A. 原发性:见于骨髓增殖性肿瘤,如原发性血小板增多症(essential thrombocytosis,ET)、特发性骨髓纤维化等。

B. 继发性:见于急性化脓性感染、缺铁性贫血、急性大失血及溶血、肿瘤等。

C. 其他:外科手术后、脾切除等。

(二)二期止血筛查试验

二期止血障碍,是指凝血和抗凝血异常所致的止血障碍,常用下列检测作为筛选试验。

1. 活化的部分凝血活酶时间(activated partial thromboplastin time,APTT) 在 37℃下以白陶土为激活剂,激活因子Ⅻ,用脑磷脂(部分凝血活酶)代替血小板因子 3,在 Ca^{2+} 的参与下,观察乏血小板血浆凝固所需的时间,即为活化部分凝血活酶时间。该试验是体外筛查内源性凝血系统敏感、简便和常用的试验。

(1)参考范围:试管法和仪器法的参考范围无差别,男性为(37±3.3)s,女性为(37.5±2.8)s,手工检测须设正常对照,超过正常对照 10s 以上有诊断意义。

(2)临床意义

1)APTT 延长:①内源性凝血途径相关因子Ⅷ、Ⅸ和Ⅺ水平减低,如血友病 A、B 及Ⅺ缺乏症和 vWD;②病理或生理性抗凝物增多,如因子Ⅷ、Ⅺ抗体、狼疮抗凝物、类肝素抗凝物质增多;③严重的纤维蛋白原、凝血酶原、因子Ⅴ/Ⅹ缺乏,如肝脏疾病、口服抗凝剂、新生儿出血症、吸收不良综合征、应用肝素等;④纤溶活性增强,如继发性、原发性纤溶亢进及血循环中纤维蛋白(原)降解产物(fibrin/fibrinogen degradation products,FDPs)增多。

2)APTT 缩短:①因子Ⅷ、Ⅹ活性增高;② DIC、血栓前状态及血栓性疾病。

2. 凝血酶原时间(prothrombin time,PT) 在受检血浆中加入过量含钙的组织凝血活酶(主要含组织因子和脂质),使凝血酶原转变为凝血酶,进而使纤维蛋白原转变为纤维蛋白,观察血浆凝固所需的时间即为凝血酶原时间,本试验是外源性凝血系统常用的筛检试验。

(1)参考范围:须设正常对照值。目前 PT 报告方式有:①以直接测定的 PT 报告,PT:11~13s(超过正常对照 3s 有意义)。②以 PT 比值(PTR)报告,PTR= 待测血浆 PT/ 健康人混合冻干血浆 PT;PTR:0.85~1.15。③以国际标准化比值(international normalized ratio,INR)报告,INR=PTR^{ISI},ISI 为含钙组织凝血活酶试剂国际敏感指数(international sensitivity index,ISI);INR:0.8~1.5。在报告 PT、PTR 时,一定要报告 INR。但不推荐作为评价肝病患者凝血功能的指标。

(2)临床意义

1)PT 延长常见于:①先天性凝血因子Ⅱ、Ⅴ、Ⅶ、Ⅹ减少以及低或无纤维蛋白原血症;②获得性凝血因子缺乏,如肝脏疾病、DIC、维生素 K 缺乏、原发性纤溶亢进;③血循环中抗凝物质增多,如肝素、FDP 和抗因子Ⅱ、Ⅴ、Ⅶ、Ⅹ的抗体。

2)PT 缩短常见于:①先天性因子Ⅴ增多;②血液高凝状态,如 DIC 早期、深静脉血栓形成(deep venous thrombosis,DVT)、多发性骨髓瘤(multiple myeloma,MM)等;③口服避孕药、血栓前状态和血栓性疾病。

3)口服抗凝剂的监测:在应用口服抗凝剂时,使 PT 维持在正常对照值的 1.5~2.0 倍,PTR 维持在 1.5~2.0 倍,INR 维持在 2.0~3.0 为最佳。

3. 凝血酶时间(thrombin time,TT) TT 是指在被检查的血浆中加入标准化的凝血酶溶液,凝血酶使纤维蛋白原转变为纤维蛋白,测定血浆开始凝固所需的时间。TT 主要检查共同凝血途径中纤维蛋白原转变为纤维蛋白的过程，以反映纤维蛋白原浓度或功能异常以及血液是否存在相关的抗凝物质(肝素、类肝素等)。TT 检查的适应证：①监测溶栓治疗；②监测肝素治疗；③纤溶亢进的诊断。TT对普通肝素和类肝素物质最为灵敏，结合甲苯胺蓝/鱼精蛋白纠正试验可以准确筛查普通肝素和类肝素物质的存在。TT 对于纤维蛋白原减少和异常纤维蛋白原也较灵敏，结合正常血浆纠正试验或检查纤维蛋白原可以准确诊断低(无)纤维蛋白原血症。TT 检查不能区别原发性纤溶和继发性纤溶，不能对低相对分子质量的肝素进行监测。新生儿的 TT 较成人长，不能用成人的 TT 参考区间作为新生儿的对照。

(1)参考范围：血浆凝固法(全自动凝血分析仪或手工法检测)16~18s，须设正常对照值，与健康对照值相差 ±3s 以上为异常。

(2)临床意义

1)TT 延长见于低(无)纤维蛋白原血症和异常纤维蛋白原血症、血中 FDPs 增高、血中有肝素或类肝素物质存在。还可见于多发性骨髓瘤、尿毒症和严重肝脏疾病。

2)TT 缩短见于高纤维蛋白原血症和血细胞比容(hematokrit，HCT)增高(>55%)。

4. 血浆纤维蛋白原(fibrinogen，Fbg)测定　以 Clauss 法为例，通过血液凝固速度计算 Fbg 的含量。根据纤维蛋白原与凝血酶作用最终形成纤维蛋白的原理，以凝血酶作用于受检血浆中纤维蛋白原(Fbg)，使 Fbg 变成纤维蛋白，血浆发生凝固，测定凝固的时间。在足量的凝血酶存在时，血浆 Fbg的量与凝固时间呈负相关，将检测结果与以国际标准品为参比血浆制成的标准曲线对比可得出 Fbg含量。可用于监控抗凝治疗、溶栓治疗和肿瘤患者放化疗的疗效。

(1)参考范围

Clauss 法：2~4g/L。

(2)临床意义

1)增高：生理情况见于应激反应、妊娠后期。病理性疾病见于糖尿病(diabetes mellitus，DM)和糖尿病酸中毒、感染、灼伤、冠心病、动脉血栓栓塞、急性心肌梗死(acute myocardial infarction，AMI)、肾病综合征(nephrotic syndrome，NS)、自身免疫病、多发性骨髓瘤、恶性肿瘤、休克、外科大手术后、急性感染、败血症和轻型肝炎等。

2)减低：见于低(无)纤维蛋白原血症、异常纤维蛋白原血症、弥散性血管内凝血、原发性纤溶亢进、重症肝炎、肝硬化。

(三) 纤溶活性筛查试验

1. FDP 的检测方法　FDP 是来自纤溶酶降解纤维蛋白原和纤维蛋白产生的一组片段。FDP 的检测包括胶乳增强免疫比浊法、ELISA 法和胶乳凝集法等方法，检测原理如下：①胶乳增强免疫比浊法：将包被有 FDP 抗体的胶乳颗粒试剂与待测标本中的 FDP 发生免疫反应，形成抗原-抗体复合物的胶乳颗粒体积增大，检测浊度的变化可计算血浆 FDP 含量。② ELISA 法：将抗 FDP 抗体包被于固相载体上，加入受检血浆和标准品，血浆中的 FDP 与包被在固相载体上的相应抗体结合形成复合物，再加入酶标记的抗 FDP 抗体，后者与结合在反应板上的 FDP 结合形成双抗体夹心免疫复合物，最后加底物显色，显色的深浅与受检血浆中 FDP 的含量呈正相关。③胶乳凝集法：于被检血清中加入FDP 抗体包被的胶乳颗粒悬液，血清中 FDP 与胶乳颗粒上的抗体结合，使胶乳颗粒发生凝集反应。

(1)参考范围

胶乳增强免疫比浊法：0~5μg/ml；ELISA 法：11~45mg/L；胶乳凝集法：阴性。

(2)临床意义：原发性纤溶亢进时，FDP 含量可明显增高。在高凝状态、器官移植排斥反应、DIC、肺栓塞、妊娠高血压综合征、恶性肿瘤、心、肝、肾疾病及静脉血栓、溶栓治疗等所致的继发性纤溶亢进时，FDP 含量也会增高。

2. 血浆 D-二聚体(D-dimer，D-D)测定　D-D 是交联纤维蛋白在纤溶酶降解下产生的 FDP 中的一个片段。血浆 D-D 胶乳凝集法测定：以 D-D 单克隆抗体标记固相载体胶乳颗粒，在此胶乳颗粒抗体结合物中加入经过一定比例稀释的待测血浆,如血浆中的 D-D 含量>0.5μg/ml,则胶乳颗粒发生凝集反应。凝集的强度和血浆 D-D 的含量是成正比的。D-D 可作为溶栓治疗有效的观察指标:深静脉血栓溶栓治疗有效后,血浆 D-D 在溶栓后两天内增高,其增高幅度可达溶栓前的 2~3 倍。使用尿激酶进行溶栓治疗时,尿激酶可使 D-D 浓度增高,用药后 6 小时达到峰值,24 小时后恢复至用药前水平。D-D 可用于鉴别原发性与继发性纤溶亢进,原发性纤溶亢进患者由于无血栓形成,纤溶酶仅降解纤维蛋白原,只有血浆 FDP 浓度增高,而 D-D 浓度一般不增高。继发性纤溶亢进患者由于先有微血栓的形成,即有交联纤维蛋白的存在,纤溶酶降解交联纤维蛋白可使 D-D 浓度增高。D-D 是交联纤维蛋白降解中的一个特征性产物,因此可用于血栓前状态和血栓性疾病的检测。

(1)参考范围:<0.5μg/ml。

(2)临床意义

增高见于:

1)血栓性疾病:如脑梗死、深静脉血栓、肺梗死、动脉血栓、镰状细胞贫血等。D-D 结合临床危险度评估可用于排除中低临床危险度的静脉血栓。当怀疑静脉血栓栓塞时,若血浆 D-D 浓度小于 0.5mg/L,则发生急性或活动性血栓的可能性较小。若患者已有明显的血栓形成症状与体征时,D-D 浓度仍小于 0.5mg/L,应考虑有无纤溶活性低下的可能。当静脉血栓机化后,血浆 D-D 浓度可不增高。在活动性深静脉血栓形成、肺栓塞、弥散性血管内凝血、重症肝炎等疾病时,血浆 D-D 显著升高。但动脉血栓性疾病,如冠心病、急性心肌梗死,血浆 D-D 增高一般不如静脉血栓显著。

2)继发性纤溶亢进:如 DIC,患者血浆 D-D 浓度可显著增高,常大于 2~3mg/L。

3)其他:伴随血液高凝状态的情况,如妊娠、感染、炎症、恶性肿瘤、外科手术、外伤、大面积烧伤等患者血浆 D-D 浓度可增高,但增高幅度一般较小。

3. 优球蛋白溶解时间(euglobulin lysis time,ELT)　血浆优球蛋白组分中含纤维蛋白原、纤溶酶原和纤溶酶原激活物等,但不含纤溶酶抑制物。用物理方法将优球蛋白沉淀,再用缓冲液溶解后,加 Ca^{2+} 溶液或一定浓度的凝血酶(10NIH U/ml),优球蛋白标本会凝结;置 37℃水浴中,随着纤溶酶原的激活,观察凝结物溶解所需要的时间,即优球蛋白溶解时间。本试验用以观察纤溶系统总的活性,为纤溶活性筛选试验。

(1)参考范围

加钙法:(129.8 ± 4.1)min,加酶法:(123 ± 24)min。

(2)临床意义

1)溶解时间缩短(<70min):见于纤维蛋白溶解活性亢进,如原发性纤维蛋白溶解症、继发性纤溶亢进(如弥散性血管内凝血),以及某些溶血栓治疗时。

2)溶解时间延长:若血栓形成前期和血栓形成性疾病时,纤溶活性减低则 ELT 延长。如怀孕后期,AMI 发生后,新近发生静脉血栓者等。

二、筛查试验的临床应用

(一) 一期止血缺陷筛查试验的应用

一期止血缺陷是指血管壁和血小板缺陷所致出凝血异常。选用 BT 和 PLT 作为筛查试验,大致分为以下四种情况。

1. BT 和 PLT 均正常　除正常人外,多数是由单纯血管壁通透性或脆性增加所致的血管性紫癜所致。临床上常见于过敏性紫癜、单纯性紫癜和其他血管型紫癜等。

2. BT 延长,PLT 减少　多数是由血小板数量减少所致的血小板减少性紫癜。临床上多见于原发性或继发性血小板减少性紫癜。

3. BT 延长,PLT 增多　多数是由血小板数量增多所致的血小板增多症。临床上多见于原发性或反应性血小板增多症。

4. **BT 延长,PLT 正常**　多数是由血小板功能异常或某些凝血因子严重缺乏所致的出凝血异常疾病,如 GT、低(无)纤维蛋白原血症、vWD 等。

（二）二期止血缺陷筛查试验的应用

二期止血缺陷是指凝血因子缺陷或病理性抗凝物质存在所致的出凝血异常。选用 APTT 和 PT 作为筛查试验,大致分为以下四种情况。

1. **APTT 和 PT 均正常**　除正常人外,仅见于遗传性和获得性因子 XIII 缺陷症。获得性患者常由严重肝病、肝脏肿瘤、因子 XIII 抗体和恶性贫血等引起。

2. **APTT 延长,PT 正常**　多数是由内源性凝血途径缺陷所引起的出凝血异常疾病,如血友病 A、血友病 B、因子 XI 缺陷症、凝血因子(如因子 VIII)抗体存在以及 DIC 等。

3. **APTT 正常,PT 延长**　多数是由外源性凝血途径缺陷所引起的出凝血异常疾病,如遗传性和获得性因子 VII 缺陷症。

4. **APTT 和 PT 均延长**　多数是由共同凝血途径缺陷所引起的出凝血异常疾病。如遗传性和获得性因子 X、V、II 和 I 缺陷症。

（三）纤溶活性筛选试验的应用

指纤维蛋白(原)和某些凝血因子被纤溶酶降解所引起的出凝血异常。可选用 FDPs 和 D-D 作为筛选试验,大致有下列四种情况。

1. **FDPs 和 D-D 均正常**　表示纤溶活性正常,临床的出血症状可能与纤溶症无关。

2. **FDPs 阳性,D-D 阴性**　理论上只见于纤维蛋白原被降解,而纤维蛋白未被降解,即原发性纤溶。实际上这种情况多数见于重型 DIC、纤溶初期、类风湿关节炎等。

3. **FDPs 阴性,D-D 阳性**　理论上只见于纤维蛋白被降解,而纤维蛋白原未被降解,即继发性纤溶。实际上这种情况可能是 FDPs 的假阴性,见于 DIC、动静脉血栓和溶血栓治疗等。

4. **FDPs 和 D-D 均为阳性**　表示纤维蛋白原和纤维蛋白同时被降解,见于继发性纤溶,如 DIC 和溶血栓治疗后。

第二节　出凝血异常的确诊试验

按照常规推断,对结果异常的筛查试验应进行综合分析,认为有临床意义的,应该执行确诊性试验,以证实初步诊断。由于出凝血异常的试验项目繁多,尚缺乏全面的质量保障体系。因此,许多样本即便没有异常结果,只要综合分析,临床怀疑,仍需进行进一步检查。

一、血管壁损伤的检测

1. **血管性血友病因子抗原**(von Willebrand factor antigen,vWF:Ag)**测定**　血管性血友病因子(vWF)是一种由内皮细胞和巨核细胞合成和释放的多聚体大分子糖蛋白,分子量 500~20 000kDa (1Da=1u),血浆浓度为 7~10pg/L,由十几个到几十个 vWF 单体多聚物所组成。vWF 能与血小板糖蛋白 GP I b/IX 和内皮下胶原结合,成为血小板黏附在内皮下的桥梁。vWF 和纤维蛋白还可与血小板糖蛋白 GP IIb/IIIa 结合,诱导血小板聚集。此外,vWF 也是保护因子 VIII 活性和稳定因子 VIIImRNA 的物质,可促进因子 VIII 合成和分泌。纯化的兔抗人 vWF:Ag 抗体包被聚苯乙烯反应板,加入稀释的待测血浆。样品中的 vWF:Ag 结合于固相抗体上,然后加入酶标记兔抗人 vWF:Ag 抗体,与其定量相结合,洗去多余抗体后,加底物显色,通过查标准曲线,即可计算出 vWF:Ag 的含量。

(1)参考范围

乳胶颗粒浊度免疫分析(latex particle turbidimetric immunoassay,LPTIA):平均 79%~117%;其中 O 型血:41.1%~125.9%;A、B、AB 型血型:61.3%~157.8%;O 型明显低于 A、B、AB 型人群。

(2)临床意义

1)增高见于血管内皮损伤,如缺血性心脑血管病、周围血管病;高凝状态疾病,如肾病综合征、妊娠高血压、尿毒症等;其他如大手术后、糖尿病、高脂血症、DIC 等;还可见于剧烈运动后、高原反应等应激状态时。

2)减低见于血管性血友病(von Willebrand disease,vWD),是诊断 vWD 及其分型的指标之一。

2. 血浆 vWF 瑞斯托霉素辅因子(vWF ristocetin cofactor,vWF:Rcof)测定   在瑞斯托霉素的介导下,vWF 与血小板膜 GP I b/IX/V 相互作用,使血小板发生凝集。洗涤并固定的正常血小板加入瑞斯托霉素和待测样品,可从血小板凝集程度来计算样品中 vWF:Rcof 的活性。根据被检血浆的透光度,从标准曲线中计算出血浆中 vWF:Rcof 的含量,用正常对照的百分比表示。

(1)参考范围

血小板聚集法:50%~150%。

(2)临床意义:多数血管性血友病(vWD)患者的 vWF:Rcof 减低,表明 vWF 功能减低;vWF:Rcof 与 vWF:Ag 同时测定,对 vWD 的诊断更有价值。

3. 血浆 6- 酮 - 前列腺素 $F_{1\alpha}$(6-keto-PGF$_{1\alpha}$)测定   前列环素合成酶只存在于内皮细胞,花生四烯酸代谢的中间产物在内皮细胞众多合成酶的作用下合成抑制血小板聚集和对抗血管收缩的 PGI_2。6- 酮 - 前列腺素 $F_{1\alpha}$ 是由不稳定的 PGI_2 转变而成,性质较为稳定。

ELISA 法测定血浆 6-keto-PGF$_{1\alpha}$:将抗原(6-keto-PGF$_{1\alpha}$- 牛血清白蛋白连接物)包被于酶标反应板,使游离的抗原(待测样品和 6-keto-PGF$_{1\alpha}$ 标准品)竞争性地与一定量的抗 6-keto-PGF$_{1\alpha}$ 抗体结合,洗涤后加入过量的酶标二抗,再加底物显色。被检血浆或标准品中的 6-keto-PGF$_{1\alpha}$ 量与显色程度负相关。根据显色的程度,即可以从标准曲线上推算出待测样品中 6-keto-PGF$_{1\alpha}$ 含量。血浆 6-keto-PGF$_{1\alpha}$ 的水平能客观地反映血管内皮功能,有助于血管内皮损伤程度的了解和疗效评价。

(1)参考范围:(17.9 ± 7.2) pg/ml。

(2)临床意义:减低见于糖尿病、动脉粥样硬化、急性心肌梗死、心绞痛、肿瘤转移、脑血管病变及周围血管血栓形成等。

4. 凝血酶调节蛋白抗原(thrombomodulin antigen,TM:Ag)测定   TM 是蛋白 C 系统中激活蛋白 C 的主要成分。99% 以上表达于血管内皮细胞表面,并只有在 TM 去掉内皮跨膜区或内皮损伤后方进入血液。TM 的主要功能是抑制血液凝固。以抗人 TM 单克隆抗体或抗血清包被聚苯乙烯放免小杯,样品中的 TM 结合于包被的放免小杯上,加入 ^{125}I- 抗人 TM 单抗,根据结合的 ^{125}I 放射性强度计算出样品中的 TM 含量(TM:Ag)。

(1)参考范围

放射免疫法:血浆 TM:Ag 为 20~35μg/L。

(2)临床意义

TM:Ag 是血管内皮细胞损伤的标志物,增高见于 DM、DIC、TTP、SLE 等。

二、血小板活化的检测

1. 血小板相关免疫球蛋白(platelet associated immunoglobulin,PAIg)和血小板相关补体(platelet associated complement,PA-C)测定   血小板抗原 - 抗体系统主要包括同种和自身抗原 - 抗体,而这

里所述的相关抗体还包括血浆中各类免疫球蛋白和血小板内含有的免疫球蛋白在血小板表面和血小板总免疫球蛋白量上的反映。近来还可用流式细胞术(flow cytometry,FCM)和免疫荧光显微术测定,更为精确。

(1)参考范围

ELISA 法:PAIgG 为 0~78.8ng/10^7 血小板,PAIgM 为 0~7.0ng/10^7 血小板,PAIgA 为 0~2.0ng/10^7 血小板。

PA-C3 :(17.6 ± 8.6)ng/10^7 血小板,PA-C4 :(9.9 ± 6.2)ng/10^7 血小板。FCM 法:PAIgG 小于 10%。药物相关自身抗体和血小板抗 GPⅡb/Ⅲa 自身抗体均为阴性。

(2)临床意义

1)PAIg 增高:见于 ITP、恶性淋巴瘤、SLE、慢性淋巴细胞白血病、MM 等。

2)观察病情:经治疗后,ITP 患者的 PAIg 水平下降;复发后,则又可升高。

2. 血小板膜糖蛋白 GPⅡb/Ⅲa 自身抗体测定　用单克隆抗体特异性血小板抗原固化法、单克隆抗体抗原捕获法或 FCM 检测,判断标准都是与正常人对照,测定值超过均值加两个标准差为阳性。

(1)参考范围

血小板表面:阴性。

(2)临床意义:血小板膜糖蛋白 GPⅡb/Ⅲa 和 / 或 GPⅠb/Ⅸ阳性主要用于诊断 ITP,并可作为 ITP 疗效和预后的评价指标,且敏感性和特异性据报道都高于 PAIg 测定。

3. 血小板聚集试验(platelet aggregation test,PAgT)　血小板黏附于血管破损处或受活化物质作用激活后,暴露糖蛋白 GPⅡb/Ⅲa,在血浆 Ca^{2+} 的作用下,作为纤维蛋白原的受体与纤维蛋白原、纤连蛋白及某些其他黏附分子结合而聚集成团,形成血小板血栓起到临时止血的作用。

比浊法:在血小板聚集仪特定的连续搅拌条件下,在富含血小板血浆(platelet-rich plasma,PRP)中加入各种诱导剂,由于血小板发生聚集,PRP 悬液浊度随之下降,光电池将光浊度的变化转换为电信号的变化,并记录在记录纸上。通过分析血小板聚集曲线的最大聚集率(maximal aggregation ratio,MAR)、达到最大幅度的时间、达到 1/2 最大幅度时间、2min 的幅度、延迟时间、斜率参数判断血小板的聚集功能。

(1)参考范围:各实验室应建立自己的参考范围。

1)O'Brien 的参考区间

A. 浓度 $6 × 10^{-6}$mol/L 的 ADP 为诱导剂时血小板聚集的 MAR 为(35.2 ± 13.5)%。

B. 浓度 $4.5 × 10^{-5}$mol/L 的肾上腺素为诱导剂时可引起双相的聚集曲线,此时第一相血小板聚集的 MAR 为(20.3 ± 4.8)%。

2)中国医学科学院血液学研究所的参考区间以 MAR 表示

A. 11.2μmol/L ADP 为(70 ± 17)%。

B. 5.4μmol/L 肾上腺素为(65 ± 20)%。

C. 20mg/L 花生四烯酸为(69 ± 13)%。

D. 20mg/L 胶原为(60 ± 13)%。

E. 1.5g/L 瑞斯托霉素为(67 ± 9)%。

(2)临床意义

1)增高:反映血小板聚集功能增强。见于:①血栓前状态和血栓性疾病,如高血压、糖尿病、高脂血症、心肌梗死、心绞痛、脑血栓、静脉血栓、肺梗死、人工瓣膜、口服避孕药、晚期妊娠、雌激素治疗、抗原 - 抗体复合物反应等;②原发性和继发性 Raynaud 综合征;③吸烟、应激状态等也可导致血小板聚集的最大聚集率(maximal aggregation ratio,MAR)增高。

2)减低:反映血小板聚集功能减弱。见于:①血小板无力症、贮存池病(storage pool disease,SPD)、环氧化酶缺陷、珠蛋白生成障碍性贫血、Wiskott-Aldrich 综合征、巨球蛋白血症、PV、尿毒症、肝硬化、

MPN、ITP、vWD、急性白血病、May-Hegglin 异常、白化病、服用抗血小板药、低(无)纤维蛋白原血症、各种结缔组织病(如 Marfan 综合征)等;②阿司匹林、抗生素、消炎药、精神类药物等也可导致 MAR 降低。

4. 血小板 P- 选择素(P-selectin)测定　血小板表面 P- 选择素(P-selectin)来自血小板 α- 颗粒和血管内皮细胞,又称为血小板 α- 颗粒膜蛋白 -140(granular membrane protein-140,GMP-140),是一种细胞黏附蛋白,具有介导白细胞黏附至内皮细胞和活化的血小板表面的作用。血小板被激活后,P- 选择素进入血浆内或融合到血小板膜表面上,介导粒细胞和单核细胞在内皮细胞表面滚动以及粒细胞和单核细胞与血小板的黏附。P- 选择素浓度可反映体内血小板激活的程度。P- 选择素增高反映了病理状态下血小板被激活和破坏的程度,可用于评价某些免疫反应、药物、生物因素等对血小板的活化作用,还可以评价医用生物材料的血液相容性。

(1)参考范围

酶标法:血小板膜表面 P- 选择素含量为(780 ± 490)分子数 / 血小板;血浆中 P- 选择素为$(1.61 \pm 0.72) \times 10^{10}$分子数 /ml。

(2)临床意义:增高见于 AMI、动脉粥样硬化、心绞痛、糖尿病伴血管病变、深静脉血栓(DVT)、脑血管病变、SLE、TP、妊娠高血压综合征、DIC、ET、肾病综合征、恶性肿瘤等。

5. 血浆血栓烷 B_2(thromboxane B_2,TXB_2)测定　血小板激活后,膜磷脂花生四烯酸代谢亢进,生成血栓烷 A_2,后者极不稳定,很快转化为无生物活性的血栓烷 B_2(TXB_2)。TXB_2 较稳定,具有强烈的收缩血管和聚集、活化血小板的作用。少量血小板在体外活化可使血浆中 TXB_2 含量明显增高。因此,血浆 TXB_2 含量可反映花生四烯酸的代谢水平,进一步反映血小板是否被活化。血浆血栓烷 B_2 检测可采用放射免疫法:放射性标记的 TXB_2 和待测样品中的 TXB_2 与不足量的抗 TXB_2 抗体竞争性结合,根据与抗体结合的放射性的 TXB_2 量推算出待测样品中的 TXB_2 抗原的含量。

(1)参考范围:(127 ± 48)ng/L。

(2)临床意义

1)增高:见于糖尿病、肺梗死、动脉粥样硬化、急性心肌梗死、深静脉血栓、妊娠高血压综合征、高脂血症、恶性肿瘤等血栓性疾病和血栓前状态。

2)减低:见于先天性血小板花生四烯酸代谢障碍性疾病或服用阿司匹林等非甾体抗炎药后、环氧化酶或 TXA_2 合成酶缺乏症。

6. 血小板质膜 / 颗粒膜糖蛋白(glycoprotein,GP)测定　血小板质膜糖蛋白主要有 GPIb/IX/V 复合物、GPIIb/IIIa 复合物和 GPIIIa;血小板颗粒膜糖蛋白主要有 α- 颗粒膜糖蛋白(GPM-140)或 P- 选择素和溶酶体颗粒膜糖蛋白(CD63)等。这些糖蛋白多用 FCM 法测定。GP 利用特异的 GP 单克隆抗体与受检者血小板膜相应糖蛋白特异性结合后,通过放射免疫分析测定血小板膜相应 GP 的含量。而现在的临床检验室逐渐采用流式细胞术分析血小板膜糖蛋白的表达。本试验具有比较高的敏感性和特异性。

(1)参考范围

1)糖蛋白阳性血小板百分率(流式细胞术):GPIb(CD42b)、GPIIb(CD41)、GPIIIa(CD61)、GPV(CD42d)和 GPIX(CD42a)阳性血小板百分率>98%。

2)定量流式细胞分析

GPIIIa(CD61):$(4.1\sim6.5) \times 10^4$分子数 / 血小板;

GPIb(CD42b):$(2.7\sim4.9) \times 10^4$分子数 / 血小板;

GPIa(CD49b):$(2.2\sim7.8) \times 10^4$分子数 / 血小板。

(2)临床意义

1)增高:见于血栓性疾病和血栓前状态,如 AMI、高血压、外周动脉血管病变等,此时循环血小板被活化,可见 CD42b、CD42a、CD41a、CD61 和 CD62p 的阳性血小板百分率增高。

2)减低:见于遗传性血小板功能缺陷。①BSS:由于血小板质膜 GPIb/IX/V 复合物减少或缺乏,

CD42b、CD42a 的阳性血小板百分率减低或缺如;② GT:由于血小板质膜 GPⅡb/Ⅲa 复合物减少或缺乏,CD41a、CD61 的阳性血小板百分率减低或缺如;③ α- 颗粒缺陷症:由于 α- 颗粒膜缺陷,CD62p 的阳性血小板百分率减低或缺如。

三、凝血因子异常的检测

1. **血浆因子Ⅷ、Ⅸ、Ⅺ和Ⅻ促凝活性**(factor Ⅷ、Ⅸ、Ⅺ、Ⅻ procoagulant activity,FⅧ:C、FⅨ:C、FⅪ:C、FⅫ:C)测定 传统上将因子Ⅷ、Ⅸ、Ⅺ、Ⅻ归纳为内源性凝血因子,其中因子Ⅷ主要起辅因子作用,促进 FⅨa 活化因子 X。受检者血浆或稀释的正常人血浆分别与缺乏因子Ⅷ、Ⅸ、Ⅺ和Ⅻ的基质血浆混合,进行 APTT 测定。将待测血浆测定的结果与正常人混合血浆制成的相应标准曲线比较,分别计算出各自的 FⅧ:C、FⅨ:C、FⅪ:C 和 FⅫ:C 相当于健康人血浆凝血因子活性的百分率。

(1)参考范围

一期法:FⅧ:C 为 103.0%±25.7%;FⅨ:C 为 98.1%±30.4%;FⅪ:C 为 100.0%±18.4%;FⅫ:C 为 92.4%±20.7%。

(2)临床意义

1)增高:见于血栓前状态和血栓性疾病。主要见于高凝状态和血栓状态,尤其是静脉血栓形成、肾病综合征、口服避孕药、妊娠高血压综合征和某些恶性肿瘤(除肝脏肿瘤)。

2)减低:① FⅧ:C 减低:见于血友病 A(其中重型 ≤2%;中型 2%~5%;轻型 5%~25%;亚临床型 25%~45%)、vWD、血中存在因子Ⅷ抑制物所致获得性血友病、DIC 等;② FⅨ:C 减低见于血友病 B(其中重型 ≤2%;中型 2%~5%;轻型 5%~25%;亚临床型 25%~45%)、肝脏疾病、维生素 K 缺乏症、DIC、口服抗凝剂和出现Ⅸ因子抑制物等;③ FⅪ:C 减低:见于因子Ⅺ缺乏症、肝脏疾病、DIC 和存在Ⅺ因子抗体等;④ FⅫ:C 减低:见于先天性因子Ⅻ缺乏症、肝脏疾病、DIC 及部分血栓病患者。

2. **血浆因子Ⅱ、Ⅴ、Ⅶ和Ⅹ促凝活性**(factor Ⅱ、Ⅴ、Ⅶ、Ⅹ procoagulant activity,FⅡ:C、FⅤ:C、FⅦ:C、FⅩ:C)测定 因子Ⅱ、Ⅶ、Ⅹ属于维生素 K 依赖的因子,其特征是分子含有特殊的氨基酸残基,即 γ- 羟基谷氨酸,这种氨基酸残基可以和 Ca^{2+} 结合而发生因子结构上的改变,其目的在于与磷脂膜的结合,进而参与凝血过程。将受检者血稀释血浆分别与缺乏因子Ⅱ、Ⅴ、Ⅶ、Ⅹ基质血浆混合,做血浆凝血酶原时间测定。将受检者血浆测定的结果与正常人新鲜混合血浆做比较,分别计算出各自的 FⅡ:C、FⅤ:C、FⅦ:C 和 FⅩ:C 相当于健康人血浆凝血因子活性的百分率。

(1)参考范围

一期法:FⅡ:C 为 97.7%±16.7%;FⅤ:C 为 102.4%±30.9%;FⅦ:C 为 103.0%±17.3%;FⅩ:C 为 103.0%±19.0%。

(2)临床意义

1)增高:见于血栓前状态和血栓性疾病。主要见于高凝状态和血栓状态,尤其是静脉血栓形成、肾病综合征、口服避孕药、妊娠高血压综合征和某些恶性肿瘤(除肝脏肿瘤)。

2)减低:见于肝脏疾病、维生素 K 缺乏(因子Ⅴ:C 除外)、弥散性血管内凝血和口服抗凝剂等;也可见于先天性因子Ⅱ、Ⅴ、Ⅶ、Ⅹ缺乏症,但较少见。血循环中存在上述因子的抑制物。肝脏疾病最先和最多减少的是因子Ⅶ,其次中度减少的是因子Ⅱ、Ⅹ,最后和最少减少的是因子Ⅴ。另外淀粉样变性和异常蛋白血症时可表现出 Ⅹ:C 下降,而单纯的因子Ⅴ缺乏是很罕见的。

3. **血浆因子ⅩⅢ定性试验** 又称乏因子血浆纠正试验,凝血因子ⅩⅢ曾称为纤维蛋白稳定因子,是存在于血小板、血浆、单核细胞中的一种糖蛋白。活化的因子ⅩⅢ既可以使相邻的纤维蛋白共价交联形成不溶性的纤维蛋白多聚体,又可使 α$_2$- 纤溶酶抑制物、纤连蛋白、胶原等与纤维蛋白交联,从而形成稳固的纤维蛋白凝块。待测血浆在 Ca^{2+} 的作用下形成纤维蛋白单体聚合物凝块,经因子ⅩⅢa 作用后形成交联纤维蛋白,后者不溶于 5mol/L 尿素溶液。如果受检者血浆中缺乏因子ⅩⅢ则聚合物可溶于尿素溶液中。

（1）参考范围

凝块溶解法：若纤维蛋白凝块在24小时内，尤其在2小时内完全溶解，表示因子XIII缺乏。

（2）临床意义：减少见于肝脏疾病、系统性红斑狼疮、类风湿关节炎、淋巴瘤、转移性肝癌、恶性贫血、弥散性血管内凝血及原发性纤溶等。

4. 血浆凝血酶-抗凝血酶复合物（thrombin-antithrombin complex，TAT）测定　TAT是具有活性的复合物，它反映了体内有凝血酶的大量生成及与体内抗凝血酶的结合。在凝血过程中，凝血酶与抗凝血酶以1:1物质的量比结合形成无活性的TAT，从而调节凝血反应的强度，是反映凝血酶生成和活性增高的分子标志物。

ELISA法：用兔抗人凝血抗体包被于固相，加入待测样品（或标准品）后再加入辣根过氧化物酶标记的鼠抗人凝血酶抗体，后者与固相载体上的凝血酶-抗凝血酶复合物（TAT）结合，使底物显色，颜色深浅与TAT复合物含量呈正相关。血浆TAT浓度升高，表明凝血酶大量生成，AT被大量消耗，血液呈现高凝状态，血栓形成危险性增高。本试验是反映凝血酶活性的试验。TAT是凝血酶早期形成的敏感分子标志物，也是凝血酶激活的特征。TAT是一种敏感性与特异性较好的指标。

（1）参考范围：(2.55 ± 1.55)μg/L。

（2）临床意义

1）增高既可表现在DIC等血栓形成病变时，也出现在复合损伤、肝功能异常、败血症、先兆子痫和某些恶性疾病，如急性心肌梗死、深静脉血栓形成、不稳定型心绞痛、脑梗死、急性白血病等血栓前状态和血栓性疾病时均会升高。

2）抗凝及溶栓治疗的监测：如肝素或纤溶治疗有效后血浆TAT水平即下降，急性心肌梗死患者接受溶栓治疗后，若血浆TAT含量仍高于6μg/L，则提示可能再梗死。

四、病理性抗凝物质的检测

1. 凝血酶时间（TT）延长的甲苯胺蓝纠正试验　TT检测：受检血浆中加入"标准化"的凝血酶溶液，测定开始出现纤维蛋白丝所需要的时间为凝血酶时间。凝血酶时间纠正试验又称为甲苯胺蓝纠正试验。甲苯胺蓝呈碱性，有中和肝素的作用。在凝血酶时间延长的受检血浆中加入少量的甲苯胺蓝，若延长的凝血酶时间恢复或明显缩短，则表示受检血浆中肝素或类肝素样物质增多，否则为其他类抗凝物质或者是纤维蛋白原缺陷。

（1）参考范围

TT：(17 ± 1)s。超过正常对照3s以上者为异常。在TT延长的受检血浆中，加入甲苯胺蓝后，缩短5s以上，提示受检血浆中肝素或类肝素样物质增多。如果TT不缩短，提示延长的TT不是由肝素类物质所致。

（2）临床意义：血中类肝素物质增多见于严重肝病、DIC、肝叶切除等。

2. 血浆普通肝素（unfractionated heparin，uFH）定量测定　肝素与抗凝血酶结合形成1:1的复合物，该复合物主要灭活凝血酶和FXa。在正常情况下，抗凝血酶（AT）的抑制作用比较慢，而肝素可与AT结合成1:1的复合物使AT的精氨酸反应中心暴露，此反应中心与凝血酶、FXa的丝氨酸活性部位相作用，从而使激活的因子灭活，这样AT的抑制作用大大增强。在待测的血浆中加入过量的AT和FXa，uFH可与AT形成复合物并灭活FXa，剩余的FXa水解发色底物（s-2765），释放出发色基团——黄色的对硝基苯酚（pNA），颜色的深浅与血浆中uFH浓度呈负相关，可以从标准曲线求得待测血浆uFH浓度。

（1）参考范围：0.005~0.1U/ml（通常认为是0）。

（2）临床意义：肝素在临床上常用于抗凝治疗、防治血栓性疾病以及血液透析、体外循环的抗凝，需要对肝素的合理用量进行监测,肝素浓度维持在 0.2~0.4U/ml 时,可取得较好的疗效。在严重的肝病、肝叶切除、肝移植、流行性出血热、过敏性休克、系统性红斑狼疮等疾病可有类肝素抗凝物质增多。目前已发现某些肿瘤也可以分泌类肝素抗凝物质,如多发性骨髓瘤、肾上腺皮质肿瘤等。

3. 抗凝血因子Ⅹa 试验　在受检血浆中加入过量的 FⅩa,FⅩa 与血浆中的抗凝血酶 - 低分子量肝素(antithrombin complex-low molecular weight heparin,AT-LMWH)结合形成复合物,从而使 FⅩa 失去活性。血浆中剩余的 FⅩa 可使发色底物释出产色基因对硝基苯胺,产色的强度与低分子量肝素(LMWH)的浓度呈负相关,可从标准曲线上查得 LMWH 的浓度。

(1)参考范围

发色底物法:正常人血浆 LMWH 为 0。

(2)临床意义:用于预防血栓形成,LMWH 以 0.2~0.4U/ml 为宜;用于血栓病治疗,LMWH 以 0.4~0.7U/ml 为宜。若超过 0.8U/ml 则出血的危险性增加。

4. APTT 交叉试验　将正常血浆与受检血浆按 10∶0、9∶1、8∶2、5∶5、2∶8、1∶9、0∶10 混合,每份混合血浆进行 APTT 试验,制作各点混合样本 APTT 凝固时间图,并计算 8∶2 与 10∶0 的 APTT 凝固时间比值。

(1)参考范围:上述特定 APTT 比值 ≥ 1.2 为阳性。

(2)临床意义:检测样本阳性即为存在狼疮抗凝物可能,图形可作为不同类型狼疮抗凝物的分型依据。

五、纤溶活性异常的检测

1. 血浆硫酸鱼精蛋白副凝固试验(plasma protamine paracoagulation test,3P test)　3P 试验凝固法是指在凝血酶的作用下,纤维蛋白原释放出肽 A、B 后转变为纤维蛋白单体(FM),纤维蛋白在纤溶酶的作用下产生 FDP,FM 与 FDP 形成可溶性复合物,硫酸鱼精蛋白可使该复合物中的 FM 游离,FM 可自行聚合成肉眼可见的纤维状、絮状、胶状或胶冻状,它反映了 FDP 尤其是 FDP 碎片 X 的存在。该过程不需要加凝血酶而使血浆发生凝固,故称为副凝固,因此,本试验被称为血浆鱼精蛋白副凝固试验,是对纤溶简易的筛查试验。

(1)参考范围:阴性。

(2)临床意义

1)阳性见于弥散性血管内凝血(DIC)的早期或中期。但在大出血,如创伤、外科大手术、咯血时,或样本置于冰箱后可呈假阳性,严重感染(尤其是大叶性肺炎)、人工流产、败血症、恶性肿瘤等疾病时也可出现阳性。

2)阴性见于健康人以及弥散性血管内凝血(DIC)的晚期和原发性纤维蛋白溶解症。

3)原发性与继发性纤溶亢进鉴别:原发性纤溶亢进时,血浆中 FM 不增高,3P 试验阴性;继发性纤溶亢进时,血浆中 FM 明显增高,3P 试验可呈阳性。

2. 血浆组织型纤溶酶原激活剂活性(tissue type plasminogen activator activity,t-PA:A)测定　t-PA 是由血管内皮细胞合成的单链糖蛋白,广泛存在于各种组织和体液中。t-PA 可被纤溶酶、激肽释放酶或 FⅫa 激活。正常人体中存在单链和双链两种类型的 t-PA,一般认为双链 t-PA 的激活纤溶酶作用要强些。它们都以与纤维蛋白结合的形式来提高纤溶活性,将酪氨酸纤溶酶原精氨酸、缬氨酸处的肽链裂解,从而形成纤溶酶。t-PA 是反映纤溶活性的指标之一,但特异性较低。检查 t-PA 的方法较多,缺乏标准化和质量控制。采集标本前患者需休息 20 分钟以上;压脉带结扎不宜过紧,且时间不超过 1 分钟,以尽量减少人为因素对 t-PA 的影响。t-PA 释放具有昼夜节律性,上午最高,下午最低;在上午 8~10 时检查为宜。

(1)参考范围:300~600U/L。

(2)临床意义

1)增高表明纤溶活性亢进,见于原发性和继发性纤溶症,如 DIC。也见于应用纤溶酶原激活物类药物。

2)降低表示纤溶活性减弱,见于高凝状态和血栓性疾病。

3. **血浆纤溶酶原活性**(plasminogen activity,PLg:A)**测定**　PLg 主要在肝脏合成,肾脏细胞和某些肿瘤细胞亦能合成纤溶酶原,并可在内皮细胞和乳腺癌细胞表面表达。血浆纤溶酶原活性测定采用发色底物显色法:纤溶酶原在过量的链激酶(SK)作用下转变为纤溶酶,纤溶酶作用于发色底物S2251 的酰胺键,使发色底物释放出对硝基苯胺(pNA)而显色,颜色的深浅与纤溶酶的量呈正相关,通过计算求出血浆中 PLg 活性。

(1)参考范围:$(85.55 \pm 27.83)\%$。

(2)临床意义

1)增高表示纤溶活性减低,见于血栓前状态和血栓性疾病。

2)减低表示纤溶活性增高,常见于纤溶酶原激活物活性增强的情况,如原发性和继发性纤溶亢进、溶栓后治疗、大手术后、重症肝炎、肝硬化、肝叶切除术、门静脉高压、前置胎盘、肿瘤扩散、严重感染等,也可见于先天性纤溶酶缺乏症。

4. **血浆 α_2- 抗纤溶酶活性**(α_2-antiplasmin activity,α_2-AP:A)**测定**　α_2- 抗纤溶酶又称 α_2- 纤溶酶抑制物,是一种由肝脏合成的糖蛋白。α_2-AP 是体内特异的有抑制活性的丝氨酸蛋白酶,可与纤溶酶以 1:1 的形式结合并使其灭活。发色底物法:在待测标本中加入过量的纤溶酶,血浆中的 α_2- 抗纤溶酶就能和纤溶酶形成复合物,剩余的纤溶酶可水解发色底物,释放出显色基团对硝基苯胺(pNA),显色的深浅与 α_2-AP 的活性呈负相关。

(1)参考范围

α_2-AP:A 为$(100 \pm 20)\%$。

(2)临床意义

1)增高常见于静脉和动脉血栓形成、恶性肿瘤、分娩后等。

2)减低常见于肝病、DIC、手术后、先天性 α_2-AP 缺乏症。

5. **血浆纤溶酶 - 抗纤溶酶复合物**(plasmin-antiplasmin complex,PAP)**测定**　纤溶酶原被激活形成纤溶酶,后者与 α_2- 抗纤溶酶以 1:1 物质的量比形成 PAP,使纤溶酶灭活,调节纤溶活性。是反映体内纤溶激活和纤溶活性的一个指标。ELISA 法:将受检血浆加入已包被有抗纤溶酶原抗体的酶标反应板中,血浆中纤溶酶原和纤溶酶 -α_2- 抗纤溶酶复合物中的纤溶酶原部分与包被抗体结合于固相载体上。加入过氧化物标记的 α_2- 抗纤溶酶抗体,它只与已经结合在包被抗体上的 PAP 中的 α_2- 抗纤溶酶部分结合。加底物显色后,其颜色深浅与 PAP 含量呈正相关。

(1)参考范围:(0.41 ± 0.29) mg/L。

(2)临床意义

1)增高提示纤溶酶的生成和纤溶活性的减弱。见于急性心肌梗死、肺梗死、脑血栓形成、深静脉血栓形成、肾病综合征等血栓前状态和血栓性疾病。

2)血浆 PAP 水平的增高与弥散性血管内凝血(DIC)发展平行,它也可与 FPA、F1+2 和 TAT 同时检测作为 DIC 早期诊断的重要依据。

3)在链激酶、尿激酶和 t-PA 溶栓治疗时,血浆 PAP 也会升高,因此,血浆 PAP 的检测可用于溶栓治疗的监测。

六、血栓形成的其他常用检测

1. **血浆抗凝血酶活性**(antithrombin activity,AT:A)**测定**　抗凝血酶(AT)是目前已明确的体内最重要的生理性抗凝物质,主要在肝脏合成。AT 活性大约占血浆总抗凝血酶活性的 50%~70%,当 AT 与肝素结合后能迅速灭活凝血酶(FⅡa)、FⅩa、FⅦa、FⅨa、FⅪa、FⅫa 等;当 AT 活性缺陷或降低时,可导致凝血活性增强,易形成静脉血栓。AT 是抗凝血酶替代疗法的首选监测指标。肝素对 AT 影响较大,因此,检查 AT 抗原时应停用肝素 2 周以上。在抗凝治疗过程中,如果怀疑为肝素治疗抵抗,可检查 AT 以明确诊断。

(1)参考范围

发色底物法:活性(AT:A)80.0%~120.0%;免疫分析法:AT 抗原浓度(AT:Ag)0.19~0.31g/L。

(2)临床意义

1)遗传性 AT 缺乏:①交叉反应物质阴性型(CRM⁻),即抗原与活性均下降;② CRM⁺ 型,抗原正常、活性下降。遗传性 AT 缺乏是一种常染色体显性遗传性疾病,多在 10~25 岁发病,患者常在手术、创伤、感染、妊娠或产后发生静脉血栓,并可在多处反复发生血栓。其共同表现是对肝素的亲和力降低,从而对丝氨酸蛋白酶的灭活能力明显减弱。

2)获得性 AT 缺乏:合成降低见于肝硬化、重症肝炎、肝晚期等,常与疾病严重程度相关,可伴有血栓形成;丢失增加见于肾病综合征;消耗增加见于血栓前期和血栓性疾病,如心绞痛、心肌梗死、脑血管疾病、DIC、外科手术后、深部静脉血栓、肺梗死、妊娠高血压综合征等。

3)AT 活性增高:见于血友病、白血病和再生障碍性贫血等疾病的急性出血期,以及口服抗凝药治疗过程中。

2. 血浆蛋白 C 活性(protein C activity,PC:A)测定　蛋白 C 被血管内皮表面的凝血酶与凝血酶调节蛋白复合物恰当地切下重链 N 端 12 个氨基酸的小肽,称作蛋白 C 活化肽,从而形成活化的蛋白 C,后者具有水解凝血因子 Ⅴa 和Ⅷa 的作用。发色底物法:以蛇毒中提取的蛋白 C 特异激活物 protac 作为蛋白 C 的激活剂,在待测血浆中加入 protac,PC 即会转化为活化蛋白 C(APC),作用于特异性发色底物 S2366,裂解出发色基团——黄色的对硝基苯胺(pNA),pNA 在 405nm 波长有最大吸收峰,其显色深浅与 pNA 量相关,且与 PC 活性呈线性正相关。

(1)参考范围

发色底物法:70%~140%。

(2)临床意义

1)增加:可见于冠心病、糖尿病、肾病综合征、妊娠后期及炎症等,常呈代偿性增加。

2)减低:可见于遗传性 PC 缺陷,纯合子型患者血浆 PC 水平接近 0 或小于 20%,杂合子患者血浆 PC 水平低于健康人的 50%,患者易出现反复性的静脉血栓形成,尤其见于年轻人。获得性 PC 缺乏可见于肝脏疾病,如急性肝炎、慢性活动性肝炎、肝硬化、弥散性血管内凝血、维生素 K 缺乏症。由于外伤、手术后、脓血症所致的急性呼吸窘迫综合征或口服双香豆素类抗凝剂等,PC 常减低。

3. 活化蛋白 C 抵抗(resistance to activated protein C,APCR)试验　在凝血因子 Ⅴa 和Ⅷa 参与凝固过程中,若向检测样本加入蛋白 C 和蛋白 C 活化剂,则凝固时间应该延长,若样本凝固时间延长不明显,则说明发生活化蛋白 C 抵抗。APCR 试验主要用于筛查可能导致 APCR 的因素,辅助深静脉血栓的诊断。

(1)参考范围

血浆凝固法:APCR 试验一般以活化蛋白 C 敏感度比值(APC-SR)表示,即通过比较加 APC(APTT+APC)和不加 APC 的 APTT 比值来表示。将被检标本与对照血浆的 APC-SR 相除,可得标准化 APC-R(n-APC-SR)。n-APC-SR 误差更小。APC-SR>2.0,n-APC-SR>0.84。

(2)临床意义:APC-SR 或 n-APC-SR 异常即表明存在 APCR。造成 APCR 的原因可能是:① FⅤa 和 FⅧa 结构异常而不被 APC 灭活;②存在 APC 的抗体或抑制物;③蛋白 S 缺乏。

4. 血浆蛋白 S 活性(protein S activity,PS:A)测定　蛋白 S 的抗凝作用主要以辅助 APC 活性来实现。蛋白 S 抗原(protein S antigen,PS:Ag)检测采用 Laurell 免疫火箭电泳法,PS:Ag 检测同因子

Ⅷ:Ag 的检测。血浆总 PS(TPS)包括游离 PS(FPS)和与补体 C4 结合蛋白结合的 PS(C4bp-PS)。在血浆中加入一定量聚乙二醇 6 000 可将 C4bp-PS 沉淀,FPS 游离于上清液中。用免疫火箭电泳法分别测定血浆和聚乙二醇沉淀上清液中的 FPS,即可求得 TPS:Ag 和 FPS:Ag 的含量。PS 作为 PC 的辅因子,对因子 Ⅴa、Ⅷa 有加速灭活的作用,PS 缺陷的患者易出现血液高凝状态,发生血栓栓塞症的风险增加,尤其是青年人。

(1)参考范围

PS 活性(PS:A):65%~140%(凝固法);总蛋白 S(TPS):70%~140%;游离 PS(FPS)含量:70%~140%。

(2)临床意义

1)遗传性 PS 缺陷Ⅰ型患者 TPS、FPS 和 PS:A 均减低;Ⅱa 型患者 TPS:Ag 正常,但 FPS:Ag 和 FPS:A 均减低;Ⅱb 型患者 TPS:Ag 和 FPS:Ag 正常,但 FPS:A 减低。

2)获得性 PS 缺陷见于肝脏疾病,如急性肝炎、慢性活动性肝炎、肝硬化及维生素 K 缺乏症、急性呼吸窘迫综合征等患者,PS 可明显降低。口服抗凝药、口服避孕药、妊娠和新生儿 PS 降低。

5. 狼疮抗凝物测定 狼疮抗凝物(lupus anticoagulant,LA)因最初发现于系统性红斑狼疮(SLE)患者而得名。狼疮抗凝物是一组抗磷脂或磷脂与蛋白复合物的抗体,存在于多种自身免疫病患者的血液中。狼疮抗凝物测定是一种改良 Russell 蝰蛇毒稀释试验。包括:① Lupo 试验Ⅱ:即当蝰蛇毒试验延长时,加入正常血浆后,蝰蛇毒时间仍延长,提示被检血浆中存在狼疮抗凝物质;② Lucor 试验:内含过量脑磷脂以中和狼疮抗凝物质,从而使凝固时间缩短或正常。LA 是凝血因子正常的 APTT 延长患者的筛查或确诊试验。LA 可以干扰依赖磷脂的凝血或抗凝血反应,使体外测定 PT、APTT 延长,但不发生出血。LA 与磷脂蛋白的复合物可干扰血栓调节蛋白(TM)与凝血酶结合而抑制 PC 系统活化,使 APC 灭活 FⅤa 和 FⅧa 发生障碍而导致血液高凝状态;故 LA 阳性的患者易出现血栓并发症。

(1)参考范围

凝固法:Lupo 试验Ⅱ为 31~44s;Lucor 试验为 30~38s;Lupo 试验Ⅱ/Lucor 试验比值为 1.0~1.2。

(2)临床意义:本试验阳性见于有狼疮抗凝物质存在的患者,如 SLE、自发性流产、病毒感染、MPN 和某些血栓性疾病。

6. 抗心磷脂抗体(anticardiolipin antibody,ACA)测定 ACA 是抗磷脂抗体(antiphospholipid antibody,APA)中的一种主要抗体,它的靶抗原主要是血浆中的磷脂结合蛋白。APA 与内皮细胞、血小板膜磷脂结合,引起血管壁受损和血小板活化等,促进血栓形成。

(1)参考范围

ELISA 法:阴性。

(2)临床意义:阳性见于原发性抗磷脂抗体综合征(anti-phospholipid antibody syndrome,APS),如动/静脉血栓、免疫性溶血等;继发性 APS,如 SLE、类风湿关节炎、免疫性血小板减少等。

7. 全血黏度测定 全血黏度是反映血液黏滞程度的一项重要指标,全血的黏度是随切变率的变化而变化的。根据切变率的不同,一般将其分为高、中、低切全血黏度。高切变率下的全血黏度反映红细胞的变形性,低切变率下的全血黏度反映红细胞的聚集性,中切变率是过渡点,临床意义不十分明显。全血黏度主要通过黏度计测定。全血黏度升高,可能提示患者呈高黏滞综合征或高凝状态。

(1)参考范围

切变率为 230/s:男:4.53±0.46,女:4.22±0.41。

切变率为 11.5/s:男:9.31±1.48,女:8.37±1.22。

(2)临床意义

1)增高:①生理因素:血液黏度有昼夜节律性变化,上午 11 时及晚 8 时血黏度较高,女性月经期、妊娠期会影响血液黏度。②多个因素改变引起的全血黏度增高,见于冠心病、心肌梗死、高血压病、脑血栓病、恶性肿瘤、糖尿病、白血病等。③血细胞比容增高所致血液黏度增高,见于真性红细胞增多症、慢性阻塞性肺病、氧亲和力异常的血红蛋白病、某些恶性肿瘤(如肾脏肿瘤)、大面积烧伤等。④血浆蛋白异常所致的血液黏度增高,见于巨球蛋白血症、某些结缔组织病、多发性骨髓瘤等。⑤红细胞膜结构、形状及内含血红蛋白的异常所致的血液黏度增高,见于遗传性红细胞增多症、遗传性椭圆形红细胞增多症、不稳定血红蛋白病、镰状细胞性贫血等。

2)减低:各种贫血及失血,如缺铁性贫血、巨幼细胞贫血、再生障碍性贫血等可致血液黏度降低。

8. 血浆黏度测定　毛细管黏度计是遵循泊肃叶定律设计的,由倒 L 形的毛细管、温浴缸、计时装置三大部分组成。通过分别测量一定量的血浆和已知黏度一定量的生理盐水流过毛细管所需时间,按下式计算血浆黏度,即为比黏度。

$$\eta_b = T_b / T_w \times \eta_w$$

式中:η_b 为待检血浆黏度;T_b 为血浆流过时间;η_w 为生理盐水黏度;T_w 为生理盐水流过时间。

(1)参考范围

多用毛细管黏度计测定:1.28~1.64。

(2)临床意义

1)血浆黏度增高:见于所有引起血浆蛋白质异常增高的疾病,如巨球蛋白增多型、纤维蛋白原增多型、血脂增多型、球蛋白增多型、核酸增多型以及遗传性球形红细胞增多症、缺血性心脑血管病等。

2)血浆黏度降低:见于各种贫血和低蛋白血症。

本章小结

1. **一期止血障碍**　是指血小板和血管壁异常所致的止血障碍,常用出血时间(BT)、血小板计数(PLT)作为筛选试验。

2. **二期止血障碍**　是指凝血和抗凝血异常所致的止血障碍,常用活化的部分凝血活酶时间(APTT)、血浆凝血酶原时间(PT)作为筛选试验。

3. **纤溶活性筛查试验**　是指纤维蛋白(原)和某些凝血因子被纤溶酶降解所引起的出凝血异常,可选用纤维蛋白(原)降解产物(FDPs)和血浆 D-二聚体(D-D)作为筛选试验。

4. **出凝血异常的确诊试验**　主要有血管壁损伤的检测、血小板活化的检测、凝血因子异常的检测、病理性抗凝物质的检测、纤溶活性异常的检测、血栓形成的检测。

思考题

1. 各期止血筛查相关试验有哪些?其原理分别是什么?

2. 各期筛查试验的临床应用包括哪些?

3. 纤溶活性异常的检测包括哪些项目?

4. 出凝血异常的确诊试验主要包括哪些方面?

（彭　军）

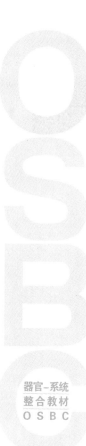

第五篇
血液肿瘤疾病

第二十二章
血液肿瘤疾病总论

一、定义

血液肿瘤是指发生于造血系统、造血组织和造血器官的一组血液肿瘤性疾病,多为造血干细胞恶性克隆性疾病,是血液系统疾病中恶性血液病的统称。

常见血液系统恶性肿瘤主要包括急慢性白血病、骨髓增生异常综合征、淋巴瘤、浆细胞肿瘤、骨髓增殖性肿瘤等恶性血液疾病。

2016 版造血与淋巴组织肿瘤 WHO 分类如下。

(一)骨髓增殖性肿瘤

慢性粒细胞白血病,*BCR-ABL1* 阳性

慢性中性粒细胞白血病

真性红细胞增多症

原发性骨髓纤维化

   原发性骨髓纤维化,纤维化前 / 早期

   原发性骨髓纤维化,明显纤维化期

特发性血小板增多症

慢性嗜酸性粒细胞白血病,非特指型

骨髓增殖性肿瘤,无法分类

(二)肥大细胞增多症

皮肤肥大细胞增多症(CM)

系统性肥大细胞增多症

   惰性系统性肥大细胞增多症(ISM)*

   冒烟性系统性肥大细胞增多症(SSM)*

   系统性肥大细胞增多症伴相关血液学肿瘤(SM-AHN)*

   侵袭性系统性肥大细胞增多症(ASM)*

     肥大细胞白血病(MCL)

     肥大细胞肉瘤(MCS)

(三)伴嗜酸性粒细胞增多和 PDGFRA,PDGFRB 或 FGFR1 异常,或伴 PCM1-JAK2 的髓系或淋系肿瘤

   伴 *PDGFRA* 重排的髓系或淋系肿瘤

   伴 *PDGFRB* 重排的髓系或淋系肿瘤

   伴 *FGFR1* 重排的髓系或淋系肿瘤

   临时病种:伴 PCM1-JAK2 的髓系或淋系肿瘤

（四）骨髓增生异常 / 骨髓增殖性肿瘤（MDS/MPN）

慢性粒 - 单核细胞白血病

不典型慢性粒细胞白血病，*BCR-ABL1* 阴性

幼年型粒 - 单核细胞白血病

伴环形铁粒幼细胞和血小板增多的骨髓增生异常 / 骨髓增殖性肿瘤（MDS/MPN-RS-T）

骨髓增生异常 / 骨髓增殖性肿瘤，无法分类

（五）骨髓增生异常综合征（MDS）

伴单系病态造血的 MDS

伴环形铁粒幼细胞的 MDS

伴环形铁粒幼细胞和单系病态造血的 MDS

伴环形铁粒幼细胞和多系病态造血的 MDS

伴多系病态造血的 MDS

伴原始细胞过多的 MDS

伴孤立 del（5q）的 MDS

　MDS，不能分类

临时病种：儿童期难治性血细胞减少症

（六）伴胚系素因的髓系肿瘤

事先无疾病或器官功能障碍的伴胚系素因的髓系肿瘤

伴胚系 *CEBPA* 突变的 AML

伴胚系 *DDX41* 突变的髓系肿瘤 *

髓系肿瘤与生殖倾向和预先存在的血小板紊乱

伴胚系 *RUNX1* 突变的髓系肿瘤 *

伴胚系 *ANKRD26* 突变的髓系肿瘤 *

伴胚系 *ETV6* 突变的髓系肿瘤 *

伴胚系素因和其他器官功能障碍的髓系肿瘤

伴胚系 *GATA2* 突变的髓系肿瘤

骨髓衰竭综合征相关的髓系肿瘤

端粒生物学紊乱相关的髓系肿瘤

神经纤维瘤病、努南综合征或努南综合征样疾病相关的幼年型粒 - 单核细胞白血病

唐氏综合征相关的髓系肿瘤 *

（七）急性髓系白血病和相关肿瘤

伴重现性遗传学异常急性骨髓系白血病

　AML 伴 t（8 ;21）（q22 ;q22.1）;*RUNX1-RUNX1T1*

　AML 伴 inv（16）（p13.1q22）或 t（16 ;16）（p13.1 ;q22）;*CBFB-MYH11*

　APL 伴 *PML-RARA*

　AML 伴 t（9 ;11）（p21.3 ;q23.3）;MLLT3-KMT2A

　AML 伴 t（6 ;9）（p23 ;q34.1）;*DEK-NUP214*

　AML 伴 inv（3）（q21.3q26.2）或 t（3 ;3）（q21.3 ;q26.2）;*GATA2,MECOM*

　AML（原始巨核细胞性）伴 t（1 ;22）（p13.3 ;q13.3）;*RBM15-MKL1*

临时病种：AML 伴 *BCR-ABL1*

　AML 伴突变的 *NPM1*

　AML 伴 *CEBPA* 等位基因突变

临时病种：AML 伴 *RUNX1* 突变

伴骨髓增生异常相关改变急性髓系白血病

治疗相关髓系肿瘤

急性髓系白血病,NOS

　　AML 微分化型

　　AML 不伴成熟型

　　AML 伴成熟型

急性粒 - 单核细胞白血病

急性原单核细胞 / 单核细胞白血病

纯红系白血病

急性原巨核细胞白血病

急性嗜碱性粒细胞白血病

急性全髓增殖伴骨髓纤维化

髓系肉瘤

唐氏综合征相关髓系增殖

暂时异常的髓系造血

唐氏综合征相关髓系白血病

(八) 系列未明急性白血病

急性未分化型白血病

混合表型急性白血病伴 t(9 ;22) (q34.1 ;q11.2);*BCR-ABL1*

混合表型急性白血病伴 t(v;11q23.3);*MLL* 重排

混合表型急性白血病,B/ 髓系,NOS

混合表型急性白血病,T/ 髓系,NOS

(九) B 原始淋巴细胞白血病 / 淋巴瘤

　　B 原始淋巴细胞白血病 / 淋巴瘤,NOS

　　B 原始淋巴细胞白血病 / 淋巴瘤伴重现性遗传学异常

　　B 原始淋巴细胞白血病 / 淋巴瘤伴 t(9 ;22) (q34.1 ;q11.2);*BCR-ABL1*

　　B 原始淋巴细胞白血病 / 淋巴瘤伴 t(v;11q23.3);*KMT2A* 重排

　　B 原始淋巴细胞白血病 / 淋巴瘤伴 t(12 ;21) (p13.2 ;q22.1);*ETV6-RUNX1*

　　B 原始淋巴细胞白血病 / 淋巴瘤伴超二倍体

　　B 原始淋巴细胞白血病 / 淋巴瘤伴低二倍体

　　B 原始淋巴细胞白血病 / 淋巴瘤伴 t(5 ;14) (q31.1 ;q32.3);*IL3-IGH*

　　B 原始淋巴细胞白血病 / 淋巴瘤伴 t(1 ;19) (q23 ;p13.3);*TCF3-PBX1*

临时病种:B 原始淋巴细胞白血病 / 淋巴瘤,BCR-ABL1 样

临时病种:B 原始淋巴细胞白血病 / 淋巴瘤伴 iAMP21

(十) T 原始淋巴细胞病 / 淋巴瘤

临时病种:早期 T 细胞前体原始淋巴细胞白血病

临时病种:自然杀伤(NK)细胞原始淋巴细胞白血病 / 淋巴瘤

(十一) 成熟 B 细胞肿瘤

慢性淋巴细胞白血病 / 小淋巴细胞淋巴瘤

单克隆 B 细胞淋巴细胞增多症 *

　　B 细胞幼淋巴细胞白血病

脾边缘区淋巴瘤

多毛细胞白血病

脾 B 细胞淋巴瘤 / 白血病,不能分类型

脾弥漫性红髓小 B 细胞淋巴瘤

多毛细胞白血病变异型

淋巴浆细胞淋巴瘤

Waldenstrôm 巨球蛋白血症

意义不明的单克隆丙种球蛋白病(MGUS),IgM 型 *

   μ 重链病

   γ 重链病

   α 重链病

意义不明的单克隆丙种球蛋白病(MGUS),IgG/A 型 *

浆细胞骨髓瘤

骨孤立性浆细胞瘤

骨外浆细胞瘤

单克隆免疫球蛋白沉积病 *

结外边缘区黏膜相关淋巴组织淋巴瘤(MALT 淋巴瘤)

结内边缘区淋巴瘤

儿童结内边缘区淋巴瘤

滤泡性淋巴瘤

原位滤泡肿瘤 *

十二指肠型滤泡性淋巴瘤 *

儿童型滤泡性淋巴瘤 *

临时病种: 大 B 细胞淋巴瘤伴 IRF4 重排 *

原发性皮肤滤泡中心淋巴瘤

套细胞淋巴瘤

原位套细胞肿瘤 *

弥漫性大 B 细胞淋巴瘤(DLBCL),NOS

生发中心 B 细胞型 *

   活化 B 细胞型 *

富 T 细胞 / 组织细胞大 B 细胞淋巴瘤

原发性中枢神经系统 DLBCL

原发性皮肤 DLBCL,腿型

   EBV+DLBCL,NOS*

临时病种:EBV+ 黏膜皮肤溃疡 *

慢性炎症相关 DLBCL

淋巴瘤样肉芽肿病

原发性纵隔(胸腺)大 B 细胞淋巴瘤

血管内大 B 细胞淋巴瘤

   ALK 阳性的大 B 细胞淋巴瘤

原浆细胞淋巴瘤

原发性渗出性淋巴瘤

临时病种:HHV8+DLBCL,NOS*

   Burkitt 淋巴瘤

临时病种:Burkitt 样淋巴瘤伴 11q 异常 *

高度恶性 B 细胞淋巴瘤,伴 *MYC* 和 *BCL-2* 和 / 或 *BCL-6* 重排 *

高度恶性 B 细胞淋巴瘤,NOS*

　B 细胞淋巴瘤,不能分类,特征介于 DLBCL 和经典霍奇金淋巴瘤之间

(十二) 成熟 T 细胞和 NK 细胞肿瘤

T 细胞幼淋巴细胞白血病

T 细胞大颗粒淋巴细胞白血病

临时病种:NK 细胞慢性淋巴增殖性疾病

侵袭性 NK 细胞白血病

儿童系统性 EBV+T 细胞淋巴瘤 *

种痘水疱病样淋巴增殖性疾病 *

成人 T 细胞白血病 / 淋巴瘤

结外 NK/T 细胞淋巴瘤,鼻型

肠病相关 T 细胞淋巴瘤

单形性嗜上皮性肠道 T 细胞淋巴瘤 *

临时病种: 胃肠道惰性 T 细胞淋巴增殖性疾病 *

肝脾 T 细胞淋巴瘤

皮下脂膜炎样 T 细胞淋巴瘤

蕈样肉芽肿

塞扎里综合征

原发性皮肤 CD30$^+$T 细胞淋巴增殖性疾病

淋巴瘤样丘疹病

原发性皮肤间变性大细胞淋巴瘤

原发性皮肤 γδT 细胞淋巴瘤

临时病种: 原发性皮肤 CD8$^+$ 侵袭性嗜表皮性细胞毒性 T 细胞淋巴瘤

临时病种: 原发性皮肤肢端 CD8$^+$T 细胞淋巴瘤 *

临时病种: 原发性皮肤 CD4 阳性 + 小 / 中等大小 T 细胞淋巴增殖性疾病 *

外周 T 细胞淋巴瘤,NOS

血管免疫母细胞 T 细胞淋巴瘤

临时病种: 滤泡 T 细胞淋巴瘤 *

结内外周 T 细胞淋巴瘤伴 Tfh 表型 *

间变性大细胞淋巴瘤,ALK+

间变性大细胞淋巴瘤,ALK–*

临时病种: 乳房植入物相关间变性大细胞淋巴瘤 *

(十三) 霍奇金淋巴瘤

结节性淋巴细胞为主型霍奇金淋巴瘤

经典霍奇金淋巴瘤

结节硬化型经典霍奇金淋巴瘤

富淋巴细胞型经典霍奇金淋巴瘤

混合细胞型经典霍奇金淋巴瘤

淋巴细胞消减型经典霍奇金淋巴瘤

(十四) 移植后淋巴增殖性疾病(PTLD)

浆细胞增生性 PTLD

传染性单核细胞增多症样 PTLD

鲜红滤泡增生性 PTLD*

多形性 PTLD

单形性 PTLD（B 和 T/NK 细胞类型）

经典霍奇金淋巴瘤 PTLD

（十五）组织细胞和树突状细胞肿瘤

组织细胞肉瘤

朗格汉斯细胞组织细胞增生症

朗格汉斯细胞肉瘤

不确定的树突状细胞肿瘤

指突状树突状细胞肉瘤

滤泡树突状细胞肉瘤

成纤维细胞网状细胞瘤

播散性幼年黄色肉芽肿

　Erdheim-Chester 病 *

注：与 2008 年分类不同者以 * 表示。

二、常见血液肿瘤

（一）白血病（leukemia）

白血病是起源于造血干细胞的恶性克隆性疾病，系造血干细胞或祖细胞克隆突变引起的造血系统恶性肿瘤，主要表现为异常白细胞及其幼稚细胞增殖失控、分化障碍、凋亡受阻，在骨髓或其他造血组织中异常增生并浸润至肝、脾、淋巴结等各组织，使正常造血功能受抑制并产生相应的临床症状。白血病常根据受累的细胞系分为髓细胞性白血病和淋巴细胞白血病两大类，又根据其受累细胞的分化程度和自然病程分为急性白血病和慢性白血病，如急性髓系白血病（acute myelogenous leukemia，AML）和急性淋巴细胞白血病（acute lymphoblastic leukemia，ALL），慢性髓系白血病（chronic myelogenous leukemia，CML）和慢性淋巴细胞白血病（chronic lymphocytic leukemia，CLL）等。此外，还有一些少见类型的白血病，如毛细胞白血病（hairy cell leukemia，HCL）和浆细胞白血病（plasma cell leukemia，PCL）等。

（二）骨髓增生异常综合征（myelodysplastic syndrome，MDS）

是起源于造血干/祖细胞的一组高度异质性克隆性疾病，以骨髓出现一系或多系病态造血、外周血一系或三系细胞减少、临床治疗效果差和向急性髓细胞性白血病转化为特征。

（三）淋巴瘤（lymphoma）

是一组淋巴细胞恶性增生的高度异质性肿瘤，属于造血系统和免疫系统的恶性肿瘤，起源于淋巴结和淋巴组织中的 B、T、NK 细胞，主要分为霍奇金淋巴瘤（Hodgkin lymphoma，HL）和非霍奇金淋巴瘤（non-Hodgkin lymphoma，NHL）两大类。临床以无痛性、进行性淋巴结肿大为特征，常伴有发热、消瘦和盗汗等全身症状，晚期可累及骨髓发展为淋巴瘤细胞白血病。

（四）浆细胞肿瘤

是一组克隆性浆细胞或浆细胞样淋巴细胞增生性疾病，以血清或尿液中出现大量单克隆免疫球蛋白为共同特征的肿瘤，主要包括多发性骨髓瘤（multiple myeloma，MM）、孤立性骨浆细胞瘤和髓外浆细胞瘤、Waldenstrôm 巨球蛋白血症（Waldenstrôm macroglobulinemia，WM）和 POEMS 综合征。

（五）骨髓增殖性肿瘤（myeloproliferative neoplasm，MPN）

骨髓增殖性肿瘤是造血干细胞克隆性增殖所引起的一组肿瘤性疾病，为骨髓中一系或多系造血细胞持续性异常增殖或伴胶原纤维明显增生，以红细胞、白细胞、血小板数量的单独升高或同时升高且伴质的异常为特征,临床常有肝、脾、淋巴结肿大、血栓形成和出血倾向。主要包括真性红细胞增多症(polycythemia vera,PV)、原发性血小板增多症(essential thrombocytosis,ET)和原发性骨髓纤维化(primary myelofibrosis,PMF)。

三、临床表现

(一) 正常血细胞减少的临床表现

1. **发热**　由于白细胞数量减少和/或功能缺陷易合并感染,突出表现为发热或畏寒,常见感染部位为口咽部、呼吸道、消化道、泌尿生殖系统和血流感染。常见感染源为细菌,也可为真菌和病毒。

2. **出血**　血小板数量、质量异常和凝血因子的减少是引起出血的主要原因。出血可见于全身各部位,多以自发性、广泛性出血为特点,皮肤黏膜出血最常见,表现为皮肤出血点、紫癜或瘀斑,或牙龈出血、鼻出血,女性可为月经过多等,亦可表现为消化道、呼吸道或泌尿系统出血。凝血机制障碍者主要表现为外伤后出血不止、关节腔出血或深部肌肉血肿。特殊部位出血如眼底出血和颅内出血。

3. **贫血**　由于骨髓红细胞生成受抑或失血等因素,贫血是血液肿瘤患者的最常见症状,常见为皮肤黏膜苍白、心慌、气促、头晕、眼花、耳鸣、腹胀、腹泻等重要组织、脏器缺氧等一系列表现。

(二) 血液肿瘤浸润的临床表现

为血液肿瘤疾病的特征性表现,最常见的浸润部位依次为骨髓、肝、脾、淋巴结等造血组织,多表现为自发性骨痛或骨髓压痛(尤其是胸骨),出现肝、脾、淋巴结肿大等。其他较常见的浸润部位有中枢神经系统、皮肤黏膜、呼吸系统、消化系统、循环系统、骨骼系统、免疫和生殖内分泌系统。

四、诊断

(一) 病史询问和体格检查

血液肿瘤疾病的诊断首先要依靠详细询问现病史、既往史、家族遗传史、危险因素暴露史和详细的体格检查获得重要线索和临床资料。如发热、出汗、消瘦伴颈部淋巴结无痛性肿大应考虑淋巴瘤;胸骨压痛一般是白血病的特有体征,巨大脾脏伴白细胞明显增高多见于慢性粒细胞白血病,舌体肥大则多见于多发性骨髓瘤的淀粉样变。

(二) 实验室检查

有目的地进行实验室检查往往是诊断血液肿瘤疾病的重要依据。常用的实验室检查分为血液学常规检查、骨髓形态学和骨髓病理学检查、免疫学检查、组织病理学检查、影像学检查、细胞遗传学检查和分子生物学等与血液肿瘤疾病相关的发病机制和预后风险评估等检查。

五、治疗

血液肿瘤疾病的治疗一般分为对症支持治疗和抗血液肿瘤治疗两大类。

(一) 对症支持治疗

1. **去除诱因和支持治疗**　对于有有害化学物质或药物、电离辐射等接触史的患者或不良职业接触者,应加强职业防护并尽量脱离有害环境。加强营养和饮食调整,积极补充蛋白质、维生素、微量元素和热量,纠正不良饮食和生活习惯。同时还要注重血液肿瘤患者的心理疏导和心理治疗,减少或消除不良心理压力,保持健康的心态。

2. **对症治疗**　对症治疗是通过补充造血原料、应用造血生长因子、适当输注血液细胞成分和合理应用抗感染药物等综合措施以达到刺激骨髓造血功能、保持正常血液成分和有效控制各种感染的目的。由于血液肿瘤患者往往存在不同程度的贫血、出血和感染,化疗后更容易合并粒细胞缺乏和严重的感染,积极有效的对症治疗如红细胞输注、血小板输注、集落刺激因子的应用和抗生素的应用是减少治疗前后合并症和降低治疗相关死亡率的积极有效的手段。

（二）抗血液肿瘤治疗

是指包括联合化疗、诱导分化治疗、靶向治疗、去甲基化治疗、局部或全身放疗、手术治疗、治疗性血液成分单采、细胞免疫治疗和造血干细胞移植等方法在内的一系列抑制异常造血功能、去除异常血液成分和肿瘤细胞的综合性、针对性治疗手段。

1. **联合化疗**　肿瘤的化学治疗(chemotherapy),即化疗,是联合应用多种作用于细胞周期不同时相的细胞毒性药物达到杀灭肿瘤细胞的目的,是血液肿瘤治疗中的主要方法,应根据不同类型的血液肿瘤和危险度评估选择不同的联合化疗方案。

2. **诱导分化治疗**　是通过应用非细胞毒性作用的诱导分化剂如全反式维 A 酸和三氧化二砷等,可使异常的早幼粒细胞加速凋亡或被诱导分化为成熟的粒细胞,是特异性去除急性早幼粒白血病细胞的新手段。诱导分化治疗是血液肿瘤治疗中极具特色的、不同于实体瘤治疗的新途径。

3. **靶向治疗**　以单克隆抗体和酪氨酸激酶抑制剂为代表的靶向治疗已成熟应用于淋巴瘤和慢性粒细胞白血病的治疗中,临床缓解率高,疗效肯定。

4. **去甲基化治疗**　DNA 过度甲基化见于某些血液肿瘤如 MDS、AML 等,去甲基化药物能逆转MDS 抑癌基因过甲基化,改变基因表达,延迟向 AML 转化。

5. **局部或全身放疗**　血液肿瘤细胞主要位于血液、骨髓、肝脾及淋巴结内,对放射线具有较高的敏感性,利用 γ 射线和 X 线等放射治疗手段也可杀灭白血病或淋巴瘤细胞。对于肿瘤比较局限的淋巴瘤、绿色瘤和脑膜白血病等部位,可以进行局部照射治疗。全身放疗仅适用于血液肿瘤患者进行造血干细胞移植前的超大剂量放化疗中。

6. **手术治疗**　适用于血液肿瘤如淋巴瘤病灶局限部位的治疗,如脾淋巴瘤、胃淋巴瘤或肠道淋巴瘤等。

7. **治疗性血液成分单采**　包括血液中异常细胞去除和血浆置换。通过血细胞分离机可以选择性去除异常白细胞、血小板、红细胞和富含异常免疫物质的血浆,适用于真性红细胞增多症、原发性血小板增多症、高白细胞白血病、多发性骨髓瘤和巨球蛋白血症等。

8. **细胞免疫治疗**　肿瘤的细胞免疫治疗主要通过调动宿主天然防御机制或给予机体某些外源性生物活性物质来获得抗肿瘤治疗的效应,包括主动免疫治疗和过继免疫治疗,如瘤苗、自体 T 细胞和供者淋巴细胞输注等。近年来,嵌合抗原受体 T 细胞(CAR-T)也成功地用于某些 B 细胞来源的血液肿瘤如淋巴瘤、骨髓瘤。

9. **造血干细胞移植**　是一种可以根治部分血液肿瘤的现代治疗手段,先通过预先应用超大剂量的化疗和放疗最大限度地清除体内残存的肿瘤细胞和摧毁患者原有的免疫和造血功能,再通过植入正常人的造血干细胞,达到移植后重建造血和重建免疫功能的目的。根据干细胞来源,造血干细胞移植又分为骨髓造血干细胞移植、外周血造血干细胞移植和脐带血造血干细胞移植。

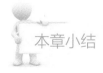
本章小结

1. **血液肿瘤的概念**　血液肿瘤是血液系统疾病中恶性血液病的统称,多为造血干细胞恶性克隆性疾病,主要包括白血病、骨髓增生异常综合征、淋巴瘤、浆细胞肿瘤、骨髓增殖性肿瘤等恶性血液疾病。

2. **血液肿瘤的临床表现**　主要为正常血细胞减少导致的贫血、出血和发热,而贫血、出血和发热主要是由于肿瘤细胞抑制骨髓正常的造血功能,使红细胞、血小板和正常白细胞生成减少、分化受阻、功能异常而导致的。

3. 血液肿瘤的治疗　包括联合化疗、诱导分化治疗、靶向治疗、去甲基化治疗、局部或全身放疗、手术治疗、治疗性血液成分单采、细胞免疫治疗和造血干细胞移植等针对性方法,其中联合化疗是最主要的治疗手段,而诱导分化治疗是一种全新的治疗途径,造血干细胞移植是根治血液肿瘤不可或缺的手段。

思考题

1. 血液肿瘤定义和血液肿瘤不同于实体瘤的方面。

2. 常见的血液肿瘤有哪些? 为什么说血液肿瘤多为造血干细胞恶性克隆性疾病?

3. 血液肿瘤有哪些临床表现? 如何解释这些临床表现? 请思考其与实体肿瘤表现有何不同?

4. 血液肿瘤的治疗方法有哪些? 其中哪些手段不同于实体瘤的治疗?

(张　梅)

第二十三章
急性白血病

第一节　急性白血病的概述

一、定义

白血病(leukemia)是造血系统最具有代表性的血液肿瘤,是起源于造血干细胞的恶性克隆性疾病。当造血细胞某一系列的前体细胞失去分化和凋亡能力,在骨髓中呈恶性克隆性增殖并大量积聚时,使骨髓正常造血功能受抑制并侵犯肝、脾、淋巴结,最终浸润、破坏全身组织和器官。

急性白血病(acute leukemia,AL)的分化程度较差,细胞分化停滞在较早期阶段,主要为原始细胞及早期幼稚细胞,病情发展迅速,自然病程仅数月。根据受累的细胞系列可将急性白血病分为急性淋巴细胞白血病(acute lymphoblastic leukemia,ALL)和急性髓系白血病(acute myelogenous leukemia,AML)。

二、发病情况

白血病是世界范围内较多见的恶性血液肿瘤。我国白血病发病率与亚洲其他国家相近,但低于欧美国家。我国白血病年发病率为3/10万~4/10万,男性多于女性(1.81:1)。在恶性肿瘤所致的死亡率中,白血病居第6位(男性)和第7位(女性),在儿童及35岁以下成人中死亡率高居第1位。

在我国,急性白血病比慢性白血病多见(约5.5:1)。急性白血病中又以急性髓系白血病最多(1.62/10万),其次为急性淋巴细胞白血病(0.69/10万)。成人急性白血病中以急性髓系白血病最多见,儿童中以急性淋巴细胞白血病多见。

三、病因和发病机制

人类白血病的病因复杂,尚不完全清楚。目前认为,白血病的发生可能是一个多因素、多步骤的演变过程。

1. **生物(病毒)因素**　人类T淋巴细胞病毒Ⅰ型(HTLV-Ⅰ)是一种C型反转录RNA病毒,是第一个被发现与成人T细胞白血病/淋巴瘤(ATL)有关的反转录病毒。病毒感染人体后可以整合并潜伏在宿主细胞内,被激活后可诱发白血病。在发现ATL的地区有该病毒的局部流行,HTLV-Ⅰ可通过性接触及输血横向传播或由母亲向胎儿垂直传播。

2. **物理因素**　电离辐射中的X射线和γ射线都有致白血病作用,且与辐射剂量、时间和年龄相关。短期内接受大剂量辐射有很大危险性,可使DNA发生断裂、突变,导致白血病的发生。日本广岛及长崎受原子弹袭击后,两地幸存者中白血病发病率明显增高数十倍。

3. **化学因素**　化学因素是与白血病发病相关的重要因素之一。苯的致白血病作用已被肯定,职业性接触苯或含苯的有机溶剂者发病风险明显增高。乙双吗啉致白血病的作用也与部分急性早幼粒细胞白血病的发生有关。抗肿瘤药物中的烷化剂也可诱发急性白血病。化学物质所致白血病多为AML，在白血病之前常有 MDS 的表现。

4. 遗传因素　虽然某些白血病具有遗传易感性，但遗传并非白血病的主要因素，家族性白血病仅占白血病的 0.7%。同卵孪生子中，如果一人发生白血病，另一人的发病机会为 20%，比双卵孪生子高12 倍。一些常染色体隐性遗传性疾病如 Bloom 综合征、范科尼贫血均易发生白血病。Down 综合征有 21 号染色体三体改变，其白血病发病率比正常人群高 20 倍，约 50/10 万。

5. 其他血液病　某些血液病如淋巴瘤、多发性骨髓瘤、骨髓增生异常综合征、阵发性睡眠性血红蛋白尿和骨髓增殖性肿瘤（MPN）也有可能最终发展为白血病。

第二节　急性白血病的分类

急性白血病的分类是在传统的形态学分型（FAB）的基础上，结合世界卫生组织分型（MICM）再分为若干亚型，以明确各亚型之间不同的生物学特性和预后因素评估，以利于治疗方案的选择。

一、FAB 分型方法

根据形态学和细胞化学特点，法、美、英（FAB）三国协作组制定急性白血病分型及标准，已为各国广泛采用。其分型及标准如下。

1. 急性髓系白血病（AML）　共分为 M_0~M_7 共 8 个亚型。

（1）M_0（急性髓细胞性白血病微分化型，minimally differentiated AML）：骨髓原始细胞 ≥30%，无嗜天青颗粒及 Auer 小体，核仁明显，光镜下髓过氧化物酶（MPO）及苏丹黑 B 阳性细胞<3%，电镜下MPO 阳性。CD33 或 CD13 等髓系抗原标志可呈阳性，淋系抗原常为阴性，血小板抗原阴性。

（2）M_1（急性粒细胞白血病未分化型，AML without maturation）：原粒细胞（Ⅰ型 + Ⅱ型，原粒细胞质中无颗粒为Ⅰ型，出现少数颗粒为Ⅱ型）占骨髓非红系有核细胞（NEC）的 90% 以上，其中至少 3%以上的细胞为 MPO 阳性。

（3）M_2（急性粒细胞白血病部分分化型，AML with maturation）：原粒细胞占骨髓 NEC 的 30%~89%，单核细胞<20%，其他粒细胞 ≥10%。

M_{2b} 为我国学者提出，特点为骨髓中原始及早幼粒细胞增多，但以异常的中性中幼粒细胞为主，伴有明显的核质发育不平衡，核仁常见，此类细胞 ≥30%。

（4）M_3（急性早幼粒细胞白血病，acute promyelocytic leukemia，APL）：骨髓中以颗粒增多的早幼粒细胞为主，此类细胞在 NEC 中 ≥30%。

（5）M_4（急性粒 - 单核细胞白血病，acute myelomonocytic leukemia，AMML）：骨髓中原始细胞占NEC 的 30% 以上，各阶段单核细胞 ≥20%。

M_4Eo（AML with eosinophilia）：除上述 M_4 型各特点外，嗜酸性粒细胞在 NEC 中 ≥5%。

（6）M_5（急性单核细胞白血病，acute monocytic leukemia，AMoL）：骨髓 NEC 中原单核、幼单核 ≥30%，且原单核、幼单核及单核细胞 ≥80%。如果原单核细胞 ≥80% 为 M_{5a}，<80% 为 M_{5b}。

（7）M_6（急性红白血病，acute erythroleukemia，EL）：骨髓中幼红细胞 ≥50%，NEC 中原始细胞（Ⅰ型 + Ⅱ型）≥30%。

（8）M$_7$（急性巨核细胞白血病，acute megakaryoblastic leukemia，AMeL）：骨髓中原巨核细胞≥30%。血小板抗原阳性，血小板过氧化物酶（PPO）阳性。

2. 急性淋巴细胞白血病（ALL）　共分 L$_1$~L$_3$ 三个亚型。

（1）L$_1$：原始和幼淋巴细胞以小细胞（直径≤12μm）为主，胞质少，核型规则，核仁小而不清楚。

（2）L$_2$：原始和幼淋巴细胞以大细胞（直径>12μm）为主，胞质较多，核型不规则，核仁明显。

（3）L$_3$（Burkitt）：原始和幼淋巴细胞以大细胞为主，大小较一致，胞质多，细胞内有明显空泡，胞质嗜碱性，染色深，核型规则，核仁清楚。

二、WHO 分型方法

WHO 分型基于 FAB 分型，结合形态学（morphology）、免疫学（immunology）、细胞遗传学（cytogenetics）和分子生物学（molecular biology）方法综合制定，即为 MICM 新分型。这不仅可使 AL 分型更精准，还有可能对 AL 的治疗策略和患者治疗预后评估提供帮助，是急性白血病分型的新趋势。

1. AML 的 WHO 分型（2016 年）

（1）伴重现性遗传学异常的 AML

AML 伴 t(8 ;21)(q22 ;q22);*RUNX1-RUNX1T1*

AML 伴 inv(16)(p13.1q22)或 t(16 ;16)(p13.1 ;q22);*CBFβ-MYH11*

APL 伴 t(15 ;17)(q22 ;q12);*PML-RARA*

AML 伴 t(9 ;11)(p22 ;q23);*MLLT3-KMT2A*

AML 伴 t(6 ;9)(q23 ;q34.1);*DEK-NUP214*

AML 伴 inv(3)(q21q26.2)或 t(3 ;3)(q21.3 ;q26.2);*GATA2*，*MECOM*

AML（原始巨核细胞性）伴 t(1 ;22)(p13.3 ;q13.3);*RBM15-MKL1*

暂命名：AML 伴 *BCR-ABL1*

AML 伴 *NPM1* 突变

AML 伴 *CEBPA* 双等位基因突变

暂命名：AML 伴 *RUNX1*

（2）AML 伴骨髓增生异常相关改变

（3）治疗相关的 AML

（4）非特殊类型 AML（AML，NOS）

AML 微分化型

AML 未分化型

AML 部分分化型

急性粒 - 单核细胞白血病

急性单核细胞白血病

纯红血病

急性巨核细胞白血病

急性嗜碱性粒细胞白血病

急性全髓增生伴骨髓纤维化

（5）髓系肉瘤

（6）Down 综合征相关的髓系增殖

短暂性异常骨髓增殖（TAM）

Down 综合征相关的髓系白血病

2. ALL 的 WHO 分型(2016 年)

(1)原始 B 淋巴细胞白血病

1)B-ALL,非特指型(NOS)

2)伴重现性遗传学异常的 B-ALL

B-ALL 伴 t(9 ;21)(q34 ;q11.2);*BCR-ABL*

B-ALL 伴 t(v ;11q23.3);*KMT2A* 重排

B-ALL 伴 t(12 ;21)(p13.2 ;q22.1);*ETV6-RUNX1*

B-ALL 伴超二倍体

B-ALL 伴亚二倍体

B-ALL 伴 t(5 ;14)(q31.1 ;q32.3);*IL3-IGH*

B-ALL 伴 t(1 ;19)(q23 ;p13.3);*TCF3-PBX1*

3)暂命名:

B-ALL,BCR-ABL1 样

B-ALL 伴 21 号染色体内部扩增(iAMP21)

(2)原始 T 淋巴细胞白血病

1)暂命名:早期前体 T 淋巴细胞白血病(ETP-ALL)

2)暂命名:自然杀伤(NK)细胞白血病

第三节　急性白血病的临床表现

急性白血病的发病可急骤或缓慢,亦可隐匿。其常见的临床特点为发热、出血、贫血和肝、脾、淋巴结肿大等表现,主要与正常血细胞减少和白血病细胞浸润有关。

一、正常血细胞减少的临床表现

白血病细胞的异常增殖使骨髓造血功能受到严重抑制,正常血细胞如白细胞、红细胞、血小板生成减少,引起一系列相应的临床表现,但多为非特异性表现。

1. **发热**　多数患者在疾病早期可表现为发热,从低热至高热不定,多>38.5℃。发热的主要原因与白血病患者白细胞数量和功能异常、机体免疫功能缺陷易发感染有关。感染的常见部位有上呼吸道、肺部、口腔和肛周等,严重时可发生败血症。当患者接受化学治疗后出现粒细胞缺乏时更易合并感染。患者感染常见的致病菌多为革兰氏阴性杆菌或革兰氏阳性球菌,也可能出现病毒、真菌感染,偶见卡氏肺孢子虫病。近来合并结核感染者也在增多。白血病疾病本身也可以发热,多<38.5℃。

2. **出血**　急性白血病以出血为早期表现者近 40%。出血的原因主要是血小板减少,其次为白血病细胞浸润血管壁或凝血功能异常,APL 患者可因 DIC 引起严重的全身广泛性出血。出血可见于全身各部位,多表现为皮肤瘀点、瘀斑、鼻出血、牙龈出血、月经量过多等。发生颅内出血可出现头痛、呕吐、昏迷,是急性白血病最常见的死亡原因之一。

3. **贫血**　绝大多数患者就诊时已有不同程度的贫血,多为重度贫血,呈进行性加重,尤其继发于 MDS 者。贫血表现为面色苍白、头晕、乏力,严重者出现呼吸困难和心血管疾病的症状。贫血的发生主要是骨髓红细胞的增殖受抑,部分患者存在红细胞寿命缩短以及失血等原因。

二、白血病细胞增殖浸润的临床表现

1. **淋巴结和肝脾大**　部分患者淋巴结肿大,常见部位为颈部、腋下和腹股沟等处,多见于 ALL 患者,纵隔淋巴结肿大常见于 T-ALL。肿大的淋巴结质地中等,多无触痛。部分急性白血病患者可有轻至中度的肝脾肿大,除 CML 急性变外,巨脾一般少见。

2. **骨骼和关节**　患者常有胸骨下段局部压痛,提示局部髓腔内白血病细胞过度增生,具有一定的诊断价值。当白血病细胞累及骨膜、骨和关节,可出现关节和骨骼疼痛,儿童多见。发生骨髓坏死时可引起骨骼剧痛。

3. **眼部**　少数 AML 患者白血病细胞浸润至眼眶部及骨膜可出现粒细胞肉瘤(granulocytic sarcoma),导致眼球突出、复视或失明。由于大量原粒细胞聚集,富含 MPO,使肉瘤切面呈现绿色,故又称绿色瘤(chloroma)。

4. **口腔和皮肤**　牙龈浸润表现为牙龈肿胀、增生,为单核细胞浸润的特点,多见于 M_4 和 M_5。皮肤浸润可表现为皮肤粒细胞肉瘤,皮肤呈灰蓝色斑丘疹或结节。

5. **中枢神经系统**　白血病细胞累及中枢神经系统并出现头痛、恶心、呕吐、颈项强直、抽搐、昏迷及脑神经损害等表现时,称中枢神经系统白血病(central nervous system leukemia,CNSL)。CNSL 多见于儿童、高白细胞白血病、ALL 和 M_4、M_5 患者,其他各型也有发生。CNSL 常发生在治疗后缓解期,约有 10% 的病例在发病之初为首发表现。CNSL 可为脑膜浸润、脑实质浸润或脊髓浸润,随浸润部位不同而表现相应的症状和体征。脑膜浸润又称脑膜白血病,脊髓浸润可出现截瘫,累及神经根可产生各种麻痹症状。由于化疗药物难以通过血 - 脑屏障,隐匿在中枢神经系统庇护所内的白血病细胞不能被有效杀灭,是产生髓外复发的主要原因。

6. **胸腺和睾丸**　约 10% 的 ALL 患者有前纵隔(胸腺)肿块,巨大的肿块压迫大血管和气管,出现咳嗽、呼吸困难、发绀、颜面水肿等上腔静脉综合征的表现,多见于 T-ALL。睾丸浸润又称睾丸白血病,常为单侧无痛性肿大,多见于 ALL 化疗缓解后的男性儿童或青年。由于化疗药物难以通过血 - 睾屏障,隐匿在这一庇护所内的白血病细胞亦不能被有效杀灭,是仅次于 CNSL 的又一髓外复发根源。

此外,白血病细胞还可浸润其他各组织器官,如胸膜、腺体、皮肤、肺脏、心脏、消化道、泌尿系统等。

第四节　急性白血病的实验室检查

一、血象

血液常规检查是诊断急性白血病的最基本的检查。

AL 发病时外周血 WBC 可高低不一:WBC 可以增高、降低或正常。大多数患者白细胞数增多, $\geq 10 \times 10^9/L$ 为白细胞增多性白血病, $\geq 100 \times 10^9/L$ 称为高白细胞性白血病,部分患者 WBC 正常或者 $<1.0 \times 10^9/L$,称为 WBC 不增多性白血病。初发时 $WBC>(50\sim100) \times 10^9/L$ 往往被视为临床高危预后因素之一。白细胞分类计数或血涂片可见数量不等的原始和 / 或幼稚细胞,多见于 WBC 增多性 AL,WBC 不增多性 AL 在血片中很难找到原始或幼稚细胞。诊断时患者多有不同程度的贫血和血小板数量减少,约 50% 患者 $PLT<50 \times 10^9/L$ 或更低,晚期血小板多极度减少。

二、骨髓象及骨髓病理

骨髓穿刺涂片和骨髓活检切片是了解骨髓细胞形态学改变和骨髓造血组织整体结构及分布的重要方法,是诊断 AL 的重要的检查之一。

1. **骨髓穿刺**　AL 多数病例骨髓涂片显示增生明显活跃或极度活跃,红系和巨核系增生明显受抑。少部分病例骨髓增生低下,称为低增生性 AL,多为 AML。无论增生明显活跃的 AL 或者低增生性 AL,两者的原始细胞必须 $\geq 30\%$(FAB 分型)或 $\geq 20\%$(WHO 分型)。WHO 提出如果原始细胞$<20\%$ 但伴有 t(15;17)/*PML-RARA*,t(8;21)/*RUNX1-RUNX1T1*,inv(16) 或 t(16;16)/*CBFβ-MYH11* 者宜应诊断为 AML。Auer 小体最常见于 AML,如 AML M_3、M_4、M_5 等亚型,不见于 ALL,故有助于鉴别 ALL 与 AML。

2. **骨髓活检**　AL 骨髓病理切片显示增生极度活跃的原始细胞,常呈弥漫性分布或片状分布,不同程度代替正常造血组织,脂肪组织减少,幼红细胞和巨核细胞减少。AML M_7 可见原巨核细胞增多伴明显的网状纤维增生。

三、细胞化学反应

通过细胞组织化学染色的方法显示白血病细胞质中各种化学成分的分布和强弱程度,可补充细胞形态学的不足,常用于协助骨髓形态学检查鉴别各类 AL。白血病的常见细胞化学染色反应及意义见表 23-1。

表 23-1　急性白血病常见细胞化学染色反应及意义

	急性淋巴细胞白血病	急性粒细胞白血病	急性单核细胞白血病
髓过氧化物酶染色(MPO)	(−)	分化差的原始细胞(−)~(+),分化好的原始细胞(+)~(+++)	(−)~(+)
糖原染色(PAS)	(+),团块状或粗颗粒状	(−) 或 (+),弥漫性淡红色或细颗粒状	(−) 或 (+),弥漫性淡红色或细颗粒状
非特异性酯酶染色(NSE)	(−)	(−) 或 (+),NaF 抑制试验抑制率$<50\%$	(+),NaF 抑制试验抑制率$\geq 50\%$
碱性磷酸酶染色(AKP/NAP)	增加	(−) 或减少	正常或增加

四、免疫学检查

白血病细胞膜表面表达不同的分化抗原,如髓系和淋巴系抗原。髓系包括粒 - 单系、红系、巨核系,淋巴系包括 T/B、NK 细胞等。根据白血病细胞免疫学标志,采用特异的单克隆抗体,不但可将 ALL 与 AML 进行区分,还可进一步区分 T-ALL 与 B-ALL。ALL 大部分是 B 系来源,常见的免疫表型为 $CD10^+$、$CD19^+$、$CD22^+$、$CD79a^+$;T-ALL 常见的免疫表型为 $CD3^+$、$CD7^+$、TdT^+。AML 常见的免疫表型为 $CD33^+$、$CD13^+$、$CD14^+$、$CD11b^+$、$CD11c^+$ 等,APL 细胞常表达 CD33、CD13 和 CD117,不表达 HLA-DR 和 CD34。CD34 和 CD117 均为造血干细胞免疫学标志,高表达 CD34 和 CD117 的 AL 细胞预后较差(表 23-2)。

表 23-2　急性淋巴细胞白血病的免疫学分型(EGIL,1998)

1. B 系 ALL(CD19、CD79a、CD22 至少两个阳性)

早期前 B-ALL(B-Ⅰ)　无其他 B 细胞分化抗原表达

普通型 ALL(B-Ⅱ)　CD10+

前 B-ALL(B-Ⅲ)　胞质 IgM+

成熟 B-ALL(B-Ⅳ)胞质或膜 κ 或 λ+

2. T 系 ALL(胞质 / 膜 CD3+)

早期前 T-ALL(T-Ⅰ)　CD7+

前 T-ALL(T-Ⅱ)　CD2+ 和 / 或 CD5+ 和 / 或 CD8+

皮质 T-ALL(T-Ⅲ)　CD1a+

成熟 T-ALL(T-Ⅳ)　膜 CD3+,CD1a−

αβ+ T-ALL(A 组)　抗 TCRαβ+

γδ+ T-ALL(B 组)　抗 TCRγδ+

3. 伴髓系抗原表达的 ALL(My+ALL)

表达 1 或 2 个髓系标志,但未满足混合表型急性白血病的诊断标准

根据欧洲白血病免疫分型组(EGIL)提出的免疫学积分系统(表 23-3),将 AL 又分为:①急性未分化型白血病(AUL),髓系和 T 或 B 系抗原积分均 ≤2 ;②急性混合细胞白血病或急性双表型(白血病细胞同时表达髓系和淋巴系抗原)或双克隆(两群来源于各自干细胞的白血病细胞分别表达髓系和淋巴系抗原)或双系列(除白血病细胞来自同一干细胞外余同双克隆型)白血病,髓系和 T 或 B 系统抗原积分均>2 ;③伴有髓系抗原表达的 ALL(My+ALL),T 或 B 淋巴系积分>2,同时髓系抗原表达,但积分 ≤2,和伴有淋巴系抗原表达的 AML(Ly+AML);髓系积分>2 同时淋巴系抗原表达,但积分 ≤2 ;④单表型 AL,表达淋巴系(T 或 B)者髓系积分为 0,表达髓系者淋巴系积分为 0。

表 23-3　急性白血病欧洲免疫分型诊断标准(EGIL,1998)

分值	B 系	T 系	髓系
2	Cy CD79a	CD3	Cy MPO
	Cy CD22	TCRαβ	
	Cy IgM	TCRγδ	
1	CD19	CD2	CD117
	CD20	CD5	CD13
	CD10	CD8	CD33
		CD10	CD65
0.5	TdT	TdT	CD24
	CD24	CD7	CD15
		CD1a	CD64

注:Cy:细胞质内;TCR:T 细胞受体;每一系列>2 分才可以诊断。

五、细胞遗传学和分子生物学检查

约半数以上 AL 患者发生染色体核型改变,而染色体异常又会导致某些特定的基因改变,如 99%的 APL 患者出现 t(15 ;17)(q22 ;q21)特征性染色体改变,即 15 号染色体上的 *PML*(早幼粒白血病

基因)与 17 号染色体上的 *RARα*(维 A 酸受体基因)形成一种新的融合基因 *PML/RARA*。AML 中最常见的染色体改变除 t(15；17)外,还可见 t(8；21)、inv(16)、+8、+21 等。t(9；22)(q34；q11)即费城染色体虽然是 CML 的特征性细胞遗传学改变,但也常见于成人 ALL 和少数 AML 病例,费城染色体阳性的 ALL 预后较差。AML 常见染色体异常见表 23-4,ALL 常见染色体异常见表 23-5。

表 23-4　AML 常见的染色体和分子学异常及意义

		融合基因	常见白血病亚型
染色体异常	t(8；21)(q22；q22)	*AML1-ETO*	M_2
	t(15；17)(q22；q12)	*PML-RARα*	M_3
	inv(16)(p13q22)	*CBFβ-MYH11*	M_4Eo
	t(16；16)(p13；q22)del(16)	*CBFβ-MYH11*	M_4Eo
正常核型*	t(9；11)(p22；q23)	*MLLT3-MLLL*	M_5
	del(9p)、del(11q)、del(20q)		
	−Y、+8、+11、+13、+21		
复杂核型	inv(3)(q21q26)/t(3；3)(q21；q26)	*RPN1-EVI1*	$M_1\ M_4\ M_6$
	t(6；9)(p23；q34)	*DEK-NUP214*	$M_2\ M_4$
	t(6；11)(q27；q23)	*MLL-AF6*	$M_4\ M_5$
	del(5q)、−5、del(7q)、−7		

* 正常核型者,若存在单纯 *NPM1* 基因突变,则归为低危组;而存在单纯 *FLT3-ITD* 基因突变,则归为高危组。

表 23-5　ALL 常见的染色体和分子学异常的检出率

染色体核型	基因	发生率(成人)	发生率(儿童)
超二倍体(>50 条染色体)	—	7%	25%
亚二倍体(<44 条染色体)	—	2%	1%
t(9；22)(q34；q11.2):Ph⁺	*BCR-ABL1*	25%	2%~4%
t(12；21)(p13；q22)	*ETV6-RUNX1*(*TEL-AML1*)	2%	22%
t(v;11q23):如 t(4；11)、t(9；11)、t(11；19)	*KMT2A*(*MLL*)	10%	8%
t(1；19)	*TCF3-PBX1*(*E2A-PBX1*)	3%	6%
t(5；14)(q31；q32)	*IL3-IGH*	<1%	<1%
t(8；14),t(2；8),t(8；22)	*C-MYC*	4%	2%
t(1；14)(p32；q11)	*TAL-1*	12%	7%
t(10；14)(q24；q11)	*HOX11*(*TLX1*)	8%	1%
t(5；14)(q35；q32)	*HOX1112*	1%	3%

六、血液生化改变

ALL 患者血清 LDH 增高较常见。AL 患者血和尿中尿酸浓度增高,尤其在化疗期间易出现高尿酸血症。AL 合并 DIC 时凝血功能异常,如 APL 出现 DIC 时 APTT、PT、TT 等凝血检查结果异常。ALL 合并 CNSL 时,脑脊液外观变浑浊,压力增高,WBC 增多(>0.01×10⁹/L),蛋白质增多(>450mg/L),脑脊液离心涂片后可见数量不等的原始或幼稚白细胞。

第五节　急性白血病的诊断和鉴别诊断

一、AL 的诊断

AL 的诊断一定要结合临床表现、血象、骨髓形态学和骨髓病理学改变做出初步诊断,同时应该尽可能完善免疫分型、细胞遗传学和分子生物学等全面检查。全面的实验室检查是做好 AL 分层诊断和危险度评估的关键,为 AL 的预后判断、分层治疗和疗效评估提供详尽的资料。不同的分层和预后采取不同的治疗策略,是提高 AL 化疗效果、决定治疗方案、是否进行移植的关键因素,需要综合考虑。

二、AL 的鉴别诊断

1. **类白血病反应(leukemoid reaction,LR)**　系由严重感染、结核、恶性肿瘤、创伤等原发疾病引起的一种血液学继发改变,表现为外周血 WBC 增多,血涂片中可见中幼粒、晚幼粒、早幼粒甚至原粒细胞。LR 骨髓中没有 Auer 小体,NAP 活性明显增高,随着原发病的治疗,外周血细胞的异常改变可以好转或恢复。

2. **MDS**　MDS RAEB- I 和 RAEB- II 患者的骨髓和外周血可见原始和幼稚细胞,易与 AL 相混淆。但 MDS 伴有病态造血,骨髓中原始细胞<20%。

3. **传染性单核细胞增多症(infectious monocytosis,IM)**　IM 有发热、浅表淋巴结肿大和肝脾大,外周血中异型淋巴细胞易被误认为幼稚淋巴细胞。但 IM 骨髓中无原始淋巴细胞,EB 病毒抗体阳性,病毒 DNA 阳性,血清嗜异性凝集试验滴度升高,病程短,可自愈。

4. **再生障碍性贫血(aplastic anemia,AA)**　血象为全血细胞减少,与白细胞不增多性白血病可能混淆,骨髓检查无原始细胞,临床无肝脾和淋巴结肿大。

第六节　急性白血病的危险度分层和预后评估

AL 的分层和预后评估涉及很多方面,包括年龄、初诊时的症状和体征、是否为治疗相关性、FAB 和 WHO 亚型、免疫分型、染色体核型、融合基因类型及表达水平、基因突变类型、伴发疾病情况及 MRD 水平等。与 CML 不同,AL 患者若不经治疗中位生存期仅 3 个月左右,治疗后获得持续 CR 者可获得长期存活。

一、ALL

儿童 ALL 的预后明显优于成人 ALL,1~9 岁 ALL 且 WBC<50×10^9/L 者预后最好,50%~70% 能够长期生存和治愈。成人 ALL 预后远不如儿童,3 年以上存活率仅为 30%,Ph$^+$ALL 预后更差。

成人 ALL 的预后分组：

标危组：年龄 <35 岁，WBC<30×10⁹/L（B-ALL）或 <100×10⁹/L（T-ALL），4 周内达 CR。

高危组：年龄 ≥35 岁，WBC≥30×10⁹/L（B-ALL）或 ≥100×10⁹/L（T-ALL），免疫分型为 pro-B-ALL、早期或成熟 T-ALL，伴 t(9；22)/*BCR-ABL* 或 t(4；11)/*MLL-AF4*，达 CR 时间超过 4 周。

二、AML

基因突变情况更能提示其预后。正常染色体伴单独 *NPM1* 突变的 AML 预后较好，伴有 *FLT3* 突变的 AML 预后较差。虽然伴 t(8；21) 或 inv(16) 突变的 AML 预后较好，但如同时又伴有 *KIT* 基因 D816 位点突变则预后差。M_3 伴 t(15；17)者预后良好，可以获得长期存活和治愈（表 23-6）。

三、年龄较大且 WBC 较高的 AL 预后往往不良

继发于放、化疗或 MDS 的 AL、早期或多次复发、数次化疗难以缓解及合并髓外白血病的 AL 预后均较差。

表 23-6　AML 常见的染色体和分子学异常的预后意义

预后	染色体	分子学异常
良好	t(15；17)(q22；q12)	正常核型
	t(8；21)(q22；q22)	伴有孤立的 *NPM1* 突变
	inv(16)(p13q22)/t(16；16)(p13；q22)	伴有孤立的 *CEBPA* 双等位基因突变
中等	正常核型	t(8；21) 或 inv(16) 伴有 *C-KIT* 突变
	孤立的 +8	
	t(9；11)(p22；q23)	
	其他异常	
不良	复杂核型（≥3 种异常）	正常核型
	单体核型	伴 *FLT3-ITD*
	del(5q)、−5、del(7q)、−7	伴 *TP53* 突变
	11q23 异常，除外 t(9；11)	
	inv(3)(q21.3q26.2)、t(3；3)(q21；q26.2)	
	t(6；9)(p23；q34)	
	t(9；22)(q34；q11)	

第七节　急性白血病的治疗

AL 的治疗是以联合化疗为核心的综合治疗体系，造血干细胞移植是 AL 的根治性手段。化疗方案的选择应该根据 AL 的预后分层和患者的具体情况来确定，并做好风险告知和解释、沟通工作，并进

行深静脉置管等准备工作。在经过化疗获得缓解后，对适合造血干细胞移植的患者应尽早进行 HLA 配型和移植前的各项准备。

一、一般治疗

1. **血细胞异常的纠正**　成分输血用于纠正贫血和血小板减少，严重贫血可输浓缩 RBC，维持 Hb>80g/L，改善缺氧症状；PLT<20×10⁹/L 或有活动性出血时需要输注单采血小板悬液；继发凝血因子缺乏的患者可输注新鲜冰冻血浆或冷沉淀。为了预防输血相关移植物抗宿主病（TA-GVHD），血制品在输注前应辐照（25~30Gy）。高白细胞血症时，当 WBC>（100~200）×10⁹/L 时容易出现白细胞淤滞症状，应先用血细胞分离机（APL 除外）紧急去除过高的 WBC 后再化疗，并充分水化、碱化，减少肿瘤溶解综合征、高尿酸血症和凝血异常的发生，降低早期治疗相关死亡率。对于高白细胞 AL，化疗前可给予短暂预治疗，如 AML 先应用羟基脲 1.5~2.5g/6h（总量 6~10g/d）24~36 小时后再进行化疗；ALL 先用地塞米松 10mg/m² 静脉注射后再化疗。

2. **预防和控制感染**　AL 患者常伴有白细胞减少或粒细胞缺乏，尤其在化疗后骨髓抑制期间，更容易出现较长时间的粒细胞缺乏，应做好消毒隔离和手卫生，最好入住无菌病房或层流病房，并应用 G-CSF 缩短粒细胞缺乏期。对于发热或非发热但有感染征象的患者，都要积极寻找感染源并早期经验性应用抗生素治疗感染，再根据病原学结果及时调整抗感染药物如抗生素、抗病毒药物、抗真菌药物等。

3. **代谢并发症治疗**　高白细胞 AL，治疗过程中容易合并高尿酸血症、高磷酸血症和低钙血症等代谢紊乱，严重时还会出现高钾血症和急性肾功能损害。化疗时应该充分水化和碱化尿液，同时给予别嘌醇降低尿酸。无尿和少尿者按急性肾衰竭处理。

4. **营养支持**　AL 是严重的消耗性疾病，应该积极补充营养，如高蛋白、高热量饮食，必要时通过静脉补充营养。还要注意维持水、电解质平衡，补充维生素、钾、钙和镁等物质。

二、抗白血病治疗

1. **联合化疗**　联合化疗是抗白血病治疗中最重要的手段。所谓联合化疗是指按顺序应用 2 种或 2 种以上作用于细胞周期不同时相的细胞毒性化学药物治疗 AL 的方法。AL 的化疗原则强调早期、足量、联合、间歇、重复和个体化策略。

AL 的治疗分诱导缓解治疗和缓解后治疗两部分。

（1）诱导缓解治疗：是 AL 第一阶段的治疗，通过有效的联合化疗使患者在 1~2 个疗程内迅速获得完全缓解（complete remission，CR）。患者达到 CR 时，患者白血病的临床症状和体征消失，外周血中性粒细胞绝对值 ≥1.5×10⁹/L，血小板>100×10⁹/L，白细胞分类中无白血病细胞，骨髓中原粒细胞 Ⅰ+Ⅱ（原单+幼单细胞或原淋+幼淋）<5%，M₃ 原粒+早幼粒<5% 且无 Auer 小体，红细胞和巨核细胞系正常，无髓外白血病。理想的 CR 状态应为白血病免疫学、细胞遗传学和分子生物学异常均消失；当疾病复发时，这些指标可以再次异常，故可作为 AL 缓解后及造血干细胞移植后白血病残留细胞监测的重要参数。

（2）缓解后治疗：包括巩固强化治疗和维持治疗，或者尽早进行造血干细胞移植。AL 初治时体内白血病细胞约为 10¹²~10¹³，达 CR 后体内仍然有 10⁸~10⁹ 残留白血病细胞，为微小残留病灶（minimal residual disease，MRD），是 AL 疾病复发的根源。巩固强化治疗和维持治疗目的就是不断清除 MRD，防止或减少复发，争取患者的长期无病生存（DFS）和临床治愈（CR 持续 5 年无复发），甚至治愈（DFS 持续 10 年以上）。

2. **AL 的化疗方案**　AL 的化疗方案选择需要考虑患者年龄、体能状态、疾病类型、基因表达和预后分层等综合因素,结合是否需要进行移植等因素来确定。

（1）AML的化疗方案（<60岁,非APL）

1）诱导缓解治疗:非M_3 AML患者最常用标准剂量的阿糖胞苷（Ara-C）联合蒽环/蒽醌类药物组成的"3+7"方案。蒽环/蒽醌类药物主要包括去甲氧柔红霉素（IDA）、柔红霉素（DNR）、米托蒽醌（MIT）、阿柔比星（Acla）等。IA和DA方案缓解率较高,使AML患者的预后有很大的改善。中大剂量的Ara-C联合蒽环类药物不能提高CR率,但可延长年轻AML患者的DFS。由于蒽环/蒽醌类药物具有心脏毒性和蓄积作用,可致药物性心肌损害或心肌炎,故应注意总量限制。高三尖杉酯碱（HHT）联合Ara-C也是治疗AML常用方案,HA方案由我国血液病专家率先应用,CR率达60%~65%。此外,还有三药联合方案,如HAD、HAA等,可进一步提高CR率。AML常用化疗方案见表23-7。

表23-7　AML常用联合化疗方案

方案	药物	剂量和用法
IA	去甲氧柔红霉素（IDA）	12mg/（m^2·d）,静脉注射,第1~3天
	阿糖胞苷（Ara-C）	100~200mg/（m^2·d）,静脉滴注,第1~7天
DA	柔红霉素（DNR）	60~90mg/（m^2·d）,静脉注射,第1~3天
	阿糖胞苷（Ara-C）	100~200mg/（m^2·d）,静脉滴注,第1~7天
MA	米托蒽醌（MIT）	8~12mg/（m^2·d）,静脉注射,第1~3天
	阿糖胞苷（Ara-C）	100~200mg/（m^2·d）,静脉滴注,第1~7天
HA	高三尖杉酯碱（HHT）	4mg/d,静脉滴注,第1~7天
	阿糖胞苷（Ara-C）	100~200mg/（m^2·d）,静脉滴注,第1~7天

为了提高诱导缓解率,AML化疗后第7天需要复查骨髓,及时了解骨髓增生程度和残留白血病细胞情况并调整治疗计划。1个疗程和2个疗程获得CR者DFS不同,后者5年DFS仅为10%。如2个标准疗程仍然未获得CR,提示患者存在原发耐药,预后差,需要更换方案并尽早实施造血干细胞移植。

2）APL（M_3）的诱导缓解治疗:诱导分化治疗是我国血液病专家率先对APL治疗做出的世界级贡献。ATRA为诱导分化剂,而非细胞毒性药物,可以诱导含$PML-RAR\alpha$融合基因的APL细胞向成熟分化。砷剂具有诱导APL细胞分化和凋亡的作用,ATRA联合三氧化二砷（ATO）双诱导治疗APL可以缩短达CR的时间。全反式维A酸（ATRA）25~45mg/（m^2·d）口服+10ml ATO静脉滴注直至缓解,作为APL的一线诱导治疗,也取得了显著的疗效。诊疗中应警惕维A酸综合征（retinoic acid syndrome,RAS）或分化综合征（differential syndrome）的发生,其发生机制可能与细胞因子的大量释放和黏附分子表达增加有关,初诊时WBC较高或治疗后迅速上升者容易发生RAS。临床表现为发热、体重增加、水肿、肌肉骨骼疼痛,严重时呼吸窘迫、胸腔积液、低血压和急性肾衰竭。治疗包括暂停ATRA、吸氧、利尿、应用糖皮质激素。APL合并凝血功能障碍或出血时,应积极补充血小板和新鲜冰冻血浆等,降低APL治疗早期死亡率。

3）缓解后的治疗:AML缓解后需要进行巩固强化治疗,可以采用剂量更强的方案或HD Ara-C方案（2~3g/m^2,每12小时1次静脉滴注,连用3天）。伴有CBF融合基因的AML可采用HD Ara-C巩固强化3~4个疗程,不再进行长期维持治疗。HD Ara-C最严重的并发症是小脑共济失调,发生后必须停药。M_3获得分子学CR后可采用化疗、ATRA及砷剂交替维持治疗2~3年,并预防性输注3~5次,定期监测$PML-RARA$融合基因。AML初诊时WBC≥$40×10^9$/L、伴髓外病变、M_4/M_5,或存在t（8;21）、inv（16）者,应在CR后尽早开始CNSL的鞘内预防性用药。

不同危险度的AML缓解后治疗建议:高危组首选异体HSCT;低危组首选HD Ara-C为主的化

疗,复发后再行异体 HSCT;中危组 HSCT 和 HD Ara-C 均可采用。自体 HSCT 适用于部分中低危组 AML。无法进行危险度分组的患者参照预后中等组治疗,如初诊时 WBC $\geqslant 100 \times 10^9$/L 按预后不良组治疗。

4)复发、难治性 AML 的治疗:通过流式细胞术、定量 PCR 技术监测 MRD 是预警 AML 复发的重要方法,巩固治疗后 MDR 持续高水平或先降后升,多提示存在复发的高风险。

对于标准方案无法获得 CR(约 20%)的难治或 1~2 年内复发的 AML,异基因造血干细胞移植(allo-HSCT)是唯一可能获得长期缓解的治疗措施,移植前如果能通过挽救方案获得缓解对提高移植疗效有利。年龄 55 岁以下的难治、复发 AML 患者,一般状况较好者,可以选择 HD Ara-C 方案联合化疗,或选择新型药物联合化疗,如新型烷化剂、核苷酸类似物、髓系单克隆抗体及靶向药物 FLT-3 抑制剂等;年龄偏大或继发性 AML 则可采用预激方案化疗如 G-CSF+ 阿克拉霉素 +Ara-C;M$_3$ 复发后用 ATRA 或砷剂治疗仍然有效,CR 后可以考虑做造血干细胞移植;allo-HSCT 移植后复发患者可行供者淋巴细胞输注(DLI)或二次移植。

(2)ALL 的化疗方案

1)诱导缓解治疗:ALL 诱导缓解的最基本方案是以长春新碱(VCR)加泼尼松(P)的 VP 方案,可使 50% 的成人 ALL 获得 CR(3~8 个月)。在 VP 基础上完善的 VDLP(DNR+VCR+L-ASP+P)是成人 ALL 的标准诱导缓解方案,CR 率达 70% 以上。左旋门冬酰胺酶(L-ASP)或者培门冬酶(PEG-Asp)可以提高患者的 DFS,用于 ALL 可相对特异性地杀灭原始淋巴细胞。Hyper-CVAD 是治疗 ALL 的较强烈的诱导方案,CR 率可达 90% 以上。对于 T-ALL 可在 VDLP 的基础上加用 Ara-C 或环磷酰胺(CTX),可以提高 T-ALL 的 CR 率和 DFS。Ph$^+$ALL 预后极差,在诱导化疗期间应联合应用伊马替尼,不但可以提高 CR 率至 90%~95%,还可减少继发耐药。ALL 常用化疗方案见表 23-8。

表 23-8　ALL 常用联合化疗方案

方案	药物	剂量和用法
VP	长春新碱	2mg,每周静脉注射 1 次,共 4 周
	泼尼松	1mg/(kg·d),分次口服,连用 2~3 周
DVLP	柔红霉素	30mg/(m²·d),静脉注射,每 2 周 1~3 天,4 周
	长春新碱	2mg,每周第 1 天静脉注射,共 4 周
	左旋门冬酰胺酶	10 000U/d,静脉滴注,第 19 天开始,连用 10 天
	泼尼松	1mg/(kg·d),分次口服,连用 4 周
hyper-CVAD		
A 方案	环磷酰胺	300mg/(m²·12h),静脉注射 3 小时,第 1~3 天
	长春新碱	2mg,静脉注射,第 4 天、第 11 天
	阿霉素	50mg/(m²·d),静脉注射,第 4 天
	地塞米松	40mg/d,口服或静脉滴注,第 1~4 天、第 11~14 天
B 方案	甲氨蝶呤	1g/m²,静脉滴注,第 1 天
	阿糖胞苷	3g/m²,每 12 小时 1 次,共 4 次,第 2~3 天

2)缓解后治疗:ALL 缓解后的治疗十分重要,巩固强化和维持治疗一般需要 2~3 年。HSCT 对于治愈成人 ALL 十分重要,allo-HSCT 可使 40%~65% 的 ALL 患者长期存活,对于高危或极高危组 ALL 应在缓解后尽早做 allo-HSCT。ALL 移植适应证包括复发、难治 ALL;CR2 ALL;CR1 高危 ALL 如 Ph 染色体、亚二倍体、MLL 基因重排阳性;WBC $\geqslant 30 \times 10^9$/L 的前 B-ALL 和 WBC $\geqslant 100 \times 10^9$/L 的 T-ALL;获得 CR 时间>4~6 周;CR 后在巩固维持治疗期间 MRD 持续阳性或不断升高者都应尽早实

施 allo-HSCT。

　　缓解后强化治疗可以选择原诱导方案,或应用 HD Ara-C (1~3g/m²) 和 HD MTX (2~3g/m²),可以克服耐药并提高药物在脑脊液中的浓度。HD MTX 可以引起严重的口腔黏膜炎,需要用亚叶酸钙进行解救。ALL 的有效维持治疗普遍采用巯嘌呤(6-MP) 和 MTX 联合应用。缓解后治疗可以减少复发,需要定期监测 MRD,30%~40% 的成人 ALL 可生存 5 年以上。Ph⁺ALL TKI 应持续应用到维持治疗结束。

　　3) ALL 复发治疗:ALL 骨髓复发最常见,髓外复发多见于 CNS 和睾丸这两个部位。ALL 髓外复发在治疗髓外病灶时也需同时进行全身化疗。ALL 一旦复发预后很差,即便获得二次缓解也较短暂(中位时间 2~3 个月),长期生存率 ≤5%。复发的 ALL 可采用原诱导方案或含 HD Ara-C 的方案或新药方案再治疗。靶向 CD19 的嵌合抗原受体 T 细胞(CAR-T)治疗可使近 90% 的 ALL 再次获得 CR。

　　(3) 特殊类型 AL 的治疗

　　1) 中枢神经系统白血病(CNSL)的治疗:由于药物难以通过血 - 脑屏障,中枢神经系统是白血病细胞的庇护所。CNSL 是最常见的髓外白血病,ALL 发生 CNSL 较 AML 常见。对于 AML M₄ 和 M₅、所有 ALL 尤其 Ph⁺ALL 和 T-ALL 应该注意 CNSL 的预防和治疗。CNSL 的防治措施有鞘内注射化疗药物、大剂量全身化疗和头颅照射。通常当 AL 获得缓解后即可通过鞘内注射、Ara-C 和 / 或 MTX 进行预防治疗。对已经发生 CNSL 的 AL,可以采用联合鞘内注射地塞米松、Ara-C 和 / 或 MTX,必要时加头颅和脊髓照射(12~18Gy)。

　　2) 睾丸白血病的治疗:由于药物难以通过血 - 睾屏障,放疗是睾丸白血病治疗的有效手段,即使仅有单侧睾丸肿大也要进行双侧照射和全身化疗。

　　3) 老年 AL 的治疗:WHO 将 ≥60 岁的 AL 划分为老年 AL,年龄是 AL 预后重要因素之一。老年 AL 中由 MDS 转化、继发于某些理化因素、伴重要器官功能不良和伴有不良核型者多见,故总体疗效偏差。治疗方面更强调个体化治疗、去甲基化治疗、减量化疗策略或参加新药临床研究,近年来多种靶向药物如 IDH₁、IDH₂、BCL-2 抑制剂等提高了 AL 的缓解率。老年 AL 如适合移植者,可采用降低预处理强度的方案(RIC-HSCT)。

　　3. HSCT　　HSCT 是根治 AL 的唯一手段。除了某些低危 AML 如 M₂ₐ、M₄Eo 等可以进行 auto-HSCT,大部分 AL 患者移植的首选应为 allo-HSCT。

　　4. 细胞免疫治疗　　多与 AL 化疗联合应用或于 HSCT 后进行免疫治疗,如瘤苗、DLI、自体 T 细胞、CAR-T 细胞等。

　　5. 其他治疗　　放疗和手术。局部或全身放疗仅适用于 AL 的某些特殊受累部位的照射或 HSCT 前的治疗,手术治疗适用于 AL 某些局部病灶的外科治疗。

第八节　急性白血病的预后

　　急性白血病是可治的。AL 如果不进行治疗,中位生存期仅 3 个月左右,甚至随时有死亡的危险。经过联合化疗和造血干细胞移植,不少患者可以获得长期生存。1~9 岁 ALL 患者且 WBC<50×10⁹/L 并伴有超二倍体或 t(12;21)者预后最好,80% 以上能获得长期 DFS 甚至治愈。APL 在治疗初期如能避免早期死亡则预后良好,多可治愈。老年白血病、高白血病 AL 预后不良,继发性 AL、复发、多药耐药和合并髓外白血病的 AL 预后较差。

　　随着现代治疗技术的不断提高,AL 的治疗手段也在不断丰富,AL 的预后也在改善。

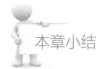
本章小结

1. 急性白血病是起源于造血干细胞的恶性克隆性疾病,细胞分化停滞在较早期阶段,主要为原始细胞及早期幼稚细胞,在骨髓中呈恶性克隆性增殖并大量积聚,使骨髓正常造血功能受抑制并侵犯肝、脾、淋巴结,最终浸润、破坏全身组织和器官。病情发展迅速,自然病程仅数月。

2. 白血病的发生可能是一个多因素、多步骤的演变过程,即"二次打击学说"理论。病因和发病机制与物理因素、化学因素、生物(病毒)因素、遗传因素和由其他血液病转化、演变而来有关。

3. 急性白血病的分类是在传统的形态学分型(FAB)的基础上,结合世界卫生组织分型(MICM)再分为若干亚型。FAB 分型方法是根据形态学和细胞化学特点制定急性白血病分型及标准,AML共分为 $M_0 \sim M_7$ 八个亚型;ALL 共分为 $L_1 \sim L_3$ 三个亚型。WHO 分型基于 FAB 分型,结合形态学(morphology)、免疫学(immunology)、细胞遗传学(cytogenetics)和分子生物学(molecular biology)方法制定,即为 MICM 分型。

4. 急性白血病的常见的临床特点为发热、出血、贫血和肝、脾、淋巴结肿大等表现,主要与正常血细胞减少和白血病细胞浸润有关。发热、出血、贫血的出现主要由于白血病细胞干扰、破坏骨髓造血功能导致 RBC 和血小板减少、免疫功能异常。肝、脾、淋巴结肿大等则与白血病细胞增殖浸润正常组织和器官有关。

5. AL 的诊断一定要结合临床表现、血象、骨髓形态学和骨髓病理学改变做出初步诊断,同时应该尽可能完善免疫分型、细胞遗传学和分子生物学等全面检查,全面的实验室检查是做好 AL 分层诊断和危险度评估的关键,不同的分层和预后采取不同的治疗策略,是提高 AL 化疗效果、决定治疗方案、是否进行移植的关键因素。

6. AL 的治疗是以联合化疗为核心的综合治疗体系。联合化疗是抗白血病治疗中最重要的手段。AL 的化疗原则强调早期、足量、联合、间歇、重复和个体化策略。化疗方案的选择应该根据 AL 的预后因素和患者的具体情况来确定。

7. 诱导缓解治疗是 AL 第一阶段的治疗,目的为通过有效的联合化疗使患者在 1~2 个疗程内迅速获得完全缓解。缓解后的巩固强化治疗和维持治疗是 AL 治疗的第二阶段,是进一步清除 MRD 的治疗,可以有效地防止或减少复发,争取长期无病生存(DFS)和临床治愈。

8. 造血干细胞移植是 AL 的根治性手段,在有效的化疗获得缓解后,对适合造血干细胞移植的患者应尽早进行 HLA 配型和移植前的各项准备。

思考题

1. 什么是急性白血病?有何特点?急性白血病是如何分型的?

2. 急性白血病的临床表现有哪些?需要和哪些疾病进行鉴别?

3. 抗白血病治疗包括哪些手段?其中最基本也是最重要的方法和步骤是什么?

4. 如何全面评估急性白血病的预后因素?

(张 梅)

第二十四章
慢性白血病

第一节　慢性粒细胞白血病

一、定义

慢性粒细胞白血病（chronic myelocytic leukemia，CML），也常称为慢性髓系白血病或慢性髓细胞性白血病，是一种发生在早期多能造血干细胞上的恶性骨髓增殖性肿瘤（为获得性造血干细胞恶性克隆性疾病）。CML 病程发展较缓慢，主要涉及髓系，外周血粒细胞显著增多并有不成熟性，脾脏多肿大。在受累的细胞系中，所有（100%）的患者可找到特征性的费城染色体（Philadelphia chromosome）和/或 *BCR-ABL* 融合基因。CML 自然病程分为慢性期（chronic phase，CP）、加速期（accelerated phase，AP）和急变期（blastic phase，BP/blast crisis，BC）。

二、病因和发病机制

CML 患者骨髓及有核血细胞中存在的费城染色体，其实质为 9 号染色体上 *C-ABL* 原癌基因移位至 22 号染色体，与 22 号染色体断端的断裂点集中区（BCR）连接，即 t(9;22)(q34;q11)，形成 *BCR-ABL* 融合基因。其编码的 $p210^{BCR-ABL}$ 蛋白具有极强的酪氨酸激酶活性，使一系列信号蛋白发生持续性磷酸化，影响细胞的增殖、分化、凋亡及黏附，导致 CML 的发生。粒系、红系、巨核系及 B 淋巴细胞系均可发现费城染色体。

三、临床表现

CML 约占成人白血病的 15%，全球年发病率约为（1.6~2）/10 万。我国年发病率为（0.36~0.55）/10 万。随着年龄增加，CML 发病率有逐步升高的趋势。美国低于 20 岁人群年发病率大约 0.2/10 万，80~90 岁人群年发生率增加至 10/10 万，中位发病年龄 67 岁；欧洲患者中位年龄为 60 岁。中国 CML 患者较西方更为年轻化，国内几个地区的流行病学调查显示 CML 中位发病年龄为 45~50 岁，男性多于女性。CML 致病的病因比较复杂，较为公认的因素是电离辐射，暴露于辐射的人群有较高的发病率。

CML 起病缓慢，早期常无自觉症状，患者可因体检或因其他疾病就医时发现血象异常或脾大才被确诊。CML 的整个病程可分为三期：CP、AP、BP/BC。

（一）慢性期（CP）

患者有乏力、低热、多汗或盗汗、体重减轻等代谢亢进的症状，由于脾大而自觉左上腹坠胀感。常以脾脏肿大为最显著体征，往往就医时已达脐或脐以下，质地坚实，平滑，无压痛。如果发生脾梗死，则脾区压痛明显，并有摩擦音。当治疗后病情缓解时，脾往往缩小，但随病情发展会再度增大。肝脏明显肿大较少见。部分患者胸骨中下段压痛。当白细胞显著增高时,可有眼底充血及出血。白细胞极度增高时,可发生"白细胞淤滞症"。CP 一般持续 1~4 年。

(二) 加速期(AP)

患者常有发热、虚弱、体重进行性下降,骨骼疼痛,逐渐出现贫血和出血。脾持续或进行性肿大。对原来治疗有效的药物包括酪氨酸激酶抑制剂(tyrosine kinase inhibitor, TKI)无效。AP 可维持几个月到数年。

(三) 急变期(BP/BC)

为 CML 的终末期,临床表现与急性白血病(acute leukemia, AL)类似。多数转变为急性粒细胞白血病,少数转变为急性淋巴细胞白血病或急性单核细胞白血病,偶有巨核细胞及红细胞等类型的急性变。急性变预后极差,往往在数月内死亡。

四、实验室检查

(一) CP

1. **血象** 白细胞数明显增高,常超过 20×10^9/L,疾病早期常在 50×10^9/L 以下,晚期增高明显,可达 100×10^9/L 以上,血片中粒细胞显著增多,可见各阶段粒细胞,以中性中幼、晚幼和杆状核粒细胞居多;原始(Ⅰ+Ⅱ)细胞<10%,一般为 1%~3%;嗜酸、嗜碱性粒细胞增多,后者有助于诊断。疾病早期血小板多在正常水平,部分患者增多;晚期血小板渐减少,并出现贫血。

2. **中性粒细胞碱性磷酸酶(NAP)** 初诊时 NAP 活性减低或呈阴性反应,治疗有效时 NAP 活性可以恢复,疾病复发时又下降,合并细菌性感染时可略升高。

3. **骨髓形态** 骨髓增生明显至极度活跃,以粒细胞为主,粒红比例明显增高,其中中性中幼、晚幼及杆状核粒细胞明显增多,原始细胞<10%。嗜酸、嗜碱性粒细胞增多。红细胞相对减少。巨核细胞正常或增多,晚期减少。偶见 Gaucher 样细胞。

4. **细胞遗传学及分子生物学改变** 95% 以上的 CML 细胞中出现费城染色体(小的 22 号染色体),显带分析为 t(9;22)(q34;q11),染色体易位形成的 *BCR-ABL* 融合基因主要编码 p210 蛋白,具有极强的酪氨酸激酶活性,是导致 CML 发病的原因。约 5% 的 CML 有 *BCR-ABL* 融合基因阳性而费城染色体阴性。

5. **血液生化** 血清及尿中尿酸浓度增高。血清乳酸脱氢酶增高。

(二) AP

已经进展至 AP 的实验室检查包括:①对治疗无效的持续或进行性增加的高白细胞(>10×10^9/L);②对治疗无效的持续或进行性脾大;③对治疗无效的持续性血小板增多(>$1\,000 \times 10^9$/L);④与治疗无关的持续性血小板减少(<100×10^9/L);⑤外周血嗜碱性粒细胞 ≥20%;⑥外周血或骨髓原始细胞 10%~19%;⑦初诊时除费城染色体以外具有额外的克隆性染色体异常,如:+8、双费城染色体、17 号染色体长臂的等臂[i(17)(q10)]、19 号染色体三体、复杂核型等;⑧治疗过程中 Ph⁺ 细胞中出现任何新的克隆性异常;⑨粒 - 单系祖细胞(CFU-GM)培养,集簇增加而集落减少;⑩骨髓活检显示胶原纤维显著增生。

(三) BC

已经进展至 BC 的实验室检查包括:①外周血或骨髓中原始细胞占有核细胞 ≥20%;②出现髓外原始细胞浸润;③骨髓活检示原始细胞大量聚集或成簇。

五、诊断、鉴别诊断和分期

(一) 诊断

凡有不明原因的持续性白细胞数增高,根据典型的血象、骨髓象改变,脾肿大,费城染色体阳性和/或 *BCR-ABL* 融合基因阳性即可作出诊断。

(二) 鉴别诊断

费城染色体尚可见于 2% 急性髓系白血病(acute myeloid leukemia,AML)、5% 儿童急性淋巴细胞白血病(acute lymphoblastic leukemia,ALL)及 25% 成人 ALL,应注意鉴别。需要鉴别诊断的主要疾病如下。

1. **类白血病反应**　常并发于严重感染、恶性肿瘤等基础疾病,并有相应原发病的临床表现。粒细胞胞质中常有中毒颗粒和空泡。嗜酸性粒细胞和嗜碱性粒细胞不增多。NAP 反应强阳性。费城染色体或 *BCR-ABL* 融合基因阴性。血小板和血红蛋白大多正常。原发病控制后,白细胞恢复正常。

2. **骨髓增殖性肿瘤**(myeloproliferative neoplasm,MPN)

(1) 真性红细胞增多症(polycythemia vera,PV):以红细胞增多为突出表现,伴有红细胞增多所致高黏滞症,并多有脾肿大等临床表现;白细胞轻度增多,但一般不超过 50×10^9/L;血小板也有轻度增加,红细胞容量明显超过正常值。NAP 活性升高,费城染色体阴性,约 95% 的 PV 患者出现 *JAK2V617F* 突变,部分患者存在 *JAK2* 第 12 号外显子突变。

(2) 原发性血小板增多症(essential thrombocytosis,ET):以血小板增多为主,同时伴有血小板功能异常。白细胞轻度增多,多在 50×10^9/L 以下;嗜酸性粒细胞、嗜碱性粒细胞不增多。脾脏轻度肿大,NAP 活性增高,费城染色体阴性,约 50%ET 患者存在 *JAK2V617F* 突变,约 1% 患者存在 *MPL W515L/K* 突变。

(3) 原发性骨髓纤维化(primary myelofibrosis,PMF):多有贫血,脾多肿大且肿大程度与白细胞数不成比例。外周血中易见幼稚粒细胞及有核红细胞,原始细胞及各阶段幼稚粒细胞比例甚至高于骨髓。成熟红细胞形态显著异常,有泪滴样改变或月牙形及盔甲形等。费城染色体 /*BCR-ABL* 融合基因阴性。50%PMF 患者存在 *JAK2V617F* 突变,5% 患者 *MPL W515L/K* 突变。骨髓活检有助于骨髓纤维化的诊断。

3. **骨髓增生异常综合征 / 骨髓增殖性肿瘤**(myelodysplastic syndrome/myeloproliferative neoplasm,MDS/MPN)

(1) 慢性中性粒细胞白血病(chronic neutrophilic leukemia,CNL):临床上少见,病情进展缓慢,白细胞增高以成熟中性粒细胞为主,NAP 活性增高,无费城染色体,且极少发生急性变。

(2) 慢性嗜酸性粒细胞白血病、嗜碱性粒细胞白血病:嗜酸、嗜碱性粒细胞白血病分别以各阶段嗜酸或嗜碱性粒细胞增多为主要表现,且伴有嗜酸、嗜碱性粒细胞形态异常。CML 急变期或加速期可发生嗜碱性粒细胞比例增多,若 CML 发生急性嗜酸性粒细胞白血病或急性嗜碱性粒细胞白血病变时,嗜酸或嗜碱性粒细胞比例应超过 30%,且各阶段中幼粒、嗜酸或嗜碱性粒细胞比例增多,并伴有原粒细胞和早幼粒细胞增多。

(3) 慢性粒 - 单核细胞白血病(chronic myelomonocytic leukemia,CMML):CMML 临床特点及骨髓象极似 CML,但具有单核细胞增多的特点,要求外周血单核细胞计数 $>1 \times 10^9$/L,且在外周血白细胞中比例 $\geqslant$ 10%。最重要的鉴别是缺乏费城染色体 /*BCR-ABL* 融合基因。

4. **其他原因引起的脾大**　肝硬化、血吸虫病、黑热病、慢性疟疾、脾功能亢进等均有脾大。但各病均有各自原发病的临床特点,并且血象及骨髓象无 CML 的典型改变。费城染色体及 *BCR-ABL* 融合基因均阴性。

（三）分期

CML 的整个病程可分为三期：CP、AP、BC。

1. CP 诊断标准为：①外周血或骨髓中原始细胞<10%；②未达到诊断加速期或急变期的标准。

2. AP 诊断标准为：符合下列任何一项：①外周血或骨髓中原始细胞占 10%~19%；②外周血嗜碱性粒细胞≥20%；③与治疗不相关的持续血小板减少（PLT<100×10⁹/L）或增高（PLT>1 000×10⁹/L）；④治疗过程中出现 Ph⁺ 细胞基础上的其他克隆性染色体异常（CCA/Ph⁺）；⑤进行性脾脏增大或白细胞计数增高。

3. BC 诊断标准为：符合下列任何一项：①外周血或骨髓中原始细胞≥20%；②骨髓活检原始细胞集聚；③髓外原始细胞浸润。

六、治疗

CML 治疗应着重于慢性期早期，避免疾病转化，力争尽早取得细胞遗传学和分子生物学水平的缓解，一旦进入 AP 或 BP（统称进展期）则预后不良。

（一）新诊断 CML-CP 患者的初始治疗

1. **高白细胞血症紧急处理**　高白细胞血症患者宜采用羟基脲降低白细胞计数，同时适当水化、降尿酸处理（参照急性白血病章节）。对于白细胞计数极高或有白细胞淤滞症表现者，可以进行治疗性白细胞单采，快速降低肿瘤负荷。明确诊断后，根据患者情况选择合适的 TKI 治疗。

2. **分子靶向治疗**　目前国际指南推荐新诊断 CML 慢性期患者的一线治疗 TKI 类药物包括伊马替尼（imatinib）400mg/d，尼洛替尼（nilotinib）600mg/d（300mg，2 次 /d），达沙替尼（dasatinib）100mg/d。获得中国批准的一线治疗药物为伊马替尼和尼洛替尼。第一代 TKI 伊马替尼为 2- 苯胺嘧啶衍生物，能特异性阻断 ATP 在 ABL 激酶上的结合位置，使酪氨酸残基不能磷酸化，从而抑制 *BCR-ABL* 阳性细胞的增殖。大型临床研究发现伊马替尼治疗 CML-CP 患者完全细胞遗传学缓解（complete cytogenetic remission，CCyR）率为 83%，10 年总体生存率（overall survival，OS）可达 83%。伊马替尼耐药与 *ABL* 基因点突变、*BCR-ABL* 基因扩增和表达增加、P 糖蛋白过度表达有关，随意减停药物容易产生 *BCR-ABL* 激酶区的突变，发生继发性耐药。第二代 TKI 如尼洛替尼、达沙替尼治疗 CML 能够获得更快、更深的分子学反应，两药治疗 CML-CP 的累积 CCyR 率分别为 86% 和 87%，OS 可达 91% 和 92%。

不同的 TKI 具有不同的不良反应，应根据患者个体情况选用。TKI 治疗期间可发生白细胞、血小板减少和贫血的血液学毒性以及水肿、头痛、皮疹、胆红素升高等非血液学毒性。在开始 TKI 治疗后的第 3 个月、6 个月、12 个月进行疗效监测，疾病稳定后每 3~6 个月监测一次。CML 治疗反应包括血液学反应、遗传学反应和分子学反应（详见表 24-1），启动 TKI 治疗后不同时间点有对应的疗效要求（详见表 24-2）。对判定为治疗失败的患者需评估其用药依从性，并进行 ABL 激酶区基因突变检查，根据突变种类更换 TKI 或考虑异基因造血干细胞移植（allogeneic hematopoietic stem cell transplantation，allo-HSCT）。服药的依从性以及严密监测对于获得最佳疗效非常关键。

（二）新诊断 CML-CP 患者的其他治疗

因各种原因无法使用 TKI 治疗的患者可考虑以下治疗方案。

1. **干扰素**　干扰素 α（interferon- α，IFN- α）是分子靶向药物出现之前的首选药物，目前用于 TKI 耐药、不耐受且不适合 allo-HSCT 的 CML-CP 患者，和因各种原因暂时无法应用 TKI 治疗或无法长期坚持使用 TKI 的 CP 患者。常用剂量 300 万 ~500 万 U/（m²·d），皮下或肌内注射，每周 3~7 次。干扰素治疗 CML-CP 后累积 CCyR 率约 13%，有效者 10 年生存率可达 70%。主要不良反应包括乏力、发热、头痛、食欲下降、骨骼肌肉酸痛等流感样症状和体重下降、肝功能异常等，可引起轻到中度的血细胞减少。预防性使用对乙酰氨基酚等能够减轻流感样症状。

2. **其他药物治疗**

（1）羟基脲（hydroxyurea，HU）：为细胞周期特异性化疗药，起效快，用药后两三天白细胞计数即下降,停药后又很快回升。常用初始剂量为3g/d,分2次口服,待白细胞降至 20×10⁹/L 左右时,剂量减半。降至 10×10⁹/L 时,改为小剂量(0.5~1g/d)维持治疗。需经常检查血象,以便调节药物剂量。耐受性好,单独应用 HU 的 CP 患者中位生存期约为5年。单独应用 HU 目前限于高龄、具有合并症、TKI 和 IFN-α 均不耐受的患者以及用于高白细胞淤滞时的降白细胞处理。

(2)其他药物:包括阿糖胞苷(cytosine arabinoside,Ara-C)、高三尖杉酯碱、砷剂、白消安等。

(三) CML 进展期患者治疗

CML 进入进展期之后,需要评估患者的细胞遗传学、分子学 *BCR-ABL* 水平以及 *BCR-ABL* 激酶区的突变。AP 患者如果既往未使用过 TKI 治疗,可以采用加量的一代或者二代 TKI(伊马替尼600~800mg/d 或尼洛替尼 800mg/d 或达沙替尼 140mg/d),病情回复至慢性期者,可继续 TKI 治疗,如果患者有合适的供者,可考虑 allo-HSCT。BC 患者首先明确急变类型后,可以在加量的 TKI 基础上,联合化疗提高诱导缓解率,缓解后应尽快进行 allo-HSCT。有条件进行新药临床试验的单位可行新药试验。

Allo-HSCT 依然是 CML 治疗的重要手段,尤其是 TKI 耐药以及进展期患者。在 TKI 治疗时代移植不再是 CML 慢性期患者的一线治疗选择,原则上对至少1种第二代 TKI 不耐受或耐药的患者考虑 allo-HSCT。目标人群包括:①对于标准的伊马替尼治疗失败的慢性期患者,可根据患者的年龄和意愿考虑 HSCT;②治疗任何时候出现 *BCR-ABL* 基因 T315I 突变的患者,首选 allo-HSCT;③对第二代 TKI 治疗反应欠佳、失败或不耐受的所有患者;④更换第二代 TKI 6个月后仍未获得主要细胞遗传学反应者,其12个月获得次要细胞遗传学反应以及长生存的可能性明显降低,应尽早考虑 HSCT;⑤加速期或急变期患者。

Allo-HSCT 干细胞来源不再受限于全相合供体,可以考虑行单倍型相合亲缘供体移植。移植后需辅以 TKI 治疗以减少复发,并可以行预防性供体淋巴细胞输注以增加移植物抗白血病效应。移植后复发可以用供体淋巴细胞输注联合或不联合 TKI 治疗以求再缓解。

进展期 CML 总体预后不佳,明显不如 CP 的移植效果,TKI 可以改善移植预后。有报道 TKI 联合 allo-HSCT 治疗进展期 CML,3年 OS 达 59%。

除 allo-HSCT 外,进展期 CML 还可采用单用 TKI、联合化疗、干扰素治疗或其他治疗,但疗效有限且不能持久。

(四) 停药

近年来一系列的临床研究证实部分获得持续深度分子学反应的患者能够实现相对持久的安全停药(无治疗性缓解,treatment free remission,TFR),即功能性治愈。获得持续 MR4/MR4.5 以上分子学反应,并且持续超过2年是目前停药的前提条件,约 50% 经充分 TKI 治疗的患者能够实现 TFR。但停药仅仅限于有条件接受严格规范的国际标准化的分子学监测的中心开展,并要求在有经验的临床医师的指导下尝试。

(五) 疗效标准

表 24-1　CML 慢性期的治疗反应定义

血液学反应(HR)	完全血液学反应(CHR)	PLT<450×10⁹/L,WBC<10×10⁹/L,外周血中无髓性不成熟细胞,嗜碱性粒细胞<5%,无疾病的症状和体征,可触及的脾大已消失
细胞遗传学反应(CyR)	完全 CyR(CCyR)	Ph⁺ 细胞 0%
	部分 CyR(PCyR)	Ph⁺ 细胞 1%~35%
	次要 CyR(mCyR)	Ph⁺ 细胞 36%~65%
	微小 CyR(miniCyR)	Ph⁺ 细胞 66%~95%
	无	Ph⁺ 细胞>95%

续表

分子学反应（MR）	分子学无法检测（UMRD）	在可扩增 *ABL1* 转录水平下无法检测到 *BCR-ABL1* 转录本
	分子学反应（MR5）	BCR-ABL1^IS ≤ 0.001%（ABL1 转录本 > 100 000）
	分子学反应（MR4.5）	BCR-ABL1^IS ≤ 0.003 2%（ABL1 转录本 > 32 000）
	分子学反应（MR4）	BCR-ABL1^IS ≤ 0.01%（ABL1 转录本 > 10 000）
	主要分子学反应（MMR）	BCR-ABL1^IS ≤ 0.1%（ABL1 转录本 > 10 000）

注：IS，国际标准化。

表 24-2　一线 TKI 治疗 CML-CP 患者治疗反应评价标准

时间	最佳反应	警告	治疗失败
3 个月	至少达到 PCyR（Ph$^+$ 细胞 ≤ 35%）	未达到 PCyR（Ph$^+$ 细胞 36%~95%）	未达到 CHR
	BCR-ABL^{IS} ≤ 10%	BCR-ABL^{IS} > 10%	无任何 CyR（Ph$^+$ 细胞 > 95%）
6 个月	至少达到 CCyR（Ph$^+$ 细胞 = 0）	达到 PCyR 但未达到 CCyR（Ph$^+$ 细胞 1%~35%）	未达到 PCyR（Ph$^+$ 细胞 > 35%）
	BCR-ABL^{IS} < 1%	BCR-ABL^{IS} 1%~10%	BCR-ABL^{IS} > 10%
12 个月	BCR-ABL^{IS} ≤ 0.1%	BCR-ABL^{IS} > 0.1% 且 ≤ 1%	未达到 CCyR（Ph$^+$ 细胞 > 0）BCR-ABL^{IS} > 1%
任何时间	稳定或达到 MMR	CCA/Ph$^-$（-7 或 7q-）	丧失 CHR 或 CCyR 或 MMR出现伊马替尼或其他 TKI 耐药性突变出现 CCA/Ph$^+$

七、预后

许多因素影响着 CML 患者的慢性期及生存期。目前常用的评分系统包括 Sokal、Euro 以及 EUTOS（表 24-3），均以临床特征以及血液学指标作为预后评分因素。目前无明确数据判断三种预后积分系统的优劣，无论采取何种预后评估方式，建议对高危患者采用更为积极的治疗和监测。

表 24-3　CML 常用预后评分系统

积分系统	公式	预后评估
Sokal 积分	exp [0.011 6（年龄 -43.4）]+0.034 5（脾脏大小 -7.51）+0.188 [(PLT/700)^2-0.563]+0.088 7（原始细胞 -2.1）	低危 < 0.8中危 0.8~1.2高危 > 1.2
Euro 积分	0.666（当年龄 ≥ 50 岁）+(0.042 × 脾脏大小)+1.095 6（当 PLT ≥ 1 500×10^9/L)+(0.058 4 × 原始细胞)+0.203 99（当嗜碱性粒细胞 > 3%)+(0.041 3 × 嗜酸性粒细胞) × 100	低危 ≤ 780中危 781~1 480高危 > 1 480
EUTOS 积分	脾脏大小 × 4+ 嗜碱性粒细胞 × 7	低危 ≤ 87高危 > 87

注：PLT 单位为 ×10^9/L，年龄单位为岁，脾脏大小为肋下厘米数，原始细胞、嗜酸性粒细胞、嗜碱性粒细胞为外周血分类百分数。所有数据应当在任何慢性粒细胞白血病相关治疗开始前获得。

TKI 出现前,CML-CP 患者中位生存期为 39~47 个月,3~5 年内进入 BC 终末期,少数 CP 可延续 10~20 年。影响 CML 预后的因素包括:患者初诊时的风险评估;疾病治疗的方式;病情的演变。TKI 应用以来,生存期显著延长,以伊马替尼、尼洛替尼、达沙替尼为代表的 TKI 作为一线治疗药物使 CML 患者 10 年生存率达 85%~90%,极大地改善了 CML 患者的预后。

(李建勇)

第二节　慢性淋巴细胞白血病

一、定义

慢性淋巴细胞白血病 / 小淋巴细胞淋巴瘤(chronic lymphocytic leukemia/small lymphocytic lymphoma,CLL/SLL)是一种具有特定免疫表型的成熟 B 细胞克隆增殖性疾病,以单克隆、成熟的 CD5$^+$B 淋巴细胞在外周血、骨髓、肝、脾和淋巴结进行性积聚为特征。CLL 和 SLL 是同一种疾病的不同表现形式。

二、病因和发病机制

CLL 是西方国家最常见的成人白血病,占所有白血病的近 30%。在西方国家,CLL 的年发病率为(2~6)/10 万,随年龄增加。CLL 主要为老年性疾病,中位发病年龄为 72 岁,初诊时>70% 的患者>65 岁。在美国,不同种族发病率差别很大,从高到低依次为白种人、黑种人、西班牙人种及亚太人种。虽然我国随着人均寿命的延长,发病率有增高趋势,但与日本等亚洲国家一样,我国的 CLL 发病率仍明显低于西方国家。出生在美国的亚裔和出生在本土的亚洲人 CLL 的发病情况相似,说明在 CLL 发病中遗传因素发挥更重要的作用。我国 CLL 初诊年龄较西方低近 10 岁,不排除老年人就诊率低的影响。患者男女比例(1.5~2):1。

CLL 的确切病因和发病机制不甚清楚。电离辐射、化学致癌物、杀虫剂、病毒感染等与 CLL 发病无关。西方资料显示老年、男性、白种人、CLL 和其他慢性淋巴增殖性疾病(chronic lymph-oproliferative disorder,CLPD)家族史和单克隆 B 淋巴细胞增多症(monoclonal B lymphocytosis,MBL)是 CLL 发病的危险因素。

免疫球蛋白重链可变区(immunoglobulin heavy chain variable region gene,*IGHV*)突变的 CLL(M-CLL)细胞起源于生发中心后的 B 细胞亚群(CD5$^+$CD27$^+$),而 *IGHV* 无突变的 CLL(U-CLL)细胞则起源于无突变的 CD5$^+$B 细胞亚群,即未经历生发中心的 B 细胞。包括 CLL 在内的 B 细胞恶性肿瘤的发生与 B 细胞受体(B-cell receptor,BCR)介导的抗原识别和 / 或抗原选择有关,而 BCR 识别不同的抗原主要依靠其抗原识别区膜表面免疫球蛋白(surface immunoglobulin,sIg)的差异。某些 CLL 患者 BCR 具有高度同源性,称为同型模式。检测 *IGHV* 的 VDJ 序列,进行对比及聚类分析,可以明确是否存在 BCR 的同型模式。亚洲 CLL 患者与西方患者的 *IGHV* 的使用片段和同型模式 BCR 的使用率均存在很大差异,这提示东西方 CLL 病因及发病机制可能有所差别。

此外,染色体异常、基因突变、克隆演变、表观遗传学改变以及微环境等也在 CLL 的发生发展中扮演着重要的角色。

三、临床表现

CLL 起病缓慢,高达 70%~80% 患者早期多无自觉症状,常因血常规异常或体检发现淋巴结或肝脾肿大首诊。

(一)一般表现

初诊时常无明显症状,可伴有发热、盗汗、体重下降等症状,可出现鼻、唇、或生殖器疱疹。30%~50% 患者有皮肤损害,包括瘙痒、色素沉着、红斑、丘疹、结节等,为对蚊虫叮咬等过敏或白血病细胞浸润所致。随病情进展,特别是治疗无效时,常见乏力、发热、盗汗、体重下降及反复细菌、真菌或病毒感染。晚期因骨髓造血功能受损,出现贫血和血小板减少。

(二)淋巴结和肝脾肿大

60%~80% 患者淋巴结肿大,以颈部、锁骨上部位最常见,腋窝、腹股沟等处亦多见,常呈对称分布。肿大淋巴结表面光滑、质地中等硬度、活动度可、无明显压痛,疾病进展时可融合。CT 扫描可发现肺门、腹膜后、肠系膜淋巴结肿大。如单个部位淋巴结短期内快速肿大、发热、乳酸脱氢酶明显增高,应穿刺或活检,明确是否为大细胞淋巴瘤转化(Richter 综合征)。同时若出现淋巴结疼痛、质地较硬、活动度差的患者,也应穿刺活检,排除其他部位癌症转移或感染。50%~70% 患者有轻至中度脾大,轻度肝大,引起腹胀和饱满感,多出现于淋巴结肿大之后。脾梗死少见。

(三)自身免疫表现

CLL 患者免疫功能紊乱,病程中自身免疫病的发生率为 10%~25%,尤其多见于疾病晚期和接受治疗的患者。包括 10% 的 CLL 患者存在自身免疫性溶血性贫血(autoimmune hemolytic anemia,AIHA)、2% 存在免疫性血小板减少症(immune thrombocytopenia,ITP),纯红细胞再生障碍较少见。

(四)其他

少部分 CLL 患者有肾病综合征、天疱疮及血管性水肿等副肿瘤表现。终末期可发生 Richter 综合征。并可出现急性髓系白血病、骨髓增生异常综合征、皮肤癌、肺癌、胃肠道肿瘤及黑色素瘤等第二肿瘤。

四、实验室检查

(一)血象

外周血克隆性 B 淋巴细胞 $\geq 5 \times 10^9$/L,并至少持续三个月。CLL 细胞形态类似成熟的小淋巴细胞,少量幼稚或不典型淋巴细胞。细胞形态学特征在染色好、新鲜制备的血片观察最好,优于骨髓片。多数患者外周血涂片可见涂抹细胞,是 CLL 的典型的细胞形态学特征,具有诊断、鉴别诊断及预后价值,涂抹细胞的比例高者预后好。随病情进展可出现血小板减少和 / 或贫血、中性粒细胞减少。

(二)骨髓穿刺和活检

骨髓象有核细胞增生明显或极度活跃,淋巴细胞明显增多,比例常 $\geq 40\%$,以成熟淋巴细胞为主;红系、粒系及巨核系细胞减少;溶血时幼红细胞可代偿性增生。骨髓活检:CLL 细胞浸润呈间质型、结节型、混合型和弥漫型,其中混合型最常见,结节型少见。弥漫型多为晚期患者,预后较差;非弥漫型(结节型和间质型)则多为早期患者,预后较好。如外周血淋巴细胞有典型的形态学与免疫表型特征,CLL 的诊断无须骨髓穿刺或活检。

(三)免疫表型

流式细胞术免疫分型是 CLL 诊断、预后评估及微小残留(minimal residual disease,MRD)检测最重要的方法之一。CLL 免疫表型特征:表达 CD19、CD20(弱表达)、CD23 和 CD5;sIg 弱表达,轻链限制性表达,即 κ 链:λ 链>3∶1 或 <0.3∶1,或 CD19 阳性且 sIg 阴性细胞>25%;FMC7、CD22 和 CD79b

弱阳性或阴性。

(四) 细胞遗传学

有治疗指征的 CLL 患者在治疗前需要进行系统的预后分层。包括染色体核型分析与间期荧光原位杂交 (fluorescence in situ hybridization, FISH) 检查。必要的 FISH 检测项目包括 del(17p)、del(11q)、del(13q) 与 +12。del(13q) 最常见,伴有 del(17p) 的患者预后最差,而伴有单纯 del(13q) 的患者预后最佳 (但如缺失率>80%,预后也不佳)。常规核型分析仅能在 30%~40% 的 CLL 患者中检出染色体异常,推荐使用 CpG+IL-2 刺激的染色体核型分析,可将检出率提高到 80%。伴有复杂核型的 CLL 患者预后较差。病情进展时可出现新的染色体异常。

(五) 分子生物学

根据 *IGHV* 突变情况,可将 CLL 分为两种亚型:U-CLL 和 M-CLL。U-CLL 患者易出现不典型细胞形态,临床分期多为晚期,病情进展迅速、生存期短;M-CLL 患者多为典型成熟小淋巴细胞形态,临床分期早,病程进展缓慢,生存期较长。CLL 中具有 *SF3B1*、*NOTCH1* 以及 *TP53* 等基因突变,这些基因突变与不良预后相关。尤其 TP53 突变常常与 del(17p) 伴随出现,该类患者临床上进展迅速,对传统的免疫化学治疗耐药,预后极差。

五、诊断、鉴别诊断和分期

(一) 诊断

CLL 的诊断依赖于血常规、血细胞形态学、流式细胞术免疫分型,一些情况下还需要结合细胞遗传学、分子生物学以及淋巴结活检、免疫组织化学等检查。CLL 诊断的确立需要满足以下几个条件。

1. 外周血克隆性 B 淋巴细胞 $\geqslant 5 \times 10^9$/L,至少持续 3 个月。

2. 形态以成熟小淋巴细胞为主,涂抹细胞易见,外周血淋巴细胞中幼淋细胞<55%;如幼淋细胞 $\geqslant 55\%$,诊断为 B 细胞幼稚淋巴细胞白血病 (B cell prolymphocytic leukemia, B-PLL)。

3. 典型的免疫表型特征:sIg^{dim}CD5$^+$CD19$^+$CD20^{dim}CD23$^+$FMC7$^-$CD22$^{-/dim}$CD79b$^-$ 及轻链限制性表达 (dim:弱表达)。

4. 排除其他一些易误诊为 CLL 的 B 细胞慢性淋巴增殖性疾病。

(二) 鉴别诊断

CLL 需要与套细胞淋巴瘤 (mantle cell lymphoma, MCL)、边缘区淋巴瘤 (marginal zone lymphoma, MZL)、毛细胞白血病 (hairy cell leukemia, HCL)、脾 B 细胞淋巴瘤/白血病,不能分类、B-PLL、滤泡性淋巴瘤 (follicular lymphoma, FL) 和淋巴浆细胞淋巴瘤 (lymphoplasmacytic lymphoma, LPL)/华氏巨球蛋白血症 Waldenstrôm macroglobulinemia, WM) 等相鉴别。具体如下。

1. MCL 是一种侵袭性 B 细胞非霍奇金淋巴瘤 (non-Hodgkin lymphoma, NHL),预后不良。极少数 MCL 形态学类似 CLL 细胞,甚至免疫表型为 CD5$^+$CD23$^+$,故 CCND1 或 t(11;14) 阳性至关重要。表达成熟 B 细胞相关抗原,同时表达 CD5 和 CCND1、SOX11、CD10、CD23 (25% 弱阳性) 阴性。CD20、CD79b 和 sIg 表达比 CLL 强,且 FMC7 阳性,可以与 CLL 相鉴别。此外,CD11c 在 MCL 常阴性,也有助于与 CLL 相鉴别(1/3 的 CLL 患者 CD11c 阳性)。新的免疫标志 CD200、CD148 也有助于与 CLL 鉴别 (MCL 患者 CD200 阴性或弱表达,而 CD148 高表达)。FISH 是检测 t(11;14) (q13;q32) 的理想技术。少数(<5%)患者 t(11;14) 阴性,常累及 CCND2 或 CCND3。

2. MZL MZL 包括脾边缘区淋巴瘤 (splenic marginal zone lymphoma, SMZL)、淋巴结边缘区淋巴瘤 (nodal marginal zone lymphoma, NMZL)、结外黏膜相关淋巴组织 (mucosa-associated lymphoid tissue, MALT) 型 MZL,其中以 SMZL 多见。SMZL 最显著的特征为脾大,脾门淋巴结常受累,浅表淋巴结和结外组织常不累及,大多数 SMZL 患者存在外周血和骨髓受累。NMZL 发病年龄相对年轻,大多(>95%)表现为外周淋巴结肿大,易侵犯骨髓,偶有外周血累及。CLL 需要与白血病期的 SMZL 和

NMZL 相鉴别。SMZL 细胞形态为成熟小淋巴细胞,无核仁,具有特征性的极性绒毛,骨髓活检可见 CD20 阳性细胞沿血窦分布,这些形态学特征有助于其和 CLL 的鉴别。更重要的是,免疫表型方面,SMZL 和 NMZL 的 CD5、CD23 和 CD10 阴性,采用 CLL 免疫积分标准<3 分,CD79b、FMC7 和 sIg 表达强度明显高于 CLL。

3. HCL　多数 HCL 淋巴结无肿大,最突出的特点是脾大和全血细胞减少,外周血、骨髓或肝脾中可见"毛细胞",白细胞数很少超过 10×10^9/L,且伴有单核细胞减少。形态学方面,HCL 细胞表面有绒毛状突起,细胞中等大小,染色质略显疏松,核仁缺少或模糊,大量浅蓝色胞质,呈现为特征性的煎鸡蛋样。骨髓穿刺常为"干抽"。骨髓活检显示间质浸润,网硬蛋白纤维可增加。HCL 典型免疫表型为 CD20^{bright}CD22^{bright}CD11c^{bright}CD25^{bright}CD103$^+$CD123$^+$FMC7$^+$sIg$^+$CD5$^-$CD10$^-$CD23$^-$CD43$^-$(bright:强阳性),Annexin A1(免疫组化)在 HCL 特异性表达。90% 以上的 HCL 患者存在 *BRAF V600E* 突变。

4. **脾 B 细胞淋巴瘤/白血病,不能分类**　WHO 分型将毛细胞白血病 - 变异型(hairy cell leukemia variant,HCL-V)和脾弥漫性红髓小 B 细胞淋巴瘤(splenic diffuse red pulp small B-cell lymphoma,SDRPSBCL)暂定为脾 B 细胞淋巴瘤/白血病,不能分类。HCL-V 和 SDRPSBCL 临床较罕见,有独特的临床病理学特征,常表现为脾大。HCL-V 外周血淋巴细胞增多,无单核细胞减少。SDRPSBCL 外周血淋巴细胞常无明显增多,也无单核细胞减少。HCL-V 细胞有明显的核仁和曲核,但缺乏毛状细胞外观形;SDRPSBCL 细胞常呈绒毛状细胞外形,常累及骨髓窦状隙和外周血。HCL-V 表达成熟 B 细胞相关抗原,CD11c 和 FMC7 阳性,CD103 阳性,但 CD5 阴性;SDRPSBCL 也表达成熟 B 细胞相关抗原,但 CD5 阴性。这些免疫表型特点有助于 HCL-V 和 SDRPSBCL 与 CLL 的鉴别。半数 HCL-V 存在 *MAP2K1* 基因突变。

5. B-PLL　B-PLL 患者外周血幼淋细胞占淋巴细胞比例≥55%。发热、体重下降及脾大常见。外周血白细胞计数常>150×10^9/L,贫血及血小板减少常见。B-PLL 细胞中等大小,胞质量少、呈淡蓝色,有一个明显的核仁。B-PLL 表达成熟 B 细胞相关抗原,FMC7 阳性,CD5 和 CD23 大多阴性。

6. FL　FL 是一种较常见的惰性 NHL,多数患者诊断时即处于晚期(Ⅲ/Ⅳ),主要侵犯淋巴结、脾、骨髓和外周血。FL 细胞为小淋巴细胞,伴有裂的细胞核。骨髓活检可见诊断性的形态学特征——骨小梁旁浸润。表达成熟 B 细胞相关抗原,生发中心抗原 CD10 阳性,CD5 阴性。主要的细胞遗传学异常为 t(14;18)(q32;q21),见于 85%~90% 的 FL。

7. LPL/WM　LPL/WM 是一种浆细胞样淋巴增殖性疾病,由小 B 淋巴细胞、浆细胞样淋巴细胞和浆细胞组成的肿瘤,中位发病年龄约 60 岁,常累及骨髓、淋巴结和脾,表现为全血细胞减少,淋巴结和脾肿大。大多数患者伴有单克隆免疫球蛋白增多,多数为 IgM,此时可诊断为 WM。LPL/WM 由小淋巴细胞、浆细胞样淋巴细胞和浆细胞组成,经常可见增多的肥大细胞。部分胞质内或者细胞核内可见 PAS 阳性的球形包涵体(Russell 小体或 Dutcher 小体)。骨髓活检可见间质、结节或弥漫性浸润,偶见小梁旁聚集。LPL/WM 细胞表达成熟 B 细胞相关抗原,CD38 和 CD138 阳性。90% 以上的患者 MYD88 L265P 突变。

(三) 分期

Rai 分期(表 24-4)与 Binet 分期(表 24-5)是 CLL 经典的分期系统,这两种分期系统根据体格检查所得淋巴结肿大与脾脏肿大的结果以及是否存在血细胞减少对 CLL 患者进行分期。SLL 分期参照 2014 版的淋巴瘤 Lugano 分期(表 24-6)。

表 24-4　Rai 分期

分期	标准	从不需要治疗患者比例	中位生存 */月
0	仅有淋巴细胞增多	59%	150
1	淋巴细胞增多 + 淋巴结肿大	21%	101

续表

分期	标准	从不需要治疗患者比例	中位生存 */ 月
2	淋巴细胞增多 + 肝 / 脾肿大 ± 淋巴结肿大	23%	71
3	淋巴细胞增多 + 贫血(<100g/L) ± 肝 / 脾肿大或淋巴结肿大	5%	19
4	淋巴细胞增多 + 血小板减少(<100×10^{12}/L) ± 肝 / 脾肿大或淋巴结肿大	0%	19

注:* 烷化剂为基础治疗患者的生存。

表 24-5　Binet 分期

分期	标准	中位生存 */ 年
A	淋巴细胞增多,<3 个淋巴结区淋巴结肿大 #;无贫血或血小板减少	12+
B	淋巴细胞增多,≥3 个淋巴结区淋巴结肿大;无贫血或血小板减少	7
C	淋巴细胞增多 + 贫血(<100g/L)或血小板减少(<100×10^{12}/L)	2

注:* 烷化剂为基础治疗患者的生存。
颈部、腋下、腹股沟(单侧或双侧均计为 1 个区域)、肝脏及脾脏。

表 24-6　Lugano 分期

分期	累及范围	结外状态
早期		
Ⅰ 期	累及单个淋巴结区域,单个淋巴结区域可以包括一个淋巴结或一组相邻淋巴结	单个淋巴结外器官或部位,并且没有结内受累
Ⅱ 期	横膈同侧有 2 个或 2 个以上淋巴结区域受累	横膈同侧淋巴结区域受累同时伴邻近的局限性的结外器官或部位受累
Ⅱ 期伴大包块	横膈同侧有 2 个或 2 个以上淋巴结区域受累且伴有大包块	不适用
晚期		
Ⅲ 期	横膈两侧都有淋巴结受累 横膈上淋巴结受累伴脾脏受累	不适用
Ⅳ 期	1 个或多个结外器官弥漫性或播散性受累,伴或不伴相关淋巴结受累	不适用

六、治疗

无论是初治还是复发 / 难治的 CLL 患者,只有在具有治疗指征的前提下才开始治疗。CLL 的治疗指征包括:①进行性骨髓衰竭的证据:进行性血红蛋白和 / 或血小板减少。②巨脾(如左肋缘下>6cm)或有症状的脾肿大。③巨块型淋巴结肿大(如最长直径>10cm)或有症状的淋巴结肿大。④进行性淋巴细胞增多,如 2 个月内淋巴细胞增多>50%,或淋巴细胞倍增时间(lymphocyte doubling time,LDT)<6 个月。当初始淋巴细胞<30×10^9/L,不能单凭 LDT 作为治疗指征。⑤ AIHA 和 / 或 ITP 对皮质类固醇治疗反应不佳。⑥至少存在下列一种疾病相关症状:A. 在以前 6 个月内无明显原

因的体重下降≥10%;B. 严重疲乏(如 ECOG 体能状态≥2；不能进行常规活动);C. 无感染证据,体温>38.0℃,≥2 周;D. 无感染证据,夜间盗汗>1 个月。⑦临床试验:符合所参加临床试验的入组条件。

现有的 CLL 的治疗方式主要包括:免疫化学治疗、靶向药物治疗以及细胞治疗。

（一）免疫化学治疗

免疫化学治疗是指单克隆抗体联合化疗的治疗方式,是 CLL 的传统治疗方式。近年来,随着新药的涌现,免疫化学治疗的地位显著降低。

CLL 中常用的化疗药物主要包括烷化剂(苯丁酸氮芥)、嘌呤类似物(氟达拉滨)与苯达莫司汀等。①苯丁酸氮芥:苯丁酸氮芥(chlorambucil,Clb)自 20 世纪 50 年代以来即开始用于 CLL 的治疗,尽管Clb 可以改善患者症状,无证据表明 Clb 单药可以改善 CLL 的总体生存率(overall survival,OS)。目前来讲 Clb 单药口服在年老体弱的患者中依然是一个可行的选择。②苯达莫司汀:苯达莫司汀具有烷化剂和嘌呤类似物双重特性。在初治 CLL 患者中,苯达莫司汀相对于苯丁酸氮芥能够显著改善总体有效率(overall response rate,ORR)和无进展生存率(progression-free survival,PFS)。③氟达拉滨:氟达拉滨自 20 世纪 80 年代末开始用于治疗 CLL,氟达拉滨较 Clb 显著提高初治 CLL 患者的 ORR和 PFS。

抗体药物在 CLL 的治疗中具有十分重要的意义,抗体联合化疗使得 CLL 患者除改善 ORR、PFS外,首次在 OS 上获益。针对 CLL 治疗的抗体主要是 3 种抗 CD20 抗体:利妥昔单抗、奥法木单抗和GA101。①利妥昔单抗(Rituximab,RTX)是一种嵌合型的、鼠源性的靶向 CD20 的单克隆抗体。RTX耐受性良好,最常见不良反应为输注反应。另一个值得注意的并发症为肿瘤溶解综合征,尤其是在外周血肿瘤负荷较高的时候,应对这部分患者进行严密监测和预防性的水化碱化,特别是首次使用时。②奥法木单抗是一种人源化的、Ⅰ型的 IgG1 型靶向 CD20 的单克隆抗体,其结合的表位与 RTX 不同。与 RTX 相比,奥法木单抗具有更强的补体依赖的细胞毒性(complement-dependent cytotoxicity,CDC)和抗体依赖细胞介导的细胞毒作用(antibody-dependent cell-mediated cytotoxicity,ADCC),解离速率(off-rate)更低。③ GA101 是一种全人源化的、Ⅱ型的 IgG1 型靶向 CD20 单克隆抗体。其 Fc 段经过糖基化修饰,使其具有更强的 ADCC 作用,其铰链区亦经过修饰,大大增强其对肿瘤细胞的直接杀伤功能。化疗联合抗体药物治疗 CLL 是 CLL 治疗史上的一个巨大进步,大量的研究已经证实免疫化学治疗可以显著改善 CLL 患者的预后。德国主导的三个大型随机对照研究 CLL8、CLL10、CLL11分别确立了氟达拉滨联合环磷酰胺(fludarabine and cyclophosphamide,FC)+RTX(FC and RTX,FCR)、苯达莫司汀 + 利妥昔单抗(bendamustine and rituximab,BR)以及 Clb 联合 GA101 作为年轻适合的患者、65 岁以上适合的患者以及老年不适合的患者 CLL 的一线治疗。

（二）小分子靶向治疗

针对 BCR 通路的激酶抑制剂以及 BCL-2 抑制剂在 CLL 中的应用是 CLL 治疗的最重要进展。布鲁顿酪氨酸激酶(Bruton's tyrosine kinase,BTK)抑制剂伊布替尼、泽布替尼、阿卡替尼(ACP-196),PI3K 抑制剂艾代拉利司以及 BCL-2 抑制剂维奈托克(venetoclax,ABT-199)已批准应用于 CLL 治疗。

1. BTK 抑制剂

（1）伊布替尼:伊布替尼是一种口服 BTK 激酶的共价抑制剂,不可逆地与 BTK 第 481 位氨基酸(半胱氨酸)结合。除抑制 BTK 之外,伊布替尼还抑制 T 细胞、NK 细胞中 ITK 激酶的活性。在一项Ⅰb/Ⅱ期的多中心临床研究中,420mg/d 组与 840mg/d 组的 ORR 相同,均为 71%。因此,后续的研究中,均采取 420mg/d 作为 CLL 的治疗使用剂量。RESONATE 临床试验表明,相对于奥法木单抗,伊布替尼显著提高了难治复发 CLL 患者的治疗的 ORR,并延长了 PFS 和 OS,确立了伊布替尼治疗难治复发 CLL 的首选地位。RESONATE-2、iLLUMINATE、Alliance A041202 和 ECOG-ACRIN E1912 这4 项Ⅲ期临床研究证实,含伊布替尼的方案在治疗初治的 CLL 方面优于 Clb、Clb 联合 GA101、BR 或FCR,CLL 治疗全面进入无化疗时代。伊布替尼的耐受性良好,绝大部分的患者的毒性反应均为 1~2

级的轻度不良反应,包括一过性的腹泻、疲乏、上呼吸道感染等,另外需注意高血压、房颤、出血等副作用。

(2)泽布替尼:泽布替尼是一种国产新型口服 BTK 抑制剂,与伊布替尼类似的是,泽布替尼不可逆地与 BTK 第 481 位氨基酸结合。泽布替尼可以 100% 抑制血液和淋巴结中的 BTK,从而可以最大可能地使患者取得深度和持续的缓解。相比于伊布替尼,泽布替尼对于 EGFR、JAK3、TEC、ITK 等其他酪氨酸激酶的作用较弱,因此具有更好的安全性。有研究报道了泽布替尼治疗难治复发 CLL 患者的 Ⅱ 期临床研究结果:所有患者接受每日两次、每次 160mg 的口服泽布替尼治疗,在能够评估疗效的 91 例患者中,ORR 为 84.6%,CR 率为 3.3%,估计的一年的无事件生存率为 92.9%;泽布替尼耐受性良好,最常见的不良反应为血细胞减少和上呼吸道感染。因其良好的疗效和安全性,泽布替尼已被中国国家药品监督管理局批准用于治疗难治复发 CLL 患者。此外,BGB-3111-304 研究表明,泽布替尼治疗初治的伴有 del(17p) 的 CLL 患者的 ORR 可达 92.2%。

(3)阿卡替尼(ACP-196):阿卡替尼是一种选择性的共价 BTK 抑制剂,相比于伊布替尼,其选择性更高。阿卡替尼耐受性良好,最常见的不良反应包括头痛、腹泻、中性粒细胞减少等。

(4)其他 BTK 抑制剂:2019 年的 ASH 会议报道了另一国产的 BTK 抑制剂奥布替尼(ICP-022)治疗中国复发难治 CLL/SLL 研究结果。研究入组了 80 例患者,所有患者 ORR 达 88.8%,对于 *TP53* 异常、del(11q)、*IGHV* 突变等的亚组分析未显示出差异。安全性方面,奥布替尼耐受性良好,研究中没有观察到房颤或第二肿瘤的发生。除共价 BTK 抑制剂外,非共价 BTK 抑制剂治疗 CLL 也取得了较好的疗效。LOXO-305 是一种高度选择性的非共价 BTK 抑制剂,LOXO-305 可以高效抑制野生型 BTK 以及 BTK C481S 突变体。

2. PI3K 抑制剂 艾代拉利司(idelalisib)是 PI3Kδ 亚型的抑制剂。艾代拉利司可以显著抑制 Akt 第 308 位氨基酸的磷酸化。国际多中心的随机对照研究表明,艾代拉利司显著提高了复发难治 CLL 患者的 ORR、PFS 和 12 个月的总生存率。艾代拉利司最常见的不良反应包括腹泻、发热、恶心、肝脏毒性等,特别是在一线治疗中具有很高的免疫反应所致的肝毒性等。

3. 维奈托克(venetoclax,ABT-199) 抗凋亡蛋白 BCL-2 的持续高表达使得 CLL 细胞凋亡受抑。维奈托克是 BCL-2 高度选择性的抑制剂,可以显著诱导 CLL 细胞凋亡,但对血小板的抑制作用很小。腹泻、上呼吸道感染、恶心、中性粒细胞减少是维奈托克相关的常见不良反应,肿瘤溶解综合征是维奈托克引起的需要关注的严重的并发症。

(三)异基因造血干细胞移植

现有的数据仍显示异基因移植是唯一可能治愈 CLL 的方式。但是随着伊布替尼、维奈托克等新型药物及嵌合抗原受体(chimeric antigen receptor,CAR)-T 细胞、CAR-NK 细胞治疗的出现,异基因移植的治疗价值明显下降。CAR-T 细胞、CAR-NK 细胞治疗难治复发的 CLL 患者,均取得了良好的疗效。此外,抗 CLL 治疗能够引起 HBV 再激活,因此对于 HBV 感染的 CLL 患者需要预防乙肝病毒再激活。

(李建勇)

第三节 毛细胞白血病

一、定义

毛细胞白血病(hairy cell leukemia,HCL)是一种少见的惰性 B 淋巴细胞肿瘤,瘤细胞主要侵犯骨髓、脾脏,其次是肝脏和淋巴结。患者常常出现消瘦、乏力、肝脾肿大、全血细胞减少以及反复感染。本病分为典型 HCL(cHCL)和变异型 HCL(HCL-V)两种不同的临床类型,其诊断标准、治疗方式和预后均存在较大区别。与 cHCL 相比,HCL-V 往往更具侵袭性,对嘌呤类似物的疗效不佳。

二、病因和发病机制

本病的病因尚不清楚。

三、临床表现

本病多见于中老年人,中位发病年龄为 55 岁,男女比例为 4:1。最常见的症状为腹胀、乏力、消瘦等,有脾梗死者可出现腹痛。查体多见脾脏、肝脏肿大,浅表淋巴结肿大少见。贫血、出血、感染也是常见的症状。皮肤、中枢神经系统浸润,溶骨性骨损害,脾破裂等均有报道。

四、实验室检查

(一)血常规检查

可有全血细胞减少,也可以表现为两系或一系血细胞减少。外周血涂片可检出毛细胞。

(二)骨髓检查

骨髓可见毛细胞浸润,骨髓形态学可见瘤细胞体积小至中等,核呈圆形、椭圆形或凹陷状,核边界清楚,细胞质丰富。胞质周边有明显的毛发状突起是 HCL 的特征。骨髓病理学毛细胞均匀分布或簇状分布,细胞胞质丰富、透明,胞核间距离宽,呈特征性"蜂窝状"。由于 HCL 细胞可产生纤连蛋白,网状纤维增生,往往出现骨髓"干抽"现象。少数 HCL 患者骨髓可出现全血细胞减少,应避免被误诊为再生障碍性贫血。HCL 经典的标记是细胞化学法或免疫组化染色抗酒石酸酸性磷酸酶(TRAP)阳性。虽然 TRAP 可以在其他淋巴肿瘤中见到,但是如果高比例的肿瘤细胞酒石酸处理前、后均显示出强染色,对 HCL 仍然有特异性。

(三)流式细胞术和免疫组化

典型 HCL 免疫表型表达 CD103、CD25、CD11c、CD20、CD19、CD123、CD200、CD22、cyclin D1、Annexin A1,不表达 CD5、CD10 等。骨髓免疫组化检测 *BRAF V600E* 突变阳性,其对于免疫分型表达不典型的 HCL 具有诊断意义。变异型 HCL 免疫表型的特点是 CD25、CD123、Annexin A1 表达阴性,*BRAF V600E* 突变阴性。

(四)分子生物学

80%~90%HCL 免疫球蛋白重链可变区(IGHV)体细胞突变,典型 HCL 的 IGHV 突变率高于变异型 HCL。IGHV 非突变的 HCL 对嘌呤核苷类似物单药治疗的效果不佳。研究发现 10%~20% 的表达 cHCL 免疫表型的 B 细胞增殖性肿瘤具有 IGHV4-34 重排,但缺乏 *BRAF V600E* 突变,其临床特征类似于变异型 HCL,嘌呤类似物治疗反应不佳,预后相对较差。

大多数典型 HCL 患者存在 *BRAF V600E* 突变。其他 B 细胞白血病或淋巴瘤、变异型 HCL 和表达 IGHV4-34 重排的 HCL 中 *BRAF V600E* 突变几乎不存在。因此,*BRAF V600E* 突变可作为三者的鉴别诊断和预后评估可靠的分子标志物。

除了 *BRAF V600E* 突变外,靶向测序还发现了其他基因的重现性突变。例如在典型 HCL 中发现 *CDKN1B* 突变,变异型 HCL 发现 *MAP2K1* 和 *CCND3* 突变。变异型 HCL 和 IGHV4-34 重排的 HCL 患者 *MAP2K1* 突变频率较高。

五、诊断、鉴别诊断和分期

(一) 诊断

骨髓或外周血可见毛细胞典型的形态学特征,骨髓穿刺容易发生"干抽"现象,骨髓活检通常表现为较明显的骨髓纤维化,伴小的成熟 B 淋巴细胞广泛增殖及浸润。流式免疫分型示 CD5 和 CD10 阴性,CD19、CD20、CD103、CD11c、CD123 及 CD25 阳性,Annexin A1 高表达。免疫组化、分子生物学分析检测 *BRAF V600E* 突变是重要的诊断标准之一。综合以上免疫表型、病理学特征及遗传学特征,可确诊 HCL。骨髓"干抽"时免疫分型和 *BRAF V600E* 基因突变检查均可采用外周血进行。

(二) 鉴别诊断

本病应与脾边缘区淋巴瘤(SMZL)、慢性淋巴细胞白血病(CLL)等疾病鉴别。其中脾边缘区淋巴瘤为原发于脾脏的惰性 B 细胞淋巴瘤,淋巴细胞可见绒毛样突起,骨髓病理无蜂窝状特征,以结节型浸润常见,网状纤维不增加。毛细胞白血病特征性的免疫表型、*BRAF V600E* 突变等可与之鉴别。

(三) 分期

Jansen 根据血红蛋白(Hb)水平和脾脏大小对本病进行分期,标准如下:

Ⅰ期:Hb>120g/L,脾脏肋缘下 ≤10cm;或 Hb>85g/L,脾脏肋缘下 <4cm。

Ⅱ期:Hb>120g/L,脾脏肋缘下 >10cm;或 Hb 85~120g/L,脾脏肋缘下 4~10cm;或 Hb<85g/L,脾脏肋缘下 <4cm。

Ⅲ期:Hb 85~120g/L,脾脏肋缘下 >10cm;或 Hb<85g/L,脾脏肋缘下 >4cm。

脾切除 3 个月以上者:

A 期:Hb>120g/L,中性粒细胞 $>0.5 \times 10^9$/L。

B 期:Hb>120g/L,中性粒细胞 $\leqslant 0.5 \times 10^9$/L;或 Hb 85~120g/L,中性粒细胞 $>0.5 \times 10^9$/L。

C 期:Hb 85~120g/L,中性粒细胞 $\leqslant 0.5 \times 10^9$/L;或 Hb<85g/L。

六、治疗

患者出现以下指征需开始治疗:①全身症状明显:不明原因的体重下降(6 个月内大于 10%)、过度乏力;②巨脾、肝脏肿大导致压迫症状;③反复感染;④ Hb<110g/L;⑤ PLT$<100 \times 10^9$/L;⑥中性粒细胞绝对值$<1.0 \times 10^9$/L;⑦症状性器官肿大;⑧进展性淋巴细胞增多或淋巴结增大。无症状的患者建议密切观察随诊。

(一) 药物治疗

1. 嘌呤类似物　嘌呤类似物最早应用的是氟达拉滨,但氟达拉滨应用后常导致患者出现长期全血细胞减少。目前,HCL 首选的治疗药物为克拉屈滨,克拉屈滨单药治疗 HCL 患者的客观缓解率达 80%~90%,在 1~2 个疗程后可达到完全缓解(CR),且缓解持续时间较长。克拉屈滨用法为 0.1mg/(kg·d),持续静脉滴注 24h,连用 7 天。喷司他丁(Pentostatin)的疗效与克拉屈滨类似,但该药目前在中国尚未上市。喷司他丁用法为 4mg/m²,静脉输注,隔周一次,共 3~6 个月。嘌呤类似物主要副作用为感染及免疫抑制。患者有严重活动性感染时,建议先控制感染再进行标准剂量的嘌呤类似物治疗。如果不能控制感染,在使用标准剂量的嘌呤类似物之前,应用低剂量的喷司他丁治疗,以确保达到持久缓解。复发的患者可使用同一种嘌呤类似物再次治疗或使用另一种嘌呤类似物单药,可同时联合利妥昔单抗治疗。克拉屈滨联合利妥昔单抗方案几乎对 100% 的 HCL 患者均有效,并且绝大部分的患者可在 2 个疗程后达 CR。不能接受嘌呤类似物的患者可尝试选择利妥昔单抗单药

375mg/m² 治疗,或苯丁酸氮芥 + 利妥昔单抗。此外,苯达莫司汀 + 利妥昔单抗对 HCL 治疗也有较好的疗效。

2. 干扰素 α　干扰素 α 治疗可以实现对疾病的持久控制,但完全缓解者少,作为 HCL 初始治疗的作用非常有限,主要应用于复发和难治性 HCL 的治疗。用法为 $2 \times 10^6 U/m^2$,3 次 / 周,至少 1 年,总有效率达 90%,停药后易复发。

(二) 其他治疗

新型药物如 *BRAF* 突变抑制剂 Vemurafenib 对高危难治和复发 HCL 显示良好的疗效,若 HCL 患者对克拉屈滨及 CD20 单抗耐药,可采用抗 CD22 的抗体药物偶联物进行治疗。此外,BTK 抑制剂、PI3K 抑制剂等药物均可应用于 HCL 的复发治疗。

由于应用嘌呤类似物治疗的原因,容易出现感染并发症。可应用阿昔洛韦等药物预防疱疹病毒感染,磺胺甲噁唑 - 甲氧苄啶等预防卡氏肺孢子虫肺炎,中性粒细胞减少的患者应考虑广谱抗微生物药物。对接受利妥昔单抗和嘌呤类似物治疗的有乙肝风险高危因素患者进行乙肝病毒的监测和预防治疗,防止乙肝病毒激活引发的急性重型肝炎和肝功能衰竭。

(三) 脾切除

现已不主张对 HCL 患者施行脾切除术,但对嘌呤类似物和干扰素 α 治疗无效,巨脾引起的严重压迫症状或伴脾功能亢进,可行脾切除术。

七、疗效标准

克拉屈滨治疗 4~6 个月后进行骨髓检查以评价疗效。接受喷司他丁治疗的患者,在血细胞计数接近正常且体检显示没有脾脏肿大后,可以对骨髓进行评估和残留病灶检测。MRD 阴性患者复发率明显低于 MRD 阳性患者。

(一) 完全缓解(CR)

1. 外周血象接近正常:Hb ≥ 110g/L(未输血),中性粒细胞绝对值 ≥ 1.5×10^9/L,血小板 ≥ 100×10^9/L。

2. 体检示脾大恢复正常。

3. 外周血和骨髓检查均未见 HCL 细胞。

完全缓解的患者可进一步行骨髓免疫组化评估微小残留病灶(MRD)。

(二) 部分缓解(PR)

外周血接近正常(同 CR),器官肿大缩小至少 50% 和骨髓活检 HCL 细胞浸润减少 50% 以上。

(三) 疾病稳定(SD)

治疗后不能达到客观缓解标准者。由于 HCL 患者都有特定原因才进行治疗,包括疾病相关症状和血细胞减少,因此 SD 是一个不可接受的疗效。

(四) 疾病进展(PD)

与疾病相关的症状加重,器官肿大 25% 以上,血常规三系细胞降低超过 25% 以上。

(五) 复发

外周血和 / 或骨髓活检中 HCL 细胞再次出现或血细胞减少再次出现,低于上述 CR 和 PR 的阈值。

八、预后

嘌呤类似物治疗 HCL,预后明显改善,完全缓解率可达 90% 以上,且缓解时间长,中位生存期可达 10 年以上。机会性感染是 HCL 的主要死亡原因。

(贺鹏程)

本章小结

1. CML 是骨髓造血干细胞克隆性增殖形成的恶性肿瘤,常以外周血白细胞异常升高及中性中、晚幼粒及成熟粒细胞、嗜酸性粒细胞、嗜碱性粒细胞增多为其特征。95% 以上的患者具有费城染色体,所有的 CML 都有 *BCR* 和 *ABL1* 基因重排。

2. 以伊马替尼为代表的 TKI 作为一线治疗药物使 CML 患者的 10 年生存率达 85%~90%,尼洛替尼、达沙替尼等二代 TKI 一线治疗 CML 能够获得更快更深的分子学反应,亦成为 CML 患者的一线治疗药物选择。TKI 治疗获得持续稳定的深度分子学反应超过 2 年以上的患者,部分能够获得长期的无治疗缓解,即功能性治愈。

3. 异基因造血干细胞移植曾经是 CML 的一线治疗方案,但供者来源、患者年龄、移植相关风险等多种因素限制其应用,逐步成为 TKI 治疗失败或不耐受后的二线甚至三线治疗选择。在 CML 的治疗中应该在详细评估患者的全面情况后,向其推荐优先治疗药物选择,参考患者的治疗意愿,进行下一步治疗。

4. CLL/SLL 是一种具有特定免疫表型的成熟 B 细胞克隆增殖性疾病,以单克隆、成熟的 CD5$^+$B 淋巴细胞在外周血、骨髓、肝、脾和淋巴结进行性积聚为特征。

5. CLL 的诊断依赖于血常规、血细胞形态学、流式细胞术免疫分型,典型的 CLL 的免疫分型为 sIg^{dim}CD5$^+$CD19$^+$CD20^{dim}CD23$^+$FMC7$^-$CD22$^{-/dim}$CD79b$^-$ 及轻链限制性表达(dim:弱表达)。

6. 不是所有的 CLL 患者都需要治疗,只有在患者出现治疗指征的情况下才需要对患者进行治疗。

7. 免疫化疗是 CLL 患者的传统治疗方式,近年来靶向治疗的发展使得包括伊布替尼、泽布替尼、维奈托克在内的小分子靶向药物成为 CLL 患者治疗的重要药物。

8. 毛细胞白血病是一种少见的惰性 B 淋巴细胞肿瘤,主要侵犯骨髓、脾脏,典型症状为肝脾肿大,全血细胞减少。骨髓涂片肿瘤细胞呈毛刺样,流式检测 CD25、CD11c 及 CD103 特征性阳性,基因学检查可检测到特征性的 *BRAF V600E* 突变。患者未达到治疗指征时可等待观察,目前主要的治疗方法为嘌呤类似物,患者完全缓解率可达 90%。变异型 HCL 是与典型 HCL 不同的临床类型,更具侵袭性,预后不佳。

思考题

1. 慢性粒细胞白血病的诊断依据主要有哪些?

2. 慢性粒细胞白血病与 Ph 阴性的骨髓增殖性肿瘤治疗与预后有什么区别?

3. 如何识别慢性粒细胞白血病患者已经进入进展期?

4. 典型的 CLL 的形态学特征和免疫表型是什么?

5. CLL 患者的治疗指征包括哪些?

6. 典型 HCL(cHCL)和变异型 HCL(HCL-V)如何鉴别?

7. 典型 HCL 的免疫表型特点是什么?

8. HCL 患者需要治疗的指征有哪些?

9. cHCL 的治疗药物是什么? 治疗过程中有哪些注意点?

第二十五章
淋　巴　瘤

第一节　概　　述

　　淋巴瘤（lymphoma）是发生于淋巴结和 / 或结外淋巴组织的恶性肿瘤，属于淋巴造血系统恶性疾病，其发生与免疫应答过程中增殖分化的淋巴细胞发生恶变有关。淋巴瘤可发生于身体的任何部位，淋巴结、咽淋巴环、脾及骨髓最易受到累及，无痛性、进行性淋巴结肿大和局部肿块是其特征性临床表现。当肿瘤侵犯结外的组织、器官，如鼻咽部、胃肠道、骨骼或皮肤等，则表现为相应组织、器官受损或受压的相关症状。约半数患者可能出现发热、盗汗、乏力、消瘦、皮疹、瘙痒、贫血、食欲减退等全身症状。

　　淋巴瘤是一组高度异质性的淋巴系统恶性肿瘤。世界卫生组织（World Health Organization，WHO）根据病理组织学将其分为霍奇金淋巴瘤（Hodgkin lymphoma，HL）和非霍奇金淋巴瘤（non-Hodgkin lymphoma，NHL）两大类。二者在临床表现、生物学行为、形态学、免疫表型等方面均存在较大差异。HL 包括两种主要类型：结节性淋巴细胞为主型霍奇金淋巴瘤（nodular lymphocyte predominant Hodgkin lymphoma，NLPHL）和经典型霍奇金淋巴瘤（classical Hodgkin lymphoma，CHL）。NHL 根据细胞来源又分为 B 细胞及 T/NK 细胞淋巴瘤，其中 B 细胞 NHL 约占 75%，T 细胞与 NK 细胞来源的 NHL 约占 25%。在我国，HL 占淋巴瘤的 9%~10%，NHL 约占 90%。

第二节　流行病学及病因

　　我国淋巴瘤的发病率约为 6.68/10 万，约占恶性肿瘤发病率的 4%，死亡率约占恶性肿瘤的 2.1%。男性发病多于女性，但均明显低于欧美各国及日本。各年龄组人群均可发病，以中老年人多见，并且随着年龄的增长，发病率逐渐增加。城市的发病率高于农村。据 2018 年《柳叶刀》统计结果，我国淋巴瘤患者 5 年生存率是 38.3%，与欧美、日本等国患者 5 年生存率尚存在差距。近年来我国淋巴瘤发病率呈逐年上升趋势，可能与环境污染、人口老龄化以及诊断水平提高等因素有关。

　　淋巴瘤的病因尚不明确，可能与以下因素有关。

　　1. **感染因素**　EB 病毒（Epstein-Barr virus，EBV）又称人类疱疹病毒 4 型，是一种嗜 B 淋巴细胞的疱疹病毒。EBV 与淋巴瘤发病密切相关。研究表明，EB 病毒除与地方性 Burkitt 淋巴瘤的发病明确相关外，还可能与霍奇金淋巴瘤、NK/T 细胞淋巴瘤以及部分 B 细胞淋巴瘤的发生发展有关。近年来研究表明，细胞内 EBV 基因组的相对高拷贝性、EBV 在细胞中的持续潜伏感染等均是致瘤的重要因素。另外，病毒激活状态下病毒基因编码的蛋白如潜伏膜蛋白（LMPs）、核抗原（EBNAs）、非翻译的

EB 病毒编码 RNA（EBERs）在人体内表达，这些病毒蛋白与淋巴瘤的发生、发展、转归密切相关。以上几种因素与淋巴瘤发病高度相关，但其在致瘤过程中的确切作用尚无定论。目前公认的可能的机制有以下几个方面：①EBV 潜伏膜蛋白 2A（LMP2A）可能使抑癌基因启动子区域的 CpG 岛被广泛甲基化，从而抑制了某些抑癌基因的表达。②潜伏膜蛋白 1（LMP1）的抗凋亡作用：研究表明 LMP1 能上调抗凋亡基因 *BCL-2*、*Mcl-1* 和 *A20* 的表达，从而抑制 P53 依赖的细胞凋亡。③EBV 核抗原 1（EBNA1）的致癌作用：EBNA1 可以维持 EBV 基因的稳定，抗细胞凋亡，促进 EBV 维持在潜伏期。④ EBV 编码的核糖核酸（EBERs）在所有 EBV 潜伏感染的细胞中均有高度表达，它可能参与了抑制细胞凋亡、增加细胞增殖和诱导肿瘤形成的过程。除 EB 病毒感染外，研究还发现乙肝病毒（hepatitis B virus，HBV）感染也与淋巴瘤发生有关。HBV 是一种具有明显嗜肝细胞特性的 DNA 病毒，还具有亲淋巴细胞活性。一方面，HBV 可激活免疫系统，使免疫细胞产生大量细胞因子，引起免疫紊乱，同时 HBV 还可损伤被其感染的免疫细胞，增加淋巴瘤形成的危险性。另一方面，HBV 通过激活原癌基因、抑制抑癌基因等机制使淋巴细胞克隆性增生，进一步导致淋巴瘤的形成。乙肝患者中淋巴瘤的发病率较正常人明显升高。此外，根据流行病学和临床观察，HCV 感染者 B-NHL 发生风险增高，尤其是脾边缘区淋巴瘤。人疱疹病毒 6（human herpes virus-6，HHV-6）是 HL 的可能病因之一，但仍存在争议。其他目前已得到公认的与淋巴瘤发生相关的病毒有嗜人类 T 淋巴细胞病毒 1 型（human T-lymphotropic virus-1，HTLV-1）、人疱疹病毒 8 型（HHV-8）、巨细胞病毒等。幽门螺杆菌（Helicobacter pylori，Hp）感染是胃黏膜相关组织淋巴瘤发生发展的重要启动因子，抗幽门螺杆菌治疗对 Hp 阳性的早期胃黏膜相关组织淋巴瘤取得了很好疗效。

2. **遗传因素** 研究显示，同卵双生霍奇金淋巴瘤患者另一方患病的概率较异卵双生患者高 100 倍以上。HL 患者的一级亲属患病风险较无家族史者增高了 5 倍。NHL 患者的同胞以及其他血液肿瘤患者的一级亲属患 NHL 的风险轻度增高，以上均提示遗传因素在淋巴瘤的发病中起到一定作用。

3. **免疫缺陷** 移植后应用免疫抑制剂或某些其他免疫性疾病可轻度增加 HL 的发病风险。先天性免疫缺陷包括严重联合免疫缺陷病、获得性免疫缺陷病的患者发生 NHL 的风险明显增加；实体器官移植后发生淋巴增殖性疾病的风险也明显增加。

4. **职业及环境暴露** 杀虫剂、有机溶剂、紫外线、吸烟、电离辐射等因素与淋巴瘤的发病有着一定的关系。

第三节 临床表现

一、局部表现

1. **浅表淋巴结肿大** 浅表淋巴结无痛性、进行性肿大是淋巴瘤最常见、最典型的临床表现，肿大淋巴结表面光滑、活动差、质地较韧、饱满、均匀。颈部、锁骨上、腋窝、腹股沟淋巴结最常受累。淋巴结早期孤立或散在于颈部等处，晚期则互相融合，与皮肤粘连，不活动，或形成溃疡。有些患者在抗感染治疗后，肿大的淋巴结可暂时消退，但不久再次出现肿大。高度侵袭性的淋巴瘤，可表现为淋巴结迅速增大，造成局部压迫症状，或因肿块内部出血、坏死而导致迅速增大，可伴有疼痛、发热。

2. **咽部病变** 咽淋巴环又称韦氏环，为结外淋巴瘤发生的常见部位，淋巴瘤发生以软腭、扁桃体居多,鼻咽部和舌根部相对少见。肿瘤侵及咽部时,可表现为咽痛、异物感、声音嘶哑、呼吸不畅等,多伴颈部淋巴结肿大。

3. **鼻腔病变**　淋巴瘤侵及鼻腔,可出现鼻塞、流涕、鼻出血等,类似于鼻咽癌的表现。

4. **胸部病变**　纵隔亦是淋巴瘤好发部位之一,肿大的淋巴结常位于中纵隔和前纵隔,表现为相应器官或组织的压迫症状。如纵隔巨大淋巴结可压迫上腔静脉,导致血液回流障碍,表现为面颈部肿胀、胸闷、胸痛、呼吸困难等。胸膜受侵时可出现胸膜肿块、胸腔积液,胸腔积液为炎性或血性,病理学检查可发现异常淋巴细胞等。

5. **腹部和盆腔病变**　原发于消化道的淋巴瘤较为常见,尤其是 NHL。胃肠道淋巴瘤的表现与胃癌和肠癌相似,可出现腹痛、溃疡、出血、梗阻、腹泻等症状。盆腔、腹腔的肿大淋巴结可压迫胃肠道、输尿管等,造成肠梗阻、肾盂积水等。发生肝 / 脾侵犯的淋巴瘤临床常见肝脾肿大,可伴有肝功能损伤和 / 或脾功能亢进相关的临床症状。

6. **皮肤病变**　原发于皮肤的淋巴瘤并不常见,但淋巴瘤累及皮肤较为常见,表现为皮肤肿块、结节、浸润斑块、溃疡、丘疹、皮肤瘙痒、带状疱疹、获得性鱼鳞癣、干皮症等。

7. **骨髓受侵**　淋巴瘤的骨髓浸润多数是由于疾病进展所致。骨髓涂片或活检发现淋巴瘤细胞是淋巴瘤浸润骨髓的依据。但骨髓穿刺涂片的阳性率较低,骨髓活检结合流式免疫分型、基因重排检查可提高诊断的准确性。

8. **神经系统表现**　淋巴瘤侵及颅脑时,可能会出现头晕、头痛、恶心、呕吐、视物模糊、性格改变、言语障碍、意识不清、部分躯体和肢体的感觉及运动障碍,甚至瘫痪。

9. **其他表现**　淋巴瘤侵及淋巴系统以外的其他器官,表现为相应器官的受侵、破坏、压迫或梗阻等症状。

二、全身表现

1. **全身症状**　淋巴瘤患者的全身症状主要为发热、盗汗和体重减轻,其次为皮肤瘙痒、乏力等。发热的形式多样,可为持续低热、不规则热、持续高热等,抗感染治疗多无效。约 15% 的 HL 患者出现周期性发热,称为 Murchison-Pel-Ebstern 热。发热时患者周身不适、乏力、食欲缺乏,体温下降后立感轻松。瘙痒症状初见于局部,可逐渐发展至全身,伴有表皮脱落、皮肤增厚等,严重时可因抓破皮肤引起感染及皮肤色素沉着。

2. **血液系统表现**　早期患者血象大多正常,但对于某些类型的惰性淋巴瘤患者,淋巴细胞计数可升高。晚期并发骨髓侵犯后,患者可出现贫血、血小板减少等血象改变。部分类型的淋巴瘤可伴有特发性血小板减少性紫癜(idiopathic thrombocytopenic purpura,ITP)、自身免疫性溶血性贫血(autoimmune hemolytic anemia,AIHA)等自身免疫病。

3. **噬血细胞综合征**　淋巴瘤可伴发噬血细胞综合征。患者表现为发热、全血细胞减少、凝血功能异常等,骨髓中可发现噬血现象。噬血细胞综合征的诊断参考国际组织细胞协会所制定的 2004 版诊断标准,诊断该病需具备下述条件中至少 5 项:①发热:体温 >38.5℃,持续 >7d;②脾大;③血细胞减少(累及外周血两系或三系):血红蛋白 <90g/L,血小板 <100 × 10^9/L,中性粒细胞 <1.0 × 10^9/L 且非骨髓造血功能减低所致;④高三酰甘油血症和 / 或低纤维蛋白原血症:三酰甘油 >3mmol/L 或高于同年龄的 3 个标准差,纤维蛋白原 <1.5g/L 或低于同年龄的 3 个标准差;⑤在骨髓、脾脏、肝脏或淋巴结里找到噬血细胞;⑥血清铁蛋白升高:铁蛋白 ≥ 500μg/L;⑦NK 细胞活性降低或缺乏;⑧可溶性白细胞介素 -2 受体(sCD25)升高。若证实噬血细胞综合征是由淋巴瘤引起,治疗上以治疗淋巴瘤为主。

第四节　诊断和鉴别诊断

一、病理诊断

病理学检查是淋巴瘤确诊的主要依据,精确的诊断分型是正确选用治疗方案的前提。因淋巴瘤来源于不同分化阶段的免疫细胞,故不同类型或亚型的淋巴瘤在其形态、免疫表型以及遗传学等方面各自具有独特的特征,根据 2017 年造血与淋巴组织肿瘤 WHO 分类,常见淋巴瘤类型如表 25-1。

表 25-1　常见淋巴瘤类型

前体淋巴组织肿瘤
　T 淋巴母细胞淋巴瘤 / 白血病
　B 淋巴母细胞淋巴瘤 / 白血病

成熟 B 细胞肿瘤
　慢性淋巴细胞白血病 / 小淋巴细胞淋巴瘤
　脾边缘区淋巴瘤
　淋巴浆细胞淋巴瘤
　浆细胞骨髓瘤
　黏膜相关淋巴组织结外边缘区淋巴瘤(MALT 淋巴瘤)
　滤泡性淋巴瘤
　套细胞淋巴瘤
　弥漫大 B 细胞淋巴瘤,非特指型(DLBCL,NOS)
　伯基特淋巴瘤
　高级别 B 细胞淋巴瘤

成熟 T 和 NK 细胞淋巴瘤
　T 幼淋巴细胞白血病
　T 大颗粒淋巴细胞白血病
　结外 NK/T 细胞淋巴瘤,鼻型
　蕈样霉菌病
　外周 T 细胞淋巴瘤,非特指型
　血管免疫母细胞性 T 细胞淋巴瘤
　间变性大细胞淋巴瘤

霍奇金淋巴瘤
　结节性淋巴细胞为主型霍奇金淋巴瘤
　经典型霍奇金淋巴瘤
　结节硬化型
　富于淋巴细胞型
　混合细胞型
　淋巴细胞消减型

淋巴瘤的病理诊断需综合细胞形态学(morphology)、免疫学(immunology)、细胞遗传学(cytogenetics)和分子生物学(molecular biology)分型,即"MICM"分型进行综合诊断,尚无一种方法可以单独定义为"金标准"。对于绝大部分类型的淋巴瘤而言,经典的组织病理学是诊断淋巴瘤最主要的方法,免疫组织化学(immunohistochemistry,IHC)染色则是判断肿瘤免疫表型以及检测部分遗传学异常的重要手段;而对于依据组织形态和免疫表型分析仍不能确诊的特殊类型淋巴瘤,则需进一步行细胞遗传学及分子生物学检查辅助诊断。需要强调的是,独特的临床特点也是某些类型淋巴瘤确诊的重要依据,因此,申请病理检查的临床医师有义务通过填写病理检查申请单向病理医师提供必要的信息,包括患者的年龄、性别、活检部位等一般信息以及临床表现、影像学、内镜和其他实验室检查的主要阳性发现、既往病理检查记录等。必要时病理医师需与相关临床医师进行充分沟通以获得更多信息或建议患者参加病理会诊以给出明确的病理诊断。

1. **形态学**　形态学在淋巴瘤病理诊断中十分重要,也是淋巴瘤病理诊断中最传统、最经典、最基础的手段。大多数类型不同的淋巴瘤具有特征性的形态学特点,另外,一部分辅助检查如免疫表型分析、分子遗传学检测等的选择及使用都必须建立在形态分析的基础上。

2. **免疫组化(IHC)**　IHC 是一种利用抗原、抗体特异性结合反应来检测组织中有无特定抗原表达的组织化学染色方法。在淋巴瘤的病理诊断中,免疫组化作为一种不可或缺的重要辅助检查技术,其作用主要体现在以下几个方面:①通过细胞系标志物检测来帮助判断淋巴瘤细胞类型,如是 B 细胞或是 T/NK 细胞;②通过组合相关的 IHC 标记物进行肿瘤细胞的免疫表型分析并结合形态学来判断细胞所处的发育阶段,从而确定淋巴瘤的具体类型;③检测肿瘤独特的遗传学改变所导致的蛋白异常高表达;④对鉴别淋巴瘤与反应性淋巴组织增生也有一定帮助;⑤病原微生物检测。除了用于诊断,免疫组化检查对于指导淋巴瘤分子靶向治疗(例如:抗 CD20、抗 ALK 单抗的应用)、预后判断以及微小病变的监测也具有极其重要的意义。

3. **流式细胞术(flow cytometry,FCM)**　FCM 是通过流式细胞仪对处在快速流动状态、经过荧光分子标记的单个细胞进行定量分析和分型的技术。近年来,随着抗体和荧光素技术的进展,基于 FCM 的免疫表型分析已成为淋巴瘤诊断和分型的重要手段之一。与免疫组化技术相比,FCM 的技术优势包括:检测灵敏度更高,检测更为迅速,可以检测微量或者液体样本,且能同时检测多种抗原等。但是,FCM 不能结合组织学改变来判读免疫表型的特点,对于霍奇淋巴瘤、反应性淋巴组织增生等病变或伴有显著肿瘤性坏死的情形下,FCM 也难以提供有效的诊断。此外,FCM 不适合检测定位于细胞核的抗原(例如:cyclin D1、Ki-67、MUM-1 等),而且,由于 FCM 标本不能长期储存,使得这项技术不能应用于回顾性研究。FCM 在 B 细胞淋巴瘤尤其是小 B 细胞肿瘤的分型诊断中具有重要作用,甚至已经成为慢性淋巴细胞白血病的确诊的最重要依据。

4. **细胞遗传学技术**　细胞遗传学技术主要包括常规染色体核型分析以及后来发展的荧光原位杂交(fluorescence *in situ* hybridization,FISH)检测技术。部分淋巴瘤亚型有特征性的细胞遗传学异常,如伴有 t(11;14)(q13;q32)是套细胞淋巴瘤的标志,滤泡性淋巴瘤常见遗传学异常为 t(14;18)(q32;q21),而部分黏膜相关淋巴组织淋巴瘤可以出现 t(11;18)(q21;q21)等。FISH 是 20 世纪 80 年代在细胞遗传学、分子生物学和免疫学相结合的基础上发展起来的一种新技术,它以已知核酸序列作为探针,以荧光素直接或间接标记后与靶 DNA 进行杂交,在荧光显微镜下观察杂交信号,从而对标本中待测核酸进行定性、定位和定量分析。近年来,这一技术已日益广泛应用于淋巴瘤的辅助诊断和预后判断。FISH 主要是通过检测多种淋巴瘤亚型中特征性的染色体断裂、易位和相关基因的重排来辅助诊断。常用的断裂探针包括 IGH、ALK、MYC、BCL-2、BCL-6、TP53、ATM 等,常用的融合探针包括 IGH/CCND1、IGH/BCL-2、IGH/MYC、IGH/BCL-6、API2/MALT1 和 IGH/MALT1 等,多用于套细胞淋巴瘤、伯基特淋巴瘤、滤泡性淋巴瘤、黏膜相关淋巴组织结外边缘区淋巴瘤、具有遗传学"双重打击"特点的 B 细胞淋巴瘤以及 ALK 阳性的间变性大细胞淋巴瘤等类型淋巴瘤疑难病例的辅助诊断。*TP53*、*CCND1*、*BCL-6*、*BCL-2*、*ATM*、*MYC* 等基因异常对于某些淋巴瘤的预后评估也有一定价值。

5. **分子生物学技术**　随着遗传学和分子生物学的发展,近二十年来对淋巴瘤的认识,已从形态学和免疫学层面逐渐深入到染色体和基因水平。淋巴瘤的克隆性基因重排、基因表达谱分析等检测手段不但对于了解淋巴瘤的发生、发展机制具有重要意义,在临床实践中对淋巴瘤的确诊、预后判断、治疗药物的选择以及治疗后微小残留病灶(minimal residual disease,MRD)的评估等也具有较高的应用价值。对于根据组织形态和免疫表型分析仍不能确诊的疑难病例,应选用适宜的分子生物学技术辅助诊断。淋巴瘤克隆性基因重排检测是目前淋巴瘤诊断中最常用到的分子生物学技术,PCR(polymerase chain reaction)是目前使用最为广泛的检测克隆性基因重排的方法,包括 Ig 和 TCR 基因重排检测。克隆性基因重排阳性结果反映淋巴细胞克隆性增生,是淋巴瘤和反应性淋巴组织增生以及其他恶性肿瘤的鉴别诊断的重要依据。同时,Ig 和 TCR 基因重排结果也能提示肿瘤的细胞系起源。需要注意的是,Ig 和 TCR 基因重排并非完全局限于 B 或 T 细胞谱系,有时会存在交叉,因此,单一 Ig 或 TCR 重排可提示肿瘤细胞系,但 Ig 和 TCR 同时有重排时,就只能说明有淋巴细胞克隆性增生,而不能提示细胞谱系。还需注意的是,由于 PCR 技术高度敏感,克隆性基因重排检测结果一定要结合组织病理学检查结果予以合理解读。在淋巴瘤诊断中应用的其他分子生物学技术主要包括二代测序、循环肿瘤 DNA 检测等,但其在淋巴瘤诊断治疗中的价值需要进一步验证。

二、鉴别诊断

1. 与淋巴结肿大的疾病相鉴别

(1)淋巴结炎:主要为细菌或病毒感染引起的炎症反应,表现为局限性淋巴结肿大,伴疼痛,治疗后缩小。

(2)淋巴结转移癌:常为局限性淋巴结肿大,可找到原发癌灶。

(3)结核性淋巴结炎:有结核中毒的全身症状,常可伴发肺结核等。病理学检查常见干酪样坏死。

(4)Castleman 病:临床表现为不明原因的良性淋巴结肿大,常侵犯胸腔,纵隔为甚。需要行病理检查以协助诊断。

(5)结节病:全身组织均可受累,以纵隔淋巴结和肺为主,常侵犯双侧肺门,呈放射状,伴有长期低热。局灶性或广泛性周围淋巴结病变是最常见的胸外表现,尤其是耳前、耳后、颌下淋巴结等,一般不超过 2cm,淋巴结病变可自发缓解或再次出现,半数以上患者血管紧张素转换酶(ACE)水平增高。需要行病理检查以协助诊断。

(6)嗜酸性粒细胞淋巴肉芽肿:以全身淋巴结肿大伴嗜酸性粒细胞增多为特征。

2. 与发热性疾病相鉴别

(1)传染性单核细胞增多症:为 EB 病毒感染所致。患者多伴有淋巴结肿大,也可有脾肿大,常伴有咽峡炎及皮疹。外周血可见异型淋巴细胞,嗜异性凝集试验阳性即可确诊。

(2)系统性红斑狼疮:是一种多发于青年女性的累及多脏器的自身免疫病。患者可伴有淋巴结肿大,活检可发现正常的淋巴结结构消失,代之以伴有免疫母细胞的淋巴细胞弥漫性增生,此外还可见局灶性坏死、浆细胞浸润、基质中苏木素样物质沉积等。典型的临床表现及相关自身抗体检测可协助诊断。

(3)感染性发热:可能为细菌、病毒、真菌等感染性因素引起。起病急,发病前多伴畏寒,可有全身定位症状和体征。白细胞计数多增高,中性粒细胞碱性磷酸酶积分增高。

三、临床分期

准确的分期对于淋巴瘤预后的判断及个体化分层治疗具有重大意义。而准确的分期依赖于详细的病史询问、完善的体格检查、精准的病理诊断以及影像学、血液学、骨髓等相关检查综合判断。淋巴瘤的影像学检查主要依赖于增强 CT 及 PET-CT,必要时可联合 MRI 及胃肠镜检查。PET-CT 是正电子发射断层(positron emission tomography,PET)和 X 线计算机断层(computed tomography,CT)图像的有机融合,一次成像可获得全身各部位的形态结构图像和功能代谢图像,尤其是在辨别坏死、纤维组织或肿瘤方面,比 CT、MRI 具有更佳的分辨能力。通过 PET-CT 扫描可显示处于增殖状态的淋巴瘤病灶的形态、大小、数量、分布部位及与周围组织关系等。近年来,PET-CT 在淋巴瘤尤其是侵袭性淋巴瘤的诊断与分期、预后判断以及疗效评估等方面起着越来越重要的作用。淋巴瘤的分期临床上常用 Ann Arbor 分期,Ann Arbor 分期系统虽然最初为 HL 设计,但也常规用于 NHL。2014 年 Lugano会议对 Ann Arbor 分期系统进行了修订(见表 24-6),适用于 HL 和原发淋巴结的 NHL。但应该强调,对于侵袭性 NHL,即使临床分期比较局限,仍应视为全身性疾病,应给予系统性治疗。对于某些原发结外的 NHL,如慢性淋巴细胞白血病、皮肤 T 细胞淋巴瘤、原发结外鼻型 NK/T 细胞淋巴瘤和原发胃、肠道、中枢神经系统淋巴瘤等,Ann Arbor 分期难以适用,这些原发于特殊结外器官和部位的 NHL,通常有其专属的分期系统,如慢性淋巴细胞白血病的 Binet 分期/Rai 分期、原发性胃肠道非霍奇金淋巴瘤的 Musshoff 分期等。

四、预后评估

淋巴瘤的预后与多种因素有关,如患者年龄、病理类型、是否具有全身症状、是否累及结外器官、血清 LDH 水平是否高于正常以及疾病分期等。除此之外,对于不同个体来说,肿瘤对治疗药物的反应也是重要的预后因素。因此,在治疗前准确评估疾病状态、治疗中及时评估治疗反应,根据治疗反应及时调整治疗方案,对改善淋巴瘤的治疗效果及预后有着重要意义。国际预后指数(international prognostic index,IPI)为侵袭性淋巴瘤常用的预后评估体系(表 25-2)。部分病理类型有其特有的预后评分体系,如滤泡性淋巴瘤国际预后指数(FLIPI),慢性淋巴细胞白血病国际预后指数(CLLIPI)等。

表 25-2　国际预后指数(IPI)

相关因素	预后好	预后不良
年龄	≤60 岁	>60 岁
分期	Ⅰ、Ⅱ期	Ⅲ、Ⅳ期
结外侵犯部位数	0、1	>1
体能分级(ECOG 标准)	0、1	2、3、4
乳酸脱氢酶(LDH)	正常	不正常

预后分级:①低危:0 或 1 个不良因素;②低中危:2 个不良因素;③高中危:3 个不良因素;④高危:4 或 5 个不良因素。

第五节　治疗方法和疗效评价

一、化疗

1. **霍奇金淋巴瘤**　HL 是一类相对少见但治愈率较高的恶性肿瘤,也是第一种能够被化疗治愈的恶性肿瘤,临床上主要采取化疗为主的综合治疗。HL 化疗方案的制定以提高疗效、降低毒性,以求达到最高的治愈率和最低的远期毒性为目的。常用的联合化疗方案包括 ABVD、Stanford V、BEACOPP 等。

2. 非霍奇金淋巴瘤

(1)侵袭性淋巴瘤:侵袭性 B 细胞淋巴瘤包括弥漫大 B 细胞淋巴瘤(diffuse large B cell lymphoma,DLBCL)、套细胞淋巴瘤(mantle cell lymphoma,MCL)、Burkitt 淋巴瘤、B 淋巴母细胞淋巴瘤等。侵袭性 T 细胞淋巴瘤包括 T 淋巴母细胞淋巴瘤、外周 T 细胞淋巴瘤(peripheral T-cell lymphoma,PTCL)等。

侵袭性淋巴瘤不论分期均应以化疗为主,化疗对部分侵袭性淋巴瘤具有治愈作用。对化疗后残留肿块、起病时伴有局部巨大肿块的患者,可行局部放疗作为化疗的补充。B/T 淋巴母细胞淋巴瘤的化疗方案应参照急性淋巴细胞白血病,在化疗缓解的基础上序贯异基因造血干细胞移植。R-CHOP(利妥昔单抗 + 环磷酰胺 + 多柔比星 + 长春新碱 + 泼尼松)方案是 DLBCL 治疗的标准方案,心功能不全患者需慎用或禁用蒽环类药物。以大剂量阿糖胞苷为基础的免疫化疗序贯自体造血干细胞移植是年轻套细胞淋巴瘤患者的标准治疗。Burkitt 淋巴瘤进展较快,强烈化疗方案有望获得治愈。难治复发患者可选择挽救化疗方案,如 ICE、DHAP 等,可以与靶向药物或免疫治疗联合。

(2)惰性淋巴瘤:惰性淋巴瘤包括滤泡性淋巴瘤(follicular lymphoma,FL)、慢性淋巴细胞白血病 /小淋巴细胞淋巴瘤(chronic lymphocytic leukemia/small lymphocytic lymphoma,CLL/SLL)等类型,并不是所有的惰性淋巴瘤都需要治疗,惰性淋巴瘤的治疗需要把握治疗指征。无临床症状的早期患者可“观察等待”,Ⅰ、Ⅱ期需治疗者可采用免疫化疗联合放疗或单纯放疗;Ⅲ、Ⅳ期及病理提示向侵袭性淋巴瘤转化者应立即化疗,可选择利妥昔单抗联合 CVP、CHOP 或 FC、苯达莫司汀等化疗方案。近年来在惰性淋巴瘤的治疗领域涌现出众多靶向药物,根据不同的淋巴瘤亚型选择合适的靶向药物已经越来越多地应用于惰性淋巴瘤的治疗。

值得注意的是,在淋巴瘤的治疗中,尤其是应用利妥昔单抗和 / 或靶向治疗的患者,需要注意乙肝病毒再激活的问题。对于乙肝表面抗原阳性和 / 或核心抗体阳性的患者,根据所选用的治疗方案,必要时需要给予抗病毒药物预防乙肝病毒再激活,而且需要严密监测乙肝病毒定量。对于有中枢侵犯风险的淋巴瘤患者,应进行鞘内注射化疗药物进行相应的预防。

二、放射治疗

放射治疗是淋巴瘤综合治疗的重要组成部分,目前放疗仍是早期惰性淋巴瘤和鼻型结外 NK/T 细胞淋巴瘤(NKTCL)最主要的根治性手段。实践中如何选择放疗方式、确定放射野和放射剂量,由具体病例的治疗目的和诊疗条件决定。根据放疗目的和作用,淋巴瘤放疗的适应证分为:①根治性治疗;②综合治疗的一部分;③化疗不能耐受或抗拒、残存病灶的挽救治疗;④姑息治疗。近年来,淋巴瘤的质子治疗逐渐成为热门,初步临床试验表明,质子治疗的疗效更好,副作用更小,但还需进一步的临床验证。

1. 霍奇金淋巴瘤　受累野放疗(involved field radiotherapy,IFRT)是指仅放射治疗受累淋巴结区,受累处放疗和受累淋巴结放疗正在替代其作用,以尽量缩减放疗野面积,从而进一步减少暴露于附近未受累器官的放射剂量及减少与放疗相关的潜在的长期毒性。早期 HL 可按照诊断时的病灶区域进行照射,晚期只对化疗前大肿块的区域、化疗后残留的病灶放疗。

2. 非霍奇金淋巴瘤

(1)侵袭性淋巴瘤:部分侵袭性淋巴瘤应选择化疗和放疗联合的综合治疗方法。放疗主要用于原有大肿块部位或化疗后残留病灶或缓解症状的姑息放疗。

(2)高度侵袭性淋巴瘤:无论疾病的分期早或晚,高度侵袭性淋巴瘤均应进行足量足疗程的标准化疗。仅在完成标准治疗后,根据病情需要选择性地针对部分病灶进行放疗。

（3）惰性淋巴瘤：早期Ⅰ～Ⅱ级滤泡性淋巴瘤、某些部位的早期黏膜相关淋巴组织（mucosa-associated lymphoid tissue，MALT）和早期皮肤蕈样霉菌病均适合放射治疗。

三、生物靶向治疗

1. 单克隆抗体　针对淋巴瘤细胞表面特有抗原的单克隆抗体如CD20单抗、CD30单抗、CD79b单抗等的靶向治疗是肿瘤特异性免疫治疗中进展较快并取得巨大成功的领域。其中针对B细胞表面CD20抗原的抗CD20单抗研究及临床应用较早,已成为治疗各种B细胞淋巴瘤的关键药物。CD20是一种跨膜磷蛋白,表达于前B细胞到成熟B细胞等B淋巴细胞分化的各个阶段。根据人源化程度以及Fc片段修饰,抗CD20单抗可分为三代：第一代是以利妥昔单抗为代表的人鼠嵌合或鼠源化单抗；第二代是以奥法木单抗为代表的人源化单抗；第三代是以阿妥珠单抗为代表的Fc片段经过糖基化修饰的人源化单抗。利妥昔单抗开创了淋巴瘤单抗靶向治疗的先河,它通过补体依赖的细胞毒性作用（complement-dependent cytotoxicity，CDC）、效应细胞的募集和抗体依赖细胞介导的细胞毒作用（antibody-dependent cell-mediated cytotoxicity，ADCC）以及直接诱导细胞凋亡来杀伤淋巴瘤细胞。利妥昔单抗联合化疗已成为B-NHL的标准治疗方案。临床研究表明,利妥昔单抗的应用大大提高了B细胞淋巴瘤患者的总生存时间和无进展生存时间。针对淋巴瘤细胞表面其他抗原的新型单抗也逐渐问世并进入临床,进一步提高了不同类型淋巴瘤的疗效。单抗类药物常见的不良反应为过敏反应,用药前可使用少量糖皮质激素,用药过程中严密监测血压等生命体征变化。

2. 放射免疫治疗（radioimmunotherapy，RIT）　是指将具有细胞毒作用的放射性核素标记到抗体上,利用抗体的导向作用,使放射性核素达到靶位点杀伤肿瘤细胞。与单一使用单克隆抗体或传统放疗相比,RIT具有以下优势：①淋巴瘤对放射线敏感,是较理想的靶细胞。②通过有效内照射杀死肿瘤细胞。在机体免疫功能缺陷、肿瘤免疫逃逸等情况下,抗体或免疫治疗无效时,此内照射仍可发挥作用。③RIT为持续性低剂量照射治疗,可避免肿瘤细胞在放疗间隔期DNA修复,并使肿瘤细胞被阻滞在对放射线敏感的细胞周期G_2期,进一步增加放射性细胞毒作用。现研究较多的有^{90}Y-ibritumomabtiuxet和^{131}I-tositumomab等。

3. CAR-T（chimeric antigen receptor T-cell）治疗　即嵌合抗原受体T细胞免疫疗法,是肿瘤免疫治疗领域的重大突破。CAR-T的基本原理是通过基因转染技术使患者的T细胞成为携带识别肿瘤细胞特有抗原的CAR,成为CAR-T细胞,从而能选择性地杀死肿瘤细胞。将改造后的T细胞回输至患者体内,生成大量特异性识别肿瘤的CAR-T细胞从而杀死肿瘤细胞。目前在淋巴瘤治疗领域应用的CAR-T疗法主要是CD19 CAR-T，CD22 CAR-T以及双CAR临床上亦有尝试,用于治疗复发或难治的急性B淋巴细胞白血病及B细胞淋巴瘤。2017年美国食品药品监督管理局（Food and Drug Administration，FDA）先后批准Kymriah和Yescarta两款CAR-T疗法上市。根据2018年美国临床肿瘤学会（American Society of Clinical Oncology，ASCO）会议的数据,CAR-T细胞免疫疗法治疗B细胞淋巴瘤的总有效率（overall response rate，ORR）为53%~82%,完全缓解（complete response，CR）率为39.5%~57%。CAR-T治疗常见的不良反应有细胞因子释放综合征、肿瘤溶解综合征、巨噬细胞活化综合征、毛细血管渗漏综合征、神经系统毒性、低免疫球蛋白血症等。

四、造血干细胞移植

造血干细胞移植（hematopoietic stem cell transplantation，HSCT）是指应用造血干细胞重建受者正常造血和免疫功能的治疗技术,分为自体造血干细胞移植（autologous hematopoietic stem cell transplantation，auto-HSCT）和异体造血干细胞移植（allogenetic hematopoietic stem cell transplantation， allo-HSCT)。HSCT 治疗时机和方式的选择受到疾病相关因素和患者相关因素两方面影响。疾病相关因素主要包括淋巴瘤的病理组织亚型、危险度分层和移植前疾病状态等；而患者因素包括年龄、体能状态、合并症以及是否存在合适的供者等。自体造血干细胞移植（ASCT）适用于对化疗敏感、年龄相对较轻且体能状态较好的具有不良预后因素的 NHL 的一线诱导化疗后的巩固治疗，主要包括年轻的套细胞淋巴瘤（MCL）、高危弥漫大 B 细胞淋巴瘤（DLBCL）、除外低危间变性淋巴瘤激酶（anaplastic lymphoma kinase，ALK）阳性间变性大细胞淋巴瘤（anaplastic large-cell lymphoma，ALCL）的各种类型侵袭性外周 T 细胞淋巴瘤（PTCL）等。由于受到供者、预处理、移植后移植物抗宿主病（graft versus host disease，GVHD）反应等影响，allo-HSCT 在淋巴瘤治疗中作用不如 ASCT 肯定，目前主要应用于多次复发、原发耐药和 ASCT 后复发的恶性淋巴瘤。疾病复发是导致患者 HSCT 治疗失败和死亡的主要原因之一，特别是接受 ASCT 的患者。ASCT 常用的预处理方案包括 BEAM 方案（卡莫司汀 + 依托泊苷 + 阿糖胞苷 + 美法仑）、BEAC 方案（卡莫司汀 + 依托泊苷 + 阿糖胞苷 + 环磷酰胺）、CBV 方案（环磷酰胺 + 依托泊苷 + 卡莫司汀）和包含全身放疗（total body irradiation，TBI）的方案。

五、新药治疗

近年来，在淋巴瘤的治疗领域涌现了大量新药，显著提高了淋巴瘤的疗效，改善了患者的预后。

1. **苯达莫司汀** 苯达莫司汀是兼具烷化剂功能和抗代谢功能的双功能氮芥衍生物，通过烷基化 DNA，使 DNA 单链或双链发生纵横交联，干扰 DNA 合成和修复，从而发挥抗肿瘤细胞毒性作用，在多种病理类型的淋巴瘤中均显示出很好的疗效。苯达莫司汀于 2018 年在我国批准上市。

多项研究显示苯达莫司汀单药或联合用药可以有效治疗非霍奇金淋巴瘤，如慢性淋巴细胞白血病（CLL）、滤泡性淋巴瘤（FL）等。苯达莫司汀单药治疗初治 CLL 的 ORR 为 68%；单药治疗复发 CLL 的 ORR 达 78%。苯达莫司汀联合利妥昔单抗（BR 方案）治疗初治 DLBCL、MCL 或惰性 NHL 的 ORR 达 62%~97%；治疗复发难治性 CLL/SLL、DLBCL、MCL 及惰性 NHL 的 ORR 达 55%~82%。此外，苯达莫司汀联合化疗对 PTCL 也有一定疗效。除了 BR 方案外，苯达莫司汀还可以与其他药物组合，如硼替佐米 + 苯达莫司汀 + 利妥昔单抗（VBR 方案）、利妥昔单抗 + 苯达莫司汀 + 阿糖胞苷（RBAC 方案）等。苯达莫司汀的主要不良反应是骨髓抑制。

2. **免疫调节剂** 来那度胺是一种新型免疫调节剂，它可以抑制肿瘤血管生成、诱导肿瘤细胞凋亡及调节肿瘤免疫微环境等；单药来那度胺针对复发 / 难治性 NHL（R/R NHL）的 ORR 为 23%~53%。在 R/R MCL 患者中的疗效尤其明显。来那度胺联合利妥昔单抗，可增强利妥昔单抗的 ADCC 作用，增强 NK 细胞介导的肿瘤细胞杀伤，发挥协同效应。联合利妥昔单抗的 R^2 方案对多种 NHL 均有显著疗效。R^2 方案一线治疗套细胞淋巴瘤（MCL）和滤泡性淋巴瘤（FL）的总有效率（ORR）约为 75%~95%，治疗 R/R NHL 的 ORR 为 57%~75%。在高危 DLBCL 的一线化疗方案中联合来那度胺，有望改善其不良预后。来那度胺已被推荐用于老年 DLBCL 的维持治疗，证实可以延长患者的 PFS。来那度胺的主要不良反应为骨髓抑制、皮疹、肝损伤等。

3. **BTK 抑制剂** Bruton 酪氨酸激酶（BTK）是 B 细胞抗原受体（BCR）信号转导通路中的关键激酶，在多种 B 细胞白血病和淋巴瘤中均有表达，是 B 细胞肿瘤发生和发展的关键分子。BTK 抑制剂主要通过三个方面来实现抗肿瘤活性：促进凋亡并抑制肿瘤细胞增殖、减少肿瘤 B 细胞的黏附、抑制趋化因子和阻止 B 细胞迁移。第一代 BTK 抑制剂伊布替尼（Ibrutinib）获批用于治疗慢性淋巴细胞白血病、复发难治的套细胞淋巴瘤、复发难治的华氏巨球蛋白血症等，明显改善了这些亚型淋巴瘤患者的疗效及生存。伊布替尼单药或联合用药也逐渐成为复发难治 DLBCL 的重要治疗选择。伊布替尼重要的不良反应主要有出血、房颤以及感染。新一代更为高效低毒的 BTK 抑制剂也在逐渐进入临床。

4. **BCL-2 抑制剂** BCL-2 家族蛋白调节程序性细胞死亡的内在途径，可以接受和传递内在胞内信号或外部环境应激信号,主要在内在凋亡途径中起主导作用。*BCL-2* 基因在多种 NHL(如 DLBCL、FL、MCL 等)的部分患者中会发生易位,使得 *BCL-2* 基因与 14 号染色体上的免疫球蛋白重链基因位点并列,造成异常高水平的 *BCL-2* 基因表达,其表达产物可能抑制肿瘤细胞凋亡。针对这一机制,BCL-2 成为治疗靶点。BCL-2 抑制剂单药或联合用药已经用于多种血液肿瘤尤其是淋巴瘤的治疗。BCL-2 抑制剂单药治疗伴有 del(17p)/*TP53* 突变的 CLL,ORR 可达 79.4%;BCL-2 抑制剂 Venetoclax 与抗 CD20 单抗联用治疗复发难治 CLL,ORR 可达 86%~100%。单药治疗套细胞淋巴瘤的 ORR 达 75%,联合 Ibrutinib 的 ORR 与单药结果一致;Venetoclax 已被批准用于慢性淋巴细胞白血病或小淋巴细胞淋巴瘤(CLL/SLL)的治疗;可与阿扎胞苷或地西他滨或低剂量阿糖胞苷联合用于急性粒细胞白血病(AML)的一线治疗。

5. PD-1 单抗   PD-1 单抗(PD-1 抑制剂)是新兴的肿瘤免疫疗法,其作用机制是通过阻断 PD-1 与 PD-L1 的结合,解除肿瘤细胞对 T 细胞的免疫抑制,恢复 T 细胞的抗肿瘤活性。PD-1 单抗对复发 / 难治性经典型霍奇金淋巴瘤(R/RCHL)具有卓越疗效,ORR 达到 70%~90%,已被美国国立综合癌症网络(National Comprehensive Cancer Network,NCCN)指南推荐用于治疗 ASCT 后复发或进展的或基于合并症或二线化疗失败而不适合移植的 CHL 患者。PD-1 抑制剂在治疗复发难治性 NK/T 细胞淋巴瘤中也获得不错疗效,ORR 可达 57.1%;在复发难治弥漫性大 B 细胞淋巴瘤(DLBCL)等其他类型淋巴瘤中亦有应用。PD-1 单抗总体不良反应轻微,但个别患者可发生严重免疫相关不良反应,值得重视。

6. **组蛋白去乙酰化酶(histone deacetylase,HDAC)抑制剂**   HDAC 通常在肿瘤性疾病中过度表达或过度活化,HDAC 的靶向抑制剂已被用作治疗包括淋巴瘤在内的多种恶性肿瘤。西达本胺作为 HDAC 抑制剂的代表药物,也是目前我国唯一批准上市的新型 HDAC 抑制剂,可以抑制肿瘤细胞增殖,诱导肿瘤细胞凋亡,同时对机体细胞免疫具有整体调节活性,能诱导且增强自然杀伤细胞(natural killer cell,NK cell)和抗原特异性细胞毒 T 细胞(cytotoxic T cell,CTL)介导的肿瘤杀伤作用。对于外周 T 细胞淋巴瘤(PTCL),西达本胺的单药 ORR 为 48%;也常与 CHOP/ 类 CHOP 方案、铂类等联合治疗,ORR 约为 63%~71%。目前西达本胺已经被批准用于复发 / 难治 PTCL 治疗。

7. **抗 CD30 单抗**   CD30 是肿瘤坏死因子受体家族的成员,几乎只在 HL 和间变性大细胞淋巴瘤(ALCL)肿瘤细胞上表达。Brentuximab vedotin(BV)是一种抗体 - 药物耦联物(ADC),将抗 CD30 单抗和抗微管药物(monomethyl auristatin E,MMAE)耦联,通过在细胞内释放 MMAE 破坏微管系统,导致 G_2/M 细胞周期停滞和凋亡,靶向杀伤 CD30 阳性细胞。有研究显示,单药 BV 在儿童 R/R HL 表现出来良好的效果,ORR 达 50%;在成人 R/R HL 的 II 期试验中,BV 和苯达莫司汀联合应用具有良好疗效,ORR 为 93%。有研究显示,BV 和利妥昔单抗联合阿霉素、长春新碱和达卡巴嗪(BVAVD-R)一线治疗 HL 患者,CR 为 100%。FDA 批准 BV 用于自体干细胞移植失败或至少接受二线联合化疗失败且不能耐受 ASCT 的成人 HL 患者,2018 年 FDA 批准 BV 联合化疗用于初治的晚期成人 HL。

8. **PI3K 抑制剂**   磷脂酰肌醇 -3- 激酶(phosphatidylinositide 3-kinase,PI3K)/ 蛋白激酶 B(protein kinase B,PKB/AKT)/ 哺乳动物雷帕霉素靶蛋白(mammalian target of rapamycin,mTOR)信号通路(PI3K-AKT-mTOR 通路)是细胞内重要的信号转导途径,参与正常细胞周期及蛋白质翻译的调控控制,而针对 PI3K-AKT-mTOR 通路的分子靶向抑制剂——PI3K 抑制剂,具有抑制肿瘤细胞增殖、促进肿瘤细胞凋亡的作用。PI3K 抑制剂 Copanlisib 单药治疗复发难治惰性淋巴瘤的 ORR 为 43.7%~59%;Duvelisib 对复发难治 CLL/SLL 患者 ORR 为 74%。Idelalisib、Copanlisib、Duvelisib 被 FDA 批准应用于复发难治 CLL、FL、SLL 等。目前关于 PI3K 抑制剂的临床研究正在大量进行中。

9. **CD19-CD3 双特异性抗体**   双特异性抗体是可以结合两种抗原活性表位的抗体分子,提高了抗体的选择性和亲和力,因此越来越多的临床及临床前研究开始关注双特异性抗体。Blinatumomab 是一种双特异性 T 细胞衔接器(BiTE)抗体药物。有研究表明 Blinatumomab 单药治疗复发 / 难治性

DLBCL 的 ORR 为 43%。该双特异性抗体治疗的主要应用障碍是需要持续静脉输注和神经毒性。目前 FDA 批准用于治疗高危前体 B 细胞急性淋巴细胞白血病（acute lymphoblastic leukemia，ALL）。国产 CD19-CD3 双特异性抗体的 I 期临床试验在 R/R B 细胞淋巴瘤中已经开展。

六、疗效评价

淋巴瘤疗效评估目前通常采用 2014 年 Lugano 会议修订标准，分为影像学缓解（CT/MRI 评效）和代谢缓解（PET/CT 评效）（表 25-3）。采用免疫检查点抑制剂等免疫治疗时，需要采用免疫相关疗效标准进行评价。治疗期间：每 2~4 周期进行影像学评估。

表 25-3　根据 2014 年国际工作组定非霍奇金淋巴瘤 Lugano 标准

缓解	病灶区域	PET-CT（代谢缓解）	CT（影像学缓解）
完全缓解（CR）	淋巴结和结外受累部位	5-PS 评分 1、2 或 3* 分，伴有或不伴残余病灶；注：韦氏环、结外高代谢摄取器官如脾脏或 G-CSF 刺激后的骨髓，代谢可能高于纵隔/肝血池，此时评判 CR 应与本底水平相比	靶病灶（淋巴结）长径（LDi）≤ 1.5cm 无结外病灶
	不可测病灶	不适用	不存在
	器官增大	不适用	恢复到正常
	新发病灶	无	无
	骨髓	无骨髓 FDG 敏感疾病证据	形态学正常，如果不明确需行 IHC（阴性）
部分缓解（PR）	淋巴结和结外受累部位	5PS 评分 4~5 分，伴摄取较基线减低，残余病灶可为任意大小 中期评估，上述情况提示治疗有效 终末期评估，上述情况提示疾病尚有残留	最多 6 个靶病灶 PPD（LDi× 垂直于 LDi 的短径）总和，即 SPD 缩小 ≥ 50% 当病灶小至无法测量：5mm × 5mm 当病灶消失
	不可测病灶	不适用	消失/正常，残余病灶/病灶未增大
	器官增大	不适用	脾脏长径缩小 > 原长径增大值的 50%；常默认脾脏正常大小 13cm，若原为 15cm，判 PR 需长径 <14cm
	新发病灶	无	无
	骨髓	残余摄取高于正常骨髓组织但较基线减低；如果骨髓持续存在结节性局部异常改变，需 MRI 或活检或中期评估来进一步诊断	不适用

续表

缓解	病灶区域	PET-CT（代谢缓解）	CT（影像学缓解）
无缓解或疾病稳定（SD）	靶病灶（淋巴结/结节性肿块、结外病灶）	无代谢反应：中期/终末期评效5PS评分4~5分、代谢较基线相比无明显改变	最多6个靶病灶SPD增大<50%，无PD证据
	不可测病灶	不适用	未达PD
	器官肿大	不适用	未达PD
	新发病灶	无	无
	骨髓	同基线	不适用
疾病进展（PD）	单独的靶病灶（淋巴结/结节性肿块、结外病灶）	5PS评分4~5分伴摄取较基线增加，和/或中期或终末期评效时出现新发摄取增高	至少1个靶病灶进展即可诊断，淋巴结/结外病灶需同时符合下述要求：LDi>1.5cm PPD增加≥50%（较最小状态） LDi或SDi较最小状态增加：0.5cm（≤2cm病灶）或1.0cm（>2cm病灶） 脾脏长径增长>原长径增大值的50%，常默认脾脏正常大小13cm，若原为15cm，判PD需长径>16cm；若基线无脾大，长径需在基线基础上至少增加2cm；新出现或复发的脾大
	不可测病灶	无	新发病灶或原有非可测病灶明确进展
	新发病灶	出现淋巴瘤相关新发高代谢灶（排除感染、炎症等），若未明确性质需行活检或中期评估	原已缓解病灶再次增大；新发淋巴结任意径线>1.5cm；新发结外病灶任意径线>1.0cm，若直径<1.0cm需明确该病灶是否与淋巴瘤相关；明确与淋巴瘤相关的任意大小的病灶
	骨髓	新出现或复发的高代谢摄取	新发或复发的骨髓受累

注：疗效评价采用2014版Lugano会议修订的标准，分为影像学缓解（CT/MRI评效）和代谢缓解（PET/CT评效）。FDG：[18F]脱氧葡萄糖；PET：正电子发射断层成像；IHC：免疫组织化学；LDi：病灶的最长横截面直径；PPD：病灶的最大横截面直径和垂直直径的乘积；5-PS：5分制量表；SDi：垂直于病灶最长横切直径的最短轴；SPD：多个病灶垂直直径乘积的总和。*5-PS评分为3分：在多数患者中提示标准治疗下预后较好，特别对于中期评估患者。但是，在某些降阶梯治疗的临床试验中，评分为3分被认为治疗效果不佳，需要避免治疗不足。

Deauvile的PET评效5分法：1分：摄取≤本底；2分：摄取≤纵隔血池；3分：纵隔血池<病灶摄取≤肝血池；4分：摄取>肝血池（轻度）；5分：摄取>肝血池（显著，SUVmax>2倍血池）或新发病灶；X分：新发摄取异常，考虑与淋巴瘤无关。

可测量病灶：最多6个显著的淋巴结/淋巴结融合肿块、结外病灶，且2个径线均易被测量。①淋巴结（nodes）：淋巴结需按照区域划分；如果有纵隔及腹膜后淋巴结肿大，则应该包括这些病灶；可测淋巴结需长径>1.5cm；②非淋巴结病灶（non-nodal lesions）：包括实体器官（如肝、脾、肾、肺等）、消化道、皮肤或触诊可及标注部分，可测结外病灶需长径>1.0cm。

不可测量病灶：任何无法作为可测量/可评估的显著病灶均被认为不可测量病灶。包括：①任何淋巴结/淋巴结融合肿块、结外病灶，即所有未能被选择为显著的，或可测量的，或未达到可测量标准但依然认为是病灶的部分；②考虑为疾病受累但难以量化测量的，比如胸腔积液、腹水、骨转移、软脑膜受累、腹部肿块病灶等；③其他未确诊需要影像学随访病灶。

韦氏环以及结外病灶（extranodal sites）（如消化道、肝、骨髓）：评判CR时FDG摄取可能高于纵隔池，但不应高于周围本底水平（例如骨髓因化疗或应用G-CSF代谢活性普遍升高）。

第六节 常见淋巴瘤的治疗

一、霍奇金淋巴瘤

霍奇金淋巴瘤是一种相对少见但治愈率较高的淋巴瘤类型,一般从原发部位向邻近淋巴结依次转移,是第一种用化疗能治愈的恶性肿瘤。HL 起源于生发中心的 B 淋巴细胞,典型病理特征是病变部位镜下可找到 Reed-Sternberg(R-S)细胞及变异的 R-S 细胞,变异的 R-S 细胞有陷窝细胞、多核瘤巨细胞、LP 细胞(又称爆米花细胞)及木乃伊细胞(又称干尸细胞)。

经典型霍奇金淋巴瘤(CHL)依据分期及有无预后不良因素进行分层治疗。Ⅰ~Ⅱ期 CHL 的治疗原则是以化疗联合放疗为主的综合治疗,常用 2~4 个周期 ABVD 方案(多柔比星 + 博来霉素 + 长春新碱 + 达卡巴嗪)或中高强度的 BEACOPP 方案(博来霉素、依托泊苷、多柔比星、环磷酰胺、长春新碱、丙卡巴肼、泼尼松)序贯受累野照射(IFRT)。2 个周期化疗后进行 PET-CT 疗效评价,对后续化疗方案的选取、疗程数的确定、放疗剂量的制定有重要意义。Ⅲ~Ⅳ期 CHL 的治疗原则通常为化疗,局部放疗仅限于化疗后残存病灶超过 2.5cm 以上。常用化疗为 4~6 个周期 ABVD 方案或 BEACOPP 方案。60 岁以上的老年 HL,因应用博来霉素所致肺毒性风险升高,应依据治疗反应酌情减少应用博来霉素疗程数,或选用 CD30 单抗联合不含博来霉素的 AVD 方案治疗。

对于复发 / 难治性(R/R)CHL 患者,治疗首选二线挽救方案(如:DHAP、ICE、IGEV 等方案)化疗后进行大剂量化疗联合自体造血干细胞移植。其他治疗包括免疫检查点抑制剂(PD-1/PD-L1 抑制剂)、靶向 CD30 的抗体耦合剂 BV 及必要时行异基因造血干细胞移植治疗。近年来,以 PD-1/PD-L1 抑制剂为代表的免疫检查点抑制剂成为 CHL 的治疗热点,PD-1 单抗在 R/R CHL 获得卓越疗效,ORR 达到 70%~90%,被 NCCN 指南推荐用于治疗 ASCT 后复发或进展的或基于合并症或二线化疗失败而不适合移植的 CHL 患者。BV 是一种靶向 CD30 的抗体耦合药物,选择性地将抗微管蛋白药物 MMAE 传递给 CD30⁺ 细胞,从而可以诱导细胞凋亡。有研究显示,BV 对 ASCT 治疗失败后的 R/RCHL 五年 ORR 为 41%。FDA 批准其单药治疗复发难治性 HL,可用于肿瘤原发耐药、一线治疗后短期复发或复发时伴不良因素、行造血干细胞移植治疗后的维持治疗或自体造血干细胞移植失败后的治疗。

结节性淋巴细胞为主型霍奇金淋巴瘤的治疗,除无临床不良预后因素的ⅠA 期患者可采用单纯放疗外,其余各期的治疗均参照经典型霍奇金淋巴瘤的治疗原则,由于该类型肿瘤细胞 CD20 表达阳性,因此可采用化疗 ± 利妥昔单抗 ± 放疗治疗,化疗方案可选择 ABVD、CHOP、CVP 方案。对疑似复发者推荐重新进行活检以排除转化为侵袭性淋巴瘤的可能,复发时病变局限者可应用利妥昔单抗单药治疗,病灶广泛者可选择利妥昔单抗联合二线解救方案治疗。转化为弥漫大 B 细胞淋巴瘤患者按 DLBCL 治疗。由于结节性淋巴细胞为主型霍奇金淋巴瘤不表达 CD30,因此不推荐应用 BV 治疗。

二、滤泡性淋巴瘤

滤泡性淋巴瘤(FL)是惰性 NHL 的常见类型,来源于滤泡生发中心的 B 淋巴细胞(中心细胞或中心母细胞),CD20+、CD3−、CD10+、BCL-6+、BCL-2+ 是其典型免疫表型,最常见遗传学异常为 t(14;18)(q32;q21)。多见老年发病,常累及脾和骨髓,化疗效果好,但不能治愈,病程长,易反复复发或转为侵袭性 NHL（主要为弥漫大 B 细胞淋巴瘤）。FL 根据其中心母细胞的数量分为 3 级，又根据是否保留中心细胞，将其第 3 级分为 3a、3b。FL 1~2 级治疗原则因临床分期不同而定。FL 3a 级按照 FL 治疗还是按照 DCBCL 治疗目前尚有争议，但大部分指南将 3a 级按照 FL 治疗；3b 级则按照 DCBCL 治疗。

对于 I 期和 II 期的 FL，局部放射治疗可使大部分患者获得长期无病生存，因此应尽早给予放射治疗或放疗联合全身免疫治疗。6~8 个疗程利妥昔单抗（R）联合化疗的方案为初治 FL 的首选标准方案，常用 CHOP、CVP 和以氟达拉滨为基础的化疗方案。III~IV 期 FL：无治疗指征者（无症状和低肿瘤负荷）可观察等待；对于有治疗指征者可选择免疫化疗 / 参加临床试验 / 局部放疗（缓解局部症状）。对于年老虚弱、不能耐受联合化疗的 FL 患者，一线可选用单药利妥昔单抗、单药化疗、利妥昔单抗联合单药化疗以及来那度胺联合利妥昔单抗治疗。鉴于 FL 疾病特征，诱导缓解后应维持治疗，临床研究已证明利妥昔单抗单药维持治疗可改善患者远期生存。

多数复发 / 难治性 FL 对 R 仍然敏感，对于一线治疗后长期缓解且无转化的复发患者，可重新使用原方案或选用其他包含 R 的一线方案。近年来，分子靶向治疗为复发 / 难治性 FL 提供了新选择。研究表明利妥昔单抗联合来那度胺（R^2 方案）不仅对初治 FL 疗效显著，对复发 / 难治性 FL 也有较好效果。R^2 方案在初治 FL 中 ORR 为 94%~98%，CR 率为 72%~87%；复发 / 难治性 FL 中 ORR 达 76%。此外，苯达莫司汀联合利妥昔单抗（BR 方案）在复发 / 难治性 FL 中也有一定疗效。Copanlisib、Idelalisib 及 Duvelisib 等 PI3K 抑制剂，多用于接受过二线治疗的复发或难治 FL。其他免疫疗法包括新型抗 CD20 单克隆抗体 Obinutuzumab、PD-1/PD-L1 抑制剂、CAR-T 细胞治疗等。

三、弥漫大 B 细胞淋巴瘤

弥漫大 B 细胞淋巴瘤（DLBCL）是一种常见的、来源于 B 淋巴细胞的高度异质性的恶性肿瘤。镜下可见大的转化淋巴细胞，核较大，染色质空泡状或粗颗粒状，常有核仁，数量、大小不等。DLBCL 约占 NHL 的 30%~40%，是 NHL 中的主要亚型。通过免疫组化技术将 DLBCL 分为生发中心（germinal center B-cell，GCB）样亚型和非 GCB 样亚型，根据分子生物学技术的方法进行的基因分型对 DLBCL 的分型及个体化治疗提供了新的思路。通过 FISH 检测术检测 MYC、BCL-2 和 BCL-6 重排，发现 5%~15%DLBCL 具有 MYC 重排，可与 BCL-2 重排同时发生，也可与 BCL-6 重排同时发生，称作"双打击"或"三打击"淋巴瘤，提示预后不良。

DLBCL 的治疗应根据患者年龄、IPI/aaIPI 评分以及剂量增加方案的可行性进行分层治疗。R-CHOP 方案是中低危 DLBCL 的标准治疗方案，对于年轻高危或中高危患者，目前尚无标准治疗方案，应首选进入临床试验。化疗前大肿块（≥ 7.5cm）或结外器官受侵、化疗后未达 CR 是追加放疗的适应证。针对复发、难治的 DLBCL 患者，可选择与 CHOP 无交叉耐药的二线方案化疗，联合利妥昔单抗及加用来那度胺，有望进一步提高疗效。如患者具备移植条件且达完全缓解或部分缓解，可在化疗后行造血干细胞移植。若患者不具备移植条件，或治疗后疾病未达部分缓解疗效或进展则进入临床试验或行最佳支持治疗。目前针对复发难治的 DLBCL 的治疗有较多新药及新的治疗方法，如 BTK 抑制剂、PD-1 单抗、CD79a 的抑制剂 Polatuzumab（PV）、BCL-2 抑制剂以及 CAR-T 治疗等。R-CHOP 治疗后 CR 或 PR 的患者，应用来那度胺维持治疗可以延长患者的无进展生存时间，这是目前唯一证实在 DLBCL 维持治疗中有益的药物。

对于一些特殊类型的 DLBCL，如原发中枢神经系统 DLBCL，首选能够通过血 - 脑屏障的药物，如包含大剂量甲氨蝶呤（MTX）的方案、包含大剂量阿糖胞苷的方案等，也可以尝试替莫唑胺、来那度胺等药物。放疗可以作为化疗后复发的挽救治疗。原发睾丸 DLBCL 应接受包括手术、免疫化疗、放疗在内的综合治疗。原发纵隔 DCBCL 推荐 R-DAEPOCH 方案序贯 ASCT。

四、套细胞淋巴瘤

套细胞淋巴瘤(MCL)发病率较低,约占 NHL 的 5%~8%,好发于中老年男性,易侵犯胃肠道、骨髓、外周血等结外组织器官,诊断时多处于疾病晚期。MCL 是一种由形态一致的、小到中等大的、核型不规则的淋巴样细胞组成的 B 细胞肿瘤,可存在 t(11;14)(q13;q32)标志性细胞遗传学改变,并由此导致细胞周期蛋白 cyclinD1 的过度表达。MCL 兼具有侵袭性和惰性 NHL 的双重特点,预后不良。少部分 MCL 患者进展缓慢,具有明显的惰性淋巴瘤的特征,这部分 MCL 定义为惰性 MCL。

对于需要治疗的初治患者,Ⅰ~Ⅱ期的患者(极罕见)可以考虑局部放疗或免疫化疗联合局部放疗。而对于Ⅱ期伴有大包块或Ⅲ~Ⅳ期患者,根据患者的年龄(通常以 65 岁为界)及体力状况等将其分为适合移植组和不适合移植组,根据患者后续是否进行 ASCT 治疗选择合适的诱导治疗方案。对于不适合 ASCT 的患者,常规推荐的方案为利妥昔单抗联合化疗,如 R-CHOP、R-苯达莫司汀和硼替佐米联合 R-CAP 等方案。对于适合 ASCT 的患者,诱导治疗推荐含有大剂量阿糖胞苷的免疫化疗方案,如 R-CHOP 与 R-DHAP 交替等,达到完全缓解后序贯 ASCT,部分患者可获得长期生存甚至治愈。利妥昔单抗联合来那度胺(R^2)方案一线治疗 MCL 也获得了令人满意的疗效,因其较免疫化疗方案更加安全,也常用于不能耐受强化疗的老年患者。利妥昔单抗维持治疗可以延长 MCL 患者的生存。对于复发难治患者首选进入临床试验,也可选用二线方案联合化疗。除传统化疗外,新药是复发难治 MCL 患者的重要选择。目前已批准用于复发难治 MCL 的药物有硼替佐米、来那度胺、伊布替尼、西罗莫司、阿卡替尼、泽布替尼等药物,其中最为重要、疗效最好的是 BTK 抑制剂。除此之外,CAR-T 治疗、异基因造血干细胞移植也是难治、复发 MCL 患者的治疗选择。

五、外周 T 细胞淋巴瘤

外周 T 细胞淋巴瘤(PTCL)是一组高度异质性的来源于成熟 T 细胞的恶性增殖性疾病,由于 NK 细胞的免疫表型及功能与 T 细胞相似,常将 NK 细胞淋巴瘤与成熟 T 细胞淋巴瘤归为一类。临床表现为侵袭性病程,对化疗不敏感,易复发,5 年生存率为 25%~47%。对于 PTCL 的一线治疗,推荐首选临床试验,或联合化疗 6~8 个周期加或不加受累野局部放疗。初治 PTCL 最常用的一线治疗方案为 CHOP 和 CHOP 样方案,然而除 ALK⁺ALCL 外,上述方案对其他病理亚型的治疗疗效均较差,5 年生存率仅为 30%。ASCT 也仅对一些特定病理类型的患者有一定疗效。另外,因 CD52 在 PTCL 瘤细胞的表达高达 42%,阿仑单抗已经被用于一线联合免疫化疗,其疗效有待进一步观察。对于复发难治的 PTCL 患者,首选参加临床试验,也可以尝试在挽救化疗的基础上进行造血干细胞移植。一些新药的出现为这部分患者带来了希望。西达本胺是一种新型口服组蛋白去乙酰化酶抑制剂,单药或与化疗联合在部分复发难治 PTCL 中获得较好疗效,改善了患者生存。BV 是 CD30 单克隆抗体与 MMAE 结合的抗体耦合药物,长期随访结果证实 BV 在复发难治 CD30 阳性 T 细胞淋巴瘤中也有不错疗效。另外,免疫调节剂来那度胺、蛋白酶体抑制剂硼替佐米等也可用于复发难治 PTCL 的治疗。PD-1 单抗在部分 PTCL 亚型中显示了较好的疗效,如鼻型结外 NK/T 细胞淋巴瘤(NKTCL),其疗效需要更多的病例及更长的随访时间验证。

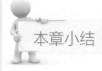

本章小结

1. 淋巴瘤是发生于淋巴结和/或结外淋巴组织的恶性肿瘤,属于淋巴造血系统恶性肿瘤。无痛性、进行性淋巴结肿大和局部肿块是其特征性表现,常有发热、消瘦、盗汗等全身症状。淋巴瘤依据病理组织学分为霍奇金淋巴瘤(HL)和非霍奇金淋巴瘤(NHL)。HL 主要包括经典型霍奇金淋巴瘤和结节性淋巴细胞为主型霍奇金淋巴瘤两种类型。NHL 根据细胞来源又分为 B 细胞及 T/NK 细胞淋巴瘤,二者又根据临床表现、生物学行为、免疫表型不同等细分为多种类型。

2. 病理学检查是淋巴瘤确诊的主要依据,淋巴瘤的病理诊断需综合细胞形态学、免疫学、细胞遗传学和分子生物学技术,即"MICM"分型进行综合诊断。形态学是基础,免疫组化、细胞遗传学和分子生物学技术是重要补充,病理要与患者临床特征紧密结合。淋巴瘤确诊后需要进行分型、分期、预后评估等综合评价,为个体化治疗提供依据,临床上多采用 Ann Arbor 分期,IPI 评分,PET-CT 在淋巴瘤预后评估中起重要作用。影像学是淋巴瘤最主要的疗效评估手段,PET-CT 在其中扮演重要角色,治疗过程中要及时进行疗效评估,以指导治疗方案的调整。

3. 化疗在淋巴瘤的治疗中占主体地位,部分侵袭性淋巴瘤及霍奇金淋巴瘤可通过化疗治愈;放射治疗在淋巴瘤的治疗中具有一定意义,是早期惰性淋巴瘤和鼻型结外 NK/T 细胞淋巴瘤最主要的根治性手段;造血干细胞移植在恶性淋巴瘤整体治疗中具有重要的地位。ASCT 适用于对化疗敏感、年龄相对较轻且体能状态较好的具有不良预后因素的 NHL 的一线诱导化疗后的巩固治疗;allo-HSCT 目前主要应用于多次复发、原发耐药和 ASCT 后复发的恶性淋巴瘤。

4. 各类淋巴瘤需要根据各自特征进行系统治疗,目前多数以免疫化疗为主,部分需要联合放疗和造血干细胞移植。生物靶向药物及新药是淋巴瘤患者的福音。新型靶向免疫治疗药物的代表是抗 CD20 单克隆抗体利妥昔单抗,还有抗 CD30 单抗、抗 CD79b 单抗、CAR-T 细胞免疫治疗等。免疫调节剂、BTK 抑制剂、BCL-2 抑制剂、PD-1 抑制剂、PI3K 抑制剂等新药在淋巴瘤治疗中日趋成熟。

思考题

1. 简述淋巴瘤的分类。
2. 淋巴瘤如何诊断?
3. 淋巴瘤的治疗方法有哪些?
4. PET-CT 在淋巴瘤分期及预后中的价值。

(宋永平)

附:淋巴瘤常用化疗方案

ABVD

阿霉素　25mg/m²,iv,d1、d15

博来霉素　10mg/m²,iv,d1、d15

长春新碱　6mg/m²,iv,d1、d15

达卡巴嗪　375mg/m²,iv,d1、d15

CHOP-21

环磷酰胺   750mg/m^2,iv,d1

阿霉素   50mg/m^2,iv,d1

长春新碱   1.4mg/m^2,iv,d1

泼尼松   100mg,po,d1~5

CVP

长春新碱   1.4mg/m^2,iv,d1

环磷酰胺   400mg/m^2,iv,d1~5

泼尼松   100mg/m^2,po,d1~5

R-CHOP

美罗华   375mg/m^2,iv,d0

环磷酰胺   750mg/m^2,iv,d1

阿霉素   50mg/m^2,iv,d1

长春新碱   1.4mg/m^2,iv,d1

泼尼松   100mg,po,d1~5

R^2 方案

利妥昔单抗   375mg/m^2,d0

来那度胺   20~25mg,d1~21

每 28 天重复。

BR 方案

利妥昔单抗   375mg/m^2,d0

苯达莫司汀   90mg/m^2,d1~2

每 28 天重复。

Hyper-CAVD

方案 A

环磷酰胺   300mg/m^2,iv,q12h,d1~3

美司钠   300mg/m^2,iv(24h),d1~3

阿霉素   25mg/m^2,iv,d4、d5

长春新碱   2mg,iv,d4(环磷酰胺后 12h)

地塞米松   40mg,iv/po,d1~4、d11~14

方案 B

甲氨蝶呤   1 000mg/m^2,iv drip,大于 24 小时,d1

阿糖胞苷   3 000mg/m^2,大于 2 小时,q12h,d2~3

FN

氟达拉滨   25mg/m^2,iv,d1~3

米托蒽醌   10mg/m^2,iv,d1

R-FC

氟达拉滨   25mg/m^2,d1

环磷酰胺   250mg/m^2,d1~3

利妥昔单抗   375mg/m^2,d0,第 1 周,此后 500mg/m^2

EPOCH

依托泊苷   50mg/(m^2·d),iv(96h 连续输注),d1~4

长春新碱   0.4mg/(m^2·d),iv(96h 连续输注),d1~4

阿霉素   10mg/(m^2·d),iv(96h 连续输注),d1~4

环磷酰胺 750mg/m^2,iv,d5

泼尼松 60mg/(m^2·d),po,d1~5

CODOX-M/IVAC

CHOEP 方案

环磷酰胺 750mg,iv,d1

长春新碱 1.4mg/m^2,d1(最大剂量 2mg)

多柔比星 40~50mg/m^2,d1

依托泊苷 100mg/m^2,d1~3

泼尼松 100mg,d1~d5

每 21 天重复。

CODOX-M

环磷酰胺 800mg/m^2,iv,d1

　　　　　 200mg/m^2,iv,d2~5

阿霉素 40mg/m^2,iv,d1

长春新碱 1.5mg/m^2,iv,d1、d8(d15 用于无神经毒性的第 3 周期患者)

甲氨蝶呤 1 200mg/m^2,iv(1h),d10

　　　　　 240mg/m^2,iv(23h),d10

四氢叶酸钙 60mg/m^2,iv/im,d11(MTX 后 12h 解救)

　　　　　　 24mg/m^2,iv/im,d11(q6h,直至 MTX<5×10^{-8}mol/L)

第二十六章
多发性骨髓瘤

多发性骨髓瘤（multiple myeloma，MM）是浆细胞恶性增殖性疾病，为恶性浆细胞病中最常见的类型，其特征为骨髓中单克隆浆细胞恶性增殖并分泌大量单克隆免疫球蛋白或其片段（M蛋白），导致相关靶器官或组织损伤，常见临床表现为骨病变、贫血、肾功能损害、高钙血症和感染等。

第一节 病因学及发病机制

一、流行病学及发病原因

MM约占全部恶性肿瘤的1%，血液系统肿瘤的10%。MM的发病率近年呈上升趋势，我国MM发病率为(1~2.5)/10万，西方工业发达国家约4/10万。MM高发于50~60岁的中老年人，男女比例约为1.5∶1。

MM的病因迄今尚未完全阐明。相关研究发现电离辐射、接触工业或农业毒物、慢性细菌及病毒感染、慢性抗原刺激以及遗传、基因突变与MM发生发展相关。

二、发病机制

MM发生存在多阶段的复杂发病机制。近年来MM发病机制研究主要集中在细胞遗传学异常、细胞因子的作用、骨髓微环境与MM细胞相互作用、MM骨病的发生及表观遗传学几个方面。

（一）分子细胞遗传学异常

遗传学改变在恶性浆细胞病发病中的作用越来越重要。90%以上的MM患者应用FISH等检测方法可发现染色体异常，包括染色体数目的异常和结构的改变。14号染色体异常是MM最常见的结构异常，绝大多数是由于伙伴染色体与14号染色体交互易位造成，如t(14;16)、t(4;14)、t(14;20)等产生IgH易位。此外还发现继发分子遗传学改变如del(17p)、del(13q)、1q21扩增和1、6、7号等染色体结构异常，可导致细胞因子分泌失衡并激活癌基因等。目前认为遗传学异常与MM的发生、发展以及耐药密切相关。

（二）细胞因子的作用

B细胞的增殖、分化、成熟至浆细胞的过程与多种细胞因子有关。研究发现IL-6的高表达与MM的关系最为密切，已证实可自分泌IL-6且表达IL-6的MM细胞恶性程度更高，增殖更快，且易产生耐药性。进展性MM患者骨髓IL-6水平异常升高，因而推测IL-6等细胞因子分泌的调节异常可能与MM的发病及进展有关。其他与MM疾病发生发展有关的细胞因子包括血管内皮生长因子（vascular endothelial growth factor，VEGF)、TNF-α、基质细胞衍生因子(stromal cell-derived factor 1，SDF-1)、IL-1β、IL-10、肝细胞生长因子(hepatocyte growth factor，HGF)、巨噬细胞炎性蛋白 1α(macrophage inflammatory protein 1α)、IL-15 和 IL-21 等，它们通过不同的机制或作用于不同的环节共同促进 MM 的发生与发展。

（三）骨髓微环境与骨髓瘤细胞的相互作用

骨髓微环境包括细胞外基质蛋白、骨髓基质细胞(bone marrow stromal cells，BMSCs)、成骨细胞和破骨细胞等。MM 细胞可通过黏附分子或细胞直接接触和膜表面蛋白与 BMSCs 以及巨噬细胞、浆样树突状细胞等免疫细胞相互作用促进细胞因子、趋化因子等释放，可进一步促进和维持 MM 细胞的增殖和存活。骨髓瘤细胞和细胞外基质蛋白的相互作用导致黏附介导的药物耐药形成，而 MM 细胞和 BMSCs 的结合触发了 IL-6、VEGF、HGF、TNF-α 和 SDF 等多种细胞因子的转录和分泌，它们互相促进分泌，形成庞大网络，与 MM 细胞的增殖、生存及骨病的发生有密切关系，对 MM 细胞的生长起着重要的调节作用。

（四）多发性骨髓瘤骨病的发生

进行性的溶骨性病变是 MM 的重要特征之一。目前认为，溶骨性病变并非主要因 MM 细胞直接侵蚀骨质引起，而是由 MM 细胞分泌一些因子如 NF-κB 受体激活蛋白配体(RANKL)、IL-1、淋巴细胞毒素、TNF 以及破骨细胞激活因子(osteoclast activating factor，OAF)等激活破骨细胞、抑制成骨细胞所致，最终导致骨代谢失衡。因此，MM 的骨质破坏与其他实体肿瘤不同，主要表现为溶骨性破坏，少有成骨性骨质破坏。

（五）表观遗传学

与大多数癌症一样，表观遗传学是 MM 的重要致病机制。异常的 DNA 甲基化、组蛋白尾部的翻译后修饰以及非编码 RNA(non-coding RNA，ncRNA)表达等被认为在 MM 发病机制中起重要作用。在 MM 发生过程中，CpG 岛各自启动区域的高甲基化会导致抑癌基因的表观沉默，且甲基化水平在 MM 进展过程中明显增强；组蛋白乙酰化失调可致 MM 的异质性和多条信号通路紊乱，组蛋白去乙酰化酶 3(histone deacetylase 3，HDAC3)被发现在 MM 中呈过表达，是促进骨髓瘤细胞增殖的关键因素，组蛋白甲基转移酶(histone methyltransferases，HMTs)也被认为是 MM 发病机制中的驱动因素；长链非编码 RNA(long non-coding RNA，lncRNA)在 MM 中的相关机制非常复杂，有待进一步研究。

对 MM 发病机制的研究近几年获得了极大进展，对其更深入的认识不仅对于揭示 MM 的生物学特性具有重大意义，而且能为研究新的以生物学为基础的治疗方法提供思路和方法。

（蔡　真）

第二节　临床及实验室特征

一、临床表现

MM 起病往往隐匿，临床表现主要与骨髓瘤细胞增殖及其产生的 M 蛋白导致靶器官功能异常有关，常见临床表现为高钙血症(hypercalcemia)、肾功能损害(renal insufficiency)、贫血(anemia)、骨病变(bone disease)，即 CRAB 症状，以及感染、高黏滞血症等靶器官损害等。

（一）骨病变

骨痛是最常见的早期症状，以腰骶部最为多见，其次为胸骨、肋骨与四肢长骨，可伴发病理性骨折引起相应临床症状。由于瘤细胞在骨髓腔内增殖，导致弥漫性骨质疏松或局限性骨质破坏，有70%~80%的MM患者最终会发生骨病，是疾病进展的标记。

（二）贫血和出血

贫血为另一常见首发症状。就诊时常有不同程度的贫血，早期轻中度贫血，后期可发展为重度贫血，表现为渐进性的乏力、头晕、耳鸣等症状。主要由于MM细胞累及骨髓，影响正常造血功能所致；另外，肾功能不全、反复感染、营养不良和化疗等因素也会造成和加重贫血。

MM患者的出血多表现为皮肤黏膜出血，以皮肤紫癜及鼻出血多见，严重者可出现内脏及颅内出血。出血的主要原因：①MM细胞累及骨髓，影响血小板产生，且M蛋白包绕血小板表面，影响血小板的功能；②凝血障碍：M蛋白与纤维蛋白单体结合，影响纤维蛋白多聚化，M蛋白还可影响凝血因子V、Ⅶ和Ⅷ等的活性；③血管壁因素：高免疫球蛋白血症和淀粉样变性损伤血管壁。

（三）肾功能损害

30%~50%的MM患者就诊时会出现不同程度、不同类型的肾损伤。主要是轻链沉积于肾小管所致，管型肾病是最常见的肾损伤类型，是超出肾小管吸收阈值的轻链在远端肾小管与尿调节素结合形成管型，损伤肾功能。此外，高钙血症、高尿酸血症、高黏滞血症、淀粉样变性、轻链沉积病以及MM细胞浸润，均可导致肾脏损害。临床表现为蛋白尿、血尿、管型尿，可误诊为慢性肾炎、间质性肾炎及肾病综合征。大多数情况下肾功能不全是慢性的，少数情况下如脱水、感染、静脉肾盂造影以及误服肾毒性药物等可引起急性肾衰竭。约有50%管型肾病所致肾功能不全的肾功能是可逆的，一旦肾功能不全超过6个月，恢复的可能性较小，而淀粉样变性及轻链沉积病（light chain deposition disease，LCDD）所致肾损伤往往难以逆转。

（四）高钙血症及高尿酸血症

高钙血症主要临床表现为恶心、厌食、烦渴、多尿、心律失常甚至昏迷，发生机制主要为骨质破坏，钙盐释放入血，破骨细胞引起的骨再吸收和肾功能不全导致钙的清除能力下降。广泛的溶骨性病变可致血钙和尿钙升高。血钙升高以及大量的MM细胞裂解可引起高尿酸血症，虽然很少引起明显临床症状，但是可能导致或加重肾功能损害等严重后果。

（五）感染

MM患者伴有不同程度的体液免疫功能缺陷，同时往往伴有T细胞功能异常。因此，MM患者极易并发感染（如细菌、真菌、病毒、少见病原体等），且不易控制，是治疗的主要并发症及致死的主要原因。以细菌性肺炎、尿路感染、带状疱疹等多见，严重者可发展为败血症。此外，MM患者感染风险受到治疗方法（细胞毒性药物、糖皮质激素、干细胞移植等）、疗程、年龄及伴随疾病等的影响。

（六）高黏滞血症

约有10%的MM患者会并发高黏滞血症。血清中MM细胞产生大量M蛋白增高血液黏滞性，导致血流减慢，心、肺、脑、肾等脏器功能障碍。临床表现为头晕、目眩、耳鸣、手足麻木、胸闷气急等，严重者可突发意识障碍、充血性心力衰竭、呼吸困难。症状的严重程度往往与患者脏器功能、免疫球蛋白水平及种类有关。临床各型MM中，以IgA型及IgM两型最易引起高黏滞血症。如M蛋白为冷球蛋白，可引起微循环障碍，出现雷诺现象。

（七）神经病变

瘤块压迫、骨折事件累及脊髓或神经是MM患者神经病变常见原因，MM细胞浸润、高黏滞血症、高钙血症等也可引起神经病变，而多发性神经炎多由于淀粉样物质在神经或血管周围发生沉积所致，临床表现为非对称性运动和感觉神经病变，出现肌无力、麻木及痛觉迟钝等。

（八）髓外病变

MM合并髓外病变发生率为3.9%~19%，初诊时即合并，也可在疾病进展时出现。髓外病变的表现形式包括骨相关性浆细胞瘤，指影响中轴骨（肋骨、脊柱、颅骨、胸骨和骨盆）的肿块，由骨髓内恶性细胞损坏骨皮质后向外生长形成，还有继发于血行传播的髓外病变，指软组织肿瘤源于浆细胞浸润，通常为远离骨髓的解剖位置(多为肝、皮肤、中枢神经系统、胸腔、肾、淋巴结和胰腺);以肝脏、淋巴结、脾脏、肾脏多见,也可累及乳房、胸膜、脑膜、皮肤等,该类疾病往往预后不良,常规治疗疗效不佳。多伴有复杂的遗传学异常、高肿瘤标记指数或高度恶性的细胞形态。

(九)淀粉样变性

MM患者淀粉样变性发生率为10%~25%。主要由于大量的M蛋白轻链可变区或整个轻链沉积于组织中所致。根据受累器官不同,主要表现为乏力,体重下降,水肿,舌、腮腺、肝脾肿大,神经病变,皮肤苔藓样变,皮疹,腹泻,肾功能不全等,严重者累及心脏,可发生猝死。

二、实验室检查

(一)血象

大多数患者都有不同程度的正细胞正色素性贫血,贫血的严重程度随病情的进展而加重;因红细胞被大量单克隆免疫球蛋白包被常呈"缗钱状"排列,血沉也明显增快。外周血涂片有时可见到MM细胞,多为2%~3%,提示预后不良;若外周血MM细胞超过20%或绝对值超过2×10^9/L,即可考虑浆细胞白血病的诊断。白细胞及血小板计数早期正常或偏低,晚期由于MM细胞骨髓浸润,计数常明显减少。

(二)骨髓

1. 骨髓涂片中有核细胞增生活跃至显著活跃,少数呈低增生性;浆细胞比例多在10%以上,最高可大于95%,但也有比例较低者往往伴有浆细胞的幼稚性或异型性。MM细胞形态迥异,可为正常浆细胞形态,可有细胞大小不一、双核、多核、核小体、大核仁,有火焰状浆细胞、网状细胞型浆细胞,胞质中可见嗜酸性包涵体(Russell小体)、小球形包涵体等;电镜下MM细胞胞质内粗面内质网丰富,高尔基体发达,核糖体减少,线粒体较大且数量多。由于浆细胞在骨髓中的分布不均一,必要时可更换部位穿刺,有助于早期发现。

2. 骨髓病理切片可见局灶或弥漫性骨髓瘤细胞浸润,病变的骨小梁破坏,骨髓腔内为灰白色瘤组织充填,骨皮质可被破坏,瘤细胞可穿透骨皮质累及骨膜及周围组织。按骨髓内瘤细胞生长浸润象可分为间质型、间质-簇状型、结节生长型、弥散填充型及肉瘤型等。

(三)M蛋白

M蛋白又称骨髓瘤蛋白,是骨髓瘤细胞异常分泌的单克隆免疫球蛋白。血清蛋白电泳可见单峰突起的M峰(如为双克隆,可有双M峰);血清免疫固定电泳有助于明确M蛋白的重链和轻链类型,在鉴别M蛋白方面比血清蛋白电泳更加灵敏。部分骨髓瘤细胞只分泌单克隆游离轻链的MM患者,由于单克隆轻链分子量小,易从肾脏滤过,在尿中大量排出,24h尿蛋白电泳及免疫固定电泳比血清电泳更易检出游离轻链(由患者肾脏排出的κ或λ轻链又称本周蛋白);血清游离轻链(free light chain,FLC)检测在鉴别M蛋白方面更灵敏,受累与非受累游离轻链的比值异常(正常比值为0.26~1.65)提示相应轻链的免疫球蛋白的克隆性增殖。少部分患者无M蛋白检出,称为不分泌型骨髓瘤。

(四)血液生化异常

骨质广泛破坏时可有高钙血症,肾功能受损时有血肌酐、尿素氮升高、低白蛋白血症、高球蛋白血症、白球比倒置。另血清LDH、β_2微球蛋白水平常反映肿瘤负荷水平,后者需排除肾功能不全影响。C反应蛋白可反映疾病的严重程度。

(五)尿液生化异常

可有蛋白尿、管型尿、镜下血尿,24h尿蛋白定量>0.5g/24h,尿轻链增多,尿免疫固定电泳阳性。

(六)影像学异常

普通X射线检查可发现典型的溶骨性病变、弥漫性骨质疏松、病理性骨折等,有助诊断。主要表现:①典型为圆形、边缘清楚如凿孔样的多个大小不等的溶骨性损害,常见于颅骨、盆骨、脊柱、股骨、肱骨等处；②病理性骨折；③骨质疏松，多在脊柱、肋骨和盆骨，而 CT、MRI、PET-CT 在对骨病变敏感性、骨病变程度评估及髓外病变检测、预后、疗效评估等方面更具有优势，适合于有骨痛但 X 线上未见异常的 MM 患者。

（七）细胞遗传学

由于骨髓瘤细胞的低增殖和长细胞周期的特性，传统 R 带和 G 带核型分析技术不能完全展示出 MM 细胞复杂细胞遗传学异常，但是，荧光原位杂交（FISH）可发现 90% 以上 MM 患者存在细胞遗传学异常。del（17p）、del（13q）、1q21 扩增以及 IgH 易位等较为常见。相关研究发现 FISH 结果提示高危的 MM 患者有较差的治疗反应率，较低的 PFS 及 OS 率，预后较差。FISH 目前已被应用于 MM 的疾病分期、风险度分层和预后评估。

三、诊断、分型与鉴别诊断

（一）诊断标准

1. 有症状骨髓瘤（活动性骨髓瘤）诊断标准　需满足第 1 条及第 2 条，加上第 3 条中任何一项。具体见表 26-1。

表 26-1　活动性（有症状）多发性骨髓瘤诊断标准

1. 骨髓单克隆浆细胞比例 ≥ 10% 和 / 或组织活检证明有浆细胞瘤
2. 血清和 / 或尿出现单克隆 M 蛋白
3. 骨髓瘤引起的相关表现
（1）靶器官损害表现（CRAB）
1）［ C ］矫正血清钙>2.75mmol/L*
2）［ R ］肾功能损害（肌酐清除率<40ml/min 或肌酐>177μmol/L）
3）［ A ］贫血（血红蛋白低于正常下限 20g/L 或 <100g/L）
4）［ B ］溶骨性破坏，通过影像学检查（X 线片、CT 或 PET/CT）显示 1 处或多处溶骨性病变
（2）无靶器官损害表现，但出现以下 1 项或多项指标异常（SLiM）
1）［ S ］骨髓单克隆浆细胞比例 ≥ 60%
2）［ Li ］受累 / 非受累血清游离轻链比 ≥ 100
3）［ M ］MRI 检查出现>1 处 5mm 以上局灶性骨质破坏

注：* 矫正血清钙（mmol/L）= 血清总钙（mmol/L）−0.025× 血清白蛋白浓度（g/L）+1.0（mmol/L）。

2. 无症状性骨髓瘤诊断标准　需满足第 3 条，加上第 1 条和 / 或第 2 条。具体见表 26-2。

表 26-2　无症状骨髓瘤（冒烟型骨髓瘤）诊断标准

1. 血清单克隆 M 蛋白 ≥ 30g/L 或 24h 尿轻链 ≥ 0.5g
2. 骨髓单克隆浆细胞比例 10%~59%
3. 无相关器官及组织的损害（无 SLiM、CRAB 等终末器官损害表现及淀粉样变性）

（二）分型

依照增多的异常免疫球蛋白重链类型可分为 IgG 型、IgA 型、IgD 型、IgM 型、IgE 型、轻链型、双克隆型以及不分泌型。再根据轻链类型分为 κ 型和 λ 型。

（三）鉴别诊断

MM 需与下列疾病鉴别。

1. 反应性浆细胞增多症　骨髓中浆细胞增多一般小于<15%，且为正常成熟浆细胞；免疫球蛋白呈多克隆性增多，临床上常有原发性疾病的表现，无 MM 相关脏器损害。

2. 意义未明的单克隆免疫球蛋白增多症(monoclonal gammopathy of undetermined significance, MGUS)　骨髓浆细胞<10%，形态正常，且浆细胞标记指数(PCL)<0.8%；M 成分 IgG<30g/L, IgA<20g/L，正常免疫球蛋白不减少；没有 MM 相关脏器损害。MGUS 患者有风险将来发展为多发性骨髓瘤、华氏巨球蛋白血症、淀粉样变性等。

3. 原发性巨球蛋白血症　又名华氏巨球蛋白血症、Waldenstrôm 巨球蛋白血症。血清和 / 或尿液中出现大量单克隆免疫球蛋白 IgM，骨髓中有淋巴浆细胞样细胞增生、浸润。一般无溶骨性病变，高钙血症、肾功能不全少见，FISH 检测常无 IgH 易位等 MM 常见细胞遗传学异常，分子生物学检测常有 MYD88 L265P 突变。需与 IgM 型 MM 鉴别。

4. 原发性系统性淀粉样变性　MM 亦可以伴发系统性淀粉样变性，但骨髓中无骨髓瘤细胞浸润，常无溶骨性病变、高钙血症、高黏滞综合征等骨髓瘤症状。组织活检刚果红阳性。MM 亦可伴发淀粉样变性。

5. 重链病　病变克隆浆细胞合成和分泌不完整单克隆免疫球蛋白，即仅有重链而轻链缺如，包括 γ、α、μ、δ 4 种重链病。和 MM 的鉴别主要依赖免疫电泳发现血中仅有单克隆免疫球蛋白重链存在，而无单克隆免疫球蛋白轻链存在。

6. 伴发于非浆细胞病的单克隆免疫球蛋白增高　可见于慢性感染、自身免疫病、恶性血液病、非恶性血液病、非血液系统恶性肿瘤、神经系统疾病、皮肤病、器官移植等。为机体对抗原的异常免疫反应，与 MM 的鉴别要点如下：①单克隆免疫球蛋白增高水平有限，通常 IgG<30g/L、IgA<20g/L、IgM<10g/L；②本身不引起任何临床症状，其临床表现完全取决于原发病；③骨髓穿刺无骨髓瘤细胞，X 线检查无溶骨性病变。

7. 骨转移癌　恶性肿瘤易发生骨转移，引起骨痛、溶骨性病变、贫血等临床表现，一般血中无 M 成分，偶伴发单克隆免疫球蛋白增多；骨髓穿刺或活检可见成堆转移癌细胞；有其原发肿瘤的临床表现。

8. 甲状旁腺功能亢进　骨质改变特点是广泛脱钙、纤维囊性骨炎和骨囊肿形成；血和尿中无单克隆免疫球蛋白或其轻链，骨髓中无骨髓瘤细胞，甲状旁腺激素水平有助于鉴别。

9. 单克隆免疫球蛋白相关肾损害(MGRS)　单克隆免疫球蛋白或其片段导致的肾脏损害，血液学异常同 MGUS 相似，需活检证实是 M 蛋白或片段直接或间接导致，并非由其沉积导致。可以由血液系统恶性肿瘤，如 MM、淋巴浆细胞性淋巴瘤(包括华氏巨球蛋白血症)等导致。

四、分期及预后判定

(一) 分期

目前常用的临床分期有 Durie-Salmon(DS)分期体系和国际分期体系(international staging system, ISS)以及修订的国际分期体系(revised international system, R-ISS)，具体见表 26-3 和表 26-4。1975 年制定的 DS 分期仍是目前应用最广泛的临床分期，但是 DS 分期有以下缺陷：①常规影像学结果易受主观影响；②Ⅲ期比例高，分期内 A、B 组间预后有显著性差异；③未纳入血清 β_2 微球蛋白(β_2-microglobulin, β_2-MG)检测指标。2003 年国际骨髓瘤工作组(International Myeloma Working Group, IMWG)在对多中心 10 750 例患者进行分析的基础上，提出了 ISS 分期这一简单、有效、重复性好的 3 级分期体系。2015 年 IMWG 总结了来自 11 个临床试验中心的 3 060 例新诊断患者的临床数据，提出了修订后的 ISS 分期系统，即 R-ISS 分期，该分期在 ISS 分期基础上，加入了乳酸脱氢酶(LDH)和高危细胞遗传学、高危基因突变指标：研究数据表明高水平 LDH 常提示疾病的强侵袭性、高增殖率，与不良预后密切相关；另有文献报道，染色体及其相关细胞遗传学异常(cytogenetic abnormality, CA)是评估新诊断 MM 生物学特征的关键因素，超 90% 的患者存在原发性或继发性 CA，已被广泛应用于 MM 的疾病分期、风险度分层和预后评估，其中 1q 扩增、17p 缺失、t(4;14)、t(14;16)、t(14;20)被定义为高危遗传学异常（high-risk CA，HRCA），其预后往往较不伴有上述任何一个遗传学异常差。故R-ISS 分期模型能够更好地预测 MM 的预后，目前在临床上被广泛应用。

表 26-3　Durie-Salmon 分期体系

分期	分期标准
Ⅰ 期	满足以下所有条件： 1. 血红蛋白>100g/L 2. 血清钙 ≤ 2.65mmol/L（11.5mg/dl） 3. 骨骼 X 线片：骨骼结构正常或骨型孤立性浆细胞瘤 4. 血清或尿骨髓瘤蛋白产生率低：① IgG<50g/L；② IgA<30g/L；③本周蛋白<4g/24h
Ⅱ 期	不满足Ⅰ期和Ⅲ期的所有患者
Ⅲ 期	满足以下 1 个或多个条件： 1. 血红蛋白<85g/L 2. 血清钙>2.65mmol/L（11.5mg/dl） 3. 骨骼检查中溶骨病变大于 3 处 4. 血清或尿骨髓瘤蛋白产生率高：① IgG>70g/L；② IgA>50g/L；③本周蛋白>12g/24h
亚型	
A 亚型	肾功能正常，肌酐清除率>40ml/min 或血清肌酐水平<177μmol/L（2.0mg/dl）
B 亚型	肾功能不全，肌酐清除率 ≤ 40ml/min 或血清肌酐水平 ≥ 177μmol/L（2.0mg/dl）

表 26-4　国际分期体系（ISS）及修订的国际分期体系（R-ISS）

分期	ISS 的标准	R-ISS 的标准
Ⅰ	血清 β₂ 微球蛋白<3.5mg/L，白蛋白 ≥ 35g/L	ISS Ⅰ 期和非细胞遗传学高危，同时 LDH 水平正常
Ⅱ	介于Ⅰ期和Ⅲ期之间	介于 R-ISS Ⅰ 期和Ⅲ期之间
Ⅲ	血清 β₂ 微球蛋白 ≥ 5.5mg/L	ISS Ⅲ 期同时细胞遗传学高危[*]或者 LDH 水平高于正常

注：* 细胞遗传学高危指间期荧光杂交检出 del(17p)，t(4 ；14)，t(14 ；16)。

（二）预后判断

MM 是一个非常异质性疾病，但其精准预后分层仍在研究探索中。其预后主要取决于三个因素：①宿主因素：如患者年龄、合并症、体能状态、GA 评分等，其中年龄是独立预后因子；②肿瘤特征：DS 分期已被证实对于肿瘤负荷和临床进展的判断有重要作用；R-ISS 分期主要用于疾病预后的判断；③治疗反应因素：如 MM 患者能取得 CR，甚至流式细胞仪器检测的微小残留病灶阴性是预后良好指标。宿主因素中，年龄、体能状态和老年人身心健康评估（geriatric assessment，GA）评分可用于预后评估。肿瘤相关因素、Durie-Salmon 分期主要反映肿瘤负荷与临床进程，国际预后分期（ISS、R-ISS）主要用于预后判断，Mayo 骨髓瘤分层及风险调整治疗（Mayo stratification of myeloma and risk-adapted therapy，mSMART）分层系统也较为广泛应用，以此提出基于危险分层的治疗，此外，肾功能异常、髓外病变、循环浆细胞量等也是影响预后的因素。Mayo 的 MM 风险度分层见表 26-5。

表 26-5　MM 的 Mayo 风险度分层(mSMART 3.0)

高危组	标危组
1. FISH	其他细胞遗传学异常
① t(4 ;14)	①三倍体
② t(14 ;16)	② t(11 ;14)
③ t(14 ;20)	③ t(6 ;14)
④ 17p–	
⑤ P53 突变	
⑥ 1q 扩增	
2. R-ISS Ⅲ期	
3. 高比例 S 期(DNA 分裂)浆细胞	
4. 高危型基因表达谱(GEP)	

注:"双打击"骨髓瘤为具有高危组中任意两个染色体异常;"三打击"骨髓瘤为具有高危组中三个或以上染色体异常。

(蔡　真)

第三节　治　疗

一、新诊断患者的治疗

对所有新诊断有症状的(如有 CRAB 或 SLiM 表现)MM 患者的治疗原则是:应当采用包括诱导、巩固治疗(含造血干细胞移植)以及维持治疗等的系统治疗。对适合自体造血干细胞移植的患者,应尽量采用含新药的诱导治疗 + 造血干细胞移植。诱导治疗中目前多以蛋白酶体抑制剂联合免疫调节剂及地塞米松的三药为主,三药联合优于二药;避免使用干细胞毒性药物(如烷化剂和亚硝基脲类药物)。不适合移植或老年患者在治疗前需要进行体能评估后适当调整剂量,可用烷化剂。对无症状骨髓瘤患者暂不推荐治疗,冒烟型骨髓瘤(SMM)的处理仍然以随访为主,高危 SMM 患者可考虑进入临床试验。

(一) 诱导治疗

适合自体造血干细胞移植者(年龄原则上 ≤65 岁,体能状态好):选以下方案之一诱导治疗 3~4 个疗程,达到 PR 及更好疗效者,可进行干细胞动员采集。

参考方案(具体剂量参见表 26-6):

硼替佐米 + 地塞米松(VD);

硼替佐米 + 阿霉素 + 地塞米松(VAD);

硼替佐米 + 环磷酰胺 + 地塞米松(VCD);

硼替佐米 + 沙利度胺 + 地塞米松(VTD);

硼替佐米 + 来那度胺 + 地塞米松(VRD);

来那度胺 + 地塞米松(RD);

来那度胺 / 环磷酰胺 / 地塞米松(RCD);

沙利度胺 + 阿霉素 + 地塞米松(TAD);

沙利度胺 + 环磷酰胺 + 地塞米松(TCD)。

不适合自体造血干细胞移植者：除以上方案外尚可选用以下方案：

美法仑+泼尼松+硼替佐米（MPV）；

美法仑+泼尼松+沙利度胺（MPT）；

美法仑+泼尼松+来那度胺（MPR）。

诱导治疗期间每月复查一次血清免疫球蛋白定量及 M 蛋白定量，监测血细胞计数、BUN、肌酐、血钙、血清游离轻链等；如无新部位的骨痛发生或骨痛程度的加重，则半年以上可复查 X 线骨骼片、MRI、CT 或 PET/CT。一般化疗方案在 3~4 个疗程（含新药方案可提前）时需对疾病进行疗效评价，疗效达微小缓解以上时（达不到微小缓解以上者则为原发耐药或无变化需更换治疗方案）可用原方案继续治疗，直至疾病转入平台期。治疗过程中需注意药物副作用，硼替佐米的主要副作用包括胃肠道反应、乏力和周围神经病变。研究显示，相比每周两次的静脉给药，应用每周一次的用药间隔并采用皮下注射的给药方式能显著减少硼替佐米相关的周围神经病变。沙利度胺主要副作用包括乏力、皮疹、心动过缓、周围神经病变、便秘、致畸。来那度胺主要副作用为血小板及中性粒细胞的减少。深静脉血栓是服用沙利度胺和来那度胺共同的严重副作用，对有可能发生深静脉血栓的高危患者，应常规服用阿司匹林或者其他抗凝剂预防血栓。

表 26-6　多发性骨髓瘤常用治疗方案

方案	药物	剂量	用法	说明
VAD	硼替佐米 *	$1.3mg/m^2$	d1,4,8,11	28 天为一疗程
	阿霉素	$9mg/m^2$	d1~4	
	地塞米松 **	40mg/d	d1~4,d9~12,d17~20	
VD	硼替佐米 *	$1.3mg/m^2$	d1,4,8,11	21 天为一疗程
	地塞米松	40mg/d	d1~4,d9~12	
VTD	硼替佐米 *	$1.3mg/m^2$	d1,4,8,11	21 天为一疗程
	沙利度胺	100~200mg/d	d1~21	
	地塞米松 **	40mg/d	d1~4,d9~12	
DTPACE	地塞米松	40mg/d	d1~4	4~6 周为一疗程
	沙利度胺	100mg/d	连续口服	
	顺铂	$10mg/m^2$	d1~4	
	阿霉素	$10mg/m^2$	d1~4	
	环磷酰胺	$400mg/m^2$	d1~4	
	依托泊苷	$40mg/m^2$	d1~4	
VCD	硼替佐米 *	$1.3mg/m^2$	d1,4,8,11	21 天为一疗程
	环磷酰胺	$300mg/m^2$	d1~4	
	地塞米松 **	40mg/d	d1~4,d9~12	
RD	来那度胺	25mg	d1~21	28 天为一疗程
	地塞米松	40mg/d	d1,8,15,22	

注：* 根据患者病情及体能状况硼替佐米可改为 d1、d8、d15、d22；** 地塞米松用法可改为 d1~2、d4~5、d8~9、d11~12。

(二) 巩固治疗

可以进一步提高疗效和缓解深度，在诱导治疗或自体造血干细胞移植获得最大疗效后可考虑原诱导方案巩固 2~4 个疗程。

(三) 维持治疗

维持治疗被用于延长自体造血干细胞移植后完全缓解的时间,一般在巩固治疗或在取得最佳疗效后到达平台期再进行,可选用硼替佐米、来那度胺、沙利度胺单药或联合糖皮质激素。对中危或高危的患者推荐硼替佐米或伊沙佐米为基础的联合来那度胺等方案的治疗策略。迄今为止,治疗骨髓瘤的合适持续时间还没有确定,数据表明,只要患者能获益和耐受治疗,患者应接受持续抗骨髓瘤治疗。

(四) 自体干细胞移植

自体造血干细胞移植可以提高缓解率,并延长患者无事件生存期,尤其使高危患者获益明显,是适合移植患者的标准治疗。肾功能不全及老年并非移植禁忌证。所有适合移植的患者建议在移植前采集足够 2 次移植所需的外周血干细胞。一份用于早期 ASCT(常规 4 次诱导方案后进行),另一份冻存备用于首次移植后未达到 CR/VGPR 或者移植后复发的患者,可行第 2 次 ASCT。

(五) 异基因造血干细胞移植

异基因造血干细胞移植可以作为治愈 MM 的选择,但由于发病年龄偏大、缺乏供者和脏器功能等受限因素,异基因造血移植不能广泛开展。部分年轻、高危、复发难治的患者可以考虑这种治疗。

二、复发或难治性患者的治疗

对于复发患者的治疗原则为:缓解后半年以内复发,换用以前未用过的新方案;缓解后半年以上复发,可以试用原诱导缓解的方案或换用以前未用过的新方案;条件合适者进行自体或异基因造血干细胞移植。

对于原发难治患者的治疗原则为:换用未用过的新的方案,如能获得 PR 及以上疗效者,条件合适者应尽快行自体造血干细胞移植;符合临床试验者,进入临床试验。

尽管新药不断出现,几乎所有的 MM 患者最终都将面临复发,这也是临床面临的巨大挑战。两种或者三种及以上新药的联合构成了新治疗方案的选择。如蛋白酶体抑制剂(硼替佐米、卡非佐米、伊沙佐米)、免疫调节剂(沙利度胺、来那度胺、泊马度胺)、单克隆抗体(CD38 单抗 daratumumab、elotuzumab、tabalumab)、糖皮质激素和烷化剂等组合。此外 RRMM 患者应积极考虑纳入临床试验,很多靶向新通路的新药如组蛋白去乙酰化酶抑制剂、BCL-2 抑制剂、XPO-1 抑制剂、PD-1 抑制剂以及免疫治疗 CAR-T 等在治疗上也取得了令人鼓舞的疗效,值得期待。

三、并发症的治疗

(一) 骨病

骨破坏是多发性骨髓瘤的典型特征之一,建议 MM 患者无论有无明显的溶骨性病变,都需要使用双膦酸盐,能够诱导破骨细胞的死亡,减轻骨痛及减少骨事件发生,提高患者生活质量。静脉使用双膦酸盐建议起病后前 2 年每个月 1 次,2 年之后根据骨髓瘤治疗疗效决定是否继续治疗,一旦复发仍需治疗。口服双膦酸盐可以长期使用,若出现了新的骨相关事件,则重新计算使用时间。临床常用唑来膦酸 4mg,静脉滴注,每 3~4 周一次;帕米膦酸二钠 60~90mg,静脉滴注,每 3~4 周一次。采用双膦酸盐药物的患者应当每月进行肾功能及尿蛋白监测,年龄大于 65 岁或血清肌酐高于 2.0mg/L 的患者应特别注意,需要根据肌酐清除率调整药物剂量。双膦酸盐,特别是唑来膦酸应用中需要注意是否有颌骨坏死(ONJ)。典型表现为颌骨的感染伴骨坏死,随着双膦酸盐使用时间延长,ONJ 发病风险也增加,因此在双膦酸盐给药前,应评估患者口腔情况。如需进行口腔侵袭性操作,需停用双膦酸盐

3个月后进行,并加强抗感染治疗。MM患者出现严重的骨骼疼痛可酌情使用镇痛剂,对于即将发生病理性骨折,或即将发生脊髓压迫时可对受累野进行小剂量放疗,严重者需进行外科手术干预。核因子-κB受体激活剂配体(RANKL)抑制剂地舒单抗也可用于预防MM的骨骼相关事件,地舒单抗是RANKL的全人化单克隆IgG2抗体,它通过阻止RANKL活化破骨细胞及其前体表面的RANK,抑制破骨细胞的活化和成熟,从而达到抑制肿瘤生长和减少骨质破坏的目的。与唑来膦酸不同的是,地舒单抗不经过肾脏清除,因此肾功能不全的患者不需要调整剂量,但地舒单抗在使用前必须先检测血钙水平,如患者有低钙血症应该先纠正。需注意的是重度肾功能损害患者(肌酐清除率<30ml/min)或接受透析的患者发生低钙血症的风险更高。

（二）高钙血症

治疗包括积极水化、利尿,每天补充液体2 000~3 000ml,保持尿量大于1 500ml/24h。使用双膦酸盐类药物抑制破骨细胞活性,并可应用糖皮质激素和/或降钙素,一般1~3天可使大多数患者血钙水平恢复正常。

（三）肾功能不全

加强水化、碱化、利尿,以避免肾功能不全发生;减少尿酸形成和促进尿酸排泄;急性肾衰竭主要为轻链管型肾病,多伴有血清游离轻链升高;可采用血浆置换术改善肾功能;必要时可行血液透析治疗肾衰竭;应避免使用非甾体抗炎药和静脉注射造影剂。

（四）贫血

在治疗MM本身的前提下,可应用促红细胞生成素,尤其伴肾衰竭者;可输注红细胞,尽量维持血红蛋白在80g/L以上。

（五）感染

对反复感染者可考虑静脉输注免疫球蛋白;可接种肺炎和流感疫苗;如长期使用含糖皮质激素方案的患者,建议预防卡氏肺孢子虫肺炎、疱疹病毒和真菌感染;接受硼替佐米治疗时应预防带状疱疹病毒感染。

（六）高黏滞血症

当高黏滞血症严重时,可以采用血浆置换术,快速去除大量异常免疫球蛋白,降低血液黏滞度,缓解症状。

（七）凝血和血栓

采用以沙利度胺或来那度胺为基础的方案治疗MM患者时,可使用阿司匹林50~100mg/d预防性抗凝治疗,对于高危患者可使用低分子量肝素预防。出现血栓事件,需暂停沙利度胺或来那度胺,并使用低分子量肝素,有肝素禁忌证者可使用华法林。

（八）周围神经病变

MM细胞浸润、M蛋白异常、肿瘤压迫等均可引起神经病变。近些年来以硼替佐米为基础的治疗大大提高了MM的治疗效果,但同时硼替佐米、长春新碱或其他药物治疗导致周围神经病变的发生率越来越高,预防及缓解周围神经病变对患者完成预定治疗方案和提高生活质量十分重要。可通过补充维生素(维生素B$_6$、维生素B$_{12}$、甲钴胺、叶酸等)、细胞保护剂氨磷汀等预防周围神经病变。有研究显示针灸配合神经营养药物对周围神经病变有较好的疗效。对于不能耐受的神经疼痛,在医生的建议下可考虑给予如曲马多或阿片类止痛药物缓解疼痛。

四、疗效评估标准

由欧洲骨髓移植协作组(European Group for Blood and Marrow Transplantation,EBMT)制定的疗效评估标准曾广泛应用,现在已被国际骨髓瘤工作组(IMWG)的新标准所取代。IMWG疗效标准包括了血清游离轻链的检测,因此对曾被认为是低分泌或非分泌型骨髓瘤的患者也可以进行疗效评估。

IMWG 疗效标准：

1. 严格意义的完全缓解(sCR)　满足 CR 标准的基础上要求 FLC 比率正常以及经免疫组化或 2~4 色的流式细胞术检测证实骨髓中无克隆性浆细胞。以上指标均需连续两次评估。

2. 完全缓解(CR)　①血清和尿免疫固定电泳阴性，软组织浆细胞瘤消失，骨髓中浆细胞<5%；②对仅依靠血清游离轻链(FLC)水平作为可测量病变的患者，除了满足以上 CR 的标准外，还要求血清 FLC 的比率恢复正常(0.26~1.65)。以上指标均需连续两次评估。

3. 非常好的部分缓解(VGPR)　①血清蛋白电泳检测不到 M 蛋白，但血清和尿免疫固定电泳仍阳性；或 M 蛋白降低 ≥90% 且尿 M 蛋白<100mg/24h；②在仅依靠血清 FLC 作为可测量病变的患者，除了满足以上 VGPR 的标准外，还要求受累和未受累血清 FLC 之间的差值缩小>90%。以上指标均需连续两次评估。

4. 部分缓解(PR)　①血清 M 蛋白减少 ≥50%，24h 尿 M 蛋白减少 ≥90% 或降至<200mg/24h；②若血清和尿中 M 蛋白无法检测，则要求受累与未非受累 FLC 之间的差值缩小 ≥50%；③若血清和尿中 M 蛋白及血清 FLC 都不可测定，并且基线骨髓浆细胞比例 ≥30% 时，则要求骨髓内浆细胞数目减少 ≥50%；④除上述标准外，若基线存在软组织浆细胞瘤，则要求浆细胞瘤缩小 ≥50%。以上指标均需连续两次评估，如做影像学检查，则应无新的骨质病变或原有骨质病变进展的证据。

5. 微小缓解(MR)　①血清 M 蛋白减少 25%~49%，24h 尿轻链减少 50%~89%；②若基线存在软组织浆细胞瘤，则要求浆细胞瘤缩小 25%~49%；③溶骨性病变的数量和大小没有增加(可允许压缩性骨折的发生)。

6. 疾病稳定(SD)　不符合 CR、VGPR、PR 及 PD 标准。如做影像学检查，则应无新的骨质病变或原有骨质病变进展的证据。

7. 疾病进展(PD)　诊断至少符合以下 1 项(以下所有数据均为与获得的最低数值相比)：①血清 M 蛋白升高 ≥25%(升高绝对值须 ≥5g/L)，若基线血清 M 蛋白 ≥50g/L 时，M 蛋白增加 ≥10g/L 即可；②尿 M 蛋白升高 ≥25%(升高绝对值须 ≥200mg/24h)；③若血清和尿 M 蛋白无法检出，则要求血清受累与非受累 FLC 之间的差值增加 ≥25%(增加绝对值须>100mg/L)；④骨髓浆细胞比例升高 ≥25%(增加绝对值 ≥10%)；⑤出现新的软组织浆细胞瘤病变：原有 1 个以上的可测量病变 SPD 从最低点增加 ≥50%；或原有的 ≥1cm 病变的长轴增加 ≥50%；⑥循环浆细胞增加 ≥50%(在仅有循环中浆细胞作为可测量病变时应用，绝对值要求至少 200 个细胞 /μl)。

8. 临床复发(clinical relapse)　①出现新的骨病变或软组织浆细胞瘤。②明确的骨病变或者软组织浆细胞瘤增大。取所有可测量病灶中增大最明显者，明确增大定义为病灶两垂直径乘积较前增大 50% 以上并至少增大 1cm。③高钙血症(>2.75mmol/L)。④Hb 下降 ≥20g/L。⑤血肌酐 ≥176.8μmol/L(2mg/dl)并且与 MM 相关。⑥血清 M 蛋白相关的高黏滞血症。

9. CR 后复发(relapse from complete response)　①免疫固定电泳或常规电泳检查血或尿 M 蛋白再次出现；②骨髓浆细胞比例 ≥0.05；③出现 PD 的任何其他指征(如新出现的浆细胞瘤、溶骨性病变或高钙血症)。

五、预后

目前 MM 仍是不可治愈的疾病，骨髓瘤的预后和宿主、肿瘤生物学及肿瘤负荷、实施的治疗类型等因素相关。随着新药的应用和治疗措施的不断改进，MM 患者的生存期明显延长，目前中位生存期达 5 年左右。通过治疗后达到 VGPR 以上疗效的 MM 患者，可以通过高通量测序、定量聚合酶链反应(PCR)和多参数流式细胞术检测微小残留病灶(minimal residual disease，MRD)，MRD 是否达到阴性对延长患者的疾病进展时间(TTP)具有重要意义。

(蔡 真)

第四节　特殊类型骨髓瘤

一、冒烟型骨髓瘤

(一) 定义

冒烟型骨髓瘤(smoldering myeloma,SMM)定义是血清 M 蛋白(IgG 或 IgA 型)≥30g/L 或 24 小时尿轻链 ≥500mg,和 / 或骨髓中克隆性浆细胞比例在 10%~60% 之间,同时不存在骨髓瘤定义事件或淀粉样变。

(二) 发病情况及自然病程

SMM 患者进展为有症状骨髓瘤或轻链型淀粉样变性(light chain amyloidosis,AL)的比例约为:前 5 年每年约 10%,第 2 个 5 年起每年约 3%,以后每年约 1%。5 年、10 年、15 年和 20 年的累积疾病进展率分别为 51%、66%、73% 和 78%,中位疾病进展时间(time to progression,TTP)为 4.8 年。

(三) 临床表现

SMM 无 MM 相关的临床表现。

(四) 诊断和鉴别诊断

1. 诊断　目前 SMM 的诊断标准采用的是 2014 IMWG 诊断标准,必须满足以下两个条件:

(1)血清 M 蛋白(IgG 或 IgA 型)≥30g/L 或 24 小时尿轻链 ≥500mg,和 / 或骨髓中克隆性浆细胞比例在 10%~60% 之间。

(2)没有骨髓瘤定义事件或淀粉样变。

2. 鉴别诊断　SMM 主要是与意义未明的单克隆免疫球蛋白血症(MGUS)和有症状多发性骨髓瘤(active multiple myeloma,AMM)鉴别。SMM 与 MGUS 的区别主要在于 M 蛋白水平及骨髓中浆细胞比例。MGUS 的诊断标准是血清 M 蛋白(IgG 或 IgA 型)<30g/L,且骨髓中克隆性浆细胞比例<10%。AMM 与 SMM 的区别主要在于是否存在骨髓瘤定义事件,包括高钙血症、肾功能不全、骨质破坏、贫血等,以及骨髓瘤相关生物学标准,如骨髓浆细胞 ≥60%,血清游离轻链比值 ≥100 或 ≤0.01 以及全身 MRI 检查发现超过 1 处直径大于 5mm 的骨质病变。

(五) 治疗与疾病管理

既往认为,冒烟型骨髓瘤不需要化疗,但应密切随诊。当冒烟型骨髓瘤发展为有症状骨髓瘤时,再予化疗。但最近一些研究数据表明,对于高危 SMM 患者而言,由于其进展为 AMM 时间很短,早期干预可能有助于延长患者疾病进展时间和生存时间。

1. 低危或中危 SMM 的管理　早期有研究比较了在确诊 SMM 时使用美法仑为基础的治疗与直至出现症状才启动治疗对比,结果发现早期治疗虽可以延缓疾病进展,但不能改善患者 OS,且急性白血病的发生率增加。此外,还有随机临床研究比较了在 SMM 患者中采用来那度胺单药治疗与观察,亚组分析低中危 SMM 患者并无 PFS 或 OS 获益。因此,目前认为对于低中危 SMM 患者,首选是观察和监测,直至进入 AMM 再启动治疗。疾病监测建议第一年每 2~3 个月进行一次检查,检查包括血细胞计数、血清肌酐、血清钙、血清白蛋白、β_2 微球蛋白、免疫球蛋白定量、尿 M 蛋白定量、血清免疫固定电泳、血尿本周蛋白电泳、血清游离轻链比值、骨髓穿刺等,必要时完善影像学检查。第二年起每 4~6 个月监测一次。

2. 高危 SMM 的治疗　关于高危 SMM 是否需要提早进行干预目前仍有争议。目前有多个临床研究正在进行中或已经完成。目前已完成的以来那度胺为基石的结果证实,对高危 SMM 患者早期干预,有利于减少终末器官损害,部分随机对照研究结果还证实早期干预可以改善患者的 PFS 和 / 或 OS。另外,目前正在进行的一些临床研究,以 "治愈" 为目的,如 GEM-CESAR 研究采用卡非佐米、来那度胺加地塞米松(KRd)诱导 + 自体干细胞移植 +KRd 巩固 +Rd 维持治疗高危 SMM,疗效非常理想,在中位随访 28 个月的时候,总有效率达 94%,MRD 阴性率 62%,总体生存率达 98%。另一个 "治愈试验" ASCENT 研究在 KRd 的基础上加入了 CD38 单抗 Daratumumab,初步结果提示疗效进一步提高,MRD 阴性率可高达 75%,这有望转化为更长的生存。因此,目前国际上对于高危 SMM 需要提早干预的呼声越来越高。但值得注意的是,上述临床研究对高危 SMM 的定义各有不同,在决定高危 SMM 是否需要治疗之前,需要先选定真正高危的患者进行干预。对高危 SMM 患者而言,监测的方法同低中危 SMM,但间隔时间需要缩短。

(六)预后

目前 SMM 最常用的危险分层是 Mayo 2018 危险分层标准,主要包括以下 3 个危险因素:M 蛋白>2g/dl,骨髓中浆细胞>20% 以及受累 / 未受累血清游离轻链比值>20。其中存在 2~3 个危险因素为高危组,预计中位 TTP 为 29 个月;存在 1 个危险因素为中危组,预计中位 TTP 为 68 个月;没有危险因素为低危组,预计中位 TTP 为 108 个月。在这个分层系统的基础上还可加入高危细胞遗传学因素,包括 t(4;14)、17p- 和超二倍体等,可更好地区分真正的高危 SMM 患者。此外,SMM 的高危因素还可能包括:高危基因表达谱改变、其他的细胞遗传学改变如 1q21 和 13q- 等、IgA 亚型、未受累的免疫球蛋白下降、循环浆细胞增多、MRI 检测到脊柱或骨盆病变等。

二、孤立性浆细胞瘤

孤立性浆细胞瘤是指单个病灶的浆细胞瘤,伴或不伴有骨髓中少量浆细胞增殖。根据病灶部位可分为孤立性髓外浆细胞瘤(solitary extramedullary plasmacytoma,SEP)和孤立性骨浆细胞瘤(solitary plasmacytoma of bone,SPB)。

(一)孤立性髓外浆细胞瘤

孤立性髓外浆细胞瘤是指原发于骨骼以外的单个浆细胞瘤,其中 80%~90% 发生在头颈部,但也可发生于除毛发指甲以外的身体任何部位,诊断主要根据病理,治疗以放疗为主,部分可辅以手术或化疗。

1. 流行病学 SEP 的发生率约占全部恶性浆细胞病的 3%~4%,与 SPB 和 MM 的比例为 1∶2∶40。好发于男性和老年人,约 2/3 患者为男性,发生在头颈部的多为年轻患者。

2. 临床表现 大多数患者的临床表现与肿瘤位置和大小相关。80%~90% 的 SEP 发生于头颈部。其中又以上呼吸道最为好发(约 80%),主要包括鼻腔、鼻咽部、鼻窦、喉部及唾液腺等,可引起鼻塞、鼻腔分泌物增多、鼻出血、嗅觉障碍、咽痛、声嘶等。严重的可导致气道堵塞而引起呼吸困难甚至窒息。SEP 还可以发生在肝、脾、淋巴结、胃肠道、肺部、皮肤、中枢神经系统、尿道等,引起相应的临床症状和体征。SEP 不存在由浆细胞瘤引起的贫血、高钙血症、肾功能不全和骨骼病变,但可引起局部淀粉样变性。

3. 实验室和辅助检查 SEP 往往是通过局部病变的活检确诊的。但在确诊 SEP 之前,需要鉴别是孤立的还是多发的。所以对于一个疑似病例,需要完善 MM 确诊所需的相关检查,包括血细胞计数、血清肌酐、血清钙、血清白蛋白、β_2 微球蛋白、免疫球蛋白定量、尿 M 蛋白定量、血清免疫固定电泳、血尿本周蛋白电泳、血清游离轻链比值等。大多数 SEP 患者在血和尿中均未发现 M 蛋白,游离轻链比值检测的敏感性更高,有助于早期发现血清中 κ 和 λ 轻链比例失衡,与患者的预后有关。

骨髓检查也是 SEP 鉴别诊断的必要检查。所有怀疑 SEP 的患者均需要完善骨髓涂片和骨髓活检,同时需要行骨髓液的流式细胞学检查,了解浆细胞的克隆性。大多 SEP 患者骨髓中没有克隆性浆细胞。

此外,患者还必须完善全身影像学检查:全身 CT、全身 MRI 或 PET/CT 中的一种,以便与多发性骨髓瘤或多个髓外浆细胞瘤相鉴别,其中 PET/CT 的敏感性最好。

病灶的病理和免疫组化有助于确诊和与其他肿瘤相鉴别,其细胞表型表现为典型的恶性浆细胞表型,除浆细胞的 CD138、CD38 阳性外,胞质 κ、λ 的比例严重失衡是其克隆性标记。

4. 诊断和鉴别诊断

(1)诊断:根据骨髓中是否存在克隆性浆细胞进一步明确孤立性髓外浆细胞瘤和孤立性髓外浆细胞瘤伴微小骨髓浸润。孤立性髓外浆细胞瘤诊断标准如下:①单一软组织病灶活检证实有克隆性浆细胞;②骨髓中没有克隆性浆细胞的证据;③没有出现因淋巴细胞/浆细胞增殖性疾病引起的高钙血症、肾功能不全、贫血或骨质破坏,通过 PET/CT 证实只有单一病灶,并无骨质破坏。

孤立性髓外浆细胞瘤伴微小骨髓浸润的诊断标准除以上之外,骨髓有克隆性浆细胞,但比例<10%。

(2)鉴别诊断

1)多发性骨髓瘤:由于多发性骨髓瘤和 SEP 预后及治疗差异很大,在初诊时需注意鉴别。多发性骨髓瘤有骨髓瘤相关事件,包括骨骼破坏、贫血、肾功能损害等器官功能损害或骨髓瘤生物学标记的表现,骨髓检查可发现克隆性浆细胞,比例 ≥ 10%,血清检查多可发现单克隆免疫球蛋白,且其他免疫球蛋白受抑制。

2)鼻咽部的低分化癌:SEP 好发于鼻咽部,需要与原发于鼻咽部的肿瘤相鉴别。通过病理的形态和免疫组化检查可以鉴别。孤立性浆细胞瘤中的浆细胞通常为 CD138、CD38 阳性,胞质 κ 链与 λ 链比例严重失衡。

5. 治疗

(1)放疗:髓外浆细胞瘤对放疗敏感,治疗首选放疗,局部控制率可达 80%~90%。一般采用 4 周内予 40~50Gy 的剂量进行放疗,每天每个部位 1.8~2Gy。放疗范围为影像学所见肿瘤病灶及其边缘外至少 2cm。一般对于直径<5cm 的患者,可采用 40Gy,而对于直径>5cm 的患者,可采用 50Gy。

(2)手术治疗:若存在因肿块引起的压迫症状,则应进行手术治疗。对于孤立性髓外浆细胞瘤,如果需要,可以在放射治疗后序贯手术治疗。如果手术可以完整切除肿瘤,一般认为不需要进行辅助性放疗,除非怀疑局部有残留病灶。

(3)辅助化疗:辅助化疗的作用和疗效目前尚未明确。目前认为对放疗后仍有浆细胞瘤存在的患者可予以辅助化疗。

6. 预后　本病预后与部位相关,总体比多发性骨髓瘤好,但头颈部以外的预后可能不良。文献报道 SEP 患者的 5 年总体生存率为 40%~85%。由于发病率低,该病的预后不良因素并未十分明确。目前认为伴有微小骨髓浸润、肿瘤直径大于 5cm、治疗前游离轻链比值异常、累及肝脏等是 SEP 进展为 MM 的不良预后因素。

(二)孤立性骨浆细胞瘤

孤立性骨浆细胞瘤(solitary plasmacytoma of bone,SPB)是一种原发于骨骼的单个骨浆细胞瘤,发生率较低,多累及中轴骨骼,尤其是脊椎骨。诊断主要靠组织学证据。

1. 发病情况　孤立性骨骼浆细胞瘤约占全部恶性浆细胞病的 3%~5%,男女发病比例为 1.87∶1,黑人发病率最高,亚洲人和太平洋岛民的发病率最低,美国的发病率约为 0.15/10 万人年,中国暂无相关流行病学数据,男性患病率高于女性,发病的中位年龄为 55~65 岁。

2. 临床表现　临床表现以局部骨骼疼痛、骨骼包块或病理性骨折最常见,中轴骨比四肢骨更常受累,发生在膝盖以下的四肢骨罕见。脊椎受累时可出现脊髓或脊神经根压迫症状。SPB 也可向软组织浸润而出现骨骼肿块。孤立性骨骼浆细胞瘤的患者一般没有多发性骨髓瘤引起的贫血、高钙血症、肾功能不全等。

3. 实验室和辅助检查　与 SEP 类似,SPB 往往也是通过局部病变的活检确诊的。在确诊 SPB 之前,同样需要鉴别是孤立的还是多发的,因此必须完善 MM 确诊所需要的相关检查,包括血细胞计数、血清肌酐、血清钙、血清白蛋白、β_2 微球蛋白、免疫球蛋白定量、尿 M 蛋白定量、血清免疫固定电泳、血尿本周蛋白电泳、血清游离轻链比值、骨髓涂片和骨髓活检、骨髓液的流式细胞学检查以及全身影像学检查。

确诊主要靠组织学证据。病理的免疫组化有助于与其他肿瘤相鉴别,其细胞表型表现为典型的浆细胞表型,如 CD138、CD38 阳性,κ 或 λ 的比例失衡。

4. 诊断与鉴别诊断

(1)诊断标准:根据骨髓中是否存在克隆性浆细胞进一步区分孤立性骨浆细胞瘤和孤立性骨浆细胞瘤伴微小骨髓浸润。孤立性骨浆细胞瘤诊断标准如下:①单一骨病变活检证实有克隆性浆细胞;②骨髓中没有克隆性浆细胞的证据;③没有出现因淋巴细胞/浆细胞增殖性疾病引起的高钙血症、肾功能不全、贫血或骨质破坏,PET/CT 核实为单一病灶且无骨质破坏征象。

孤立性骨浆细胞瘤伴微小骨髓浸润的诊断标准除以上外,骨髓中出现克隆性浆细胞,但比例<10%。

(2)鉴别诊断

1)多发性骨髓瘤:多发性骨髓瘤有骨髓瘤相关事件,包括骨骼破坏、贫血、肾功能损害等器官功能损害及骨髓瘤生物学标记的表现,其中骨骼破坏常超过 1 处以上。骨髓检查可发现克隆性浆细胞 ≥ 10%。

2)骨转移癌:骨转移癌可出现溶骨性病变,但转移癌患者通常有多个溶骨性病变,且常可以有原发肿瘤的临床表现或全身消耗性症状。肿瘤相关抗原学检查、全身影像学检查有助于鉴别。病变部位的骨活检有助于确诊。

3)骨结核:有骨外结核的表现,如低热、盗汗、体重下降等,结核菌素试验及 T-SPOT 检查有助于鉴别。病变部位骨活检有助于确诊。

5. 治疗

(1)放疗:首选放疗,局部控制率可达 80%~90%。一般采用 4 周内予 35~50Gy 的剂量进行放疗,即使手术已切除病灶,仍需要对局部进行放疗。对于<5cm 的肿瘤,可给予较低剂量(如 35~40Gy);但对于>5cm 的肿瘤,多建议予较高剂量的放疗(如 40~50Gy)。放疗范围应包括所见边缘外至少 2cm。

(2)手术治疗:若出现椎体不稳、椎体压迫、神经根压迫受损等表现,应考虑手术治疗,术后辅以放疗。但需要注意一些手术方案可能影响放疗的疗效,如放置金属固定物可能会屏蔽放疗的照射范围从而影响疗效。因此,在制定手术方案时需要血液科、放疗科和外科医生共同参与。

(3)辅助化疗:辅助化疗的作用和疗效目前尚未明确。目前认为对放疗后无反应或瘤体仍较大者可予以辅助化疗。

6. 预后
本病中大部分患者可进展为多发性骨髓瘤,进展中位时间为 2~4 年,中位存活时间为 10 年。老年患者、中轴骨病变、≥5cm 的大溶骨性病灶、起病时骨髓中可检测到克隆性浆细胞、游离轻链比值异常、未受累的免疫球蛋白水平降低、PET/CT ≥ 2 个高代谢灶、放疗后 M 蛋白持续存在是 SPB 进展为 MM 的预后不良因素。

三、浆细胞白血病

(一)定义

浆细胞白血病(plasma cell leukemia,PCL)是浆细胞疾病中恶性程度最高的一种疾病,预后很差。外周血浆细胞比例>20% 和/或浆细胞绝对值>2.0×10^9/L。起病即为 PCL 的称为原发性浆细胞白血病;继发于多发性骨髓瘤的称为继发性浆细胞白血病。

(二)发病情况

PCL 在欧洲的发病率约为 0.4/10 万。在欧美国家中,PCL 约占所有 MM 患者的 0.5%~4%。与多发性骨髓瘤一样,PCL 在非洲裔的发病率比白种人高。原发性 PCL 和继发性 PCL 在诊断时的中位年龄分别为 55 岁和 66 岁。以往发现 60%~70% 的浆细胞白血病为原发性浆细胞白血病,但近年来继发性浆细胞白血病的发病率在逐渐增加,可能与多发性骨髓瘤患者治疗手段改善、生存时间延长有关。

（三）分类

浆细胞白血病可以分为原发性浆细胞白血病和继发性浆细胞白血病。原发性浆细胞白血病（pPCL）是指患者无骨髓瘤病史,发病即为白血病期;继发性浆细胞白血病（sPCL）是指患者起病时为多发性骨髓瘤,在疾病终末期向白血病转化。

（四）临床表现

由于骨髓及外周血中大量浆细胞浸润,PCL 患者容易出现严重贫血、出血、感染、高钙血症、肾功能不全等,肝脾淋巴结肿大、胸腔积液、神经系统受累的发生率较高。与继发性 PCL 相比,原发性浆细胞白血病患者发病年龄较轻,肝脾淋巴结肿大较常见,而溶骨性病变相对少见。继发性浆细胞白血病是多发性骨髓瘤的终末期,临床表现与多发性骨髓瘤类似,可有贫血、高钙血症、肾功能不全、全身多发骨质破坏等表现。

（五）实验室和辅助检查

1. **一般血液学检查**　血常规往往可见到白细胞增多、贫血、血小板减少。生化可以发现高钙血症、血清肌酐升高等较 MM 更常见,且 LDH、β_2-MG 更高,ALB 更低。

2. **外周血形态学**　外周血可见浆细胞,比例>20% 和 / 或浆细胞绝对值>2.0×10^9/L。

3. **影像学检查**　肝脾淋巴结肿大易见,原发性浆细胞白血病的全身 PET-CT 可以发现全身代谢较均匀升高,类似白血病表现。继发性浆细胞白血病患者髓外浸润易见。

4. **骨髓穿刺及活检**　骨髓涂片可以见到恶性浆细胞形态较为幼稚,细胞核较大且核居中,染色质相对致密,车轮状排列消失,核仁明显。骨髓活检可见骨髓浸润广泛,Ki-67 指数较多发性骨髓瘤明显增高,肿瘤细胞形态幼稚,更倾向于浆母细胞形态。

5. **免疫表型**　通过流式细胞技术检测骨髓和外周血浆细胞的免疫表型,呈现恶性克隆性浆细胞的表达。与多发性骨髓瘤不同的是,PCL 的恶性浆细胞 CD56 表达下调,且外周血的浆细胞 CD56 表达下调较骨髓中的浆细胞更加明显,CD44 表达上调。

6. **细胞遗传学特征**　染色体核型分析可以见到 70%~90% 的患者有亚二倍体或假二倍体。FISH 检查最常见的细胞遗传学异常为 13 号染色体缺失,原发性浆细胞白血病可见 85% 的患者出现 13q 缺失,继发性浆细胞白血病有 67%,均高于多发性骨髓瘤（54%）。有接近一半的原发性浆细胞白血病和约 3/4 的继发性浆细胞白血病患者可检测到 17p 缺失。此外,PCL 常伴有 1 号染色体异常,如 1q21 扩增和 del(1p21)。与多发性骨髓瘤相比,PCL 的 t(14;16)、17p 缺失和 1q21 扩增的发生率更高。

（六）诊断和鉴别诊断

1. **诊断标准**　满足以下任意一项即可诊断浆细胞白血病:①外周血浆细胞绝对值>2.0×10^9/L;②外周血浆细胞占白细胞的比例>20%。根据既往是否有多发性骨髓瘤病史可进一步分为原发性或继发性浆细胞白血病。

2. **鉴别诊断**　PCL 的鉴别诊断包括可以引起血象异常的血液系统恶性疾病如急性白血病或淋巴瘤细胞白血病等。一般通过流式或免疫组化容易确诊。也需要与反应性浆细胞增多症相鉴别,但反应性浆细胞增多症的浆细胞免疫表型为非克隆性,通过流式细胞技术容易鉴别。

（七）治疗

浆细胞白血病目前无标准治疗方案,治疗常参照多发性骨髓瘤的治疗。传统化疗方案疗效不佳,中位总体生存时间小于 7 个月。免疫调节剂中的一代药物沙利度胺单药或联合化疗效果均不理想,二代药物来那度胺可以提高患者疗效,但起效较慢,长期疗效不确切。含硼替佐米的方案起效快,疗效较为理想,以硼替佐米为基石的联合化疗方案可能更合适作为浆细胞白血病的诱导治疗。与 MM 一样,诱导化疗后序贯自体造血干细胞移植可以明显改善患者的生存时间。对于年轻的患者而言,异基因造血干细胞移植可能有望治愈,但目前相关数据较少。

（八）预后

虽然目前新药序贯自体造血干细胞移植改善了 PCL 患者的预后,但其预后仍然很差,原发性浆细胞白血病的中位生存时间仅 6~12 个月,继发性 PCL 的生存时间则更短,为 2~7 个月。一项纳入 445 例原发性 PCL 患者的数据库的分析中,在 1973—1995 年、1996—2000 年、2001—2005 年及 2006—2009 年被诊断的患者中位总生存时间分别为 5 个月、6 个月、4 个月和 12 个月。

（李　娟）

本章小结

1. MM 是克隆性浆细胞恶性增殖性疾病,多发于中老年人,其病因迄今尚未完全阐明。

2. MM 的主要临床表现为贫血、高钙血症、溶骨性损害、肾功能不全、高黏滞血症、淀粉样变性或反复感染。其中高钙血症、肾功能不全、贫血、骨病变被称为 CRAB 症状。

3. MM 的实验室检查特点为外周血或尿液中可检测到单克隆免疫球蛋白,骨髓中浆细胞比例高,并有 CRAB 症状的相应实验室表现。

4. MM 要和反应性浆细胞增多症、MGUS、原发性巨球蛋白血症、原发性系统性淀粉样变性、重链病、伴发于非浆细胞病的单克隆免疫球蛋白增高、骨转移癌和甲状旁腺功能亢进等相鉴别。

5. MM 临床分期可采用 DS 和 ISS 分期,目前 R-ISS 分期更常用。根据染色体和 FISH 检查结果进行危险分层及预后判断。

6. 新诊断 MM 患者的治疗主要根据能否行自体造血干细胞移植进行分类,以硼替佐米和来那度胺等新药为基础的化疗较传统化疗有明显的生存优势。

7. 以免疫调节剂和蛋白酶体抑制剂作为难治复发 MM 患者的一线用药,可选择之前治疗效果最好的药物或未使用过的药物。

8. 治疗 MM 原发疾病同时应注意骨病、高钙血症、肾功能不全、贫血和感染的处理。

9. 疗效评估标准可分为 CR、sCR、VGPR、PR、MR、SD、PD、临床复发和 CR 后复发 9 种反应状态。

10. 部分 MGUS 经过 SMM 阶段可进展为 MM,对于 MGUS 和 SMM 暂不需特殊干预,但需定期监测临床指标。

11. 孤立性浆细胞瘤分为骨和骨外孤立性浆细胞瘤,治疗以手术切除或局部放疗为主。

12. 根据外周血浆细胞绝对值或比例来诊断 PCL,可分为 pPCL 和 sPCL,较 MM 预后差。

思考题

1. 简述多发性骨髓瘤的临床表现及主要实验室检查。

2. 多发性骨髓瘤的诊断标准是什么？ ISS 分期和 R-ISS 分期有何不同？ 有何临床意义？

3. 多发性骨髓瘤的治疗原则和整体治疗策略是什么？

4. 特殊类型骨髓瘤有哪些？ 其诊断标准是什么？ 临床特点如何？

5. SMM 的治疗策略是什么？

6. 简述孤立性髓外浆细胞瘤的治疗原则。

7. 简述浆细胞白血病的诊断标准。

第二十七章

骨髓增殖性肿瘤

第一节　骨髓增殖性肿瘤概述

一、定义及演变

骨髓增殖性肿瘤（myeloproliferative neoplasm，MPN）是临床上以一种或多种血细胞质和量的异常、脾大、出血倾向、血栓形成及髓外造血组织增生（extramedullary hematopoiesis，EMH）为特征的一组疾病。形态学检查发现在骨髓细胞普遍增生的基础上有一个系列细胞尤其呈持续不断的过度增殖，因而临床上根据增生为主细胞系列的不同分为以红细胞系增生为主的真性红细胞增多症（polycythemia vera，PV），以粒细胞系增生为主的慢性粒细胞白血病（chronic myelocytic leukemia，CML）、慢性中性粒细胞白血病（chronic neutrophilic leukemia，CNL）等，以巨核细胞系增生为主的原发性血小板增多症（essential thrombocytosis，ET）及以原纤维细胞增生为主的原发性骨髓纤维化（primary myelofibrosis，PMF）。研究发现这是一组造血多能干细胞克隆性增殖的疾病，曾被称为骨髓增殖性疾病（myeloproliferative diseases，MPD），2008 年 WHO 将原慢性骨髓增殖性疾病（CMPD）改称为骨髓增殖性肿瘤，反映了这类疾病显著的克隆性遗传学改变。其中每一种 MPN 都有进展为急性白血病的倾向。

二、分类

世界卫生组织（WHO）髓系肿瘤分类（2008）中骨髓增殖性肿瘤（MPN）包括真性红细胞增多症（PV）、原发性血小板增多症（ET）和原发性骨髓纤维化（PMF），骨髓增生异常综合征 / 骨髓增殖性肿瘤（MDS/MPN）包括慢性粒 - 单核细胞白血病（CMML）、不典型慢性髓性白血病（aCML）、慢性中性粒细胞白血病（CNL）、幼年型粒 - 单核细胞白血病（JMML）和不能分类的 MDS/MPN（MDS/MPN-U）等疾病类型。

本章重点介绍真性红细胞增多症、原发性血小板增多症、原发性骨髓纤维化。它们又被称为费城染色体阴性的慢性骨髓增殖性肿瘤。

三、临床表现

本组疾病的发病、临床表现、病情转归有某些共同特征：①病变发生在多能造血干细胞；②各病以骨髓某系细胞恶性增殖为主，同时均有不同程度累及其他造血细胞的表现；③细胞增生还可发生于脾、肝、淋巴结等髓外组织，即髓外造血；④各病症之间可共同存在或相互转化，如真性红细胞增多症可转变为骨髓纤维化；⑤病变都可能转变成急性白血病。

1. **正常血细胞增多的临床表现**　详见第二节、第三节和第四节相应部分。

2. **髓外化生的临床表现**　详见第二节、第三节和第四节相应部分。

3. **相互转化的临床表现**　真性红细胞增多症和原发性血小板增多症均可转变为骨髓纤维化,转化前后分别具有相应的临床表现。

4. **转化为白血病的临床表现**　个别病例可演变为急性白血病而具有白血病的临床表现。

四、诊断

应详细询问现病史和既往史、家族遗传史及危险因素暴露史等。

实验室检查分为血常规、骨髓和骨髓增殖性肿瘤发病机制检查。其中在 2008 年 WHO MPN 诊断标准中将"存在 *JAK2V617F* 突变或其他功能类似的突变(例如 *JAK2* 第 12 外显子突变)"列为"主要标准"之一。因而在本节概述中重点阐述。

(一) 血常规检查

详见第二节、第三节和第四节相应部分。

(二) 骨髓检查

详见第二节、第三节和第四节相应部分。

(三) 分子诊断

JAK2(Janus kinase 2)是一种细胞内非受体酪氨酸激酶,基因位于染色体 9p24。获得性体细胞 *JAK2* 基因突变在一些 *BCR-ABL1* 阴性骨髓增殖性肿瘤(MPN)的发病中起着关键作用,最常见的是 *JAK2V617F* 突变,即 JAK2 蛋白的第 617 位缬氨酸被苯丙氨酸替代,从而导致了骨髓对一些细胞因子的异常反应,例如对红细胞生成素(erythropoietin,EPO)的过度敏感,诱导异常造血细胞克隆生成,引起发病。

与 *JAK2* 基因突变相关的 MPN 主要包括 PV、ET 和 PMF。2005 年研究发现约 95% 的 PV、约 60% 的 ET 和 PMF 患者有 *JAK2V617F* 突变,随后又证实约 2% 的 *JAK2V617F* 突变阴性 PV 患者有 *JAK2* 第 12 外显子异常(突变、缺失或插入),约 8% 的 ET 和 PMF 患者有骨髓淋巴病毒癌基因(myeloproliferative leukemia virus oncogene,*MPL*)*W515L*、*W515K*、*W515A* 和 *W515N* 突变,因此,在 2008 年 WHO MPN 诊断标准中将"存在 *JAK2V617F* 突变或其他功能类似的突变(例如 *JAK2* 第 12 外显子突变)"列为"主要标准"之一。但 *JAK2* 基因突变并非对 MPN 特异,也可见于一些 MDS/MPD 或少数 AML。

2013 年 12 月 19 日,*NEJM* 同期发表分别来自英国和奥地利的两篇报告,显示 67%~88% 的 *JAK2* 突变阴性 ET 或 PMF 患者,可检出 *CALR* 基因 9 号外显子的缺失突变,与 *JAK2*、*MPl* 突变互排。

因此,现今研究已证实,97%~99% 的 PV 患者有 *JAK2V617F* 或 *JAK2* 第 12 外显子突变,80%~90% 的 ET 和 PMF 患者有 *JAK2V617F*、*MPL* 或 *CARL* 基因突变,这些基因突变对 MPN 患者来说相对具有特异性,应将这些基因突变检测列为 MPN 患者的常规检查。

除以上这些基因突变外,MPN 患者其他较少见的基因突变还有 *TET2*、*ASXL1*、*DNMT3A*、*EZH2* 和 *IDH1* 等,90% 的 MPN 患者至少存在 1 个基因突变,可为患者诊断提供克隆性标志。

综上,*JAK2V617F*、*MPL* 和 *CARL* 基因突变检测应列为 Ph 阴性 MPN 患者的常规检查。

PV、ET 和 PMF 诊断标准自 2008 年起多次被修订,现将 WHO 诊断标准和中国专家共识进行归纳总结,便于比较和应用,详见表 27-1。

五、治疗

骨髓增殖性肿瘤的治疗目前大多采用综合治疗,其目的在于改善症状、避免和减少并发症,以期获得病情缓解。对于 PV 或 ET 后期转化成 PMF 者,综合评价后可考虑 allo-HSCT。allo-HSCT 是目前唯一可能治愈 PMF 的治疗方法。

表 27-1　PV、ET 和 PMF 诊断标准（WHO 诊断标准和中国专家共识）

	PV（WHO 诊断标准 2008 年制定，2014 年修订，中国专家共识 2016 年制定）	ET（WHO 诊断标准 2008 年制定，2016 年修订，中国专家共识 2016 年制定）	PMF（WHO 诊断标准 2008 年制定，2016 年修订，中国专家共识 2015 年制定，2019 年修订）
主要标准	①男性 Hb>165g/L，女性>160g/L，或男性 HCT >49%、女性>48%；②骨髓活检示三系高度增生伴多形性巨核细胞；③有 *JAK2V617F* 突变或其他功能相似的突变（如 *JAK2* 第 12 外显子突变）	①血小板计数（PLT）≥450×10⁹/L；②骨髓活检示巨核细胞高度增生，胞体大、核过分叶的成熟巨核细胞数量增多，粒系、红系无显著增生或左移，且网状纤维极少轻度（1 级）增多；③不能满足 *BCR-ABL* 阴性 CML、PV、PMF、MDS 和其他髓系肿瘤的 WHO 诊断标准；④有 *JAK2*、*CALR* 或 *MPL* 基因突变	①有巨核细胞增生和异型巨核细胞，常常伴有网状纤维或胶原纤维（明显纤维化期 MF-2 或 MF-3），或无显著的网状纤维增多（纤维化前期 ≤MF-1），巨核细胞改变必须伴有以粒细胞增生且常有红系造血减低为特征的骨髓增生程度增高；②不能满足 *BCR-ABL* 阴性 CML、PV、PMF、MDS 和其他髓系肿瘤的 WHO 诊断标准；③有 *JAK2V617F*、*CALR*、*MPL* 基因突变
次要标准	血清 EPO 水平低于正常参考值水平	有克隆性标志或无反应性血小板增多的证据	①有一个克隆性标志（如克隆性染色体核型异常）或无继发性骨髓纤维化证据；②贫血或可触及的脾脏肿大；③ WBC ≥11×10⁹/L；④幼粒幼红血象（明显纤维化期）；⑤血清乳酸脱氢酶水平增高

注：PV 诊断需符合 3 条主要标准或第 1、2 条主要标准和次要标准。ET 诊断需符合 4 条主要标准或前 3 条主要标准和次要标准。PMF 的诊断需要满足符合 3 条主要标准和至少 1 条次要标准。

第二节　真性红细胞增多症

一、定义

真性红细胞增多症（polycythemia vera，PV）是一种以红细胞异常增殖为主的克隆性的慢性骨髓增殖性肿瘤。其外周血总容量绝对增多，血液黏滞度增高，常伴白细胞和血小板计数升高，脾大，病程中可出现出血、血栓形成等并发症。临床特征有皮肤黏膜红紫、肝脾大以及血管性与神经性症状，起病隐匿，病程进展缓慢。

二、发病情况

PV 在世界各地发病率有所不同，每年大概有 1/20 万诊断为 PV。其年发病率为 (0.4~1.6)/10 万，发病高峰集中在 50~60 岁，因此是一种中老年性疾病。男性患病稍多于女性。

本病病程进展可分为三期：①红细胞及血红蛋白增多前期（pre-polycythemia phase），此期仅有轻度红细胞增多。可持续数年。②红细胞明显增多骨髓纤维化期（overt polycythemia phase），此期红细胞明显增多,血象处于正常代偿阶段,通常在诊断后 5~13 年发生。③红细胞增多骨髓纤维化期后期(post-polycythemia myelofibrosis phase,post-PVMF),又称衰竭期或终末期;此期特点是无效造血、骨髓纤维化、髓外造血和脾大导致全血细胞减少,包括贫血。大多在 2~3 年内死亡。

三、病因和发病机制

发病原因尚不十分清楚。PV 系克隆性造血干细胞疾病,源自一个造血干细胞的病态增生。JAK2V617F 是一种组成性激活酪氨酸激酶(constitutively active tyrosine kinase),当其与促红细胞生成素受体、促血小板生成素受体或粒细胞集落刺激因子受体在细胞系中共表达时,可以不依赖细胞因子,有效激活下游的 JAK-STAT 信号通路,从而导致相应细胞过度增殖。此外,在几乎所有的 *JAK2V617F* 阴性的 PV 患者中都被检测发现 *JAK2* 第 12 外显子的基因突变。

尽管体内体外的研究结果都提示 *JAK2V617F* 突变可能足以导致 PV 的发生,但也有证据说明可能有其他的遗传事件与 PV 的发病机制有关。*TET2* 基因突变也出现在约 16% 真性红细胞增多症患者中,但目前还不清楚其在病情的进展中的具体作用,有待进一步研究。

PV 伴随的血栓并发症主要是由于血细胞比容增加、白细胞及血小板的活化和血液黏滞度增加所致。这些额外的细胞,导致血液密度比正常人的大。因此,异常血块更加容易形成,从而阻止动脉和静脉的血液流动。有增加深静脉血栓形成的风险,这种血块类型出现在手臂或腿部深静脉。如果是在肺部深静脉形成血栓,血液流过时,可能会导致危及生命的血凝块,这称为肺栓塞。受累者也在心脏和大脑中形成血凝块从而增加心脏病发作和卒中的风险。

四、临床表现

本病起病缓慢,可在病变若干年后才出现症状。有的在偶然查血时才被发现。临床表现与血容量、血液黏滞度增加紧密相关,症状依患者病情、病期不同而有很大差别。在血容量和血液黏滞度明显升高时,可出现下列各种临床症状。

(一)正常血细胞增多的临床表现

1. 神经系统表现　早期可出现。头痛最常见,可伴眩晕、疲乏、耳鸣、眼花、健忘等类似神经症症状。以后有肢端麻木与刺痛、多汗、视力障碍等症状。少数以脑血管意外为首先表现就诊,是本病的严重并发症之一。

2. 多血质表现　皮肤红紫,尤以面颊、唇、舌、耳、颈部和四肢末端(指、趾及大小鱼际)为甚。眼结膜显著充血。部分患者伴高血压或皮肤瘙痒,后者热水浴后明显,与嗜碱性粒细胞增高并释放组胺有关。少数可见紫癜、瘀斑。

3. 血栓形成、栓塞和出血　常见发生血栓和栓塞的部位有脑、周围血管、冠状动脉、门静脉、肠系膜、下腔静脉、脾、肺静脉等。不同部位血管的血栓或栓塞可产生不同的症状,但多较严重,需紧急处理。25%的患者以血栓栓塞症状首发,系由高血容量和高黏滞血症所致静脉血栓或血栓性静脉炎引起。出血原因与血管内膜损伤、组织缺氧、血小板及凝血因子质和量的异常有关。出血仅见于少数患者,常表现为皮肤瘀点、鼻出血、牙龈出血、咯血及月经过多。手术后可渗血不止。因此,除非本病已被控制,一般不主张手术。

4. 消化系统溃疡　本病约 10%~16% 患者合并消化性溃疡,与组胺分泌增多,刺激胃酸分泌增高、胃活动增强和十二指肠的小血管血栓形成有关。临床表现与普通消化性溃疡相似,但出血尤其是大出血多见。

(二)髓外造血的临床表现

增大的脾表面平坦、质硬,常引起患者腹胀、食欲减退和便秘。若并发脾梗死,可出现脾区疼痛、压痛及摩擦音。约 70%~90% 患者脾大,40%~50% 患者肝大,多为中至重度增大,脾、肝、淋巴结等髓外组织增生是本病重要体征之一。

（三）其他的临床表现

1. 本病因骨髓增生、细胞过度增殖,使核酸代谢亢进,导致血、尿中尿酸水平增高。少数患者继发痛风或尿路、胆道形成尿酸性结石。

2. 个别病例可演变为急性白血病而具有白血病的临床表现。

五、实验室和辅助检查

（一）血象

1. 红细胞

(1)红细胞计数和血红蛋白增高:红细胞计数大多为 $(6~10) \times 10^{12}/L$,血红蛋白高达 170~240g/L,呈小细胞低色素性(由于缺铁)。

(2)红细胞形态改变:疾病初期不明显,当脾高度肿大伴随髓外造血时,外周血出现有核红细胞,红细胞大小、形态不等,可见卵圆、椭圆和泪滴样细胞。

2. 粒细胞 约 2/3 患者白细胞计数增高,多在 $(10~30) \times 10^9/L$,常有核左移。嗜碱性粒细胞比值亦增高。中性粒细胞碱性磷酸酶积分大多增高,而继发性红细胞增多患者一般均正常。

3. 血小板 血小板计数大多高于正常,为 $(300~1 000) \times 10^9/L$。可见体积增大、畸形血小板和巨核细胞碎片。

（二）骨髓象

患者骨髓穿刺易导致"干抽",骨髓活检病理切片有明显纤维化是诊断的重要依据之一。各系造血细胞显著增生,脂肪组织减少,巨核细胞增生较明显。粒细胞与幼红细胞比例常下降。铁染色显示贮存铁减少。

（三）血容量及血液黏滞度

总血容量增多及红细胞容量明显增多,血浆容量一般正常或稍低,血液黏滞度增高,可达正常人的 5~8 倍。

1. 血细胞比容增高 患者常在 0.60~0.80。男性 ≥ 0.54,女性 ≥ 0.50。

2. 红细胞容量 以 ^{51}Cr 标记法测红细胞容量大于正常值。男性 $>36ml/kg$,女性 $>32ml/kg$。

3. 红细胞寿命 病初正常或轻度缩短,晚期由于脾髓外造血及单核巨噬细胞系统功能增强,红细胞寿命可缩短。

4. 红细胞生成素 血及尿中红细胞生成素水平正常或降低,明显低于继发性真性红细胞增多症患者。

5. 凝血功能 血小板寿命轻度缩短,其黏附、聚集及释放功能均减低。而出血时间、凝血酶原时间、部分凝血活酶时间及纤维蛋白含量一般正常。

（四）血液生化检查中相关异常

约 2/3 患者有高组胺血症和高组胺尿症。血清维生素 B_{12} 及维生素 B_{12} 结合力增加。少数患者的血尿酸增加。血清 γ 球蛋白可增多,α_2 球蛋白降低。血清铁降低。

（五）遗传学

利用现代分子生物学技术,包括聚合酶链反应、基因测序等进行检测,可以发现 90%~95% 的 PV 患者有 *JAK2V617F* 突变或 *JAK2* 第 12 外显子突变。此外染色体检查中,常可以看到部分患者有非整倍体,尤其是 9 号染色体三倍体,以及 20 号和 5 号染色体长臂的缺失。

（六）其他

绝大多数患者动脉血氧饱和度正常,此可与因缺氧所致的继发性红细胞增多症相鉴别。正常情况下,在红系祖细胞体外培养中加入促红细胞生成素(erythropoietin,EPO),红系集落形成单位(CFU-E)和爆式集落形成单位(BFU-E)才能生成。PV患者不加EPO也能生长,而继发性红细胞增多症患者则无此现象。

六、诊断与鉴别诊断

(一)诊断

根据红细胞持续增多、临床多血质表现、脾大三项,并能排除继发性红细胞增多症,可确立诊断。对早期临床表现不典型者诊断不易确立。

PV诊断标准:建议采用WHO(2008)标准。符合2条主要标准和1条次要标准或第1条主要标准和2条次要标准则可诊断PV。

主要标准:①男性Hb>185g/L,女性Hb>165g/L,或其他红细胞容积增高的证据,即Hb或红细胞比容(HCT)大于按年龄、性别和居住地海拔高度测定方法特异参考范围百分度的第99位,或如果血红蛋白比在无缺铁情况下的基础值肯定且持续增高至少20g/L的前提下男性Hb>170g/L,女性Hb>150g/L;②有*JAK2V617F*突变或其他功能相似的突变(如*JAK2*第12外显子突变)。

次要标准:①骨髓活检:按患者年龄来说为高度增生,以红系、粒系和巨核细胞增生为主;②血清EPO水平低于正常参考值水平;③骨髓细胞体外培养有内源性红系集落形成。

最近,2016年中国专家共识中提出在WHO(2008)诊断标准的基础上按照2014年修订建议标准如下:主要标准:①男性Hb>165g/L、女性>160g/L,或男性HCT>49%、女性>48%;②骨髓活检示三系高度增生伴多形性巨核细胞;③有*JAK2*突变。次要标准:血清EPO水平低于正常参考值水平。PV诊断需符合3条主要标准或第1、2条主要标准和次要标准。

(二)鉴别诊断

1. **相对性红细胞增多症** 是因血浆容量减少,致血液浓缩,而红细胞量并不增多,发生于严重脱水、大面积烧伤、慢性肾上腺皮质功能减退等。

2. **继发性红细胞增多症** 出现于慢性缺氧状态,例如肺气肿和肺部疾患、肺源性心脏病、慢性风湿性心瓣膜病、发绀性先天性心脏病,以及氧亲和力增高的异常血红蛋白病、高山居住等;也可因肾囊肿、肾盂积水、肾动脉狭窄、皮质醇增多症、各种肿瘤如肝癌、肺癌、小脑血管母细胞瘤、子宫平滑肌瘤等引起。

3. **应激性红细胞增多症** 由于精神紧张或使用肾上腺素后脾收缩所致,常为一过性。患者伴有高血压而红细胞容量正常。

4. **慢性髓性白血病** PV患者有脾大及粒细胞增多,晚期周围血幼粒细胞可明显增多,与CML相似。CML患者费城染色体*BCR-ABL*大多为阳性,而碱性磷酸酶积分低于正常。PV则与之相反。但仍有少数病例需一段时间的临床观察后才能最后做出鉴别。PV与CML偶可并存。

5. **骨髓纤维化** 脾脏显著增大,外周血中出现泪滴形红细胞,出现幼粒、幼红细胞性贫血。骨髓不同程度硬化,可出现干抽,骨髓活检病理切片可见大量纤维组织增生。

各类红细胞增多症的鉴别要点如表27-2。

表27-2 各类红细胞增多症的鉴别要点

鉴别点	真性红细胞增多症	继发性红细胞增多症	相对性红细胞增多症
病因	不明	组织缺氧或异常红细胞生成素增加,如高山病、发绀性先天性心脏病等	血液浓缩,见于脱水、烧伤等
基因*JAK2*突变	绝大多数阳性	阴性	阴性

续表

鉴别点	真性红细胞增多症	继发性红细胞增多症	相对性红细胞增多症
皮肤黏膜色泽	红	发绀	不红
脾大	有	无	无
白细胞增多	有	无	无
血小板增多	有	无	无
粒细胞碱性磷酸酶活性	增高	正常	正常
骨髓涂片检查	全血细胞增生	红细胞增生或正常	正常
血清铁或骨髓细胞外铁	减低	正常	正常
血清维生素 B_{12}	增高	正常	正常
促红细胞生成素	减低或正常	增多	正常
红细胞容量	增加	增加	正常
血总容量	增加	正常或增加	减少
动脉血氧饱和度	正常	减低或正常	正常

七、治疗

目前大多采用综合治疗,其目的在于改善症状,抑制骨髓造血功能使血容量及红细胞容量尽快接近正常,避免和减少并发症,以期获得病情缓解。

1. 一线治疗选择

(1)对症处理:静脉放血和骨髓抑制药物对皮肤瘙痒常无效。由于热水洗澡可使之加重,应告诫患者减少洗澡次数或避免用过热的水洗澡。阿司匹林和塞庚定有一定疗效,但抗组胺药物无效。有高尿酸血症者,可用别嘌醇。如合并痛风性关节炎,可并用秋水仙碱、糖皮质激素。

(2)血栓预防:由于栓塞是 PV 患者的主要死亡原因,因此,确诊患者均应进行血栓预防。在无禁忌情况下,可以考虑使用小剂量阿司匹林。首选口服低剂量阿司匹林(100mg/d),不能耐受的患者可选用口服双嘧达莫。对某些可能增多其胃肠道出血机会的患者,则不主张使用血小板抑制剂,如阿司匹林、双嘧达莫。

(3)静脉放血:通常静脉放血采取每隔 2~4 天放血 400~500ml,直至红细胞数在 $6.0 \times 10^{12}/L$ 以下。一般放血后可维持疗效 1 个月以上。静脉放血可在较短时间内使血容量降至正常,症状减轻。传统治疗推荐,血细胞比容男性>45%、女性>40% 作为放血指征,但近期有研究发现,血细胞比容>55% 亦不会增加发生血管意外的风险。本法简便,较年轻患者如无血栓并发症可单独采用。但放血后有引起红细胞及血小板反跳性增高的可能,反复放血又有加重缺铁倾向,宜加注意。对老年及有心血管疾患者,放血可能引起血栓并发症,要谨慎,一次不宜>200~300ml,每周 1~2 次。

(4)治疗性红细胞单采术(therapeutic red cell apheresis):采用血细胞分离机进行,适用于伴 WBC 或 PLT 减少或妊娠的患者。可迅速降低细胞比容和血液黏度,改善临床症状,单采 1 次即可使 Hb 降至正常范围,如联合用化疗,则可维持疗效。但应补充与去除红细胞等容积的同型血浆。

(5)降细胞治疗

1)羟基脲:如白细胞维持在 $(3.5~5) \times 10^9/L$,可长期间歇应用。对 PV 有良好抑制作用,每日剂量为 30mg/kg。缺点是停药后缓解时间短,治疗过程中需频繁监测血象。

2）干扰素 α：目前已用于临床，可抑制 PV 克隆的增殖。剂量 300 万单位 / 次，每周 3 次，皮下注射。治疗 3 个月后脾脏缩小，缓解率可达 80%，还可使皮肤瘙痒和血小板计数得到显著改善。

2. 二线治疗选择　约 25% 的患者对羟基脲耐药或不耐受，20%~30% 的患者对干扰素不耐受，这些患者可采用二线治疗。

（1）放射性核素治疗：^{32}P 能释放 β 射线，通过损伤 DNA 和 RNA，从而抑制血细胞生成，使细胞数降低，达到治疗效果。间隔 6~8 周后可依首剂疗效再次给予。^{32}P 治疗最大的不良反应是远期发生治疗相关性白血病或骨髓增生异常综合征（MDS）及肿瘤。^{32}P 治疗后 10 年的白血病或 MDS 风险率为 10%，肿瘤风险率为 15%。20 年时白血病或 MDS 发生风险率可增高至 30%。

（2）烷化剂：通过抑制骨髓增殖而起作用，有效率 80%~85%。用量和方法：开始剂量，环磷酰胺为 100~150mg/d；白消安为 4mg/d。缓解后停用 4 周，以后可给维持量，环磷酰胺每日 50mg，白消安为每日或隔日 2mg。治疗起效较快，缓解期长，疗效可持续半年左右。

（3）靶向治疗：2014 年 12 月芦可替尼被 FDA 批准用于治疗羟基脲疗效不佳或不耐受的 PV 患者。推荐起始剂量为 20mg/d，在开始治疗的前 4 周不进行剂量调整，每次剂量调整间隔不应少于 2 周，最大剂量不超过 50mg/d。芦可替尼最常见的血液学不良反应为 3~4 级的贫血、血小板减少以及中性粒细胞减少，但极少导致治疗中断。

（4）造血干细胞移植：对于 PV，异基因造血干细胞移植（allo-hematopoietic stem cell transplantation，allo-HSCT）的选择和作用尚不明确，仍需要进一步研究。但对于 PV 后期转化成 PMF 者，综合评价后可考虑 allo-HSCT。

八、预后

本病如无严重并发症，病程进展缓慢。不治疗者平均生存期仅为 18 个月。经治疗起效较为缓慢，患者可生存 10~15 年以上。主要死亡原因为反复血栓形成、栓塞及出血，部分病例晚期可转变为白血病或发生骨髓纤维化、骨髓衰竭等。

第三节　原发性血小板增多症

一、定义

原发性血小板增多症（essential thrombocytosis，ET），亦称特发性血小板增多症、出血性血小板增多症，为造血多能干细胞克隆性增殖性疾病。其特征是外周血小板计数显著持续性增多且功能异常，骨髓中巨核细胞过度增殖，不伴有红细胞增多或幼粒幼红细胞性贫血，临床上还常伴有脾大、出血及血栓形成。

二、发病情况

本病较少见，好发于中老年人，女性略多于男性。原发性血小板增多症在全球人口中的患病率约为（1~24）/100 万。

三、病因和发病机制

ET 的直接病因并不清楚。2005 年,在相当比例(约 50% 以上)的 ET 患者中检测到 JAK2 酪氨酸激酶基因的激活突变(*JAK2V617F*)。之后的研究发现,部分 *JAK2V617F* 阴性的 ET 患者中存在促血小板生成素受体(MPL)功能获得性突变(gain of function mutation),如 MPLW515L/K。目前研究表明 ET 与 JAK2、MPL、血小板生长素(thrombopoietin,THPO)和 TET 甲基化双加氧酶 2(tet methylcytosine dioxygenase 2,TET2)基因的突变有关。该突变在造血干细胞阶段获得,通过过度激活下游信号通路,导致细胞异常增殖。*JAK2*、*MPL* 和 *THPO* 基因合成的蛋白参与的信号途径称为 JAK/STAT 信号途径,其异常活化导致巨核细胞的过量合成,结果造成血小板数量的增加过量以至于形成血栓。

四、临床表现

起病隐匿,表现多不一致。轻者除疲劳、乏力外,无其他症状。偶尔发现血小板增多或脾大而被确诊。

（一）正常血细胞增多的临床表现

1. **出血**　本病大多因出血倾向就诊而被发现。出血常呈现发作性、间歇期较长。以牙龈出血、鼻出血、皮肤紫癜、消化道出血常见。因创伤和手术中止血困难得以发现一些患者。出血原因主要是由于血小板功能缺陷。此外,微循环中的小血栓形成及继发的纤溶亢进亦可导致和增加出血。

2. **血栓和栓塞**　好发于脾、肝、肠系膜静脉、腋动脉、颅内动脉和下肢动静脉,常引起相应症状,下肢静脉血栓脱落时可并发致死性肺梗死。其原因是血小板极度增多、部分患者血小板黏附性增高可致动脉或静脉内血栓形成。

（二）髓外造血的临床表现

约 50%~80% 患者有脾大,多为中度,但巨脾少见。20% 的患者可有无症状的脾梗死,从而导致脾萎缩。约半数患者肝轻度大,一般无淋巴结大。

（三）其他的临床表现

个别病例可演变为急性白血病而具有白血病的临床表现。

五、实验室和辅助检查

1. **血象**　外周血涂片可见血小板大小不一,聚集成堆,可见巨型血小板,偶见巨核细胞碎片。血小板多在(1 000~3 000)×10^9/L,同时可见白细胞增多,常在(10~30)×10^9/L。部分有嗜酸和嗜碱性粒细胞增高,可有中、晚幼粒细胞。中性粒细胞碱性磷酸酶活性增高。少数患者可伴红细胞计数增多。

2. **骨髓象**　以巨核细胞增生为主,原始及幼巨核细胞均增多,并有大量血小板形成,各系细胞也明显增生。骨髓活检有时伴轻至中度纤维组织增多。

3. **凝血功能及血小板功能试验**　凝血功能检查一般正常,少数患者呈高凝状态。出血时间、凝血酶原消耗试验及血块回缩等可不正常。多数患者血小板黏附率降低,ADP 诱发的血小板聚集功能异常,血小板因子Ⅲ有效性降低。

4. **染色体检查**　有部分学者认为 21q- 可能是本病染色体畸变的一个重要特征。染色体可出现异常核型,多为 C 组染色体的增多或缺失,另可有费城染色体、超二倍体、二倍体和 G 组染色体变化等。

5. **其他分子生物学检查**　约 50% 以上的 ET 患者可检测到 *JAK2V617F* 突变,部分 *JAK2V617F*

阴性的 ET 患者可检测到 MPLW515L/K 突变。

六、诊断与鉴别诊断

(一) 诊断

ET 诊断标准：建议采用 WHO（2016）诊断标准。符合 4 条主要标准或前 3 条主要标准和次要标准即可诊断 ET。

主要标准：①血小板计数（PLT）≥450×10⁹/L；②骨髓活检示巨核细胞高度增生，胞体大、核过分叶的成熟巨核细胞数量增多，粒系、红系无显著增生或左移，且网状纤维极少轻度（1 级）增多；③不能满足 *BCR-ABL* 阴性慢性髓性白血病、真性红细胞增多症（PV）、原发性骨髓纤维化（PMF）、骨髓增生异常综合征和其他髓系肿瘤的 WHO 诊断标准；④有 *JAK2*、*CALR* 或 *MPL* 基因突变。

次要标准：有克隆标志或无反应性血小板增多的证据。

(二) 鉴别诊断

1. 继发性血小板增多症　多继发于脾切除术后、急性失血后、溶血性贫血、慢性或急性感染、肿瘤性疾病等。详细鉴别见表 27-3。

表 27-3　原发性与继发性血小板增多症的鉴别

鉴别要点	原发性	继发性
血栓和出血	常见	少见
脾大	常有	常无
血小板计数	≥450×10⁹/L	一般 <450×10⁹/L
基因突变	*JAK2V617F* 或其他	阴性
染色体	常异常	正常
骨髓巨核细胞	显著增多，并可见幼巨核细胞	轻度增多
白细胞计数	常增多	一般正常
血小板生存时间	正常或轻度缩短	一般正常
血小板形态和功能	常不正常	一般正常
病因	不明	继发于某种病理或生理状态
病程	持续性	常为暂时性

2. 其他骨髓增殖性肿瘤　鉴别要点参见表 27-4。

表 27-4　骨髓增殖性肿瘤鉴别

临床特点	原发性血小板增多症	真性红细胞增多症	慢性髓性白血病	原发性骨髓纤维化
临床表现	出血为主，有血栓症状	高血容量综合征，栓塞	贫血、出血为主	贫血
脾大	轻至中度	轻至中度	中至重度	中至重度

续表

临床特点	原发性血小板增多症	真性红细胞增多症	慢性髓性白血病	原发性骨髓纤维化
髓外造血	极少或晚期	20%	少	常见
红细胞计数	轻度升高	$>6.0 \times 10^{12}/L$	正常或偏低	低于正常
粒细胞计数($10^9/L$)	<50	<50	>50	10~20
血小板计数	显著升高	正常或增多	正常或增多	常减少
JAK2V617F 突变	约 50% 阳性	绝大多数阳性	阴性	超过半数阳性
费城染色体和/或 BCR-ABL 基因	阴性	阴性	阳性	少数阳性
外周血	异形血小板	有核红细胞	幼粒细胞	幼红、幼粒细胞,泪滴状红细胞
中性粒细胞碱性磷酸酶积分(NAP)	大多增高	增高	降低	增高
骨髓象	巨核细胞系增生为主,可见幼巨核细胞增多	红细胞系增生为主	粒细胞系增生为主,可见各阶段粒细胞	增生减低,活检可见纤维化
病程中骨髓纤维化	常发生	常发生	少数发生	全部发生
转成急性粒细胞白血病	极少	5%~30%	80%	5%~20%
中位生存期	>10~15 年	10~15 年	3~4 年	5 年

七、治疗

治疗目的是减少血小板数,以控制和预防出血、血栓形成和栓塞。血小板计数应控制在 $600 \times 10^9/L$ 以下,理想目标值为 $400 \times 10^9/L$。

1. 一线治疗选择

(1)出血和血栓、栓塞的治疗:如发生血栓形成和栓塞,可用纤溶激活剂治疗。出血以继发于血栓形成者较多,可选用抗血小板黏附和聚集的药物(如双嘧达莫、阿司匹林、吲哚美辛),能改善出血倾向。

(2)禁忌切脾:因术后可致血小板明显升高,血栓形成。

(3)血小板单采术(plateletpheresis):在紧急情况下(手术前、伴急性胃肠道出血的老年患者、分娩前及骨髓抑制药不能奏效时)可采用。可以迅速减少血小板量、改善症状。要根据病情和需要来决定血小板置换次数和间隔期。一般临床多与其他疗法并用。

(4)降细胞治疗

1)羟基脲:如白细胞维持在$(3.5~5) \times 10^9/L$,可长期间歇应用。对 PV 有良好抑制作用,每日剂量为 15~20mg/kg。缺点是停药后缓解时间短,治疗过程中需频繁监测血象。8 周内 80% 患者的血小板计数可降至 $500 \times 10^9/L$ 以下,然后给予适当的维持剂量治疗。血常规监测:治疗的前 2 个月每周 1

次,以后每月 1 次,血象稳定后每 3 个月 1 次。

2)干扰素 α:IFN-α 对人巨核细胞前体细胞有抗增殖作用,故对本病亦有效,但停药后易复发。为年龄在 40 岁以下患者首选治疗药物。剂量 300 万单位/次,起始每周 3 次,皮下注射,起效后调整剂量,最低维持剂量为 300 万单位/次,每周 1 次。副作用有流感样症状。部分患者在使用干扰素后可出现甲状腺功能减退、抑郁等精神症状,因此在使用干扰素前应进行甲状腺功能检查,仔细询问患者是否有精神病史。

2. 二线治疗选择　约 25% 的患者对羟基脲耐药或不耐受,20%~30% 的患者对干扰素不耐受,这些患者可采用二线治疗。

(1)放射性核素治疗和白消安:^{32}P 为治疗本病的重要手段,效果佳,见效快。可口服或静脉注射,首次剂量为(11.1~14.8)× 10^7bq,必要时 3 个月后重复给药。

由于其不良反应是远期发生治疗相关性白血病或骨髓增生异常综合征(MDS)及肿瘤,仅作为老年患者的二线药物选择。

(2)阿那格雷(anagrelide):通过影响巨核细胞分裂后时相,使巨核细胞不能完全成熟以减少血小板的生成。治疗 ET 的有效率达 94% 左右。开始剂量约 2.0~3.0mg/d,维持剂量 1.5~4mg/d,副作用较少,主要有神经、消化系统症状。

(3)靶向治疗及相关临床试验:有条件时可考虑选择靶向抑制 JAK2V617F 或 MPLW515L/K 信号转导的试验性药物芦可替尼。

(4)造血干细胞移植:对于 ET 转化成的 PMF 者,必要时可考虑 allo-HSCT,allo-HSCT 对于 ET 的作用尚不明确。

八、预后

有反复出血或血栓形成者,预后较差,是本病主要致死的原因。少数患者转化成其他骨髓增殖性肿瘤。大多数病例进展缓慢,根据血小板增多的程度,病程不一。其中部分病例临床呈良性过程。中位生存期常在 10~15 年以上。

第四节　原发性骨髓纤维化

一、定义

本病可以表现为原发性骨髓纤维化(primary myelofibrosis,PMF),即特发性骨髓纤维化;或者由前期的 PV 及 ET 转化而来。PMF 是一种起源于造血干细胞的克隆增殖性疾病,引起细胞因子不适当的释放,导致骨髓弥漫性纤维组织增生,定向造血祖细胞释放到外周,常伴有髓外造血(或称髓外化生),以脾为主,其次在肝、淋巴结等。典型的临床表现为幼粒、幼红细胞血症,脾显著增大、不同程度的骨质硬化,骨髓常干抽。

二、发病情况

PMF 是一种罕见的疾病,全球的患病率大概为 1/150 万。常见于 50~80 岁的人群中,但也见于任何年龄段的人群,男女发病率相近。PMF 从最初的纤维化前期(prefibrotic phase)发展至纤维化期(fibrotic phase),骨髓从增生明显活跃伴无或很少的网状纤维转化为明显的网状纤维或胶原纤维化,而且常有骨硬化症。在纤维化期,EMH 导致肝、脾肿大,外周血可见幼粒细胞、幼红细胞增多(leukoerythroblastosis)伴泪滴形红细胞(teardrop-shaped red cells)增多。

三、病因和发病机制

本病病因目前尚不明了。在本病初期,骨髓增生明显活跃时,脾、肝内髓外造血灶已同时存在,说明髓外造血不是骨髓功能衰竭的代偿反应。纤维组织增生发生在骨髓及脾、肝髓外造血灶的周围。纤维组织增生和髓外造血是原始间质细胞异常增殖向不同系细胞分化的结果。巨核细胞过度增生及其释放的各种细胞因子在 PMF 发病学上有重要意义。最近发现,骨髓内纤维组织增多与血小板源性生长因子(platelet-derived growth factor,PDGF)、巨核细胞衍生生长因子(megakaryocyte-derived growth factor,MKDGF)、表皮生长因子(epithelial growth factor,EGF)和转化生长因子-β(transforming growth factor-β,TGF-β)的释放有关。它们在巨核细胞中合成,贮存于巨核细胞的 α-颗粒中,当细胞破坏和/或血小板聚集时释放出来。其中以 PDGF 的作用最为重要。这些因子协同刺激成纤维细胞的增殖、分泌胶原。但由于仅有 50% 的 MF 病例有 PDGF 水平的增高,难以用该机制解释。故推测可能还有其他介质参与骨髓纤维组织增生的形成。

近来,在超过半数的 PMF 患者和继发于 ET 的 MF 患者,以及几乎所有继发于 PV 的 MF 患者中,均检测到 JAK2V617F 突变。PMF 的许多临床表现与具有该突变基因的造血细胞克隆扩增程度有关。目前研究也表明原发性纤维化疾病与 JAK2、MPL 和 TET 的基因突变有密切相关性。尤其是与 JAK2 基因或 MPL 基因的突变导致 JAK/STAT 通路的过度激活有关。异常活化的 JAK/STAT 信号导致合成过剩的异常巨核细胞,这些巨核细胞刺激另一种类型的细胞释放胶原蛋白。胶原蛋白是一种蛋白质,通常为骨髓细胞提供结构支撑,然而,在原发性骨髓纤维化患者的骨髓中多余的胶原蛋白形成瘢痕组织。TET 基因与原发性纤维化疾病相关的机制还不是很清楚。

四、临床表现

起病多隐匿,进展缓慢,偶然发现脾大而确诊。许多患者在诊断时无自觉症状或症状不典型。
本病的主要症状有以下几方面。

(一) 正常血细胞前期增多、后期减少的临床表现

严重贫血和出血为本症晚期表现,有瘀斑、紫癜。病程中常合并感染和出血。少数患者由于无效红细胞生成可有轻度黄疸。少数严重患者有骨骼疼痛和出血。

(二) 髓外造血的临床表现

轻至中度肝大约见于 1/4~1/3 病例。几乎所有患者均有脾脏肿大,巨脾是本病特征。质多坚硬,表面光滑,无触痛。约半数患者就诊时脾脏已达盆腔。因肝及门静脉血栓形成可导致门静脉高压症或 Budd-Chiari 综合征。

(三) 其他的临床表现

少数患者起病急骤,可呈高热、出血、进行性贫血及脾肿大,类似急性白血病的表现,称为急性骨髓纤维化。少数病例可因高尿酸血症并发痛风及肾结石,也有合并肝硬化者。可有代谢增高所致乏力、低热、出汗、心动过速等临床表现。

五、实验室和辅助检查

(一)血液

常呈中、重度正细胞性贫血。成熟红细胞大小不一,异形红细胞、泪滴状红细胞对诊断有价值。还可见有核红细胞及多染红细胞。约 70% 的病例血片中出现幼红、幼粒细胞,成为本病的特征之一。网织红细胞轻度增高(2%~5%)。白细胞数增多或正常,但很少 $>50 \times 10^9$/L。约 70% 患者粒细胞碱性磷酸酶活性增高。

血沉增快,血尿酸增高,球蛋白增多。血、尿中组胺含量增加。

(二)骨髓

骨髓纤维化的发生是由中心逐渐向外周发展,先从脊柱、肋骨、骨盆及股骨、肱骨的近端骨髓开始,以后逐渐蔓延至四肢远端。

骨髓穿刺时常呈"干抽"现象,其原因为骨质坚硬,骨髓弥漫性纤维组织增生。病程早期,常见骨髓有核细胞,特别是粒细胞和巨核细胞轻度增加,但后期增生低下,有时呈现骨髓局灶性增生。

骨髓活检主要病理改变为骨髓纤维化,以非均匀一致的纤维组织增生为主。

(三)细胞遗传学及分子生物学

细胞遗传学检查示 C 组染色体(多为第 9 号)有复制,无费城染色体。

10% 的 PMF 患者存在 MPLW515 FK/L 突变。在半数以上的 PMF 患者和继发于 ET 的 MF 患者,以及几乎所有继发于 PV 的 MF 患者中,均可检测到 *JAK2V617F* 突变。

(四)脾穿刺

因穿刺风险临床较少使用。但可作为诊断髓外造血的主要证据。除淋巴细胞外,幼粒、幼红及巨核三系细胞均增生,类似骨髓穿刺涂片,尤以巨核细胞增多最为明显。

(五)肝穿刺

与脾相似,有髓外造血象,特别在窦中有巨核及幼稚血细胞。

(六)X 线

典型 X 线表现是骨质密度增加,并伴有斑点状透亮区,呈"毛玻璃"样改变。约 30%~50% 患者有骨质硬化征象。

(七)放射性核素骨髓扫描

肝、脾等髓外造血区可积累大量放射性核素,放射性胶体 ^{99m}Tc、^{52}Fe、^{111}In 等能为骨内红髓、脾、肝等摄取而出现放射浓缩区。长骨近端等有纤维化改变的红髓则不能显示放射浓缩区。

六、诊断与鉴别诊断

(一)诊断

采用 WHO(2016)诊断标准,包括纤维化前期(prefibrotic)/早期(early)PMF 和明显纤维化期(overt fibrotic)PMF。诊断需要满足符合 3 条主要标准和至少 1 条次要标准。

主要标准:①有巨核细胞增生和异型巨核细胞,常常伴有网状纤维或胶原纤维(明显纤维化期 MF-2 或 MF-3),或无显著的网状纤维增多(纤维化前期 ≤MF-1),巨核细胞改变必须伴有以粒细胞增生且常有红系造血减低为特征的骨髓增生程度增高;②不能满足 *BCR-ABL* 阴性 CML、PV、PMF、MDS 和其他髓系肿瘤的 WHO 诊断标准;③有 *JAK2V617F*、*CALR*、*MPL* 基因突变。

次要标准:①有一个克隆性标志(如克隆性染色体核型异常)或无继发性骨髓纤维化证据;②贫血或可触及的脾脏肿大;③ WBC ≥ 11×10^9/L;④幼粒幼红血象(明显纤维化期);⑤血清乳酸脱氢酶水平增高。

（二）鉴别诊断

1. 继发性 MF 有明显病因如恶性肿瘤、感染（主要为结核）和暴露于某些毒物和电离辐射后。继发于骨髓转移肿瘤者，一般纤维化也较局限。其病程短，脾略大，骨髓中可找到肿瘤细胞，部分可找到原发病灶。

2. 其他 与 CML、PV 等其他各类骨髓增殖性肿瘤鉴别。

七、治疗

目前尚无特异性疗法。MF 是一种少见的骨髓增殖性肿瘤，大多数的治疗措施仅为减轻临床症状，或是对症治疗。主要的对症治疗是改善贫血及解除巨脾引起的压迫症状。如患者无症状，血象基本正常时不需治疗。

1. 一线治疗选择

（1）对症治疗：血红蛋白水平低于 100g/L 时应开始贫血治疗。患者初治时可联合雄激素（司坦唑醇 6mg/d 或达那唑 200mg 每 8h 1 次）和糖皮质激素（泼尼松 30mg/d），至少 3 个月。如果疗效好，雄激素可继续使用，糖皮质激素逐渐减量。有前列腺疾患或有肝病患者不宜选用雄激素治疗。血小板减低时可输注血小板。严重贫血可输红细胞，要求血细胞比容保持在 0.25 以上。如合并溶血，可用较大剂量甲泼尼龙，病情稳定后逐渐减量，用小剂量维持。雄激素等可加速幼红细胞的成熟与释放，但改善贫血效果不肯定。红细胞生成素水平低者可用人重组 EPO。

（2）缩脾治疗

芦可替尼：起始剂量主要依据患者的血小板计数水平。治疗前 PLT>200×10⁹/L 患者的推荐起始剂量为 20mg 每日 2 次，PLT（100~200）×10⁹/L 患者的推荐起始剂量为 15mg 每日 2 次，PLT（50~<100）×10⁹/L 患者的推荐起始剂量为 5mg 每日 2 次。前 4 周不应增加剂量，调整剂量间隔至少 2 周，最大用量为 25mg 每日 2 次。治疗过程中 PLT<100×10⁹/L 时应考虑减量；PLT<50×10⁹/L 或中性粒细胞绝对计数<0.5×10⁹/L 应停药。

在治疗前及治疗过程中用 MPN-10 评估患者临床症状负荷。此外，采用触诊或 B 超监测脾脏大小变化。停药应在 7~10d 内逐渐减停，避免突然停药，停药过程中推荐加用泼尼松 20~30mg/d。芦可替尼最常见的非血液学不良反应是感染（特别是泌尿系感染和呼吸系统感染）以及病毒再激活。用药前应仔细询问既往感染史（特别是带状疱疹、结核和肝炎病毒感染史），常规筛查 HIV 和肝炎病毒，肝炎病毒携带者应在用药过程中动态监测病毒拷贝数定量。

羟基脲：缩脾的有效率约为 40%。羟基脲治疗无效的患者可用其他骨髓抑制剂替换，如静脉注射克拉屈滨（5mg·m⁻²·d⁻¹×5d，每次输注 2h，每月 1 个疗程，重复 4~6 个月）、口服美法仑（2.5mg 每周 3 次）或口服白消安（2~6mg/d，密切监测血常规）。

2. 二线治疗选择

（1）放射性核素治疗：胸椎椎体是 PMF 非肝脾性髓外造血（EMH）的最常见部位。其他的部位包括淋巴结、肺、胸膜、小肠、腹膜、泌尿生殖道和心脏。当出现临床症状时，可采用低剂量病灶局部放疗（0.1~1.0Gy，分为 5~10 次照射）。目前，低剂量放疗是 PMF 相关非肝脾 EMH 的治疗选择。

脾区照射放射治疗可缓解肝、脾肿大所致的饱胀症状，但症状缓解时间较短（中位时间 3~6 个月）。脾区照射的总剂量为 0.1~0.5Gy（分为 5~10 次照射）。主要不良反应是血细胞减少，由此而导致的死亡率可达 10% 以上。

（2）脾切除术：PMF 脾切除术的围手术期死亡率为 5%~10%，术后并发症发生率约为 50%。并发症包括手术部位出血、血栓形成、膈下脓肿、肝脏加速肿大、血小板计数极度增高和伴原始细胞过多的白细胞增多。考虑脾切除的患者须体能状况良好且无弥散性血管内凝血（DIC）的临床或实验室证据。

是否进行脾切除需权衡利弊,慎重考虑。脾切除的适应证有:①巨脾,有明显压迫症状或脾梗死疼痛不止者;②门静脉高压并发食管静脉曲张破裂出血;③血小板明显减少伴出血;④严重溶血性贫血;⑤药物难治的显著脾肿大伴有疼痛或合并严重恶病质,以及依赖输血的贫血。

切脾后的并发症为出现快速进展的肝大及血小板增多症,可能加重血栓形成。术后上述并发症发生率为 15%~30%,死亡率接近 10%,死亡原因主要是血栓形成、出血、感染。

(3)靶向治疗

1)沙利度胺:传统剂量($>100mg/d$)沙利度胺单药治疗有效率较低且不良反应明显,不建议单药治疗。小剂量沙利度胺($50mg/d$)联合泼尼松($0.5mg\cdot kg^{-1}\cdot d^{-1}$)较单用沙利度胺能提高疗效,减少不良反应。有 2 度或以上外周神经病的患者不宜选用沙利度胺。

2)来那度胺:单药治疗 MF 的 Ⅱ 期临床试验结果表明,贫血、脾大、血小板减少的有效率分别为 22%、33%、50%。来那度胺(PLT$<100\times10^9/L$ 的患者起始剂量为 5mg/d,PLT$\geqslant100\times10^9/L$ 的患者起始剂量为 10mg/d,连续服用 21d 后停用 7d,28d 为 1 个周期)。

(4)造血干细胞移植:allo-HSCT 是目前唯一可能治愈 PMF 的治疗方法,但有较高的治疗相关死亡率和并症发生率。常规强度预处理 allo-HSCT 的 1 年治疗相关死亡率约为 30%,OS 率约为 50%;减低强度预处理者,5 年中位 OS 率约为 45%,与治疗相关和复发相关死亡率相近。

八、预后

本病进展缓慢,病程长短不一,常见的死因为严重的贫血、感染、心衰和出血,中位数生存期 2~5 年不等,少数可生存 10 年以上。

急性型者病情进展迅速,病程多<1 年。约 20% 患者最后可转化为急性粒细胞白血病。

本章小结

1. 临床上存在以一种或多种血细胞质和量的异常、脾大、出血倾向、血栓形成及髓外造血组织增生(extramedullary hematopoiesis,EMH)为特征的一组疾病。分为以红细胞系增生为主的真性红细胞增多症(polycythemia vera,PV);以巨核细胞系增生为主的原发性血小板增多症(essential thrombocytosis,ET);以原纤维细胞增生为主的原发性骨髓纤维化症(primary myelofibrosis,PMF)。研究发现这是一组造血多能干细胞克隆性增殖的疾病,曾被称为骨髓增殖性疾病(myeloproliferative diseases,MPD),2008 年 WHO 将原慢性骨髓增殖性疾病(CMPD)改称为骨髓增殖性肿瘤(myeloproliferative neoplasm,MPN),反映了这类疾病显著的克隆性遗传学改变。其中每一种 MPN 都有进展为急性白血病的倾向。

2. JAK2 基因突变在一些 BCR-ABL1 阴性骨髓增殖性肿瘤(MPN)的发病中起着关键作用,现今研究已证实,97%~99% 的 PV 患者有 JAK2V617F 或 JAK2 第 12 外显子突变,80%~90% 的 ET 和 PMF 患者有 JAK2V617F、MPL 或 CARL 基因突变,JAK2V617F、MPL 和 CARL 基因突变检测应列为 Ph 阴性 MPN 患者的常规检查。基因突变影响 JAK-STAT 通路,导致 JAK-STAT 通路异常活化。

3. 目前尚无特异性疗法。患者无症状,血象基本正常时不需立即治疗。治疗方法需根据患者的临床及血液学改变而定。大多采用综合治疗,其目的在于:①改善症状,如改善贫血及解除巨脾引起的压迫症状;②抑制骨髓造血功能以避免和减少并发症,如使血容量及红细胞容量尽快接近正常,如减少血小板数以控制和预防出血、血栓形成和栓塞,以期获得病情缓解。针对 JAK2 基因的点突变,可应用芦可替尼治疗。

思考题

1. 描述骨髓增殖性肿瘤的定义。

2. 骨髓增殖性肿瘤和骨髓增殖性疾病有什么联系与区别？

3. 列表对比分析骨髓增殖性肿瘤主要分类之间的区别。

4. 确诊骨髓增殖性肿瘤的主要依据有哪些？

5. 骨髓增殖性肿瘤有无特异性治疗？目前主要的治疗方法有哪些？

（刘华胜）

第二十八章
造血干细胞移植

第一节　概　　论

一、定义、分类与发展历程

造血干细胞移植（hematopoietic stem cell transplantation，HSCT）是将他人或自身的造血干细胞移植到患者体内、重建造血及免疫系统，用来治疗疾病的一种治疗方法，是治疗恶性血液病、骨髓衰竭性疾病、部分先天性及代谢性疾病最主要的手段乃至唯一的治愈方法。

按照供者类型 HSCT 分为自体造血干细胞移植（autologous HSCT，auto-HSCT）、同卵双生间的同基因造血干细胞移植（syngeneic HSCT，syn-HSCT）和同种异基因造血干细胞移植（allogeneic HSCT，allo-HSCT）；后者又分为血缘供者移植和非血缘供者移植。根据造血干细胞来源分为骨髓移植（bone marrow transplantation，BMT）、外周血干细胞移植（peripheral blood stem cell transplantation，PBSCT）和脐血移植（umbilical cord blood transplantation，UCBT）。根据移植前的预处理强度可分为清髓性移植、减低预处理剂量移植和非清髓性移植。根据是否对移植物作体外处理分为非体外去除 T 细胞移植、体外去除 T 细胞移植或纯化 CD34⁺ 细胞移植。按照供受者之间的人类白细胞抗原（human leukocyte antigen，HLA）匹配的程度又可分为 HLA 全相合、部分相合或单倍型移植。

在 20 世纪 60 年代晚期，HSCT 临床尝试最早成功的报告来自对免疫缺陷儿童移植的研究。1968年 Gatti 等第一次给一名严重联合免疫缺陷症患儿实行了 allo-HSCT，获得免疫功能重建。1969 年初，西雅图移植中心 E.D.Thomas 等成功为一名慢性髓系白血病急变期患者实行了同胞相合 allo-HSCT。1972 年，Thomas 等人首次报告了 allo-HSCT 成功治疗重型再生障碍性贫血（severe aplastic anemia，SAA）。1975 年，西雅图移植中心在《新英格兰医学杂志》发表了关于 HSCT 的综述，回顾了 HSCT 的基本原理和实验背景，强调了组织相容性的重要性和使用非亲属供者的可能性，并描述了患者移植前的准备、移植的技术方法和支持性措施的重要性。1979 年，Thomas 和 Blume 等分别报告了 HSCT 治疗处于第一次疾病缓解期（first complete remission，CR1）的急性髓细胞性白血病的临床研究，结果显示约 50% 的患者可获得长期生存，证实急性白血病早期进行 HSCT 可以明显提高生存率。自此，HSCT 治疗急性白血病在全世界范围广泛开展。Thomas 由于对"人体器官和细胞移植的研究"的贡献，于 1990 年获得诺贝尔生理学或医学奖。

在国内，北京大学血液病研究所于 1964 年成功完成亚洲首例 syn-HSCT 治疗 AA 后，又于 1981年成功地完成了国内首例同胞 allo-HSCT 治疗急性白血病。1996 年我国成功地开展了首例 PBSCT及首例非血缘 HSCT。我国 HSCT 事业经历半个世纪的发展在许多领域取得长足的进步。中华医学会血液学分会造血干细胞移植应用学组的资料显示移植例数逐年上升。HSCT 技术体系的进步集中体现在以下几个方面。

（一）适应证的拓展及变化

造血干细胞来源的多样化使得传统的同胞全相合供者来源之外，非血缘供者、人类脐带血造血干细胞及亲属单倍型供者都可以用于 HSCT,并且各类供者来源移植的疗效逐渐接近同胞供者移植。酪氨酸激酶抑制剂(tyrosine kinase inhibitors,TKI)等靶向药物的应用使得过去那些不易达到 CR 的急性白血病,如费城染色体[Ph,t(9;22)]阳性的急性淋巴细胞白血病(acute lymphoblastic leukemia,ALL),获得缓解与 HSCT 的机会。以减低剂量预处理方案为代表的预处理改进技术使得过去那些无法耐受常规剂量 HSCT 的高龄患者、脏器功能不全的患者可以接受移植。支持治疗的完善使得 HSCT 的安全性与疗效大幅提高,过去需要 HSCT 而不具备 HSCT 条件的患者得以接受 HSCT。HSCT 治疗恶性血液疾病的比例不断提高,治疗 AA、范科尼贫血(Fanconi anemia,FA)、阵发性睡眠性血红蛋白尿(paroxysmal nocturnal hemoglobinuria,PNH)、遗传性疾病等的数量大大增加,相应技术不断完善。

(二) 移植方式的进步

HSCT 移植物从三十年前单用骨髓到近二十年来 PBSC 已成为干细胞的主要来源,UCBT 已成为儿童血液病 HSCT 的良好选择。

HSCT 模式更加多样化。因为仅有 25%~30% 的患者具有 HLA 相合的同胞供者,HSC 传统来源的不足限制了 HSCT 技术的临床推广应用。1979 年,Hansen 等人成功进行了第一例非血缘关系供者 HSCT,促进了美国国家骨髓捐赠者协会(National Marrow Donor Program,NMDP)中心的建立。我国的"中国非血缘关系 HSCT 供者资料检索库"始建于 1992 年,1996 年 9 月首例非血缘供者 PBSCT 成功实施。1979 年 O'Reilly 等首次报告采用父亲 HLA 单倍体 HSCT 的可行性。20 世纪 70 至 90 年代,欧美移植中心主要采用体外去除移植物中的 T 淋巴细胞来减少致死性移植物抗宿主病(graft versus host disease,GVHD),但早期的临床结果显示,allo-HSCT 的植入率极低,并与 HLA 不相合程度呈正相关。20 世纪 90 年代初开始,意大利 Ruggeri 研究组开始以增加输入高剂量造血干细胞来促进体外去除 T 淋巴细胞移植的植入率,80% 的患者获得了干细胞植入,且 GVHD 发生率显著低于未去除 T 淋巴细胞组,但感染和复发成为移植相关死亡(transplant related mortality,TRM)的主要原因。北京大学血液病研究所经过多年的探索成功建立了 HLA 单倍型 HSCT 模式,采用供受者同时诱导免疫耐受,联合使用粒细胞集落刺激因子(granulocyte colony stimulating factor,G-CSF)动员的 PBSC 和骨髓,HSCT 后给予系列的免疫抑制进一步诱导免疫耐受,很好地解决了 HLA 不合移植受者对 HSC 的排斥及 GVHD 问题,使得亲缘单倍型 HSCT 的疗效与同胞 HLA 相合及非血缘 HSCT 相当,彻底解决了 HSC 来源匮乏的问题。

(三) 移植后严重合并症的诊治进展

移植后恶性血液病的复发是 HSCT 失败和患者死亡的主要原因之一。积极寻找早期复发的预警标志,连续动态监测移植后可检测残留病灶(measurable residual disease,MRD),据此进行复发危险分层及个性化干预,减少移植后血液形态学复发,同时有效地增强移植物抗白血病(graft versus leukemia,GVL)效应而不增加 GVHD 发生发展,是目前移植后恶性病复发防治的重点。移植后患者免疫功能低下,感染性疾病是移植后常见的并发症及又一主要死亡原因。

(四) 国际性移植组织与网络

全球血液和骨髓移植网络(Worldwide Network for Blood and Marrow Transplantation,WBMT)是一个与世界卫生组织(World Health Organization,WHO)相关联的科学组织,其使命是加强国际造血干细胞移植、干细胞捐献和细胞治疗的合作,目的是专门推动科学和教育活动的发展和协调。WBMT 于 2007 年成立,四个创始成员为亚洲太平洋地区血液和骨髓移植协作组(Asia Pacific Blood and Marrow Transplantation Group,APBMT)、国际血液和骨髓移植研究中心(Center for International Blood and Marrow Transplant Research,CIBMTR)、欧洲血液和骨髓移植协作组(European Society for Blood and Marrow Transplantation,EBMT)和世界骨髓捐赠协会(World Marrow Donor Association,WMDA)。

二、异基因造血干细胞移植的适应证与禁忌证

从疾病角度而言,与非 HSCT 治疗方法相比,适应证中的疾病采用 HSCT 的方法治愈率或无病生存率更高。随着 HSCT 技术的进步,HSCT 体系的安全性在过去的 20 年中大幅提高,绝对的禁忌证很少。目前相对的禁忌证为未控制的活动性感染、危及生命的大脏器功能不全和不能主动配合治疗的精神意识状态。

(一) 恶性血液病

1. 急性早幼粒细胞白血病　①APL 初始诱导失败;②首次复发的 APL 患者,包括分子生物学复发(巩固治疗结束后 *PML-RARα* 连续两次阳性按复发处理)、细胞遗传学复发或血液学复发,经再诱导治疗后无论是否达到第 2 次血液学完全缓解只要 *PML-RARα* 基因检测仍为阳性者。

2. 急性髓系白血病(非 APL)　①CR1 期预后良好组、强化治疗后 MRD 检测呈阳性者;②CR1 期预后中、高危组;③经过 2 个以上标准诱导化疗达到 CR1 者;④由骨髓增生异常综合征(myelodysplastic syndrome,MDS)转化的 AML;⑤≥CR2 期;⑥未获得 CR 者。

3. 急性淋巴细胞白血病

(1) 年龄 15~60 岁:CR1 期均具有移植指征,青少年且采用儿童化疗方案参照以下儿童部分。≥CR2 期均具有移植指征。难治、复发后不能缓解者,可尝试性进行 allo-HSCT。

(2) 年龄 ≤14 岁:CR1 期下列情况有移植指征:33 天未达到血液学 CR;达到 CR 但 12 周时 MRD 仍 ≥10^{-3};伴有 *MLL* 基因重排阳性,年龄<6 个月或起病时 WBC>300×10^9/L;伴有费城染色体阳性的患者,尤其对泼尼松早期反应不好或 MRD 未达到 4 周和 12 周阴性标准。≥CR2 下列情况有移植指征:很早期复发及早期复发。所有 CR3 以上患者均具有移植指征。难治、复发未缓解者,可尝试性进行移植。

(3) >60 岁患者:身体状况符合移植条件者,建议在 CR1 期进行移植。

4. 慢性髓性白血病下列情况有移植指征

(1) 新诊断的儿童和青年 CML 患者,具有 HLA 相合的同胞供者时或有配型较好的其他供体,在家长完全知情和理解移植利弊的情况下也可以进行移植。

(2) 慢性期患者如果 Sokal 评分高危而 EBMT 风险积分 ≤2,且有 HLA 相合供者,移植可为一线治疗。

(3) 伊马替尼治疗失败的慢性期患者,可根据患者的年龄和意愿考虑移植。

(4) 伊马替尼治疗中或任何时候出现 *BCR-ABL* 基因 T315I 突变者,首选移植。

(5) 第二代 TKI 治疗反应欠佳、失败或不耐受者,可进行移植。

(6) 加速期或急变期患者建议有效的 TKI 治疗后进行移植。

5. MDS 及骨髓增生异常综合征 / 骨髓增殖性肿瘤

(1) 国际预后评分系统(International Prognosis Scoring System,IPSS)评分中危 -2 及高危。

(2) IPSS 低危或中危 -1 伴有严重中性粒细胞或血小板减少,或输血依赖。

(3) 幼年型粒 - 单核细胞白血病。

6. 骨髓纤维化(myelofibrosis,MF)　中危 -2 和高危的原发或继发性 MF。

7. 多发性骨髓瘤(multiple myeloma,MM)　具有根治愿望的年轻患者,尤其具有高危遗传学核型,如 t(4;14)、t(14;16)、17p- 或初次 auto-HSCT 后疾病进展需要挽救性治疗的患者。

8. 霍奇金淋巴瘤(Hodgkin lymphoma,HL)　难治或 auto-HSCT 后复发患者。

9. 非霍奇金淋巴瘤(non-Hodgkin lymphoma,NHL)

(1) 慢性淋巴细胞白血病 / 小淋巴细胞淋巴瘤:年轻患者下列情况下有移植指征:嘌呤类似物无效或获得疗效后 12 个月之内复发;嘌呤类似物为基础的联合方案或 auto-HSCT 后获得疗效,但 24 个月

内复发；具有高危细胞核型或分子学特征，在获得疗效或复发时；发生 Richter 转化。

（2）其他：滤泡性淋巴瘤、弥漫大 B 细胞淋巴瘤、套细胞淋巴瘤、淋巴母细胞淋巴瘤和 Burkitt 淋巴瘤、外周 T 细胞淋巴瘤、NK/T 细胞淋巴瘤，在复发、难治或 ≥CR2 患者具有 allo-HSCT 指征。成年套细胞淋巴瘤、淋巴母细胞淋巴瘤、外周 T 细胞淋巴瘤、NK/T 细胞淋巴瘤患者，具有 HLA 相合的同胞供者时 CR1 期也可以考虑 allo-HSCT。

（二）非恶性血液病

1. 再生障碍性贫血

（1）新诊断的 SAA：患者年龄<50 岁（包括儿童），具有 HLA 相合的同胞供者；儿童患者，非血缘供者 ≥9/10 相合；有经验的移植中心可以尝试替代供者（HLA 相合的非血缘或单倍型相合供者）移植。

（2）复发、难治 SAA

1）经免疫抑制治疗（immunosuppressive therapy，IST）失败或复发，<50 岁，有同胞相合供者或非血缘供者、单倍体相合供者具有移植指征，也可以尝试 UCBT。

2）经 IST 治疗失败或复发，年龄 50~60 岁，体能评分 ≤2，有同胞相合供者或非血缘供者也可进行移植。

（3）输血依赖的非 SAA 患者，移植时机和适应证同 SAA。

2. 地中海贫血　适用于依赖输血的重型地中海贫血。

3. 范科尼贫血　在输血不多且并未转变为 MDS 或白血病时行移植。

4. 其他　如重症联合免疫缺陷综合征等先天性缺陷、黏多糖累积症等先天遗传代谢病等。

三、自体造血干细胞移植的适应证

主要适应证是对化疗和 / 或放疗较为敏感且骨髓未受累的各类肿瘤或严重自身免疫病，以下肿瘤部分主要列举血液系统肿瘤。

（一）恶性淋巴瘤

1. 化疗敏感的复发性霍奇金淋巴瘤。

2. 化疗敏感的复发性弥漫大 B 细胞淋巴瘤。此类淋巴瘤推荐以 auto-HSCT 作为挽救性治疗；尽管老年人的治疗结果不如年轻人，年龄并不是 auto-HSCT 的禁忌；外周血是 auto-HSCT 标准的干细胞来源；不推荐两次或多次连续的 auto-HSCT。

3. 化疗敏感的复发性或大细胞转化型滤泡性淋巴瘤。

4. CR1 期患者的巩固治疗或治疗化疗敏感的复发性外周 T 细胞淋巴瘤。

5. CR1 期患者的巩固治疗或治疗化疗敏感的复发性套细胞淋巴瘤。

（二）多发性骨髓瘤

适合 HSCT 患者在诱导治疗之后序贯进行 auto-HSCT 已经成为 MM 的标准治疗模式。对于适于 HSCT 患者，蛋白酶体抑制剂联合免疫调节剂以及地塞米松的方案已经成为标准诱导治疗方案。需要注意的是，含新药的诱导方案对于干细胞采集会有一定影响，以来那度胺为著，沙利度胺次之。因此，建议在拟行 auto-HSCT 之前的诱导治疗以 3~4 个疗程为宜。建议所有 MM 患者在移植前尽可能完善预后分层，尤其是移植前复发者。与急性白血病不同，对于诱导治疗获得部分缓解（partial remission，PR）的 MM 患者增加诱导疗程不会使生存获益。诱导治疗耐药的患者也可能从 auto-HSCT 中获益。因此对于原发难治的患者应尽快进行 auto-HSCT 而非挽救性化疗，减低肿瘤负荷之后再行 auto-HSCT。65 岁以上、一般状况好、没有严重并发症的均可考虑 auto-HSCT。肾功能损伤甚至透析的 MM 患者也可以进行 auto-HSCT。

（三）自身免疫病（autoimmune disease）

迄今，auto-HSCT 仍是唯一能使重症免疫性风湿病患者获得长期无症状缓解的治疗手段。EBMT 建议遵循以下原则：auto-HSCT 可作为重症自身免疫病经常规治疗后病情仍进展的患者的二线或三线治疗。准备接受 auto-HSCT 治疗的患者应由具有资质的血液病及风湿免疫病专家联合组成的诊疗中心会诊，应尽可能地纳入设施完善且能严格按药品临床试验管理规范（management standard for clinical trials of drugs，GCP）要求、有严格入选标准及研究终点的 II 期或 III 期临床研究。

主要推荐的可以考虑 auto-HSCT 治疗的疾病有：风湿性疾病包括系统性硬化病、免疫性肺动脉高压、坏死性血管炎、风湿性关节炎（伴严重并发症如坏死性血管炎、巩膜炎、伴不良预后因素、快速进展、关节破坏、常规治疗耐药）、系统性红斑狼疮重要脏器受累且常规治疗无效、抗磷脂抗体综合征、严重的不能控制的冷球蛋白血症、儿童风湿病（系统性硬化伴肺纤维化、严重的皮肌炎伴肺纤维化、严重的坏死性血管炎）。神经系统疾病包括多发性硬化、重症肌无力。

下述情况不建议采用 auto-HSCT 治疗：器官功能障碍如系统性硬化病患者左室射血分数<50%，其余病种<40%；未控制的室性心律失常；心包积液大于 1cm；系统性硬化病患者肌酐清除率<40ml/$(min\cdot m^2)$，其余病种<30ml/$(min\cdot m^2)$；系统性硬化病患者肺一氧化碳弥散功能 < 预计值 40% 预示其肺动脉压力>50%，对多发性硬化症患者来说则提示由于呼吸肌累及造成的临床或亚临床通气损伤；活动性消化道出血；存在未控制的急、慢性感染，包括 HIV、HTLV-1 和 HTLV-2，乙肝表面抗原阳性及丙肝 PCR 阳性；女性妊娠期。

第二节 移植前准备

一、受者的评估

HSCT 前评估是医师通过对患者和供者情况的全面了解，预测患者的 HSCT 相关风险和疾病的复发概率，以推测患者疾病治愈机会的过程。由此也有利于在规范治疗框架中制定个体化方案。评估包含从疾病状态评估 HSCT 适应证及最佳 HSCT 时机，从患者身心状况评估 HSCT 耐受性及移植后非复发死亡风险等。评估内容包括主要脏器功能、既往感染诊疗情况及结局、潜在感染威胁、心理认知状态、营养状况、输血史、过敏史、经费、家庭或单位支撑情况等。最终将患者身体的多个客观指标归纳到一个评分系统，成人受者 Karnofsky 积分应该不低于 70 分，儿童受者 Lansky 评分（表 28-1）不低于 60 分可接受 HSCT。造血干细胞移植合并症指数（hematopoietic stem cell transplantation-comorbidity index，HCT-CI，表 28-2）、查尔森合并症指数（Charlson Comorbidity Index，CCI）等是 HSCT 前预测临床疗效的常用指标。

表 28-1 一般状况评估——Karnofsky 与 Lansky 评分量表

体力状况——Karnofsky 评分	评分	体力状况——Lansky 评分（适用于儿童）
正常，无症状和体征	100	正常活动
能进行正常活动，有轻微症状和体征	90	对于较重的体力活动有轻度限制
勉强进行正常活动，有一些症状或体征	80	正常活动，但容易疲劳

续表

体力状况——Karnofsky评分	评分	体力状况——Lansky评分(适用于儿童)
生活能自理,但不能维持正常生活和工作	70	生活工作轻度受限,更少进行娱乐活动
生活能大部分自理,但偶尔需要别人帮助	60	能起床走动,但活动受限,生活自理
常需要人照料	50	可以自己穿衣,大部分时间卧床;可以进行安静活动
生活不能自理,需要特别照顾和帮助	40	大部分时间卧床
生活严重不能自理	30	卧床不起,生活不能自理
病重,需要住院和积极的支持治疗	20	卧床,经常睡着;被动活动
重危,临近死亡	10	无活动
死亡	0	无反应

表 28-2　造血干细胞移植合并症指数(HCT-CI)评分表

合并症	定义	HCT-CI 分值
心律失常	房颤或房扑,病态窦房结综合征,或室性心律失常	1分
心脏病	冠状动脉疾病(一支或多支冠状动脉狭窄需要治疗、支架或旁路移植),充血性心力衰竭,心肌梗死,或射血分数(EF)≤50%	1分
炎症性肠病	克罗恩病或溃疡性结肠炎	1分
糖尿病	除饮食控制外,需要胰岛素或口服降糖药治疗	1分
脑血管疾病	短暂性脑缺血发作或脑血管意外	1分
精神障碍	需要精神病学咨询或治疗的抑郁或焦虑	1分
轻度肝疾病	慢性肝炎,胆红素 > 正常值上限(ULN)~1.5 × ULN, 或 AST/ALT>ULN~2.5 × ULN	1分
肥胖	BMI>35kg/m^2	1分
感染	要求在第 0 天以后继续进行抗菌治疗	2分
风湿病	系统性红斑狼疮(SLE),类风湿关节炎(RA),多肌炎,混合性结缔组织病(CTD),或风湿性多肌痛	2分
消化性溃疡	需要治疗	2分
中重度肾疾病	血清肌酐>2mg/dl,进行透析,或先前肾移植	2分
中度肺疾病	一氧化碳弥散量(DLCO)和 / 或 FEV$_1$% 66%~80% 或轻度活动性呼吸困难	2分
先前实体瘤	先前任何时间治疗史,不包括非黑色素瘤皮肤癌	3分
心瓣膜病	除外二尖瓣脱垂	3分
重度肺疾病	DLCO 和 / 或 FEV$_1$% ≤ 65% 或休息时呼吸困难或需要吸氧	3分
中重度肝疾病	肝硬化,胆红素 > 1.5 × ULN,或 AST/ALT > 2.5 × ULN	3分

二、HLA 配型简介及临床应用

（一）HLA 抗原

主要组织相容性复合体（major histocompatibility complex，MHC）也被称为 HLA 复合体，位于人第 6 号染色体短臂 6p21.31，DNA 片段长度约为 4Mb。在免疫过程中，T 细胞特异性识别抗原提呈细胞所提呈的抗原肽 -MHC 分子复合物，从而引发一系列免疫反应。MHC 分子在 HSCT 中具有重要的作用。20 世纪 50 年代初人们发现多次输血患者的血清能够使献血者的白细胞凝集，直到 1958 年 Dausset 检出了第一个人类白细胞抗原。因为该抗原首先在白细胞表面被发现，因此人类 MHC 被称为 HLA。

HLA 基因按照其在染色体上的排列分为 3 个区：HLA Ⅰ、HLA Ⅱ 和 HLA Ⅲ 类基因区。位于 Ⅰ 类基因区的 HLA-A、HLA-B 和 HLA-C 基因属于经典 HLA Ⅰa 类基因，编码的 HLA-A、B 和 C 抗原，构成了决定 HSCT 成功与否的主要 Ⅰ 类分子。HLA-A、B 和 C 基因都具有高度的多态性。截至 2018 年 8 月，HLA-A 位点有 4 340 个等位基因，HLA-B 位点有 5 212 个等位基因，HLA-C 位点有 3 930 个等位基因。除经典 Ⅰ 类基因外，Ⅰ 类区域还包括许多其他基因，如 HLA-E、HLA-F、HLA-G 和 Ⅰ 类链相关基因 MICA 和 MICB，在免疫反应中发挥不同的作用。位于 Ⅱ 类基因区的 HLA-DR、HLA-DP 和 HLA-DQ 属经典 Ⅱ 类基因，也具有高度的多态性，在 DRB1 位点具有超过 2 268 个等位基因。HLA Ⅲ 类区域位于 HLA Ⅱ 类和 Ⅰ 类之间，包括 C2、C4、Bf、TNF-α、TNF-β、热休克蛋白等基因。Ⅲ 类基因与许多疾病密切相关，如 Graves 病、Crohn 病和系统性红斑狼疮。

HLA 等位基因在遗传过程中作为一个完整的遗传单位由亲代传给子代，即以单倍型形式连锁遗传。根据孟德尔定律，在同一家庭内的同胞兄弟姐妹们中，两个单倍型完全相同的概率为 25%。父母与子女之间则必然有一个单倍型完全相同。在临床 allo-HSCT 选择供者时，从家庭内寻找到合适供者的概率比无血缘关系者大的多。HLA 抗原 / 基因在不同的种族中的分布有较大的差异。HLA 基因并非完全随机组合，某些基因比其他基因能更多地连锁在一起，从而出现连锁不平衡。如果患者和供者的 HLA-A、HLA-B 和 HLA-DR 位点全相合，则 HLA-C 和 HLA-DQ 也可能相合。这一现象使得需要 HSCT 的患者在同种族人群中有较高概率可以找到 HLA 相合的非血缘供者。同一种族，不同地域、不同数量的调查对象也存在一定的差异。例如 HLA-B8 在高加索人群中非常普遍（5.1%~13.5%），而在亚洲人群中比较少见（0.67%~1.3%）。中国人群的 HLA 基因频率分布则显示出了明显的南北差异、东西差异。

（二）HLA 分型方法

1958 年发现了第一个 HLA 抗原之后，1964 年成立了国际 HLA 协作组，为各实验室交换试剂和未发表的数据提供了一个交流的平台。目前有三种主要的技术应用于临床及科研：序列特异性引物（sequence-specific primer，SSP）方法、序列特异性寡核苷酸探针（sequence-specific oligonucleotide probe，SSOP）杂交和 DNA 序列测定（sequence-based typing，SBT）。SSP 技术是一种 HLA 低、中分辨分型的方法；SSOP 和 SBT 方法是一种 HLA 高分辨、大通量的分型方法。第二代测序技术是一种高通量测序技术，具有检测速度快、准确率高、实验周期短等优点，可以直接获得唯一的等位基因分型结果，解决了 SBT 分型中模棱两可的分型结果，也有利于新 HLA 等位基因的发现。SBT 可确定每一个等位基因的所有编码区序列，SSOP 或 SSP 可确定编码区的部分序列。如 HLA-A 位点的等位基因由分别来自亲代的两个基因组成，称为基因型（如 A*02：01，11：01）。每一个等位基因编码表达于细胞表面的 HLA 分子，与 HLA 抗体相互作用发挥功能，因此 HLA 分子被称为 HLA 抗原。一个位点的两个 HLA 抗原称为表型（如 HLA-A2，A11）。由血清学方法命名的表型（如 HLA-A2）可以有两个或更多的基因型（如 HLA-A*02：01，02：07 和 02：05）。2010 年国际上采用了新的 HLA 命名方法，如 HLA-A*02：101：01：02N。* 号后面的 2 位数指等位基因的名称；第 1 个冒号后面指 HLA 特异性蛋白序列；第 2 个冒号后面指 DNA 编码区的无义突变；第 3 个冒号后面指非编码区序列的不同，N 指不表达基因。

　　DNA 分型方法可有低分辨（low resolution）、高分辨（high resolution）、等位基因分型三种分辨水平的分型结果。常用的 SBT 方法和 SSOP 方法都可以获得高分辨水平的分型结果，但是要得到唯一的等位基因分型，只能通过 SBT 的方法。清楚分型结果是低分辨还是高分辨有助于选择合适的供者。患者和供者在低分辨水平的相合，可能在高分辨水平不相合。对于准备进行 HSCT 的患者来说，父亲、母亲、同胞及其他近亲都是潜在的供者。非血缘供者（unrelated donor，URD）的 HLA 分型检测需要检测 5 个位点，即 HLA-A、B、C、DRB1 和 DQB1。"10/10 相合"指供受者 5 个位点的 10 个等位基因完全相同。"6/6 相合"指 HLA-A、B 抗原水平相合，DRB1 抗原水平或基因水平相合，主要用于 UCBT。当有两个或多个非血缘供者具有同等 HLA 相合程度，则需要考虑其他如 CMV 血清状态、供者年龄、供者性别和 ABO 血型等选择标准。非血缘 HSCT 中 HLA 不合（错配）程度越高则死亡率越高，某些位点不合对预后影响较重。在我国的清髓单倍体 HSCT 体系中，HLA（A、B、DRB1）抗原不合的程度对 aGVHD、生存率等预后都没有影响，提示这一原创的非体外去 T 细胞的单倍型 HSCT 体系克服了 HLA 位点不合程度对预后的影响。近期的研究证实抗 HLA 抗体，尤其是我国移植界已将供者特异性抗体（DSA）的检测作为常规检测项目。

三、干细胞来源与供者评估

（一）干细胞来源

　　1. **自体移植与同基因移植**　自体与同基因移植的优点是几乎没有 GVHD 的风险，由 HSCT 后逐步免疫重建过程的感染发生概率也较小。缺点是移植后恶性疾病复发率高。因此，仅适用于 MM、非侵袭性淋巴瘤、低中危 AML 经足够的化疗可检测 MRD 转阴后、自身免疫病及某些化疗敏感的实体肿瘤。恶性血液病接受 auto-HSCT 治疗后往往需要采取进一步防止复发的措施。HLA 全相合的同胞供者是 allo-HSCT 的最佳供者，非血缘供者、单倍型亲属供者和脐带血也是造血干细胞供体的重要来源。HLA 相合的同胞 allo-HSCT 安全性较好，植入失败率率仅 1% 左右，重度 GVHD 发生率<10%。

　　2. **亲缘单倍体移植**　同非血缘骨髓或脐带血相比，单倍型亲属供者作为 HSC 来源具有以下特点：供者来源更加广泛，几乎所有需要 HSCT 的患者都能够迅速在家族两代以内找到供者；建立及维持非血缘造血干细胞资料库需要大量投资，而亲属供者则不需要此类费用；一般来讲由于亲情关系的存在，供者的捐献意愿会更强；且当再次需要供者来源的干细胞或淋巴细胞以解决植入不良或恶性病复发时，更易快速再次获得细胞，利于总体生存率提高。因此，单倍型亲属供者的 HSCT 越来越受到国内外学者的广泛重视和采用。21 世纪初，北京大学血液病研究所原创性地建立了以 G-CSF 和抗胸腺细胞球蛋白（antithymocyte globulin，ATG）为基础的"北京方案"——单倍型亲属 HSCT 体系，使恶性血液病的无病生存率达 60%~70%，取得与 HLA 完全相合同胞 HSCT 相同的疗效，使 HSCT 迎来了"人人有供者"的时代。近年来，单倍型 HSCT 已占全国 allo-HSCT 总数的 60% 以上。因此，中国 allo-HSCT 治疗血液系统疾病专家共识推荐 HLA 单倍型亲属可作为常规供者。

　　3. **HLA 相合的非血缘移植**　对无合适 HLA 相合同胞的患者，HLA 相合的非血缘关系志愿供者是 HSCT 供体的另一可行选择。在过去几十年里，世界上许多国家已经建立了非血缘志愿供者骨髓资料库。志愿者资料库越大，找到相合供者的机会越大。白种人找到相合供者的概率远远大于黄种人和黑人。但是，非血缘供者的查询、沟通至捐献的过程耗时相对长，使得许多几周之内急需 HSCT 的患者无法在最适宜的时机接受 HSCT。

　　4. **非血缘脐带血移植**　非血缘脐带血（umbilical cord blood，UCB）具有易收集、查询迅速、HLA 要求较低等优点。非血缘 UCB 与无关供者的骨髓或外周血 HSC 相比，冻存的 UCB 很快就可以获得，可以更好地根据病情而不是根据何时获得无关供者来决定 HSCT 时机。但 UCB 单个核细胞数量较低,限制了在成人和高体重患者中的应用,一旦 HSCT 失败或病情复发,因 UCB 来源所限,不能进行再次 HSCT 或细胞治疗。

移植物中细胞数量和 HLA 相合程度是影响 UCBT 疗效的关键因素。因而对于成人来说,利用双份脐带血来增加细胞数可能是其中一项可行的措施。因为 UCBT 对 HLA 相合程度要求低,大多数的患者都能查到 4/6~6/6 相合的脐带血。目前全球已有 45 000 例以上的儿童和成人患者接受了血缘或非血缘的 UCBT。至今我国卫健委(原卫生部)正式批准建立了天津、北京、上海、广东(包括广州分库)、山东、浙江、四川 7 家(8 个)公共脐带血库,库存公共 UCB 总量约 10 万份以上,为临床提供合格的非血缘 UCB。

5. **供者优先选择法则**　非 HLA 因素,如供者年龄、性别、供受者关系、DSA、血型以及 NK 细胞同种反应性等在供者选择方面的作用越来越受到重视。非血缘供者要求 18~45 岁。NMDP 的资料显示,重度急性 GVHD 的发生率随着供者年龄的增加而增加,供者年龄每增加 10 岁,相对危险度增加 1.08(P=0.002)。供受者性别不同增加急性 GVHD 的发生率,尤其是女供男更为突出。对于女性供者而言,年龄大还意味着更可能有妊娠史,其对 HSCT 预后也会产生负面影响。鉴于这些因素,应该优先选择男性供者。ABO 血型不合的供受者之间可以进行 HSCT,但 ABO 血型不合对 HSCT 预后的影响尚存争议,没有统一结论。我国学者在一项含 1 199 例单倍型和同胞全合 HSCT 治疗急性白血病 CR1 的前瞻、多中心临床研究中发现,供受者年龄偏大、女性供男性、供受者 ABO 血型不合为移植后非复发死亡的 3 个危险因素,与是否为 HLA 全合无关;累积 0~1 个、2 个、3 个危险因素的移植后非复发死亡率分别为 8%、15% 和 31%,3 年无白血病生存率(LFS)为 78%、74% 和 58%。单倍型 HSCT 时代的到来使父母、子女、半合同胞以及旁系亲属都可能成为 HSCT 供者,常常有多个供者。我国学者发现年轻、男性供者、父亲供者较母亲供者组、父亲较年长的姐姐供者组的 HSCT 预后好;子女较同胞供者组 GVHD 发生率低等研究结果,从而建立了单倍型 HSCT 供者 "优化选择法则"。先后顺序是子女、同胞、父亲、母亲或旁系亲属。单倍型同胞供者中优先选择非遗传性母体抗原不合者。在非体外去 T 的单倍型 HSCT 模式下,DSA 阳性与 HSCT 排斥或植入不良密切相关。此外,还应考虑各移植中心的经验优势和东西方人群的差异,例如西方国家供者选择时考虑供受者之间巨细胞病毒(cytomegalovirus,CMV)血清学是否相合,但我国人群 CMV 血清学阳性率在 90% 以上,故这一点无须考虑。

(二)供者的评估

所有供者均需在捐献 HSC 前的 3 个月内全面评估身体状况,包括是否可以耐受麻醉、骨髓采集和 G-CSF 动员,是否有血液系统、心脏、肝脏、肺脏、肾脏、精神心理、感染及实体肿瘤等疾病。

四、造血干细胞的动员与采集

(一)骨髓干细胞的采集与回输

正常情况下,HSC 主要存在于红骨髓中,因此直接抽取骨髓即可获得 HSC 进行 HSCT。HSCT 时所采集的骨髓实际上是骨髓和血液的混合产物。由于一次采集骨髓血的量较多,需在开始采集前的 10~14 天分次采集其外周血,总量约 600~800ml,在采髓手术过程中回输。被采髓者的自体血回输可以减少采髓术中的绝对失血量、避免使用库存血。手术过程中还需充分补液,总补液量为采集骨髓量的 2.5~3 倍。骨髓采集术一般在无菌手术室进行。麻醉方式国外以全麻为主,国内多选择硬膜外麻醉。近年来采用静脉诱导麻醉联合局部麻醉进行骨髓采集,减轻了供者的痛苦和负担。一般选择双侧髂前上棘和髂后上棘为穿刺点。选择普通骨穿针或者 Thomas 针,多部位、多点穿刺,也可以采用不同深浅层面抽吸法。抽吸量不宜过大,否则容易引起骨髓被血液稀释。研究认为采集骨髓过程没有致命性不良反应。

采集骨髓的同时需要进行细胞计数,allo-HSCT 所需的单个核细胞(mononuclear cells,MNC)数一

般建议达 3.0×10^8/kg。如果所采集的骨髓需进行红细胞沉降、去除 T 细胞等处理，则应根据需要增加采集量。自体骨髓 HSCT 时如果不进行处理，有核细胞数达到 1.0×10^8/kg 体重即可，如低温保存，需分离骨髓中的单个核细胞，则 MNC 数量应不低于 2.0×10^8/kg 体重。采用过滤措施去除骨髓血中的一些骨髓小颗粒后直接输注。采集的骨髓血需以含肝素的无菌生理盐水或 RPMI-1640 培养液抗凝，在输注时应用鱼精蛋白中和肝素。

(二) 外周血干细胞的动员、采集、冻存与输注

1. 动员　正常情况下，HSC 存在于骨髓中特定的"壁龛"里，与周围的骨髓基质细胞、成骨细胞、内皮细胞等紧密连接，在外周血中的含量极低。使 HSC 自骨髓释放至外周血的过程即为"动员"，通过血细胞分离采集技术即可得到满足临床应用数量的 PBSC 用于 HSCT。直接测定 CD34$^+$ 细胞数可以作为检测采集物中干细胞数的可靠指标。目前临床上应用最广泛的动员方案包括化疗联合细胞因子或单独应用细胞因子的方法。细胞因子最为常用的是 G-CSF，多采用皮下注射。单独应用细胞因子动员的方法最常用于健康供者，每日给予 G-CSF 10μg/kg，分 2 次给药。常见的副作用包括骨痛、头痛、贫血、血小板降低，均可逆。正常供者中需要注意血栓形成倾向，尤其是有血栓病史或血栓家族史者。聚乙二醇化重组人粒细胞集落刺激因子 (PEGylated G-CSF) 是一种长效 G-CSF，被用于儿童患者的动员，血浆半衰期长达 33 小时，应用一剂即可获得满意的动员效果。

患者在化疗结束后从骨髓抑制期恢复时 HSC 呈数十倍增长并可出现在外周血中，利用这一特性可从外周血中获取 HSC。在没有细胞因子的年代，大剂量化疗是对化疗敏感的恶性肿瘤患者的主要动员方式，常用的有环磷酰胺、依托泊苷、阿糖胞苷、柔红霉素和顺铂等。随着细胞因子的出现，单纯采用化疗动员的方案已成为历史。淋巴瘤患者中以环磷酰胺 (4.0g/m^2) 联合 G-CSF 动员，采集中位 CD34$^+$ 细胞数可达 22.4×10^6/kg，中位单采次数 2.5 次。目前在淋巴瘤、骨髓瘤等患者中，以大剂量环磷酰胺为主的动员方案较为常用 (2~4g/m^2)，而 AML 以中大剂量阿糖胞苷 ± 蒽环类药物为主的方案较为多见，也可以选择患者曾有效的化疗方案。动员宜放在疾病缓解后 2~3 个疗程的巩固治疗后进行，不宜超过 3~6 疗程。化疗后何时开始应用 G-CSF 效果最佳至今仍无定论，一般在化疗停止后或者在白细胞降至低点时开始注射。

普乐沙福 (Plerixafor) 与 G-CSF 等细胞因子不同，可产生快速动员效果，不论在健康供者中或淋巴瘤及骨髓瘤患者中，普乐沙福单独应用或联合 G-CSF 都可以明显改善动员效果。主要副作用是胃肠道反应和注射部位局部不适，总体耐受性好。2008 年已被美国 FDA 批准，与 G-CSF 联合用于淋巴瘤和骨髓瘤患者的干细胞动员。

2. 采集　一旦开始动员，需要根据外周血中白血病、血小板、CD34 细胞等数量推测 HSC 的数量高低，确定进行外周血分离的时间和次数，以获得最大采集量。目前比较公认的方法为应用 G-CSF 5~16μg/(kg·d)，连续 5~7 天，在第 4 或第 5 天开始采集，一般共采集 1~3 天。采用化疗联合细胞因子动员时，多于化疗结束后 2~3 周进行采集。一般临床上可以参考以下指标，综合评估确定采集时机：①外周血白细胞数恢复至 2×10^9/L (1×10^9/L~3×10^9/L) 以上时；②单个核细胞数比例上升时；③血小板升到 $\geq 50 \times 10^9$/L 时；④如果条件允许，监测外周血 CD34$^+$ 细胞数可以更好地预测采集效果。

PBSC 采集是利用血细胞分离机将患者外周血分离成不同组分，采集其中的单个核细胞层，这层细胞中即富含动员的 PBSC。健康供者目前得到大多数移植单位认同的 MNC 数为 $>5 \times 10^8$/kg [$(4~8) \times 10^8$/kg]，CD34$^+$ 细胞数最低标准为 $(2~4) \times 10^6$/kg (受者体重)。恶性肿瘤患者动员前接受过多疗程的细胞毒性药物或放疗将对 HSC 造成损伤，发生动员失败，即不能采集到上述理想数量的 PBSC，这种情况在健康供者也可发生。对于动员采集效果不佳的患者，需要再次动员、增加采集次数，甚至不得不放弃 auto-HSCT。改善动员效果的方法包括提高化疗剂量、增大 G-CSF 等细胞因子的用量、联合应用不同的细胞因子组合，或者应用新的动员药物如普乐沙福等。

3. 冻存与输注　allo-HSCT 时直接回输新鲜采集的 PBSC，无须经过冻存；auto-HSCT 患者，从采集到回输可能经历数日至数月，需采用恰当的体外细胞保存方式才能保持 PBSC 活性。非冷冻保存

采用室温或4℃冰箱保存方式,干细胞活性可保存数天。采集非血缘供者骨髓或外周血造血干细胞如果需要经过长距离运输多采用这种保存方式。超过48小时使用时造血干细胞需要进行低温(-196℃液氮)保存,即应用冷冻保护剂将细胞冻存在低温状态,使用前数小时内再将细胞复苏后直接输注。二甲基亚砜是最常用的细胞冷冻保护剂,大量输入可引起严重不良反应,如恶心呕吐、过敏、剧烈头痛、血压急剧升高、心率缓慢、呼吸困难等,应尽可能减少其用量。羟乙基淀粉、右旋糖酐等也可作为冻存保护剂。

五、环境准备与病情告知

自预处理开始一个月左右的时间里HSCT受者会经历粒细胞缺乏期,需要相对严格的环境保护,一般住进空气层流洁净室中,饮食及生活用品也进行较严格的除菌处理。输注造血干细胞后2~3周中性粒细胞恢复后即可在普通病房或正常生活环境中活动。

预处理启动前医护人员会将以下内容以口头及书面的方式告知患者和/或其法定委托人,包括:HSCT的适应证、HSCT与非HSCT疗法的疗效比较、HSCT方式选择、HSCT时机、预处理方案、可能发生的各类合并症及其对策、预计发生的治疗费用等。建议育龄期患者于HSCT前就生殖细胞冻存事宜做相关专科咨询。医患双方在HSCT程序开始之前签署书面的知情同意书等医疗文书。

第三节 造血干细胞移植相关技术

一、预处理

预处理指患者在HSC回输前接受的细胞毒性药物及免疫抑制剂的联合治疗或合用全身放射治疗。auto-HSCT预处理的目的是尽可能地清除基础性疾病;allo-HSCT的作用除此之外还包括抑制患者免疫功能以确保移植物的植入。理想的预处理方案应最大限度地降低毒副反应、保证移植物植入、提高生存率和生存质量。预处理方案根据其强度大致分为3类:清髓性方案(myeloablative conditioning,MAC)、非清髓性方案(nonmyeloablative conditioning,NMAC)和减低强度的预处理方案(reduced intensity conditioning,RIC)。近年国际上逐步规范了预处理强度的界定,认为:MAC指预处理后1~3周内,患者因预处理出现不可逆的骨髓抑制和全血细胞减少,恢复造血功能必须经HSC支持;NMAC指预处理后患者仅有轻度的全血细胞减少,甚至可不需输血支持;RIC强度则介于两者之间。

预处理方案的选择受患者疾病类型、疾病状态、合并症、脏器功能、体能状况、移植方式等因素影响。如auto-HSCT预处理无须免疫抑制,而非血缘供体或单倍型HSCT的免疫抑制强度需强于同胞HLA相合HSCT;非去除T淋巴细胞的HSCT也需要较强的免疫抑制;SAA的预处理主要侧重于免疫抑制,而恶性血液病则需兼顾抗肿瘤活性;难治复发恶性血液病则需要抗肿瘤作用的强化。以下简单列举各类疾病预处理的基础方案,国内外移植中心在此基础上结合不断问世的新药和靶向药物,对于这些基础方案进行着持续的探索与优化。

allo-HSCT治疗白血病和MDS的通用清髓性预处理基础方案为Bu/Cy或TBI/Cy。其中静脉白舒非(busulfan,Bu)用量为0.8mg/kg,q6h×4d,环磷酰胺(cyclophosphamide,Cy)用量为1.8g/m²,2d;全身放疗(total body irradiation,TBI)总剂量为单次8Gy。各移植中心在此基础方案之上或有加减。

最具代表性和应用相对广泛的非清髓性预处理方案为 2Gy TBI± 氟达拉滨（fludarabine，FLU）和全淋巴结照射（total lymph node irradiation，TLI）+ATG。减低强度方案的细胞毒作用及免疫抑制强度介于 MAC 和 NMAC 之间，通常剂量符合下述范围：单次 TBI<5Gy 或分次 TBI 总量<8Gy；Bu 总剂量或美法仑（melphalan，MEL）总剂量低于 MAC 用量。RIC 方案变化繁多，通常含 90~180mg/m² 的 FLU 作为基础的免疫抑制手段，再联合减量 TBI 或烷化剂（如白舒非、美法仑）以发挥抗肿瘤作用，部分方案还包括 ATG 或阿仑单抗，以减少重度 GVHD 发生。

同胞相合 HSCT 治疗 SAA 患者常用的基础预处理方案为 Cy（总量 200mg/kg）± ATG。非血缘 HSCT 治疗 SAA 患者常用的基础预处理方案为 FLU+Cy+ATG/ 抗 CD52 单抗，也可加用低剂量 TBI（2Gy）。SAA 单倍型 HSCT 尚无统一预处理方案，目前国内常用方案包括 Bu（2d 的剂量）/Cy+ATG、Bu/Cy+FLU+ATG 及 FLU+Cy+ATG 等。

auto-HSCT 治疗淋巴瘤最常用的预处理方案是 BEAM 方案，有禁忌的患者也可选择 BEAC、CVB 等方案。auto-HSCT 治疗 MM 的经典预处理方案是 MEL（200mg/m²），以此为基础又有部分改良方案。

二、血型不合的移植物处理与输血

供受者 ABO 血型不合对造血干细胞的植入、GVHD 发生、原发血液病复发及长期无病存活均无影响，不构成 allo-HSCT 的禁忌证。与供者 ABO 血型主要不合的患者，HSCT 后红细胞系统恢复的时间会明显延迟，部分患者（几乎均为 A 型供者给 O 型患者）发生纯红再生障碍性贫血。ABO 血型不合时，采集的供者骨髓血如果直接输注将会发生溶血，应依据供受者血型及血型抗体滴度先行移植物的体外处理，即去除红细胞、部分血浆后再行输注。PBSC 采集物因其血浆及红细胞含量较少可以直接输注。

有 allo-HSCT 意向的患者在 HSCT 前输注全血、红细胞悬液和单采浓缩血小板等都应经过辐照处理。HSCT 数月后受者的 ABO 血型将转成供者型，ABO 血型转型期的患者每次输血前都需要检测其 ABO 血型，根据血型选择配合型血液成分。输注红细胞时必须事先进行交叉配血。

三、植入鉴定

在 allo-HSCT 中供者造血干细胞的植入是 HSCT 成功的第一步。通过检测供、受者之间不同的基因标记可以证实植入，还能够以此方法对植入供者细胞的存活、分布及分化进行跟踪。嵌合体（chimerism）检查以及性别不同供受者间的 Y 染色体检查均常规用于评估 allo-HSCT 后供者植入情况。

第四节　各类移植疗效

一、异基因造血干细胞移植

（一）急性髓系白血病

根据 EBMT 的报道，在 CR1 期接受 HLA 相合同胞供者 allo-HSCT 的 AML 患者无白血病生存率(leukemia free survival,LFS)为 55%~60%。SWOG/ECOG 研究表明,预后中危及高危的 AML 患者 allo-HSCT 的 5 年总体生存率(overall survival,OS)分别为 52% 和 44%。近二十年来,非血缘供者 HSCT 的疗效已接近同胞供者 HSCT。EBMT 急性白血病工作组对于超过 1 000 名不同疾病分期的 AML 患者的临床研究显示,同胞供者移植与非血缘供者移植患者 3 年的 OS 分别为 47% 和 46%。我国的研究结果表明单倍体相合移植也可取得与 HLA 相合同胞供者移植相当的 LFS 和 OS,这一结论已陆续被国内外学者在高加索人群中证实。

(二)成人急性淋巴细胞白血病

成人 ALL 临床疗效远不及儿童 ALL。EBMT 和 CIBMTR 的长期随访资料显示,成人 ALL-CR1 期接受 HLA 相合 allo-HSCT 的 3 年 OS 约为 50%,复发率和非复发死亡率(non-relapse mortality,NRM)均在 25%~30% 左右;CR2 期或进展期接受 allo-HSCT 的患者由于复发率较高,生存率只有 15%~30%。

(三)成人骨髓增生异常综合征

一项回顾性研究分析了根据 WHO 预后分组及 WPSS 危险度分组的患者行 allo-HSCT 的疗效,WPSS 评分低危的 MDS 患者 HSCT 后的 5 年 OS 为 80%,而中危、高危、极高危组患者的 5 年 OS 分别为 65%、40% 及 15%。随着单倍体相合移植技术体系的显著进步和广泛运用,非体外去 T 细胞单倍体 HSCT 在 MDS 治疗中取得了公认疗效。疾病因素(危险度分层)、患者年龄、一般状态、脏器功能等因素均是影响 HSCT 疗效的重要因素。

(四)重型再生障碍性贫血

EBMT 资料显示,2000—2009 年间同胞全合 HSCT 治疗 1 951 例 SAA 患者,10 年 OS 达 79%±2%,儿童患者 OS 高达 92%。近年来随着分子生物学 HLA 配型技术的发展、预处理方案和支持治疗的改善,EBMT 的资料显示非血缘供者 HSCT 与同胞全合供者 HSCT 疗效已接近。国内多家移植中心采用非体外去 T 单倍体 allo-HSCT 治疗 SAA,5 年 OS 为 76.5%,与同胞全合 HSCT 组无明显差异。

二、自体造血干细胞移植

(一)恶性淋巴瘤

1. **霍奇金淋巴瘤** auto-HSCT 可以使复发或耐药的 HL 患者获得持续缓解。auto-HSCT 的疗效与初始诱导化疗的疗效有一定的相关性。在初始诱导治疗后完全缓解期超过 12 个月的患者复发后进行 auto-HSCT,5 年的无进展生存率(progression-free survival,PFS)为 47%~60%;而首次缓解时间小于 12 个月的患者为 32%。初始诱导治疗未达完全缓解的患者预后更差。文献报道 auto-HSCT 后 3 年及 5 年的无事件生存率(event-free survival,EFS)分别为 38% 及 32%,3 年及 5 年的总体生存率分别为 50% 及 36%。

2. **弥漫大 B 细胞淋巴瘤** 经二线治疗获得反应的复发或耐药的患者,相比单纯维持化疗,接受 auto-HSCT 治疗生存率更高。化疗敏感的复发患者或化疗敏感但从未获得完全缓解的患者,auto-HSCT 后 3~5 年的无病生存率(disease-free survival,DFS)为 30%~60%,二线化疗耐药的患者 auto-HSCT 后 DFS 不足 10%~20%。auto-HSCT 前 PET-CT 阴性的患者无进展生存率和总体生存率更高。

3. **滤泡性淋巴瘤** 几个成熟的单中心登记性研究报告了化疗敏感的复发或大细胞转化型滤泡性淋巴瘤 auto-HSCT 的长期随访结果,10 年的 PFS 为 30%~50%。第一或第二次复发的患者比多次复发患者 HSCT 预后更好。

4. **外周 T 细胞淋巴瘤** auto-HSCT 的效果与外周 T 细胞淋巴瘤的亚型、HSCT 前缓解程度及国际预后指数(international prognostic index,IPI)评分相关。一项最大的前瞻性临床研究显示,一线化疗后达 CR/PR 的患者,接受 auto-HSCT 作为强化治疗,5 年的 OS 和 PFS 分别为 51% 和 44%,其中 ALK 阴性的间变性大细胞淋巴瘤的 5 年 OS 最高,之后依次为外周 T 细胞淋巴瘤非特指型、血管免疫母 T

细胞淋巴瘤、肠病相关 T 细胞淋巴瘤。对于复发难治的患者,auto-HSCT 作为二线挽救性治疗的 5 年 OS 在 30%~45% 左右。这类患者在联合化疗治疗后 5 年生存率≤20%。

5. 套细胞淋巴瘤　虽然 auto-HSCT 并不能达到治愈的目标,但部分患者可以经历长时间的缓解。auto-HSCT 后中位无事件生存时间接近 3 年。

(二) 多发性骨髓瘤

相关临床研究对比标准化疗和 auto-HSCT 的强化治疗,结果显示两组 OS 虽无明显差异,但 auto-HSCT 组的 EFS、无症状及无治疗的持续时间均有明显改善。IFM2009 研究对比了三药联合方案化疗与化疗后序贯 auto-HSCT 的疗效,auto-HSCT 组的 PFS 明显延长(50 个月比 36 个月)。对于高危患者,建议在 HSCT 后进行巩固治疗以及序贯含硼替佐米或其他蛋白酶体抑制剂的维持治疗,维持时间至少 1~3 年。

(三) 急性髓系白血病

预后良好和部分预后中等组 AML-CR1 期患者 auto-HSCT 后 DFS 报道在 34%~76%,其疗效与 AML 的遗传学、白血病基因、化疗中 MRD 水平关系密切。中国成人急性髓系白血病(非 APL)诊疗指南(2017 年版)和欧洲白血病治疗指南(ELN,2017 版)对于预后良好的 AML 患者推荐强化巩固治疗后进行 auto-HSCT。但近年由于靶向药物和 allo-HSCT 的疗效提升,美国国立综合癌症网络(National Comprehensive Cancer Network,NCCN)指南(2020 版)未再推荐 auto-HSCT 作为预后良好或中等组 AML-CR 患者的巩固治疗措施。

第五节　移植并发症

一、预处理相关毒性与植入失败

预处理除了造成骨髓造血抑制外势必造成一定程度的脏器损伤,大多发生于预处理后 30 天之内,需要采取适当的防治措施,是移植后 30 天之内死亡的主要原因。预处理毒性分级通常采用西雅图 Bearman 标准,即按脏器的损害程度分为 0~4 级。1 级为可逆,不需要治疗;2 级为无生命危险但需要治疗;3 级需要生命支持治疗;4 级为致死性毒性反应。另一常用的标准为美国国立癌症研究所的常规毒性判定标准。这两种评估标准主要评估 HSCT 后 30 天(肺损伤评估可至移植后 100 天)内主要脏器(包括心、肝、肺、肾、膀胱、口腔黏膜、胃肠道和中枢神经系统)的毒性反应。经有效对症支持治疗多数于预处理停止后 2 周左右显著缓解。目前有经验的移植中心中,清髓预处理移植后 30 天之内的死亡率一般<6%。

植入失败(graft failure,GF):是指 auto 或 allo-HSCT 后造血干细胞输注 30 天内未能获得造血恢复。其界定主要基于外周血中性粒细胞和血小板计数是否达到植入的标准。植入标准为造血干细胞输注后 30 天内中性粒细胞持续三天以上≥0.5×10^9/L,血小板脱离输注持续三天以上≥20×10^9/L。目前清髓方案非脐血来源移植治疗恶性血液病的植入失败率<3%;治疗 SAA 的植入失败率<5%。UCBT 者<5%~8%。

二、移植物抗宿主病

移植物抗宿主病(GVHD)是指 allo-HSCT 的患者在供者免疫的重建过程中,来源于供者的淋巴细胞攻击受者脏器产生的临床病理综合征。美国国立卫生研究院（National Institutes of Health，NIH）将 GVHD 分为急性移植物抗宿主病（acute GVHD，aGVHD）、慢性移植物抗宿主病（chronic GVHD，cGVHD）和重叠综合征三种。aGVHD 严重程度由轻到重分为Ⅰ~Ⅳ度。aGVHD 为临床诊断，尽管同时有乏力、一般状态变差等表现，其严重程度划分仅仅依据皮疹面积、胆红素水平和每 24 小时腹泻量。其诊断主要根据临床表现和实验室指标（表 28-3），参考发生时间及高危因素，结合鉴别诊断结论以及经验治疗的效果实时评估和调整，随时校正诊断或发现合并的问题。

表 28-3 改良的 aGvHD Glucksberg 分级

	累及器官		
	皮肤	肝脏 - 胆红素血症 [μmol/L（mg/dl）]	胃肠道（腹泻量）&
分级			
1	皮疹面积<25%*	34~50（2~2.9）**	500~1 000ml/d 或病理证实为上消化道 GVHD
2	皮疹面积 25%~50%	51~102（3~6）	1 000~1 500ml/d
3	皮疹面积>50%，全身红斑	103~255（6.1~15）	1 500~2 000ml/d
4	全身红斑伴水疱形成或表皮剥脱	>255（>15）	>2 000ml/d 或严重腹痛伴肠梗阻
分度			
0（无）	0	0	0
Ⅰ（轻）	1~2	0	0
Ⅱ（中）	1~3	1	1
Ⅲ（重）		2~3	或 2~4
Ⅳ$（致命）	4	或 4	—

* 患者一般情况：Ⅰ度，一般情况没有变差；Ⅱ度，轻度变差；Ⅲ度，明显变差；Ⅳ度，极度衰竭。
** 如果证实有导致胆红素升高的另一因素，脏器评分下降一个级别。
&：腹泻量适用于成年人，儿童患者腹泻量按体表面积校正。
$：Ⅳ度 aGVHD 包括了累及器官达不到诊断标准但一般情况极差的患者。

allo-HSCT 一旦启动，患者均接受以钙调蛋白抑制剂为基础的 GVHD 预防措施。不同疾病、不同类型供者的预防用药及疗程有所不同。同胞全合 HSCT 的基础方案为短程甲氨蝶呤（methotrexate，MTX）+环孢菌素（cyclosporine，CsA）。通常恶性疾病 HSCT 后 2 个月如无 GVHD 迹象渐减，+6 个月停用。SAA 等良性疾病 CsA 在 HSCT 后 1~2 年后减停。当 CsA 不耐受时应用他克莫司（tacrolimus，FK506）。aGvHD 高危患者可加用 ATG。单倍型和非血缘 HSCT 的基础预防方案为上述短程 MTX+CsA 之外加 ATG 和吗替麦考酚酯（mycophenolatemofetil，MMF）。恶性疾病 HSCT 后减停 CsA 的原则同前。UCBT 基础预防方案为 CsA+MMF，一般不用 MTX。

即使应用 GVHD 预防措施，各类 HSCT 中Ⅱ~Ⅳ度 aGVHD 发生率仍为 30%~60%。多数移植中心主张一旦诊断 aGVHD 即开始治疗，尤其对于在单倍体相合供者 HSCT 和非血缘供者 HSCT 患者中发生的 aGVHD。在用糖皮质激素时应该首先调整 CsA 或 FK506 在有效浓度范围内。甲泼尼龙

1~2mg/(kg·d)是公认的标准一线治疗方案,经过规范时间点的靶器官评估确定治疗反应,分为 CR、PR、疾病进展(progressive disease,PD)、未缓解(non-remission,NR)。一线治疗失败后需要应用其他免疫抑制剂进行二线治疗,但迄今尚无推荐的标准二线用药方案。

cGVHD 可以累及全身的任何一个或多个器官,还可以影响免疫重建质量,是影响移植后存活者远期生活质量和生存率的重要合并症,重度者发生率 20% 以下。NIH cGVHD 分级系统根据在指定时间每个受累脏器的严重程度划分,涉及的器官分别为皮肤、口腔、眼睛、胃肠道、肝脏、肺部、关节、筋膜和阴道,0 分指没有症状;1 分指没有严重的功能受损,对日常活动没有影响;2 分指对日常活动有明显影响但没有残疾;3 分指对日常活动有严重影响并伴严重残疾。综合各项积分为轻、中、重三类。轻度包括 1~2 个器官最高 1 分的患者,中度为至少 1 个器官 2~3 分或多个器官 1 分,肺为 1 分时总分级为中度(表 28-4)。诊断了 cGVHD 的患者,每 3 个月重新评估分级。

表 28-4　美国国立卫生研究院(NIH)慢性移植物抗宿主病诊断分级

	0 分	1 分	2 分	3 分
体能评分:KPS,ECOG,LPS*	无症状,活动完全不受限(ECOG 0,KPS 或 LPS 100%)	有症状,体力活动时轻度受限(ECOG 1,KPS 或 LPS 80%~90%)	有症状,可自理,<50% 时间卧床(ECOG 2,KPS 或 LPS 60%~70%)	有症状,生活自理受限,>50% 时间卧床(ECOG 3~4,KPS 或 LPS<60%)
皮肤: □斑丘疹 □扁平苔藓样变 □丘疹鳞屑样病变或鳞癣 □色素沉着 □色素减退 □毛发角化 □红斑 □红皮病 □皮肤异色病 □硬化改变 □瘙痒症 □毛发受累 □指甲受累 □体表面积 %	□无症状	□<18% 体表面积,无硬化改变	□18%~50% 或浅层硬化	□>50% 体表或深层硬化
口腔	无症状	轻度症状 摄入不受限	中度症状 摄入轻度受限	严重症状 摄入明显受限
眼	无症状	轻度眼干燥症(需要滴眼<3 次 /d)或无症状性干燥性角结膜炎	中度眼干燥症(需要滴眼 ≥3 次 /d),不伴有视力受损	严重眼干燥症,无法工作,视力丧失
胃肠道	无症状	吞咽困难、厌食、恶心、呕吐、腹泻、腹痛但体重减轻<5%	有症状,体重减轻 5%~15%	有症状,体重减轻>50%,需要营养支持或食管扩张

续表

	0分	1分	2分	3分
肝	正常	胆红素 ALT/AST 升高,但<2ULN	2~5ULN	>5ULN
肺	无症状 FEV$_1$%≥80%	轻微症状(爬1楼气短) 60%≤FEV$_1$%<80%	中度症状(平地活动气短) 40%≤FEV$_1$%<60%	静息气短,需氧 FEV$_1$<40%
关节筋膜	无症状	肢体轻微僵直	四肢至少1个关节僵硬,关节挛缩,活动中度受限	挛缩伴严重活动受限
生殖系统	无症状	轻微症状,查体时无明显不适	中度症状,检查时轻度不适	严重症状
总的器官评分		轻度 累及1~2个器官(肺除外),每个器官的积分≤1	中度 ≥1个器官,一个器官的积分为2或≥3,一个器官的积分为1,或肺部积分为1	重度 任何器官积分≥3 或肺部积分≥2

*KPS:Karnofsky performance score,卡氏功能状态评分;ECOG:Eastern Cooperative Oncology Group,美国东部肿瘤协作组评分;LPS:Lansky performance score,儿童功能状态评分。

迄今 allo-HSCT 体系中并无特异性针对 cGVHD 的标准预防方案。根据 HSCT 后患者三个月左右的临床表现综合确定临床诊断,受累脏器的病理活检只是辅助诊断的手段。cGVHD 一旦发生,无论轻重都应给予干预。治疗目标是阻断具有破坏性的免疫进程,缓解症状,预防其进展到不可逆的残疾或死亡,最终在稳定建立免疫耐受之后逐渐停用免疫抑制剂。控制 cGVHD 最理想的状态是在避免出现重症 cGVHD 表现的同时保持 GVL。cGVHD 的典型病程持续平均 2~3 年,诊断后存活超过 5 年的患者约 85% 可以停用全身治疗。其治疗主要包括免疫抑制剂或免疫调节剂的全身应用、综合辅助治疗和支持治疗。最常应用的一线方案是达有效血药浓度的 CsA 或 FK506 加泼尼松,泼尼松剂量一般为 1mg/(kg·d)。免疫抑制治疗的中位时间为 2~3 年,治疗有效后建议 9 个月后药物缓慢减量;治疗 3 个月以上 cGVHD 活动性症状仍不能完全恢复,需重新评估病情;治疗 3 个月无效或疾病进展,应开始挽救性治疗。

三、感染性疾病

移植后由于患者会经历粒细胞缺乏、黏膜屏障受损及免疫功能低下等阶段,感染性疾病相当常见。其临床特点、感染原流行病学特征及治疗策略一定程度上不同于免疫功能正常人群。移植后细菌感染的病原以革兰氏阴性杆菌为主。与其他免疫功能低下患者相比,移植受者更易发生侵袭性真菌病(invasive fungal disease,IFD),曲霉菌和念珠菌是最常见的致病菌。一般不主张细菌感染的预防措施,预处理及之后的粒细胞缺乏阶段会采取针对真菌及疱疹类病毒的预防措施,并普遍预防性应用复方磺胺甲噁唑(SMZco)预防卡氏肺孢子菌肺炎,输注造血干细胞之后应用阿昔洛韦预防单纯疱疹病毒和水痘-带状疱疹病毒感染。巨细胞病毒(cytomegalovirus,CMV)是 allo-HSCT 后最重要的病毒性感染病原之一,可表现为病毒血症、间质性肺炎、肠炎、肝炎和视网膜炎等,临床上通过监测 CMV 病毒激活即病毒抗原血症对阳性患者采取 CMV 病发生之前的抢先治疗措施。allo-HSCT 后 EB 病毒(Epstein-Barr virus,EBV)潜伏感染的激活也可表现为 EBV 抗原血症,可有发热和淋巴结肿大,严重者可发生 EBV 相关的移植后淋巴增生性疾病(post-transplant lymphoproliferative disorder,PTLD)。

四、恶性血液病复发

移植后复发可分为形态学、分子遗传学和/或细胞遗传学复发；从部位上可分为骨髓复发和髓外复发。移植后恶性血液病复发是近20年来移植失败的最主要原因。复发的风险与疾病类型、疾病危险度、移植前缓解状态、预处理强度等因素有关。同类疾病、同一疾病状态下，allo-HSCT的复发率低于syn-HSCT或auto-HSCT，经MAC的HSCT后的复发率低于RIC或NMAC。急性白血病缓解状态移植的患者移植后复发率约为10%~20%，难治/复发状态的移植患者可达50%~74%。移植后复发时间越早预后越差，长期存活率越低。

HSCT后针对复发的处理包括复发的预防、干预和治疗三个层面。预防指针对移植前化疗耐药、处于难治复发状态的高危患者在移植后出现复发迹象前采取的措施。首先，在供体选择方面，对于病情紧急需要移植又没有同胞全合的供者、等不及非血缘供者的查询，应考虑单倍型供者，这也是EBMT和中国allo-HSCT专家共识建议；其次，在不降低免疫抑制强度的前提下，可加强具有更强的抗肿瘤活性而未明显增加脏器毒性的预处理用药；移植后尝试提前减停免疫抑制药物和进行预防性供者淋巴细胞输注（donor lymphocyte infusion，DLI）；也可以针对患者的个体情况预防性应用IL-2、NK细胞、靶向药物或去甲基化药物。移植后复发的干预指对移植后出现细胞遗传学/分子（生物）学复发、未达血液学复发的患者采取的措施，主要依据是HSCT后的MRD检测。包括特异融合基因如*PML-RARa*、*AML1-ETO*、*CBFβ-MYH11*、*BCR-ABL*等的定量检测、非特异融合基因*WT1*的定量检测、TCR、IgH基因重排的检测、LAIP的检测以及供受者混合嵌合的检测等。MRD指导下的干预措施包括减停免疫抑制药物、DLI、细胞因子IL-2、NK细胞、靶向药物或去甲基化药物。对移植后诊断形态学复发的患者应进行尽可能的复发治疗。传统方法包括停用免疫抑制剂、化放疗、二次移植或DLI。靶向药物及新型细胞免疫治疗如CAR-T的应用给部分患者提供了新的治疗可能，但这些措施对早期复发尤其是移植后100天内复发者效果差，再次缓解率低（大约7%）。即使获得缓解也容易短期内再次出现复发，长期生存率低于2%。因此上述治疗措施主要为减轻肿瘤负荷，如达完全缓解应尽可能联合其他有确切疗效的治疗如DLI或二次移植追求根治。放疗对于中枢神经系统、睾丸或其他局限的髓外复发有一定根治疗效，但对于多部位髓外复发疗效不佳。由于髓外复发常常跟随着髓内复发，因此髓外病灶局部治疗之后或同时应该跟进全身系统治疗进行髓内复发的预防。auto-HSCT后复发的患者常常采用异基因二次移植或增加预处理强度的二次auto-HSCT。allo-HSCT后复发者仅有部分患者有条件进入二次移植，总体长期存活率低于30%。

五、同时累及多脏器的并发症

（一）肝窦阻塞综合征

肝窦阻塞综合征（sinusoidal obstruction syndrome，SOS）是骨髓HSCT后早期严重的肝脏并发症。目前认为，SOS最初的病理改变发生在肝静脉窦血管内皮细胞，随后导致肝静脉窦的阻塞。多在移植后10~20天以内发生，以高胆红素血症为首发表现，伴有肝脏增大、右上腹压痛、腹水、体重增加等，有研究把SOS按照严重程度划分为轻度（有临床表现，无须治疗，可完全恢复）、中度（需要利尿、止痛等治疗，可以完全恢复）以及重度（需要治疗，但治疗无效死亡或HSCT后100天前不能恢复）。具有下列表现的患者提示预后不佳：体重及总胆红素快速上升、血清谷丙转氨酶超过750U/L、门脉压力>20mmHg、出现门静脉血栓以及因多器官功能不全需要透析或机械通气。SOS的发病与许多因素相关：TBI、高龄、移植前体能状态差、疾病进展状态、既往放射线暴露史、曾使用万古霉素或两性霉素B、预处理前转氨酶升高（谷丙转氨酶大于正常值上限2.5倍，或谷草转氨酶大于正常上限1.5倍）、活动性肝病（例如肝硬化、活动性病毒性肝炎）、铁沉积、肝毒性药物、二次移植等。SOS 的临床诊断包括改良西雅图标准和巴尔的摩标准，均移植后 20 天之内界定发病时间，以胆红素＞2mg/dL（34μmol/L）、肝大或有上腹压痛、体重增加等临床表现诊断。SOS 的预防极其重要。有研究者提出，对于 SOS 风险较高的患者，可以考虑使用降低肝脏毒性的预处理方案，如不含环磷酰胺，对于必须采用 Cy/TBI 的患者，Cy 总量不能超过 90~110mg/kg，而 TBI 剂量不超过 12Gy；对于必须使用 Bu/Cy 预处理方案的患者，Cy 应该在 Bu 给药前或给药后 1~2 天使用，且 Bu 需要静脉给药。支持治疗是 SOS 最重要的治疗手段，对于疑似 SOS 的患者应调节水电解质平衡并适当利尿。单纯通过控制水电解质平衡、保证肾脏灌注等支持手段就可以使超过 70% 的 SOS 患者痊愈。对于腹水增加迅速且合并肾功能不全的患者，可以考虑血液透析/滤过治疗。但对于重度 SOS 仅靠支持治疗往往并不足够，建议使用去纤苷，该药是目前唯一对重度 SOS 有确定疗效的药物，它具有抗炎和抗缺血作用，可以保护血管内皮细胞，并促进体内血栓 - 纤溶平衡的恢复。

（二）毛细血管渗透综合征

毛细血管渗透综合征（capillary leak syndrome，CLS）是多种原因造成毛细血管内皮细胞损伤，使得毛细血管通透性增加，大量血浆蛋白进入组织间隙，从而出现进行性的全身性水肿、低蛋白血症、低血容量性休克、急性肾缺血等临床表现的一组临床综合征。可以是植入综合征的表现，也可以发生于严重感染、免疫抑制剂或者某些细胞因子应用后。目前临床上仍主要依靠临床表现和常规实验室检查，并除外其他原因来诊断。目前仍缺乏特效的治疗措施，治疗原则是：积极去除病因、维持正常血容量、改善循环功能、保证足够氧供。解除造成血管内皮损伤的病因是有效控制病情最根本的措施。需停用所有细胞因子或可疑药物，抑制过度的炎症反应，早期应用糖皮质激素可起到降低毛细血管通透性、拮抗炎症介质、减轻血管渗漏的作用，维持有效循环血容量。患者在出现低氧血症、肾功能不全时，要积极加强支持治疗，如机械通气、连续肾脏替代治疗等。

（三）血栓性血管病

移植相关血栓性微血管病（transplant-associated thrombotic microangiopathy，TA-TMA）临床表现为血管内皮损伤所致的微血管病性溶血、微血栓形成以及相应的器官功能损害，后者主要包括肾功能损害及神经系统损害。TA-TMA 是一组具有相似病理生理特征及临床表现的疾病群。发生率取决于所采用的诊断标准，在不同的文献报道中差异较大，auto-HSCT 后低于 4%，allo-HSCT 后 0~64%。主要的临床表现为：微血管病性溶血性贫血、血小板降低或输注需求增加、器官功能损害（最常见为肾功能异常）、顽固的高血压。中枢神经系统异常可表现为神经系统症状或精神症状；消化系统可表现为腹痛、腹泻甚至肠道出血。肺部可表现为呼吸衰竭、肺动脉高压、胸腔积液；还可表现为多浆膜腔积液；部分患者可存在非感染性发热。TA-TMA 的诊断通常依赖于临床综合诊断，上述微血管病证据、特征性器官损伤、外周血破碎红细胞或者组织学证据显示微血管病；血清 sC5b-9 水平升高提示终末补体激活。必须注意 TMA 可能合并或者继发于严重感染或 GVHD，因此治疗较为困难，缺乏有效的标准治疗。目前提倡的一线治疗主要包括停用导致内皮损伤的药物（如钙调磷酸酶抑制剂或 mTOR 抑制剂）、治疗可能的诱因如感染、GVHD 及支持治疗（如控制顽固性高血压）。

六、晚期效应及生存质量评估

（一）晚期效应

晚期效应（late effects）指移植后存活半年以上的患者出现的各种器官的慢性并发症，发生率虽低但可严重影响患者生活质量。随着造血干细胞移植技术体系的不断进步，移植后存活者越来越多，存活时间越来越长。晚期效应会影响患者生活质量、身心状态。例如，与健康同胞对照组相比，移植受者发生慢性疾病的风险高出 2 倍，发生严重型慢性疾病的风险高出 3.5 倍。因此，晚期效应是移植后存活者需要长期乃至终生监控、早期预防、及时干预和持续动态评估的随诊内容。常见的晚期效应累及以下器官。

1. **眼部**　干燥性角结膜炎、白内障和视网膜病变等。

2. **肺部非感染性疾病**　闭塞性细支气管炎综合征、特发性肺炎综合征、机化性肺炎以及弥漫性肺泡出血等。

3. **心脑血管系统**　动脉事件(冠状动脉粥样硬化性心脏病、脑血管疾病、周围血管疾病)和心力衰竭。

4. **骨骼**　主要包括骨质疏松和缺血性骨坏死。

5. **内分泌系统**　糖尿病、甲状腺功能减退、肾上腺功能减低、性腺功能减低及生长缓慢等。

6. **泌尿系统**　特发性慢性肾脏病、肾病综合征、放射性肾病和血栓性微血管病等。

7. **肝脏**　肝脏 cGVHD、病毒性肝炎、铁过载等。

8. **第二肿瘤**

(二) 生存质量评估

健康相关生活质量(health related quality of life, HRQoL)指不同文化和价值观体系中的个体对其生活目标、期望、标准及所关心的事情相关的生存状况体验,是慢性病、肿瘤及移植存活者必须被关注的医学评估内容,是移植后存活者评估晚期效应时必须涵盖的重要指标。包含存活者的生理状态、认知状态、情感状态及社会功能,是主观的评价指标体系,由被测者自行评价。allo-HSCT 后影响 HRQoL 的因素主要包括慢性移植物抗宿主病、移植后存活时间、年龄、性别等,其中 cGVHD 是长期存活患者 HRQoL 的最主要不良影响因素,其严重程度与 HRQoL 密切相关。常用的 HRQoL 评估量表包括癌症治疗功能评价系统共性模块、欧洲癌症研究与治疗组织开发的 30 条核心生存质量问卷等。

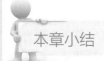

本章小结

1. 骨髓是人出生后的主要造血器官,存在其中的造血干细胞具有自我更新、增殖、多向分化的功能,维持血液中正常成熟的细胞数量与功能稳定。

2. 造血干细胞移植(HSCT)是将他人或自身的造血干细胞移植到患者体内,重建造血及免疫系统,是迄今许多恶性血液病、骨髓衰竭性疾病等最重要乃至根治的唯一方法。

3. 随着对恶性血液病危险度分层的认识深入和非移植药物的进展,移植的适应证历经变迁,不断被细化。疾病的类型、早期疗效、受者的耐受性以及供者来源对移植预后的影响均被纳入考虑。由于 HLA 配型技术的进展,非血缘移植的疗效大幅提升到了接近同胞全合移植水平。

4. 中国血液界学者和医生为国人和全世界贡献了具有中国特色的安全有效的非体外去 T 亲属单倍型移植及移植合并症防治体系。亲属单倍型移植体系的成功与完善实现了"人人都有供者",近年在总体移植量持续上升的背景下,占国内年异基因移植数量的六成以上。

5. 造血干细胞移植技术的流程包含移植前疾病的基础治疗、合适的供者选择、有效的预处理、成功的造血重建以及免疫重建过程中移植物抗宿主病、感染性疾病、恶性血液病复发等合并症的诊治。随着移植存活者的增多和移植受者生存期的延长,晚期效应及长期生存质量逐步受到重视。总之,造血干细胞移植是一类以多学科技术发展为基础,涉及临床多专科问题,以在受者体内重建造血系统与免疫系统来治疗疾病的一项系统工程。

思考题

1. 哪些血液系统疾病具有造血干细胞移植适应证?
2. 急性移植物抗宿主病的常见临床表现是什么?
3. 异基因造血干细胞移植的成功应该涵盖哪些内容?
4. 造血干细胞移植的相对禁忌证有哪些?

（刘代红　刘开彦）

第二十九章
抗体与细胞免疫治疗

机体的免疫系统是一个平衡的有机整体。正常情况下,机体的免疫系统可识别所有外源性抗原并启动免疫应答,发挥免疫防御及免疫监视作用,但是对自身抗原物质产生免疫耐受,以维系机体免疫功能自身稳定;病理状态下,人体自身免疫功能紊乱可诱发免疫缺陷及自身免疫病。免疫治疗是针对机体异常的免疫功能,根据免疫学原理,利用物理、化学和生物学的手段人为地增强或抑制机体的免疫功能,达到治疗疾病目的的措施。在免疫治疗研究领域,肿瘤免疫治疗发展最快。肿瘤的免疫治疗主要包括治疗性抗体和过继细胞免疫治疗。近年来,新型抗体和以嵌合抗原受体T细胞为代表的细胞免疫治疗在血液系统疾病领域取得了长足的进展,大大延长了血液肿瘤患者的生存时间,改善了患者的生存质量。

第一节 概 论

一、抗体

抗体(antibody,Ab)即免疫球蛋白(immunoglobulin,Ig),是血液和组织液中的一类糖蛋白,由B细胞接受抗原刺激后增殖分化生成的浆细胞产生,是介导体液免疫的重要效应分子。以抗体为基础的免疫治疗,主要用于抗感染、抗肿瘤和抗移植排斥反应。早在1890年,Behring和Kitasato以脱毒的白喉或破伤风毒素免疫动物后,在动物血清中获得可以中和毒素的抗毒素血清,成功用于救治患者。这一血清疗法策略被广泛用于感染性疾病的治疗,Behring也因此疗法获得了1901年首届诺贝尔生理学或医学奖。

抗体针对特定病原体的特异性和治疗的有效性,使得人们对抗体的需求日益增大,人工制备抗体成为获得特异性抗体的重要途径。但这种方法主要采用相应抗原免疫动物,获得抗血清,即多克隆抗体,未经免疫纯化,而且是异种蛋白,临床应用时会出现严重的毒副反应。1975年,Kohler和Milstein建立了体外B细胞杂交瘤技术,可在体外大规模制备出高特异性的单克隆抗体,开创了抗体技术的新时代;单克隆抗体逐渐取代多克隆抗体,在实验研究和临床诊断中得到广泛应用。第一个应用于临床的单克隆抗体是1982年美国斯坦福医学中心的Levy制备的抗B细胞淋巴瘤独特型单克隆抗体,该抗体可使B细胞淋巴瘤患者的淋巴瘤消失,病情获得缓解。1986年美国食品药品监督管理局(Food and Drug Administration,FDA)批准第一个治疗用抗CD3鼠源单抗OKT3用于器官移植的抗移植排斥反应。1994年,第一个人-鼠嵌合抗体药物——抗血小板糖蛋白(GP)Ⅱb/Ⅲa单抗Abciximab在美国上市,临床应用显示了比鼠源单抗更好的临床效果。利妥昔单抗,是FDA批准的第一个用于治疗CD20阳性的非霍奇金淋巴瘤的人-鼠嵌合抗体,单药或联合化疗治疗B细胞肿瘤显示了很好的治疗效果,同时也可用于类风湿关节炎、系统性红斑狼疮、原发免疫性血小板减少症等自身免疫病的治疗。1997年第一个人源化改型抗体单抗药物——抗IL-2Rα单克隆抗体在美国上市,目前已有多种人源化改型抗体在临床上使用。

二、细胞免疫治疗

2019年,美国圣·乔奇癌症研究创新成就奖授予Steven A. Rosenberg,其将外源基因嵌入人体基因之中制备转基因T细胞,成功地治疗了黑色素瘤、肉瘤、淋巴瘤和其他癌症患者的转移性癌灶,开创了针对特定晚期癌症患者的细胞免疫治疗先河。

细胞免疫治疗也称为过继细胞疗法(adoptive cellular therapy),该疗法可以增加免疫细胞的数量和/或有效性,从而提高免疫系统对癌症的反应能力。血液肿瘤中的细胞免疫疗法主要有两种类型:嵌合抗原受体T细胞(chimeric antigen receptor T cell,CAR-T)治疗、嵌合抗原受体自然杀伤细胞(chimeric antigen receptor natural killer cell,CAR-NK)治疗。1989年美国的Zelig Eshhar教授首次提出CAR-T细胞疗法的概念,他提出给T细胞装上一个能够识别肿瘤细胞特异性抗原的受体,将抗体的单链可变片段scFv连接到T细胞受体的CD3ζ上,这就是第一代CAR的结构。第一代CAR-T细胞在临床试验中的疗效不佳,可能与移植T细胞激活诱导的细胞死亡或者T细胞无法扩增有关。第二代CAR增加了共刺激分子提供第二信号,优化了T细胞的激活,在血液肿瘤领域率先取得突破性进展。2012年5月,年仅7岁的难治复发性急性B淋巴细胞白血病患儿Emily,接受了抗CD19 CAR-T细胞疗法,诱导了白血病的持久缓解,目前仍处于无病生存。这一新技术开创了细胞免疫治疗的新纪元,CAR-T细胞产品成为抗肿瘤领域的新星。

目前CAR-T细胞主要用于难治复发血液恶性肿瘤的治疗。抗CD19 CAR-T细胞治疗难治复发急性淋巴细胞白血病和非霍奇金淋巴瘤的完全缓解率分别可达70%~90%和43%~59%,抗BCMA靶点的CAR-T细胞治疗多发性骨髓瘤的总反应率可达81%~88.2%。目前,已有多款抗CD19 CAR-T细胞产品获美国和欧洲FDA批准用于治疗儿童/青少年(小于25岁)的难治复发淋巴细胞白血病和/或成人大B细胞淋巴瘤。

第二节　抗体治疗

以抗体为基础的免疫治疗,主要用于抗感染、抗肿瘤和抗移植排斥反应。治疗性抗体包括免疫血清、单克隆抗体和基因工程抗体。丙种球蛋白已经广泛应用于原发性免疫缺陷病和某些自身免疫病的治疗,在血液病中可用于治疗自身免疫性溶血性贫血及免疫相关性血小板减少症等疾病,在此不做赘述。抗体药物的研究与开发已成为生物技术领域的热点。本章重点描述的抗体药物,是以细胞工程技术和基因工程技术为主体的抗体工程制备的药物。

一、单克隆抗体

单克隆抗体(monoclonal antibody,McAb),简称单抗,是由一个B细胞克隆,针对单一抗原表位产生的结构均一、高度特异的抗体,已在临床上广泛应用。针对特定的抗原,可以制备相应的靶向抗体药物。目前上市抗体和正在进行临床试验的抗体靶分子分为:抗肿瘤抗体靶分子,抗自身免疫病抗体的靶分子和其他靶分子。

抗肿瘤抗体的靶分子大体上分为三类：①针对肿瘤细胞上过表达的受体分子。如在血液肿瘤细胞表达的 CD20、CD38、CD30 等抗原均是理想的靶分子。抗体药物一方面通过阻断肿瘤细胞表面受体与配体的结合，或阻断受体二聚化，从而阻断下游信号通路，抑制肿瘤细胞的生长，诱导肿瘤细胞的凋亡，或增加其对化疗药物的敏感性。另一方面，抗体还可以通过介导补体依赖（CDC）和抗体依赖的细胞毒作用（ADCC）杀伤肿瘤细胞。②针对肿瘤微环境中的一些细胞因子。如靶向血管内皮生长因子（VEGF）及其受体的抗体可特异性阻断 VEGF 及其受体结合，抑制肿瘤内部血管生成，从而抑制肿瘤生长。③靶向免疫细胞表面的免疫检查点分子。如 T 细胞表面表达的细胞毒 T 淋巴细胞相关抗原 4（CTLA-4）、程序性死亡分子 1（PD-1）等，这些分子与配体结合后能抑制 T 细胞活化，从而抑制机体的抗肿瘤免疫反应。单克隆抗体药物阻断这些靶分子的受体 - 配体相互作用，能促进肿瘤细胞的清除，是肿瘤免疫治疗的一个重要手段。已经被 FDA 批准的免疫检查点药物包括特异性结合 CTLA-4 分子的抗体药物和特异性结合 PD-1 分子的抗体药物。同时大量针对 PD-L1、IDO1、4-1BB、LAG-3、TIM-3、ICOS 等免疫检查点的抗体药物正处于临床试验中。Cdk5、CD47、CD73 等新的免疫检查点也相继被发现。免疫检查点抑制剂为癌症治疗开启了新的里程碑，使癌症免疫疗法成为癌症治疗的新兴领域。抗体药物按照结构大致分为裸抗体和修饰的抗体，目前已有多种单抗获得 FDA 的批准，用于血液系统疾病。临床上常用的单克隆抗体如下。

（一）裸抗体

1. 抗 CD20 单抗 CD20 为 B 淋巴细胞表面特有的分化抗原，表达于 90% 以上的 B 淋巴肿瘤细胞和正常 B 淋巴细胞；并且 CD20 分子不易脱落，与抗体结合后不内化，是 B 细胞相关疾病的理想作用靶点。利妥昔单抗是第一个被 FDA 批准上市用于临床肿瘤治疗的单抗，为人 - 鼠嵌合抗体，可用于低分化 B 细胞淋巴瘤和大 B 细胞性淋巴瘤的治疗，它的出现开启了血液系统疾病免疫治疗的新时代。对于老年弥漫大 B 细胞淋巴瘤（DLBCL）患者，在 CHOP 化疗方案基础上联合利妥昔单抗，可将 10 年总生存率由 28% 提高至 44%。而对于慢性淋巴细胞白血病（CLL）患者，在氟达拉滨和环磷酰胺基础上联合利妥昔单抗，可使无进展生存期由 32.9 个月延长至 56.8 个月。

2. 抗 CD38 单抗 CD38 抗原是治疗多发性骨髓瘤的理想靶点。达雷妥尤单抗（Daratumumab）是首个获 FDA 批准的 CD38 单抗，无论是单药还是联合治疗方案对于难治复发性多发性骨髓瘤患者均有较好的疗效。POLLUX 临床研究显示在来那度胺及地塞米松（Rd）方案基础上联合达雷妥尤单抗（DRd 方案）治疗既往接受过一线治疗的多发性骨髓瘤患者，中位随访 13.5 个月，可降低疾病进展或死亡风险 63%；中位随访 54.8 个月，在意向性治疗人群中，DRd 方案可将中位 PFS 由 Rd 方案的 17.5 个月延长至 45 个月；且在首次复发人群中，DRd 组的中位 PFS 长达 53.3 个月，获益更加显著。2018 年达雷妥尤单抗被 FDA 批准联合硼替佐米、美法仑和泼尼松作为不适合自体干细胞移植的多发性骨髓瘤的一线疗法。

（二）抗体偶联药物

抗体偶联药物是为靶向抗体配备高活性细胞毒性药物，其具备上述抗体药物的优点，而且还具备"定点高效"杀伤肿瘤细胞的能力。当抗体特异性识别并结合肿瘤细胞表面抗原，抗体偶联药物通过抗原介导的内吞作用进入癌细胞内部，释放细胞毒性药物特异性杀伤癌细胞，极大地降低全身使用高活性细胞毒性药物的副作用。

本妥昔单抗（Brentuximab vedotin，BV）是新型靶向 CD30 的抗体偶联药物，研究证实其在霍奇金淋巴瘤、CD30 阳性的外周 T 细胞淋巴瘤等疾病中疗效显著。临床研究显示 BV 单药治疗复发难治霍奇金淋巴瘤的总有效率高达 86%，其中自体造血干细胞移植后复发病例的 3 年无疾病进展生存率可达 58%。由于该药毒副反应小，体能状态差的患者也能耐受，2020 年，BV 联合 AVD 方案被 FDA 批准作为晚期霍奇金淋巴瘤的一线治疗方案。对于未经治疗的 CD30 阳性外周 T 细胞淋巴瘤患者，A+CHP 方案（本妥昔单抗 + 环磷酰胺 + 多柔比星 + 泼尼松）的中位无进展生存期为 48.2 个月，相比于单纯 CHOP 方案的 20.8 个月明显提高。

另一种以 CD79b 为靶点的抗体偶联药物 Polatuzumab vedotin 于 2019 年被批准用于 DLBCL 的治疗。CD79b 是一个非常理想的靶点，它是 B 细胞抗原受体中负责传导抗原刺激信号的两条肽链中的一条，在除浆细胞以外的所有成熟 B 细胞中均有表达，大多数 B 细胞淋巴瘤也表达；在与抗体结合后，CD79b- 抗体复合物会发生内化，把携带了细胞毒素的抗体带进细胞的溶酶体内降解，之后细胞毒素的释放会导致细胞的凋亡。有研究对比了苯达莫司汀 + 利妥昔单抗 +Polatuzumab vedotin 与苯达莫司汀 + 利妥昔单抗的标准方案治疗复发 / 难治 DLBCL 的疗效，结果表明标准方案组的完全缓解率为 18%，而加 Polatuzumab vedotin 组的可以达到 40%。

此外，还有将抗体与放射性同位素偶联的抗体放射免疫偶联药物，常用的放射性同位素有 β 放射体和 α 放射体。托西莫单抗（^{131}I-Tositumomab）、替伊莫单抗（^{90}Y-Ibritumomab tiuxetan）均是放射性物质标记的 CD20 单抗，两者均已获得 FDA 批准用于治疗某些类型的非霍奇金淋巴瘤。

（三）免疫检查点单抗

1. 抗 PD-1 单抗 临床研究发现，PD-1 单抗对多种血液肿瘤有显著疗效，其中最成功的案例是针对复发难治的霍奇金淋巴瘤（HL）。2015 年有研究首次报道了 PD-1 抑制剂 Nivolumab 治疗难治复发性霍奇金淋巴瘤的临床试验结果：23 例患者对 Nivolumab 总有效率高达 87%，其中 17% 患者获得完全缓解。目前上市的抗 PD-1 单抗的单药有效率约为 60%~70%，CR 率接近 20%。而 PD-1 单抗联合 BV 或者化疗可使有效率提高到 80% 以上。初次使用 PD-1 单抗的基础上联合去甲基化药物地西他滨可使难治复发 HL 患者总反应率提高到 95%，CR 率达 70%。由于 PD-1 单抗的显著效果，国内外已有多种 PD-1 单抗被批准应用于霍奇金淋巴瘤的二线或三线治疗。我国学者发现抗 PD-1 抗体在难治复发性 NK/T 细胞淋巴瘤中也有不错的疗效。此外，在复发难治性多发性骨髓瘤以及 B 细胞非霍奇金淋巴瘤等疾病中也有应用，大部分的有效率不足 50%，CR 率较低。

2. 抗 CTLA-4 单抗 2011 年被批准上市的 CTLA-4 抑制剂 Ipilimumab 是第一个用于肿瘤治疗的免疫检查点药物，其对血液肿瘤的疗效逊色于实体肿瘤，直到目前，适应证仍是黑色素瘤。针对多发性骨髓瘤、淋巴瘤和白血病的临床试验也在进行中，但是结果并不乐观。

从工艺上进一步提高 PD-1 药物的抗肿瘤活性，以及研发新的免疫检查点抗体，如 CTLA-4/PD-(L)1、TIM-3/LAG-3 等来发挥肿瘤杀伤上的互补作用，或许能在血液肿瘤领域获得更佳的治疗效果。正在进行临床试验的抗 CD47 单抗也表现出了一定的潜力。在肿瘤发生发展过程中，CD47 表现出重要的作用，其在肿瘤细胞表面广泛过表达，向巨噬细胞发出"别吃我"信号，抑制巨噬细胞吞噬肿瘤效应，从而使肿瘤细胞逃逸天然免疫系统的识别和杀伤。因此 CD47 分子成为了目前最为热门的肿瘤药物研发靶点之一。

二、双特异性抗体

双特异性抗体可以同时靶向两种特异性抗原或者同一抗原上两个不同的表位，同时靶向肿瘤细胞和免疫细胞，是一种"主动"免疫疗法。双抗具有双靶点功能，能够与多个表面抗原或配体结合作用，阻断双信号通路，例如同时具有抗肿瘤、抗增殖或抗炎性反应作用；或拉近不同靶点的距离，例如在同一细胞表面形成蛋白复合物或通过同时靶向连接效应细胞和靶细胞从而直接杀伤靶细胞。目前全球有近 100 项双特异性抗体研发项目，绝大多数用于肿瘤治疗中，其中最多的还是桥接细胞法（bridging cell），在靶点选择中，通过 CD3 进行 T 细胞招募活化占据了 50% 以上。

双特异性 T 细胞衔接器（bispecific T-cell engager，BiTE）以 T 细胞作为效应细胞，可以同时和 T 细胞及癌细胞表面的抗原分子结合，拉近细胞毒性 T 淋巴细胞和癌细胞表面抗原，有效激活静止的 T 细胞杀伤靶细胞。2014 年 FDA 批准世界上第 1 个双特异性抗体药物贝林妥欧单抗（Blinatumomab）用于治疗成人急性淋巴细胞白血病，贝林妥欧单抗一部分结合表达于 B 细胞的 CD19，另一部分结合效应 T 细胞上的 CD3,将 T 细胞与 CD19 阳性的 B 淋巴细胞连接起来,从而发挥杀灭 B 淋巴细胞的作用。有研究显示贝林妥欧单抗治疗的复发 / 难治 ALL 患者有 69% 达到完全缓解(CR),88% 的患者具有微小残留病灶(MRD)反应。2018 年贝林妥欧单抗被进一步批准用于治疗罹患 B 细胞前体急性淋巴性白血病,且在缓解期依旧有微小残留病灶的儿童和成人患者。

Emicizumab 是近 20 年来血友病领域诞生的第一款新治疗机制的疗法。Emicizumab 是一种经修饰的人源化双特异性 IgG4 单抗,可以桥连激活因子IXa 和因子X,从而模拟Ⅷ因子的功能。2017 年 11 月,FDA 批准 Emicizumab 用于存在Ⅷ因子抑制物的 A 型血友病的成人和儿童患者的常规预防,以预防或减少出血的频率。2018 年 10 月,FDA 又批准 Emicizumab 用于不具有抑制物的 A 型血友病患者常规预防。Emicizumab 的上市预示着未来血友病的治疗不再局限于传统的凝血因子替代疗法。

已批准用于血液系统疾病的抗体类药物如表 29-1。

表 29-1　已获批准的应用于血液系统疾病的抗体类药物

	序号	INN 命名	靶点 / 偶联药物	适应证
裸抗体	1	利妥昔单抗 *(Rituximab)	CD20	非霍奇金淋巴瘤,慢性淋巴细胞白血病 #
	2	奥法木单抗(Ofatumumab)	CD20	难治性慢性淋巴细胞白血病
	3	阿妥珠单抗 *(Obinutuzumab)	CD20	慢性淋巴细胞白血病,滤泡性非霍奇金淋巴瘤 #
	4	达雷妥尤单抗 *(Daratumumab)	CD38	多发性骨髓瘤 #
	5	埃罗妥珠单抗(Elotuzumab)	SLAMF7	多发性骨髓瘤
抗体偶联药物	1	本妥昔单抗 *(Brentuximab vedotin)	CD30/ 微管聚合抑制剂	CD30 阳性霍奇金淋巴瘤 #,间变性大细胞淋巴瘤 #,CD30 阳性皮肤 T 细胞淋巴瘤
	2	Polatuzumab vedotin *	CD79b/ 微管聚合抑制剂	弥漫性大 B 细胞淋巴瘤 #
	3	Gemtuzumab ozogamicin	CD33/ 卡奇霉素	急性髓细胞性白血病
	4	替伊莫单抗(^{90}Y-Ibritumomab) Tiuxetan	CD20/^{90}Y	复发 / 难治的低级别或滤泡性非霍奇金淋巴瘤
	5	托西莫单抗(^{131}I-Tositumomab)	CD20/^{131}I	复发 / 难治的 CD20 阳性、低级别、滤泡性或转化型非霍奇金淋巴瘤
免疫检查点单抗	1	帕博利珠单抗 *(Pembrolizumab)	PD-1	霍奇金淋巴瘤
	2	纳武单抗 *(Nivolumab)	PD-1	霍奇金淋巴瘤
	3	信迪利单抗 *(Sintilimab)	PD-1	霍奇金淋巴瘤 #
	4	卡瑞利珠单抗 *(Camrelizumab)	PD-1	霍奇金淋巴瘤 #
	5	替雷利珠单抗 *(Tislelizumab)	PD-1	霍奇金淋巴瘤 #
双特异性抗体	1	贝林妥欧单抗(Blinatumomab)	CD3-CD19	费城染色体阴性复发性或难治性 B 前体细胞急性淋巴母细胞白血病 #
	2	艾米珠单抗(Emicizumab)	因子IXa- 因子X	血友病

*已在中国上市。
#该适应证在中国被批准。

第三节　细胞免疫治疗

细胞免疫治疗主要包括嵌合抗原受体 T 细胞(chimeric antigen receptor T cell,CAR-T)、嵌合抗原受体自然杀伤细胞(chimeric antigen receptor natural killer cell,CAR-NK)、T 细胞受体基因修饰 T 细胞(T-cell receptor engineered T cell,TCR-T)及肿瘤浸润淋巴细胞(tumor-infiltrating lymphocyte,TIL)治疗等。近年来细胞免疫疗法被认为是最有前景的肿瘤治疗方式之一,其中在血液恶性肿瘤领域应用最多的为 CAR-T 细胞疗法,其在难治复发的急性 B 淋巴细胞白血病、非霍奇金淋巴瘤和多发性骨髓瘤中都能获得显著疗效。

一、嵌合抗原受体 T 细胞的结构与机制

CAR-T 细胞治疗是取患者自身 T 细胞在体外进行改造,通过嵌合抗原受体(chimeric antigen receptor,CAR)在其表面表达靶抗原的受体结合区,使 T 细胞获得特异性识别及杀伤靶细胞的能力,从而达到治疗肿瘤的目的。CAR 是由一个细胞外的抗原识别结构域和一个细胞内信号转导结构域嵌合而成的受体。其细胞外的抗原识别域常见为特异性识别肿瘤抗原的抗体单链可变片段 scFv 结构,可使 T 细胞具有特异性识别肿瘤的能力。CAR 结构中细胞外抗原识别结构域,即 CAR 所识别的抗原,是 CAR-T 细胞治疗的关键。只有给 CAR-T 细胞装备能识别特定肿瘤细胞的信号分子,才能有效地发挥 CAR-T 细胞的杀伤作用,因此这个信号分子的特异性就非常重要。只有肿瘤特异性抗原或者肿瘤相关抗原才能作为 CAR 的靶点。CAR 细胞内的部分由激活 T 细胞必需的结构域组成。所以 CAR 可以不依赖主要组织相容性复合体(MHC)也能识别特异的细胞表面抗原,同时不需要第二信号就可以激活 T 细胞应答。

CAR 的结构自诞生以来经过数次改进。第一代 CAR 主要由 T 细胞受体的 CD3 ζ 链作为细胞内信号转导结构域,但临床试验发现其功效有限。第二代 CAR 在第一代 CAR 结构的基础上增加了 1 个共刺激信号,如 CD28 或者 4-1BB(CD137),优化了 T 细胞的激活。第二代 CAR-T 细胞相比于第一代 CAR-T 细胞在患者体内表现出更好的持久性及更强的扩增性。第三代 CAR 包含了 CD3 ζ 链和 2 个共刺激信号转导结构,如 CD28、4-1BB 或 OX40(CD134)等。第四代 CAR 是在既往 CAR 的结构上通过进一步修饰使其能够表达炎性细胞因子(interleukin,IL)如 IL-12 等,可以借助 CAR 的特异性识别肿瘤的特性,在肿瘤细胞附近分泌细胞因子,募集更多的免疫细胞增强杀伤肿瘤细胞的效力。

当 CAR-T 细胞被回输到体内后,CAR 会与特异性抗原结合,通过磷酸化免疫受体酪氨酸激活基序(immune receptor tyrosine-based activation motifs,ITAMs)激活 CAR-T 细胞。随后激活的 CAR-T 细胞会大量分泌细胞因子(包括 IL-2、IL-4、IFN-γ、IL-12 和 TNF),促进自身的增殖,并且强化细胞毒作用。而 IL-12、IFN-γ 可以募集并增强固有免疫细胞(如 NK 细胞和巨噬细胞)的功能,进一步加强抗肿瘤作用。活化的 CAR-T 细胞主要通过分泌穿孔素和颗粒酶,以及通过诸如 Fas/Fas-L 之类的死亡受体途径来执行细胞毒作用。

二、临床应用

目前已有多款 CAR-T 细胞治疗产品在国内外获批上市,用于治疗复发难治 B 细胞急性淋巴细胞

白血病（relapse/refractory B cell acute lymphoblastic leukemia，R/R B-ALL）、套细胞淋巴瘤、多发性骨髓瘤和复发难治弥漫大 B 细胞淋巴瘤（relapse/refractory diffuse large B cell lymphoma，R/R DLBCL）。在全球多中心的临床试验数据显示：抗 CD19 CAR-T 细胞在治疗 R/R B-ALL 中有着极高的客观缓解率（objective response rate，ORR），达 80%~90%；所有得到缓解的患者骨髓流式细胞学检测微小残留病灶（minimal residual disease，MRD）均为阴性。抗 CD19 CAR-T 细胞在治疗 R/R DLBCL 中的 ORR 在50%~82%，完全缓解（complete remission，CR）率为 40%~54%。抗 CD19 CAR-T 细胞除了能够治疗上述疾病外，还可治疗慢性淋巴细胞白血病、滤泡细胞淋巴瘤等其他 B 细胞恶性肿瘤。此外还有其余靶点的 CAR-T 细胞治疗目前尚处于临床试验阶段，例如治疗 B 细胞恶性肿瘤的 CD20、CD22，治疗浆细胞恶性肿瘤的 CD138，治疗髓系恶性肿瘤的 CD33、CD123、LeY 等。

CAR-NK 细胞是使用 CAR 改造自然杀伤细胞（nature killer cell，NK），使其实现对肿瘤细胞的特异性识别及杀伤作用，是近年来新兴的另一项细胞免疫治疗技术，目前尚处于临床试验阶段。最新研究表明用脐带血来源的靶向 CD19 的 CAR-NK 治疗 NHL/CLL 患者呈现出一定疗效，并且没有患者出现细胞因子释放综合征（CRS）、神经系统毒性及移植物抗宿主病。CAR-NK 细胞有着许多 CAR-T 细胞不具备的优势，如毒副作用轻、不受限于患者自身的细胞来源和数量等，应用前景广阔。

三、治疗方案

CAR-T 细胞来源于患者的外周血分离采集出的 T 细胞。患者可以通过血细胞分离机进行外周血单个核细胞采集或者直接从外周静脉抽血后分离获得 T 细胞。CAR-T 细胞的制备需全程在专业的 GMP 实验室中完成。采集获得的 T 细胞在体外经过激活及培养，后使用慢病毒或腺病毒转染等方式使得分离纯化的 T 细胞表达 CAR，即成为 CAR-T 细胞，并经过培养扩增，达到目标数量后收获冻存。

患者在接受 CAR-T 细胞回输前，需接受预处理方案，目前最常用的为 FC 方案，即氟达拉滨 $25~30mg/m^2$ + 环磷酰胺 $300~500mg/m^2$（d1~3）。预处理的目的是清除体内的抑制性 Treg 细胞和其他淋巴细胞，从而促进 CAR-T 细胞在体内的植入和扩增。CAR-T 细胞通常在预处理方案完成后 2 天内回输，可分为单次或多次回输，总剂量一般为 $10^6~10^7$ CAR+ 细胞 / 患者公斤体重。CAR-T 细胞回输后需密切观测可能导致的不良反应，包括细胞因子释放综合征（cytokines release syndrome，CRS）、神经系统毒性、肿瘤溶解综合征（tumor lysis syndrome，TLS）等。

第四节　并　发　症

随着抗体及细胞免疫治疗在血液系统疾病包括肿瘤治疗中取得的成功，越来越多的患者已经使用或即将使用该疗法。然而，免疫治疗所导致的毒性与传统化疗不同，具有其特殊性。其主要的毒副作用如下。

一、免疫相关皮肤毒性

皮肤不良反应是免疫检查点抑制剂最常见的不良反应，主要表现为皮疹、瘙痒、口腔黏膜炎和 / 或口干。大多数免疫检查点抑制剂相关皮疹可以用外用糖皮质激素乳膏治疗。重度皮疹可系统性使用糖皮质激素治疗，并停用免疫检查点阻断治疗。

二、免疫相关肠道毒性

腹泻、结肠炎/小肠炎也是接受检查点阻断性抗体治疗患者的常见毒副作用。其发生晚于皮肤毒性,大多数患者病变累及乙状结肠和直肠,上消化道受累少见。超声内镜下多表现为消化道黏膜红斑、糜烂、溃疡形成。患者发生腹泻时,需除外感染,给予止泻及补液支持治疗;如果症状持续不缓解或者加重且没有合并感染,则需要及时评估并给予糖皮质激素治疗。

三、免疫相关内分泌疾病

免疫相关内分泌疾病主要包括甲状腺疾病、肾上腺功能不全、垂体炎、1型糖尿病等。甲状腺疾病可表现为继发于破坏性甲状腺炎的原发性甲减,或者表现为与 Graves 病相关的甲亢。甲状腺功能减退和继发性肾上腺功能减退症,需要长期进行激素替代治疗(前者使用左甲状腺素,后者使用氢化可的松)。

四、免疫相关肝脏毒性

免疫相关的肝炎主要表现为转氨酶水平升高伴胆红素水平轻度升高,通常无明显临床症状,CT检查可能发现轻度肝肿大。每个治疗周期前患者应常规进行肝功能检查。如患者出现肝功能异常,首先应排除病毒感染或其他药物性因素;如果没有其他病因,应及时使用糖皮质激素治疗。

五、免疫相关性肺炎

免疫相关性肺炎是应用检查点抑制剂免疫治疗的少见并发症,但可能为重度或致死性的疾病。药物性肺炎是排除性诊断,无特异性表现,需要排除感染和恶性肿瘤等疾病。临床表现主要为呼吸困难、咳嗽、胸痛等;影像学主要表现为磨玻璃样变、原发性机化性肺炎样表现、间质性肺炎等。目前还没有前瞻性临床试验确定最佳治疗方法。如出现无症状的轻度肺炎,停药 2~4 周并密切随访;如果出现症状或有影像学进展,应暂停用药并使用糖皮质激素治疗。

六、中枢神经系统毒性

免疫检查点抑制剂使用后发生神经系统综合征比例低,但要警惕吉兰-巴雷综合征、脑炎和脊髓炎,严重的神经系统反应使用糖皮质激素治疗,也可同时考虑其他治疗,如血浆置换和静脉用免疫球蛋白。

CAR-T 细胞及双抗治疗引起的中枢神经系统毒性大多是可逆的,表现为注意力不集中、语言障碍、书写障碍、头痛、谵妄、睡眠紊乱和震颤,严重者发生癫痫发作、肢体无力和脑水肿等。对既往有中枢神经白血病或合并症的患者,预防性使用抗癫痫药物。对合并细胞因子释放综合征的中枢神经系统毒性患者应给予抗 IL-6 治疗;对无合并细胞因子释放综合征或抗 IL-6 治疗无效的中枢神经系统毒性患者首选糖皮质激素治疗。

七、输液反应

所有的免疫治疗药物在输注过程中都有可能发生输液反应。首次给药时的输液反应发生率在不同药物间存在差异,输液反应发生率最高的药物为利妥昔单抗、阿仑单抗和达雷妥尤单抗。

输液反应与抗体和淋巴细胞上的抗原之间的抗体-抗原相互作用导致细胞因子释放有关。大多数患者在首次用药的最初 30~120 分钟内发生反应。最常见的是头痛、发热、寒战、多种类型的皮疹、呼吸困难、低血压、恶心、呕吐或腹泻、瘙痒、背痛或腹痛。输注药物前预防性使用抗过敏药,联合或不联合糖皮质激素进行预防。多数患者输液反应的一系列表现持续时间较短,并且在停止输注药物后可以完全缓解。

八、细胞因子释放综合征(CRS)

细胞因子释放综合征是 CAR-T 细胞治疗及双抗治疗过程中最常见的毒性反应,其严重程度可以从轻微反应到威胁生命的多器官功能障碍;严重的 CRS 可以演变成暴发性的噬血细胞性淋巴组织细胞增生症(HLH)。

CRS 毒性症状常常在细胞输注后一周内出现,在细胞输注后 1~2 周内达到高峰。典型的 CRS 临床表现包括发热、乏力、厌食及腹泻等全身症状和心血管、呼吸道、肝脏、肾脏、胃肠道、血液和神经系统等脏器毒性(表 29-2)。发热是 CRS 早期出现的症状,进展期可出现低氧血症和低血压,严重患者可出现多器官功能衰竭。

表 29-2   CRS 临床症状

器官 / 系统	临床症状
一般表现	发热、寒战、疲劳、乏力、头痛、关节痛、厌食等
心血管	心动过速、低血压、心律失常、心脏射血分数降低、心脏骤停等
呼吸系统	肺水肿、胸腔积液、低氧血症、呼吸困难、肺炎等
肾脏	氮质血症、少尿、无尿等
肝脏及胃肠道	转氨酶升高、高胆红素、恶心、呕吐、腹痛、腹泻、结肠炎等
血液系统	血细胞减少、凝血酶原时间延长、活化部分凝血活酶时间延长、D- 二聚体增加、低纤维蛋白原血症等
骨骼肌肉	肌酸激酶升高、肌无力、肌痛等
中枢神经系统	头痛、意识障碍、表达性失语、幻觉、抽搐、昏迷等

实验室可检测到患者血清多种细胞因子水平的增高,其中以 IL-6、IL-10 和 IFN-γ 的增高最为显著。实验室还可检测到血清铁蛋白、乳酸脱氢酶和甘油三酯增高等。

CRS 一旦发生需要紧急干预以防止 CRS 进展,同时需要除外其他原因如感染和原发疾病进展等引起的系统性炎症反应。发生严重的脏器功能损害,老年患者或合并其他疾病患者出现轻度脏器功能损害,应尽早使用 IL-6 受体抑制剂(托珠单抗),该治疗的最终目的是避免发生危及生命的 CRS。若初次使用托珠单抗后未能改善 CRS 引起的临床症状,可再次使用托珠单抗或其他免疫抑制剂治疗,如糖皮质激素,必要时可使用司妥昔单抗或依那西普等免疫抑制药物。如果 CRS 仍然继续,可考虑抗 T 细胞治疗。

九、感染

患者接受免疫治疗后常常会出现中性粒细胞减少和 / 或淋巴细胞减少,因而很容易发生机会性感染。免疫治疗后部分患者可能出现持续的低免疫球蛋白血症,也是患者容易发生感染的重要原因之一。微生物培养及抗体检测有助于诊断微生物感染。

十、血细胞减少

血细胞减少可以表现为不同程度的贫血、血小板减少和/或白细胞减少。CAR-T 细胞治疗后出现血细胞减少可持续数周到数月不等。免疫检查点抑制剂引起的血细胞减少多发生于用药 3 周期以后。部分患者的血细胞减少可能与治疗后出现自身免疫性溶血性贫血、骨髓增生异常综合征或再生障碍性贫血相关。

十一、低免疫球蛋白血症

所有针对 B 细胞的抗体及 CAR-T 细胞治疗均可继发低免疫球蛋白血症,易并发感染,需定期监测外周血免疫球蛋白水平,间断输注人免疫球蛋白进行替代治疗。

十二、乙肝病毒再激活

阿仑单抗及利妥昔单抗可耗竭循环中的 B 细胞,从而导致乙肝病毒再激活,因此治疗前 HBsAg 阳性或 HBsAg 阴性、抗 -HBc 阳性患者应接受预防性抗乙肝病毒治疗,并严密监测患者的 HBV DNA 水平。

十三、其他

高肿瘤负荷的患者在细胞免疫治疗后可能出现肿瘤溶解综合征,治疗前静脉水化和/或碱化尿液,并口服别嘌醇以预防其发生。CAR-T 细胞治疗后可能发生继发性肿瘤及病毒载体相关疾病等,继发性肿瘤以非黑色素瘤性皮肤癌和骨髓增生异常综合征较为常见。

本章小结

针对机体低下或亢进的免疫功能,根据免疫学原理,利用物理、化学和生物学手段人为地增强或抑制机体的免疫功能,达到治疗疾病目的的措施均统称为免疫治疗。免疫治疗的飞速发展开创了肿瘤治疗的新时代。

肿瘤的免疫治疗主要包括抗体和过继细胞免疫治疗。近年来,以抗 CD20、抗 CD38 为代表的裸抗体,以 BV 为代表的抗体偶联药物,以抗 PD-1 单抗为代表的免疫检查点单抗,以及双特异性抗体均在血液系统疾病治疗领域里展示出很好的疗效。以 CAR-T 为代表的细胞免疫治疗在血液疾病领域里也取得突破进展,大大延长了血液肿瘤患者的生存时间,提高了患者的生存质量。

肿瘤免疫治疗通过增强患者机体的免疫功能来发挥抗肿瘤作用,在这个过程中,可能会出现不受控制的针对自身组织的免疫损伤,从而导致免疫相关不良反应。这些毒副反应中最常见的有发热、乏力、肌肉疼痛等流感样症状,还包括输液反应、皮疹等过敏症状,严重者可出现危及生命的肝肾损伤、心肌炎、CRS 和神经系统毒性。早期识别和处理毒副反应可以极大地减少严重不良事件的发生。

思考题

1. 各种类型的抗体之间有什么联系和区别？
2. PD-1 抗体的作用机制是什么？
3. 简述 CAR-T 细胞治疗的含义及其在血液系统恶性肿瘤中的应用。
4. CAR-T 细胞输注后可能出现哪些并发症？如何处理？

（梁爱斌）

推 荐 阅 读

［1］ 葛均波, 徐永健, 王辰. 内科学. 9版. 北京: 人民卫生出版社, 2018.

［2］ 王建枝, 钱睿哲. 病理生理学. 9版. 北京: 人民卫生出版社, 2018.

［3］ KAUSHANSKY K, LICHTMAN M A, PRCHALJT, 等. 威廉姆斯血液学. 9版. 陈竺, 陈赛娟, 译. 北京: 人民卫生出版社, 2018.

［4］ 陈灏珠. 实用内科学. 15版. 北京: 人民卫生出版社, 2017.

［5］ 张梅, 胡翊群. 血液与肿瘤疾病. 北京: 人民卫生出版社, 2015.

［6］ 曹雪涛. 医学免疫学. 7版. 北京: 人民卫生出版社, 2018.

［7］ 万学红, 卢雪峰. 诊断学. 9版. 北京: 人民卫生出版社, 2018.

［8］ 邓家栋, 杨崇礼, 杨天楹, 等. 邓家栋临床血液学. 上海: 上海科学技术出版社, 2001.

［9］ 沈悌, 赵永强. 血液病诊断及疗效标准. 4版. 北京: 科学出版社, 2018: 3-176.

［10］ DELLINGER E P. Prevention of hospital-acquired infections. Surg Infect (Larchmt), 2016, 17 (4): 422-426.

［11］ SWERDLOW S H, CAMPO E, HARRIS N L, et al. WHO classification of tumors of haematopoietic and lymphoid tissues. 4th ed. Lyon: IARC Press, 2018.

［12］ 付蓉, 刘春燕. 再生障碍性贫血诊断与治疗中国专家共识 (2017年版) 解读. 临床血液学杂志, 2017, 30 (11): 821-825.

［13］ 中华医学会血液学分会红细胞疾病 (贫血) 学组. 获得性纯红细胞再生障碍诊断与治疗中国专家共识 (2020年版). 中华血液学杂志, 2020, 41 (3): 177-184.

［14］ 王化泉, 何广胜, 李莉娟. 自身免疫性溶血性贫血诊断与治疗中国专家共识 (2017年版). 中华血液学杂志, 2017, 38 (4): 265-267.

［15］ JÄGER U, BARCELLINI W, BROOME C M, et al. Diagnosis and treatment of autoimmune hemolytic anemia in adults: Recommendations from the First International Consensus Meeting. Blood reviews, 2020 (41): 100648.

［16］ 中华医学会血液学分会. 骨髓增生异常综合征中国诊断与治疗指南 (2019年版). 中华血液学杂志, 2019, 40 (2): 89-97.

［17］ ZUFFEREY A, KAPUR R, SEMPLE J W. Pathogenesis and therapeutic mechanisms in immune thrombocytopenia (ITP). J Clin Med, 2017, 6 (2): 16.

［18］ 胡豫, 梅恒. 弥散性血管内凝血诊断中国专家共识 (2017年版). 中华血液学杂志, 2017, 38 (5): 361-363.

［19］ 中华医学会血液学分会血栓与止血学组, 中国血友病协作组. 血友病治疗中国指南 (2020年版). 中华血液学杂志, 2020, 41 (4): 265-271.

［20］ 杨仁池. 凝血因子Ⅷ/Ⅸ抑制物诊断与治疗中国指南 (2018年版). 中华血液学杂志, 2018, 39 (10): 793-799.

［21］ 杨仁池. 获得性血友病A诊断与治疗中国专家共识. 中华血液学杂志, 2014, 35 (6): 575-576.

［22］ FIRESTEIN G S, BUDDR C, GABRIEL S E, 等. 凯利风湿病学. 9版. 栗占国, 译. 北京: 北京大学医学出版社, 2015: 1425-1434.

［23］ KEELING D, MACKIE I, MOORE G W, et al. Guidelines on the investigation and management of antiphospholipid syndrome. Br J Haematol, 2012, 157 (1): 47-58.

［24］中华医学会血液学分会 . 慢性髓性白血病中国诊断与治疗指南 (2020 年版). 中华血液学杂志 , 2020, 41 (5): 353-364.

［25］中国临床肿瘤学会指南工作委员会 . 中国临床肿瘤协会 (CSCO) 淋巴瘤诊疗指南 2019. 北京 . 人民卫生出版社 , 2019.

［26］中国医师协会血液科医师分会 , 中华医学会血液学分会 , 中国医师协会多发性骨髓瘤专业委员会 . 中国多发性骨髓瘤诊治指南 (2020 年修订). 中华内科杂志 , 2020, 59 (5): 341-346.

［27］肖志坚 . 骨髓增生异常综合征 / 骨髓增殖性肿瘤的诊断和治疗 . 中国实用内科杂志 , 2018, 38 (2): 93-97.

［28］黄晓军 . 实用造血干细胞移植 . 2 版 . 北京 : 人民卫生出版社 , 2019.

［29］曹雪涛 . 免疫学前沿进展 . 4 版 . 北京 : 人民卫生出版社 , 2017.

中英文名词对照索引